André Blank

InYologie®

Die detaillierte Lehre von Yin und Yang

Zwei Wahrheit(en) können sich nicht widersprechen

André Blank, Webergutstrasse 4, 3052 Zollikofen, BE Switzerland
www.vivoterra.com

Verlag: Vivoterra AG, Bern
ISBN: 978-3-907212-06-6
3. Auflage, 2020

Haftungsausschluss

Die hier dargestellten Vorgehensweisen und Fallberichte sollen Dir zur Information dienen und unterliegen komplett Deinem eigenen Urteilsvermögen. Sie ersetzen nicht die fachlich fundierte Diagnose, Beratung oder Therapie beim ganzheitlich arbeitenden Arzt oder Heilpraktiker.

Der Autor hat sich bemüht, alle Aspekte der vorgestellten Themen verständlich und detailliert zu erläutern sowie externe Informationen möglichst genau und vollständig wiederzugeben. Dennoch wird für eventuell fehlende, ungenaue oder fehlerhafte Inhalte oder Widersprüche keine Verantwortung oder Haftung übernommen, weder vom Autor noch vom Verlag.

Weder der Autor noch der Verlag haften für Schäden welcher Art auch immer, die sich aus der Anwendung der in diesem Werk geschilderten Methoden ergeben. Insbesondere übernehmen wir keine Haftung für Verbesserungen oder Verschlechterungen Deines Gesundheitszustandes. Kein Berater kann stellvertretend heilen. Er kann Dir nur einen Weg zeigen, wie Du Dich selber heilen kannst. Auf Grund der Dynamik im Internet können Seiten/Links, die im Buch erwähnt werden und die zum Zeitpunkt der Fertigstellung dieses Buches noch aktuell waren, inzwischen bereits verändert oder nicht mehr vorhanden sein. Alle Fallgeschichten in diesem Buch entstammen der Praxis des Autors. Sämtliche Namen und Daten von Patienten wurden zur Wahrung ihrer Privatsphäre geändert.

InYologie – die detaillierte Lehre von Yin und Yang

Gemäss den Lehren des Shin-Sen-Do

„Shin-Sen-Do" ist eine alte Bezeichnung für „auf dem Tao wandeln".
Shin Sen bedeutet „freie Person". Eine andere Übersetzung ist „bewusstes Sein" oder ein Mensch, der seine inneren Fähigkeiten und Lebenskraft (KI) erwacht hat.
Shin-Sen-Do lehrt uns die richtige Art zu leben:

- Die Achtung vor jedermann zu fördern; insbesondere vor denjenigen, die uns mit Gewalt oder anderen Mitteln angreifen.
- Sie nämlich sind es, die uns die praktischen Lektionen erteilen und uns unsere Fehler erkennen lassen.
- Die Überlegenheit von Sanftmütigkeit und Stille verwirklichen, die beide die tiefe Festigkeit von Konstitution und Persönlichkeit (mein Ego) bedecken.
- Anpassungsfähigkeit, Intuition, Instinkt und Willen zu entwickeln, um mittels rascher, natürlicher und zweckdienlicher Bewegungen im Rahmen von Urteilsvermögen und Vernunft umgehend und angemessen handeln zu können.
- Das Verständnis der Ordnung des Universums zu entwickeln und zu vertiefen – als Basis für die Strategie des Friedens – mit dem Ziel, die Entwicklung einer Gesellschaft von freien Menschen zu unterstützen, indem die persönliche Entwicklung des einzelnen zu einem wahrhaft freien Menschen unterstützt und befördert wird.
- Den Frieden für sich selbst und die Anderen zu wünschen und zu suchen. Fähig werden, gegenüber Anderen, der Natur und dem Universum sorgfältig, verantwortungsbewusst zu handeln und zu denken, als ob wir sie wären.
- Die Entwicklung der Menschen in diesem Sinne nach den uralten Träumen der Menschheit zu ermöglichen und zu fördern.

Das ist die Idee, die Arbeit, der Traum.

Widmung

Dieses Buch widme ich im Geiste der Liebe und der Dankbarkeit meiner Familie, meinen Meistern und Lehrern, besonders meinem Vater Erwin Blank, der auch mein Weg-Meister und Mentor ist. Ohne ihn hätte ich diesen Weg niemals finden und gehen können. Er hat mich massgeblich bei meinen Studien und Arbeiten zu diesem Buch unterstützt und unterstützt mich immer noch – zu jeder Zeit!

Dieses Buch ist dem Traum der vergangenen, gegenwärtigen und zukünftigen Menschheit gewidmet, jenem Traum von Gesundheit, Glück und Frieden.
Dieses Buch ist auch all jenen bekannten oder unbekannten Menschen gewidmet, die in der Vergangenheit überall auf der Welt während ihres ganzen Lebens und für immer mit ihrem Wirken die Familie der Menschheit inspiriert haben. Dafür danke ich allen Menschen dieser Welt, die sich jahrelang dafür eingesetzt haben, die deshalb schwere Zeiten auf sich genommen haben, die den Mut nie verloren haben und nicht unterzukriegen waren.

Dieses Buch ist genauso unseren Vorfahren, allen bereits geborenen Kindern und Eltern sowie allen noch nicht inkarnierten Generationen gewidmet. Dieses Buch ist für all diejenigen, die ein „waches" Bewusstsein besitzen, geschrieben.

Für all diejenigen, die ihre freie Wahl treffen können, wann immer sie wollen, sich bisher aber noch nicht dazu entschieden haben.

Ich empfinde Dankbarkeit dafür, dass dieses Wissen allen Menschen Gesundheit, Freiheit, Vertrauen und Frieden schenkt.

„Wer biegsam und doch fest ist, wird sich entwickeln.
Wer schwach und tätig ist, wird berühmt.
Wer schwach und gehorsam ist, wird alles verlieren.
Wer fest und tätig ist, wird unterliegen."

Lao-Tse

„Die Augen (Yang) im Vergleich zum Geist (Yin)
sind nutzlos, wenn der Geist (Yin) blind ist."

George Ohsawa

„Folge nicht den Ideen Anderer,
sondern lerne auf deine innere Stimme zu hören.
Dein Körper und Geist werden klarer,
und du wirst die Einheit aller Dinge realisieren."

Buddha Shakjamuni

„DIR geschieht ALLES nach
DEINEM GLAUBEN."

Erwin Blank

„Es gibt vieles, das nicht erklärt werden,
aber nichts, das nicht geschehen kann."

Bruno Gröning

Vorwort

Die InYologie nimmt unter den grossen Lehren der Welt eine Sonderstellung ein. Die InYologie gehört nicht nur zu den ältesten Lehren, die jemals gelehrt wurden, sondern ist eine Lehre, die sich weitgehend von den meisten Lehren unterscheidet – welche wir in den frühesten Überlieferungen der Menschheit finden.

Die InYologie gründet nicht auf einem religiösen Dogma, einer göttlichen Offenbarung oder auf Stammesgesetzen und Volksbräuchen – sondern in der Beobachtung der Natur und des menschlichen Lebens, im Studium der Wechselwirkung zwischen universellen Gesetzen.

Das vorliegende Werk entstand aus dem Wunsch, die Naturordnung und die Ordnung im Universum tiefgehender zu erklären und eine Anleitung zu geben, die jeder Mensch im Alltag anwenden kann.

Mein Vater hat mir schon, als ich vier Jahre alt war, aus den Büchern der weisen Meister vorgelesen und erzählt. Oft sagte er: „Ihr werdet nichts verstehen. Aber der Samen ist gesetzt."
Anderen Kindern wurden Gutenachtgeschichten oder Märchen erzählt. Mir wurde die Lehre der alten weisen Meister gelehrt. Dieses Wissen, diesen Kompass möchte ich weitergeben.
Offenbarungen geben geheime Botschaften preis. Da diese oft dem Mainstream entgegenstehen, lassen sie sich auch nicht durch einfaches Durchlesen – sondern durch intensives Studium erfassen und verstehen.

Viele Menschen sind heute orientierungslos. Was es braucht, ist ein Kompass, mit dem sich die Menschen wieder zurechtfinden. Die InYologie ist so ein Kompass, um wieder auf den richtigen Weg zu finden. Die Marionetten-Medien, die Pharma-Industrie, die Nahrungsmittel-Konzerne, um nur einige von vielen zu nennen, schaffen Abhängige, denn davon leben sie.
Meine Aufgabe ist es, den Menschen zu helfen, wieder aktiv, frei – selbständig und richtig gesund zu werden.

Kranke Menschen haben ein krankes Bewusstsein. Sonst wären sie ja gesund. Kranke Menschen lassen sich von anderen kranken Menschen beeinflussen und treffen danach selber kranke Entscheidungen. Gesunde Menschen haben ein gesundes Bewusstsein. Deshalb sind sie gesund. Gesunde Menschen lassen sich von gesunden Menschen helfen und treffen danach gesunde Entscheidungen. Wenn sie gesund sind, werden diese gesunden Menschen ebenfalls anderen Menschen helfen, selber gesund zu werden.

Eines sollte uns klar sein: Wir können nur genau das ernten, was wir vorher gesät haben. Wir sollten also nicht die Ärzte und die Pharma-Industrie fragen, was könnt ihr für mich tun. Wir sollten uns selber fragen, was kann ich für die Natur tun, denn die Natur schenkt mir genau das an Ernte zurück, was ich vorher in der Natur gesät habe. Wir sollten die Ärzte immer nur in Notfällen fragen, wenn wir selber nicht weiterwissen. Und dann sind diese Ärzte wunderbare Helfer. *Ich spreche nicht von den Ärzten, die den Menschen ehrlich helfen wollen. Ich spreche von den Medizinern, die noch immer dem Matrix-Irr-Glauben verfallen sind, Impfungen und Chemotherapie empfehlen, die Menschen in der Angst halten und reine Symptomebehandler sind.*

Nur wenige auf dieser Welt kennen ihre wirklichen Stärken. Die meisten sehen nur einen Teil ihrer Fähigkeiten, so wie die Spitze eines Eisberges an der Oberfläche treibt, und sie vergessen, dass der weitaus grössere Teil unter der Wasseroberfläche verborgen liegt. Mit dem Kompass der InYologie wirst Du Dich aus dem Matrix-Gefängnis befreien können und Deine wahre Stärke nutzen.
Ich kann bis an mein Lebensende jeden Tag für Dich sorgen, aber dann wirst Du abhängig bleiben. Oder ich kann Dir zeigen, wie Du selbständig und frei für Dich und Deine Gesundheit sorgen kannst. Wenn Du die Naturgesetze verstehst, kannst Du die Einheit mit dem Universum wiedererlangen und über die Kraft und Stärke verfügen, die schon immer in Dir ist.

Die InYologie ist dialektisch, sie ist der Schlüssel zum Reich der unendlichen Freiheit, zum ewig währenden Glück, zur absoluten Gerechtigkeit.

Leider sind die Naturgesetze im Laufe von Tausenden von Jahren, selbst im Fernen Osten und bei den Orientalen, in Vergessenheit geraten. Jetzt sind die Menschen dabei, das alte Naturwissen wieder zu entdecken und sich zu befreien.

Man kann ein Leben voller Tränen und ebenso ein Leben voller Lachen führen. Jedem steht es frei zu entscheiden, welchen Weg er wählt. Willst Du gesund und aufrecht durchs Leben gehen, anpassungsfähig sein, in Harmonie mit der Natur leben, dann empfehle ich Dir, die InYologie besonders tief zu studieren. Ein Mensch ist so glücklich, wie er beschliesst, es zu sein. Da es sehr förderlich für die Gesundheit ist, habe ich beschlossen, glücklich und dankbar zu sein.

Die InYologie ist ein magischer Kompass, um die Naturgesetze und die Ordnung im Universum zu verstehen.

Mich leitet der Grosse Geist, mir dienen die Engelwesen, ich bin der Naturordnung verpflichtet.

Inhalt

1 InYologie – die Lehre von Yin und Yang

In ist die japanische Bezeichnung für das chinesische **Yin.**
Yo ist die japanische Bezeichnung für das chinesische **Yang**.

InYologie ist die Lehre von Yin und Yang.
Es ist die Bezeichnung für das Einzige Prinzip, oder die Ordnung im Universum.

Yin repräsentiert die Zentrifugalkraft, die Expansion. Yang repräsentiert die Zentripetalkraft, die Kontraktion. Wenn Du diesen Lehrsatz verstehst, kannst Du alles andere davon ableiten und die InYologie verstehen. Es ist zugleich einer der wichtigsten Lehrsätze in der InYologie.
Und wenn schon, dann gerne noch etwas tiefer: Yin repräsentiert die Zentrifugalkraft, die unendliche Expansion. Yang repräsentiert die Zentripetalkraft, die endliche Kontraktion. So tief hat das vor mir noch keiner erklärt. Jetzt ist auch klar ersichtlich, dass Yin die stärkere Kraft ist. Gleich zu Beginn eine Desillusionierung ... Aber das lösen wir später wieder auf.

Bei allen Fragen solltest Du Dir immer diesen ersten Lehrsatz vor Augen führen, dann beantwortest Du richtig. Ein Beispiel: Ist eine kalte Dusche Yin für mich oder Yang? Frage Dich dabei immer, welche Wirkung hat etwas, welche Energie steht dahinter. Was passiert mit meinen Blutgefässen, Muskulatur usw., wenn ich unter einer kalten Dusche stehe. Zusammenziehung, Kontraktion, also Yang. Das kalte Wasser Yin hat eine Yang-Wirkung. Aus Yin entsteht Yang. Aus Yang entsteht Yin. Noch detaillierter im Kapitel „Wasser mit dem Kompass der InYologie verstehen".

Lao-Tse lehrte:
„Bevor Himmel und Erde waren, gab es etwas Verschwommenes, still, einsam, alleinestehend, wandellos, im ewigen Kreislauf ohne Unterlass, fähig die Mutter aller Dinge zu sein."

Das Grosse „Nichts", aus dem Yin und Yang als (scheinbar) gegensätzliche, jedoch einander in dynamischem Wandel ergänzende Aspekte entstehen. Das gesamte Universum ist aus dem Wechselspiel dieser beiden Kräfte geschaffen und von ihm bedingt.

Ich übersetze diesen Lehrsatz für Dich, indem ich noch die Worte „Es ist" davor schreibe.
Es ist das Grosse „Nichts", aus dem Yin und Yang als (scheinbar) gegensätzliche, jedoch einander in dynamischem Wandel ergänzende Aspekte entstehen. Das gesamte Universum ist aus dem Wechselspiel dieser beiden Kräfte geschaffen und von ihm bedingt. Stimmt dieser Lehrsatz jetzt auch für Dich? Ja.

Frage:
... Die orientalischen Weisen sagten: Körper und Geist sind Eins.

Antwort:
Dazu eine wichtige Erklärung von mir: Dieses „Eins sein“ gilt nur während dem Erden-Leben der Menschen. In Wirklichkeit – im ewigen Leben – sind wir natürlich nicht „Eins“ mit unserem Körper. Wir bewohnen diesen Körper nur mit unserer Seele und unserem Geist – und sind somit nur temporär „Eins“ mit diesem Körper. Aber wir SIND NICHT dieser Körper. Wir HABEN diesen Körper – und das nur temporär.

Es gibt kein Yin ohne Yang und kein Yang ohne Yin.
Alle Dinge und Erscheinungen tragen ihr Gegenteil in sich und bilden mit diesem eine Einheit.

Dem vereinigenden Prinzip der Ordnung des Universums zufolge (praktische Dialektik) können alle Dinge innerhalb dieses Alls, wie auch das Universums selbst, in mindestens zwei gegensätzliche und sich ergänzende Kategorien eingeteilt werden: Yin und Yang, zentrifugal und zentripetal, negativ und positiv, ausgedehnt und zusammengezogen.

Yin ist die Kraft, die einer Bewegung zugrunde liegt, und Yang ist die Kraft, in der sich diese Bewegung ausdrückt. Alles existiert in der Gegenwart. „Vergangenheit“ und „Zukunft“ existieren ebenso in der Gegenwart. „Vergangenheit“ und „Zukunft“ sind nur Bezeichnungen für verschiedene „Betrachtungs-Standpunkte“ der alles umfassenden Gegenwart.
Mit anderen Worten: unser gegenwärtiger physischer Zustand spiegelt unsere Ernährung der Vergangenheit – die wir nur im „Hier und Jetzt“, also der Gegenwart, sehen – und zeigt uns auch unsere zukünftige Gesundheit oder Krankheit – die wir auch nur im „Hier und Jetzt“ sehen.

Unser Körper, unser Gesicht wie auch unsere Hände stellen unsere ganze physische Vergangenheit und Zukunft dar. Wie wir wissen können, haben wir Einfluss auf unsere „Zukunft“ und auf unsere „Vergangenheit“ und können sie verändern. Auch diese Veränderungen können und müssen wir im „Hier und Jetzt“ vollziehen, wenn sie in der „Zukunft“ oder der „Vergangenheit“ wirksam sein sollen. Die Entwicklung, oder Wandlung, verläuft nicht linear in eine fixe Richtung.

In Bezug auf unsere Gesundheit verhält es sich genauso. Die „Vergangenheit“ existiert genauso nur in der Gegenwart wie die „Zukunft“ und hat sich als gegenwärtiger körperlicher Zustand manifestiert.
Deshalb spiegelt der momentane Zustand der Körperphysiognomie sehr gut die „Vergangenheit“ wider und natürlich auch die Richtung der „Zukunft“. Wenn wir jedoch die Richtung der „Zukunft“ erkennen, können wir diese genauso ändern, wie auch die „Vergangenheit“, sofern wir es wollen. Und diese Veränderungen können wir immer nur im „Hier und Jetzt“, also der „Gegenwart“, ändern. Anders ist es gar nicht möglich. Die Ergebnisse jedoch wirken in der Gegenwart, Vergangenheit und Zukunft gleichzeitig. Wir sind in jeder Zeitform nicht mehr wie vor der Änderung. Jeder kann in seinem Zustand gute wie schlechte Aspekte beobachten.

Wenn wir die Abläufe in der Natur beobachten, können wir bald feststellen, dass sie einem ständigen Rhythmus unterworfen sind. Die Nacht folgt dem Tag, und dem Tag folgt die Nacht, dem Winter folgt der Sommer und dem Sommer der Winter. Einer kalten und trüben Zeit folgt eine warme und sonnige.
Aus diesen Beobachtungen entwickelte sich in vielen alten Kulturen ein tiefes Verständnis für die natürliche Ordnung. Die Menschen erkannten verschiedene Gesetzmässigkeiten in den Bewegungen der Natur. Die Chinesen z.B. leiteten ein einfaches Prinzip zur Beschreibung entgegengesetzter Energietendenzen ab, das sie Yin und Yang nannten.

Dabei ist Yin die sich ausdehnende Zentrifugalkraft – und Yang die sich zusammengedrückte Zentripetalkraft. Warum ist Yang nicht die „zusammenziehende", sondern „zusammengedrückte" Energie? Der Grund liegt darin, dass es überhaupt keine Gravitationskraft gibt. Mehr dazu im Kapitel „Universelle Gravitation versus universelle Expansion". Aufpassen auch im Detail: Yang drückt genau genommen nichts zusammen. Das interpretieren wir nur so. Umgekehrt ist richtig: Die noch nicht existierende Yang-Energie wird durch die zentrifugale Yin-Energie zusammengedrückt. Yin-Energie drückt auf Yin-Energie und wird so zu Yang-Energie.

Für Anfänger, und um die Grundlagen zu verstehen, erkläre ich:
Yin repräsentiert die Zentrifugalkraft und die unendliche Expansion. Yang repräsentiert die Zentripetalkraft und die Zusammenziehung. Du siehst ja hier schon den Unterschied: Es gibt die unendliche Expansion. Es gibt aber keine unendliche Kontraktion. Die Kontraktion endet im Zentrum und löst sich von dort wieder auf in Yin, während Yin keine „Aussengrenze" kennt. Das Universum ist unendlich und somit ohne Ende. Das Universums ist ohne Anfang und Ohne Ende.

Die Sonne, Hitze, ist nicht Yin ... ist die Mehrheits-Interpretation. Ich ergänze für Dich, die Sonne, die Hitze, ist nicht Yin und dennoch in der Wirkung zentrifugal. Die Erklärung, warum in einem Yang-Klima die Erzeugnisse Yin sind, ist dem Naturgesetz folgend: Yin erzeugt Yang und Yang erzeugt Yin. Yin und Yang ergänzen sich mit ihrem Antagonismus zu einem Ganzen.

Die Mehrheits-Interpretation spricht von „anziehen" und „abstossen". Das will ich auch so belassen. Ich selber denke nicht in den Kategorien „anziehen" und „abstossen". Ich denke, es ist „ergänzen".
Immer durch den sonst ja fehlenden Antagonismus zu einem Ganzen „ergänzen".

Ob diese fehlende „Ergänzung" nun „anziehen" genannt wird und das „Zuviel" ... ohne Antagonismus als „abstossen" genannt wird, ist im Ergebnis das gleiche. Richtig ist dennoch, dass es immer ein „Ergänzen" zu einem harmonischen Ganzen ist. Auch bei einem Magnet ist der Eine Pol, Nord- oder Süd-Pol, völlig unwirksam, ohne seinen antagonistischen Gegen-Pol. Da können wir auch den Nord-Pol verdoppeln in seiner Kraft oder auch komplett entkräften, der Magnet bleibt völlig unwirksam.

Erst durch das „Ergänzen" mit dem anderen Pol, seinem Antagonismus, ist es ein wirksamer Magnet.
Nicht durch „anziehen" oder „abstossen". „Abstossen" ist nur ein anderes Wort für „entfernen" oder „weg tun".

Das ist die Aufrechterhaltung vom dynamischen Gleichgewicht. Das ist Harmonie. Diese Lehre wird einzig von Meister zu Schüler unterrichtet. Das sind Feinheiten, die in keinem anderen Buch zu finden sind und schon gar nicht erklärt werden.

„Ihr sollt das Heilige nicht den Hunden geben und eure Perlen sollt ihr nicht vor die Säue werfen, damit sie dieselben nicht zertreten mit ihren Füssen und sich wenden und euch zerreissen." So heisst es im Neuen Testament, Matthäus, Kapitel 7, Vers 6 („Bergpredigt").

Beides ist nicht voneinander zu trennen, denn es sind Antagonismen (gegensätzliche Ergänzungen). Das Eine existiert nicht ohne das Andere.

Das „Nichts" ist gleichzeitig „Alles", nichts Identisches – weil alles sich ewig wandelt – und gleichzeitig nichts „Neues" – weil alles immer schon IST.

In diesem Zusammenhang ist es wichtig zu wissen, dass man die Einteilung der InYologie nach physischen und nach metaphysischen Gesichtspunkten analysieren kann.

Physik:
Wissenschaft, die sich mit der Erforschung aller experimentell und fassbaren sowie mathematisch beschreibbaren Erscheinungen und Vorgängen (physikalische Phänomene) in der Natur befasst, und die insbesondere die Erscheinungs-und Zustandsformen der Materie, ihre Struktur und Bewegung (Veränderung) sowie die dies hervorrufenden Kräfte und Wechselwirkungen erforscht.

Metaphysik:
philosophische Disziplin oder Lehre, die das hinter der sinnlich erfahrbaren, natürlichen Welt liegende, die letzten Gründe und Zusammenhänge des Seins behandelt. Der Dialektik entgegengesetzte Denkweise, die die Erscheinungen als isoliert und als unveränderlich betrachtet.

Ein Beispiel:
Vom physikalischen Standpunkt betrachtet, kann der Himmel als das grösste Yin angesehen werden (der unendliche Raum, die Expansion, die grösste Leere), vom metaphysischen Standpunkt betrachtet kann der Himmel als das grösste Yang angesehen werden (die grösste Kraft, welche durch das erschaffende Yin erzeugte Yang alle Erscheinungen indirekt erschafft).
Auf physikalischer Ebene können Organe, die hohl sind, als Yin klassifiziert werden, auf der metaphysischen, funktionalen Ebene sind dieselben Hohlorgane von der Yang-Energie erschaffen.

Die Metaphysiker wie Konfuzius drehten diese Klassifikation ausgehend vom Grundsatz um. Für mehr Klarheit und ein besseres Verständnis im Westen hat Nyoiti Sakurazawa (George Ohsawa) die Dialektik auf der physischen Ebene behalten, welche viel besser unserer wissenschaftlichen, modernen Welt entspricht.

Je nachdem, wo und wie nun ein Neuling Zugang zu der Lehre von Yin und Yang gefunden hat (via Makrobiotik, Shiatsu, Akupunktur ...), wird er sich also mit der Tatsache auseinandersetzen müssen, dass er verschiedenen, gegensätzlichen Einteilungen begegnen wird.
Es gibt leider nicht wenige sogenannte „Meister", welche nur wegen des Geldes oder ihres persönlichen Egos unterrichten (nach unten richten), aber die Lehre nicht wirklich verstehen und bis heute nicht in der Lage sind, diese Unterscheidungen in ihrer wirklichen Form weiter zu geben. Diese behaupten unbeirrt und selbstgerecht, ihre Sicht der Dinge sei die einzig richtige, und Schüler, welche sich schon mit der anderen Einteilung befasst haben, zurechtweisen.

Wie Jesus schon lehrte: Wenn Blinde von Blinden geführt werden, fallen beide in den Abgrund.

Beispiele der Einteilung in Yin und Yang:

Tabelle 1: Beispiele der Einteilung in Yin und Yang

	Physikalisch		**Metaphysisch / Funktional**	
Himmel	Yin *(leerer Raum)*			Yang *(aktive Kraft)*
Erde		Yang *(materiell)*	Yin *(empfangend)*	
Zentrifugal	Yin *(ausdehnend)*		Yin *(entspannend)*	
Zentripetal		Yang *(kompakt)*		Yang *(aktive Kraft)*
Peripherie	Yin *(ausdehnend)*			Yang *(aktive Kraft)*
Zentral		Yang *(kompakt)*	Yin *(passive Kraft)*	
Weiblich	Yin *(empfangend)*		Yin *(passive Kraft)*	
Männlich		Yang *(aktive Kraft)*		Yang *(gebend)*
Kälte	Yin *(passive Kraft)*		Yin *(passive Kraft)*	
Wärme		Yang *(aktive Kraft)*		Yang *(aktive Kraft)*
Dunkel	Yin *(passive Kraft)*		Yin *(passive Kraft)*	
Hell		Yang *(aktive Kraft)*		Yang *(aktive Kraft)*
Blase	Yin *(hohl)*			Yang *(aktive Kraft)*
Niere		Yang *(kompakt)*	Yin *(passive Kraft)*	
Gallenblase	Yin *(hohl)*			Yang *(aktive Kraft)*
Leber		Yang *(kompakt)*	Yin *(passive Kraft)*	

Wenn jemand durch das Verstehen dieses Einzigen Prinzips, der Ordnung des Universums, zur Klarheit gekommen ist, dann gibt es keine Fragen mehr und kein Leiden mehr. Er kann dann das Wesen und das Prinzip aller Dinge verstehen. Aber um das in der Praxis zu prüfen und selber zu erfahren, und nicht nur von der Theorie her zu kennen, dazu muss man die Ordnung des Universums studieren und im Alltag in allen Dingen erkennen lernen. Das ist Praxis. Das Einzige Prinzip (oder Naturgesetz) wird dann zum Kompass, der niemals den falschen Weg anzeigt. Man kann den Kompass zwar immer noch falsch interpretieren, das liegt dann aber nicht am Kompass, sondern am verschleierten Urteilsvermögen der Person. (Wenn jemand nicht tanzen gelernt hat, gibt er der Unebenheit des Bodens die Schuld.)

Um diesen Kompass „lesen" zu können, müssen wir uns in einen Zustand bringen, der es uns erlaubt, dass sich ein klarer Geist in uns manifestieren kann.
Dies erreicht man am besten durch das Praktizieren der viele tausend Jahre alten Lehre des Zendo und durch gesunde, naturbelassene Nahrung, gemäss der universellen Ordnung, sodass unser Bewusstsein klar werden kann.

Alles im Universum ist dem ewigen Wandel unterworfen, und dieser Wandel vollzieht sich nach der unendlichen Ordnung des Universums.

Diese Ordnung des Universums wurde zu verschiedenen Zeiten und an verschiedenen Orten im Verlauf der Menschheitsgeschichte entdeckt, verstanden und ausgedrückt und bildete die universale und gemeinsame Basis aller grossen, religiösen, spirituellen, philosophischen, wissenschaftlichen, medizinischen und gesellschaftlichen Traditionen. Die Gestaltung des täglichen Lebens nach dieser universalen und ewigen Ordnung wurden von Fu-Hi, dem Gelben Kaiser, Lao-Tse, Konfuzius, Buddha, Nagarjuna und anderen grossen Lehrern des Fernen Ostens in alter Zeit gelehrt und wurde im Verlauf der letzten 20 Jahrhunderte an verschiedenen Orten wiederentdeckt, angewandt und gelehrt.

Aus der Beobachtung unserer täglichen Gedanken und Tätigkeiten können wir sehen, dass alles in Bewegung ist oder mit anderen Worten ausgedrückt, dass alles sich verändert.

In dieser unendlichen Bewegung ist jedoch eine Ordnung, ein Muster erkennbar. Gegensätze ziehen sich an, um eine Harmonie herzustellen, und Ähnliches stösst sich gegenseitig ab, um Disharmonie zu vermeiden. Eine Tendenz verwandelt sich zum Gegenteil, um dann wieder zum vorherigen Zustand zurückzukehren.

Denn nur „Ungleiches zieht sich an" und „Gleiches stösst sich ab". Das ist ein Naturgesetz. Denn nur Antagonismen sind reine Ergänzungen hin zum „Ganzen". Gleiches ist keine Ergänzung. Aber Ungleiches – das gegensätzliche Ergänzende – ist eine Ergänzung zum Ganzen.

In Resonanz mit einem Bereich gehen bedeutet nicht, diesen Bereich „anziehen", sondern im gleichen Frequenz-Bereich (in Resonanz-Frequenz) „schwingen". Die Lebensweisheit „Gleich und Gleich gesellt sich gern" stimmt. Aber eben nur für kurze Zeit. Aber „Gleich und Gleich" ziehen sich nicht an, sie verstehen sich nur gut. Sie könnten aber keine harmonische Dauer-Beziehung leben.

In einer Dauer-Beziehung würde das dauernd Machtkämpfe der Abstossung verursachen, weil der „anziehende" Gegenpol, der Antagonismus, fehlt.

Unsere Energie fliesst immer dahin, wohin wir unsere Aufmerksamkeit lenken. Das ist ein Naturgesetz. Dorthin, wo wir unsere Aufmerksamkeit lenken, also unsere Energie investieren, dieser Bereich wächst und wird stärker. In diesen Bereichen schwingen wir in Resonanz.

Wenn wir die Geschichte des Universums betrachten und über unseren eigenen „Ursprung" nachdenken, dann begreifen wir, dass wir Menschen aus dem „Meer aller Möglichkeiten" oder aus Gott hervorgegangen sind.

Dieser oft genannte „Endpunkt der Evolution" – die Menschen seien das „End-Ergebnis" in der Evolution – ist nur aus der Sicht der noch wenig erleuchteten Menschen ein „Endpunkt". In Wirklichkeit gibt es nur das „Hier und Jetzt". Und im „Hier und Jetzt" gibt es keinen Anfang und auch kein Ende. Unsere Entwicklung als menschliches Wesen kennt kein Ende…

Die Bewegung der Energie oder Schwingung entspringt letztendlich aus zwei polaren Tendenzen, aus Yin und Yang, jenen komplementären Gegensätzen. Wie wir gesehen haben, sind diese wiederum die primären Manifestationen der einen Unendlichkeit oder des höchsten Ursprungs aller Phänomene. Einfach ausgedrückt können wir sagen, dass die Eine Unendlichkeit sich als Yin und Yang differenziert, welche einen einwärts gerichteten Spiralen-Prozess der physischen und materiellen Manifestation ausdrückt. Unsere Erden-Evolution enthält dauernd sieben unterschiedliche „Welten". Die Welt der Energie, der Schwingung, der subatomaren Partikel, der Elemente, des Pflanzenreiches und des Tierreiches, die der Menschen. Siehe dazu unbedingt das Kapitel „Evolutions-Theorie versus Schöpfungs-Lehre". Nach der Menschwerdung, Inkarnation in einen physischen Körper auf dieser Erde, gehen wir unseren Lebens-Weg weiter durch einen auswärts gerichteten Spiralen-Prozess der Auflösung, Verfeinerung und der Spiritualisierung.

„Wer Yin und Yang begriffen hat, der hat die ganze Medizin begriffen". So heisst es im chinesischen Klassiker der inneren Medizin im Nèijīng. Das Huángdì Nèijīng ist eines der ältesten Standardwerke der chinesischen Medizin. Es wurde von der UNESCO in die Liste des Weltdokumentenerbes aufgenommen.

Wer Yin und Yang komplett versteht, der versteht die ganze Naturordnung.

Zwei Wahrheiten können sich nicht widersprechen.
Yin und Yang sind die zwei Wahrheiten, die sich nicht widersprechen können. Zentrifugalkraft und Zentripetalkraft. Kalt und Warm. Ausdehnung und Zusammenziehung. Anfang und Ende. Unendlich viele Möglichkeiten, welche schon immer da waren, sind und immer sein werden.

2 InYologie – Grundlagen

Das Yin–Yang-Symbol (chinesisch 陰陽 / 阴阳, Pinyin yīn yáng/Pinyin Tàijí Tú, wörtlich „Symbol des sehr grossen Äussersten/Höchsten") ist ein im chinesischen Daoismus und auch Neukonfuzianismus verwendetes Zeichen (chinesisch tu, Symbol oder Diagramm) für das als Ursprung der Welt aufgefasste Taiji („sehr grosse Äusserste").

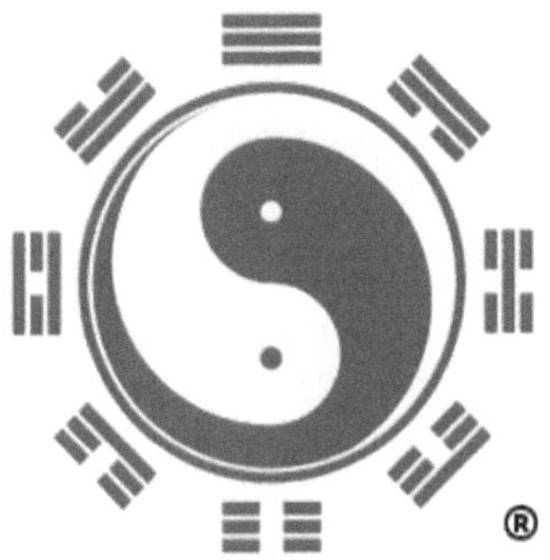

(Yin–Yang-Symbol von Vivoterra®)

Das Zeichen 太 (tài) bedeutet sehr gross, das Zeichen 極/极 (jí) ursprünglich den Gipfel eines Berges, auch den Firstbalken eines Satteldaches; als Adjektiv/Adverb heisst es (der/die/das) äusserst(e). Daraus entwickelte sich die Bedeutung des Hauptpunktes, der Achse, des Zentrums. Im alten Chinesisch wird auch der Polarstern – gleichsam als Angelpunkt des Himmels – als Tàijí bezeichnet.

In der daoistischen Tradition bezeichnet das Tàijí vor allem die Einheit der komplementären Polaritäten (sich ergänzenden Gegensätze) Yin und Yang. Yin (chinesisch 陰/阴) bezeichnete ursprünglich die im Schatten (侌) liegende Seite eines Hügels (阜/Radikal 阝), Yang (chinesisch 陽/阳) die der Sonne (日) zugewandte, helle (昜) Seite, was sich in den traditionellen Schriftzeichen zeigt. Yin und Yang vereinigen sich am Gipfel (chinesisch 極/极), eben am Tàijí. Damit drückt das Tàijí aus, dass alle Dinge in der Welt der Erscheinungen letztendlich in Harmonie stehen und dass auch scheinbare Gegensätze (z. B. Licht und Schatten) aus demselben Urgrund hervorgehen. Nach daoistischer Lehre ist das Tàijí aus dem Wújí (chinesisch 無極/无极), dem Nicht-Sein, der Leere, entstanden. Aus dem Tàijí hingegen geht die gesamte Welt der Erscheinungen hervor (Wàn Wù (chinesisch 萬物/万物), „die Zehntausend (alle Dinge)". Tàijí ist damit die Kraft, die die beiden Pole hervorbringt.

2.1 Zentrifugalkraft und Zentripetalkraft

Im Universum kann alles in zwei Kategorien eingeteilt werden. Die eine ist die Zentrifugalkraft, die andere die Zentripetalkraft.

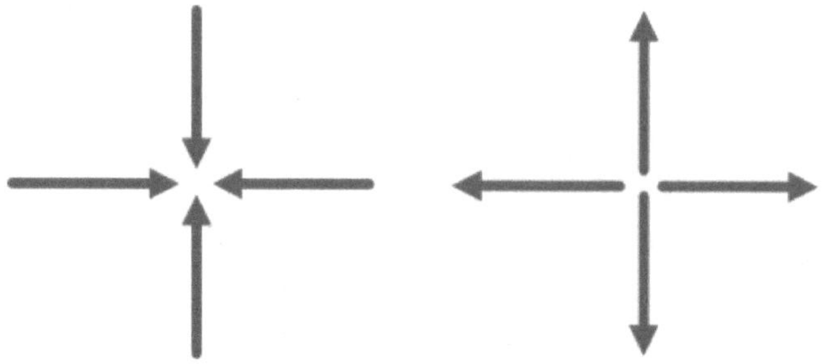

Abbildung 1: Zentripetal- und Zentrifugalkraft

Yang, d.h. zentripetal (zum Zentrum hinstrebend). Yin, d.h. zentrifugal (vom Zentrum wegstrebend).

Erst vor einigen Jahrhunderten haben die modernen wissenschaftlichen Forschungen im Westen begonnen. Von Anfang an wurden die physikalischen, mechanischen, mikroskopischen und materiellen Forschungen spezialisiert. Diese Spezialisierung nimmt immer mehr zu. Jetzt ist es Zeit, an eine Reorganisation der Wissenschaften zu gehen und die Gesamtschau statt der Spezialisierung zu suchen.

In den letzten Jahren hat die wissenschaftliche „Elite" eine internationale Zusammenarbeit aller wissenschaftlich arbeitenden Spezialisten über alle Spezialgebiete zu organisieren versucht. Sie besteht auf der Wiederentdeckung des eigentlichen Zwecks der wissenschaftlichen Studien. Sie will das fundamentale und Ewige Prinzip des Universums wiederfinden: Wie kann man ein gesundes, glückliches, friedvolles Leben auf dieser Erde finden? Ich frage mich, kann jemand eine Struktur von so grosser Bedeutung und Wichtigkeit, wie der Begriff „Welt" oder „Leben", allein mit der analytischen und mikroskopischen Kenntnis der Einzelheiten aufbauen, kann die Wissenschaft allein damit das Schema einer solchen Architektur skizzieren? Ich sage ganz klar: das ist so nicht möglich.

Alle Denker haben von Anfang an die grosse Frage gestellt: Leben, Universum, Mensch, Materie, Energie und was für ein Gesetz sie alle eint. Die Denker vor Tausenden von Jahren haben ohne Werkzeug und spezialisierte Kenntnisse die Ordnung des Alls zu erforschen gesucht.
Sie haben die Ordnung des Universums und den Ursprung des Lebens makroskopisch und intuitiv durch Meditation und Kontemplation gesucht – und gefunden.

Sie hatten bei ihrer Suche keine Schwierigkeiten, weil sie den universalen Kompass: die Ordnung und die Konstitution des Universums, das Einzige Prinzip der Wissenschaft oder die universale Logik, kannten. Und immer war ihr Blick auf das Reich des Lebens und der Welt gerichtet.

Ist es nicht viel logischer, muss es nicht das Erste sein, dass man sich mit diesem Kompass versieht, der genau die Richtung angibt, bevor man die grosse Reise der Forschung antritt?

Das Universum ist die unendliche Expansion, die Zentrifugalkraft.

Die Astronomie lehrt uns, dass sich die Milchstrassen mit einem Durchmesser von 100'000 Lichtjahren und mit einer unvorstellbaren Geschwindigkeit von 552 ± 6 km/s von unserem Universum entfernen und dass sie sich auch von einander wegbewegen. Das stimmt mit der alten östlichen Kosmologie überein. Die Milchstrassen werden durch die unendliche Expansion geschaffen, belebt und auseinandergetrieben.
Die Galaxie, die Sterne und die Planeten sind in ständiger Bewegung. Die Galaxie, die Sterne, die Planeten, bewegen sich alle in einer Wirbel-Drehrichtung zum Zentrum hin, um sich danach wieder in einer Schlauch-Wirbel-Drehrichtung aufzulösen. Und der Wandlungs-Prozess beginnt erneut… Warum? Weil die oben erwähnte unendliche Ausdehnung eine Ausdehnung ad infinitum selbst ist. Sie ist zentrifugal, genifugal (vom Ort des Ursprungs fliehend), initial.

Der Ursprung aller Bewegung im Universum ist die Expansion ad infinitum, die genifugale, initiale „Anfangskraft".

Die Ordnung des Universums zeigt sich in der logarithmischen Spirale. Alle Spiralen „beginnen" an der Peripherie und „enden" im Zentrum. Darum ist der sichtbare Beginn des Sonnensystems der vom Zentrum am weitesten entfernte Planet und nicht die Sonne.

Es gibt eine Hypothese: der kosmische „Staub" – wir nennen ihn KI – sei Ursprung der Planeten und Sterne. Diese Hypothese ist unbefriedigend, da der Ursprung des „Staubes" unbekannt oder ungeklärt ist. Diese Hypothese geht davon aus, dass dieser „Staub" aus „Materie" besteht. Erleuchtete Meister wissen, dass diese „Materie" verdichtetes KI ist. KI ist reine Energie.

Es gibt viele kosmogonische (Theorie über die Bildung des Universums) Theorien, aber die Wissenschaft kennt den Ursprung der Planeten, der Sterne und des Universums nicht.
Diese Theorien gleichen der aus der Mode gekommenen Theorie von Imanuel Kant, die vergass, die Frage nach dem Ursprung in Betracht zu ziehen. Die Wissenschaft vergisst den Faktor zu suchen, der die heutigen astronomischen Körper erschafft und belebt. Eine Theorie, die durch das universale Gesetz nicht fest fundiert ist, bleibt reine Fantasie. Wobei es zunehmend auch „Wissenschaftler" gibt welche die Quanten-Physik und Quanten-Philosophie nicht bestreiten und den Unterschied von Realität und Wirklichkeit auch kennen. Nur wurden diese Menschen früher nicht als „Wissenschaftler" bezeichnet sondern „Weise", „Propheten".

Zum Begriff Fantasie muss ich eine Klammer aufmachen: Ist Fantasie nun etwas gutes oder einfach nur ein Hirngespinnst? Ich habe den Begriff Fantasie in diesem Zusammenhang gewählt, weil die Mehrheit keinen Unterschied macht zwischen Fantasie und Hirngespinst. Für die Mehrheit ist Fantasie nur ein Hirngerspinst, genauso wie sie Träume nicht als Wirklichkeit verstehen. Für mich sind jedoch Fantasie und Träume Wirklichkeit. „Realität" ist für mich Fremd-Suggestion und „Wirklichkeit" ist für mich Auto-Suggestion.

Warum steigt die Temperatur auf der Erdoberfläche? Weil die Erde auf der Planetenbahn ihrer logarithmischen Spirale, die in der Sonne endigt, mehr und mehr vorwärtsgetrieben wird. Ein weiteres Beispiel für Zentrifugalkraft.

Die Atomtheorie ist überholt. Sie wurde schon vor Tausenden von Jahren im Osten aufgegeben. Heute ist der Zusammenhang zwischen Energie und Materie jedem Physiker bekannt. Es gibt keine Materie.
Das alte Newton'sche-Matrix-Wissen sagt: Atom-Moleküle sind Materie. Das stimmt nicht. Alles ist reine Information. Alles ist Energie in mehr oder weniger verdichteter Form.

Die Materie kommt aus der Nicht-Materie, das Feste kommt aus dem Nicht-Festen.
Dies ist ein Lehrsatz von Konfuzius. Er war einer der sieben berühmten Denker Chinas und lebte vor über 2'500 Jahren.
„Die chinesische Strategie lehrt, dass der am stärksten ist, der im Einklang mit der Ordnung des Universums lebt."

Die westliche Wissenschaft muss jetzt sehen und begreifen, dass die Materie aus der Nichtmaterie kommt. Dank ihrer wunderbaren wissenschaftlichen Hilfsmittel ist sie jetzt nach 25 Jahrhunderten dort angelangt, von wo dieser grosse Stratege, Konfuzius, seinen Ausgangspunkt nahm. Aber wie konnte dieser berühmte chinesische Stratege eine solche Wahrheit ohne Hilfsmittel entdecken? Lao-Tse sagte: „Wer alle seine Träume während seines ganzen Lebens ohne Hilfsmittel verwirklicht, ist ein freier Mensch." George Ohsawa sagte: „Wenn wir es nicht fertig bringen, alle unsere Ziele und Träume hier in diesem Leben und für immer zu verwirklichen, sind wir in der Tat alle hoffnungslos Sanpaku". (Siehe im Kapitel „Sanpaku"). Ich sehe das genauso und lebe auch danach.

Konfuzius, Lao-Tse und andere Meister fanden die Ordnung des Universums durch die sieben Stufen der Urteilskraft. Die modernen Wissenschaften bauen sich auf der 4. Stufe (intellektuelle Urteilskraft) auf, aber sie sind von den Hilfsmitteln abhängig, die die 2. Urteilskraft (sensoriell) stärken. Die sensorielle Urteilskraft ist nicht die höchste Urteilskraft. Sie ist die 2. Stufe unserer Urteilskraft, die 1. ist das blinde, mechanische Urteil. Mir scheint, die Wissenschaften halten an dem sensoriellen Urteil fest, sie sind von ihm abhängig, ja, sie tun ihr Bestes, um es zu verbessern. Sind die Wissenschaften blind gegenüber der höchsten Urteilskraft?

Noch mehr, die Wissenschaften verneinen die Existenz der höchsten Urteilskraft kategorisch, sie verdammen sie als metaphysisch und unbegreifbar. Für sie ist Gott etwas Unbekanntes, Unbegreifliches.

Aber jetzt muss die Wissenschaft die Vorstellung von der Nichtmaterie annehmen, und diese ist ebenso unbegreiflich und widerspricht ihrer fundamentalen Überzeugung, der Materialismus ebenso wie der Spiritismus sind exklusiv und arrogant.

Gegenwärtig taugen die Maschinen und die Motoren, die der Krafterzeugung dienen, allem Anschein nach nicht viel. Sie verwenden die positive, zentripetale Energie oder die zerstörende Kraft. Sie sind zu Yang und zu einseitig. Warum denkt man nicht einfach an die entgegengesetzte, negative, zentrifugale, schöpferische Energie?

Tatsächlich sind viele Maschinen und Werkzeuge von der Zentrifugalkraft abhängig: die Dampfmaschine, der Dieselmotor, Maschinen für Sprengungen, ja sogar die Wasserstoffbombe. Alle ihre Zentripetalkraft ist zweitrangige Kraft. Die Wissenschaft weiss, dass die Zentrifugalkraft (Yin) viel wirksamer ist als die Zentripetalkraft (Yang), aber sie versucht nicht die erstrangige, jungfräuliche Zentrifugalkraft zu finden. Die Wissenschaftler sind vollkommen von ihrer Arbeit in Anspruch genommen oder konzentrieren alle ihre Kräfte darauf, wie man die materialisierte Kraft (Yang) ausnützen kann, gerade wie ein Musiker, der von seinen Noten vollständig in Anspruch genommen ist, den Wert der Luft und des Raumes (Pause – Yin) vergisst. Deshalb ist die moderne Musik so laut und die japanische Musik so ruhig, sie dringt tief in unser Herz und unsere Gedanken, darum ist die moderne Zivilisation auch so voller Lärm.

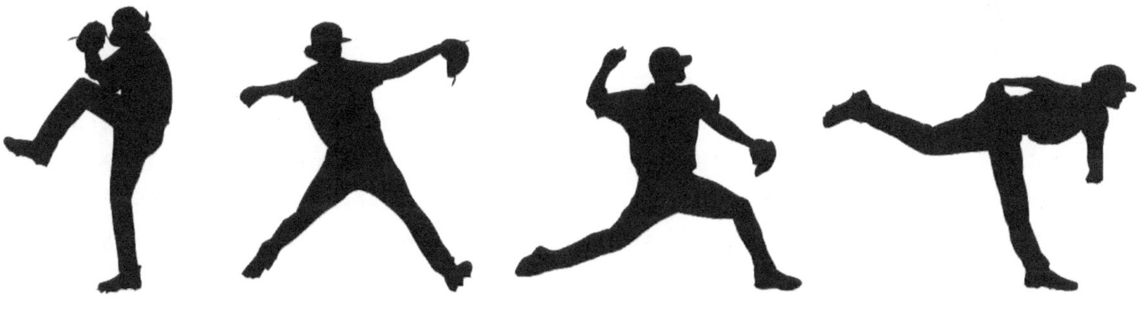

Abbildung 2: Zentrifugalkraft am Beispiel eines Pitchers im Baseball

Judo und besonders Aikido zeigen die Kunst dieser Zentrifugalkraft. Aikido lehrt, wie man die brutale Kraft des Angreifers mit der Zentrifugalkraft und dem Einzigen Prinzip in Einklang bringt. Die Maschine der Zukunft muss die jungfräuliche Zentrifugalkraft (Zentrifugalenergie) in Anwendung bringen. Newton erfand die sogenannte „Gravitation", aber er suchte nicht nach dem Ursprung der Konstitution des Alls, der übergeordneten Kraft des absoluten Alls. So kam er zu seinem Irrtum.

Wir lesen immer und überall, dass sich Yin und Yang „anziehen" oder „abstossen". Wie ist das möglich, wenn doch Yin und Yang Antagonismen sind?

Yin und Yang können gar nicht „ohne schon angezogen zu sein" existieren. Yin und Yang waren nie und werden nie getrennt sein, sodass sie sich gar nicht erst „anziehen" müssen oder „abstossen" können. Sonst wären sie keine Einheit mehr. Yin gehört zwingend zu Yang wie umgekehrt. Denn alleine können sie gar nicht existieren und wären keine Einheit und somit getrennt.
Das ist wie mit Körper, Seele, Geist, die auch nicht getrennt sind und sich auch nicht erst anziehen oder abstossen müssen.

Warum spricht man nur von zentripetalen Spiralen, wo es doch auch zentrifugale Spiralen gibt?

Der Baseball ist Yang, hart, kompakt. Wie kann man dem Baseball Yin geben? In dem man in wirft. Der zentrifugal bewegte Baseball wird nun zum Yang-Objekt. Wenn Yin auf Yin trifft, wird es zu Yang. Wenn Yang auf Yang trifft, wird es zu Yin.

Wenn die Spirale nicht zentripetal ist, was ist sie? Was wird sie? Alles verschwindet, dann sieht man nichts mit den physischen Augen. Es scheint zu vergehen. Anschliessend können wir „Es" nur noch spirituell sehen. Es gibt immer zwei Spiralen, Yin und Yang.

Nur die Stärke-Verhältnisse ändern sich dauernd. Aber nie ist Yin ganz ohne Yang oder umgekehrt. Sie sind also nie getrennt und müssen sich somit auch nicht anziehen oder abstossen. Sie verändern nur ihre Dominanz im Wandel.
Und dennoch ist es richtig, von anziehen und abstossen zu sprechen. Nur dürfen wir das nicht so verstehen, als wären sie jemals getrennt und müssten sich erst durch Anziehung finden. Oder wenn sie sich nicht mehr wollen, stossen sie sich ab. So ist es nicht. Diese Fehler beobachte ich oft. Yin und Yang sind im Dauer-Wechsel von Anziehung und Abstossung, ohne je getrennt zu sein oder je ganz im Antagonismus aufgelöst zu sein. Beide Kräfte existieren immer gleichzeitig.
Ist ein fallendes Objekt Yin oder Yang? Was könnte das Objekt zurückhalten nicht zu fallen? Gravitation ist zentripetal – also Yang, und Levitation ist zentrifugal – also Yin. Was könnte das Objekt zurückhalten nicht zu fallen? Levitation – also zentrifugales Yin-KI.
Ich verwende in diesem Zusammenhang nicht Begriffe wie „unten" und „oben", sondern „innen" und „aussen". Gravitation gibt es sehr wohl. Aber Gravitation ist keine Anziehungskraft, sondern eine Andrückungskraft.

Nach innen bedeutet zum Zentrum hin, und nach aussen bedeutet zur Peripherie hin. Im „Raum" gibt es kein oben und unten, sondern nur ein aussen und innen. Wo ist z.B. bei einer Kugel im „leeren" Raum – ohne Vergleichs-Objekte in sichtbarer Distanz – oben und unten? Jedoch innen und aussen ist immer klar. Also ist „unten" das Zentrum, weil der Stein nach unten fliegt? Nein. Oben und unten können wir nur definieren, wenn wir Vergleichs-Objekte zur Verfügung haben gegenüber dem Vergleichs-Objekt. Die Definitionen „oben" und „unten" sind also nur relativ zum Vergleichs-Objekt anwendbar, aber nie absolute Definitionen wie „aussen" und „innen".

Das ist wie die Definitionen Yin oder Yang. Yin und Yang sind immer relativ zu etwas anderem. Wir können nicht allgemein bestimmen, ob etwas Yin oder Yang ist, ohne zu nennen im Vergleich zu was. Also wenn das Raumschiff nach unten fliegt, ist es Yang und sonst Yin. Wo ist das Zentrum im Universum? Jeder Mensch ist selbst das Zentrum des Universums.

Wie kann ein Flug-Objekt im Intergalaktischen Raum (ohne einen Referenz-Stern) nach „unten" oder nach „oben" fliegen? An was orientiert sich ein solches Flug-Objekt für diese Richtungs-Bestimmungen? Ist ein solches Flug-Objekt auf einem Yin-Flug oder auf einem Yang-Flug? Wie kann der Kapitän das bestimmen? Wenn das Flugobjekt von einer Basis – einem Zentrum – wegfliegt, ist es auf einem zentrifugalen Flug. Sobald dieses gleiche Flugobjekt auf ein Zentrum zufliegt, ist es auf einem zentripetalen Flug.

Das Flugobjekt selbst fliegt immer zentrifugal. Es wird zum Yang-Geschoss. Das Flugobjekt selbst ist aber immer zentrifugal, solange es in Bewegung ist. Diese Unterscheidung ist wichtig. Wenn Du das verstehst, dann verstehst Du auch, warum ich sage, Yin – also zentrifugal – ist die erzeugende Energie und Yang ist das Ergebnis von Yin. Nicht umgekehrt. Das Umgekehrte ist nur die Auflösung des Erzeugten, und diese Energie ist auch wieder Yin. Und dann verstehst Du auch, warum ich sage, Yin ist stärker als Yang. Das „Gleichgewicht" von Yin und Yang ist nie ein statisches „Gleichgewicht", sondern immer ein dynamisches.

Wie kann man einen Stein Yin machen:
Wasser (Yin) löst die Mineralstoffe (Yang) des Steins über Tausende von Jahren.
Für diese Variante gilt das Naturgesetz: das zentrifugale Yin löst das zentripetale Yang auf.
Die zweite Variante: Wenn es schnell gehen soll.... Wenn man ihn zertrümmert, zerstäubt.
Diese zweite Variante ist ein anderes Naturgesetz: Yang im Extrem zerstört Yang und wird zu Yin.

Wie kann man einem Stein Yin geben?
Wenn man ihn wirft. Und der zentrifugal bewegte Stein wird nun zum Yang-Objekt. Ein Flugzeug am Boden ist mehr Yang als ein Flugzeug in der Luft. Das Flugzeug wird nicht Yin in der Luft. Es wird von der Yin-Kraft der Luft getragen.

Alles ist ewig. Alles wandelt sich unaufhörlich, darum bleibt nichts gleich. Eine Lehre kann nicht besser sein, als das Verständnis des Lehrers. Eine Übersetzung kann nicht besser sein, als das Verständnis des Übersetzers. Ein Mensch kann nicht gesünder sein, als sein Bewusstsein mit seinem Urteilsvermögen.
Ich erkläre Dir, Yang ist nur eine „Hilfs-Energieform", die es in Wirklichkeit gar nicht gibt. Yang wurde nur definiert, damit wir die Bewegung und Wandlung besser verstehen können. Aber in Wirklichkeit ist Yang keine separate und eigenständige Energieform.

Schatten benötigt Licht, um zu existieren. Aber Licht benötigt keinen Schatten um zu existieren. Auf der anderen Seite können wir Dunkelheit nur als Dunkelheit erkennen, wenn wir auch die Helligkeit kennen und umgekehrt.

Ein Beispiel aus der Praxis:
Ein Boxer A schlägt einen Punch Richtung Sparring-Partner B. Diese Aktion ist zentrifugal, also Yin. Jetzt trifft dieser Schlag von A beim Partner B ins Gesicht. Für den Boxer A ist die Energie immer noch zentrifugal und somit Yin. Der Sparring-Partner B empfängt den Schlag als zentripetal, also Yang. Aber in Wirklichkeit ist die ganze Aktion von Anfang bis Ende nur zentrifugal.
Es gibt in dieser Aktion keinen Moment, wo eine eigenständige Kraft Yang aktiv ist. Nur die Wirkung „bezeichnen" wir als Yang. Aber die Bezeichnung alleine ist noch keine eigenständige Kraft. Und schon gar nicht gleichberechtigt wie Yin.

Nimm eine logarithmische Spirale.
Bist Du einverstanden, dass jede Spirale aussen an der Peripherie als Yin (zentrifugal) bezeichnet werden kann? Und nach der ersten Umdrehung? Immer noch Yin? Jetzt musst Du schon die fertige Spirale kennen, um das Zentrum der Spirale bestimmen zu können. Ab welcher Anzahl Umdrehungen einwärts können wir bestimmen, ab jetzt ist die treibende Kraft nicht mehr Yin, sondern Yang?

Es gibt keinen Moment der Spiralenbildung, wo ein Wechsel von der treibenden Yin-Kraft in eine ziehende Yang-Kraft stattfindet. Es ist von A bis Z immer Yin die treibende Kraft. Ist Hitze also auch Yin? In Wirklichkeit ja.

Jetzt kommt aber noch eine weitere Stufe dazu, welche die bisherigen Erklärungen wieder relativiert.
Wir müssen unterscheiden zwischen der erzeugenden Energie und dem Ergebnis. Das Ergebnis ist auch als Yang möglich. Und „fertige" Lebewesen wie der Mensch haben die Fähigkeit, Yang-Kraft zu erzeugen. Und trotzdem können wir nur Yang-Kraft erzeugen, weil wir vorher durch Yin-Kraft aufgeladen wurden. Auch die universelle – zentripetale – Himmels-Kraft „Yang", die auf die Erde wirkt, ist in Wirklichkeit eine zentrifugale Yin-Kraft. Darum gibt es auch keine Gravitationskraft, keine Erd-Anziehungs-Kraft, sondern eine Erd-Andrückungs-Kraft.

Die gängige Lehrmeinung besagt:
Yang im Extrem wandelt sich zu Yin. Yin im Extrem wandelt sich zu Yang.

Ich korrigiere und ergänze:
Die Ur-Energie ist Yin und nicht Yang. Yin erzeugt erst Yang und nicht umgekehrt. Yang erzeugt kein Yin, sondern es löst sich wieder auf zu Yin. Extremes Yin produziert Yang, extremes Yang produziert Yin. Richtiger ist: Yang produziert kein Yin. Nur umgekehrt. Yang im Maximum löst sich wieder auf in Yin.

Natürlich ist es möglich, Yin oder Yang – oder Yin und Yang – nicht erst im Extrem oder Maximum zu wandeln.

Es gelten die Naturgesetze:
Yin und Yin wird zu mehr Yin – oder zu weniger Yang. Yang und Yang wird zu mehr Yang – oder zu weniger Yin. Yin im Maximum wandelt sich in Yang. Yang im Maximum wandelt sich in Yin. Was ich hier erkläre, ist meine erweiterte Lehre, dass nur die Yin-Kraft die Yang-Kraft erzeugt, aber Yang kein Yin erzeugt. Yang erzeugt kein Yin, weil Yang sich auflöst und so zu Yin wird. Im Ergebnis ist das kein Unterschied. Aber im Verständnis von KI schon.

Jede Erzeugung und Jede Auflösung ist immer eine Wandlung von einem Zustand in den nächsten Zustand.

Die Dichte (Yang) ist der Zentrifugalkraft (Yin) umgekehrt proportional.
Das Universum ist die unendliche Expansion selbst. Die unendliche Expansion polarisiert sich überall und zu jeder Zeit. Im absoluten und ewigen Universum sind Anfang und Ende eine Illusion.

Dualistisches Denken ist Sezieren. Alles in zwei Teile zerlegen. Immer Entweder–oder. Dualismus schliesst immer die Hälfte aus. Also Yang – Einkapseln, Separieren und Ausschliessen.
Während dynamisch-monistisches Denken immer Sowohl-als-auch miteinander verbindet. Der dynamische Monismus ist Yin und schliesst nichts aus. Wichtig: diese Erklärung ist nur die Theorie und darum zum Teil Yin und zum Teil Yang. Das unendliche Universum selbst ist Yin.

Die Natur-Medizin in der Praxis ist zusammenfügend, was zusammengehört. Das Ergebnis ist Harmonie und Leben. Zerlegen als Handlung ist Yin. Das Ergebnis davon ist Yang.

Die Wissenschaften sind in einen Engpass geraten mit der rein physikalischen, mechanischen Ebene, dem rein formal-logisch-analytischen Denken. Es geht um den Übergang von der absoluten Welt in die Welten der Relativität. Yin und Yang entstehen ja erst dort.

Gemäss Mehrheits-Meinung der Phonographen-Meister wird Druck als Yang – zusammengedrückt – definiert. Druck ist Yin-KI. Pressluft will expandieren und drückt an die Gefässwände und will nicht komprimieren. Und wenn der Druck noch grösser wird, explodiert der Behälter. Der Behälter zerreisst und expandiert. Expansion ist immer zentrifugal-Yin. Eine Explosion ist das Gegenteil einer Implosion.
Die enorme Druck-Welle einer Kernexplosion ist zentrifugal und nicht zentripetal. Eine Implosion ist zentripetal-Yang-KI. Eine Explosion ist zentrifugal-Yin-KI.

Frage:
Es gibt zwei Energien, zentripetal und zentrifugal. Nennst Du mir eine Dritte?

Antwort:
Es gibt EINE Energie KI, aber zwei Energie-Formen: Yin und Yang.

2.2 Die Schriftzeichen Yin 阴 / 陰 und Yang 阳 / 陽

Yin- und Yang-bedingte Abhängigkeiten, bedingte duale Gegensätze, sind in allen Dingen sichtbar und in unserer Umgebung. Bei Sonnenstrahlen auf einen Gegenstand entsteht Licht und Schatten. Im östlichen Denken beschreibt es die Wirkung des Sonnenlichts auf einen Hügel (Berg). Eine Seite ist in Licht gebadet, die andere in Schatten.

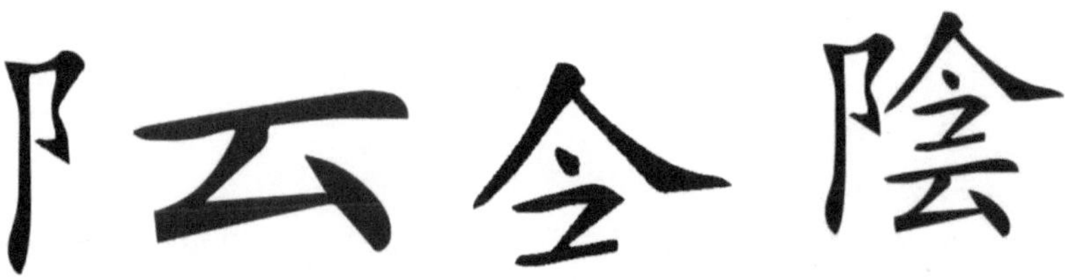

Das Zeichen Yin setzt sich aus einem Hügel, einer Wolke am Himmel und Menschen unter einem einzigen Dach zusammen.

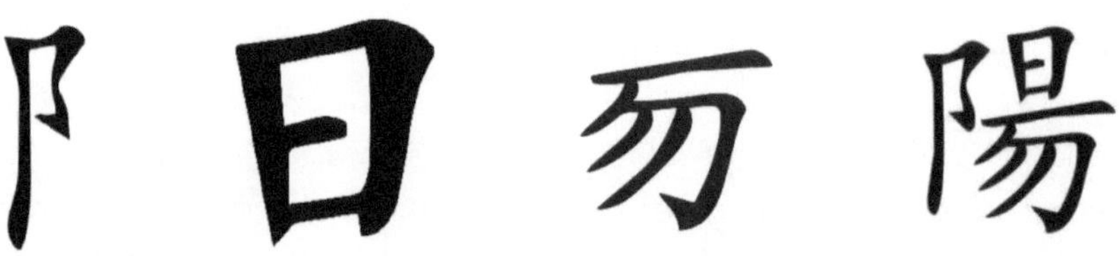

Bei dem Zeichen Yang ist es ein Hügel, wo die Sonne über den Horizont scheint, und Lichtstrahlen, sich bewegende Energie – die das Zeichen bildet.

Geheimnisvoll ist auch die Aussage, dass ein rasender Eber – oder ein wilder Elefant dargestellt wird. In mir rufen chinesische Schriftzeichen mehr wach, als einfache gemalte Zeichen oder eine Aneinanderreihung lateinischer Buchstaben. Besonders der Ausdruck einer Stimmung und Tendenz ist erkennbar und regt zum weiteren Nachdenken an. Als Beispiel das weitere Zusammenspiel von Yin und Yang. Die Sonne hat nie eine fixe Position, die Wolken bewegen sich. Daraus ergibt sich ein neues Zusammenspiel des Lichts und der Schatten, ein ständiger Veränderungsprozess entsteht, derselbe bedingt den Zusammenhang einer Sache.

Daraus ergibt sich, dass das Yin – der Schatten – die dunkle, kühle Seite, und das Yang – das Licht – die helle, warme Seite einen Zyklus darstellt. Weitergedacht ergibt sich Tag und Nacht, Mann und Frau, Leben und Tod, Feuer und Wasser und vieles mehr. Immer zwei Zustände der Transformation der Energie. Zwischen den 2 Polen eine pulsierende Bindung, niemals Stillstand, niemals nur ein reiner Zustand, niemals getrennt vom Rest des Universums, weil Yin immer ein Anteil von Yang und Yang immer einen Anteil von Yin hat. Das ist ein universeller Grundsatzgedanke.

Yang, oder die Zentripetalkraft, erzeugt die Hitze, das Licht, die Wärmestrahlung (rot, infrarot), die Aktivität, die Trockenheit, alles was schwer ist, was die Neigung zum Fallen hat, was hart ist, die Kohäsion, die geballten Formen, das Stämmige.

Umgekehrt erzeugt Yin, oder die Zentrifugalkraft, die Kälte, die Dunkelheit, die Kältestrahlung (violett und ultraviolett), die Passivität, die Feuchtigkeit, alles was leicht ist, was die Neigung zum Steigen hat, das Weiche, das Dünne, die hohen, aufgeschossenen vertikalen Formen.

Der Mann ist verhältnismässig aktiver als die Frau, er ist farbiger, sein Fleisch ist fester, weniger Fett, die Muskeln sind härter, die Anzahl der roten Blutkörperchen ist grösser. Das heisst, die Zentripetalkraft ist grösser als bei der Frau. Yin und Yang ziehen sich gegenseitig an, Yin und Yin, Yang und Yang stossen sich gegenseitig ab. Yin erzeugt mit der Zeit und im Raum Yang. Alles ist Yang im Inneren und Yin an der Oberfläche.

2.3 Die Acht Trigramme

Unter **Trigramm** (tri = Drei) versteht man ein Zeichen, das jeweils aus drei – durchbrochenen oder durchgezogen – Linien gebildet wird. Das untere (grüner Hintergrund) und das obere (pinkfarbener Hintergrund) werden auch immer als Trigramme bezeichnet. Die beiden **Kernzeichen** (violett und türkis umrandet) sind natürlich ebenfalls Trigramme, werden aufgrund ihrer Stellung innerhalb des Hexagramms aber unteres bzw. oberes Kernzeichen genannt. Unser Beispiel-Hexagramm besteht nun aus folgenden Trigrammen: Die Acht Trigramme (chinesisch 八卦, Pinyin bā guà, acht Orakelzeichen) sind zur Weissagung dienende Symbole, welche die Grundlage des altchinesischen I-Ging (易經/易经, Yìjīng, Buch der Wandlungen) bilden. Sie bestehen aus drei entweder durchgezogenen (陽/阳, Yang) oder unterbrochenen (陰/阴, Yin) Linien, woraus sich 23 = 8 Möglichkeiten ergeben, die oft in Form eines Kreises dargestellt werden. Zwei Trigramme ergeben eines der 64 (26 = 82 = 64) Hexagramme, deren Bedeutungen im Buch der Wandlungen beschrieben sind.

Wie andere Symbole der chinesischen Numerologie lassen sich auch die Trigramme mit einer Vielfalt von Bedeutungen interpretieren. Die hier gezeigte Auslegung unterscheidet sich geringfügig von der bei I-Ging angeführten:

☰	Kraft (乾*qián*)	= Himmel	(天*tiān*)	Vater
☱	Offen (兌*duì*)	= Sumpf	(澤*zé*)	Jüngste Tochter
☲	Strahlung (離*lí*)	= Feuer	(火*huǒ*)	Mittlere Tochter
☳	Beben (震zhèn)	= Donner	(雷*léi*)	Ältester Sohn
☴	Boden (巽*xùn*)	= Wind	(風*fēng*)	Älteste Tochter
☵	Schlucht (坎*kǎn*)	= Wasser	(水*shuǐ*)	Mittlerer Sohn
☶	Bund (艮*gèn*)	= Berg	(山*shān*)	Jüngster Sohn
☷	Feld (坤*kūn*)	= Erde	(地*dì*)	Mutter

Die Trigramme sind als universales Orientierungsmodell zu verstehen, das auch Elemente enthält, die auf die Lebensgestaltung des Menschen Einfluss nehmen. Aufgrund von Orientierungsprinzipien und der für die Lebensgestaltung bestimmenden Elemente ist jedem Menschen eine bewusstere Selbstbestimmung möglich. Die Himmelsrichtungen stehen z. B. auch für innere Orientierung, die Organe für bestimmte psychische Verfassungen (Stimmungen, Persönlichkeitsstrukturen). So entspricht den physischen Qualitäten immer auch eine innere (psychische) Qualität.
Die acht Orakelzeichen korrespondieren in der traditionellen chinesischen Numerologie auch mit den anderen Systemen unterschiedlicher Elementanzahl. In der vorstehenden Tabelle sind die Beziehungen zu Natur und Familie gezeigt.

Einige der weiteren mit den Bagua verbundenen Elemente sind:

- Klima
- Farben
- Anatomie
- Körperteile
- Astronomie
- Astrologie
- Tiere, Sternzeichen
- Geographie
- Akupunktur
- Geomantik

etc. (Lässt sich beliebig fortsetzen.)

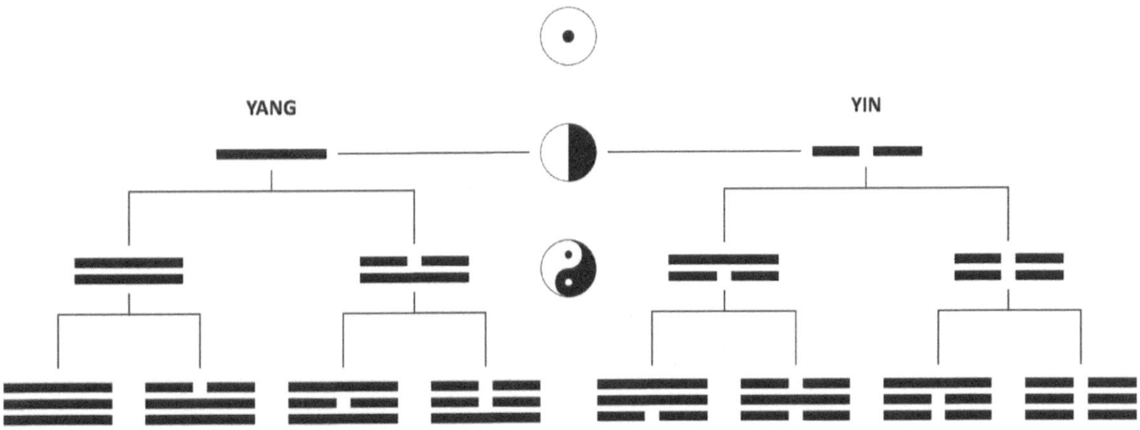

Abbildung 3: Die Acht Trigramme - Entstehung

Das mittlere „monistische“ Zeichen ist nur ein Kunstgriff. In Wirklichkeit gibt es diesen mittleren Zustand nie. Der wirkliche Zustand ist immer „dynamisch-monistisch“.

Einteilung der Trigramme von Yang nach Yin

Im Internet oder in Büchern finden wir diese Einteilung so nicht. Ich machte diese Einteilung das Erste mal für meine InYologie-Studien.

Die Einteilung in physikalischer Reihenfolge von Yang nach Yin ist so harmonisch: Vater > ältester Sohn > mittlerer Sohn > jüngster Sohn > jüngste Tochter > mittlere Tochter > älteste Tochter > Mutter

Aufrichtigkeit	Gefahr	Erregung	Männlichkeit	Wechsel	Trennung	Sanftheit	Weiblichkeit
Berg	Wasser	Donner	Himmel	See	Feuer	Wind	Erde
Jüngster Sohn	Mittlerer Sohn	Ältester Sohn	Vater	Jüngste Tochter	Mittlere Tochter	Älteste Tochter	Mutter

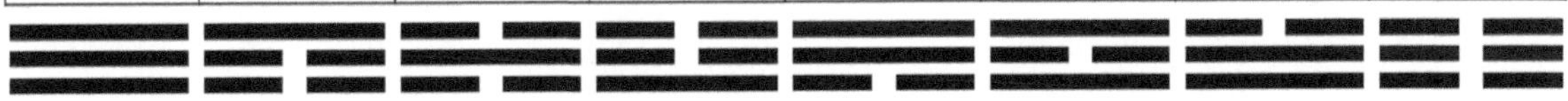

Abbildung 4: Die Acht Trigramme – von Yang nach Yin

Aufrichtigkeit	Gefahr	Erregung	Männlichkeit	Wechsel	Trennung	Sanftheit	Weiblichkeit
Berg	Wasser	Donner	Himmel	See	Feuer	Wind	Erde
Jüngster Sohn	Mittlerer Sohn	Ältester Sohn	Vater	Jüngste Tochter	Mittlere Tochter	Älteste Tochter	Mutter

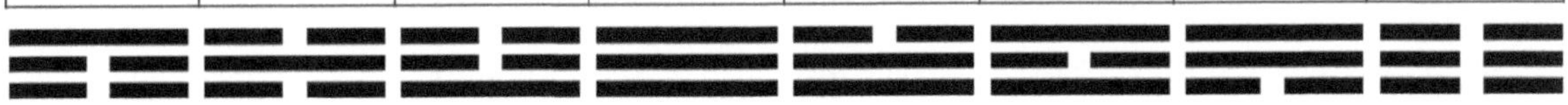

Abbildung 5: Die Acht Trigramme – von Yin nach Yang

Vater und Söhne repräsentieren die Yang-Energieform und Mutter und Töchter die Yin-Energieform. Und meine Reihenfolge unterteilt den Grad der Energieform von Yang nach Yin.

Und wenn Du nur rein die Energieformen-Wandlung von Yin nach Yang unterteilen willst – ohne die physische Dominanz im Leben zu berücksichtigen – musst Du folgendermassen ordnen: jüngster Sohn > mittlerer Sohn > ältester Sohn > Vater > jüngste Tochter > mittlere Tochter > älteste Tochter > Mutter.

2.4 Die 64 Hexagramme

Ein Hexagramm (hexa ist die griechische Vorsilbe für die Zahl Sechs und bezieht sich auf die sechs Linien) wird von unten nach oben aufgebaut, und genauso ist es auch zu lesen. Dem unteren Trigramm folgt das erste Kernzeichen, gefolgt vom zweiten Kernzeichen, und das Hexagramm schliesst mit dem oberen Trigramm ab. Die Vierundsechzig Hexagramme sind die 64 Kombinationen, die sich aus den beiden Grundelementen des Orakelbuchs I-Ging (chinesisch 易經 / 易经, PinyinYìjīng, auch 周易, Zhōu yí) bilden lassen. Die Grundelemente sind der unterbrochene (--) und der durchgezogene (—) Strich (爻, yáo). Zu einer Kombination werden jeweils sechs solcher Elemente zusammengefasst.
Üblich ist auch die Betrachtung, dass jedes Hexagramm aus jeweils zwei Trigrammen aufgebaut ist. Das Prinzip der Hexagramme (griechisch: sechs + Geschriebenes) ist ähnlich wie beim dualen Zahlensystem, allerdings mit einer völlig anderen Logik der Sortierfolge.

2.5 I-Ging (ausgesprochen Yi-Dsching)

Das I-Ging – oder Buch der Wandlungen – ist ein sehr altes Weisheitsbuch aus China. Es besteht in seiner jetzigen Form seit mindestens 2'500 Jahren, kann aber auf eine längere Geschichte von mindestens 3'000 Jahren zurückblicken. Seine tatsächlichen Ursprünge liegen wahrscheinlich in den Shamanistischen Traditionen der Jungsteinzeit (5'000 Jahre v.Chr.).
Das I-Ging kann heute von jedem befragt werden, indem durch einen bestimmten „Zufallsprozess" ein Zeichen und ggf. „wandelnde Linien" und ein zukünftiges Zeichen bestimmt werden. Ob sich die Wandlungslinien ergeben, hängt von der Haltung des Fragenden ab.
Die Antwort des I-Ging steht bei ernsthafter Befragung des Orakels in einem sinnvollen Zusammenhang zur Frage. Im I-Ging ist das EINZIGE PRINZIP, die Ordnung des Universums, in 64 Wandlungsphasen (*Hexagramme*) dargestellt.
Es braucht ein langes und sorgfältiges Studium, um das I-Ging tief genug zu verstehen.

Von Konfuzius wird berichtet, dass er das I-Ging so intensiv studiert habe, dass er dabei dreimal die Lederriemen, mit denen sein Buch zusammengebunden war, durchgescheuert habe.

2.6 Tao-Te-King

Vor zweieinhalb Jahrtausenden, zur gleichen Zeit, als Buddha Shakjamuni in Indien seine Weisheiten verkündete, lebte Lao-Tse in China (geboren als Li-Öri, 604 in K'hüjen, in der chinesischen Provinz Honan), offenbarte seine Lehre vom Tao. (Siehe auch im Kapitel: „Wahre Meister des Sen-Do", bei Lao-Tse).

Im Alter von 81 Jahren hat er sein Lebenswerk, das Buch Tao-Te-King (*die taoistische Bibel*) geschrieben. In diesem Buch ist in 81 Lehrsätzen die ganze universelle Wandlung dargestellt.
Es ist ein Konzentrat und braucht intensives Studium, damit man die ganze Weisheit, die darin enthalten ist, verstehen kann. (*Eines der empfehlenswertesten Bücher überhaupt.*) Ich empfehle Dir aufrichtig, Dich zumindest einige Zeit ernsthaft mit dem Studium des Tao-Te-King zu befassen.

Eine Methode für das Studium der Philosophie und der Wissenschaften des alten China.
Ganz allgemein sollte man die althergebrachten Wissenschaften und Philosophie Chinas anhand von den fünf Ching (Kanon), den sehr alten Büchern, studieren:

- I-Ging: die antike Energetik. Das wichtigste und älteste Buch, das man heranziehen kann, um die Philosophie des Fou-Hi zu verstehen.
- Che-Ching: die Anthologie. (Es geschah im Altertum mittels der Anthologie, der Ästhetik, dass man den Menschen Höflichkeit, Naturwissenschaften, Moral, Musik usw. beibrachte.)
- Chou-Ching: Sammlung von Anordnungen der antiken Kaiser sowie von Gesetzen und Vorschriften.
- Tch'ouen-ts'ieou: Kritische Geschichte, sehr streng und sehr einfach, verfasst von Konfuzius. (Kritik der praktischen Moral).
- Li-Ki: Verwaltungssystem von der Regierung.

Die orientalische Medizin hat stets gelehrt, dass Nahrung die beste Medizin ist.
Der Shurai, ein 3'000 Jahre altes chinesisches Buch, unterscheidet fünf Grade von Ärzten, je nach Art der Medizin, die sie praktizieren.

1. An höchster Stelle steht der Weise,
2. ihm folgt der Nahrungsarzt,
3. der Chirurg,
4. der Arzt für Allgemeinmedizin,
5. der Tierarzt.

Der meistgeachtetste Arzt, der Arztphilosoph, lehrt die harmonische Ordnung des Menschen und der Welt. Die Lehren des Nahrungsarztes werden als Präventivmedizin eingeordnet, sie wird „Medizin des langen Lebens" genannt. Der Chirurg verwendet seine besonderen Kenntnisse dazu, die Auswirkungen schwerer Verletzungen zu heilen, wobei er auch Kräuter und Nahrung als Hilfsmittel benutzt, um das Leben seiner Patienten zu verlängern. Der Arzt für Allgemeinmedizin

benutzt Kräuter und wendet Techniken, wie Akupunktur, Moxibustion und Massage an, um spezielle Leiden zu heilen.
Alle Heilmittel der fernöstlichen Medizin wirken nach dem Prinzip des Gleichgewichts von Yin und Yang. Diese Methode, die auf einem sich vorsichtig und allmählich verändernden Gleichgewicht beruht, ist sanft, sicher und andauernd.

Neben den fünf Ching (auch Ging geschrieben) gibt es vier Bücher, die die Worte und die Lehre des Konfuzius enthalten, zusammengestellt und kommentiert von seinen Schülern, und das Tao-Te-King, das wichtigste Werk über die Philosophie von Lao-Tse.

Für diejenigen, die sich für rein wissenschaftliche Studien interessieren, vereinigt das Nei-Ching (Kanon des Kaisers Houang-ti) all das Material, das die wissenschaftlich – vor allem im physiologischen Bereich – unternommenen Forschungen seitens des Kaisers und seiner weithin bekannten Mitarbeiter wiedergibt.

Für die neuen Studien der antiken chinesischen Philosophie und Wissenschaft kann man sich – wenn Kenntnisse in Chemie, Physik und allgemeiner Biologie eingeschlossen der Physiologie, der modernen Energetik, vorhanden sind – auf nur zwei Bücher beschränken, und zwar das I-Ging und den Kanon des Kaisers Houang-ti.

2.7 Das Einzige Prinzip

Die InYologie ist die beste Erklärung der Naturordnung und der beste Kompass auf dem Weg durchs Leben. Das Einzige Prinzip ist eine Ur-Erfahrung des Menschen, also eine Gegebenheit. Seine Übertragung und Auslegung muss metaphysischer und physikalischer Art sein.

Vor mehr als viertausend Jahren war das Einzige Prinzip eine physikalische Dialektik. Später erschwerten metaphysische Kommentatoren seine Erklärung (z.B. Konfuzius). Dann die Ärzte.
Sie verursachten die Verwirrung und die Ungewissheit, welche die Philosophie und die Medizin des Fernen Ostens schwerverständlich machen. Ausserdem waren die Völker des Fernen Ostens so genannte „Spirituelle", „Metaphysiker" oder „Primitive". Sie sprechen eine ganz besondere Sprache. Sie bewohnen eine unendliche, ewige und absolute Welt. Darum ist ihre Sprache unbestimmt, vage, ausserordentlich gross, und es fehlt ihnen oft an Klarheit. Der chinesischen und japanischen Sprache (den im eigentlichen Sinne fernöstlichen) fehlt es an Begriffen für Zeit, Zahl und Geschlecht.

Vor mehr als fünftausend Jahren wurde der Himmel als das grösste Symbol für Yin und die Erde als das grösste Symbol für Yang angesehen. Der Himmel: der unendliche Raum, die unbegrenzte Ausdehnung, wurde als der stärkste Repräsentant von Yin (Zentrifugalkraft), die Erde als das Gegenteil, Yang (Zentripetalkraft), angesehen. Aber später bezeichneten die Metaphysiker den

Himmel (die Leere) als den Erzeuger aller Erscheinungen und aller Wesen auf der Welt als die grösste Kraft oder oberste Gottheit und ordneten ihn ein als Yang. Da haben wir den metaphysischen Standpunkt. Vom Standpunkt der Aktivität aus kann der Himmel Yang genannt werden, und vom physikalischen Standpunkt aus kann er als Yin, die unendliche Ausdehnung, bezeichnet werden. In diesem Beispiel wurden die weisen Mystiker falsch zitiert und falsch interpretiert.

In Wirklichkeit ist die erzeugende Kraft immer Yin. Wie kann die Kraft, die alles ERZEUGT, Yang sein? Niemals! Erzeugen ist immer zentrifugal! Wenn diese – weisen – Meister – die sich selber kaum das Etikett „Mystiker" anhefteten – den Himmel als Yang definierten, dann wohl nicht, weil sie dachten, der Himmel sei zentripetal. Das mit Sicherheit nicht. Ich denke, auch da wurde ihre Lehre verkürzt und aus dem Zusammenhang gerissen zitiert. Ich nenne diese „Mystiker" „weise Philosophen" und „Weg-Meister". Zwei Halb-Wahrheiten ergeben in der Summe auch nicht eine ganze Wahrheit. Es bleiben weiter zwei Halb-Wahrheiten.

Die Menschen im Fernen Osten wählten traditionell die metaphysische Einteilung, während Yukikazu (Nyoiti) Sakurazawa, der sich später das Pseudonym George Ohsawa zulegte (mehr über Yukikazu Sakurazawa oder George Ohsawa im Kapitel „Wahre Meister des Sen-Do"), die physische Einteilung wählte, was leider bis heute im Westen für grosse Verwirrung und Widersprüche sorgt.

Es war nämlich Yukikazu Sakurazawa, welcher mit dem „Verrat" begonnen hatte, die InYologie auch im Westen bekannt zu machen. Er wählte dazu die physikalische Einteilung, weil er wusste, dass die westliche Denkweise mehr physikalisch und analytisch ist und im Gegensatz dazu die fernöstliche Denkweise mehr spirituell und metaphysisch.

Er stellte sich auf den Standpunkt, dass die 5'000 Jahre alte Dialektik der InYologie demnach im Westen besser unter der physikalischen Einteilung verstanden werden kann.

Die Metaphysiker wie Konfuzius drehten diese Klassifikation ausgehend vom Grundsatz um. Für mehr Klarheit und ein besseres Verständnis im Westen hat Nyoiti Sakurazawa die Dialektik auf der physischen Ebene behalten, welche viel besser unserer wissenschaftlichen modernen Welt entspricht.

Je nachdem, wo und wie nun ein Neuling Zugang zu der Lehre von Yin und Yang gefunden hat (via Makrobiotik, Shiatsu, Akupunktur, die Lehre der 5 Elemente,...), wird er sich also mit der Tatsache auseinandersetzen müssen, dass er verschiedenen, gegensätzlichen Einteilungen begegnen wird.

Und Jesus lehrte: „Sucht das Gesetz nicht in euren Heiligen Schriften, denn das Leben ist das Gesetz. Die Schrift jedoch ist tot. Wahrlich, ich sage euch, Moses empfing seine Gesetze von Gott nicht schriftlich, sondern durch das lebende Wort. Das Gesetz ist lebendiges Wort des lebendigen Gottes an lebendige Propheten für lebendige Menschen. In allem, was da lebt, steht das Gesetz geschrieben. Ihr findet es im Gras, im Baum, im Fluss, in den Bergen, in den Vögeln des Himmels, in den Fischen des Meeres. Doch vor allem sucht es in euch selber. Denn wahrlich, ich sage euch, alles was lebt, ist näher bei Gott als die Schrift, die ohne Leben ist. Gott schrieb die Gesetze nicht in die Seiten der Bücher, sondern in euer Herz und in euren Geist.

Sie sind in eurem Atem, eurem Blut, euren Knochen, in eurem Fleisch, euren Eingeweiden, euren Augen, euren Ohren und in jedem winzigen Teilchen eures Leibes. Sie sind allgegenwärtig in der Luft, im Wasser, in der Erde, in den Pflanzen, in den Sonnenstrahlen, in den Tiefen und in den Höhen.

Sie alle reden zu euch, damit ihr das Wort und den Willen der lebendigen Gottheit verstehet. Doch ihr schliesst eure Augen, damit ihr nicht sehet, und ihr schliesst eure Ohren, damit ihr nicht höret. Wahrlich, ich sage euch, die Heilige Schrift ist Menschenwerk. Doch das Leben und alle seine Heerscharen sind das Werk unseres Gottes. Warum hört ihr nicht auf die Worte Gottes, die in seinen Werken geschrieben stehen? Und warum studiert ihr die toten Schriften, die das Werk von Menschenhänden sind?"

In der chinesischen Medizin ordnet man die Hohl-Organe, wie den Dickdarm, den Dünndarm, die Blase, die Gallenblase usw., in die Kategorie Yang ein, die Kompakt-Organe, wie das Herz, die Nieren, die Bauchspeicheldrüse, die Milz usw., in die Kategorie Yin. Das ist eine metaphysische Klassifizierung, entsprechend den Tätigkeiten. Physikalisch gesprochen ist es das Gegenteil: alle Hohl-Organe sind Yin, alle vollen kompakten und dichten Organe Yang.

Hier ein Beispiel aus der Shiatsu-Therapie am Herz-Meridian. Das Herz (Herzmuskel) ist physikalisch Yang. Der Herz-Meridian ist Yin. Der Antagonist zum Herz-Meridian-Yin ist der Dünndarm-Meridian-Yang.

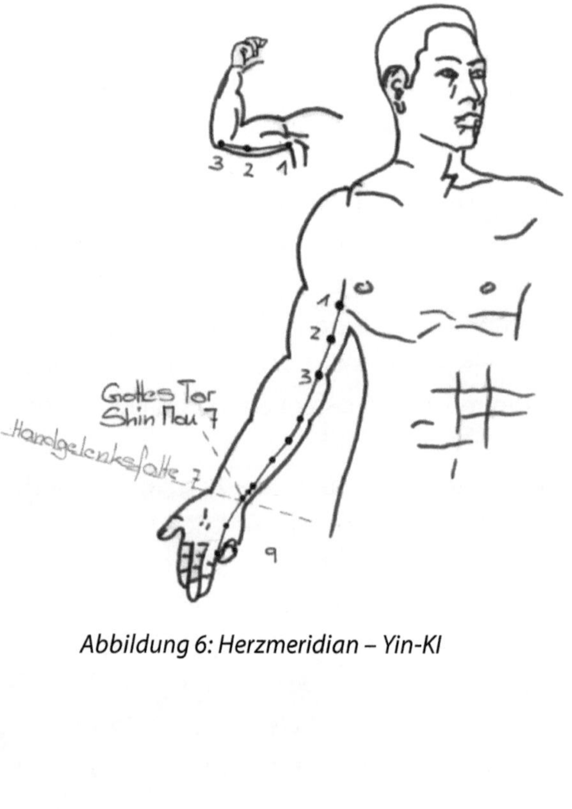

Abbildung 6: Herzmeridian – Yin-KI

Man sollte das Einzige Prinzip (InYologie) überhaupt in alle Naturwissenschaften neben der Medizin einführen, auch in alle Kulturwissenschaften. Es wäre auch wichtig, dass alle Kinder die InYologie (Naturgesetze) in den Grundschulen lernen würden.

Mag eine Glocke noch so gross sein, wenn man sie nur schwach anschlägt, so wird sie auch nur einen schwachen Ton von sich geben. Wir müssen gut verstehen, dass es die Schwäche des Schlages ist, die den Klang schwach macht, und nicht den Fehler bei der Glocke suchen. Wenn man nicht mit dem ganzen Herzen übt, kann man auch nicht die ganze Tiefe der Lehre verstehen und daher nicht sagen, die Lehre sei nicht tief.

2.8 Die Entdeckung der InYologie

Yin und Yang sind Namen für die Zwei Energie-Formen „zentrifugal" und „zentripetal" des EINEN-Unendlichen und Ewigen, die in Kraft treten, wenn die unendliche Expansion die geometrische Tendenz der Zweiteilung erreicht. Somit Ewig.

Wie entsteht die Kraft Yang? Und wie entsteht die Kraft Yin?
Yin „entsteht" nicht. Weil es die zentrifugale Energie Yin IMMER schon gibt! Zu Yang: Wenn die zentrifugale Energie Yin auf sich selber trifft, entstehen zentripetale Wirbel, die wir Yang nennen.

Eins erzeugt Zwei ...
Eins erzeugt Zwei, und Zwei erzeugen Drei ... (Lao-Tse)

Warum verändert sich die unendliche Expansion in jedem Augenblick? Warum kommt die Polarisation nur nach dieser Veränderung? Weil die Polaritäten von Yin und Yang erst die relativen Welten entstehen lassen und wir sie erst danach erkennen können. Yin repräsentiert die unendliche Expansion. Ich unterscheide zwischen „physischer Welt" und „spiritueller Welt". Zudem gibt es auch in der spirituellen Welt Yin und Yang.

Die Liebe ist die stärkste Energie im ganzen Universum. Also muss Liebe Yin sein. Gleichzeitig hält die Liebe das ganze Universum am Leben, und zudem erschafft sie auch den Antagonismus Yang.

Gehen wir einige tausend Jahre zurück. In unbekannter Zeit liess sich eines jener primitiven Nomadenvölker, die über den ganzen asiatischen Kontinent streiften, auf dem zentralchinesischen Plateau nieder. Das Plateau ist weiträumig, kahl und menschenleer mit Wellen von Hügeln und Tälern, die am Horizont mit dem Himmel verschmelzen. Hier und da verstreut einige Weiler.

Fern auf den Hochebenen sinkt die Sonne nieder. Aus einer der Hütten im Hauptdorf tritt ein Mann. Es ist Fu-Hi (3322 v. Chr.), der Anführer dieser Leute. Seine Gestalt ist massiv, kräftig, riesenhaft, wie eine mit ein paar einfachen, kräftigen Schlägen von höchster Präzision gemeisselte Statue. Sein Haar fällt bis auf den Rücken, sein langer Bart ist tiefschwarz, seine Nase gerade und edel, seine Augen gross, leuchtend und durchdringend. Er ist schon weit über 80 Jahre alt, als er sich mit grossen, schnellen Schritten, kräftig und elastisch, kraftstrotzend wie ein junger Mann, bewegt. Er erreicht eine Terrasse, von wo aus das ganze Plateau bis zu den ganz weit entfernten Feldern überblickt werden kann. Der Wind hat sich über dem Maisfeld, über dem der Mond gelb und gross aufgeht, gelegt.
Der Meister betrachtet den Himmel, wo bereits die Sterne erschienen sind. Das ist seine Gewohnheit seit mehreren Jahrzehnten. Die Nacht schreitet fort ...
In seiner Jugend war er der kräftigste Krieger, und bei der Arbeit wurde er niemals müde. Er kämpfte gegen unzählige Schwierigkeiten, Kriege mit äusseren Feinden, interne Streitigkeiten, Hungersnöte, grosse Frostperioden usw. – und er bezwang sie mit Erfolg durch Anleitung seiner Leute. Sein gutes Gedächtnis und seine Klugheit setzten ihn in die Lage, die Leitung in der Landwirtschaft, der Viehzucht und der anderen primitiven Gewerbe seines Volkes zu übernehmen. Er kannte alle Bedürfnisse im Leben der Menschen. Spontan gehorchten sie ihm alle mit Achtung und sogar mit Freude.
Später, nachdem er offiziell Meister geworden war, lebten alle glücklich unter seiner Herrschaft, Friede und Wohlstand blühten, ein goldenes Zeitalter brach an. Er konnte seine Zeit der tiefen Betrachtung und Reflexion über alle Erscheinungen der Erde und des Universums widmen.
Er begründete die Astronomie. Er verband all das ererbte, von Generation zu Generation angesammelte Wissen. Er hatte eine ansehnliche Anzahl Mitarbeiter und Assistenten, die sich unter seiner Leitung mit philosophischen und wissenschaftlichen Forschungen beschäftigten.

Zuerst suchten sie nach der Ursache für jegliche Erscheinung, was sie sodann zu Forschungen über die letzte Ursache aller Dinge führte. Jahrelang suchten sie sie auf allen Ebenen. Sie analysierten alles und kritisierten und untersuchten peinlich genau die erzielten Konsequenzen. Ihre Methoden beim Experimentieren waren reichlich grob, doch sie kontrollierten sie sehr sorgfältig, und schliesslich konnten sie eine grundlegende Ursache ableiten. Sie stellten die in der Weise erlangten verschiedenen Ursachen zusammen und verfolgten ihre Induktion bis zum Ende.

Auf der anderen Seite forschten sie mittels Intuition nach der essentiellen Ursache und durch fernöstliche Meditation und verwendeten ihre ganze Kraft auf eine universelle Synthese. Also konnte der Häuptling eines Tages zu der Entdeckung der letzten, einzigen und einfachen Ursache gelangen.
Der regelmässige Wechsel von Licht und Dunkelheit wurde als erstes von allem betrachtet. Das eine war ein Wohltäter der Menschheit, das andere ihr Antagonismus. Dieses regelmässige Kommen-und-Gehen (der Ursprung einer jeden Schwingung), das uns arbeiten lässt, das uns wieder ausruhen lässt, das im Frühling die Blätter spriessen und im Herbst wieder abfallen lässt, das war sehr wohl die fundamentale Erscheinung. Dasselbe Kommen-und-Gehen, dieselbe

Gegensätzlichkeit wurde in der ganzen Natur gefunden. Der Tag ist zu Ende, und die Nacht zögert nicht hereinzubrechen. Bevor die Nacht scheidet, ist der Tag schon bereit. Der Tag, das ist also der Anfang der Nacht. So gesehen geht gar nichts zu Ende, alle Dinge sind in Entwicklung, abhängig und verbunden. Die Geburt ist bereits der Keim des Todes.

Das Äussere unseres Daseins und das Innere unseres Lebens sind nichts weiter als ein Beispiel für diese universelle Gegensatz-Schwingung. Es steigt jemand in die Berge und entdeckt dort den Faktor, der die Ebene unterscheidet, Meer und Land, Tierreich und Pflanzenwelt, Organisches und Anorganisches, Feuer und Wasser, Hitze und Kälte usw.

Der Häuptling-Philosoph charakterisierte diese unzähligen paarweisen Gegensätze in zwei Kategorien. In der ersten fanden sich folgende relative Eigenschaften: Licht, Festigkeit, Elastizität, Beständigkeit, Verdichtung, Hitze, Schwere. Und in der zweiten: Dunkelheit, Weichheit, Zartheit, Flüssigkeit, Zerbrechlichkeit, Dehnbarkeit, Kälte ...

Bald wurde er dazu veranlasst – stets durch reine Intuition –, sie durch ihre viel weniger zahlreichen Aktivitäten wiederzugeben, und zwar Zusammenziehung, Schwere und Zentripetalkraft auf der einen Seite und Ausdehnung, aufsteigende Kraft und Zentrifugalkraft auf der anderen Seite. Die ersten Aktivitäten nannte er Yang und die zweiten Yin.

Er liess nicht nach in seiner Betrachtung. Vielleicht war das ein Abend in jenen Tagen, als wir sahen, dass er seine Hütte verliess und dem Plateau zusteuerte. Dort nahm er seine tiefe Betrachtung wieder auf. Gegen Mitternacht erschienen zwei oder drei menschliche Schatten von klobiger Statur auf derselben Terrasse – sie trugen gewaltige Reisigbündel.
Das waren Mitarbeiter-Assistenten von ihm, die gekommen waren, um für ihren Meister Feuer zu machen. Das Feuer leuchtete und warf seinen Schein auf den Meister und seine treuen und wackeren Schüler.

Als erstes richtete der Meister ein Gebet an das Feuer, dann setzten sie sich alle daneben nieder. Sie sprachen kein Wort, sondern setzten ihre Betrachtung fort, indem sie in die Flamme schauten. Die Nacht rückte weiter vor ... Das Mondlicht erleuchtete das ganze Plateau wie bläulicher Nebel. Gespannt blickte der Häuptling in das Feuer, als wenn er irgendetwas darin lesen würde. Plötzlich machte er mit dem Kopf ein Zeichen und sagte: „Yang zieht Yin an, Yin zieht Yang an."

Das war das Gesetz, nach dem er so lange geforscht hatte. Langsam und ausführlich erläuterte er in ernstem Ton: „Feuer ist offensichtlich Yang, und es muss die folgenden Merkmale haben: Zusammenziehung, Schwere und Zentripetalkraft. Tatsächlich, es hat sie! Luft aber, Atmosphäre, ist Yin, wie es unsere Intuition wahrnimmt, durch ihre Kühle, durch ihre Ausdehnung, durch ihre exzentrische Bewegung ist alles genau entgegengesetzt zum Yang des Feuers. Diese Gegensätze können nicht anders als einander anziehen. Feuer, viel weniger mächtig und kleiner angesichts der Luft, die unendlich weit ist, wird in Richtung nach oben gezogen. Das ist der Grund, warum Feuer aufsteigt. Die eine Aktivität zieht stets die entgegengesetzte Aktivität an, wie Tag und Nacht aufeinander folgen, weil sie sich gegenseitig anziehen, und wie die Frau den Mann anzieht. Das Feuer entschwindet in die Luft, solange, bis sich die ganze Hitze schliesslich in Kälte verwandelt hat. Yang erzeugt Yin, Yin erzeugt Yang."

Durch seine Intuition und seine tiefe Reflexion, ausgerichtet auf die universelle Vibration, die immerwährende Schwingung der beiden Aktivitäten, verstand er notwendigerweise, dass alles in Bewegung ist, unaufhörlich, ewig, und dass diese Bewegung selbst sich mit der Zeit in einer ganz bestimmten, ordnungsgemässen Art und Weise verändert. Im Universum befindet sich nichts in Ruhe.

Durch seine Betrachtung drang er tief in die Dunkelheit selbst ein. Schliesslich fand er heraus, dass diese Dunkelheit voller Substanz war, deren Natur mit nichts in der Welt des Lichtes vergleichbar war, dass sie aber eine besondere Aktivität besass, die die Bewegung erzeugte, und dass diese Aktivität selbst von zwei gegensätzlichen Aktivitäten, die sich gegenseitig anziehen, erzeugt werden musste, wie alle Erscheinungen der Welt es vormachen, sie waren die letzte Ursache dieser Letzteren.

Er trieb seine Meditation noch weit tiefer, doch bis hierhin erklärte er. Das, was er in der Tiefe seines metaphysischen Wirkens spürte, bezeichnete er mit dem Wort Taikyoku, was ich – nicht wörtlich, sondern philosophisch – durch „innerste Natur" oder das „Fluidum" im Universum vor der Polarisation übersetzen will. Ich nenne dieses „Fluidum" reine Energie KI. Es bezeichnet das, was das Universum in seiner Gesamtheit und folglich alle Lebewesen ausmacht. Es ist nicht die Dunkelheit selbst, sondern das, was sie erzeugt. Für uns ist Taikyoku nur wahrnehmbar in seinen beiden Manifestationen gemäss den Aktivitäten Yin und Yang in ihren mannigfachen Zusammenwirkungen. Mit anderen Worten, die innerste Natur offenbart sich durch die Aktivitäten Yin und Yang.

Frage:
Wir können sagen: Die reine Energie KI im Universum vor seiner Polarisation kann man nur per Intuition begreifen, kein Wort kann das vermitteln.

Antwort:
Diese Lehre ist zwar schon sehr genau. Weit genauer, als andere Lehren zu diesem Bereich. Dennoch kann ich sie noch präziser formulieren: Diese - rein theoretische - Formulierung habe ich nur gewählt, um die Lernenden nicht zu überfordern. Denn diesen Zustand „vor der Polarisation" ist eine rein theoretische Erklärung, den es in der Praxis nie gegeben hat. Aber irgendwie muss ich ja beginnen mit meiner Lehre ... Ergänzungen kann ich ja immer noch zufügen ...

Lao-Tse lehrte:
Der Weg, der beschrieben werden kann, ist nicht der ewige Weg.

Der Name, der genannt werden kann, ist nicht der ewige Name.
Das Namenlose ist der Ursprung des Himmels und der Erde.
Das Namhafte ist die Mutter aller Dinge.

Der Weise erachtete es für unnötig, dass der Mensch bei seinen Studien noch weiter vordrang, da das Prinzip von den beiden Aktivitäten ja genüge, die Welt in allen ihren Bereichen zu erklären. Er erfand folglich auch kein Symbol zur Darstellung von Taikyoku, sondern versinnbildlichte die erste Yang-Aktivität, den positiven Anfangspunkt unserer Welt, mit einem viereckigen Stab, um seinen Schülern eine konkrete Vorstellung zu vermitteln und seine Unterweisung zu vereinfachen.

„Taikyoku erzeugt Eins", sagte er.

Obwohl „Eins" die erste Yin-Aktivität symbolisiert, darf sie nicht wie die arithmetische Zahl „1" betrachtet werden. Die Zahl, die vielleicht die erste wissenschaftliche Erfindung der Menschheit gewesen ist, hatte eine aussergewöhnlich tiefe Bedeutung im Altertum, vor allem in China. Die Zahl 7 z.B. wird als Yin-Zahl angesehen, und ihre positiven Vielfachen haben ganz bestimmte Bedeutungen. In mehreren Bereichen, beispielsweise in der Physiologie, ist diese Zahl sehr wichtig. Das Alter von 7 Jahren unterscheidet (Yin) die Jungen von den Mädchen. Ihre physiologischen Unterschiede beginnen stärker zu werden. Von da an werden sie strikt voneinander getrennt, bis zur Heirat. Diese Trennung (Yin) dient als Vorbereitung für eine festere Gemeinschaft zwischen beiden Geschlechtern. Sie vergrössert von Jahr zu Jahr die positiv geladene Yang-Aktivität bei den Jungen und die negativ geladene Yin-Aktivität bei den Mädchen.
Im Alter von 14 (7x2) (Yang) Jahren tritt die Menstruation auf, das ist die dritte physiologische Zeitspanne. Mit jeder der dann folgenden Zeitspannen taucht ein mehr oder weniger auffallendes physiologisches Phänomen auf, insbesondere die Veränderungen beim Pulsschlag einer Person in Zusammenhang mit ihrem Alter verdeutlichen das. Im Alter von 49 (7x7) (Yin) Jahren hört die Menstruation auf. Löst sich auf (Yin).

„Eins erzeugt Zwei" (Yang), fuhr der Weise fort.

Unter „Zwei" verstehen wir hier die beiden Aktivitäten Yin und Yang, das ist die Polarisation des Taikyoku. Diese beiden erzeugen alle Daseinsformen. Alle diese Wesenheiten geben wir mit „Drei" (Yin), Vielfalt (Yin) wieder, dann heisst es also:

„Eins erzeugt Zwei, die Zwei erzeugen Drei, die Drei offenbaren sich als alle möglichen Daseinsformen."
Dieser letzte Satz ist derjenige, den Lao-Tse so sehr schätzte.

In dieser Äusserung sieht man die Theorie vom polarisierten Monismus und die Theorie von der Evolution des Universums und aller Wesen.

Wenn aus der EIN-HEIT EINS (Yin) ZWEI werden, ist das keine „Teilung", sondern der Antagonismus wird erschaffen.
Vorderseite und Rückseite sind auch nicht „geteilt" oder „getrennt".
Wir müssen diese künstliche Unterscheidung in Vorderseite und Rückseite nicht machen.
Wir können „es", egal was, auch einfach als „GANZES" belassen. Denn Vorderseite und Rückseite gehören auch mit dieser Unterscheidung immer zusammen zu EINEM Ganzen.
Einatmen und Ausatmen ist auch nicht getrennt. Versuche mal, das Ein- und Ausatmen länger zu stoppen oder auch nur einen Teil davon zu eliminieren.

Darum ist es auch falsch, Körper, Seele, Geist (Bewusstsein) als Drei „getrennte", „autonome" Einheiten zu verstehen.
Alleine schon der physische Körper besteht aus Milliarden von Zellen, und trotzdem sagen nicht einmal die Matrix-Experten (Wissenschaftler) – welche Menschen auf den physischen Körper reduzieren –, „Wir" Menschen sind ein Mix aus Milliarden von Einzel-Teilchen. Sogar die empfinden wenigstens den physischen Körper als eine Einheit. Leider aber von Seele und Bewusstsein getrennt.

Die Yin–Yang-Philosophie ist kein gewöhnlicher Dualismus, weil es kein Wesen oder sonst eine Daseinsform gibt, das bzw. die rundweg Yin oder ganz und gar Yang ist. Alle sind sehr unterschiedliche Manifestationen aus Kombinationen dieser beiden Aktivitäten.
Die Schöpfungs-Lehre, die davon abgeleitet ist, unterscheidet sich stark von der Evolutions-Theorie gemäss Charles Darwin.

Wenn es unter den biologischen Wesen Verwandtschaftsverhältnisse auf der Zellebene oder im Bereich der Organfunktionen gibt, zeigt das, dass die grundlegende Bewegungskraft ein und dieselbe ist. Das Prinzip des Lebens ist in der Tat einzig und einmalig. Das ist die Schwingung der Aktivitäten Yin und Yang in unendlich vielen verschiedenen Verhältnissen.

Wenn das Leben die Offenbarung der beiden grundlegenden und universalen Aktivitäten ist, kann es sich auf allen Ebenen bilden, sei es in der Tiefe des Meeres, sei es auf einer ganz hohen Hochebene, notwendigerweise in verschiedener Ausformung – dem Milieu und der Zeit entsprechend, weil jedes Wesen die Umwandlung (Transformation) seiner Umgebung ist. Kein Wesen kann je unabhängig von seiner Umwelt (Milieu) existieren. Lebewesen können ebenso viele Ursprünge haben, wie es Arten gibt, und sogar noch mehr, da die Milieuvoraussetzungen in Wirklichkeit unendlich sind.

Der Häuptling-Philosoph symbolisierte Yin und Yang mit drei viereckigen Stäben gleicher Grösse, in die Mitte eines jeden schnitzte er eine Kerbe, die so breit war wie die Stärke des Stabes und so tief wie 1/3 davon. Eine Seite des Stabes ist tadellos eben, das ist das Symbol für Yang, kompakt, solide, zusammengezogen. Umgedreht zeigt der Stab die Seite, deren ausgehöhlte Mitte Yin symbolisiert, getrennt, ausgedehnt, gelockert, hohl. Yang und Yin sind nur „zwei" Seiten des „einen" Stabes (Taikyoku). Jedes Mal, wenn Yang sich manifestiert, wartet unten Yin ständig, dass es an die Reihe kommt. Polarisation und Antagonismus zwischen Yang und Yin (von wo die Grundlage für Rotation und Vibration aller Systeme herrührt) werden hervorragend durch diesen viereckigen Stab vermittelt. Ich will ihn mal Logosstab nennen.

Zwei Logosstäbe kreuzförmig angeordnet, Yang über Yin, bilden ein Kreuz, das weder Yang noch Yin auf jeglicher Seite ist. Das ist die Gemeinschaft zwischen Yang und Yin. Es ist das geheime Symbol des Buddhismus und diverser Sekten und verschiedener Schulen der traditionellen, ästhetischen Unterweisung, das Geheimnis der Fechtkunst von Miyamoto Musashi (1584–1645) und schliesslich der Talisman verschiedensten Aberglaubens.

Es ist das Symbol der anmutigen Harmonie zwischen Mann und Frau, die höchste dynamische Balance zwischen den Aktivitäten Yang und Yin. Das buddhistische Hakenkreuz ist eine Abwandlung dieses Symbols. Dieses philosophische Kreuz ist die Grundlage aller heiligen Symbole, so wie die Oktanten und die zwei nebeneinandergestellten Oktanten, modifiziert in Blütenblätter von Blumen oder geometrische Muster.

Mit diesen drei Logosstäben vermittelte der Weise alle grundlegenden Erscheinungen des Universums, nämlich Astronomie, Meteorologie, die Physik des Wassers, die Chemie des Feuers, Leben und Tod, alle sozialen und persönlichen Ereignisse, Ackerbau und sittliches Verhalten, um sein Volk darin zu unterweisen. Wir können uns von seinen Ausführungen ein Bild machen:

Zuerst nahm er einen Stab und legte ihn flach hin in die Yang-Position: ⚊
„Dies ist das Symbol von der Erde. Betrachten wir sie: sie ist in diesem Zusammenhang Yang, d.h. sie ist ganz und gar überhäuft mit Aktivität und Lebenskraft. Schaut her, alles ist aktiv, alles lebt, alles steckt voller Kraft."

Sprach's und legte einen weiteren Stab parallel zum ersten in Yang-Position ⚌, und dann fuhr er fort: „Der zweite symbolisiert die Sonne, und zwar die Sonne des Sommers. Sie ist voller Yang-Aktivität. Sie schickt uns mehr Licht und mehr Hitze.

Diese beiden Stäbe stellen also das Yang des Himmels und das Yang der Erde dar. Dieses Symbol nennt sich Grosses Yang. Gepriesen sei die Sonne! Sie ist die Kraft, sie ist das Licht, das uns schützt, das uns alle Produkte auf den Feldern, in den Flüssen und im Gebirge gibt. Die Sonne ist wahrhaftig die Yang-Quelle. Sie ist das Yang vom Yang. Also zeigen uns diese beiden Stäbe das Universum im Sommer, wo die Sonne (das Yang vom Yang) uns mehr Hitze schickt, wo die Erde voller Yang-Aktivität ist, so voller Leben überall.

All das zeigt uns, was wir, Söhne des Himmels und der Erde, zu tun haben, nämlich Arbeit! Das ist unser Zeichen von Dankbarkeit gegenüber dem Himmel und der Erde.

Lasst uns also arbeiten, um immer in gutem Einvernehmen mit diesen Mächten zu stehen, anderenfalls ... schaut, lasst uns gut hinschauen, auf der Rückseite dieses Grossen Yang steht schon das Grosse Yin (Symbol des Winters ⚏) bereit, wo alles träge, alles kalt und vereist ist: das ist der Tod, der hier regiert. Also, lasst uns arbeiten! Der Sommer, das ist die Zeit der Aktivität. Wer arbeitet, ist glücklich. Dem Himmel sei Dank, der Erde sei Dank! Lasst uns nicht vergessen, dass in der anderen Hälfte der Welt der Winter schon startbereit ist.
Junge Männer, das ist eure Zeit, arbeitet so kraftvoll wie immer, dann werdet ihr gute Ernten einfahren. Und ihr Alten, arbeitet mit den Jungen, leitet sie, in der folgenden Jahreszeit werdet ihr die rechte Erholungspause bekommen."

Der Philosoph wendete den oberen Stab um. Es entstand ein weiteres Symbol: ⚍

Es zeigt, dass die Hitze der Sonne geringer wird. Die Herbst-Tagundnachtgleiche ist vorüber, man fühlt die Kühle der Luft. Herbst, Verfall des Lebens, bald kommt der Tod.

Er nannte dieses Symbol Kleines Yin: unaufhörlich geht die Zeit dahin ...
Nun drehte der Häuptling das andere Yang um, ⚏ der Winter ist da. Die Zeit der Ruhe, man muss sehr umsichtig sein, das ist die Zeit vom Grossen Yin. Die Welt ist ganz in Melancholie gehüllt. Alles bleibt stehen. Doch die Zeit geht unaufhörlich weiter. Die Frühlings-Tagundnachtgleiche kommt. Der obere Stab wird wieder gedreht: ⚎ Frühling.

Tag um Tag wird die Wärme der Sonne stärker. In den Bergen taut der Schnee. Die Flüsse steigen an, die Gräser spriessen, der Regen ist süss und fein ...
Das ist das Kleine Yang, das dem Sommer vorausgeht. So lehrte der Häuptling den universalen Kreislauf durch viermal Umstellen von den zwei viereckigen Stäben. Nun fügte er einen weiteren Stab hinzu, mit diesen drei Stäben brachte er es auf acht Umstellungen.

Er fuhr fort mit seiner Unterweisung, seine mit Prophezeiungen vermischten Befehle gerieten feierlich und mystisch für die Menschen, die ihm sämtlich treu ergeben waren. Erklärte er den Krieg gegen einen Barbaren, war seine Armee siegreich; ordnete er an, die Ernteerträge aufzubewahren, war eine Hungersnot nahe; liess er die Böschung in Ordnung bringen, stand eine Überschwemmung bevor.

In seiner Lehre handelte er nicht nur sämtliche natürlichen Phänomene ab, sondern auch die des sozialen, familiären und individuellen Lebens, immer mit demselben Prinzip, dem Auf und Ab sowie der Schwingung der beiden Aktivitäten. Hier muss ich eine kurze Skizze von der Philosophie dieser drei Logosstäbe abgeben:

Die drei heiligen Stäbe repräsentieren das gesamte Universum. Der erste Stab (der ganz oben) stellt den Himmel dar, d.h. den astronomischen und meteorologischen Zustand bzw. das Klima – ganz allgemein. Der dritte Stab (der ganz unten) stellt die Erde dar, die geographische, ökonomische Situation usw. Der zweite Stab (der in der Mitte) stellt all das dar, was Himmel und Erde erzeugen, Wesen und Erscheinungsformen, irdische wie universale. Der erste Stab heisst Himmel, der zweite Stab heisst Menschheit stellvertretend für alle Geschöpfe, der dritte Stab heisst Erde.

Die erste Permutation erhält man, wenn man die drei Stäbe in die Yang-Position legt: ☰

Sie trägt die Bezeichnung Kien, wo Himmel, Menschheit und Erde alle Yang sind, sie bedeutet Fülle, Stärke, Höchstmass an Willenskraft, Vielfalt, gute Balance, wunderbare Tätigkeit, die prächtige Evolution der grossartigen Natur des Universums.

So steht Kien für Frieden, betrachtet man es im Bereich der Politik. In der Landwirtschaft zeigt es gutes Fortschreiten der Arbeiten und kündigt von reichlicher Ernte, weil das Wetter (der Himmel) gut und normal ist, der Mensch (die Menschheit) alle Kräfte in der Arbeit einsetzt und die Erde wohlbestellte, gutbewässerte Felder aufweist.

Das Gegenteil von Kien hat die Bezeichnung Kun und zeigt auch eine gute Balance: ☷

Stellt man Kien und Kun vom kosmologischen Aspekt her einander gegenüber, bezeichnet Kien den Himmel und Kun die Erde. Geschlechtlich betrachtet sind sie männlich und weiblich. In der antiken Biologie repräsentieren sie Tierreich und Pflanzenwelt. Sie stellen Vater und Mutter, Land und Meer dar. Hinsichtlich der Himmelsrichtung ist Kien, in China z.B., Nordwesten und Kun die gegenüberliegende Gegend. Das gilt nur für Zentralchina, wo sich im Nordwesten die höchsten Gebirge befinden (fest, trocken, zusammengezogen und geschlossen), wohingegen der Südosten offenes Tiefland ist und im Meer aufgeht (weich, feucht, ausgedehnt). Kien sammelt mit seiner Yang-Aktivität, seiner zusammenziehenden Kraft, Wasserdampf aus der Luft und schickt ihn zu Kun (als Wasser). Kun nimmt ihn auf, löst ihn durch seine reine Yin-Aktivität auf, sendet ihn durch seine zentrifugale, aufsteigende Kraft in die Luft und übergibt ihn der zusammenziehend-zentripetalen Kraft der Berge (Kien), da schliesst sich der Kreis wieder. Derselbe Zyklus läuft zwischen Mann und Frau: der Mann absorbiert alles, was Yin ist, und kondensiert es und reinigt es, um die Essenz, Sperma, daraus zu erhalten, eine Ansammlung von Yin-Aktivität, die der Ursprung des weiblichen Geschlechtes ist (siehe auch „Parthenogenese"); die Frau absorbiert alles, was in ihrer Umgebung Yang ist, kondensiert es und reinigt es, um das Ovulum, Yang, zu bilden, d.h. den männlichen Keim.

Das Tier ernährt sich von der Pflanze und zersetzt sich zu gegebener Zeit in Minerale, die Pflanze ernährt sich von Mineralen und wächst durch ihre spezielle ausdehnende Kraft. Das Männliche befruchtet und das Weibliche zieht gross. Der Mann setzt zusammen, und die Frau löst auf. Sie sind Antagonisten, Feinde, doch voneinander abhängig und füreinander unentbehrlich.

Kan wird als Yang-Symbol angesehen, weil die Minderheit darin durch Yang repräsentiert wird: ☵

Es ist stets die Minderheit, die die Erscheinungen auf allen Ebenen regiert.
Es stellt z.B. eine politische soziologische Situation dar, wo ein Weiser lauter blinde Seelen regiert. Da herrscht Frieden. Der Himmel und die Erde sind da Yin, düster, weich und ausgebreitet, doch die Wesen, die Menschheit, sie sind voller Aktivität (Yang), das ist ein wohldiszipliniertes Volk, ein gutbestelltes Land. Handelt es sich um einen Menschen, wäre das eine hochentwickelte Persönlichkeit, sozial und nach aussen sanft, weil sie von weichen Yin-Elementen umgeben und eingehüllt ist, aber überaus stark im Kern. Handelt es sich um ein Element oder eine Substanz, wäre das beispielsweise das Wasser, welches allem gehorcht, sich jeder Form von Behältnis anpasst, ruhig und anspruchslos ist, doch aussergewöhnlichem Druck standhält, welches massive Felsen sprengt, um sein Ziel, das Meer, zu erreichen.

„Wasser ist demütig, es fällt hernieder zu aller Füssen, es hört jedermann zu, es erniedrigt sich für alle, es dringt in alles ein und es überquert alles, nichts kann es aufhalten, und daraus folgt, es versteht alles, es nährt alles, es vereint alles. Die Könige, die Verwalter, sie müssen die Qualitäten besitzen, die das Wasser uns von seiner Natur zeigt", sprach der Weise.

Dieses Symbol nannte der Philosoph Kan, was bedeutet „das Wasser", das unendliche Streben nach Bescheidenheit, das „Schicksal voller unendlicher Schwierigkeiten", wie dasjenige des Wassers.

Ich werde einfach alle Permutationen und ihre Bezeichnung aufzählen:

☰ KIEN: der Himmel, die Sonne, die Gesundheit, die gesunde, prächtige Entwicklung, die grosse Anstrengung (der Vater, das Pferd, der Edelstein, die Stärke).

☳ DSCHEN: die Schwingung, der Stoss, die Elektrizität, der Donner, die Bewegung, die bevorstehende Revolution, der Drache, das Erdbeben, die Zivilisation (der älteste Sohn des Vaters Kien und der Mutter Kun).

☵ KAN: der Sturz, das Wasser, die Tugend, die Überquerung, die Kommunikation, der Transport, die Durchdringung (der zweite Sohn).

☶ GEN: der Berg, die Ruhe, das Anhalten, die Pause (hier werden alle Wesen durch Macht, Autorität, überwältigt bzw. regiert, der dritte Sohn).

☷ KUN: die Erde, die mütterliche Liebe, der absolute Gehorsam, die weibliche Tugend, die Herrlichkeit der Frau, die Demut.

☴ SUN: der Wind (Yin ist in der Tiefe verborgen), die Einführung, der geheime Eingang (die älteste Tochter).

☲ LI: das Feuer, die Aktivität, die Schönheit (zwei Yang strecken ihre Hände einem Yin entgegen, ein Mädchen zwischen zwei Männern, die leidenschaftliche Szene), die Weisheit, die Klarheit (die zweite Tochter).

☱ DU: der See, der Weiher (ein Yin herrscht über zwei Yang, lacht im Entzücken der Freude), die Befriedigung, der Weiher, der charmant lächelt (die jüngste Tochter).

Es würde wohl mehrere Bände erfordern, den Geist all der Symbole zu erläutern. Das ist der am schwersten zu begreifende Teil der chinesischen Philosophie für Abendländer sowie für moderne Menschen im Fernen Osten.

Der Drache z.B. ist eine imaginäre Kreatur. Er lebt auf der Erde, im Meer und am Himmel. Er steht für das Einzige Gesetz selbst, sanft wie die Erde, die selbst diejenigen trägt, die sie ablehnt, und sie gleichzeitig regiert, beurteilt und straft, wie der Himmel, der Vater all der Wesen.

Der Drache bewacht die physikalische Welt, die Erde, und zugleich auch die spirituelle Welt, den Himmel. Der Drache repräsentiert den idealen König, milde und wohltätig, perfekt und verschwiegen, aber in der Lage, die ganze Welt auf den Kopf zu stellen.

Yin und Yang sind zwei Energie-FORMEN – nicht zwei Energien – von der EINEN Ur-Energie.
Diese EINE Ur-Energie ist zentrifugal. Und weil der weise Weg-Meister Fu-Hi diese zentrifugale Energieform Yin genannt hat, haben wir – wir anderen Weg-Meister – uns geeinigt, diese Zentrifugalkraft auch Yin zu nennen. Wir hätten sie auch „Fluidum" oder „Hi" oder „Positiv und Negativ" nennen können. Aber wir haben uns darauf geeinigt, die Bezeichnung Yin dafür zu übernehmen.

Worte sind nur das Transportmittel und nicht die Wirklichkeit selber.
Die InYologie beschreibt – mit Worten – die Naturordnung und ist nicht die Naturordnung selber. Nur der „physische Teil" vom Menschen benötigt Worte, um zu kommunizieren. Der spirituelle Teil vom Mensch benötigt keine Worte, um zu kommunizieren. Der spirituelle Mensch kommuniziert direkt mit der Energie. Mit Worten beschreiben wir das als Telepathie. Um die EWIGE Wandlung mit Worten beschreiben zu können, müssen wir einen willkürlich gewählten Moment als „Anfang" und als „Ende" bezeichnen – von einen Zusand ohne Anfang und ohne Ende. Das ist ein Kunstgriff für „physisch denkende Menschen". Seele und Bewusstsein benötigen diese Krücken nicht, um zu verstehen.
Wenn wir bei einem Rad, das sich ewig dreht, die Umdrehungen beschreiben wollen, müssen wir auch einen willkürlich gewählten Moment als Umdrehung 1 wählen, damit wir anfangen können zu zählen – im Wissen, dass diese „erste Umdrehung" in Wirklichkeit nicht die „erste" Umdrehung ist.

2.9 Dualismus und Monismus

Vom Dualismus zum dynamischen Monismus:

- Dualismus: Jede Krankheit hat **entweder** eine Yin-Ursache **oder** eine Yang-Ursache!
- Monismus: Jede Krankheit hat immer eine Yin-Ursache **und** eine Yang-Ursache!
- Dynamischer Monismus: Jedes Krankheits-Symptom kann **sowohl** eine (oder mehrere) Yin-Ursache(n) **als auch** eine (oder mehrere) Yang-Ursache(n) haben.

Beispiel:

- Yin-Symptome können durch Yin verursacht sein (durch Zufuhr von Yin).
- Yin-Symptome können durch zu viel Yang verursacht sein (Yang im Extrem wandelt sich in Yin).
- Yin-Symptome können durch zu wenig Yang verursacht sein (die Yang-Kraft fehlt).
- Yang-Symptome können durch Yang verursacht sein (durch Zufuhr von Yang).
- Yang-Symptome können durch zu viel Yin verursacht sein (Yin im Extrem wandelt sich in Yang).
- Yang-Symptome können durch zu wenig Yin verursacht sein (die Yin-Kraft fehlt).

Schlussfolgerung:

Man kann also durch beide (antagonistischen) Faktoren (Yin und Yang) das gleiche Resultat erzielen.

Man kann z.B. die Hand verbrennen durch extreme Kälte und durch extreme Hitze.

Oft erreicht man das gewünschte Ergebnis nicht auf direktem Weg, sondern oft sogar besser über sein Gegenteil.

Unterschied zwischen Dualismus und dynamischem Monismus:

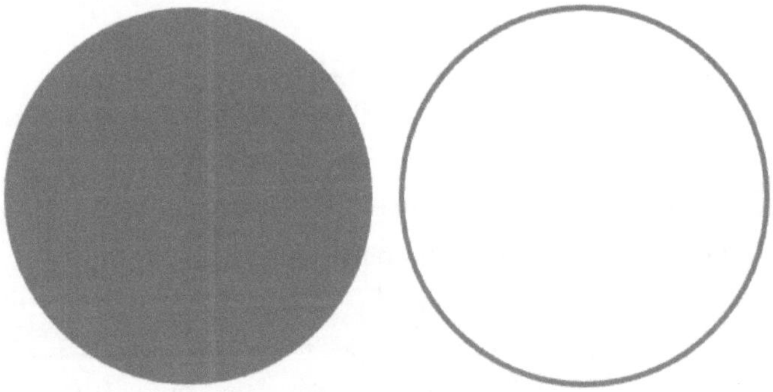

Vorder- und Rückseite getrennt

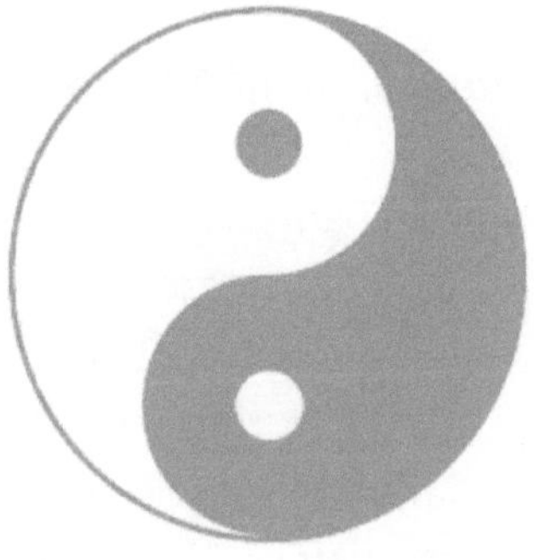

Vorder- und Rückseite als Ganzes

Abbildung 7: Dualismus versus Monismus

Alle Matrix-Ausgebildeten, egal bis auf welcher Experten-Stufe, hören nur Phonographen zu und haben nur gelernt, horizontal zu sehen. Daraus entsteht der Dualismus. Dualität enthält auch bei den Phonographen-Meistern beide Seiten, aber nie gleichzeitig. Alle, die sich aus dem Matrix-Gefängnis befreien konnten, hören den echten Weg-Meistern zu und lernen durch deren Lehre vom Natur-Wissen auch vertikal zu sehen. Daraus entsteht der dynamische Monismus. Im dynamischen Monismus sind – wie beim Dualismus auch – beide Seiten enthalten. Aber eben nicht Entweder-oder, sondern gleichzeitig Sowohl-als-auch. Nicht die Dualität ist somit falsch, sondern die Interpretation von Dualität ist falsch. Ein physisches Gleichnis: Aus der Sicht der – vertikalen – Vogelperspektive sehen wir eine zusätzliche Ergänzung zu der – horizontalen – Sicht in der Ebene.

Das Problem ist die angewandte Terminologie.
Darum frage ich oft in einer Diskussion, bevor ich antworte: Was verstehst Du unter diesem Begriff?
Zuerst die Terminologie klären, und viele Missverständnisse entstehen gar nicht erst.

Richtig verstandene Dualität ist kein Widerspruch zum dynamischen Monismus. Es ist nur eine andere Bezeichnung für das Gleiche. Nicht der Dualismus ist falsch, sondern die Interpretation von Dualismus.
Zwei Gehirnhälften, rechte ...

Richtig verstanden jedoch ist Dualismus nur eine bipolare Sicht der Dinge und schliesst dadurch nicht automatisch die Hälfte aus, sondern weist auf die andere Hälfte hin, ohne sie dadurch auszuschliessen.
Was jedoch den Dualismus vom dynamischen Monismus unterscheidet: Der Dualismus ist wie der Monismus statisch, während der dynamische Monismus dynamisch ist.

2.10 Yin- und Yang-Klassifizierung allgemeiner Zustände

Mit den Begriffen Yin und Yang werden weder Phänomene bezeichnet, noch werden sie im Sinne von Fürwörtern gebraucht. Sie zeigen relative Tendenzen an, welche in einer dynamischen Weise miteinander verglichen werden, und sind daher im umfassenden Sinne zu verstehen.

Im täglichen Leben auf diesem Planeten erleben wir sie in folgender Weise: Yin repräsentiert die Zentrifugalkraft, die Expansion, die Ausdehnung und Yang repräsentiert die Zentripetalkraft die Kontraktion, die Zusammenziehung. Yin mehr aussen und Yang mehr innen. Die Richtung von Yin ist vertikal, während die Richtung von Yang horizontal ist. Was Farben betrifft, ist Yin eher purpur, blau und grün, während Yang eher gelb, braun, orange und rot ist. Nach der Temperatur ist Yin kälter und Yang heisser. Was das Gewicht anbelangt, ist Yin leichter und Yang schwerer.

Hinsichtlich des natürlichen Einflusses enthält Wasser mehr Yin-Energie, während Feuer mehr Yang-Energie enthält. Bei der Atomstruktur sind Elektronen und andere periphere Teilchen mehr dem Yin zuzuordnen, während die Protonen und die Kernteile mehr dem Yang entsprechen. Bei den Elementen sind Sauerstoff, Stickstoff, Kalium, Phosphor und andere mehr dem Yin zugeordnet und Wasserstoff, Kohlenstoff, Natrium, Arsen und andere eher Yang. Im Bereich des physischen Lichtes ist Yin dunkler und Yang heller. Das spirituelle Licht jedoch ist Yin und hell. Hinsichtlich des physischen Aufbaus befindet sich Yin stärker an der Oberfläche und der Peripherie, während Yang eher im Innern und im Zentrum angesiedelt ist.

Was Schwingungen betrifft, sind kürzere Wellen und höhere Frequenzen relativ Yin, während längere Wellen und niedrigere Frequenzen relativ Yang sind.

Yin und Yang – Allgemeine Klassifizierung

Tabelle 2: Yin und Yang – Allgemeine Klassifizierung

Klassifizierung	Yin/In	Yang/Yo
Eigenschaft	zentrifugale Kraft	zentripetale Kraft
Tendenz	Ausdehnung	Zusammenziehung
	Diffusion	Fusion
	Dispersion	Assimilation
	trennen, auflösen	sammeln, zusammenfügen
Physische Bewegung	mehr aktiv und schneller	mehr inaktiv und langsamer
Schwingungs-Bewegung	kürzere Wellen und höhere Frequenz, schneller	längere Wellen und niedrigere Frequenz, langsamer
Richtung	aufsteigend und vertikal	absteigend und horizontal
Lage	mehr aussen und peripher	mehr innen und zentral
Gewicht	leichter	schwerer
Temperatur	Kälte (ultraviolett)	Hitze (infrarot)
Licht physikalisch	dunkler	heller
Licht spirituell	hell	dunkel
Wassergehalt	feuchter	trockener
Spez. Dichte	dünner, aufgelöster	dicker, konzentrierter
Grösse	grösser	kleiner
Gestalt	mehr expansiv, zerbrechlicher	mehr kontraktil und härter, stabiler
Form	länger	kürzer
Beschaffenheit	weicher	härter
Atomteilchen	Elektron	Proton, Neutron
Elemente	N, O, P, Ca, K u.a.	H, C, Na, Mg u.a.
Umwelt, Mitwelt	Luft, Wasser	Feuer, Erde
Klimatische Wirkungen	tropisches Klima	kälteres Klima

Biologische Eigenschaften	mehr pflanzliche (mehr Kalium und Magnesium)	mehr tierische (Natrium und Kalzium)
Geschlecht	weiblich	männlich
Organstruktur	mehr hohl und ausgedehnt	kompakter und dichter
Nerven	mehr peripher und Parasympathikus	mehr zentral und Sympathikus
Haltung, Emotion	eher sanft, negativ, defensiv	eher aktiv, positiv, aggressiv
Arbeit	eher psychologisch und geistig	eher physiologisch und gesellschaftlich
Bewusstsein	mehr universal	mehr lokal
Geistige Orientierung	mehr nach aussen beschäftigt	mehr nach innen beschäftigt
Kultur	mehr spirituell orientiert	mehr materiell orientiert
Dimension	Raum	Zeit
Nahrungsmittel	hoher K:Na-Wert und grosse K:Na-Differenz	niedriger K:Na-Wert und kleine K:Na-Differenz
Geschmack	scharf	bitter
PH-Tendenz	Oxydation (sauerstoffreich), sauer–teilen	Reduktion (sauerstoffarm), alkalisch–verbinden
Chemie	Chlorophyll	Hämoglobin
Farben	violett, blau, grün	gelb, orange, rot
Formen	konvex	konkav
Bewegung, Tendenz	aufstehen	fallen

Geistig und spirituell orientierte Arbeit ist mehr Yin, während physische Arbeit mehr Yang ist. Von der Haltung im Leben her ist Yin eher sanft (Yin ist auch schenkend), während Yang mehr aggressiv (Yang ist auch besitzend) gerichtet ist. In der biologischen Welt ist das Pflanzenreich mehr Yin, während das Tierreich stärker zum Yang neigt. Nach botanischen Merkmalen kommt Yin in Ästen, Blättern und Blüten zum Ausdruck sowie in höher gewachsenen, saftigeren Pflanzen von mehr tropischem Ursprung, während Yang sich als Wurzeln und Stängel manifestiert sowie als Pflanzen, die eher trocken und von kurzem Wuchs sind und mehr den nördlicheren, kälteren Regionen entstammen.

Yin manifestiert sich stärker im weiblichen Geschlecht, während Yang mehr im männlichen Geschlecht zum Ausdruck kommt – das gilt leider nur noch für „traditionell" lebende Menschen und nicht mehr für „modern" Lebende. Wobei der Gender-Ideologie-Wahnsinn der Naturordnung komplett widerspricht. Wenn wir die Körperstrukturen betrachten, sind weichere und grössere Organe wie der Magen, der Darm und die Blase mehr Yin-Organe, während kompaktere Organe wie die Leber, Milz und die Nieren mehr Yang-Organe sind.
Beim Nervensystem sind die peripheren Nerven und der Parasympathikus mehr Yin, die zentralen Nerven und der Sympathikus hingegen mehr Yang. Bei den Geschmacksempfindungen sind

würzig, sauer und ausgeprägte Süsse mehr Yin, salzig, bitter und schwach süss mehr Yang. Was den Einfluss der Jahreszeiten anbelangt, erzeugt der heisse Yang-Sommer ausdehnende Yin-Zustände, während der kalte Yin-Winter zusammenziehende Yang-Zustände erzeugt.

Jedes Phänomen in der Natur, ob im Teil oder im Ganzen, kann als eher Yin oder Yang beobachtet und erfahren, verglichen und verstanden werden, im Sinne jener beiden gegensätzlichen und sich ergänzenden Kräfte, die sich ständig harmonisieren. Die Anteile von Yin und Yang sind stets im Fluss, wobei Yin und Yang sich dauernd in ihr Gegenteil verwandeln. Energie zieht sich zusammen, nimmt ab, verhärtet sich, und die Kontraktion des Yang wird grösser. Im Inneren nimmt die Bewegung zu und erzeugt Hitze. Die Erzeugung von Hitze hat Ausdehnung zur Folge. Diese Energie nimmt zu, wird grösser, weicher und schneller – mehr Yin. Mit einsetzender Abkühlung kommt es zur Zusammenziehung, und der Kreislauf beginnt von neuem. So kehren sich alle Dinge schliesslich in ihr Gegenteil um. Die Ersten werden die Letzten sein, und die Letzten werden die Ersten sein.

Der heisse Sommer wird zum kalten Winter, der junge Mensch wird schliesslich alt. Auf jede Tätigkeit folgt die Ruhe. Durch die „Pol-Sprünge" werden Berge und Täler, welche vorher unter Wasser sind, nach oben zu Land und Bergen werden. Der Tag geht in die Nacht über, aus Hass wird Liebe, die Reichen und Mächtigen verfallen, während die Armen und Bescheidenen gedeihen werden. Zivilisationen entstehen und vergehen, Arten kommen und gehen, auf Leben folgt der Tod, und neues Leben wird wiedergeboren. Ist der Anfang Yang, wird das Ende Yin sein und umgekehrt.

Stimmen diese Regeln immer? Gelten diese Regeln nur in der „physischen Welt?" Die Naturgesetze in der spirituellen Welt sind nicht identisch mit den Naturgesetzen in der „physischen Welt". Siehe dazu das Kapitel „Die Naturordnung oder die Gesetze im Universum".

Wichtig dabei ist zu wissen, dass es Anfang und Ende nur in den physischen Welten gibt. In der physischen Welt hat alles, was einen Anfang hat, auch ein Ende. In der spirituellen Welt – dem sogenannten 7. Himmel – gibt es keinen Anfang und kein Ende. In der physischen Welt gibt es Anfang und Ende. Die physischen Welten sind – wie die spirituelle Welt – der ewigen Wandlung unterworfen. Die spirituelle Welt ist – im Gegensatz zu den physischen Welten – EWIG und UNENDLICH.

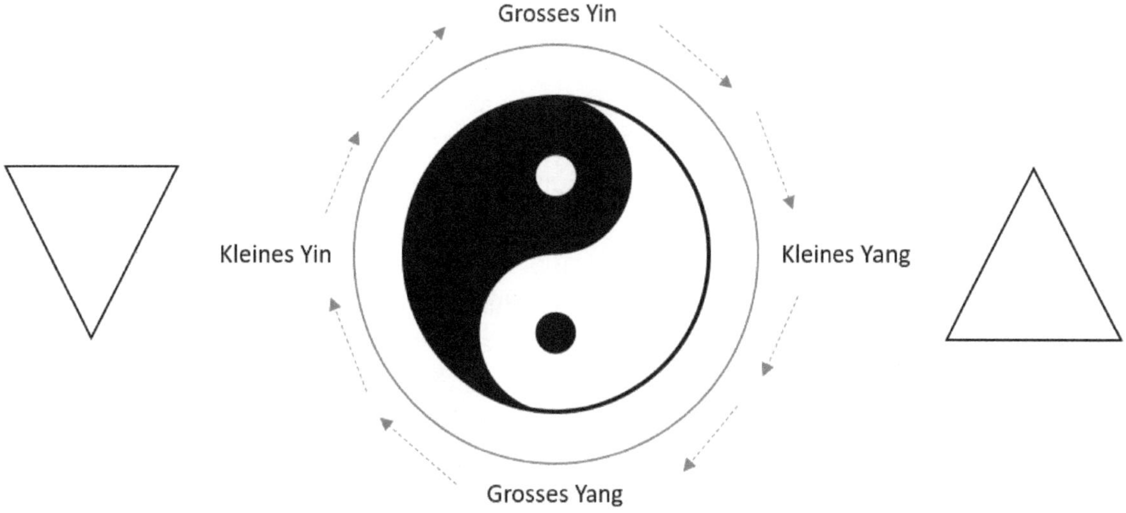

Abbildung 8: Yin–Yang-Kreislauf

Yin und Yang sind aus der Ewigkeit, oder aus Gott, hervorgegangen und sind die immerwährenden Kräfte oder Tendenzen, denen alle sichtbaren oder unsichtbaren, individuellen oder kollektiven, zukünftigen oder vergangenen Phänomene unterstehen, sowohl als Teile wie auch im Ganzen.
Die Prinzipien und Gesetze des Wandels zu kennen heisst, den Baum des Lebens zu erreichen, vom Wasser aus dem Fluss des Lebens zu trinken und im Einklang mit der Gerechtigkeit des Himmelreiches zu leben.

Durch die Kenntnis dieser Prinzipien und Gesetze verschmelzen alle spirituellen und religiösen Vorstellungen, alle wissenschaftlichen und philosophischen Gedanken und alle individuellen und gesellschaftlichen Anstrengungen zu einer Einheit und können als komplementärer Aspekt einer grösseren Ganzheit verstanden werden. Durch die verschiedenen Zeitalter hindurch sind diese Prinzipien und Gesetze in unterschiedlicher Weise beschrieben worden und waren in verschiedenen Formen und unter verschiedenen Namen bekannt.

Das Verständnis dieser Gesetze, und dieses Verständnis in der Praxis auch zu leben, ist die grösste Leistung der Menschheit. Die Gesetze des Wandels und der Harmonie sind das natürliche Geburtsrecht aller Menschen. Gesunde Menschen denken und handeln intuitiv im Sinne von Yin und Yang als Antagonismen.

Diese Kräfte und Tendenzen sind ein Kompass, mit dessen Hilfe wir alle Träume verwirklichen können. Mit der Kenntnis jener Kräfte können wir Krankheit in Gesundheit, Krieg in Frieden, Konflikte in Harmonie, Elend in Glück und Chaos in Ordnung verwandeln. Sie stellen die unbesiegbare, ewige Zusammensetzung des unendlichen Universums dar wie auch alle Phänomene, die darin enthalten sind, unser Leben und „Schicksal" eingeschlossen, und alle Welten – der Vergangenheit, Gegenwart und Zukunft.

2.11 Die praktische dialektische Klassifizierung

Eine grundlegende, universelle Klassifizierung ist unentbehrlich für eine Wissenschaft, die nützlich und fruchtbar sein soll. Die InYologie ist eine solche Methode der Klassifizierung. Sie ist jedermann zugänglich und umfasst das Universum mit allem, was darin existiert. Es ist monistisch-dynamisch, wenn es auch auf den ersten Blick dualistisch zu sein scheint. Die Zweipoligkeit des Prinzips lässt eine Unterteilung in zwei antagonistische Kategorien zu. Es ist anwendbar auf jede Wissenschaft, Technik, Handlungsweise oder Philosophie. Mit seiner Hilfe lassen sich die schwierigsten Probleme behandeln und lösen.

Auch die Naturwissenschaft und alle philosophischen, psychologischen und soziologischen Wissenschaften von heute haben die Tendenz, einen realen und praktischen Monismus aufzustellen. Beginnen wir mit der praktischen dialektischen Klassifizierung:

Bereich 1
a) Form, b) Dichte oder Gewicht, c) Farbe

Bereich 2
a) Zusammensetzung Na und K–Na, b) Wassergehalt, C) Geschmack: bitter–salzig–sauer–scharf, chemische, physiologische, biologische, zusammenziehende oder erweiternde Wirkung.

Bereich 3
Tropismus, Auto-Tropismus, Hetero-Tropismus, organische, anorganische, morphologische und psychologische Wirkung.

Bereich 4
Geographische Verbreitung in Bezug auf Landschaft, Höhe und Klima.

Bereich 5
Anpassungsfähigkeit in den verschiedenen Zeiten der Erdentwicklungen an die geologische, geographische, biologische und embryologische Umgebung.

Die Naturwissenschaften und alle philosophischen, psychologischen und soziologischen Wissenschaften von heute haben die Tendenz, einen realen und praktischen Monismus aufzustellen. Dabei werden sie sich nicht darüber klar, dass sie in Wirklichkeit dualistisch geblieben sind.

Der sich ergänzende Antagonismus von Na und K, der eine so wichtige Rolle in unserem körperlichen und geistigen Leben spielt, ist vom japanischen Militär-Arzt Sagen Ishizuka vor über hundert Jahren entdeckt worden. Der sich ergänzende Antagonismus von Na und K ist in Wirklichkeit der Schlüssel, der den Zugang schafft zu dem grossen Geheimnis des autonomen Nervensystems, des Schöpfers all unserer physiologischen und psychologischen Tätigkeiten. Aber es gibt noch viele andere chemische Elemente und physikalische Faktoren, die eine mehr oder weniger wichtige Rolle in sich ergänzenden Antagonismen spielen, wie ich Dir bereits an einigen Beispielen gezeigt habe.

Das Leben ist im Prinzip ausserordentlich einfach. Es wird erschaffen, erhalten, aufgelöst und wieder neu erschaffen durch ein einfaches bipolares Prinzip. Aber dieser scheinbare Dualismus ist nicht nur der von Na und K, es gibt deren noch viele. Wir müssen alle diese scheinbaren Dualismen vereinen und das dynamisch-monistische Prinzip finden, das der Schöpfer dieser chemischen, physikalischen Faktoren ist, und das sie auf ein Ziel hin überwacht. Hier liegen der Ursprung und der Daseinsgrund des Einzigen Prinzips. Und hier liegt ein scheinbarer Widerspruch. Es kommt also darauf an, den „Widerspruch" auf der einen Seite zu belassen, gleichzeitig aber den „Widerspruch" aufzulösen. Das heisst, ihn nicht länger als Widerspruch zu betrachten, sondern als das gegensätzlich Ergänzende.
Die meisten Meinungsverschiedenheiten, die auftauchen, beruhen auf Unwissenheit oder der Unfähigkeit, die Dinge in ihrer Ganzheit zu sehen.

Eine grundlegende, universelle Klassifizierung ist unentbehrlich für eine Wissenschaft, die nützlich und fruchtbar sein soll. Die InYologie ist eine solche Methode der Klassifizierung. Für mich ist die InYologie nicht nur eine, sondern DIE Methode. Sie ist allen Menschen zugänglich und umfasst das Universum mit allem, was darin existiert. Sie ist monistisch und gleichzeitig dynamisch, wenn es auch auf den ersten Blick dualistisch zu sein scheint. Die Zweipoligkeit des Prinzips lässt eine Unterteilung in zwei antagonistische Kategorien zu.
Es ist anwendbar auf jede Wissenschaft, Technik, Handlungsweise oder Philosophie. Mit seiner Hilfe lassen sich alle Probleme behandeln und lösen. Auch die Naturwissenschaften und alle philosophischen, psychologischen und soziologischen Wissenschaften von heute haben die Tendenz, einen realen und praktischen Monismus aufzustellen. Dabei werden sie sich nicht darüber klar, dass sie in Wirklichkeit dualistisch geblieben sind.

a) Solche Materialisten, die auf dem materialistischen Monismus bestehen, sind in Wirklichkeit davon überzeugt, dass es Materie oder Geist gibt. Sie sind also Dualisten.
b) Die Pazifisten gehen aus von dem Antagonismus Krieg oder Frieden.
c) Die Ärzte beschäftigen sich mit der Herstellung von giftigen Medikamenten, die alle krankheitserregenden Faktoren vernichten sollen. Aus ihrer feindlichen Einstellung zu diesen Faktoren geht hervor, dass sie Dualisten sind.
d) Fast alle Geistlichen sind bestrebt, eine Trennung von Mensch und Gott zu lehren, anstatt sie gleich zu setzen. Ihr Weltbild enthält Satan oder Gott, ist also dualistisch.

Die Psychosomatik oder die Freud'sche Schule z. B. ist ein weiteres Beispiel des Dualismus. Körper, Seele und Geist wird nicht als Einheit betrachtet.
Fast alle wissenschaftlichen und kulturellen Forscher von heute sind im Grunde bewusst oder unbewusst dualistisch. Darum werden die Probleme nicht gelöst, sondern es tauchen immer neue auf. Alle pädagogisch Tätigen, eingeschlossen die Politiker, Erzieher und diejenigen, die danach trachten, das Böse zu vernichten und das Gute zu fördern, sind Dualisten.
René Descartes war einfach nur ein Dualist. Und alle „Schüler" von Descartes sind Phonographen und darum auch Dualisten geblieben.

René Descartes (1596–1650) wird gemeinhin als der Begründer der neuzeitlichen Problemkonstellation der Körper-Geist-Dichotomie angeführt. Ausgehend von zwei unterschiedlichen epistemischen Zugangsweisen formuliert Descartes zwei Apriori-Argumente.
Das zentrale Teilbarkeits- bzw. das Ausdehnungsargument haben dieselbe argumentative Struktur:

- Nichts Geistiges ist teilbar bzw. ausgedehnt.
- Jeder Körper ist teilbar bzw. ausgedehnt, also sind Körper und Geist verschieden.

Mit diesen beiden Argumenten hat Descartes nun zunächst die formale Verschiedenheit von Körper und Geist (distinctioformalis et objectiva) expliziert und somit einen Eigenschaftsdualismus begründet. Dies ist gemäss der InYologie falsch.

Der Dualismus ist immer exklusiv, egozentrisch und schliesst durch sein „Entweder-oder-Prinzip" immer die Hälfte aus. Seine Waffen sind zerstörerisch, analytisch, grausam, während der dynamische Monismus aufbauend, synthetisch, einigend ist wie das Leben selbst.
Obwohl die InYologie den dynamisch-monistischen Weg zeigt, ordnet es alle Dinge in zwei antagonistische Kategorien ein: Yin und Yang (nach den chinesischen Weisen), Tamasic und Rajasic (nach den indischen Heiligen). Sie sind einer dem anderen unentbehrliche Ergänzungen, wie Mann und Frau, Tag und Nacht. Es sind die beiden entgegengesetzten Faktoren, die alles, was im Universum existiert, erschaffen, auflösen und wieder neu erschaffen.

- Diejenigen, die mehr aus der Kraft Yin als aus der Kraft Yang zusammengesetzt sind, heissen Yin und im umgekehrten Falle Yang.
- Es gibt also Yin und Yang in einer unendlich vielgestaltigen Stufenfolge. Vom chemischen Standpunkt aus: die Zusammensetzungen, die reich an H, C, Li, As, Na usw. sind, sind mehr Yang als die, die weniger davon enthalten und die dafür reicher an anderen Elementen sind, K, S, P, 0, N usw.
- Es gibt auf dieser Welt nichts, das absolut Yin oder absolut Yang wäre. „A" kann Yin sein gegenüber „B", aber „A" kann Yang sein gegenüber „C".
- Alle Eigenschaften der Dinge und Tatsachen in diesem Universum sind eine Funktion des Verhältnisses der beiden antagonistischen Grundkräfte Yin und Yang.
- Vom physikalischen Standpunkt aus bedeutet das: alle Erscheinungen und alle Merkmale der Dinge sind durch diese beiden Grundkräfte bestimmt: die Zentripetalkraft Yang und die Zentrifugalkraft Yin.

Nach der InYologie können alle diese Dinge in eine der beiden entgegengesetzten Kategorien eingeordnet werden. Je nach dem Verhältnis von Yin und Yang tragen sie ihr besonderes Merkmal. Und alle Kategorien wandeln sich unaufhörlich in ihren Antagonismus.

Die Zentripetalkraft Yang bringt folgende Erscheinung hervor:
Hitze (also Aktivität der Moleküle), Zusammenziehung, Schwere (also Neigung zum Sinken), flache, niedrige, horizontale Formen.

Im Gegensatz dazu die Zentrifugalkraft Yin:
Kälte (Verlangsamung der Molekularbewegung), Erweiterung, Ausdehnung (also Tendenz zum Steigen), Leichtigkeit (Steigen im jeweils gegebenem Milieu), grosse, hohe Formen in vertikalem Sinne.

2.11.1 Bereich 1

a) Form, b) Dichte oder Gewicht, c) Farbe
Alles, was auf dieser Welt existiert, hat eine besondere Form, Farbe und ein charakteristisches Gewicht. Die Ästhetik bezeichnet eine bestimmte rechteckige, aufrechtstehende Form als die schönste, ohne den wahren Grund dafür nennen zu können, nur nach dem Urteil der Sinne. Nach der InYologie kann man es erklären. Es ist der „Goldene Schnitt" – oder die Grundlage der logarithmischen Spirale – der diese vollkommene Ästhetik bestimmt.

a) Form
In der ästhetischen rechteckigen Form ist die Yin-Kraft quantitativ – gemäss dem „Goldenen Schnitt" – vorherrschend, was mehr oder weniger die Ruhe und Stabilität symbolisiert.

Warum gehört die Fibonacci-Folge in den physichen Bereich? Wenn Du die Fibonacci-Zahlenfolge zeichnest, wirst Du eine logarithmische Spirale erhalten, und Du wirst in einem Rechteck den Goldenen Schnitt erhalten. So verstanden ist die Fibonacci-Zahlenfolge richtig in diesem Bereich. Es ist eine einfache Variante, um eine logarithmische Spirale zu konstruieren. Und ebenso, um den Goldenen Schnitt zu finden. Und warum gehört es in den Bereich Form? Weil ich Formen nur „physikalisch" zeichnen kann. Ich wüsste nicht, wie ich „spirituell" Formen zeichen sollte. Auch Zeichnen generell ist „physikalisch". Und alle diese Formen sind ja nur „Hilfs-Konstrukte", um KI in beiden Varianten Yin und Yang zu zeigen.

Auf den nächsten Grafiken zeige ich Dir einige inyologische Beispiele:

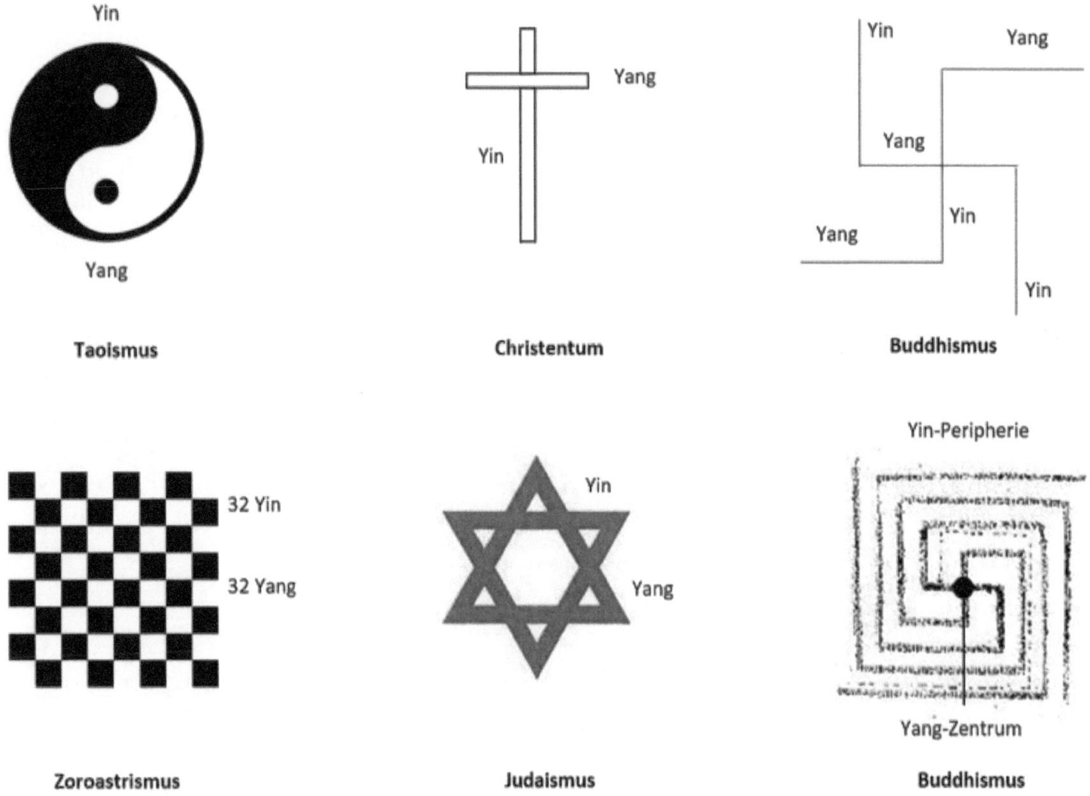

Abbildung 9: Traditionelle Yin–Yang-Symbole

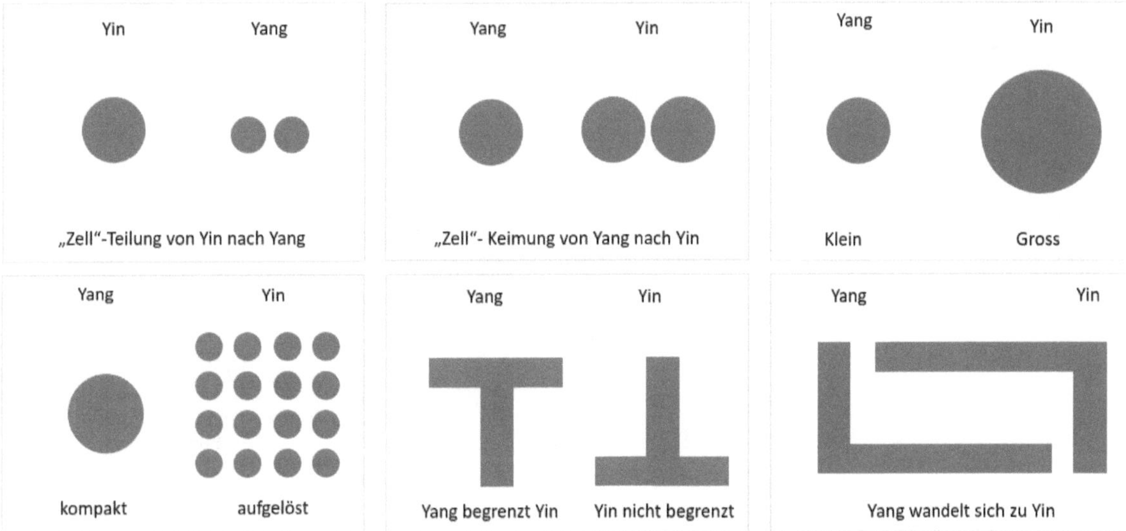

Abbildung 10: Physikalische Einteilung: Farbe, Form, Dichte und Gewicht

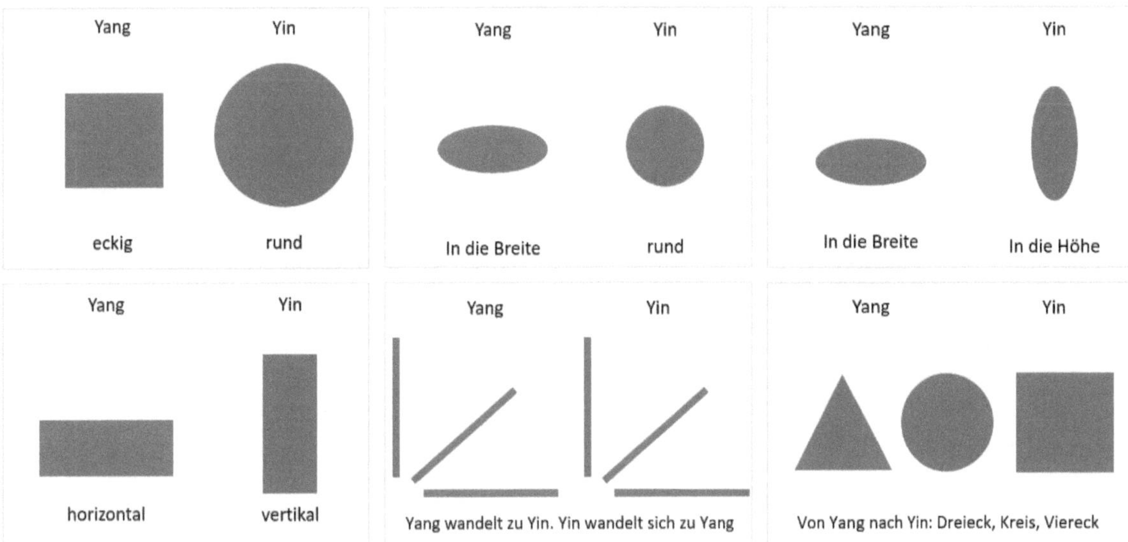

Abbildung 11: Physikalische Einteilung: Farbe, Form, Dichte und Gewicht

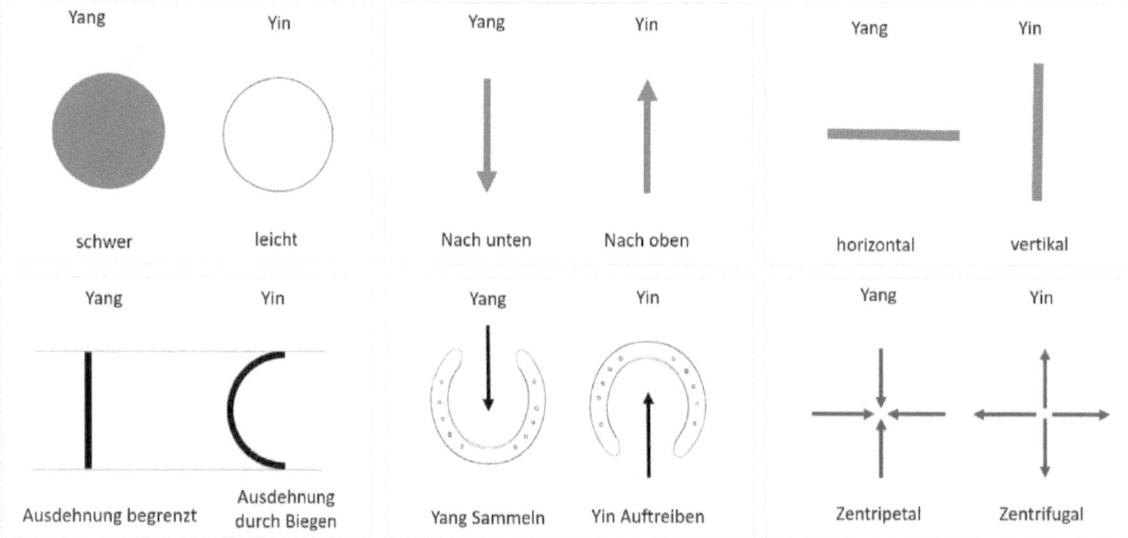

Abbildung 12: Physikalische Einteilung: Farbe, Form, Dichte und Gewicht

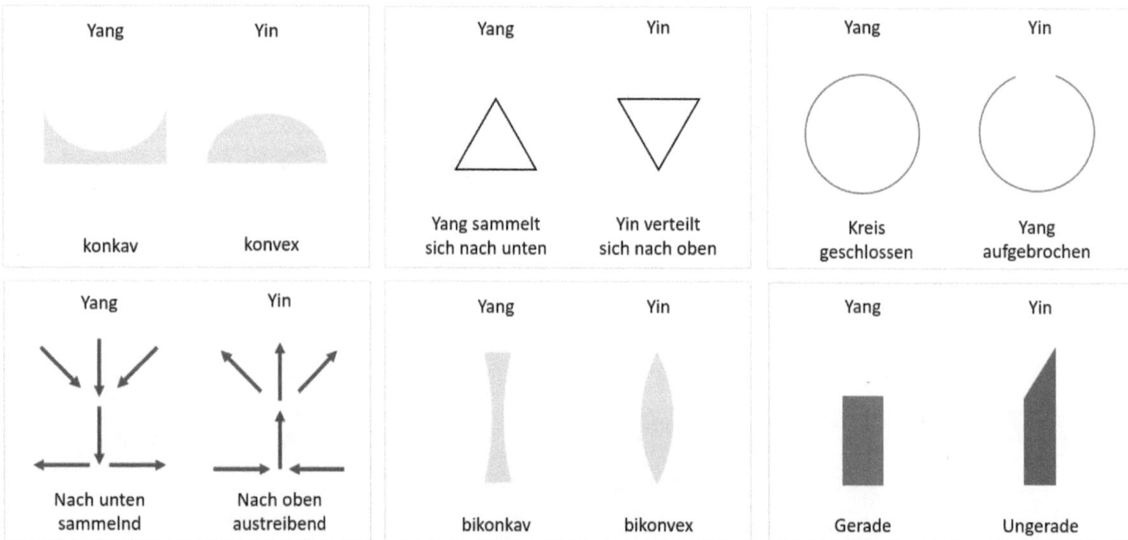

Abbildung 13: Physikalische Einteilung: Farbe, Form, Dichte und Gewicht

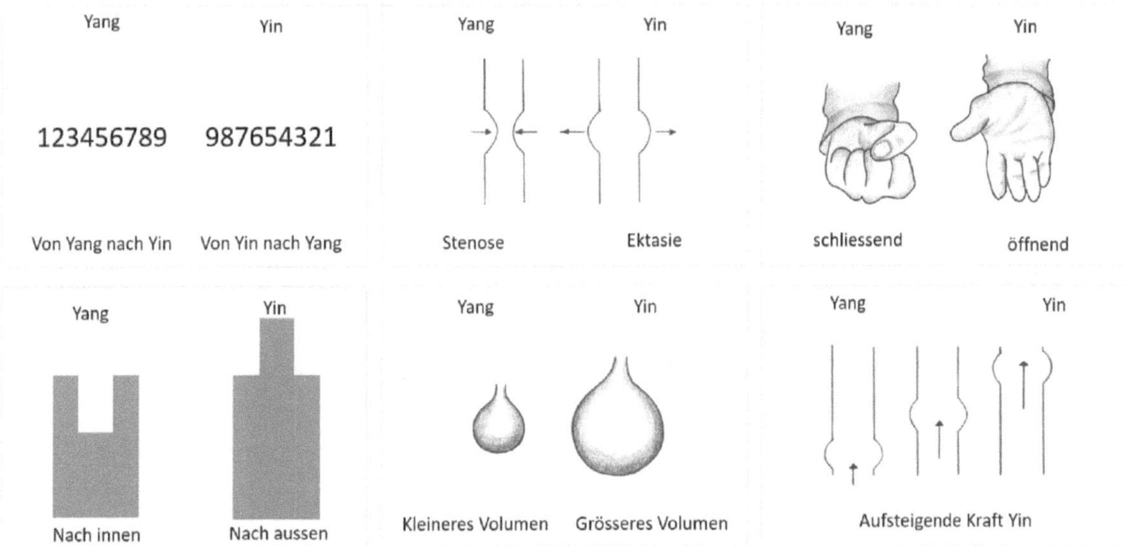

Abbildung 14: Physikalische Einteilung: Farbe, Form, Dichte und Gewicht

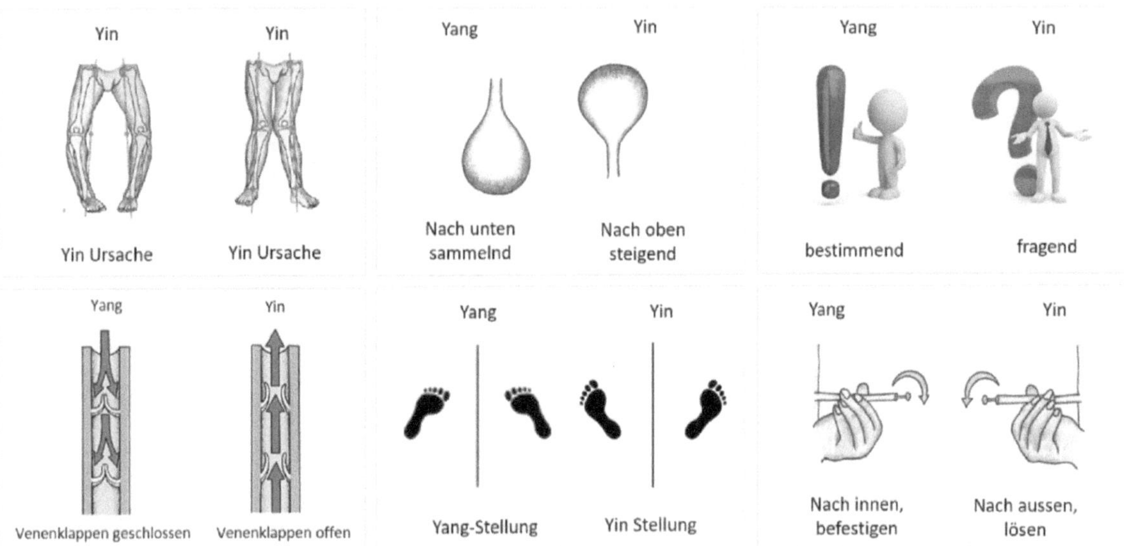

Abbildung 15: Physikalische Einteilung: Farbe, Form, Dichte und Gewicht

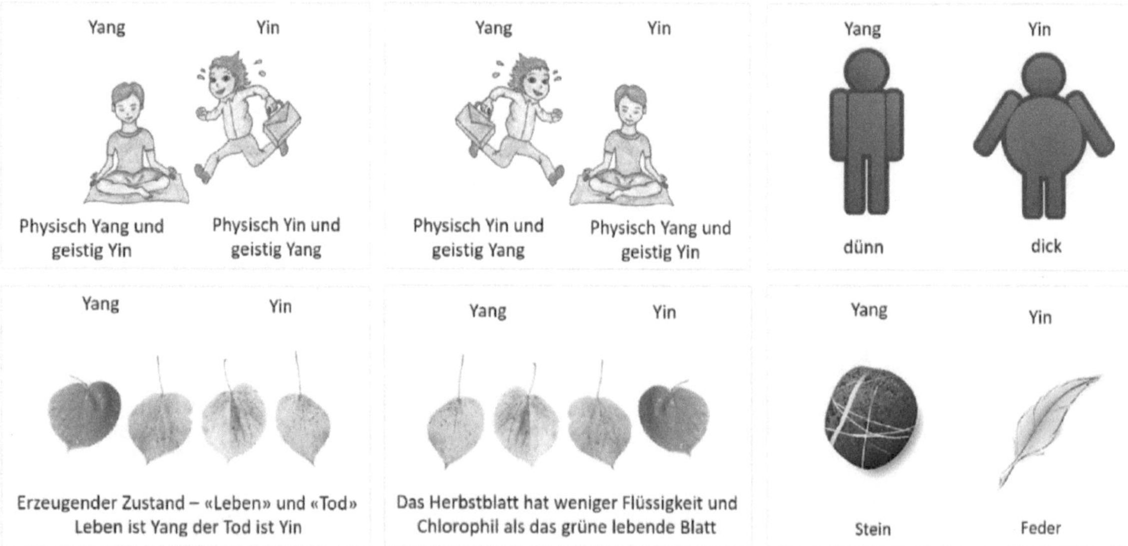

Abbildung 16: Physikalische Einteilung: Farbe, Form, Dichte und Gewicht

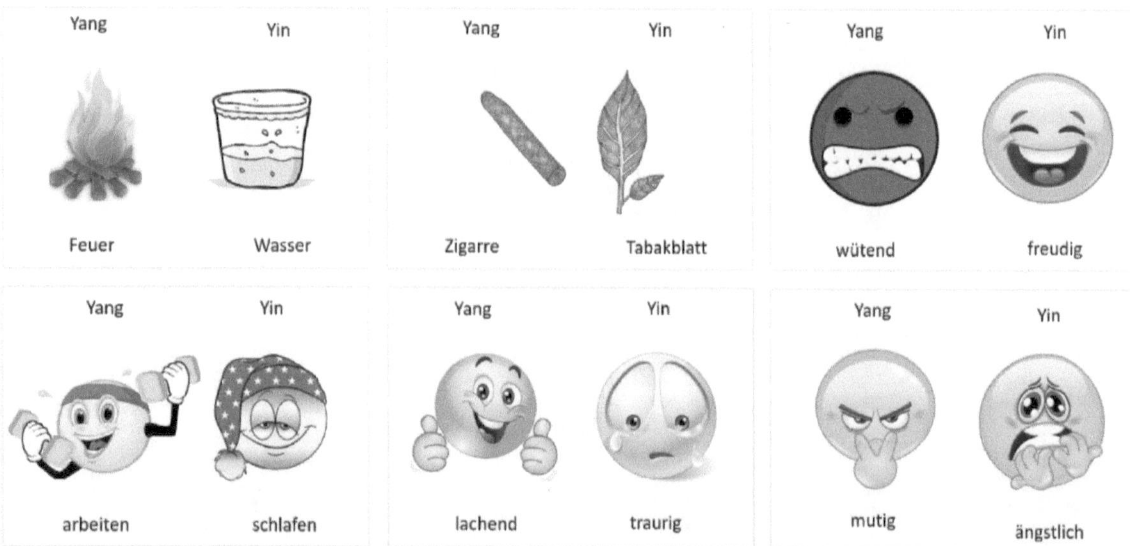

Abbildung 17: Physikalische Einteilung: Farbe, Form, Dichte und Gewicht

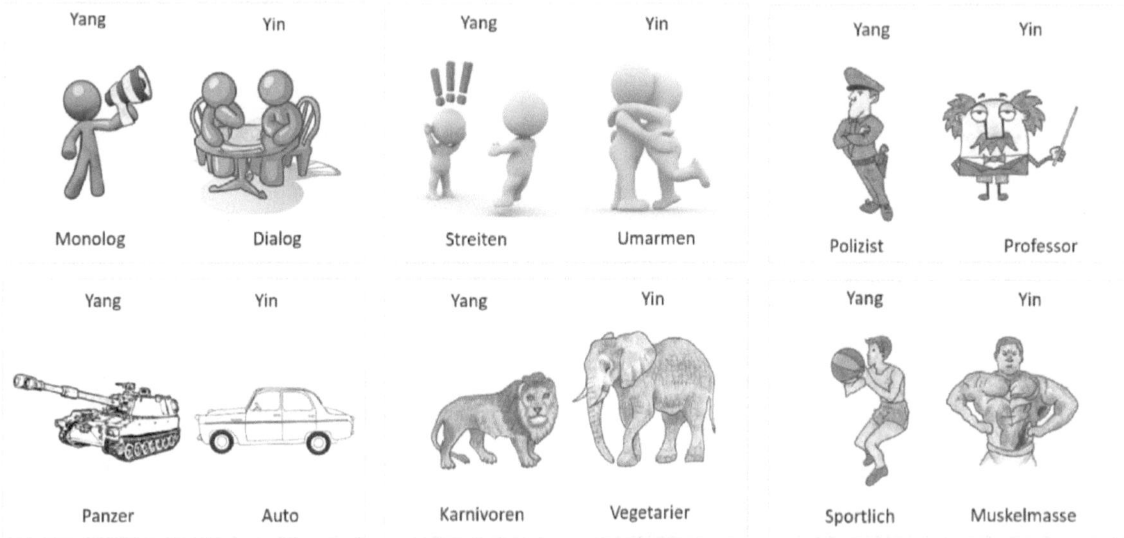

Abbildung 18: Physikalische Einteilung: Farbe, Form, Dichte und Gewicht

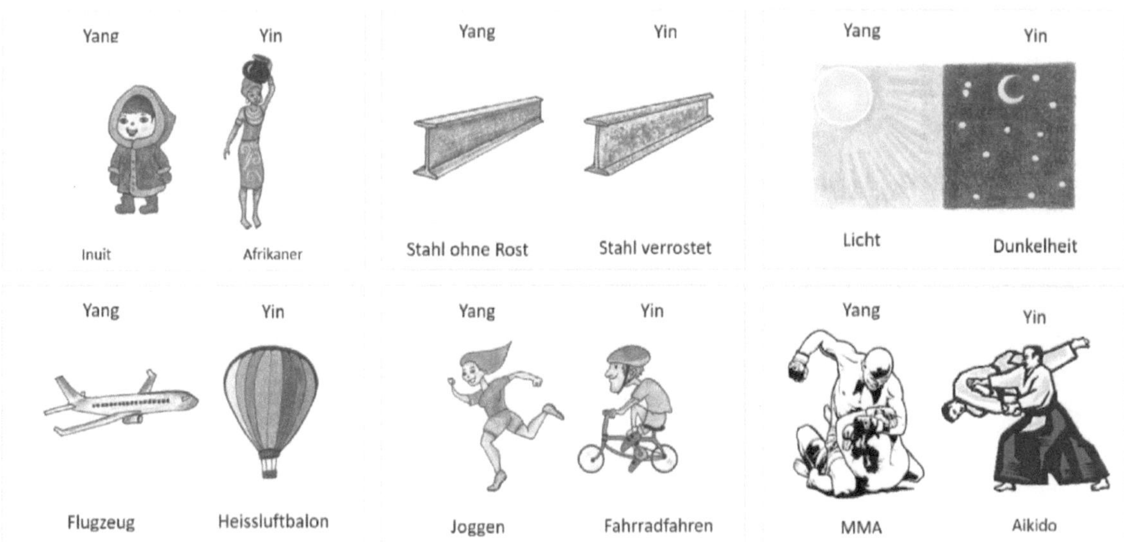

Abbildung 19: Physikalische Einteilung: Farbe, Form, Dichte und Gewicht

b) Das Gewicht

Das Schwere steht mehr unter dem Einfluss der Zentripetalkraft Yang als das Leichtere, bei dem die Zentrifugalkraft vorherrscht. Je schwerer ein Ding ist, desto mehr Yang ist es, je leichter, desto mehr Yin.

c) Die Farbe

Die Klassifizierung der Farben ist einfach. Die Farbe, bei deren Anblick Du Dich am wärmsten fühlst und die, bei der Du Dich am kältesten fühlst, stellen die beiden Endpunkte Yang und Yin dar. Die anderen Farben befinden sich dazwischen.

Jeder kennt sie: rot, orange, gelb, grün, blau, indigo, violett. Es ist die natürliche Ordnung der Farben, welche durch die Schwingungs-Frequenz bestimmt sind, wie man sie im Sonnenspektrum bei der Brechung des Lichtes durch ein Prisma beobachten kann oder auch beim Regenbogen. Durch Wärmemessungen kann man dies nachprüfen. Die warmen Strahlen sind also Yang, die kühlen, violetten Yin.

Du kannst jetzt Yin und Yang bei allen Dingen des Universums nach Form, Gewicht, Temperatur und Farbe unterscheiden.

Alle anderen biologischen, physiologischen, physikalischen und logischen Merkmale wie Wuchs (Tropismus), chemische Zusammensetzung, geographische Verbreitung der Naturprodukte und ihre Anpassungsfähigkeit usw. können aufgrund der vier Hauptmerkmale ohne Anwendung eines Apparates oder einer Analyse in Yin und Yang eingeteilt werden.
Ebenso kannst Du die verschiedenen Krankheiten, die Bakterien und alle krankheitserregenden Faktoren einordnen.

Hier ist eine kleine Übung:
„Welches sind die Früchte und Gemüse, die am stärksten Yin sind?" – Denke nach, und schreibe Deine Antwort auf ein Stück Papier, bevor Du weiterliest, wenn Du Deine praktischen Kenntnisse über die InYologie ernsthaft prüfen willst.

Es sind: die Aubergine, die Feige, die rote Weintraube, der Rotkohl (in Wirklichkeit violett), der Kartoffelkeim, die Blutapfelsine, der Zucker (das Zuckerrohr) usw. Sie alle sind, teils äusserlich, teils innerlich, bläulich oder violett. Alle sind reich an K und Vitamin C, die beide sehr Yin sind. Um dies zu beweisen, brauchst Du nur eine Woche lang täglich ein wenig mehr als gewöhnlich davon zu essen. Du wirst dann feststellen, dass Du mehr und mehr Yin wirst. So wird von zwei Menschen, die sonst unter den gleichen Ernährungsbedingungen leben, derjenige, der diese Erzeugnisse gern und oft isst, leicht frösteln und weniger widerstandsfähig sein gegen Kälte im Vergleich zu demjenigen, der sie nicht zu sich nimmt. Würdest Du jeden Tag einer schwangeren Frau davon geben, so bekäme sie in einigen Wochen eine Frühgeburt (Yin) oder der Embryo würde sterben. Wir sehen das sehr oft.
Nahrungsmittel geben uns Leben und Kraft, aber sie können uns auch töten, wenn wir sie in falscher Zusammensetzung und falsch zubereitet zu uns nehmen.

Im Gegensatz zu den vorangegangenen sind die Nahrungsmittel, die am stärksten Yang sind, rot oder gelb: gelbe Rüben, Radieschen, Rettich, unter den Früchten sind es Erdbeeren, Kürbis, kleine feste Äpfel. Fleisch und alle Produkte des Hämoglobins (rot), Fische, Eier usw. Sie sind reich an Na im Verhältnis zu K.

2.11.2 Bereich 2

a) Zusammensetzung Na und K–Na, b) Wassergehalt, c) Geschmack: bitter–salzig–sauer–scharf, chemische, physiologische, biologische, zusammenziehende oder erweiternde Wirkung.

Wie kann man K (Yin) und Na (Yang)bestimmen?
Na kann als Vertreter oder Indikator der Gruppe Yang, K als solcher der Gruppe Yin betrachtet werden. Es ist sehr praktisch, die Funktion K/Na zur Klassifizierung zu benutzen, da sich Na und K fast in allen chemischen Zusammensetzungen befinden. Andererseits aber sind diese nicht die alleinigen Merkmale, es müssen mehrere andere Faktoren ebenfalls berücksichtigt werden.

Der Wassergehalt
Bei sonst gleicher Zusammensetzung ist das feuchtere Produkt mehr Yin als das trockene. Mengenmässig ist das Wasser der Hauptbestandteil unseres Körpers. Aber im Übermass kann es unsere Lebenskraft herabsetzen (Anämie). Es senkt die Körpertemperatur, wodurch den Zellen weniger Nahrung zugeführt wird. Ausserdem ermüdet es die Nerven und das Herz, da diese viel stärker arbeiten müssen als zuvor. Was mehr Wasser enthält, wird weicher, das bedeutet: geringere Zentripetal-, stärkere Zentrifugalkraft. Wasser verdunstet unaufhörlich, weil es von der Zentrifugalkraft beherrscht wird. Im Allgemeinen dürfen die sehr aktiven Menschen mehr Wasser trinken als die anderen, denn sie verdunsten Wasser bei ihrer lebhaften Tätigkeit und werden durstig. Wer nicht sehr aktiv ist, wenig verdunstet und trotzdem viel trinkt, wird Yin, d.h. aufgeschwemmt, kälteempfindlich, träge und schwach.

Wichtiger Hinweis:
Die obigen Beschreibungen sind zwar in der Naturordnung der Normalfall. Diese Regeln gelten daher für gesunde Menschen, die noch nicht schwer vergiftet sind. Leider sind heute fast ausnahmslos alle Menschen schwer vergiftet durch Chemtrails, Nahrungsmittel, welche direkt auf dem Feld vergiftet werden, durch den „Codex Alimentarius", welcher von der Pharma-Industrie verordnet wurde, Elektro-Smog und Mind-Control. Aus diesen Gründen muss ich heute – bis auf wenige Ausnahmen – allen Menschen dringend empfehlen, sich ganz bewusst und naturgerecht zusätzlich zu entgiften.

Und zum richtigen Entgiften ist Wasser unbedingt notwendig. Beim Entgiften empfehle ich sogar bewusst viel Wasser zu trinken, damit die Gifte auch wirklich aus dem Körper ausgeleitet werden können und es nicht zu unnötigen Rückvergiftungen kommt.

Zusätzlich zu entgiften ist in der gesunden Natur nicht vorgesehenen. Aber leider ist heute der Ausnahmefall zum Normalfall geworden, sodass ich die – künstlich behinderte – Natur bewusst unterstützen muss. Die damit erfolgte Yinnisierung können wir auf anderem Weg wieder ausgleichen. Aber auch das muss bewusst und naturgerecht – am besten mit der Führung eines erfahrenen Naturmedizin-Beraters – geschehen.

Wenn Du ein trockenes Getreidekorn, das im Allgemeinen nur 13 % Wasser enthält, in Wasser legst, quillt es auf, zerfällt (Yin), wächst (Yin) und wird eine Pflanze. Zerfall und Leben gehören untrennbar zusammen.

Alle diese Tätigkeiten sind Yin (Ausdehnung). An einem Regentag ist man stiller als bei sonnigem Wetter. Das sonnige Wetter macht uns aktiv und glücklich, besonders die Menschen, die an Rheumatismus leiden. Das zeigt, dass die rheumatischen Krankheiten Yin sind. Du kannst sie also leicht heilen, indem Du süsse Getränke und alles, was viel Wasser und Zucker enthält, einschränkst. Aber wenn Du ein Zucker-Schlecker bist oder süsse Speisen liebst, dann reicht diese Methode nicht aus, denn Zucker verwandelt sich in unserem Körper in Wasser und CO2. Beide setzen den Gehalt an Yang-Elementen herab und erhöhen das K/Na-Verhältnis enorm.

Es gibt viele vegetarische und pazifistische Naturfreunde, die ein einfaches und natürliches Leben lieben, aber was sie am meisten lieben und begehren, ist der Zucker. Der Zucker oder süsse Gerichte sind der Feind Nr. 1, der in der ganzen Geschichte der Menschheit nicht seinesgleichen hat.
Der chemische und industrielle Zucker ist weit schädlicher als der natürliche, der immerhin lebenswichtige Mineralien, Proteine, Fette und Vitamine enthält. Dem Industriezucker fehlen alle Nährstoffe. Ausserdem enthält er schädliche, chemische Produkte und ist stark säurebildend. Er ist das verheerendste Übel, das die moderne industrielle Zivilisation bei den naturgemäss lebenden Völkern des Fernen Ostens und Afrikas eingeführt hat. Er ist weit mörderischer als alle Drogen zusammen, ganz besonders in den Ländern, die Reis als Hauptnahrungsmittel essen. In diesen Ländern fehlt das – in diesen vergifteten Fällen notwendige – Yang. Sie sind besonders empfindlich gegenüber dem schädlichen Zucker.

Zur Zeit Jesu Christi, Buddhas und Lao-Tse gab es dieses chemische, industrielle Gift noch nicht, es ist also natürlich, dass sie nicht davon sprechen. Wenn sie aber heute unter uns lebten, würden sie uns vor diesen Giften warnen, und zwar in erster Linie.

Du kannst jetzt Yin und Yang nach Farbe, Form, Gewicht, Wassergehalt bei allen Lebensmitteln sowie bei allen Lebewesen, Gegenständen und Erscheinungen unterscheiden. Du kannst ihre Qualität durch die sogenannte wissenschaftliche oder analytische Methode feststellen, dadurch, dass Du ihren K/Na-Gehalt auf den analytischen Tabellen heraussuchst. Aber diese Methode ist ziemlich grob und nicht sehr exakt. Der K/Na-Gehalt kann in der Tat bei verschiedenen Exemplaren der gleichen Pflanze stark variieren. Bei dem oberen und dem unteren Ende einer Mohrrübe z.B. ist er völlig verschieden.

Der Geschmack

Wir können Yin und Yang nach dem Geschmack und ebenso nach dem Geruch unterscheiden. In der Reihenfolge von Yin und Yang sind dies: scharf (wie der rote Pfeffer, der ein Gefühl von Wärme hervorruft, da er unsere Kapillaren stark erweitert und die Blutzirkulation erhöht)

– sauer – süss – salzig – bitter. Man darf nicht vergessen, dass diese Geschmacksempfindungen natürlich und nicht künstlich oder chemisch sind.
Die Süssigkeit des weissen Zuckers ist hundertmal so süss wie die der süssen Kartoffel. Wenn Du den chemischen weissen Zucker in die Liste des Geschmacks einordnen willst, so musst Du ihn weit aussen bei Yin stellen.

Nun habe ich Dir gezeigt, wie Du im Prinzip Yin und Yang unterscheiden kannst, aber alle diese Methoden können nicht vollkommen sein, und da ihre Synthese mehr oder weniger kompliziert für Anfänger ist, zeige ich Dir eine andere sehr praktische, sehr einfache Methode.

Biologisch gesehen sind alle Tiere Umwandlungen der Pflanzen (Hämoglobin ist eine Mutation des Chlorophylls). Diese Transmutation ist völlig anders als die Evolutions-Irr-Lehre nach Darwin. Siehe dazu im Kapitel „Evolutions-Theorie versus Schöpfungs-Lehre".

Unsere physiologischen, psychologischen, ja selbst spirituellen Bedingungen hängen alle von der Natur, dem Verhältnis und der Zubereitung der Nahrung sowie von der Art zu essen ab. Das Verhältnis von K:Na soll immer ca. 8:1 sein. Aber bei der Zubereitung verändern die physikalischen Faktoren (Hitze, Druck usw.) und die chemischen (Salz, Wasser usw.) dieses Verhältnis, indem sie die Elemente der ursprünglichen Zusammensetzung der Nahrungsmittel zersetzen, auflösen, kondensieren, verdunsten, zusammenfügen. Es ist also schwierig, immer 8:1 streng einzuhalten.

Eine sehr leichte, praktische Methode für jedermann besteht darin, täglich den Stuhlgang und Urin hinsichtlich Farbe, Form und Gewicht zu prüfen. Wenn der Urin dunkelgelb und durchsichtig ist und der Stuhlgang dunkelorange oder braun, fest und in guter Form, länglich, schwimmend, von gutem Geruch, so heisst das, dass die am Tage vorher eingenommene Nahrung chemisch und physikalisch gut ausgeglichen war hinsichtlich Yin und Yang. Wenn ihre Farbe zu hell ist, ist zu viel Yin eingenommen worden. Ein gelber, durchsichtiger Urin, der nach etwa 10 Minuten einen Bodensatz absetzt, offenbart das Vorhandensein einer mehr oder weniger schweren Krankheit: einer Nierenkrankheit durch ein Übermass an Kalorien oder durch Fehlen von Yang-Faktoren. Wenn er sehr wässrig, reichlich und durchsichtig ist, so liegt sehr wahrscheinlich eine Zuckererkrankung vor. Wer verstopft ist oder mehr als zweimal Stuhlgang hat, hat schon mehr oder weniger ernste Darmstörungen. Wenn der Stuhlgang grünlich ist oder leicht oxydiert (schwärzlich), liegt ein Zuviel an Yin vor. Auf alle Fälle soll die Farbe Deiner Exkremente dunkelgelb sein, angenehm anzusehen, wie ein etwas zu scharf gebratenes Omelette und auch von angenehmem Geruch. Wenn sie schlecht riechen, so ist das ein Zeichen für einen schlecht funktionierenden Magen.

Das Leben ist Yang und der „Tod" ist Yin. Oder wie ich es formuliere: Das physische Leben ist mehr Yang und das spirituelle Leben ist mehr Yin. Unser physiologisches Leben und unsere Aktivität hängen völlig von den Nahrungsmitteln ab, die, wenn möglich, pflanzlichen Ursprungs sein sollten. Im Vergleich zu den tierischen sind sie Yin. Das Leben und die Fruchtbarkeit der Pflanzen hängen vom Chlorophyll ab. Wir essen die Produkte des Chlorophylls (Yin), das in unserem Körper zu Hämoglobin (Yang) umgearbeitet wird. Dieses baut seinerseits die Zellen auf. Alles, was nicht in rotes Blut, sondern nur in orangefarbene oder gelbe Stoffe (Kot und Urin) umgewandelt werden kann, wird ausgeschieden. Wenn die Blutzellen nur bis zu hell rosa umgewandelt werden, diagnostiziert die Schulmedizin diesen Zustand als Leukämie. Die Yang-Kraft ist dann zu schwach, um die Nahrung in rote Blutkörperchen zu wandeln.

Mit anderen Worten:
Unser physiologisches Leben ist auch ein Prozess, in dem rotes, warmes hämoglobinreiches Blut aus grünen, kalten Chlorophyllprodukten hergestellt wird. Aus Yin-Stoffen wird auf diese Weise Yang produziert.

Beim Kochen der Nahrungsmittel dienen die Yang-Faktoren (Salz, Feuer, Druck, Wasserentzug) dazu, diese physikalische und chemische Umwandlung der Pflanzen in für uns verwertbare Stoffe umzuwandeln. Hierin liegt die Bedeutung der Entdeckung des Feuers und des Salzes, der Grundlage der Grösse und der Tragödie der Menschheit – das, was ihn vom Tier unterscheidet. Diese Verarbeitung findet unaufhörlich in unseren Verdauungsorganen statt: Kohlehydrate (am meisten Yang) werden durch den Speichel (am meisten Yin) verdaut, Proteine durch den Magensaft und Fette (am meisten Yin) in den Eingeweiden (am meisten Yang).

Unser Leben beruht darauf, dass wir imstande sind, auch Yin-Farben in Yang-Farben umzuwandeln. Gesundheit, Glück und Freiheit hängen davon ab. Es ist das Leben selbst, eines seiner grossen Geheimnisse! Wer nicht an Wunder glaubt, hat vergessen, dass er selbst eines ist.

Da die Aubergine sehr Yin ist, nimmt sie eine sehr grosse Menge Yang auf, soweit, dass sie schliesslich ihre eigene Yin-Qualität unter speziellen Yang-Bedingungen aufgibt.

„Dentie", eine Zahnpaste, die George Ohsawa nach dem Prinzip der chinesischen Medizin zusammengestellt hat, und die als Basis die Aubergine (Yin) hat, beugt allen Krankheiten des Mundes und der Zähne vor, eingeschlossen Zahnfleischbluten, und heilt sie auf wunderbare Weise. Alle Krankheiten des Mundes, besonders der Zähne und des Zahnfleisches, gerade das Zahnfleischbluten, sind sehr Yin, denn sie werden im Wesentlichen hervorgerufen durch Yin-Nahrungsmittel, die den Organismus übersäuern, die reich an Vitamin C und Kalium sind.

Dentie ist ausserordentlich Yang. „Je grösser die Vorderseite ist, desto grösser ist auch die Rückseite". „Der grösste Nachteil ist immer vom grössten Vorteil begleitet und umgekehrt".

Die vegetarischen Völker neigen mehr zur Philosophie und Religion, zur Meditation, zur Ästhetik, zur Literatur und Dichtung. Die nichtvegetarischen sind dagegen sehr stark zum sogenannten mechanischen und industriellen Fortschritt hingezogen und auch zur Kolonisation.

Ich fasse das Einzige Prinzip auf folgende Weise zusammen:
„Alles ist zusammengesetzt aus den beiden Grundkräften Yin und Yang". Sie sind Gegensätze dem Anschein nach, aber Ergänzungen in Wirklichkeit und entsprechen der Zentripetal- und der Zentrifugalkraft.

Yin und Yang, die These und die Antithese des Einzigen Prinzips, bilden im Grunde eine Einheit, da sie sich ergänzen. Man nennt sie nicht These und Antithese, sondern Yin und Yang – wie Frau und Mann oder Vorder- und Rückseite oder rechte und linke Hand. Keine wirkt der anderen entgegen.

2.11.3 Bereich 3

Tropismus, Auto-Tropismus, Hetero-Tropismus, organische, anorganische, morphologische und psychologische Wirkung.

Frage:
Warum können sich Sauerstoff (O2) und Kohlensäure (CO2) leicht mit Hämoglobin (Hb) verbinden und sich auch leicht wieder trennen, während Kohlenoxyd (CO), wenn es sich einmal mit diesem verbunden hat, sich schwer wieder davon löst?

Antwort:
Hämoglobin (Yang) hat die Eigenschaft, den Sauerstoff (O2) (Yin) in den Lungen an sich zu binden. Dann lässt es ihn los, um in den Zellen die Kohlensäure (CO2) an sich zu binden. Dank dieser besonderen Eigenschaft des Hämoglobins können die Zellen unseres Körpers in jedem Moment Sauerstoff aufnehmen. Man kann O2 und CO2 in eine Reihe, die mit der Ordnung des Universums übereinstimmt, Yin – Yang, einordnen: Yang – CO2 – Hb – O2 – Yin.

Nun ist CO durch Vergleich offensichtlich mehr Yang als O2, ebenso wie CO2. So kommt CO also auf den Platz links von CO2, ist daher C das yangste der vier fraglichen Elemente. Ausserdem ist die Entfernung CO – Hb grösser als die von Hb – O2 und von Hb – CO2:
CO – CO2 – Hb – O2
Dieses kann bestätigt werden durch Vergleiche von verschiedenen Eigenschaften dieser drei Gase, wie z.B. der Leitfähigkeit für Schallwellen. Wenn man dieses verstanden hat, kann man untersuchen, mit welchen Mitteln man die Trennung von C0, das sich mit Hb verbunden hat, erreichen kann. Es sind zahlreiche! Man kann Isotope von O2 benutzen oder Stoffe mit noch yinneren Strahlen, die sich leicht mit CO verbinden und nicht mit Hb. Die Auswahl muss empirisch im Laboratorium bestimmt werden.

Wenn man die Leitfähigkeit für Schallwellen von Hb nicht kennt, kann man sie provisorisch ableiten, indem man die Hälfte der Summe der Wellen dieser beiden Leitfähigkeiten von CO2 und O2 nimmt.

Frage:
Warum sind die Gesetze von der Erhaltung der Masse und des Elements untauglich geworden?

Antwort:
Das kommt daher, weil es in dieser relativen Welt, nach der Anschauung des Universums, nichts Unveränderliches gibt. Gesetz der Ordnung des Universums: Es gibt kein Novum, denn ALLES existiert schon Immer. Gleichzeitig gibt es aber auch nichts Identisches und nichts Neutrales, denn ALLES wandelt sich unaufhörlich und ist dauernd in Bewegung. Im Universum gibt es keinen Stillstand.
Das Gesetz von der Erhaltung der Masse und des Elements kann gemäss der InYologie nicht stimmen.
Wenn wir mit dem Verständnis der InYologie die westlichen Wissenschaften erlernen und auf die von ihnen gefundenen Gesetze stossen, können wir die Grenzen der westlichen Wissenschaften sehen.

Wenn diese beiden Grundgesetze (Das Gesetz der Masse und des Elements) zerstört sind, hat das Chemie-Verständnis der Wissenschaftler ihre mächtigsten Waffen verloren (die qualitativen und quantitativen Analysen). Darum ist so viel Ungewissheit und oftmals Tragik in der Chemie und folglich auch in der Pharmakologie, der chemischen Industrie, der Nahrungsmittelindustrie, der Landwirtschaft usw. Alle diese Zweige basieren auf der modernen Chemie, die behauptet, die wissenschaftliche, logische und endgültige Richtigkeit zu haben. Sie waren und sind abhängig von der Chemie, die in Wirklichkeit keine konkrete und logische Grundlage hat.
Aus diesem Grunde sind diese beiden chemischen Grundgesetze nichts, als eine relative, rudimentäre, den eigentlichen Boden nicht berührende Spekulation gewesen.

Frage:
Was ist die chemische Affinität?

Antwort:
Man hat viel über die Affinität diskutiert. Man wollte sie mathematisch erklären durch die Kraft der chemischen oder ionischen Reaktion der Elemente. Heute ist man bei dem Gesetz der Aktion und der Reaktion von Henry Le Chatelier (1850–1936) angekommen. Nach diesem Gesetz brauchen wir nur einen oder mehrere physikalische Faktoren (Temperatur, Druck, Verhältnis usw.) zu verändern, um eine gegebene Reaktion zu bekommen.

Die Chemiker sind durch tastende Versuche dazu gekommen, einige umkehrbare Reaktionen, wie in folgenden Fällen, zu beobachten:

(1) N2 + 2H3   2NH3 + 12'500 Cal.-g   und

(2) N2 + O2   2N0 – 43'200 Cal.-g

Im ersten Falle (Synthese des Ammoniaks) entweicht Hitze, und im zweiten Falle wird im Gegensatz dazu Hitze absorbiert. Man weiss nicht warum, und man will es auch nicht wissen. Durch Versuche erforscht man die besten Bedingungen und Mittel, um eine Synthese oder ein Auseinanderfallen zu erreichen. Man will nicht wissen, warum die eine Reaktion Hitze erzeugt und die andere sie absorbiert. Und je tiefer man forscht, desto mehr kompliziert sich die Frage. Sie verästelt sich bis ins Unendliche.
Man muss alle analytischen, mathematischen, energetischen, elektronischen Untersuchungsmethoden anwenden. Schliesslich findet man einige vorläufige Prinzipien, die man erhärtet und vergottet... und schliesslich endet man eines Tages bei einem grossen Widerspruch. Man baut alles noch einmal auf, ein grosser Umweg! Es ist etwa so, als wenn man das Zentrum in der zersplitterten Peripherie suchte und als ob man blind, ohne Kompass und ohne den Bestimmungsort zu kennen, eine Fahrt ins Dunkle anträte. Warum sucht man nicht an erster Stelle und mit allen Kräften einen universellen Kompass? Wenn man weiss, das N (Stickstoff) und O (Sauerstoff) Yin sind, und dass H, ihr Gegenspieler, Yang ist, so könnten viele Untersuchungen stark abgekürzt werden. Wenn man nur die beiden ersten Lehrsätze des Einzigen Prinzips kennen würde, wüsste man schon, dass die Synthese zwischen einem sehr yinnen und einem sehr yangen Element viel leichter ist als die Synthese zwischen zwei Yin-Elementen, denn Yin und Yang ziehen einander an, während Yin und Yin oder Yang und Yang auseinanderstreben.

Die Wissenschaftler hängen vollständig von der Logik der Induktion und der dichotomischen oder Kant'schen Logik ab und von der völlig falschen Theorie des englischen Empirismus. Da liegt der Grund!

Kant schuf eine neue, umfassende Perspektive in der Philosophie, welche die Diskussion bis ins 21. Jahrhundert massgeblich beeinflusst. Die transzendentale Logik ist ein Teilstück der Kritik der reinen Vernunft von Immanuel Kant. Sie ist als eine Theorie des Denkens zu verstehen und daher nicht mit der formalen Logik zu verwechseln, die eine Theorie des Schliessens formuliert. Kant bezeichnet die transzendentale Logik als „eine Wissenschaft des Verstandes und der Vernunfterkenntnis, dadurch wir Gegenstände völlig a priori denken."
Dichotomie bezeichnet eine Struktur aus zwei Teilen, die einander gegenüberstehen und einander ergänzen, z.B. ein komplementäres Begriffspaar oder eine Aufteilung in zwei solche Teile; die Aufteilung eines ganzen Bereichs in zwei Teilbereiche. Dichotomie bedeutet wörtlich „Zweiteilung", griechisch dichótomos, deutsch „halbgeteilt", „entzweigeschnitten", „in zwei Teile gespalten", aus deutsch „entzwei", „getrennt" und témnein, deutsch „schneiden".

Beide Theorien, die Kant'sche Logik und die Dichotomie Descartes', widersprechen der InYologie.

2.11.4 Bereich 4

Geographische Verbreitung in Bezug auf Landschaft, Höhe und Klima.

Die geographische Verbreitung
Alles, was sich in der kalten Region befindet, was in den kalten Ländern leichter wächst, ist Yang im Vergleich zu dem, was sich leichter an die warmen Länder anpasst. Wenn in den warmen Ländern sehr viel mehr Diarrhö vorkommt als in den kalten, so heisst das, dass es in den ersteren viel mehr Yin-Produkte gibt als in den letzteren. Die Diarrhö, die eine Folge der ausserordentlichen Erweiterung der Eingeweide ist (Erweiterung und Ausdehnung ist immer Yin), wird verursacht durch Yin-Faktoren (physikalische, chemische, physiologische, biologische).

Die Völker der nordischen und kalten Länder sind körperlich immer widerstandsfähiger als die des Südens (unter den Völkern der nördlichen Halbkugel), da sie sich mehr von Yang-Nahrungsmitteln ernähren, die leichter in einem Yin-Klima wachsen als Yin-Nahrungsmittel. Ausserdem leben sich die Yin-Wesen nicht in einem Yin-Klima ein, wie die beiden ersten der „Zwölf Lehrsätze" des Einzigen Prinzips erklären:

1. Yin und Yang sind zwei Pole, die in Kraft treten, wenn die unendliche Expansion die geometrische Tendenz der Zweiteilung erreicht.
2. Yin und Yang ergeben sich fortlaufend aus der unendlichen Expansion.

Aber es ist gerade umgekehrt in intellektueller, ästhetischer und spiritueller Hinsicht. So sieht man, dass die Antagonisten nichts anderes als Ergänzungen sind und sein können. Zu gleicher Zeit siehst Du, warum die „Fünf Grossen Mauern" (darunter die Maginot-Linie) von Südvölkern erbaut worden sind: Sie wollten sich gegen die brutalen und grausamen Barbaren (Yang) verteidigen. Yin-Völker sind immer Verteidiger. Yang-Völker sind Angreifer.

Elefanten gewöhnen sich leichter an ein feuchtes, warmes Land. Das heisst, dass sie Yin sind. Wenn es Mammuts vor Tausenden von Jahren im kalten Sibirien gegeben hat, so heisst das, dass Sibirien damals ein tropisches Klima hatte. Alles wandelt sich in sein Gegenteil.

2.11.5 Bereich 5

Anpassungsfähigkeit in den verschiedenen Zeiten der Erdentwicklungen an die geologische, geographische, biologische und embryologische Umgebung.

Während die „Evolution" – Makro-Evolution – der Erde selbst sich von Yin nach Yang wandelt, wandeln sich die Lebewesen auf dieser Erde, Pflanzen, Tiere, Menschen – Mikro-Evolution – von Yang nach Yin.

Früher hatten die Menschen noch in viel stärkerem Masse Kenntnisse der Naturgesetze, als es die Menschen heutzutage haben. Zum einen lebten die Menschen viel direkter in der freien Natur und hatten weniger künstliche Dinge um sich herum, wie die Menschen in der Zivilisation. Zum andern lebten sie mehr intuitiv orientiert und waren „naturgläubiger" als die technisch orientierten Menschen der Zivilisation. Somit ist das Wissen um die Ordnung der Natur stetig mehr verloren gegangen und vergessen worden. Es traten immer mehr wissenschaftliche „Weisheiten" anstelle der Naturweisheiten. Die Menschen von heute sind in der Regel mit künstlich erzeugten Reizen und Informationen überflutet und oft nicht mehr in der Lage, diese Informationsfülle noch richtig zu verarbeiten (den Weizen von der Spreu zu trennen).
Es wird zunehmend schwieriger, noch klar zu sehen, was ist wichtig im Leben und was ist nebensächlich oder gar unwichtig. Der Kompass ist verloren gegangen oder verfälscht worden, um sich naturgerecht zu orientieren. Man bedenke nur die Entwicklung in der modernen Landwirtschaft, der modernen technisierten Medizin, der Schule, Erziehung, Religion usw.

2.12 Yin und Yang-Klassifizierung durch physikalische Zustände

Alle physikalischen Zustände sind Yin oder Yang. Abbildung 20 zeigt einige physikalische Eigenschaften nach Yin und Yang unterteilt. Auf Klima oder jegliche Materie bezogen ist heisser mehr Yang als kälter. Darum haben Gegenden nahe dem Äquator ein Yang-Klima und die Arktis ein Yin-Klima.

Yin–Yang-Klassifizierung der physikalischen Zustände

Zentripetalkraft								Zentrifugalkraft
heiss			warm			kühl		kalt
bitter	salzig			süss		sauer		scharf
Mineralien		Kohlenhydrate				Protein		Fett
fest		flüssig				gasförmig		Plasma
schwer								leicht
aktiv								passiv
Kontraktion		Hitze	Koagulation		Separation		Kälte	Expansion
absteigend und horizontal								aufsteigend und horizontal
rund, kurz, dick								länglich, flach, dünn, lang
Zeit								Raum
Zorn		Freude		geniessen (Frieden)			Trauer	Groll
Zentrum								Peripherie
schwerer								leichter
mehr tierisch								mehr pflanzlich
Sommer			Frühling			Herbst		Winter
Proton				Neutron				Elektron
Polarität	Langwellen	mechanisch	physikalisch/chemisch			elektro-/magnetisch	Kurzwellen	Polarität
langsamer								schneller
Baby		Kleinkind	jugendlich		erwachsen		Mittelalter	Greis
joggen	tanzen	gehen	singen	sprechen	kochen	schreiben	meditieren	schlafen
Vater	ältester Sohn	mittlerer Sohn	jüngster Sohn		jüngste Tochter	mittlere Tochter	älteste Tochter	Mutter
☰	☳	☵	☶		☱	☲	☴	☷

Abbildung 20: Klassifizierung der physikalischen Zustände

Heisses Wasser ist mehr Yang als kaltes Wasser und heisse Suppe mehr Yang als kalte. Das heisse Klima erzeugt Yin-Erscheinungen, das kalte Klima bringt die Yang-Erscheinungen hervor. Der bittere Geschmack ist am meisten Yang, gefolgt von salzig, danach süss, sauer und scharf. Da süsser Geschmack am meisten ausgeglichen ist, ist es stets wünschenswert, dass gekochte Nahrung leicht süss schmeckt.

Ein harter Muskel ist meist Yang. Aber manchmal ist das Gegenteil der Fall. Jemand mit ganz harter Schulter beispielsweise ist gewöhnlich sehr Yin, jedenfalls wenn die Verhärtung der Schultern von Ablagerungen überschüssiger Eiweisse und Fette stammt, welche Yin sind. Meistens sind solche Verhärtungen die Kombination von Yin-und Yang-Produkten. Tierische Fette und Tafelsalz. Schwerere Dinge sind mehr Yang und leichtere mehr Yin. Schwerere Dinge bewegen sich schneller nach unten, leichtere weniger stark oder sie steigen sogar auf. Bewegen im Vergleich zum Ruhen ist eine Yang-Manifestation, während in Ruhe verweilen mehr Yin ist. Langsames Bewegen ist jedoch mehr Yang und schnelles Bewegen ist mehr Yin. Langsame Frequenzen und lange Wellen sind mehr Yang, schnelle Frequenzen und kurze Wellen sind mehr Yin. Wobei auch hier gilt: Yin ist die Kraft, die jeder Bewegung zugrunde liegt. Yang ist die Erscheinung, in der sich diese Yin-Kraft ausdrückt.

Der Unterschied von physiologischer Wirkung und psychologischer Wirkung ist wie Vorderseite und Rückseite ein und derselben Medaille. Die eine Seite ist die erzeugende Energieform, und die andere Seite ist die erzeugte Energieform.

Kontraktion (Zusammenziehung) ist Yang, weil die Zentripetalkraft vorherrscht. Expansion (Ausdehnung) ist Yin, weil die Zentrifugalkraft vorherrscht. Unser Herz zieht sich zusammen und dehnt sich wieder aus, unablässig seit der Geburt bis zum Tod, ohne auszuruhen. Ruht es einmal, so nennen wir das unter anderem auch Herzstolpern oder Palpitation. In Wirklichkeit ist das aber kein Angriff. Das Herz ruht sich aus, weil wir ihm zu viel Arbeit zugemutet haben. Das Herz zieht sich zusammen und dehnt sich aus durch Anregung des autonomen Nervensystems. Anders gesagt, der Parasympathikus (Yin) bewirkt Ausdehnung (Yang) und der Sympathikus (Yang) stoppt diese, und der Herzmuskel kontrahiert. Yin-Nahrung verursacht mehr Expansion, und Yang-Nahrung verstärkt Kontraktion. Viele Herzmedikamente sind Yin, sodass sie ausdehnend wirken, und für eine Weile schlägt das Herz stärker. Wird jedoch eine solche Yin-Medizin fortgesetzt verabreicht, wird das Herz schwächer. Digitalis ist die einzige Yang-Herzmedizin. Bringt aber schwere Nebenwirkungen mit sich.

Ein rundes oder quadratisches Gesicht ist mehr Yang als ein längliches oder dreieckiges.

Unsere psychologische Verfassung steht in engem Zusammenhang mit unserem körperlichen Zustand und ist ebenfalls mittels Yin und Yang zu erklären. Wenn Du zornig bist, verspannt sich der Körper, die Faust ist geballt, ist das Yang. Bist Du fröhlich und zufrieden, entspannt sich der Körper, ist das Yin. Bei Groll ist der Körper dann wieder angespannt. Mit anderen Worten, bei beiden extremen Gefühlszuständen zieht sich der Körper zusammen, es werden Spannungen aufgebaut. Fröhliche, zufriedene Stimmung repräsentiert Yin und Yang in Balance, das ermöglicht Entspannung. Auch das Umgekehrte gilt: Ein entspannter Körper fördert zufriedene Stimmung.

2.13 Yin- und Yang-Anatomie der Pflanzen- und Fleisch(fr)esser

Pflanzen- bzw. Pflanzen- und Fleisch(fr)esser sind mehr Yin als Fleisch(fr)esser. Pflanzenfresser haben ein höher entwickeltes Sehvermögen (um bewegungslose Nahrung, d.h. Pflanzen ausmachen zu können). Fleischfresser haben einen höher entwickelten Geruchsinn (um sich bewegende Beutetiere verfolgen zu können). In der folgenden Tabelle habe ich einige Beispiele aufgelistet.

Tabelle 3: Yin–Yang-vergleichende Anatomie der Pflanzen und Fleischfresser

Eigenschaft	Pflanzenfresser (mehr *Yin*)	Fleischfresser (mehr *Yang*)
Sehvermögen	hochentwickelt (um bewegungslose Nahrung, d.h. Pflanzen, ausmachen zu können)	weniger entwickelt
Geruchsinn	weniger entwickelt	hochentwickelt (um sich bewegende Beutetiere verfolgen zu können)
Geschmacksinn	hochentwickelt aufgrund der abwechslungsreichen lebendigen Nahrung	weniger entwickelt wegen Degeneration der Geschmacksnerven durch tote Nahrung
Gehör	weniger differenziert	scharfes Gehör, um Beute aufzuspüren
Bewegung	Körperbau an das Klettern angepasst, langsamere Fortbewegung	stromlinienförmiger, kompakter Körperbau, um sehr schnelle Bewegungen durchführen zu können
Orientierung	senkrecht	waagerecht
Energieform	spirituell	physisch
Glieder	Greifwerkzeuge (z.B. bei Primaten, Waschbären)	Reisswerkzeuge
Zähne	flach zum Mahlen	scharf zum Reissen
Kiefer	Kreisbewegung zum Zermahlen von Pflanzen	nur auf und ab, zum Verschlingen der Beute
Verdauungs-system	angelegt für häufige relativ kleine Mengen oder dauerndes Essen, mildere Verdauungssäfte, Assimilation langsamer und gleichmässiger, langer Darm	angelegt für grosse Mengen mit anschliessendem Fasten über viele Tage, stärkere Verdauungssäfte, rasche Assimilation, kurzer Darm
Speichel	enthält Ptyalin zur Vorverdauung von Stärken	enthält kein Ptyalin, keine Vorverdauung von Stärken
Schweiss	Schweissporen zur Wärmeregulation und zur Ausscheidung von Abfallprodukten	schnelles Atmen

2.14 Yin und Yang in der täglichen Nahrung

Yin und Yang sind die Werkzeuge, um zu einer richtigen Ernährung zu finden, und wie wir sie variieren können, damit wir unseren persönlichen Bedürfnissen gerecht werden. Der Prozess der Ernährung ist ein Modus der Mikro-Evolution, der Art und Weise, in der eine Art sich innerhalb der eigenen Evolutionsstufe wandelt. Die Wandlung ist nur innerhalb der eigenen Evolutionsstufe möglich – Mikro-Evolution –, weil sich keine Spezies durch Nahrung in eine andere Spezies – Makro-Evolution – verwandeln kann. Jede Spezies inkarniert immer komplett.

Die Matrix-Irr-Lehre suggeriert, dass die Gene unsere Gesundheit bestimmen. Ich sage: Es ist das Milieu, in dem wir leben, das unser Leben bestimmt. Für den physischen Körper – bestehend aus X-Milliarden Zellen – ist das Blut das bestimmende Milieu. Für den spirituellen Körper sind die Gedanken und Gefühle das bestimmende Milieu. Und wenn wir noch wissen, dass der Geist den Körper lenkt, ist auch klar, dass unser Bewusstsein die Nahrung für Seele und Körper wählt. So verstanden sind wir umgewandelte Nahrung.

Essen bedeutet, die ganze Umwelt in sich aufzunehmen: Sonnenlicht, Boden, Wasser und Luft. Die Einteilung der Nahrungsmittel nach Yin und Yang ist die unerlässliche Voraussetzung für die Gestaltung einer ausgewogenen Ernährung. Es sind verschiedene Faktoren im Wachstum und der Struktur der Nahrungsmittel, die darüber Aufschluss geben, ob die betreffende Substanz vorwiegend Yin oder Yang ist:

Yin–Yang-Klassifikation im Pflanzenreich

Tabelle 4: Yin–Yang-Klassifikation im Pflanzenreich

Eigenschaft	Yin – zentrifugal	Yang – zentripetal
Umgebung	wärmer, mehr tropisch	kälter, mehr polar
Jahreszeit	wächst mehr im Frühjahr und Sommer	wächst mehr im Herbst und Winter
Boden	eher feucht und sedimentär	eher trocken und vulkanisch
Wachstumsrichtung	vertikales Höhenwachstum, dehnt sich horizontal unter der Erde aus (Bsp. Lauch)	wächst vertikal hinunter, dehnt sich horizontal über der Erde aus (Bsp. Kürbis)
Wachstumsrichtung	vertikales Höhenwachstum, austreibendes Wachstum (Bsp. Tabakblätter)	wächst vertikal hinunter, einsinkendes Wachstum (Bsp. Rettich)
Wachstumsgeschwindigkeit	schnelleres Wachstum	langsameres Wachstum
Grösse	grösser, mehr ausgedehnt	kleiner, kompakter
Höhe	höher	kleiner

Beschaffenheit	weicher	härter
Wassergehalt	mehr saftig und wässrig	weniger saftig und trockener
Farbe	purpur ... blau ... grün ... gelb	braun ... rot ... orange
Geruch	stärker riechend	schwächer riechend
Geschmack	würzig ... sauer ... süss	salzig ... bitter
Chemische Bestandteile	mehr K und andere Yin-Elemente, weniger Na und andere Yang-Elemente	weniger K und andere Yin-Elemente, mehr Na und andere Yang-Elemente
Nährstoffe	Fett ... Eiweiss ... Kohlenhydrate	Mineralstoffe
Kochzeit	kürzere Kochzeit	längere Kochzeit

Pflanzen wachsen entgegengesetzt ihrem Klima, d.h. wenn das Klima heiss (Yang) ist, entstehen Yin-Pflanzen und umgekehrt.

Yin–Yang-Klassifikation im Tierreich

Tabelle 5: Yin–Yang-Klassifikation im Tierreich

Eigenschaft	Yin – zentrifugal	Yang – zentripetal
Umgebung	wärmeres und mehr tropisches Klima, auch warme Gewässer	kälteres und mehr polares Klima, auch kältere Gewässer
Luftfeuchtigkeit	höhere Luftfeuchtigkeit	trockenere Luft
Arten	im Allgemeinen ältere Arten	im Allgemeinen neuzeitliche Arten
Grösse	grösser, umfangreicher	kleiner, kompakter
Aktivität	langsamere Bewegungsart und weniger aktiv	schnellere Bewegungsart und aktiver
Körper-temperatur	kälter	wärmer
Beschaffenheit	weicher, eher wässrig und ölig	härter und trockener
Farbe des Fleisches	durchsichtig ... weiss ... braun	rosa ... rot ... schwarz
Geruch	stärker riechend	schwächer riechend
Geschmack	faulig ... sauer ... süss	salzig ... bitter
Chemische Be-standteile	weniger Na und andere Yang-Elemente	mehr Na und andere Yang-Elemente

Wassergehalt	mehr saftig und wässrig	weniger saftig und trockener
Farbe	purpur ... blau ... grün ... gelb	braun ... rot ... orange
Geruch	stärker riechend	schwächer riechend
Geschmack	würzig ... sauer ... süss	salzig ... bitter
Chemische Bestandteile	mehr K und andere Yin-Elemente, weniger Na und andere Yang-Elemente	weniger K und andere Yin-Elemente, mehr Na und andere Yang-Elemente
Nährstoffe	Fett ... Eiweiss ...	Mineralstoffe
Kochzeit	kürzere Kochzeit	längere Kochzeit

Yin und Yang – erzeugende Energie

Tabelle 6: Yin und Yang – erzeugende Energie

Yin-Energie erzeugt	Yang-Energie erzeugt
Wachstum in einem heissen Klima, schnelleres Wachstum, Nahrungsmittel mit höherem Wassergehalt	Wachstum in einem kalten Klima, langsameres Wachstum, Nahrungsmittel mit weniger Wassergehalt
Früchte und Blätter, sind durch die zentrifugale Energie genährt	Stängel, Wurzeln und Samen, sind durch die zentripetale Energie genährt
starkes Höhenwachstum über dem Erdboden	Wachstum nach unten in die Erde hinein
saure, bittere, süsse, scharfe und aromatische Nahrungsmittel	salzige, scharfe Nahrungsmittel und solche von einfacher Süsse

Im Pflanzenreich herrscht – wie überall im Universum eine natürliche Ordnung. Kompakte Nahrungsmittel, die unter der Erde wachsen, sind von Yang-Energie erzeugt und im Ergebnis Yang, wie Klettenwurzeln, Möhren und andere Wurzelgemüsearten. Diejenigen, die auf dem Boden wachsen und von ausgedehnterer Gestalt, sind von Yin-Energie erzeugt und im Ergebnis Yin, wie Zwiebeln und Kürbisse, welche ausgeglichener sind; während über der Erde wachsende Arten wie Grünkohl Yin sind. Früchte, die hoch über dem Boden wachsen, sind noch mehr Yin. Das ist ein wichtiges Prinzip der InYologie.

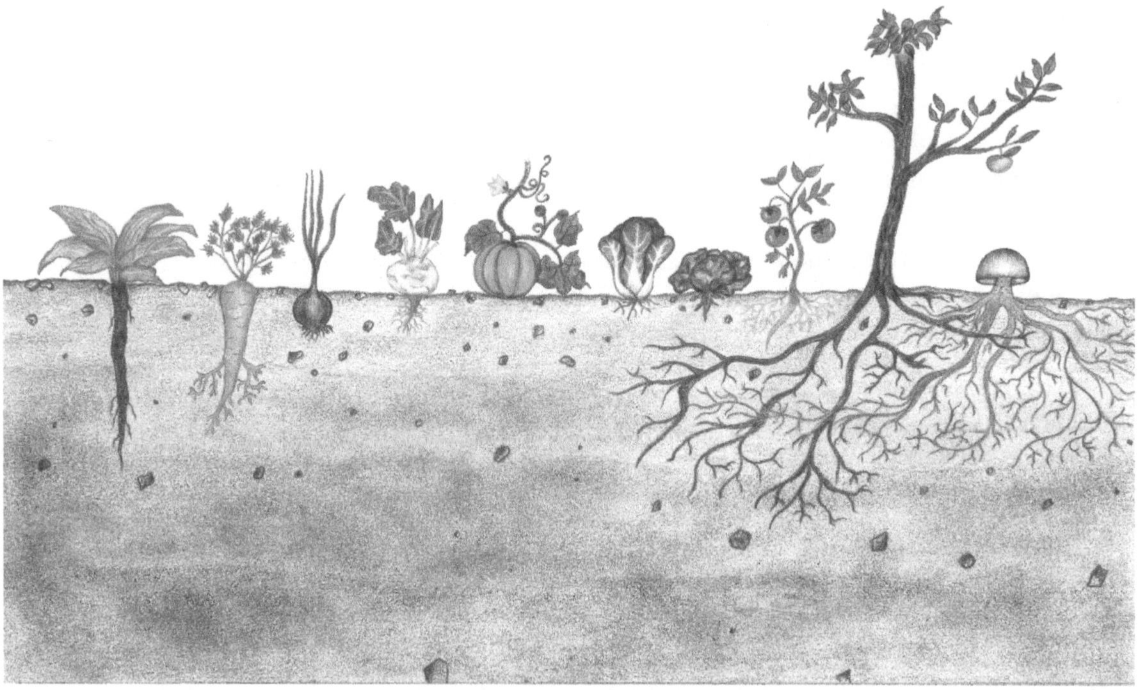

Abbildung 21: Pflanzenwachstum nach Yin und Yang

Pilze wachsen nicht in die Höhe, trotzdem sind sie sehr stark Yin. Pilze sind tatsächlich so Yin. Die winzigen, sichtbaren Teile über dem Boden sind, wie gesagt, nur ein winziger Teil davon. Zu den Pilzen gehört auch das Myzel. Somit sind Pilze die am ausgedehntesten Lebewesen, also Yin. Wenn man im Wald den Boden aufkratzt, entdeckt man oft weisse Fäden. Diese Fäden sind Pilze. Das, was im Alltag als Pilz bezeichnet wird, ist nur der Fruchtkörper des Pilzes. Der eigentliche Organismus lebt als mehr oder weniger weit verbreitetes Geflecht feiner Fäden (Fachsprache: Myzel) im Boden, auf toten Pflanzen und manchmal sogar auf lebenden Pflanzen und Tieren.

Pilze sind weder Tier noch Pflanze, sie sind eine eigene Spezies (neben dem Tier- und dem Pflanzenreich). So wie z.B. die Korallen-Riffs zu den Tieren zählen, obwohl sie wie Pflanzen im Boden verwurzelt sind. Pilze können genauso im menschlichen Körper leben. Pilze können aber nicht in einem basischen Milieu überleben. Mehr darüber in meinem Buch: Das Mysterium Krebs – die wahren Ursachen und wie Krebs verhindert und geheilt werden kann! Bekannt sind die Pilze, die gesammelt werden können und die essbar oder giftig sind, z.B. Steinpilze, Champignons oder Fliegenpilze. Daneben gibt es aber noch viele andere Pilze: Zum Beispiel sind die Hefe-Arten, welche zum Brot backen oder Bier brauen verwendet werden, auch Pilze, genauso wie die blauen Schimmelpilze im Gorgonzola oder auch alle ungewollten und meist giftigen Schimmelpilze.
Das grösste gefundene Pilzgeflecht der Schweiz (Armillaria Ostojas), und vermutlich Europas, liegt im Schweizerischen Nationalpark. Das Geflecht bedeckt eine Fläche von 500 Metern Breite und 800 Metern Länge, was mehr als 50 Fussballfeldern entspricht. Die Forscher, welche diesen

Pilz untersuchten, schätzen sein Alter auf über 1'000 Jahre. In den USA lebt ein Pilz der gleichen Art, der noch deutlich grösser ist.
Pilze sind sehr wichtig für den Boden. Sie tragen zur Humusbildung bei, indem sie tote Organismen wie Laub, Kadaver und auch Baumstämme zersetzen (Yin). Pilze sind auch sehr wichtig für das Pflanzenwachstum, da Pilzfäden für viele Pflanzen wie eine Verlängerung der Wurzeln wirken.

Um Nahrungsmittel einzuordnen, müssen wir die vorherrschenden Merkmale erkennen, da alle Nahrungsmittel sowohl Yin als auch Yang-Eigenschaften haben. Eine der genauesten Methoden der Einteilung besteht darin, den jahreszeitlichen Zyklus des Wachstums der betreffenden Pflanzen zu beobachten. Während der Winterzeit ist das Klima kälter (mehr Yin). Zu dieser Jahreszeit sinkt die pflanzliche Energie zusammen mit der atmosphärischen Energie in das Wurzelsystem hinein. Die Blätter welken und sterben, während der Saft sich in den Wurzelbereich zurückzieht und die Vitalität der Pflanze sich stärker kontrahiert (Yang). Nahrungspflanzen, die im späten Herbst und im Winter wachsen, sind trockener und konzentrierter. Sie lassen sich ohne Weiteres längere Zeit lagern. Hierzu gehören Pflanzen wie Möhren, Pastinaken, Kohlrabi und verschiedene Kohlarten. Im Frühjahr und Frühsommer treibt die pflanzliche Energie zusammen mit der atmosphärischen Energie nach aussen, und neues Grün erscheint, während das Wetter heisser wird (mehr Yang). Diese Pflanzen sind mehr ein Yin-Ergebnis. Die Sommergemüsearten haben einen höheren Wassergehalt und halten sich nicht so lange. Sie haben eine kühlende Wirkung, die in den warmen Sommermonaten erforderlich ist. Im Spätsommer hat die pflanzliche Energie ihren Höhepunkt erreicht, und viele Obstarten werden reif. Diese haben einen hohen Wassergehalt, sind süss und haben sich höher über dem Boden entwickelt.

Polar- und nördliches Klima (Yin-Klima):

- Nördliche Getreidearten wie Buchweizen, Winterweizen und Hirse, welche im Norden gewachsen sind.
- Einheimische Gemüsearten, welche länger gekocht werden.
- Mehr tierische Nahrungsmittel als in allen anderen Klimazonen.

Gemässigtes Klima (Yin–Yang-ausgeglichenes-Kima):

- Getreide und Bohnen derselben Region, wie Reis mit kurzen Körnern, Weizen, Gerste, Hafer, Azuki-Bohnen, Linsen.
- Heimisches Gemüse, meist gekocht, und Obst in kleinen Mengen.
- Ein wenig Fisch und Meerestiere.
- Ernährung und Zubereitung werden der Jahreszeit angepasst.

Südliche und tropische Klimazonen (Yang-Klima):

- Südliche Getreidearten wie Mittel- und Langkornreis, Mandioca, Sago und andere Wurzeln und Knollen.
- Grössere Bohnen wie gefleckte Feldbohnen und Limabohnen.
- Heimisches Gemüse mit mehr Salaten und mehr Obst als in irgendeiner anderen Region.

- Wenig oder keine tierischen Nahrungsmittel.
- Leichtes Kochen mit mehr Öl und Gewürzen.

Dieser jährliche Zyklus zeigt das Abwechseln zwischen vorherrschenden Yin- und Yang-Energien mit dem Wechsel der Jahreszeiten. Dieser gleiche Zyklus kann auf den jeweiligen Teil der Welt, wo eine betreffende Pflanze herstammt, angewandt werden. Nahrungsmittel aus heissen, tropischen Klimazonen, wo eine üppige Vegetation gegeben ist, sind mehr Yin, während diejenigen aus nördlicheren oder kühleren Klimazonen mehr Yang sind. Im Allgemeinen können wir Pflanzen auch nach ihrer Farbe einteilen, obwohl es häufig Ausnahmen gibt. Die mehr Yin-Farben sind Violett, Indigoblau, Grün und Weiss und Schwarz, und die mehr Yang-Farben sind Gelb, Braun und Rot, Schwarz und Weiss. Wobei Schwarz ja in Wirklichkeit dunkel-violett ist und Weiss transparent. Sowohl Weiss wie Schwarz („Übergangs-Farben") sind Farben, die Yin mit Yang verbinden.

In der täglichen Ernährungspraxis müssen wir die richtige Auswahl der pflanzlichen und tierischen Nahrung hinsichtlich Art, Eigenschaften und Volumen beherrschen. Mit einigen wenigen Ausnahmen ist der Grossteil der pflanzlichen Nahrung mehr Yin als tierische Nahrung aufgrund der folgenden Faktoren: Pflanzenarten sind mehr oder weniger stationär und wachsen an einem Ort, während Tierarten unabhängig, beweglich sind und grössere Entfernungen durch ihre eigene Aktivität zurücklegen können.

Alle Pflanzengattungen weisen eine sich ausdehnende Form und vorwiegend vertikale Wuchsrichtung auf, wobei der Hauptteil vom Boden nach oben zum Himmel wächst oder sich seitlich über den Boden ausdehnt. Tiergattungen hingegen bilden im Allgemeinen kompakte und individuelle Einheiten mit einer vorwiegend horizontalen Bewegungsrichtung. Gemüsearten haben ausgedehntere Formen mit Verzweigungen und Blättern, die nach aussen wachsen, während die Ausbildung der Tierkörper mehr nach innen erfolgt, mit kompakten Organen und Zellen.

Die Körpertemperaturen der Pflanzen sind kühler als die einiger Warmblüter-Tiergattungen, und sie nehmen im Allgemeinen Kohlendioxid auf und geben Sauerstoff ab. Tiere atmen im Allgemeinen Sauerstoff ein und atmen Kohlendioxid aus. Bei den Pflanzen steht die Farbe Grün des Chlorophylls im Vordergrund, während für die Tiergattungen die Farbe Rot des Hämoglobins charakteristisch ist. Hinsichtlich der chemischen Strukturen gibt es Gemeinsamkeiten, doch im Kern finden wir das Magnesium beim Chlorophyll und Eisen beim Hämoglobin.
Obwohl die Pflanzengattungen mehr Yin als die Tiergattungen sind und Tiere mehr Yang als Pflanzen sind, gibt es auch unterschiedliche Grade sogar innerhalb der gleichen Gattung und innerhalb eines Körpers – Mikro-Evolution – aber nie Arten-übergreifend – Makro-Evolution. Wir können diese Unterschiede hinsichtlich Beschaffenheit und Eigenschaften nach den folgenden Richtlinien unterscheiden: Wenn wir pflanzliche Nahrungsmittel in den wärmeren Jahreszeiten oder in wärmeren Gegenden auswählen, sollten wir uns als allgemeines Prinzip am besten an solche halten, die mehr Yin sind. Umgekehrt sollten wir in einem kälteren Klima oder während

einer kälteren Jahreszeit Sorten bevorzugen, die stärker Yang sind. In gemässigten Zonen sollten Gemüsesorten, deren Eigenschaften mehr Yin sind, in der Regel etwas länger als Yang-Gemüsesorten gekocht werden, wobei man die Möglichkeit hat, andere Yang-Faktoren wie mehr Hitze, Druck und Salz hinzuzufügen.

Die Blätter eines Baumes – ausgedehnte Yin-Strukturen – atmen Kohlendioxid ein (CO2) und geben Sauerstoff (O2) ab, während die menschliche Lunge – eine kompakte Yang-Struktur – Sauerstoff einatmet und Kohlendioxid ausatmet. Bei den Pflanzen nehmen die Wurzeln flüssige Nährstoffe aus dem Boden auf, während beim Menschen die Darmzotten (Villi), welche eine dem Wurzelwerk umgekehrte Struktur aufweisen, die Nahrungsmoleküle absorbieren. Es gäbe noch viele andere umgekehrte Merkmale bei der Betrachtung der Strukturen und Funktionen der Pflanzen und des menschlichen Körpers hinzuzufügen. In ähnlicher Weise können Gemüsearten, die mehr Yang sind, etwas weniger gekocht werden unter Hinzunahme einiger Yin-Faktoren wie weniger Hitze, weniger Druck und weniger Gewürze. Gekochte Yin-Pflanzen wirken im Allgemeinen ausdehnend auf Geist und Körper, verlangsamen den Stoffwechsel und senken die Körpertemperatur, während Pflanzen, die stärker Yang sind, Geist und Körper zusammenziehen, den Stoffwechsel anregen und die Körpertemperatur erhöhen. Nahrungsmittel von extremer Yin- oder Yang-Eigenschaft können jedoch entgegengesetzte Wirkungen hervorrufen. Einige Nahrungsmittel, die sehr stark Yin sind, wie Gewürze, Anregungsmittel, aromatische Pflanzen und Getränke, können den Stoffwechsel vorübergehend aktivieren und die Körpertemperatur erhöhen, während einige Wurzelgemüse, die sehr stark Yang sind, besonders solche, die mit viel Salz oder anderen Gewürzen gekocht werden, den Stoffwechsel vorübergehend verlangsamen und die Körpertemperatur senken können.

In der allgemeinen Ernährungspraxis sollten wir beim Konsum von tierischen Nahrungsmitteln solche von mehr Yin-Eigenschaften bevorzugen, wie Fisch und Meerestiere, und man sollte sie zusammen mit Gemüse verwenden, da dies eine gegenseitige Harmonisierung bewirkt. Jede Pflanze und jedes Tier hat darüber hinaus sein eigenes Gleichgewicht von Nährstoffen: Kohlenhydrate, Eiweiss, Fett, Mineralstoffe und Vitamine bei den Pflanzen, und Eiweiss, Fett und Mineralstoffe bei den tierischen Nahrungsmitteln. Daher empfiehlt es sich, jede Art von Nahrungsmitteln als Ganzes zu verzehren, z.B. Möhren zusammen mit ihrem Grün oder Löwenzahnwurzeln mit ihren Blättern. Bei den tierischen Nahrungsmitteln können kleinere Fische im Ganzen gegessen werden, zusammen mit dem Kopf, den Knochen und dem Schwanz. Aus unserem Verständnis der natürlichen Ordnung heraus sind wir sowohl imstande, die ganze Bandbreite unserer Nahrung von Yin bis Yang oder von Yang bis Yin einzuteilen als auch innerhalb der Nahrungsmittelkategorien Einteilungen zu schaffen.
Stangensellerie wächst in der warmen Jahreszeit oder in einem warmen Klima, ist schnellwüchsig, von langer Gestalt, ist zerbrechlich und wässrig, hat einen starken Geruch und Geschmack, braucht nur kurze Zeit zum Kochen und ist von blassgrüner Farbe. Es ist ohne weiteres ersichtlich, dass Selleriestangen viele Yin-Eigenschaften haben. Eine Mohrrübe dagegen ist fester und kompakter, benötigt längere Zeit zum Wachsen und setzt ihr Wachstum während der kalten

Jahreszeit fort, ist von oranger Farbe und besitzt einen milden Geschmack und Geruch, ist eine eher trockene Gemüseart und benötigt eine längere Kochzeit. So können wir die Mohrrübe unter den Gemüsesorten als Yang einstufen.

Betrachten wir den Weizen: das Korn ist klein und kompakt, Weizen wächst in kühleren Klimazonen auch während der kühleren Jahreszeit, wobei die Reife sich langsam vollzieht; das Weizenkorn ist eher trocken und hart, von brauner Farbe und besitzt einen sehr subtilen Geruch und Geschmack. Weizen hat einen hohen Anteil an Kohlenhydraten und benötigt eine längere Kochzeit. Daraus ersehen wir, dass Weizen und andere Getreidearten relativ mehr Yang sind im Gegensatz zu vielen anderen pflanzlichen Nahrungsmitteln. Unter den Fischen und Meerestieren ist die Garnele (Shrimp) klein, von roter oder rosa Farbe, bewegt sich rasch und enthält viele Mineralstoffe und wenig Fett. Unter den Meerestieren ist die Garnele mehr der Yangseite zuzuordnen. Sehen wir uns dagegen einen Karpfen an – ein grosser, weicher, fetter Fisch, der sich langsam bewegt und in warmen Gewässern lebt – mit Ausnahme der Geschwindigkeit aller Yin-Faktoren. Bachforellen leben in kalten Gewässern, bewegen sich schnell, sind fest und kompakt mit weniger Fett, also auch mehr Yang im Vergleich zum Karpfen. Anhand dieser Unterscheidungsmerkmale können wir die Fähigkeit entwickeln, die Yin- und Yang-Eigenschaften aller Nahrungsmittel einzuschätzen.

Im gemässigten Klima umfasst die ganzheitliche Standardernährung eine grosse Vielfalt von Nahrungsmitteln und Getränken aus der Gruppe der „ausgeglicheneren Nahrungsmittel", während diejenigen aus den Extrem-Yang- und Extrem-Yin-Gruppen eingeschränkt oder ganz weggelassen werden.

Ergänzung:
Die vorherrschende Wirkung ist immer Yin-zentrifugal. Die Wurzelgemüse wachsen nicht nach „unten", sondern nach „innen", zum Zentrum. Und die Yin-Gemüse wachsen nicht nach „oben", sondern nach „aussen", weg vom Zentrum. Selbst bei Wurzelgemüsen ist die vorherrschende Wirkung immer Yin-zentrifugal. Alles wächst von Yang nach Yin. Das heisst also, ohne diese dominierende Kraft Yin kann kein Leben entstehen. Sogar der Yang-Rettich oder die noch stärker-Yang-Klettenwurzel, welche nach „innen" wachsen – wachsen zentrifugal vom Sämling klein Yang nach gross Yin zur Pflanze, Gemüse, Frucht usw. Wir können sagen: Der Apfel-Baum beginnt sein physisches Leben mit dem Apfelkern-Yang, wächst nach oben zentrifugal Yin, und schlussendlich wachsen die Äpfel, seine Früchte – die Yin sind.

2.15 Wie können Nahrungsmittel nach Yin und Yang eingeteilt werden

Jetzt zeige ich Dir eine der vielen Möglichkeiten, wie Du Yin und Yang in der Nahrung bestimmen kannst. Ganzheitlich gesehen gibt es zwei Arten von Elementen: Yin-Elemente und Yang Elemente. Na ist ein Yang-Element, und K, Fe, S und P sind Yin-Elemente. Yang-Nahrungsmittel sind reich an Na und Yin-Nahrungsmittel sind reich an K, Fe, S und/oder P – relativ betrachtet. Magnesium (Mg) scheint ziemlich in der Mitte von Yin nach Yang zu liegen, mit ganz leichter Neigung zu Yang. Calcium (Ca) ist sehr reichlich in Fisch, aber nicht in Rind, Schwein oder Huhn enthalten. In Bohnen und manchen Gemüsesorten wie Rettich-Blättern kommt Ca ebenfalls reichlich vor, aber nicht in Getreide. Darum ist Ca nicht geeignet, um Nahrungsmittel nach Yin und Yang zu klassifizieren. Da K das bekannteste Yin-Element und Na das bekannteste Yang-Element ist, benützte der bekannte Arzt Dr. med. Sagan Ishizuka das Verhältnis K:Na und die Differenz K-Na, um das Yin und das Yang der Nahrung zu bestimmen.

- Regel 1: Nahrung mit einem **hohen K:Na-Wert** (Honig 386:1) ist Yin im Vergleich zu Nahrung mit einem **niedrigen K:Na-Wert.** (Gomashio 28:1)
- Regel 2: Nahrung mit einem **niedrigen K:Na-Wert** (Gomashio 28:1) ist Yang im Vergleich zu Nahrung mit einem **höheren K:Na-Wert.** (Honig 386:1)
- Regel 3: Nahrung mit **grosser K–Na-Differenz** (30:1) ist Yin im Vergleich zu Nahrung mit **kleinerer K–Na-Differenz.** (30:1)
- Regel 4: Nahrung mit **kleiner K–Na-Differenz** (30:1) ist Yang im Vergleich zu Nahrung mit **grösserer K–Na-Differenz.** (30:1)

Dies ist jedoch nur eine Möglichkeit der Klassifizierung der Nahrungsmittel in Yin und Yang. Oft machen erfahrene Lehrer den Fehler und verlassen sich nur noch auf diese Hilfsmittel und Tabellen.
Im Verlauf des Buches wirst Du lernen, dass es noch viele andere Möglichkeiten gibt, den Kompass der InYologie anzuwenden.

Dies ist jedoch nur eine Möglichkeit der Klassifizierung der Nahrungsmittel in Yin und Yang. Oft machen erfahrene Lehrer den Fehler und verlassen sich nur noch auf diese Hilfsmittel und Tabellen.

Die Blutzellen sind sehr ähnlich im Verhältnis Kalium (K) zu Natrium (Na).
Blut-Plasma ist Yang. Die anderen sind verhältnismässig Yin.

- Saison-Gemüse: 5/1 – 40/1
- Blut-Plasma: 1/10 – 1/16
- Blut-Zellen: 5/1 – 10/1
- Körper-Zellen: 5/1 – 10/1

Tabelle 7: Säure- und basenbildende Elemente

Säurebildende Elemente	Basenbildende Elemente
Schwefel (S)	Natrium (Na)
Phosphor (P)	Kalium (K)
Chlor (Cl)	Kalzium (Ca)
Jod (J)	Magnesium (Mg)
	Eisen (Fe)

Gehalt an K und Na (100-g-Proben)

Tabelle 8: Gehalt an K und Na (100-g-Proben)

Nahrungsmittel	K (mg)	Na (mg)	K:Na	K–Na
Kabeljau	22.0	59	0.4	–37.0
Hühnerei	17,4	22,9	0,8	– 5,5
Hühner-Eiweiss	31,4	31,6	1,0	– 0,2
Seebarsch	21,0	19,0	1,1	– 2,0
Eigelb	9,3	5,9	1,6	3,4
Gerste	16,8	4,2	4,0	12,6
Möhren, Rüebli	36,5	20,7	1,8	15,8
Roggen	18,3	1,5	12,2	16,8
Buchweizen	23,5	6, 1	3,9	17,4
Voll-Reis	23,0	4,6	5,0	18,4
Hirse	23,7	4,1	5,8	19,6
Weizen	31,0	1,7	16,0	29,3
weisser Reis	28,0	2,0	14,0	26,0
Rettiche	34,7	14,3	2,8	20,4
Muttermilch	33,8	9,2	3,5	24,6
Fleisch	36,9	9,6	4,0	27,3
Tee	37,6	8,0	4,5	29,6
Zwiebeln	34,7	2,8	12,0	31,9
Lotuswurzeln	47,6	14,3	3,3	33,3
Kohl	44,3	8,3	5,1	36,0

Sojabohnen	44,4	1,0	44,0	43,4
Birnen	52,9	8,8	6,0	44,1
Trauben	50,0	5,0	10,0	45,0
Erdnüsse	47,9	1,2	40,0	46,7
Pilze	54,3	5,0	11,0	49,3
Süsskartoffeln	54,3	3,3	16,5	51,0
Äpfel	55,9	3,0	18,0	52,9
Auberginen	54,3	1,4	39,0	52,9
Kartoffeln	60,4	3,1	20,0	57,3
Bambussprossen	62,5	4,2	14,9	58,3
Kaffee	261,0	6,0	44,0	255,0

Wir können sehen, dass K:Na und K–Na von Eiern verglichen mit anderen Nahrungsmitteln beide niedrig sind, sodass wir sagen können, dass Eier sehr Yang sind.

Wir können feststellen, dass die K:Na- und K–Na-Werte heute viel höher sind als jene früher. Das zeigt, dass die Nahrungsmittel allgemein mehr Yin werden aufgrund der Tatsache, dass heute weit mehr Düngemittel und Chemikalien als früher verwendet werden.
Die stark denaturierten Nahrungsmittel oder Getränke, wie industriell hergestellte Lebensmittel und Bier oder Wein, sollten nicht als Massstab gelten.

Im Allgemeinen kann die folgende Klassifizierung angewendet werden:
Beim Mahlen oder Polieren verliert jedes Getreide fast alles Natrium und wird stark yinnisiert. Broccoli, Cashews, Hefe, Joghurt, Kohl, Knoblauch, Meeresalgen, Möhren, Petersilie, Pilze, Rosinen, Sellerie, Senfblätter, Spinat und Wasserkresse haben niedrige K:Na-Werte, was auf starkes Yang hindeuten würde. Nun ist aber die Differenz K–Na beträchtlich hoch, und dies bedeutet Yin. Folglich genügen allein die K: Na/K–Na-Werte für die Yin–Yang-Bestimmung der Nahrungsmittel nicht, es müssen weitere Faktoren in Betracht gezogen werden:

a. Pflanzen, die im Süden besser oder üppiger wachsen, sind Yin; diejenigen, die im Norden besser oder üppiger gedeihen, sind Yang. (Das gilt für die Nordhalbkugel)
b. Pflanzen, die auf der Nordhalbkugel von April bis September wachsen sind Yin; solche in der Zeit zwischen Oktober und März, sind Yang.
c. Pflanzen, die über der Erde senkrecht nach oben wachsen, sind Yin; diejenigen, die horizontal wachsen, sind Yang.
d. Pflanzen, die unter der Erde horizontal wachsen, sind Yin; solche, die senkrecht nach unten wachsen, sind Yang.

e. Bei Pflanzen bedeutet schnelleres Wachstum Yin und langsameres Yang.
f. Die Pflanzen, die eher gross werden, sind Yin und jene, die eher klein bleiben, Yang.
g. Gemüse mit kurzer Garzeit sind Yin; die, die länger brauchen, sind Yang. Dabei gibt es aber Ausnahmen: Einige YangGemüse, nämlich Jinenjo (Bergkartoffel), grüne Schalotten und Sellerie haben keine lange Kochzeit. Bohnen dagegen, obwohl sehr Yin, müssen lange gekocht werden.
h. Violett, indigo, blau, grün oder schwarz (tatsächlich dunkelviolett) sind die Farben von Yin-Gemüsen. Gelb, orange, braun, rot und weiss deuten auf YangGemüse. Doch auch hier Ausnahmen: Tomaten haben zwar eine rote Farbe, aber sind durch das hohe K:Na-Verhältnis trotzdem Yin (säurereich und wässrig).
i. Gemüse und Früchte mit viel Wasser sind Yin. Gemüse mit weniger Wasser sind Yang.
j. Schwerere Gemüse sind Yang, leichtere Yin.
k. Weiche Gemüse sind Yin und harte Yang. (Wenn Du also süsseren Kürbis willst, kaufe kleinere und härtere Exemplare!)
l. Fleisch von warmblütigen Tieren ist mehr Yang als das von wechselwarmen oder kaltblütigen. Darum sind Rind, Schwein sowie Huhn und anderes Geflügel mehr Yang als Fische (Schellfisch z.B.). Das ist einer der Gründe, weswegen wir eher Fisch oder Schellfisch, anstatt Fleisch von Warmblütern empfehlen. Konservenfisch hat aber häufig infolge Zusatz von Tafelsalz (NaCl) viel Natrium und wird dadurch zu Yang.
m. Für die Nordhalbkugel gilt, dass Tiere, die im Süden (warmes Klima) besser gedeihen, Yin sind und diejenigen, die im Norden (kaltes Klima) besser wachsen, Yang sind.
n. Tiere, die Winterschlaf halten, sind Yin; solche, die das nicht tun, sind Yang.
o. Tiere, die sich langsam bewegen, sind Yin; diejenigen, die schnell und aktiv sind, sind Yang.
p. Salzwasserfische sind mehr Yang als Süsswasserfische.
q. Fische, die auf dem Grund von Gewässern (ob Meer, See oder Fluss) leben, sind mehr Yin als jene, die nahe der Oberfläche leben. Der Karpfen beispielsweise lebt auf dem Grund von Fluss oder See, wo weniger Sauerstoff als an der Oberfläche verfügbar ist. Er kommt mit weniger Sauerstoff aus, weil sein Blut ihn gut speichern kann. Deshalb wird Karpfenblut im Fernen Osten den Lungenentzündungs-Patienten gegeben.

Einteilung der Lebensmittel am Beispiel von Ingwer:
Ist Ingwer in der Summe mehr Yin oder Yang? Bei welcher Energie in der 5-KI-Transformation wird Ingwer eingeteilt?

Tabelle 9: Einteilung von Ingwer in die 5-KI-Transformation

Ingwer	Eigenschaften	Yin/Yang	5-KI-Transformation
Art	Wurzelgemüse	Yang	Metall-KI
Aussehen	Knolle	eher Yang	Metall-KI
Form	knollenförmig, rund mit vielen Austrieben, flach, nach allen Richtungen	eher Yang	Erde–Metall-KI
Farbe	sandfarben, hellbraun, hellgelb bis gelb	eher Yin	Erde-KI
Wassergehalt	86%	eher Yin	Wasser-KI
Klima	tropisch, subtropisch, heiss, südliches Klima	stark Yin	Feuer-KI
Wachstumsrichtung	Nach unten, nach innen. Aber nicht wie ein Rettich, sondern eher wie eine Kartoffel	Yang	Metall-KI
Geruch	aromatisch, austreibend	stark Yin	Feuer-KI
Geschmack	brennend, scharf und würzig, austreibend	stark Yin	Feuer-KI
Inhaltsstoffe	Ätherisches Öl (Yin), Gingerol, verleiht dem Ingwer die Schärfe (Yin), Zingiberen (Yin), Zingiberol (Yin), Shogaol (Yin) und Diarylheptanoide (Yin), Zingerol (Yin), Vitamin C (Yin), Magnesium (mittleres Yang), Eisen (starkes Yin), Calcium (starkes Yin), Kalium (starkes Yin), Natrium (starkes Yang) und Phosphor (starkes Yin)	In der Summe Yin	In der Summe Feuer-KI
Natrium/ Kalium	13/415 mg	Yin	Feuer-KI
Natrium/Kalium-Verhältnis	31	Yin	Feuer-KI

Wirkung auf den Organismus	antiemetisch (gegen Brechreiz) (Yin), antiphlogistisch (entzündungshemmend) (Yin), appetitanregend (Yin), positiv inotrop (Erhöhung der Kontraktionskraft des Herzens) (Yang), Förderung der Speichel- und Magensaftsekretion (Yin), cholagog (gallentreibend) (Yin), spasmolytisch (krampflösend) (Yin), Steigerung von Tonus und Peristaltik des Darms (Yin), starke antioxidative Wirkung (Yang)	In der Summe eine Yin-Wirkung	In der Summe eine Feuer-KI-Wirkung Genauer: Feuer-KI–Metall-KI

In der Summe ist Ingwer ein Yin-Gemüse und wird in der 5-KI-Transformation eingeteilt: Feuer-KI im oder innerhalb des übergeordneten Metall-KI. Als Pflanzen-KI ist es eine Wurzel (Metall und Yang). In der Wirkung jedoch ist sie austreibend (Yin). Ich beschreibe in der Summe die Wirkung. Und die Wirkung ist in der Summe Yin. Und darum ist Ingwer Feuer-KI innerhalb vom übergeordneten Metall. Studiere dazu meine einzigartige Darstellung der 5-KI-Transformation im Kapitel „Die 5-Stufen der Wandlung, 5-KI-Transformation".
Ingwer kann viele freie Radikale mit positiv geladenen Ionen (Yang) neutralisieren, weil Ingwer viele negativ geladene Ionen (Yin) enthält. Auch das ist ein Zeichen, dass Ingwer in der Summe Yin ist.
Das wichtigste dabei ist die Wirkung auf den Organismus. Wir können mit der Wirkung einen Zustand verändern. Versuche selbst alle Nahrungsmittel einzuteilen.

2.16 Einteilung am Beispiel eines Apfels:

Hier zeige ich Dir am Beispiel eines Apfels, wie Du alle Nahrungsmittel und Dinge einteilen kannst:

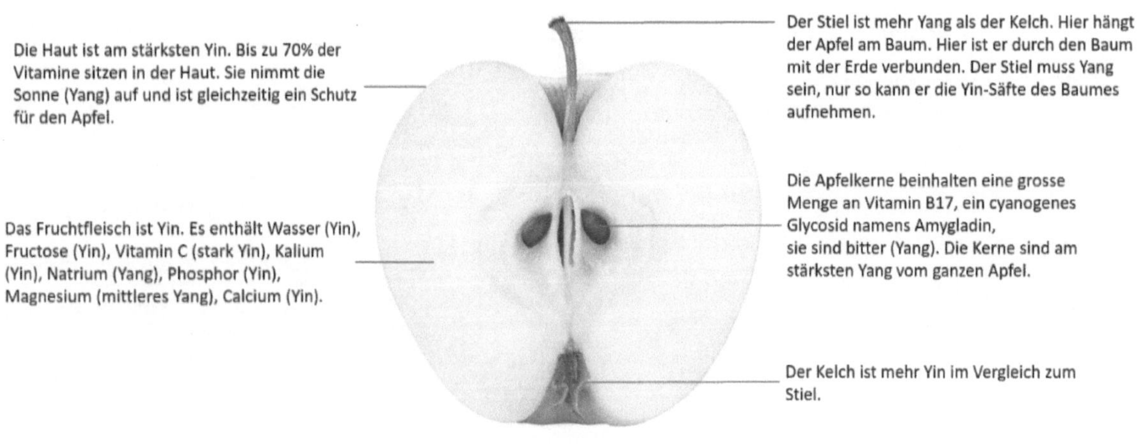

Abbildung 22: Einteilung eines Apfels

Heute gibt es ja Bücher über Aprikosenkerne, Amygladin (Laetril) und Vitamin B17.

Das erste, was ich damals, es war ca. 1984, über Yin und Yang gelernt hatte, war: ein Apfel ist in seinem Zentrum Yang und aussen an der Schale Yin. Nicht viel später habe ich dann auch verstanden, jede physikalische Erscheinung ist in ihrem Zentrum Yang (zentripetal) und an ihrer Peripherie Yin (zentrifugal).

2.17 Salz

Die Salzblume besteht im Mittel aus über 97 % Natriumchlorid, 0,5 % Calciumsulfat, 0,3 % Magnesiumchlorid, 0,2 % Magnesiumsulfat („Bittersalz") und etwa 0,1 % Kaliumchlorid.

Wie kommt das Meersalz ins Meer?
Wer schon einmal im Meer schwimmen war, weiss, dass Meerwasser kein angenehmer Durstlöscher ist. Viel zu salzig. Aber nicht nur Meerwasser enthält Salz. Auch in normalem Trinkwasser, also „Süsswasser", ist davon enthalten. Jedoch höchstens ein Gramm Salz pro Liter Wasser. Zu wenig also, um es zu schmecken. In Meerwasser dagegen befinden sich 35 Gramm Salz in einem Liter Wasser. Und das schmeckt man dann auch.

Wie kommt es dann, dass das Meerwasser so salzig ist?
Ganz einfach. Die Flüsse liefern mit dem Wasser dem Meer auch das Salz. Denn das Wasser löst Salze und Mineralien aus den Böden und Gesteinen. So werden pro Jahr bis zu drei Milliarden Tonnen Salze durch die Flüsse zum Meer transportiert. In den Flüssen sind die Salze aber noch nicht zu spüren. Das passiert erst im Meer. Da die Meeresoberfläche so riesig ist, lässt die Sonne das Wasser allmählich wie in einer grossen Pfanne verdunsten. Somit erhöht sich die Salzkonzentration des Meeres. Aus Süsswasser wird so Salzwasser.

In der Nordsee haben wir normalerweise 34 Promille, also 3,4 Prozent. Wenn Du im Mittelmeer badest, da liegt der Salzgehalt deutlich höher, deshalb kann man da so wunderbar schwimmen. Salz verändert die Dichte des Wassers. Und somit auch die Tragfähigkeit. Im Toten Meer ist der Salzgehalt so hoch, dass man praktisch nie untergehen kann.

Beim Verdunsten kristallisiert das Salz aus und lagert sich ab. Diesen natürlichen Prozess nutzen die Menschen schon seit Jahrhunderten zur Salzgewinnung. Und auch heute stammt etwa ein Fünftel unseres Speisesalzes aus Meerwasser. Zum Würzen eignet es sich also hervorragend – zum Trinken aber bleibt das Meersalz einfach ungeniessbar.

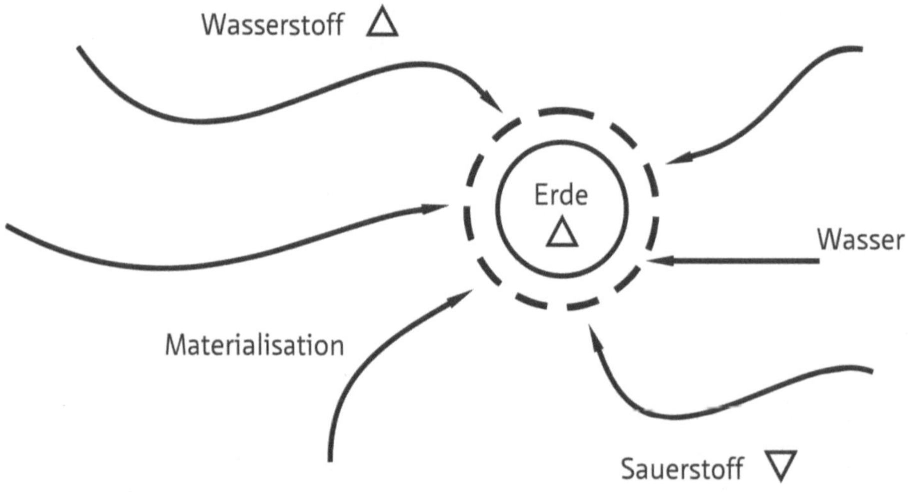

Abbildung 23: Die Entstehung des Salzes

Wie kommt das Salz ins Meer?

Da gab es mal vor 5 Millionen Jahren eine Episode, da war die Strasse von Gibraltar geschlossen, und da ist das Mittelmeer quasi eingedampft. Deshalb finden wir am Meeresboden des Mittelmeers unter einer Schicht von Sedimenten heute 100 Meter dicke Salzschichten. Das heisst also, durch diese sogenannten Salzlagerstätten wird dem Meer das Salz wieder entzogen. Beim Verdunsten kristallisiert das Salz aus und lagert sich ab. Diesen natürlichen Prozess nutzen die Menschen schon seit Jahrhunderten zur Salzgewinnung. Und auch heute stammt etwa ein Fünftel unseres Speisesalzes aus Meerwasser. Zum Würzen eignet es sich also hervorragend – zum Trinken aber bleibt das Meersalz einfach ungeniessbar.

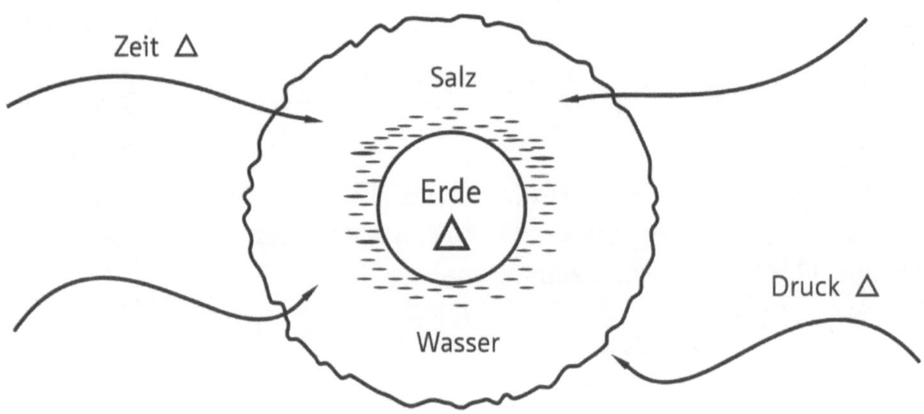

Abbildung 24: Die Entstehung des Salzes

Die Aufgaben des Salzes

Die Rolle, die Salz im menschlichen Organismus spielt, lässt sich so umschreiben: Der Mensch, beraubt des Salzes, stirbt durch Austrocknen! Anders ausgedrückt: jede einzelne Zelle des Menschen enthält Flüssigkeit, welche 75 % des Körpergewichtes ausmacht, das Blut nicht mitgerechnet. Diese Flüssigkeit spielt im Körper eine bedeutende Rolle, vergleichbar jener des Meerwassers in Verbindung mit den einzelligen Lebewesen im Meer. Eine andere Flüssigkeit, das Plasma oder Blut, macht nur 5 % des menschlichen Gewichtes aus. Diese verschiedenen Flüssigkeiten sind miteinander in engem Kontakt und beeinflussen sich gegenseitig. Das bedeutet, dass äussere Dinge wie Nahrung, Klima, Gedanken, Giftstoffe einen Einfluss auf den Körper haben und den Ausschlag geben zur Veränderung der inneren Zellflüssigkeit. Deshalb hat das Baden im Meerwasser einen sofort spürbaren, starken Effekt auf die Lymphdrüsen, während das Baden im ungesalzenen Chlorwasser, welches hungrig ist nach Mineralien, das Lymphdrüsensystem schwächt, weil das Salz der inneren Flüssigkeiten durch Osmose trockengelegt wird.

Das Meer umfasst alle Länder.

Es nimmt allen Abfall auf, den die Flüsse unaufhörlich mit sich tragen. Es reinigt alles. Es nimmt die Eier der Mikroben, der Parasiten, der Viren auf, die man Schädlinge nennt, den Abschaum mit seinem widerlichen Geruch, das verdorbene Blut, die chemischen Gifte, die Ausscheidungen aller Art. Aber es bleibt immer rein wie Kristall oder Smaragd. Es sterilisiert alles, belebt es neu, erschafft Tier und Pflanzenwelt: es ist die Mutter aller Pflanzen und irdischen Geschöpfe.
Woraus besteht diese reinigende und schöpferische Kraft des Meeres? Es ist das Salz, das Salz auf der Erde. Ohne Salz wäre das Meer eine grosse Quelle aller Mikroben, aller Schädlinge: es wäre ein grosser See gefüllt mit allem Hässlichen. Das Salz des Meeres verwandelt die schädlichen Mikroben in pflanzliche und tierische Wesen von ungeheurer Schönheit. Die Welt der Stille, das Salz ist ein Zauberer. Das Salz ist Yang. Blut ohne Salz ist der Tod. Das Salz im Blut sterilisiert alle Schädlinge, die in das Blut getragen werden und verwandelt sie in nährende und wohltuende Elemente. Diese ernähren unsere Zellen und versorgen sie gleichzeitig mit Sauerstoff. Das Blut ist ein kleines Meer in unserem Körper. Wenn das Blut seines Salzes beraubt wird, entstehen alle Arten von Krankheiten. Jesus hat gesagt: „Ihr sollt das Salz der Erde werden". Wenn dieser Mensch, der „das Salz der Erde" ist, fehlt, wird unsere Gesellschaft verfaulen und alles Leid auf der Erde wird wachsen. Wenn unsere Gesellschaft so voll Leid, Unglück, Krieg, Verbrechen, Übeltäter ist, heisst das, dass alle Schüler Jesu zum Zucker anstatt zum Salz der Erde geworden sind. (Kaffee, Schokolade, Bonbons, Marmelade, Kuchen usw., alle sind aus Zucker). Bier, Wein, Champagner, Rum, Cognac, Aperitif usw., alle sind gezuckert und reich an Kalium (Yin), das das Salz (Natrium, Yang) in unserem Körper neutralisiert. Alle sind künstlich hergestellt, von der Wissenschaft geschaffen. Und das Christentum wurde von der Wissenschaft besiegt. Oh, das Meer, unsere Mutter! Warum ist das Meer salzig?

Der Mensch, beraubt des Salzes, stirbt durch Austrocknen!

Eine wichtige Funktion des Salzes ist es, die zarten Häutchen (Membranen) im Körperinneren, vor allem die Wände der Blutgefässe, für Flüssigkeiten durchlässig zu machen. Wenn also die richtige Salzmenge im Blut vorhanden ist, wird automatisch das überschüssige Wasser des Nachbargewebes angezogen und von den Nieren ausgeschieden.

Wenn andererseits durch zu vieles Essen nicht ausbalancierter Nahrung oder schlechter Drüsenfunktion zu viel Salz im Gewebe vorhanden ist, tritt zu viel Flüssigkeit durch die Blutgefässwände aus und Schwellungen treten auf. Sollte bei einer Diät kein Salz eingenommen werden, wird das Salz vom Körpergewebe ausgeborgt. Dies führt aber leicht zu Nebenerscheinungen, wie Erkrankungen des Urinkanals, Eiweiss im Harn (Albuminurie) etc. Eine salzreiche Nahrung hebt automatisch das Verlangen des Körpers nach viel Flüssigkeit. Gewebe und Haut verlangen nach Wasser.

Die Grosshirnrinde

Die Hauptfunktion der Grosshirnrinde besteht darin, Salz und Wasser zu regulieren und im gesamten Körper richtig zu verteilen. Ausserdem gibt die Grosshirnrinde acht, dass die Nieren das Salz nicht zu schnell ausscheiden. Ein gewisses Hormon sondert sich dabei ab: Cortison, welches viele Funktionen erfüllt.

Zwei Bestandteile des Cortisons, Androsteron und Testosteron, sind es, welche die männliche Zeugungskraft beeinflussen. Sie formen die männliche Stimme, regulieren die Grösse des Sexualorgans, erschaffen den sexuellen Instinkt und sind für die Skelettentwicklung, für guten Knochenbau und für die Manneskraft verantwortlich. Die Nebennieren wiederum geben in das System männliche Sekrete ab, während Muskelaktivität, harte Arbeit, viel salzige und eiweisshaltige Nahrung die Nebennierenrinde stimulieren. Der Mann soll daher mehr Salz zu sich nehmen als die Frau.

Der Salzeffekt bei Frauen

Sowohl durch salzige Nahrung als auch durch hohe Eiweisszufuhr, einschliesslich Fleisch und Wurst, wechselt eine Frau innerhalb kurzer Zeit von ihrer Qualität Yin – weiblich – zu Yang – männlich. Verantwortlich dafür ist hauptsächlich Androgen, ein männliches Hormon, das Weiblichkeit in Männlichkeit umwandelt. Es ist nicht notwendig, Einzelheiten darüber zu wissen. Einfach: eine wie oben erwähnte Nahrung neutralisiert die weibliche innere Sekretion der Eierstöcke – wie Östrogen, Lutein usw., und mit der Zeit dominiert die Männlichkeit. Ergebnis: die Frau ist unglücklich, hat eine nicht geregelte Periode und kennt keine Liebe. Sollte die Frau dennoch lieben, fühlt sie sich zu passiven Männern mit fast weiblichem Gehorsam hingezogen. Ihr Leben ist deshalb unglücklich, weil die Naturgesetze missachtet werden.

Der Begleiter des Salzes – das Element Wasser

Salz und Wasser nimmt der Mensch direkt zu sich. Das ist ganz natürlich und wird bei einem gesunden Menschen von den Nebennieren exakt reguliert. Trotzdem führen Salz und Wasser zur Gewöhnung. Leute, die viel Salz zu sich nehmen, werden danach süchtig, es stimuliert nämlich den Appetit und erhöht das Verlangen nach mehr Essen. Es erhöht auch die Produktion der

Verdauungssekrete. Wasser ist das harmonisierende Element zu Salz. Ohne Wasser fehlt dem Salz die Balance.

- Ein sieben Wochen alter Embryo besteht zu 95 % aus Wasser.
- Ein sieben Wochen altes Baby besteht zu 75–80 % aus Wasser.
- Ein Erwachsener besteht zu 65–70 % aus Wasser.
- Ein alter Mensch besteht zu 50 % aus Wasser.
- Der Wasserverlust in den Zellen ist einer der Hauptgründe, warum Menschen altern.

Die Entdeckung des Salzes

Das meiste Salz kommt aus dem Meer. Der frühere Mensch entdeckte es jedoch nicht dort, sondern in Salz- und Moorlachen in salziger, roter Erde, wo es auch gebildet wird. Die Röte der Erde kommt von Mikroorganismen, die sich im salzigen, seichten Lachen-Gebiet vermehren. Je höher der Salzgehalt ist, umso röter das Salzwasser. Die Ähnlichkeit des rötlichen Salzwassers mit Farbe und Geschmack des Blutes machte einen starken Eindruck auf die früheren Menschen. Die ersten Niederlassungen des Menschen entstanden rund um die Salzquellen. In Deutschland erinnern Ortsnamen mit „saal", in England Namen mit „wich" an frühere Salzvorkommen. Die Worte „Salz", „Solar" und „Sonne" haben dieselbe Wurzel. Salz und Sonne sind die Basis unseres Lebens. Seit es Leben im Meer gibt, beinhalten die Körperzellen der Lebewesen Salz (NaCl). Unser Körper kann Salz aus Natrium erzeugen. Getreide und Gemüse haben nicht genug Salz. Fleisch hat viel Salz, aber es ist von minderwertiger Qualität. Es genügt für die physische Entwicklung, jedoch nicht für die geistige. Das beste Salz ist Meersalz.

Meersalz

Die früheren Menschen fanden heraus, dass es zu schwierig und zu langwierig sei, das Salz aus den salzhaltigen Quellen zu konzentrieren. Der Blick der Menschen in den Binnenländern fiel auf das Meer und die Verdunstung des Wassers infolge der Sonneneinstrahlung. Im regenreichen Mittel- und Nordeuropa war nicht genug Sonne, um die Wasserflächen zu trocknen. Jedoch besassen diese Regionen gespeicherte Solarenergien in Form von Torf, der durch die Gezeiten vom Meerwasser überspült wurde. Dieses Material wurde getrocknet und verbrannt, die Asche in Meerwasser gewaschen, die Lösung filtriert und in grossen Tongefässen gekocht. Die daraus entstandene Salzbrühe (90 % Salz) wurde neben dem Feuer in flachen Schalen getrocknet. Es entstanden flache Salzkuchen, die als Geld verwendet wurden. Im Englischen heisst Gehalt noch immer „Salary". In China wurden bereits vor 1'700 Jahren tiefe Löcher in die Erde gebohrt, um mit Bambusstangen die Salzquellen zu schöpfen. Dabei wurden ganze Wälder aufgebraucht für das Feuer, das für die Verdunstung notwendig war.

Meersalz, wie es heute verwendet wird, kommt in drei Arten in den Handel: verfeinertes und kristallisiertes Meersalz, grobes, weisses Meersalz, graues, ungetrocknetes, nicht filtriertes und nicht gereinigtes Meersalz. Also ohne die wertvollen Substanzen wegzu-„reinigen". Nur letzteres enthält alle biologischen Spurenelemente, wie sie im natürlichen Zustand im Meer vorkommen.

Ausserdem befindet sich in diesem Salz auch noch Leben, welches die Fähigkeit besitzt, Gas-Substanzen zu neutralisieren, Entzündungen zu beruhigen und die Sekretionsaktivität des Organismus zu erhöhen. Verfeinertes, kristallisiertes Meersalz kann kein Leben enthalten, es ist giftig, also äusserst schädlich. Medizinische Autoritäten und Ernährungsfachleute erklären dieses Salz für wertvoll und fördern seine Verwendung, da ihr Wissen, was die Wirkung des Salzes betrifft, auf falschen Gesundheitsbegriffen aufgebaut ist.

Fraktionierte Destillation und Dörren bei hoher Temperatur veränderten den Mineralgehalt und den biologischen Aufbau dieses wertvollen Elements dermassen, dass es vollkommen zerstört wird. Erinnern wir uns, dass das graue Meersalz weder schmutzig noch unrein ist, sondern Lehm enthält.
Die idealen Voraussetzungen, um aus dem Meer das beste Salz zu gewinnen, sind Sonnenschein und seichte Salzmeerbecken. Doch das System der Salzgewinnung ist, wie vor 5'000 Jahren, immer noch dasselbe. Meerwasser wird in die Felder gepumpt, die durch Kanäle untereinander in Verbindung stehen und das Salzwasser austrocknen lassen. 5 Liter Meerwasser ergeben ca. 1 kg Salz.

Steinsalz
Eine andere Quelle für die Salzgewinnung in den Binnenländern sind die Salzbergwerke. Salztümpel, unterirdische Salzquellen und Meerwasser enthalten Salz, gelöst in Wasser.

Der Körper und das Salz
Zu viel Zucker, Drogen oder Medikamente entziehen dem Körper Salz. Es entsteht ein Verlangen nach Salz. Je mehr Salz eingenommen wird, umso mehr Wasser wird gebraucht. Salz produziert Speichel. Es ist ein sehr zusammengedrücktes Element. Zu viel davon kann zu Verstopfung, hohem Blutdruck, zu Zwölffingerdarmgeschwüren, Herz- und Nierenproblemen führen. Oft kommt es auch zu Müdigkeit, Schlaflosigkeit und manchmal zu Irresein und Gewalttätigkeit. Ausserdem hält der Überschuss an Salz das Wasser im Körper zurück, sodass es nicht ausgeschieden werden kann. Die Symptome von zu viel Salz im Körper sind dunkle Haut, fest zusammengebissene Zähne, rote Blutäderchen im Augenweiss, harte Muskeln, dunkler oder brauner Urin, sowie eine übermässige Sturheit im Denken. Die medizinische Forderung, viel zu trinken, überhäuft die Nieren mit Flüssigkeit. Sie werden dadurch mit der Zeit müde und in der Folge ernsthaft krank. Auch wenn die Flüssigkeit das Salz aus dem Körper treibt, ist es viel besser und praktischer, nicht zu viel Salz aufzunehmen. Nehmen wir zu viel Salz, geht das Wasser nicht mehr aus dem Körper. Der Dickdarm saugt sich an, der Stuhl bekommt dadurch viel zu wenig Wasser und das Resultat ist trockener, harter Stuhl von dunkler Farbe und geformt wie der Stuhl einer Ziege. Die Gewohnheit, viel Fleisch, Wurst (diese ist sehr stark gewürzt) und überdies Salz zu essen, ist sehr gefährlich – gefährlicher, als wenn man nur viel Salz ohne Fleisch zu sich nimmt. Fleisch besitzt sehr viele Salze (Wurstwaren ebenso viel Zucker). Heisse Duschen oder Bäder helfen ebenfalls, das Salz aus dem Körper zu entfernen. Das ist sogar sehr effektvoll. Sollte allerdings ein heisses Bad Müdigkeit hervorrufen, so bedeutet das, dass für diesen Menschen Salz notwendig wäre. Erst

wenn die Rückstände der tierischen Nahrung aus dem Körper entfernt sind, kann man wiederum Salz zu sich nehmen.

Verschiedene Formen der Salzeinnahme

Am besten ist es, Salz in verschiedenen Formen und vor allem in gebundener Form zu sich zu nehmen.

Sojasauce besitzt 18,5 % Salz. Das Meer hingegen nur ca. 3,5 %. Die Sojabohnen (Yin) enthalten viel Fett, zusammen mit dem Salz ergeben sie eine ideale Nahrung. Warum? Es ist nicht nur das Salz, das ins Innere der Körperzelle dringt, sondern auch das Öl (Yin).

Miso, eine Sojabohnenpaste, kann statt Salz verwendet werden: in Suppen, Hauptgerichten, Aufstrichen und in kleinen Beilagen. Umeboshi – Salzpflaumen – haben 20 % Salzgehalt. Je älter sie werden, umso milder wird der Salzgeschmack. Pickles, wobei reifere ca. 20 % Salz und jüngere – einige Tage alte – nur 3 % Salz enthalten. Pickles sind Yin gegenüber dem Salz. Je länger sie fermentieren, desto mehr Yang saugen sie auf. Yin zieht Yang an. Yang zieht Yin an.

Wieviel Salz ist notwendig

Für den Einzelnen variiert es sogar von Tag zu Tag, wie die Wetterlage. Es kommt auf die Aktivität an und darauf, welche Ziele sich der Mensch gesetzt hat. Als ungefähre Richtlinie stimmt: so viel Salz, dass das Essen schmeckt. Amerika, Europa und Japan sind die Länder, in denen am meisten Salz eingenommen wird: der durchschnittliche Pro-Kopf-Verbrauch liegt dort etwa drei- bis viermal höher als in der übrigen Welt. Der hohe Salzverbrauch kommt daher, dass die Welt heute erstmals enorme Mengen Salz zur Verfügung hat. Ein Beispiel: In Indien werden durchschnittlich 5 g Salz täglich eingenommen. Eine Salzknappheit würde Hungersnot und ein grosses Sterben verursachen. In Amerika sind es pro Kopf täglich 28 g Salz. Mit eingerechnet ist natürlich das Salz, welches in Eiscremes, Süssigkeiten, Fastfood etc. enthalten ist und das einen hohen Prozentsatz ausmacht. In der Nahrung selbst ist trotzdem noch 30mal mehr Salz enthalten als nötig. In manchen Ländern nimmt man pro Kopf nur 2 g täglich ein. In Europa verwendet man, nur die Grundnahrung gerechnet, etwa 40 bis 45 g, in den USA 60 g. Darum sind die Menschen in diesen Ländern so stur und unflexibel.

Salz ist ein Thema, das man in Gegenwart gesundheitsbewusster Menschen nur erwähnen muss, um mit Sicherheit eine lebhafte Diskussion in Gang zu setzen, die sich vor allem um seine Gefahren drehen wird. Es gibt da auch einige weit verbreitete Irrtümer in Bezug auf Salz und salzige Gewürze, die, im Lichte der aktuellen wissenschaftlichen Literatur bestehen, falsch zu sein scheinen.

Die Tierwelt enthält mehr Natrium als Kalium

Tierische Nahrungsmittel enthalten viel Natrium (Yang) und Calcium (Yin) und weniger Kalium (Yin) und Magnesium (mittleres Yang). Pflanzliche Nahrungsmittel enthalten viel Kalium (Yin) und Magnesium (mittleres Yang) und weniger Natrium (Yang) und Calcium (Yin). Hier können wir auch sehen, dass typischerweise tierische Nahrung mehr Yang ist als pflanzliche Nahrung.

Da Natrium sich im Blut konzentriert und nicht im Fleisch, enthalten fleischhaltige Nahrungsmittel mehr Kalium als Natrium, und der Gehalt an Natrium ist häufig pro Portion nicht viel höher als bei den üblicherweise verwendeten Gemüsesorten. Tatsächlich enthalten die meisten tierischen Nahrungsmittel, mit Ausnahme von Eiern und Käse, dreimal so viel Kalium wie Natrium!

Wie wir wissen, hat das Blutplasma des Menschen zehnmal so viel Natrium wie Kalium. Daher enthält das menschliche Blut dreissigmal so viel Natrium wie die meisten unzubereiteten tierischen Nahrungsmittel! Natrium ist Yang, der Mensch hat mehr Natrium im Blut als alle anderen Lebewesen. Wir kennen auch kein Tier in der Natur, das so viel Salz zu sich nimmt wie der Mensch.

Aber die von mir genannten Bedingungen sind nur zutreffend, wenn die Menschen in ihrer Nahrung auch tatsächlich ein Verhältnis von 20 % säurebildend und 80 % basenbildend essen und das Verhältnis von Kalium zu Natrium 7:1 bis 10:1 sind.

Warum (zu viel) Salz schädlich für uns ist

Es gibt wunderbare, gesunde, pflanzliche Alternativen. Salz wird mit Geschmack gleichgesetzt. Oder besser gesagt, werden Speisen ohne Salz oder mit wenig Salz als geschmacklos und fade erlebt.

Salz ist wichtig und gehört in jede Küche und eben in jede Speise. Eine Prise davon sogar in Süssspeisen. Aber, ist Salz auch wichtig für den Körper oder eigentlich nur für den Geschmack? Jeder, der Meerwasser schluckt, versteht umgehend, wie gut sich Salz und der menschliche Organismus vertragen. Nämlich gar nicht. Ein weiterer Hinweis ist, dass wir Kleinkindern fast kein Salz ins Essen mischen. Kleinkinder benötigen weniger als 10 % von dem der erwachsenen Menschen. Auch alte Menschen benötigen deutlich weniger Salz als junge Menschen.

Es ist kein Problem, Speisen zu essen, die zu wenig Salz beinhalten. Es wird einem nicht übel und der Körper verkrampft nicht. Es ist einfach nicht besonders köstlich, aber die Speise ist dennoch geniessbar. Wenn man jedoch auf einen Koch trifft, dessen Geschmack ein wenig mehr Salz zulässt als der eigene, merkt man schnell, wie brutal Salz auf Körper und Geist wirken kann. Man fühlt sich ausgetrocknet, das Essen schmeckt bitter und wird in vielen Fällen sogar ungeniessbar. Bei zu viel Salz am Abend hast Du am nächsten Morgen Kopfschmerzen.

Wir vergessen gerne, dass der Mensch für die längste Zeit seiner Entwicklungsgeschichte salzlos gegessen hat. Heute wissen wir, dass Anthropologische Forschungen keine Ablagerungen von Natriumchlorid in Knochen finden konnten, während die Knochen des modernen Menschen voll davon sind. Es existieren heute noch Kulturen, die kein Salz konsumieren. Die Yanomamo-Indianer zum Beispiel, die in Venezuela und Brasilien leben, konsumieren absolut kein Salz, und in dieser Population sind Probleme mit Bluthochdruck unbekannt.

Aber der Körper braucht doch Salz!
Nein. Der Körper braucht Natrium, ein Spurenelement. Salz hingegen ist Natriumchlorid, und diese Verbindung ist nicht ungefährlich in der heutigen Zeit.

Wie wir sehen, weisen wir genannte Ablagerungen auf, weshalb wir annehmen können, dass der Körper mit Natriumchlorid eben nicht so gut umgehen kann wie mit reinem Natrium. Ablagerungen im Körper verursachen, dass sich Zellen zusammenziehen und sie dann Wasser abgeben, was wiederum zur Austrocknung und dem Zusammenziehen von Arterien führt und somit hohen Blutdruck bedingt. Tafelsalz wird mit Chemikalien vollgepumpt; und vor allem jene Chemikalie, die verhindert, dass Salz im Salzstreuer Klumpen bildet, erschwert das Aufspalten von Natriumchlorid noch weiter.

2.18 Yin–Yang-Klassifizierung von Nahrungsmitteln

Die Nahrungsmittel sind von Yin (oben) nach Yang (unten) aufgelistet. Diese Tabelle ist nur eine Richtlinie, da die Yin- und Yang-Eigenschaften von Nahrungsmitteln stark von Herkunft, Anbau- bzw. Produktionsweise, Jahreszeit, welcher Teil des Nahrungsmittels verwendet wird und von der Zubereitung und der Art des Kochens usw. abhängen.

Tabelle 10: Yin–Yang-Klassifizierung von Nahrungsmitteln

YIN – zentrifugal – aufsteigend und vertikal – kühlend – schnell wachsend – weicher – feuchter – scharf			
		Alkoholika	
		Wodka	
		Wein	
	Getränke	Whiskey	
Früchte	Soft Drinks	Sake	
Tropische Früchte	Fruchtsäfte	Bier	
Zitronen	Kaffee		**Milchprodukte**
Pfirsiche	Tee (gefärbt)	**Gemüse**	Ice Cream
Birnen	Mineralwasser ohne	Auberginen	Joghurt
Orangen	Mineralwasser mit	Kartoffeln	Butter
Wassermelonen	Quellwasser	Tomaten	Milch
Apfel	Kokkoh	Shiitake	
Erdbeeren	Kukicha/Hojicha	Gurken	Ziegenmilch

	Mu Tee	Süsskartoffel	
	Getreidekaffee	Spinat	
	Ginseng	Spargel	
Nüsse und Samen		Sellerie	
Cashews		Kohl	
Erdnüsse		Kürbis	Weich-Käse
Mandeln		Zwiebeln	
Kastanien		Knoblauch	
		Rüben	
Samen, Kerne		Daikon	
Kürbiskerne		Lotuswurzeln	
Sonnenblumenkerne		Karotten	Hart-Käse
Sesamsamen		Schwarzwurzeln	
Bohnen		Jinenjo (Yams)	
Sojabohne			
Grüne Erbsen		**Getreide**	
Weisse Pinto Bohnen		Mais	
Kidney Bohnen		Hafer	
Kichererbsen	**Tierische Produkte**	Roggen	**Gewürze**
Azukibohnen	Schellfisch	Weizen	Gomasio
	Fisch mit weissem Fleisch	Reis	Shoyu
	Fisch mit rotem Fleisch	Hirse	Tamari
	Geflügel	Buchweizen	Miso
	Fleisch		Tekka
YANG – zentripetal – absteigend und horizontal – wärmend – langsam wachsend – härter – trockener – bitter			

2.19 Einteilung der Nahrungsmittel als Medikation

Um die jeweilige Energie, die wir von einem bestimmten Nahrungsmittel, Kraut oder Mineral bei der Anwendung erhalten, zu erkennen, schauten die traditionellen Ärzte auf die Wirkungen, die diese erzeugten.

1. Wurden alle Nahrungsmittel oder Medikationen nach ihrer Wirkung auf die Körpertemperatur eingeteilt. Ob wir warm oder kalt haben, d.h., dass der KI-Fluss mehr oder weniger aktiv wird.
   a) Nahrung, die uns erhitzt: Ingwer, Alkohol, Curry
   b) Nahrung, die uns erwärmt: Zimt, Misosuppe
   c) Nahrung, die unsere Temperatur nicht verändert oder sie wieder auf Normalstand bringt: Kuzu, Reis
   d) Nahrung, die uns kühlt: Minze, mässige Salzverwendung
   e) Nahrung, die uns kalt fühlen lässt: übermässiger Salzkonsum, übermässiger Zuckerverzehr (Zucker kann uns anfänglich erwärmen)

In dieser Art und Weise wäre es möglich, alle Nahrungsmittel in fünf Kategorien einzuteilen. Es ist auch möglich, alle Nahrungsmittel in zwei Kategorien einzuteilen oder in vier oder fünf oder zehn oder beliebig viele. Alle Einteilungen, die mehr als zwei sind, sind nur Hilfsmittel und sind keine eigenen Energieformen. Schlussendlich gibt es nur Yin und Yang. Zentrifugal und zentripetal.

2. Eine zweite Methode der traditionellen Ärzte Nahrungsmittel einzuteilen, war mittels ihres Geschmacks. Geschmäcker sind Erscheinungen der verschiedenen KI-Energiearten. Das Kriterium der Geschmackseinteilung ist die Jahreszeit, in welcher jeder Geschmack hauptsächlich hervorgebracht wird.
   a) Saurer Geschmack (Holz): z.B. Essig, Sauerkraut
   b) Bitterer Geschmack (Feuer): z.B. Klettenwurzel, Löwenzahnwurzel, geröstete Samen, geröstetes Meeresgemüsepulver, Oliven
   c) Süsser Geschmack (Erde): mit süssem Geschmack meinen wir den natürlichen süssen Geschmack, nicht die Süsse von Zucker. Beispiele sind Kürbis, Reis, Mais, Marone, süsser Reis, Trockenfrüchte, Reismalz, Gerstenmalz
   d) Würziger, scharfer, brennender Geschmack (Metall): z.B. Rettich, Schalottengrün oder Lauch, Ingwer, Senf
   e) Salziger Geschmack (Wasser): z.B. Miso, Tamari Sojasauce

Manche Nahrungsmittel haben einen gemischten Geschmack: z.B. Umeboshi schmeckt sauer-salzig, Gomasio hat einen bitter-salzigen Geschmack.

3. Als Drittes wurden die Nahrungsmittel hinsichtlich ihrer Richtung, in der sie den Körper aktivieren, eingeteilt. Entsprechend Yin und Yang wurden vier Eigenschaften festgestellt:
   - Aufsteigend, nach oben gerichtete Eigenschaft: z.B. Zucker, Alkohol
   - Niedergehende, abwärts gerichtete Eigenschaft: z.B. Salz
   - Austreibende Eigenschaft: d.h. nach aussen gerichtet
   - Einsinkende Eigenschaft: d.h. von aussen nach innen gehend

Nahrungsmittel oder Teile davon haben meist eine kombinierte Wirkung: Blätter und Blumen erzeugen einen aufwärts gerichteten und austreibenden Effekt, während Wurzeln generell eine zentripetale einsinkende Wirkung haben.

Wenn wir diese drei Klassifizierungsarten kombinieren, können wir 5x5x4 oder 100 grosse medizinische Nahrungskategorien festlegen.

- Zimt z.B. würde als warm–würzig austreibend eingeordnet, weil es den Körper erwärmt und würzig schmeckt.
- Aprikosenkerne wären normal–bitter–einsinkend und hätten keine Wirkung auf Temperatur, jedoch einen bitteren Geschmack.
- Kuzuwurzel ist normal–süss–einsinkend, wie auch Eichelkürbis und Walnusskürbis.
- Rettichblätter (vom langen weissen Rettich), Senfblätter: heiss–würzig–aufsteigend
- Ingwer: heiss–scharf–niedergehend

In der Realität ist die Situation jedoch nicht so einfach zu bestimmen, aus mehreren Gründen: Innerhalb der erwärmenden Wirkungen der Nahrungsmittel können mehrere Abstufungen unterschieden werden, und mehrere Süss-oder Säuregrade existieren innerhalb der Süsse oder Säure einer Medikation.

Zum Beispiel:

- Sauer: Apfelessig, Reisessig, Umeboshi-Essig, Sauerkraut – geschmacklich mögen sie ähnlich sein, ihre Wirkungen sind jedoch sehr verschieden.
- Süss: Gerstenmalz, Reismalz, Ahornsirup, Honig, Rohrzucker – alle sind süss, ihre Wirkungen sind aber sehr verschieden.
- Honig: austreibende und leicht aufsteigende Tendenz
- Gerstenmalz: einsinkend und leicht aufwärtsgerichtet
- Reismalz: mehr einsinkend
- Ahornsirup: mehr aufsteigend
- Maissirup: leicht aufsteigend

Wenn wir Fieber bei einem Baby mit gesüsstem Kuzu behandeln wollen, wird es sich verschlimmern. Fieber ist stark Yang. Kuzu ist stark Yang. Die Energie eines jeden Pflanzenteiles ist verschieden, z.B. der grüne und der weisse Teil einer Schalotte haben eine unterschiedliche Auswirkung.

Wenn wir Ingwerwurzeln verwenden (niedergehend, austreibend), wird die Wirkung z.B. unterschiedlich sein, je nachdem, ob sie roh oder getrocknet (mehr einsinkend) verwendet wird. Und wenn wir die getrocknete Wurzel verwenden, ist es ein Unterschied, ob wir sie kochen oder rösten. Und wenn wir sie kochen, kommt es darauf an, ob wir sie lange oder kurz kochen.
Verschiedene Nahrungsmittel können kombiniert werden, um besondere Zusatzwirkungen zu erzielen, z.B. Kuzu mit Umeboshi, TamariSojasosse und Ingwer, oder Kuzu mit Gerstenmalz usw.

Als Folgerung dessen können Tausende von verschiedenen Möglichkeiten oder Medikationen erschaffen werden. Das ist gleichzeitig der Vor- und Nachteil der asiatischen Kräutermedizin. Solange, wie die zugrundeliegenden Prinzipien von dem Kräuterarzt gut verstanden wurden, konnte dieser wirksame Medikationen ohne Nebenwirkungen erzeugen. Kräuterärzte scheinen fähig gewesen zu sein, diese zugrundeliegenden Prinzipien zu verstehen.

Einer meiner wichtigen Lehrsätze lautet: Es ist immer die Minderheit, welche die Erscheinungen auf allen Ebenen regiert. Diesen Lehrsatz können wir auf alle Bereiche übertragen.

In der fernöstlichen Heilkunde gibt es Gelegenheiten, bei denen nur ein einziges Mittel (Kraut, Mineral) als Medizin eingesetzt wird. Manche Symptome verlangen die Kombination mehrerer Bestandteile, und andere brauchen eine komplexere Mischung, um die erwünschte Wirkung zu erzeugen. Das Verständnis der Kräuterärzte und deren Urteilsvermögen sind für die Empfehlung und Zubereitung dieser Heilmittel erforderlich.

Hier am Beispiel der Herstellung von TCM-Medizin:
Kun-Shin-Sa-Shi bedeutet Herrscher – Minister – Gehilfe – Diener.

Tabelle 11: Kun-Shin-Sa-Shi

Herrscher	Minister	Gehilfe	Diener
Yin-Medizin			
▽	△	△	△
50 %	25 %	15 %	10 %
Yang-Medizin			
△	△	△	△
50 %	25 %	15 %	10 %

Wenn wir eine Yin-Medizin herstellen möchten, ist der Hauptbestandteil natürlich Yin. Yin allein wird jedoch nicht gut wirken, wir müssen eine kleinere Menge Yang hinzufügen, um diesem Yin zur Wirkung zu verhelfen. Yin allein zu verwenden ist schlechter, als Yin mit einer kleinen Menge Yang zusammen zu benutzen. Weiterhin können wir dieser Kombination eine kleinere Menge Yin und eine noch kleinere Menge Yang zufügen.

Wir können das Gesetz der Minderheit auf alle Bereiche übertragen. Das Gesetz der Minderheit am Beispiel der Miso-Herstellung: Sojabohnen Yin, Meersalz Yang, Koji (Ferment) Yin, Zedernholzfass mittleres Yang, Druck (mit Steinen beschweren) Yang, Zeit (1–3Jahre) Reifungsprozess von Yin zu Yang. Die Sojabohnen (Yin) assimilieren das Meersalz (Yang). Alles Leben (jeder Organismus) durchläuft den Prozess immer von Yang nach Yin. Resultat: Miso ist die Vereinigung von Yin und Yang. Zitat: Es ist stets die Minderheit, die die Erscheinungen auf allen Ebenen regiert. Meersalz ist die Minderheit und doch wird dieses Miso Yang. Obwohl die Mehrheit die Sojabohnen ausmachen.
Das ist doch fantastisch.

Im Allgemeinen ist die Flexibilität Yin im Vergleich zur Stabilität Yang:
Die Flexibilität hat die Eigentümlichkeit, sehr schnell durch die Dauer, durch die Zeit Yang, beeinflusst zu werden. Bestätigt wird diese Feststellung, wenn wir sehen, dass die Sojabohnen (Yin) durch das Salz (Yang) und die Zeit (Yang) fermentieren. Der Fermentierungsprozess ist ein Yinnisierungs-Prozess.

Hier zeige ich Dir noch ein Beispiel mit einer grösseren Erklärung, die noch weitergeht als die bisherigen Erklärungen: Wenn wir zum Beispiel Dentie herstellen – Aubergine (Yin) mit Salz (Yang) mischen und diese Mischung lange Zeit (Yang) rösten (Yang), bis es ein schwarzes Pulver (stark Yang) wird –, bekommen wir ein starkes Yang-Medikament, das aber die Yin-Informationen der Aubergine (Yin) noch enthält und somit die Kraft hat, ins Gewebe einzudringen (Yin) und im Gewebe zu yangisieren. Ein weiteres Beispiel sind Ingwer-Umschläge, nur diesmal umgekehrt.

Dentie: Zahnpasta aus verkohlten Auberginen und Meersalz

2.20 Prinzipien bei der Anwendung der Medikation

Wir wählen Materialien aus, die sehr wirksam sind und überhaupt keine Nebenwirkungen haben. In der fernöstlichen Medizin werden drei Arten von Medikationen unterschieden:

- Die höchste Stufe der Medikation oder Jo-Yaku: Jo bedeutet „oberste Stufe", Yaku bedeutet „Medikation". Diese Medikation wirkt sehr effektiv und hat keine Nebenwirkungen.
- Die mittlere Stufe der Medikation erzeugt gelegentlich Nebenwirkungen, abhängig von der Person oder der Situation.
- Die untere Stufe der Medikation oder Ge-Yaku: Ge bedeutet „untere Stufe". Diese Medikation wirkt auf die Symptome, erzeugt jedoch Nebenwirkungen.

Als grundlegendes Prinzip sollten wir versuchen, Jo-Yaku zu bekommen, wann immer wir Naturmedizin benötigen.

- Wir wählen Materialien (Kräuter, Gräser, Mineralien), die leicht erhältlich sind und aus unserer Umwelt stammen. Dies ist ein ökonomisches und ökologisches Prinzip.
- Um Kräuter- und Mineralienmedikationen zu verwenden, sollten wir ein klares Verständnis von der InYologie haben.
- Wir sollten lediglich die notwendige minimale Menge der Medizin benutzen und sie nur so wenige Male wie möglich einnehmen. Das betrifft auch Jo-Yaku, welches keine Nebenwirkungen erzeugt.
- Tatsächlich kann alles zur Medizin werden, wenn jemand das zugrundeliegende Prinzip von Yin und Yang versteht.

In der traditionellen naturheilkundlichen Anwendung ist es sehr selten, dass tierische Mittel verwendet werden, obwohl verschiedene durchaus medizinische Wirkungen haben. Ich zeige Dir bei Bedarf, wie und zu welchem Zweck tierische Mittel in der traditionellen fernöstlichen Medizin verwendet werden.

Bei der Zubereitung von Ginseng ist die Verwendung eines Eisenbehälters streng verboten, weil der den Ginseng „tötet". Eisen ist starkes Yin, und Ginseng Yang. Was für ein feines Empfindungsvermögen hatten diese Philosophen-Ärzte! Nicht ein einziger japanischer Arzt kann heute eine Erklärung für dieses Verbot geben. Was für ein grobes Empfindungsvermögen haben die modernen Leute! Dem zufolge dürfen wir uns nicht an den Eigenschaften der Elemente festhalten, sondern müssen danach suchen, was sie erzeugt, und das, ohne irgendwelche Hypothesen aufzustellen. Die von den Elementen unter identischen Bedingungen ausgesandten Strahlungen scheinen mir deren Natur besser zu charakterisieren, als all die anderen von der abendländischen Wissenschaft festgestellten Eigenschaften. Die Spektroskopie wird es uns möglich machen, einen Massstab für die Messung der Yin–Yang-Aktivitäten anzugeben. Ausserdem wissen wir, dass langwellige Strahlung (rot) und kurzwellige Strahlung (blau) entgegengesetzte

Tendenzen aufweisen: Erstere ist aufregend und eher wärmeerzeugend, letztere ist beruhigend und weniger wärmeerzeugend, somit ist die erste Yang und die zweite Yin. So können wir das Spektrum als ein Bild von der innersten Natur (Shiki soku ze Ku) ansehen. Ausser den Elementen muss man auch alle Faktoren und alle Wirkstoffe gemäss ihrer Natur einteilen. Wir können dann alle chemischen Reaktionen, eingeschlossen die Affinität, erklären.

2.21 Tabak – Medizin versus Gift

Hat das Rauchen von Zigaretten eine Yin- oder Yang-Wirkung auf den Menschen?

Tabak wächst in einem warmen (Yang) Klima. Da Yang Yin erzeugt, ist Tabak Yin. Tabak erreicht eine beträchtliche Höhe. Wachstum = Ausdehnung in vertikaler Richtung = Yin. Seine Art des Wachstums weist Tabak also als Yin aus. Das Tabakblatt ist gross (Yin), grün (Yin) und reich an Chlorophyll (Yin).

Geerntet verliert Tabak Feuchtigkeit (Yin) aufgrund der Lagerung auf Trocknungsgestellen. Trocknen oder Wasserverlust ist Yang (Zusammenziehung), da Wasser (Yin) ein Faktor der Ausdehnung (Yin) ist. Man betrachte z.B. die Ausdehnung eines trocknen Schwammes, sobald er in Wasser gelegt wird.

Reifen bzw. Vergehen von Zeit ist Yang, beispielsweise verliert frisches Gemüse Wasser und wird schrumpelig bei langer Lagerung, das Farbspektrum reicht von Rot (heiss oder Yang) bis hin zu Purpur (kalt oder Yin). So wandelt sich das grüne (Yin) Tabakblatt in ein goldenes Braun (Yang), bevor es zur Zigarette verarbeitet wird.

Das Tabakblatt ist gross (Yin) zur Reifezeit, doch nach Trocknung und Lagerung wird es in schmale Streifen geschnitten. Alles Grosse ist ausgedehnter als etwas Kleines. Somit ist es Yin.
Wir yangisieren bzw. kondensieren etwas, wenn wir es in feine Streifen schneiden.
Schliesslich rollt man den Tabak in Zigarettenform und zündet ihn an. Beim Vorgang der Verbrennung zieht sich die Zigarette zusammen (Yang). All das, was am Ende übrigbleibt, ist ein Haufen Asche (Yang). Die Asche repräsentiert die letztendliche Beseitigung aller Yin-Elemente des Tabaks. Dass alles Yin tatsächlich ausgeschieden wird, ist anhand des blau-violetten (Yin) Rauches ersichtlich, der geradewegs vom brennenden Ende der Zigarette in die Luft steigt. Der Rauch, der aus dem Mundstück der Zigarette strömt, ist gelbbraun, getönt mit roten Spuren (Yang).
Testet man dieses in einem Raum ohne Luftbewegung, so zeigt sich, dass der am Mundstück der Zigarette entweichende Rauch von selbst eine Abwärtsbewegung (Yang) beschreibt. Er wird von zentripetaler Kraft beherrscht.

Der blau-violette Rauch ist zentrifugal = Yin. Der gelb-rot-braune Rauch ist zentripetal = Yang

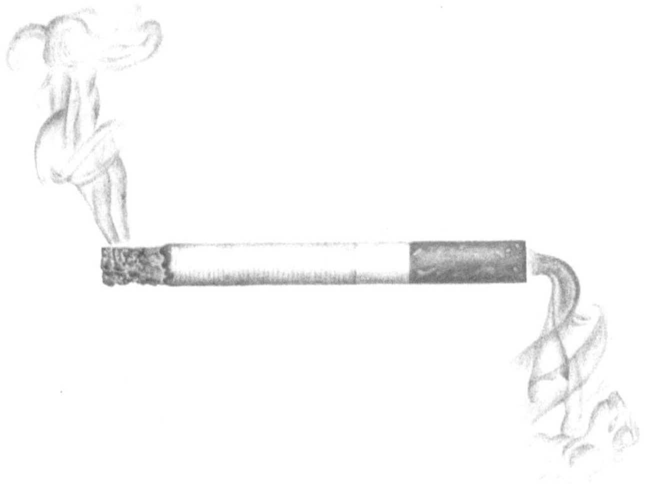

Abbildung 25: Zigarettenrauch

Was der Raucher inhaliert, ist nicht der violette (Yin) Rauch, sondern der gelb-rote Rauch, der Yang ist.
Der violette Rauch enthält die Yin-Bestandteile, während der gelb-rote Rauch die Yang-Bestandteile aufweist. Mit den Mitteln biochemischer Analysen kann das sehr leicht und mit einem hohen Masse an Genauigkeit nachgewiesen werden.

Blutgefässe im menschlichen Organismus werden durch Rauchen zusammengezogen.
Natürlicherweise folgt daraus, dass derjenige, der raucht, im Allgemeinen dünner ist als der Nichtraucher. Das kann man so generell nicht sagen, weil Rauchen nicht der einzige Faktor für die Figur eines Menschen ist. Genauso viele Raucher sind dick. Wenn die Blutgefässe zusammengezogen werden, dann muss diese Person einen Thrombozytenaggregationshemmer (Aspirin) nehmen, sonst kann es zu Herzinfarkt oder Hirnschlag kommen. Oder ein OPC (falls es genug stark wirkt). Wobei 1 Kapsel à 140 mg OPC wie 500 mg Aspirin wirkt, aber ohne die Nebenwirkungen von Aspirin.

Das sind Beispiele für die Wirkungsweise der zentripetalen Kraft, also Zusammenziehung oder Yangisierung. Dagegen nimmt derjenige, der mit dem Rauchen aufhört, in der Regel zu. Ist es nicht einfach so, dass man dann eine Ersatzdroge in Form von Zucker zu sich nimmt und deswegen zunimmt? Ohne zu essen kann man nicht einfach so zunehmen, weil man aufhört zu rauchen. Jemand wird stattlicher, ausgedehnter (zentrifugale Bewegung = Ausdehnung = Erweiterung = Yinnisierung). Nur weil er mit dem Rauchen aufhört, sicher nicht. So wie Rauchen die Gefässe zwar zusammenzieht, lässt Aufhören mit Rauchen die Gefässe auch wieder ausdehnen. Aber eben vor allem die Blutgefässe und nicht die Fettzellen. Rauchen regt das Yang-Nervenzentrum (Parasympathikus) an, welches wiederum Yin-Organe stimuliert (Magen, Darm usw.) und

Yang-Organe hemmt (Nieren, Leber, Herz usw.). Yang-Nahrungsmittel regen Yang-Nerven an, da sie zunächst Yin-Gliazellen anregen, die ihrerseits dann wiederum Yang-Nerven stimulieren, während Yin-Nahrungsmittel zunächst Yang-Gliazellen anregen usw.

Meine Erklärung bis hier gilt nur am Beispiel mit traditionellem, natürlichem Bio-Tabak.
Hier eine Aufzählung, was in den heutigen Zigaretten auch enthalten ist:

- Karzinogene (krebserzeugende) und kardiotoxische (herzschädigende) (Yin) Stoffe: Cadmium (Yin), Benzol (Yin), Benzpyren (Yin), Spuren des radioaktiven Poloniums (Yin) (hängt auch davon ab, wie viel Glyphosat-Düngemittel (Yin) verwendet wurde beim Tabakanbau.)
- Blut-toxische Stoffe: Kohlenstoffmonoxid (CO) (Yang), es ist ein farb- und geruchloses Gas (Yin) mit einer hohen Toxizität. Verminderter Sauerstofftransport.
- Neurotoxische Stoffe: Nikotin (Yang), eine ölige, farblose Flüssigkeit. Ein Alkaloid-Nervengift. Pro Zigarette ca. 400 mg.
- Reizende Substanzen: Ammoniak (Yin), Stickstoffoxide (Yin).
- Zucker (Yin) in Form von Zuckermelasse. Zwischen 5 bis 40 % je nach Hersteller.

Es ist also nicht das Nikotin (Yang) welches Krebszellen wachsen lässt sondern die anderen giftigen Yin-Stoffe. Krebs kann immer und in jedem Fall nur in einem stark säurebildenden-Yin-Milieu entstehen und wachsen und und mit noch mehr Yin metastasieren in den Lungen und im ganzen Körper.

Jetzt gehen wir einen Schritt weiter. Der grösste Zuckerverbraucher der Welt ist die nahrungsmittelverarbeitende Industrie. Wer auch sonst. Aber wer liegt hier auf Platz zwei und legt noch ständig zu? Die Antwort wird Dich überraschen: die Tabakindustrie. Genaue Zahlen werden allerdings als Firmengeheimnisse behandelt. Wir erfahren zwar auf jeder Zigarettenschachtel und in jedem Werbespot vom Gesundheitsminister, dass Rauchen unserer Gesundheit schadet, aber die Zigarettenfabrikanten sind nicht verpflichtet, uns weitere Informationen über die Zusatzstoffe zu geben.

Bonbon-Produzenten müssen auf Packungen und Tüten den Hinweis unterbringen, dass ihr Produkt im Wesentlichen aus Zucker besteht. Auch auf jeder Konservendose findest Du mittlerweile eine Aufstellung der Inhaltsstoffe. Wer hingegen eine neue Sorte Waffeleis auf den Markt bringen will, muss zwar in allen Einzelheiten angeben, woraus die Waffeln bestehen, über die Zusammensetzung der Eiscreme zwischen den Waffeln darf er sich allerdings ausschweigen. Beim Tabak sieht das ähnlich aus: Wir erfahren etwas über den Teer- und den Nikotingehalt von Zigaretten, die Hersteller lassen sich lang und breit über die Filter aus, aber was sonst noch im Tabak enthalten ist, sagen sie uns nicht.

Zugelassene Stoffe und ihre Wirkung:
Zucker und Ammoniak karamellisieren zusammen und erzeugen dadurch einen weichen Geschmack. Zucker wirkt gesundheitsgefährdend (kanzerogen) durch Veränderungen bei der Verbrennung. Menthol und Gewürznelken vermindern das Reiz- und Schmerzempfinden der Lunge, sodass der Rauch tiefer und beschwerdefreier inhaliert werden kann.
Laut Tabakverordnung sind nur bestimmte Verbindungen als Feuchthaltemittel zugelassen. Im Einzelnen handelt es sich um Glycerin, Propylenglycol, Triethylenglycol und 1,3-Butylenglycol. Schelllack als Klebemittel, Lakritze, Kaffee, Guarkernmehl, mit Säuren behandelte, dünnkochende Stärke. Konservierungsstoffe: Sorbinsäure (E 200), Natriumsorbat, Kaliumsorbat (E 202) und Calciumsorbat (E 203), Benzoesäure (E 210) und Natriumbenzoat (E 211), para-Hydroxybenzoesäureethylester (E 214), para-Hydroxybenzoesäurepropylester (E 216) und deren Natriumverbindungen (E 215 und E 217). Ammoniumverbindungen wie Ammoniumchlorid sind in Deutschland für Kautabake zugelassen – nicht für Tabak zum Rauchen.

Bei der Herstellung von rauchgebeizten Zigaretten werden durchschnittlich 5 Prozent Zucker zugesetzt. Bei Zigarren sind es bis zu 20, bei Pfeifentabak ungefähr 40 Prozent. Dieser Zucker gelangt grösstenteils in Form von Melasse in den Tabak. Chemische Untersuchungen und Testreihen haben ergeben, dass der Zucker im Tabak möglicherweise eine der Ursachen von Lungenkrebs ist. So gab es etwa einen interessanten Vergleich zwischen Lungenkrebs-Statistiken aus Ländern, in denen zuckergebeizter Tabak geraucht wird, und Ländern, in denen der Tabak mit anderen Verfahren (ohne den Zusatz von Zucker) behandelt wird. In der Kultur des Westens ist der Tabak fast ebenso neu wie der raffinierte Zucker. So viel wir wissen, haben die amerikanischen Indianer schon seit undenklichen Zeiten ihre Friedenspfeifen geraucht. Aber der weisse Mann lernte diesen Brauch erst kennen, als Kolumbus 1492 auf Kuba beobachten konnte, wie die einheimische Bevölkerung dort Tabak rauchte und kaute. Für die Urbevölkerung des amerikanischen Kontinents bestand ein enger Zusammenhang zwischen dem Rauchen und wichtigen religiösen Stammeszeremonien. Gelegentlich wird behauptet, Tobacco sei in Mexiko das indianische Wort für „Kraut" gewesen. Andere Vermutungen gehen dahin, dass die Indianer die y-förmige, hölzerne Röhre, mit der sie den Rauch durch die Nase inhalierten, als Tobacco bezeichnet haben.

Nach Europa gelangte die Tabakpflanze 1558 durch einen Arzt, den Philipp II. von Spanien ausgesandt hatte, um die Flora und Fauna Mexikos zu erforschen. Wenig später überreichte der französische Gesandte in Portugal seiner Königin Katharina von Medici einige Tabaksamen als Geschenk. Der Name jenes Gesandten, Jean Nicot, wurde in dem latinisierten Namen der Tabakpflanze verewigt: Nicotinia.

Der Nicotinia wurden heilkräftige medizinische Eigenschaften zugeschrieben. Sie entwickelte sich schnell zur Wunderdroge ihrer Zeit. Von ihrer Anhängerschaft wurde die Pflanze auch herba santa (heiliges Kraut) oder herba panacea (Kraut für jeden Zweck) genannt. Schon im siebzehnten Jahrhundert hatte sich die Tabaksucht wie ein Lauffeuer in allen europäischen Ländern ausgebreitet. Auch die oft ablehnende Haltung von Kirche und Staat, die den Tabakgenuss mit Exkommunikation und Todesstrafe belegten, hatte das nicht verhindern können. Und als selbst die Drohung mit der Todesstrafe nicht fruchtete, verlegten die Regierungen sich eben darauf, den Tabak mit Steuern zu belegen.

Tabak wurde im Laufe der Zeit auf der ganzen Welt angebaut, aber die grössten Plantagen finden sich nach wie vor in den USA. Ursprünglich beizte man den Tabak dort in der althergebrachten Weise, die man von den Indianern übernommen hatte: Die angewelkten Blätter wurden einfach auf einem Gestell in der Sonne getrocknet. Mit der Zeit wurden diese Gestelle dann überdacht oder zum Schutz der Ernte vor Regen gleich in Scheunen aufgestellt. Wurde es zu kalt, dann konnte man den Trocknungsprozess hier mit künstlicher Hitze unterstützen. Der Grossteil des Zigarrentabaks ist heutzutage luftgebeizt. Bei diesem Verfahren dauert es etwa drei Monate, bis die Tabakblätter mürbe genug sind, und durch die Fermentierung verbleiben nur Spuren des natürlichen Zuckers im Tabak. Bei der Rauchbeize (der sogenannten Virginia-Beize) wird der Tabak frisch vom Feld in einem Raum aufgehängt, in den man mittels eines Rohrsystems die Rauchgase eines Feuers leitet. Da die Temperaturen bei diesem Verfahren bis auf 170 Grad ansteigen, trocknet der Tabak wesentlich schneller. Und weil Zeit im Geschäft mit dem Tabak (wie auch bei allen anderen Geschäften) Geld ist, ist die Rauchbeize natürlich billiger, als die oben genannten Methoden. Das Problem ist allerdings, dass die intensive Hitze die natürlichen Enzyme blockiert, die bei den anderen Verfahren den im Tabak enthaltenen natürlichen Zucker in Gärung versetzen. Deshalb kann rauchgebeizter Tabak zu mehr als 20 Gewichtsprozenten aus Zucker bestehen.

Noch komplizierter wird die Angelegenheit dadurch, dass vor allem für Zigaretten und Pfeifentabak verschiedene Sorten miteinander vermischt und mit Würzsaucen versetzt werden. Bei diesem Prozess kommt schon seit langer Zeit Zucker (Sucrose) zum Einsatz. In Grossbritannien wurden die Tabakblätter um die Jahrhundertwende angeblich nur mit reinem Wasser angefeuchtet, aber in den USA verwendete man bereits damals „bestimmte Saucen", die aus einer Mischung aus in Wasser aufgelösten aromatischen Substanzen wie Zucker, Süssholz, gewöhnlichem Salz und Salpeter bestehen. Diese Saucen sollen den Geschmack und die Brenneigenschaften der Tabakblätter verbessern. Wer jemals eine französische Zigarette nach einigen Zügen zur Seite legen musste, konnte beobachten, dass sie im Aschenbecher von selbst ausgeht. Amerikanische Zigaretten hingegen qualmen von alleine weiter.

Der inzwischen verstorbene Dr. Richard D. Passey vom Londoner Chester-Beatty-Institut hat zwanzig Jahre lang die Zusammenhänge zwischen Rauchen und Krebs erforscht. Als ihm dabei auffiel, dass Zigarrenraucher viel seltener an Lungenkrebs litten als Zigarettenraucher, untersuchte er den Unterschied zwischen Zigarren- und Zigarettentabaken genauer. Er stellte fest, dass der grösste Teil der britischen Zigarettentabake rauchgebeizt ist, Zigarrentabake hingegen nach dem Verfahren der Luftbeize fermentiert werden. In vielen Ländern (so auch in den USA) enthalten die Zigaretten Mischungen beider Tabaktypen, und in fast allen Ländern Osteuropas und Asiens bestehen sie sogar meist vollständig aus luftgebeiztem Tabak.

Nach den Aussagen Dr. Passeys entwickelt sich beim Verbrennen der verschiedenen Tabakarten jeweils ein völlig anderer Rauch. Beim Verbrennen von Tabak mit hohem Zuckeranteil entsteht stark säurehaltiger Rauch, während der Rauch von Tabak mit niedrigem Zuckergehalt nur schwach sauer oder sogar alkalisch ist.
Der britische Tabakexperte Dr. Passey hatte die Zigarettenmarken verschiedener europäischer Staaten mit den jeweiligen Krebsraten dieser Staaten verglichen: England und Wales weisen die weltweit höchste Lungenkrebsrate bei Männern auf, und britische Zigaretten haben mit 17 Prozent den weltweit höchsten Zuckergehalt. In Frankreich liegt der Zigarettenkonsum pro Kopf zwar um etwa zwei Drittel höher als in England, die Krebsrate dagegen ist dort nur ein Drittel so hoch. Französische Zigaretten werden aus luftgebeiztem Tabak hergestellt, der nur zwei Prozent Zucker enthält.

In den USA werden pro Kopf zwar mehr Zigaretten geraucht als in Grossbritannien, aber die Lungenkrebsrate ist nur halb so hoch. Amerikanische Zigaretten werden aus einer Mischung beider Tabaktypen hergestellt, sie enthalten durchschnittlich 10 Prozent Zucker. In Russland, China, Formosa und anderen Ländern werden die Zigaretten aus luftgebeiztem Tabak hergestellt. Die Methode, nach der man den Tabak dort trocknet und fermentiert, ähnelt dem Verfahren, das schon die Indianer vor der Erfindung der Zuckersaucen anwandten. In diesen Ländern lässt sich überhaupt kein Zusammenhang zwischen Rauchen und Krebs feststellen.

Obwohl das maoistische Regime in China unaufhörlich zur Leibesertüchtigung aufruft, war China eines der wenigen Länder der Welt, in denen es lange keine staatliche Nichtraucherkampagne gab. Chinesische Zigaretten hatten angeblich extrem niedrige Teer- und Nikotinwerte und enthielten nur sehr wenig Zucker.

Ich staune immer wieder über die offizielle Ansicht, Rauchen verursache Lungenkrebs. Ich glaube, alle Krebsinstitute der Welt werden in absehbarer Zeit zugeben müssen, dass der erschreckende Zuckerkonsum, die chemischen Zusätze in unseren Nahrungsmitteln und vor allem auch die chemisch verseuchten tierischen Eiweisse in unserer Ernährung bei der Entstehung von Lungenkrebs eine gewichtige Rolle spielen.

Meiner Ansicht nach bilden viele Menschen deshalb Krebs-Zellen, weil sie zu viel an Yin-Nahrungsmitteln zu sich nehmen – eben Zucker und künstliche chemische Zusätze. Naturtabak-Rauchen ist ausgesprochen Yang und deshalb dem übermässigen Konsum von Früchten, Obstsäften, Limonaden und anderen kohlenhydrathaltigen, koffeinhaltigen Zuckerzubereitungen vorzuziehen.

Bei den Indianern stand der naturbelassene Tabak einst im Ansehen eines Heilmittels gegen eine Vielzahl von Krankheiten. Da die handelsüblichen Zigaretten unnatürliche Chemikalien und Zucker enthalten, solltest Du diese meiden und Deine Zigaretten selbst drehen. Verwende dabei nach Möglichkeit natürlich angebauten Tabak und chemisch unbehandeltes Zigarettenpapier.

Menschen mit schwachen Lungen, Nieren oder einer schwachen Leber haben generell eine schwache Konstitution und sollten nur wenig rauchen. Tabak ist keine Notwendigkeit wie das Essen, sondern ein Genussmittel. Bei Genussmitteln kommt es immer darauf an, ein gesundes Gleichgewicht zwischen dem Genuss und seinen schädlichen Wirkungen einzuhalten.

Ich unterstütze das Rauchen nicht. Wenn Du rauchen willst, dann achte bitte auf einen Natur-Tabak ohne Zusätze.

2.22 Yin- und Yang-Klassifizierung von Elementen durch Spektroskopie

Alle chemischen Elemente senden spezifische Wellenlängen aus. Anders gesagt, wenn Elemente langwellige Strahlung erzeugen, sind sie Yang. H (Wasserstoff), Na (Natrium), C (Kohlenstoff) und Li (Lithium) sind solche Elemente. Emittieren die Elemente kurzwellige Strahlen, sind sie Yin. O (Sauerstoff), N (Stickstoff), P (Phosphor) und K (Kalium) wären hier zu nennen.
Wie wir auf Tabelle 12 sehen können, hat Na eine langwellige Strahlung und ist damit Yang, K gibt kurzwellige Strahlen ab und ist Yin, das bestätigt Ishizukas Theorie. Die meisten Lebewesen sind reicher an Yin als an Yang-Elementen. Entsprechend hat es mehr K als Na in Tieren wie in Pflanzen. Die ideale Proportion von K: Na in der Nahrung für den Menschen mit 8:1.

Wir untersuchen nun das Gesetz von Fu-Hi, indem wir es in die Sprache der modernen Chemie übertragen. Wäre es noch anwendbar, verwendbar oder zumindest akzeptabel für den Bereich der Chemie, würden wir überrascht sein ob der Weisheit des Fu-Hi. Und halten wir uns sodann die Einfachheit, die Naivität, die Ungeschliffenheit vor Augen, in der seine Forschungen vonstattengingen, würden wir wohl noch einiges mehr überrascht sein.

Der InYologie zufolge dürfen wir uns nicht an den Eigenschaften der Elemente festhalten, sondern müssen danach suchen, was sie erzeugt, und das, ohne irgendwelche Hypothesen aufzustellen.
Die von den Elementen unter identischen Bedingungen ausgesandten Strahlungen scheinen mir deren Natur besser zu charakterisieren als all die anderen von der abendländischen Wissenschaft festgestellten Eigenschaften.

Die Spektroskopie macht es uns möglich, einen Massstab für die Messung der Yin-/Yang-Aktivitäten anzugeben.
Ausserdem wissen wir, dass langwellige Strahlung (rot) und kurzwellige Strahlung (blau) entgegengesetzte Tendenzen aufweisen: erstere ist aufregend und eher wärmeerzeugend, letztere ist beruhigend und weniger wärmeerzeugend, somit ist die erste Yang und die zweite Yin. So können wir das Spektrum als ein Bild von der innersten Natur (Shiki soku ze Ku) ansehen.

Weitere solcher Bilder sind das ultraviolette und das infrarote Spektrum. (Das Gesetz der photomagnetischen Resonanz von Helmholtz Ein Helmholtz-Resonator, benannt nach Hermann Ludwig Ferdinand von Helmholtz (1821-1894), ist ein akustischer Resonator. Dem Laien dürfte er aus dem Alltag bekannt sein als Flasche, die am Hals angeblasen einen Ton erzeugt. Helmholtz entwickelte diesen Resonator im Jahre 1859, um mit seinem Ohr an der oberen spitzen Öffnung einen einzigen Grundton aus einem Klanggemisch nachzuweisen, das in die untere Öffnung eindringt.
Der Resonator wurde anfangs aus Glas geblasen und später aus Messingblech geformt.
Ich berufe mich jedoch nicht auf solche Gesetze. Ich habe bessere Grundlagen.

Ausser den Elementen muss man auch alle Faktoren und alle Wirkstoffe gemäss ihrer Natur einteilen. Wir können dann alle chemischen Reaktionen, eingeschlossen die
Affinität, erklären. (Beiseite lassen werde ich diejenigen Fälle, wo das sekundäre Absorptionsspektrum anstelle der verschwundenen Hauptelemente eine Hauptrolle spielt.)

Spektroskopische Klassifizierung

Die nachstehende Tabelle ist in sechs Reihen unterteilt:

1. Beginnt auf der linken Seite und umfasst alle Wellenlängen oberhalb 650 nm,
2. Strahlung von 649 bis 600 nm,
3. Strahlung von 599 bis 575 nm,
4. Strahlung von 574 bis 482 nm,
5. Strahlung von 481 bis 428 nm,
6. Strahlung unterhalb 428 nm.

Eine imaginäre Linie mitten im grünen Bereich teilt die ganze Tabelle in zwei Teile. Ihr Platz war im Voraus bestimmt zwischen den beiden benachbarten komplementären Farben. Die auf der linken Seite positionierten Elemente werden durch die Yang-Aktivität, die auf der rechten Seite durch die Yin-Aktivität charakterisiert. Diese Aktivitäten manifestieren sich in unterschiedlichem Grad, doch lässt sich generell gesehen sagen, dass bei zwei vorgegebenen Elementen, gleichgültig, welche Beziehung sie zu dieser Linie haben, dasjenige am weitesten links von Yang charakterisiert wird und das andere von Yin, vergleicht man die beiden miteinander.

Yin und Yang Klassifizierung der Elemente durch Spektroskopie

Tabelle 12: Spektroskpische Einteilung der Elemente

Rot	Orange	Gelb	Grün	Blau	Violett
Über 650 nm	649 bis 600 nm	599 bis 575 nm	574 bis 482 nm	481 bis 429 nm	Unter 428 nm
Zentripetalkraft					Zentrifugalkraft

	Li	H						He								Be							
		C				Na					Ne						F				B		
											Mg									O	N		
												Cl						P			Al	Si	
																		S					
										Sc									A				
											Cr			Ti			V		Ca	K			
											Ni										Mn		
																			Fe				
														Cu							Co		
													Zn							Ga			
														Ge									
										As			Se										
													Br						Kr	Rb	Sr		
																			Y		Zr		
											Pd				In					Nb			
												Ag		Cd					Rh	Ru		Mo	
										Te		I		Cs					Xe	Sb			
															Ba				Ce			La	
															Sm				Nd	Pr			
																			Em				
																			Tb	Eu			
										In		Ta							Dy				
											Pt		Au						Ho	Er		Tu	
								Hg			Tl								W	Os			

Die Elemente werden ihrer Natur entsprechend, Yin oder Yang, eingeteilt. Ihre Anziehung und ihre Abstossung ist die Erklärung für die chemischen Reaktionen, denn auch die äusseren Bedingungen, die physikalischen Kräfte, die Gleichgewichtsfaktoren usw. werden nach Yin und Yang klassifiziert, und das stets auf eine relative Weise, denn wie sich zeigen wird, ist nichts absolut Yang, nichts absolut Yin.
Vom chemischen Aspekt her können wir zusammenfassen, was wir soeben gesagt haben, in einigen einfachen Lehrsätzen, die zugleich die Affinität und die Reaktionen regeln.

Spektroskopie Zusammenfassung:

1. Jedes Element besitzt seine eigene Aktivität, nämlich die Aktivität Yang oder die Aktivität Yin, desgleichen haben auch die Verbindungen entweder die eine oder die andere Aktivität, und zwar auf unendlich variable und relative Weise.
2. Die Aktivität Yang und die Aktivität Yin sind gegensätzlich.
3. Die Aktivität Yang und die Aktivität Yin ziehen einander an.
4. Ist eine Substanz in einem stabilen Zustand (was niemals der Fall ist), heisst das, dass ihre eigene Aktivität vorübergehend durch eine antagonistische Kraft neutralisiert wird.
5. Alle chemischen Elemente und alle physikalischen Kräfte haben etwas von der Yang-Aktivität bzw. der Yin-Aktivität. Man kann sie nicht getrennt behandeln.
6. Die Anziehung zwischen Elementen ist umso grösser, je weiter sie voneinander entfernt sind, sei es innerhalb einer speziellen Kategorie, sei es in verschiedenen Kategorien.
7. In dem letzen Fall ist die Anziehungskraft grösser. Beispiel: Cu0 + H2 = H20 + Cu - das zeigt, dass sich die Fähigkeit der Anziehung oder Abstossung mit der Entfernung, die die Elemente in der Tabelle voneinander trennt, verändert. Die Entfernung von 0 zu Cu ist geringer als die von 0 zu H.
8. Die Kraft der Abstossung ist umso grösser, je grösser die Nähe zwischen ihnen ist.
9. Elemente, die dieselbe Aktivität und grosse Nähe aufweisen, gehen keine Verbindung ein. Will man sie verbinden, muss man (wenn sie Yang sind) über eine Quelle für Yin Aktivität bzw. (wenn sie Yin sind) über eine Quelle für Yang-Aktivität verfügen. Beispiele: C verbindet sich nicht mit H, ausser man nimmt: 2H (Yang) + Ultraviolettstrahlen (Yin) + 2C (Yang) = C2H2 (Yin). N verbindet sich nicht mit 0, ausser man nimmt: N (Yin) + Hitze (Yang) + 20 (Yin) = N02 (Yang). (CO2 + H2 O) x 200 Mikro-Ängströmeinheiten Lichtstrahlen (Yin) - CHOH. (Bail, Baker, 1921) (C02 + H20) x Mg - Formaldehyd. (Fenton)
10. Eine der stärksten Quellen für Yang-Aktivität, z.B. Hitze, kann den Charakter jeden Yin-Systems verändern, desgleichen die Ultraviolettstrahlen (Yin) in Zusammenhang mit Yang-Systemen.
11. Na ist typischer Vertreter der Yang-Kategorie; K ist typischer Vertreter der Yin-Kategorie.

Relativität der Aktivitäten von Elementen:

1. Die verschiedenen Zustände des Gleichgewichts müssen in Gleichungen dargestellt werden, wo man nicht nur die beteiligten Stoffe, sondern auch noch alle in den Vorgang eingebundenen physikalischen und chemischen Kräfte berücksichtigt.
2. Man kann mithilfe dieser Klassifizierung durch Spektroskopie den Ursprung bestimmter Wissenschaften begreifen, deren Grundlage auf der Rolle eines wichtigen Elementes beruht, welches durch seine Position in der Tabelle gut charakterisiert ist. Beispiele: C und die organische Chemie; H und die Ionenchemie; Na-K und die Bio-Medizinische Chemie des Fernen Ostens, etc.
3. Die Elemente mit der grössten Dichte sind mit Yang-Aktivität versehen, im Gegenzug diejenigen mit der geringsten Dichte mit Yin-Aktivität.
4. Die im mittleren Bereich der Tabelle gelegenen Elemente haben mehr oder weniger gleichgewichtig teil an beiden Aktivitäten (Halogene, Katalysatoren, Edelmetalle usw., alle mit „mystischen" Eigenschaften ausgestattet).

Erklärung einiger einfacher chemischer Phänomene durch die Aktivitäten Yin und Yang:

1. Br (Yin) verbindet sich nicht mit Au (Yin), auch nicht mit Pt (Yin).
2. $2H_2$ (Yang) und O_2 verbinden sich leicht, da sie von essentiell unterschiedlicher Natur sind.
3. H (Yang) wird an der Kathode von Li (Yang) ersetzt, denn letzteres ist reicher an Yang-Aktivität.
4. $3Fe + 4H_20 = Fe_30_4 + 4H_2$. Warum wird H in dieser Reaktion frei und nicht 0? Deshalb: [Fe (Yin) + Hitze (Yang)] + [0 (Yin) + Hitze (Yang)] = Hitze (Yang) x [Fe (Yin) + 0 (Yin)]. Weil H aber Yang ist, verbindet es sich nicht mit der Hitze (Yang) und entschwindet in die Luft (Yin).
5. Antagonismus zwischen Calcium und Kalium.
6. Gemäss der inyologischen spektroskopischen Klassifizierung unterscheiden sich Ca und K in ihrer Natur nur wenig. Doch gewisse Kreise bestehen auf ihrem Antagonismus in Physiologie und Medizin. Das kommt daher, weil Methoden der Aufbereitung und Lösung usw. die Natur von Ca umgewandelt haben. Im Angesicht von Kalium ist Calcium Yang.
7. Weisser Phosphor und roter Phosphor.
8. Die chemische Formel, die die Transformation von weissem P in roten P darstellt, lautet P = P.
9. Die Unterschiede sind indes bemerkenswert: Geruch, Schmelzpunkt, Form usw., vor allem aber die Schädlichkeit: 0,1g des einen reicht aus, einen Menschen zu töten, wohingegen der andere von unserem Organismus gar nicht absorbiert werden kann und unversehrt ausgestossen wird.
10. Gemäss der InYologie ist weisser P ein mit Yin-Aktivität versehenes Element, und zwar zu einem beträchtlichen Grad, genauso wie die benachbarten giftigen Elemente 0, N, F, S usw. Doch in rotem P ist diese Yin-Aktivität zumindest zum Teil durch Hitze (Yang) neutralisiert. Die Gleichung lautet: P (Yin) x Hitze (Yang) = P (Yang'), oder besser P (Yin) x Hitze >230°C (Yang) = P (Yang'). Die Hitze kann durch Licht ersetzt werden. Die chinesische Chemie zieht

ernsthaft in Betracht, was sich in der Parenthese findet, während die moderne Chemie sich vor allem damit beschäftigt, was wiegbar ist.

11. 2N02 (Yang) N204 (Yang) Yang
12. N02 (Yang) ist rot; N204 (Yang) Yang ist farblos. Um dieses Phänomen zu verstehen, braucht man nur etwas elementare Physik zu lernen; man braucht nur einen roten Gegenstand durch ein rotes Glas hindurch zu betrachten. Diesen Fall gibt es oft genug ausserhalb des Chemielabors, in allen Bereichen des praktischen Lebens

3 Naturgesetze

Es stellt sich oft die Frage nach der Willensfreiheit des Menschen im Zusammenhang mit der universellen Ordnung. Was ist eigentlich im Leben vorbestimmt und was kann der Mensch mit seinem Willen frei entscheiden? Selbstverständlich ist die ganze „Schöpfung" nicht chaotisch und nicht ohne Ordnung „entstanden". Es gibt eine universelle Ordnung und dementsprechend ein Naturgesetz. Anders ausgedrückt kann man auch sagen: Das universelle Gesetz ist der Wille „Gottes" oder des „Grossen Geistes", wie die Indianer – und auch ich – „Es" nennen. Die ganze Schöpfung richtet sich nach diesem Gesetz. Der Mensch als ein Teil dieser Schöpfung ist also auch in diese Gesetzmässigkeit eingebettet. Für die Menschen hat dieses universelle Gesetz ebenfalls volle Gültigkeit.

Es gilt der Lehrsatz:
Studiere vor allem anderen und um jeden Preis die Ordnung des Universums.

Wenn wir die Ordnung des Universums nicht bewusst kennen, so wirkt sie trotzdem und hat ihre volle Gültigkeit. Wenn wir sie bewusst studieren, so hat sie keine andere Gültigkeit, aber wir können bewusster in Harmonie (oder Disharmonie) mit dieser Naturordnung leben.

Früher hatten die Menschen noch in viel stärkerem Masse Kenntnisse der Naturgesetze, als es die Menschen heutzutage haben. Das Wissen um die Ordnung der Natur ist stetig mehr verloren gegangen und vergessen worden. Es traten immer mehr wissenschaftliche „Weisheiten" anstelle der Naturweisheiten. Die Menschen von heute sind in der Regel mit künstlich erzeugten Reizen und Informationen überflutet und oft nicht mehr in der Lage, diese Informationsfülle noch richtig zu verarbeiten (den Weizen von der Spreu zu trennen).

Es wird zunehmend schwieriger, noch klar zu sehen, was ist wichtig im Leben und was ist nebensächlich oder gar unwichtig. Der Kompass ist verloren gegangen oder verfälscht worden, um sich naturgerecht zu orientieren. Man bedenke nur die Entwicklung in der modernen Landwirtschaft, der modernen technisierten Medizin, der Schule, Erziehung, Religion usw.

Da das Universum unendlich viele und unendlich verschiedene Individuen oder Erscheinungen enthält, das Universum zudem unendlich gross ist (ohne Anfang und ohne Ende), und die Ewigkeit (unendlich) lange Zeit zur Verfügung hat, ist genügend Zeit für alle da...
Da die Zeit relativ ist und nur in der physikalischen Welt gilt, spielt sie in der spirituellen Welt (im Taikyoku) ohnehin keine Rolle. Zudem laufen Entwicklungen – also Veränderungen – nicht linear, sondern spiralisch und zum Teil logarithmisch-spiralisch ab.

Es gibt wohl auch unter den Weisen viele verschiedene Auslegungen oder Darstellungen von der Wahrheit, aber alle haben sie eines gemeinsam: sie bilden im Kern eine Versöhnung und präsentieren eine Form ausgleichender Gerechtigkeit und Liebe.

Ich glaube, die „Sprache" Gottes oder der „Wille" Gottes ist die schöpferische und die zerstörende (besser: korrigierende) Energie. Gott „spricht" so zu den Menschen, Tieren, Pflanzen oder gestaltet so seine Schöpfung, die Natur, das Universum. So kann Gott auch durch die Natur (Menschen, Tiere, Pflanzen usw.) „sprechen" oder seinen „Willen" ausdrücken.

Wenn wir in einer harmonisch ausgeglichenen Verfassung sind, so können wir die „Sprache" Gottes verstehen. Sonst eben nur seine äusseren Wirkungen (auch Symptome genannt) erkennen. Manchmal sehen wir, ohne zu verstehen. Die ganze Natur ist ein offenes Buch, das Leben ist der beste Lehrmeister. Wir müssen nur wieder lernen, die Symbole richtig zu interpretieren.

Praxis und Theorie
Es ist beides wichtig. Aber die Reihenfolge ist ganz klar: Zuerst kommt die Praxis und dann die Theorie! Praxis ohne Theorie kann gefährlich werden, aber Theorie ohne Praxis ist nutzlos.

Mit Praxis ist die Lebensweise gemeint. Wir sollten uns bemühen, jeden Augenblick im Leben in Harmonie mit der universellen Ordnung zu leben. Erst rückwirkend können wir die Erfahrungen, die wir gemacht haben, mit der Theorie darüber vergleichen. Zuerst müssen wir es in der Praxis leben, erst dann können wir die Theorie dazu wirklich tief verstehen und nötigenfalls auch korrigieren.

3.1 Die Gesetze und Prinzipien der Ordnung des Universums

Die universalen Prinzipien und Gesetze des Wandels wurden seit alter Zeit von verschiedenen Kulturen verstanden und sind in verschiedenen Formen in Schriften, Mythen, Systemen der Landwirtschaft und der Bearbeitung von Nahrungsmitteln, in der Architektur und in der Volkskunst zum Ausdruck gekommen. In unserer Zeit sind diese Prinzipien und Gesetze von verschiedenen Philosophen, Wissenschaftlern, Autoren und Künstlern wiederentdeckt und ausgedrückt worden, meist in mehr fragmentarischer Form. Wir erleben sie täglich, wo immer wir uns auch befinden, zu allen Zeiten und unter allen Bedingungen und in allen Situationen. Alles geschieht im Einklang mit dieser universalen Ordnung, und alle Phänomene wandeln sich nach diesen Richtlinien.

Diese Prinzipien sind vor allem dynamisch. Darum sind sie der formalen Logik, die dualistisch ist, überlegen. Ich unterscheide zwischen der „formalen Logik" und der „Natur-Logik". Die formale Logik ist dualistisch und sogar halbdualistisch, und die Natur-Logik ist dynamisch-monistisch.

Die Naturordnung oder die Gesetze des Universums
Wie ich sie bei meinem Weg-Meister gelernt habe:

1. Yin und Yang sind Namen für die Zwei Energie-Formen „zentrifugal" und „zentripetal" des EINEN-Unendlichen und Ewigen, die in Kraft treten, wenn die unendliche Expansion die geometrische Tendenz der Zweiteilung erreicht.
2. Yin und Yang ist die Energie KI, die ALLE Erscheinungen im Universum erzeugt.
3. ALLE Erscheinungen wandeln sich unaufhörlich in ihren Antagonismus.
4. Ist eine Erscheinung vor der Wandlung Yin, wird sie nach der Wandlung Yang sein und umgekehrt.
5. Jede ERSCHEINUNG verläuft von Yin nach Yang und anschliessend von Yang nach Yin.
6. Yin und Yang teilen ALLE Erscheinungen in zwei Kategorien, die in Wirklichkeit Antagonismen sind.
7. ALLE Antagonismen verhalten sich gegensätzlich ergänzend zueinander.
8. Was eine Vorderseite hat, hat gleichzeitig auch eine Rückseite. Vorderseite und Rückseite können auch Aussenseite und Innenseite genannt werden.
9. Je grösser die Vorderseite ist, desto grösser ist auch die Rückseite. Anfang und Ende, Vorder- und Rückseite sind Antagonismen.
10. ALLE Erscheinungen sind an der Aussenseite Yin und in ihrem Zentrum Yang.
11. Es gibt kein Novum, denn ALLES existiert schon Immer. Gleichzeitig gibt es aber auch nichts Identisches und nichts Neutrales, denn ALLES wandelt sich unaufhörlich und ist dauernd in Bewegung. Im Universum gibt es keinen Stillstand.
12. Yin zieht Yang an und Yang zieht Yin an. Yin stösst Yin ab. Yang stösst Yang ab.
13. Yin und Yang in verschiedenen Mengenverhältnissen kombiniert führen zum Auftreten verschiedener Erscheinungen.
14. Was einen Anfang hat, hat auch ein Ende.
15. Die Anziehungskraft respektive die Abstossungskraft aufeinander verhält sich proportional zur Differenz der Yin- und Yang-Kräfte.
16. Es gibt nichts, was ausschliesslich Yin oder ausschliesslich Yang ist. Jede Erscheinung hat einen Anteil von Yin und einen Anteil von Yang. Nur die Mengenverhältnisse sind verschieden.
17. Yin und Yang sind immer relative Grössen und sind nie absolut.
18. Es ist immer eine Minderheit, welche die Erscheinungen auf allen Ebenen bestimmt.
19. Die Quantität bestimmt die Qualität.
20. Extremes Yin wandelt sich in extremes Yang und umgekehrt.
21. Die Energie KI durchdringt ALLE Stoffe und JEDE Distanz.
22. Im Universum existieren keine Raum- und Zeitbegrenzungen.
23. Alles Natürliche folgt immer dem Weg vom geringsten Widerstand.
24. „Materie" wird vom Bewusstsein erzeugt.
25. Dein Geist und Deine Seele (Dein Bewusstsein) lenken Deinen Körper.
26. Die Energie KI folgt immer Deiner Aufmerksamkeit.

27. Wenn Du Dein Bewusstsein mit den von Dir gewünschten Bereichen in Resonanz bringst, kannst Du so die von Dir gewünschte Wirklichkeit erleben.
28. Wir Menschen können die Quantität und Qualität von Yin und Yang mit unseren Gedanken beeinflussen und lenken.
29. Was Du GLAUBST, wie Dein Bewusstsein und Deine Haltung ist, so ist auch Deine Wirklichkeit. Wenn Du zweifelst, bestimmen diese Zweifel Deine Wirklichkeit, denn dann glaubst Du Deinen Zweifeln.
30. Mit dem wahren GLAUBEN ist Dir Nichts unmöglich.
31. Wahrer GLAUBE besteht aus den Gefühlen der Seele und den Informationen des Geistes. Nur die gleichzeitige Kombination von Gefühl und Wissen ist wahrer Glaube.
32. Energie kann nicht vernichtet werden, weil Energie immer „nur" in eine andere Energie-Form umgewandelt wird.
33. Schöpfungs-Energie ist Yin, und Auflösungs-Energie ist Yin.
34. Im Universum existiert nichts, das nicht existieren sollte.

Du solltest unterscheiden zwischen dem erzeugenden KI und dem Ergebnis-Zustand. Du darfst das erzeugende Yin-KI nicht mit dem Ergebnis-Zustand Yin gleichsetzen oder verwechseln. Yang-KI ist immer ein Ergebnis vom erzeugenden Yin-KI.

- Wenn beide Seiten mit grossem zentrifugalen Yin-KI aufeinandertreffen, ist das Ergebnis Yang-KI.
- Wenn eine Seite mit grossem zentrifugalen Yin-KI und die andere Seite mit kleinerem zentrifugalen Yin-KI aufeinandertreffen, ist das Ergebnis grösseres zentrifugales Yin-KI.
- Wenn Yin-KI auf Yang-KI trifft, gewinnt die stärkere Energie-Form. Das kann Yin-KI oder Yang-KI sein.
- Wenn eine Seite mit grossem zentripetalen Yang-KI und die andere Seite mit kleinerem zentripetalen Yang-KI trifft, ist das Ergebnis grösseres zentripetales Yang-KI.
- Wenn beide Seiten mit grossem zentripetalen Yang-KI aufeinander treffen, ist das Ergebnis Yin-KI.

Im täglichen Leben auf diesem Planeten erleben wir sie in folgender Weise: der Tendenz nach ist Yin mehr Ausdehnung und Yang mehr Zusammenziehung. Was die Lage anbelangt, ist Yin mehr aussen und Yang mehr innen. Die Richtung von Yin ist mehr austreibend, während die Richtung von Yang mehr nach innen gerichtet ist. Was Farben betrifft, ist Yin eher die kalten Farben Purpurn, Blau und Grün, während Yang eher die warmen Farben Gelb, Braun, Orange und Rot ist. Nach der Temperatur ist Yin kälter und Yang heisser. Was das Gewicht anbelangt, ist Yin leichter und Yang schwerer. Bei der Atomstruktur sind Elektronen und andere periphere Teilchen dem Yin zuzuordnen, während die Protonen und die Kernteile dem Yang entsprechen. Bei den Elementen sind Sauerstoff, Stickstoff, Kalium, Phosphor und andere dem Yin zugeordnet und Wasserstoff, Kohlenstoff, Natrium, Arsen und andere dem Yang. Im Bereich des Lichtes ist Yin dunkler und Yang heller. Hinsichtlich des physischen Aufbaus befindet sich Yin an der Oberfläche und

der Peripherie, während Yang im Innern und im Zentrum angesiedelt ist. Was Schwingungen betrifft, sind kürzere Wellen und höhere Frequenzen Yin, während längere Wellen und niedrigere Frequenzen Yang sind. Auf Arbeit bezogen ist Yin mehr psychologisch, philosophisch, geistig und spirituell orientiert, während Yang mehr körperlich, materiell und gesellschaftlich ausgerichtet ist. Von der Einstellung her ist Yin eher sanft, aktiv und gebend, während Yang mehr aggressiv, passiv und nach innengerichtet ist. In der biologischen Welt ist das Pflanzenreich mehr Yin, während das Tierreich stärker vom Yang geprägt ist.
Nach botanischen Merkmalen kommt Yin in Ästen, Blättern und Blüten zum Ausdruck sowie in grösser gewachsenen, saftigeren Pflanzen von mehr tropischem Ursprung, während Yang sich als Wurzeln und Stängel manifestiert sowie als Pflanzen, die eher trocken und von kurzem Wuchs sind und mehr den nördlicheren, kälteren Regionen entstammen.
Yin manifestiert sich stärker im natürlichen – nicht modernen – weiblichen Geschlecht, während Yang mehr im natürlichen – nicht modernen – männlichen Geschlecht zum Ausdruck kommt.
Wenn wir die Körperstrukturen betrachten, sind weichere und grössere Organe, wie der Magen, der Darm und die Blase, Yin-Organe, während härtere und kompaktere Organe, wie die Leber, Milz und die Nieren, Yang-Organe sind. Beim Nervensystem sind die peripheren Nerven und der Parasympathikus Yin, die zentralen Nerven und der Sympathikus hingegen Yang.

Bei den Geschmacksempfindungen sind sauer und ausgeprägte Süsse Yin, salzig, bitter und schwach süss Yang. Was den Einfluss der Jahreszeiten anbelangt, erzeugt der heisse Sommer ausdehnende Yin-Erscheinungen, während der kalte Winter zusammenziehende Yang-Erscheinungen erzeugt.

Jedes Phänomen in der Natur, ob im Teil oder im Ganzen, kann als eher Yin oder Yang beobachtet und erfahren, verglichen und verstanden werden im Sinne jener beiden gegensätzlichen und sich ergänzenden Kräfte, die sich ständig harmonisieren. Die Anteile von Yin und Yang sind stets im Fluss, wobei Yin und Yang sich dauernd in ihren Antagonismus verwandeln.
Energie drückt sich zusammen, nimmt ab, verhärtet sich, und der Druck des Yang wird grösser. Im Inneren wird die Bewegung verdichtet und erzeugt dadurch Hitze.
Die Erzeugung von Hitze hat Ausdehnung zur Folge. Mit einsetzender Abkühlung kommt es zur Zusammenziehung, und der Kreislauf beginnt von neuem. So kehren sich alle Dinge schliesslich in ihr Gegenteil um. Der heisse Sommer wird zum kalten Winter, der junge Mensch wird schliesslich alt, auf jede Tätigkeit folgt die Ruhe, die Berge werden zu Tälern abgetragen, Land wird zum Meer, der Tag geht in die Nacht über, aus Hass wird Liebe, die Reichen und Mächtigen zerfallen, während die Armen und Bescheidenen gedeihen werden. Zivilisationen entstehen und vergehen, Arten kommen und gehen, auf Leben folgt „Tod" und „neues" Leben wird wiedergeboren. Das „unsterbliche Leben" wandelt sich in einen anderen Zustand.

Yin und Yang sind aus der Ewigkeit oder aus Gott hervorgegangen und sind die immerwährenden Kräfte oder Tendenzen, denen alle sichtbaren oder unsichtbaren, individuellen oder kollektiven, zukünftigen oder vergangenen Phänomene unterstehen, sowohl als Teile wie auch im

Ganzen. Die Prinzipien und Gesetze des Wandels zu kennen heisst, den Baum des Lebens zu erreichen, vom Wasser aus dem Fluss des Lebens zu trinken und im Einklang mit der Gerechtigkeit des Himmelreiches zu leben.

Durch die Kenntnis dieser Prinzipien und Gesetze verschmelzen alle spirituellen und religiösen Vorstellungen, alle wissenschaftlichen und philosophischen Gedanken und alle individuellen und gesellschaftlichen Anstrengungen zu einer Einheit und können als komplementärer Aspekt einer grösseren Ganzheit verstanden werden. Durch die verschiedenen Zeitalter hindurch sind diese Prinzipien und Gesetze in unterschiedlicher Weise beschrieben worden und waren in verschiedenen Formen und unter verschiedenen Namen bekannt. Das Verständnis dieser Gesetze ist die grösste Leistung der Menschheit. Die Gesetze des Wandels und der Harmonie sind das natürliche Geburtsrecht aller Lebewesen.

Gesunde Menschen denken und handeln intuitiv im Sinne von Yin und Yang. Diese Kräfte und Tendenzen sind wie ein Kompass, mit dessen Hilfe wir alle Träume verwirklichen können. Mit der Kenntnis jener Kräfte können wir Krankheit in Gesundheit, Krieg in Frieden, Konflikte in Harmonie, Elend in Glück und Chaos in Ordnung verwandeln. Sie stellen die unbesiegbare, ewige Zusammensetzung des unendlichen Universums dar wie auch aller Phänomene, die darin enthalten sind, unser Leben und „Schicksal" eingeschlossen und alle Welten – der Vergangenheit, Gegenwart und Zukunft.

Wir haben jetzt gelernt, dass sich Yin und Yang „anziehen" oder „abstossen". Wie ist das möglich, wenn doch Yin und Yang Antagonismen sind?

Yin und Yang können gar nicht „ohne schon angezogen zu sein" existieren. Yin und Yang waren nie und werden nie getrennt sein, sodass sie sich gar nicht erst „anziehen" müssen oder „abstossen" können. Sonst wären sie keine Einheit mehr. Yin gehört zwingend zu Yang wie umgekehrt. Denn alleine können sie gar nicht existieren und wären keine Einheit und somit getrennt. Das ist wie mit Körper, Seele, Geist, die auch nicht getrennt sind und sich auch nicht erst anziehen oder abstossen müssen. Aber alles ist im ewigen Wandel.

3.2 Erklärungen zu den Gesetzen der Ordnung des Universums

Weil die Naturgesetze Konzentrate darstellen, will ich zu jedem Gesetz eine Erklärung schreiben. Man kann die universale Ordnung überall erkennen, sei es individuell, sozial, national, im Gegensatz zur formalen, statischen und begrenzten Logik, mit dem Ziel, ein einfaches Verständnis zwischen der östlichen und der westlichen Logik zu erreichen.

1. **Yin und Yang sind Namen für die Zwei Energie-Formen „zentrifugal" und „zentripetal" des EINEN-Unendlichen und Ewigen, die in Kraft treten, wenn die unendliche Expansion die geometrische Tendenz der Zweiteilung erreicht.**
   Somit also ewig. Wenn die unendliche Expansion – also Yin – wenn Yin auf sich selber trifft, also Yin auf Yin, dann erzeugt Yin „den zweiten Arm" – seinen Antagonismus – Yang.

2. **Yin und Yang ist die Energie KI, die ALLE Erscheinungen im Universum erzeugt.**
   Diese Formulierung – Yin und Yang (Mehrzahl) und die Energie KI (Einzahl) – ist zwar grammatikalisch unkorrekt, in der Aussage aber 100 % richtig. Weil sowohl Yin wie auch Yang beide aus der gleichen Energie KI bestehen. KI gibt es zwar in unendlich unterschiedlicher Verdichtung und in zwei unterschiedlichen Richtungen – zentrifugal und zentripetal – aber es gibt nur diese Eine Energie KI. ALLES im Universum besteht aus der gleichen Energie KI. Es gibt nicht zwei verschiedene Energie(n) von KI. KI gibt es aber in jeder denkbaren Erscheinungs-Form.
   Die antagonistischen Kräfte Yin und Yang sind nichts anderes, als die rechte und die linke „Hand" des EINEN Universums, das unendlich, absolut, ewig und dialektisch ist und sich in Yin und Yang polarisiert, da beide Kräfte ja das gleiche Ziel haben. Alles gründet sich auf Yin und Yang (Prinzip der Polarisation). Weil Yin und Yang sich in Wirklichkeit ergänzen, haben alle Erscheinungen auf dieser Welt den dialektischen Aufbau dieser beiden antagonistischen „Bausteine". Alle chemischen Verbindungen sind aus mindestens zwei „Elementen" (Energie-Formen) zusammengesetzt, die aufeinander entgegengesetzt ergänzend reagieren. Deshalb verwendet man Säure und Base oder Hitze und Kälte als die zwei wechselseitig antagonistischen Kräfte für die chemische oder physikalische Analyse bzw. Synthese. Ohne Gegensatz keine Ergänzung!

3. **ALLE Erscheinungen wandeln sich unaufhörlich in ihren Antagonismus.**
   Nicht das Universum selbst wandelt sich unaufhörlich, sondern alle Erscheinungen innerhalb des Universums wandeln sich unaufhörlich. Das Universum selbst ist – und bleibt – unendlich, und das wandelt sich nicht in Begrenzung. Das Universum ist – und bleibt – ewig und wandelt sich nicht in Anfang und/oder Ende. Das gesamte Wissen ist im Universum gespeichert und wandelt sich nicht in Verschwinden. Was sich jedoch unendlich wandelt, sind die Erscheinungen aller Wesen im Universum. Alle Wesen wandeln ihre Bereiche in die nächsten Bereiche. So verstanden ist dieses Naturgesetz auch nicht mehr im Widerspruch zum Naturgesetz, welches lehrt: „Es gibt kein Novum, denn ALLES existiert schon Immer.

Gleichzeitig gibt es aber auch Nichts Identisches und Nichts Neutrales, denn ALLES wandelt sich unaufhörlich und ist dauernd in Bewegung. Im Universum gibt es keinen Stillstand."

4. **Ist eine Erscheinung vor der Wandlung Yin, wird sie nach der Wandlung Yang sein und umgekehrt.**
   Alles, was „anfängt", bahnt sich stets seinen Weg zu dem ihm genau entgegengesetzten „Ende". Anfang und Ende sind immer Antipoden und Antagonisten, das eine zu dem anderen, geboren werden – sterben, Formen finden – Formen auflösen (im Universum geht nichts verloren), Überfluss – Armut, zusammentreffen – Trennung, besitzen – verlieren usw. Alle diese Wandlungen sind wechselseitig. Alles, was zu unserer relativen Welt gehört, läuft nach diesem Gesetz ab, mal schnell, mal langsam. Was immer es gibt, das diesem Gesetz nicht unterliegt, ist etwas, was zu der anderen Welt der absoluten Unendlichkeit gehört (doch solches ist selten). Du musst das eine von dem anderen unterscheiden, um den unsichtbaren, unendlichen Faden, der alles verknüpft, gut sehen zu können.

5. **Jede ERSCHEINUNG verläuft von Yin nach Yang und anschliessend von Yang nach Yin.**
   ALLE Erscheinungen wandeln sich unaufhörlich in ihren Antagonismus.
   Ku soku ze Shiki > Shiki soku ze Ku – das bedeutet: Aus dem „Nichts" entstehen alle Erscheinungen und alle Erscheinungen wandeln sich wieder ins „Nichts".

6. **Yin und Yang teilen ALLE Erscheinungen in zwei Kategorien, die in Wirklichkeit Antagonismen sind.**
   Hitze und Kälte sind in Wirklichkeit Antagonismen. Ohne Hitze keine Kälte und umgekehrt. Tag und Nacht existieren auch nur als Antagonismen.

7. **ALLE Antagonismen verhalten sich gegensätzlich ergänzend zueinander.**
   Gegensätze sind keine Antipoden, sondern Antagonisten. Sie brauchen einander, um existieren zu können. Ohne Gesundheit keine Krankheit, und ohne Krankheit keine Gesundheit. Ohne Tag keine Nacht, und ohne Nacht keinen Tag. Nichts existiert ohne seinen Antagonismus.

8. **Was eine Vorderseite hat, hat gleichzeitig auch eine Rückseite. Vorderseite und Rückseite können auch Aussenseite und Innenseite genannt werden.**
   Die Vorderseite und die Rückseite sind einander entgegengesetzt, und doch ergänzen sie sich gleichzeitig gegenseitig. Es gibt kein einziges Vorne, ohne das Hinten auf der anderen Seite. Eine neue Waffe ruft unweigerlich eine andere Waffe hervor. Wobei als Waffe auch der Geist gewählt werden kann. Ein Vorteil, ein Gewinn geht Hand in Hand mit einem Verlust. Eine moderne Stadt hat Strassen voll von Verbrechen. Die Freude und das Leid sind Zwillinge. Ku soku ze Shiki – Shiki soku ze Ku. Eins gewonnen = Eins zerronnen. Aber eben auch Eins zerronnen = Eins gewonnen.
   Das bedeutet übertragen in den Alltag: wenn wir „etwas" gewinnen, sollten wir nicht überheblich werden, weil wir immer gleichzeitig auch etwas verlieren. Und auf der anderen

Seite, wenn wir „etwas" verlieren, müssen wir nicht traurig sein, weil wir ja immer gleichzeitig auch etwas gewinnen. Alle Antagonismen verhalten sich gegensätzlich-komplementär zueinander. Die Veränderung (Differenzierung oder Bewegung) ebenso wie die Stabilität (die in Wirklichkeit nur ein Zustand der Balance von zwei gegensätzlichen Veränderungen ist) werden von den beiden fundamentalen, universellen, dialektischen, antagonistischen Kräften Yin und Yang (Zentrifugalkraft und Zentripetalkraft) erzeugt (Prinzip des Dualismus). Diese Kräfte Yin und Yang kann man auch anders ausdrücken mit: Hitze – Kälte, Licht – Finsternis, Säure – Base, Aufbau – Auflösung (die Naturordnung zerstört nichts, sie löst nur auf), Aufstieg – Niedergang, negativ – positiv, kreativ – destruktiv usw., kurz: weiblich und männlich, die gegensätzlich und gleichzeitig ergänzend sind.

9. **Je grösser die Vorderseite ist, desto grösser ist auch die Rückseite. Anfang und Ende, Vorder- und Rückseite sind Antagonismen.**
   Im gleichen Umfang, wie sich die Vorderseite verändert, im gleichen Umfang verändert sich auch die Rückseite. Wenn man viel auf der einen Seite gewinnt, verliert man viel woanders. Eine grosse Entwicklung bringt immer eine grosse Auflösung mit sich. So die moderne Zivilisation und die Kriege mit den Atombomben.

10. **ALLE Erscheinungen sind an der Aussenseite Yin und in ihrem Zentrum Yang.**
    Ein Apfel ist in seinem Zentrum Yang, die Kerne sind am meisten Yang, sie enthalten die Essenz. An seiner Peripherie, seiner Schale, ist der Apfel am meisten Yin, die Schale enthält am meisten Vitamine. Alle Erscheinungen sind in ihrem Zentrum von zentripetaler Energie und an ihrer Peripherie von zentrifugaler Energie genährt. Wie ist es mit einem Luftballon, einer Luftlase, eine hohlen Baumstrunk?

11. **Es gibt kein Novum, denn ALLES existiert schon Immer. Gleichzeitig gibt es aber auch nichts Identisches und nichts Neutrales, denn ALLES wandelt sich unaufhörlich und ist dauernd in Bewegung. Im Universum gibt es keinen Stillstand.**
    Im „Meer aller Möglichkeiten" – auch Universum genannt – existieren „Raum" und „Zeit" so nicht. Also müssen „Seelen-Wesen" auch nichts suchen, weil sie jeden Bereich im ganzen Universum zu jeder Zeit finden. Und das ohne Zeit-Verzug.

12. **Yin zieht Yang an, und Yang zieht Yin an. Yin stösst Yin ab. Yang stösst Yang ab.**
    Wenn wir ein Glas Wasser an die Sonne stellen, zieht die Sonne (Yang) das Wasser (Yin) an, und das Wasser verdunstet. Oder wenn wir Öl (Yin) in Wasser (Yin) geben, stossen sich die beiden Yin-Flüssigkeiten gegenseitig ab. Wenn wir Salz (Yang) in Wasser (Yin) geben, verbinden sich Salz und Wasser zu Salzwasser. Wenn wir einen Stein (Yang) lange genug mit Feuer (Yang) aufheizen, spaltet sich der Stein – er stösst die heissen Schichten in sich ab.

13. Yin und Yang in verschiedenen Mengenverhältnissen kombiniert führen zum Auftreten verschiedener Erscheinungen.
Im Universum existieren unendlich viele verschiedene Erscheinungen. Alle Unterschiede in den Erscheinungen sind nur unterschiedliche KI-Verdichtungsgrade, weil die Yin- und Yang-Anteile verschieden sind.

14. Was einen Anfang hat, hat auch ein Ende.
Alles im Universum hat einen Wandlungs-Anfang und ein Wandlungs-Ende. Das einzig Bestehende ist die ewige Wandlung selbst.

15. Die Anziehungskraft respektive die Abstossungskraft aufeinander verhält sich proportional zur Differenz der Yin- und Yang-Kräfte.
Je grösser die Differenz zwischen Yin und Yang ist, desto kräftiger ist die Anziehungskraft. Je kleiner die Differenz zwischen Yin und Yang ist, desto kleiner ist die Anziehungskraft. Je grösser die Energie Yin und Yin – oder Yang und Yang – zwischen zwei Erscheinungen ist, desto kräftiger ist die Abstossungskraft. Je kleiner die Energie Yin und Yin – oder Yang und Yang – zwischen zwei Erscheinungen ist, desto schwächer ist die Abstossungskraft.

16. Es gibt nichts, was ausschliesslich Yin oder ausschliesslich Yang ist. Jede Erscheinung hat einen Anteil von Yin und einen Anteil von Yang. Nur die Mengenverhältnisse sind verschieden.
Wenn eine Erscheinung zu 100 % nur aus Yin-KI oder nur aus Yang-KI bestehen würde, gäbe es keinen Antagonismus mehr dazu und dadurch auch keine Wandlung und keine Bewegung mehr. Es würde Stillstand herrschen. Und Stillstand wäre der absolute Tod.

17. Yin und Yang sind immer relative Grössen und sind nie Absolut.
Wir können „etwas" nur dann mit Yin oder Yang bezeichnen, wenn wir gleichzeitig nennen, im Vergleich zu „was".

18. Es ist immer eine Minderheit, welche die Erscheinungen auf allen Ebenen bestimmt.
Oder anders formuliert: Es ist immer eine Minderheit, welche jede Mehrheit führt.

19. Die Quantität bestimmt die Qualität.
In der Natur gibt es kein lineares und unbegrenztes Wachstum, sondern spiralische Entwicklungen und Wandlungen im Wechsel von Yin und Yang. Je grösser die Quantität, desto geringer die Qualität. Zu viel von bester Qualität schwächt die beste Kondition. Ein guter Wein gibt es immer nur in geringer Quantität. Die Masse erreicht niemals eine solche Qualität. Es ist stets die Minderheit, die die Erscheinungen auf allen Ebenen regiert.

20. Extremes Yin wandelt sich in extremes Yang und umgekehrt.

Wenn wir einem harten Stahl (Yang) extrem viel Hitze (Yang) zufügen, wird er weich (Yin) und beginnt zu schmelzen (Yin). Eine Explosion ist ein Beispiel für Yin im Extrem. Zerstörung. Alles Ganze (Yin) wird zerschlagen (Yang) in kleine Teile (Yang). Pulverisieren ist Yang. Eine ganze Aubergine (Yin) unter starker Hitze (Yang) verkohlen, bis nur noch Pulver vorhanden ist (Yang).

Im Extremen bedeutet Yin Leben und Yang bedeutet Stillstand – natürlich nur im Extremen. Das sind keine physikalischen Definitionen, das sind philosophische Definitionen. Und selbst da sind das niemals Dauerzustände, weil die sonst dem zugrundeliegenden Naturgesetz widersprechen würden.

21. Die Energie KI durchdringt ALLE Stoffe und JEDE Distanz.

Jede Energie-Form kann durch seinen Antagonismus neutralisiert werden. So können Elektrowellen nicht in einen abgeschirmten Faraday'schen Käfig eindringen. Oder Lichtwellen bewegen sich maximal mit Lichtgeschwindigkeit. Reines KI jedoch durchdringt ALLE Stoffe und JEDE Distanz – und das ohne Zeitverzögerung. Beispiele sind Gedanken und Gefühle.

22. Im Universum existieren keine Raum- und Zeitbegrenzungen.

Ein Kind fragt: Wo geht eigentlich die Zeit hin, wenn sie vergangen ist? Oder ein Kind bemerkt, dass die Uhrzeiger sich immer im Kreis drehen und fragt: Warum hast Du keine Zeit, es kommt ja immer wieder neue? Dazu gilt es zu wissen: Die „Vergangenheit" existiert im Jetzt. Die „Gegenwart" existiert im Jetzt. Die „Zukunft" existiert im Jetzt. Zeit kann nie vergehen. Energie kann nie verbraucht werden. Energie kann nur umgewandelt werden in die nächste Energieform.

23. Alles Natürliche folgt immer dem Weg vom geringsten Widerstand.

Dieses Naturgesetz bedeutet nicht, dass wir selber nur dem Weg vom geringsten Widerstand folgen sollen. Im Gegenteil sollten wir gut verstehen, was geschieht, wenn wir das tun. Der elektrische Strom fliesst immer den Weg vom geringsten Widerstand. Ohne Widerstand auf diesem Strom-Weg bedeutet das Kurzschluss und bringt keinen Nutzen für den Anwender. Erst wenn der Strom einen – auch künstlich erzeugten – Widerstand überwinden muss, erzeugt dieser vom Strom durchflossene Widerstand Wärme oder Licht oder Motorenkraft, die wir nutzen können. So ist es auch bei den Menschen und Tieren. Ein Löwe in der freien Natur muss sich anstrengen, seine Nahrung zu jagen und bleibt so fit und wachsam. Wenn wir diesem Löwen sein tägliches Fressen unter einen schattigen Baum legen, wird der Löwe sicher sein Fressen nicht mehr selber jagen. In der Folge wird er schwach und unaufmerksam und wird sich nicht mehr verteidigen können und leicht sterben oder von Krankheit befallen sein. So dürfen Eltern ihren Kindern nicht stellvertretend alle Schwierigkeiten aus dem Weg räumen. Sonst werden auch die Kinder schwach und wehrlos. Das Gleiche gilt für Gesundheits-Berater zu ihren Patienten und Weg-Meister zu ihren Schülern. So lehrt Jesus: Der Weg in den Abgrund ist breit und bequem. Der Weg der Wahrheit ist steinig und mühsam.

24. „Materie" wird vom Bewusstsein erzeugt.

Jeder Mensch kann nur glauben, was sich innerhalb seiner Glaubensgrenze befindet. Ausserhalb seiner Glaubensgrenzen existiert auch „Materie" für den betreffenden Menschen nicht.

Jeder Mensch kann seine Glaubensgrenzen jedoch Schritt um Schritt erweitern ...

Und wenn ein Mensch seine Glaubensgrenze weit genug erweitert hat, wird diesem Menschen nichts mehr unmöglich sein. Auch „Materie" wird dann möglich – oder nicht.

25. Dein Geist und Deine Seele (Dein Bewusstsein) lenken Deinen Körper.

Kranke Menschen haben ein krankes Bewusstsein. Sonst wären sie ja gesund. Gesunde Menschen haben ein gesundes Bewusstsein. Deshalb sind sie ja gesund. Eines sollte uns klar sein: Wir können nur genau das ernten, was wir vorher gesät haben. Wir sollten also nicht die Ärzte und die Pharma-Industrie fragen, was könnt ihr für mich tun. Wir sollten uns selber fragen, was kann ich für die Natur tun, denn die Natur schenkt mir genau das an Ernte zurück, was ich vorher in der Natur gesät habe.

26. Die Energie KI folgt immer Deiner Aufmerksamkeit.

Das ist ein Naturgesetz und gilt für jeden Menschen. In die Bereiche, in die wir unsere Aufmerksamkeit investieren, diese Bereiche werden stärker und diese Wirklichkeit ziehen wir an oder erschaffen uns diese Bereiche zu unserer Wirklichkeit. Wer sich so intensiv auf seine Leiden konzentriert, in diesen Bereich seine Aufmerksamkeit investiert, wird genau dieses Leiden erleben und unglücklich und undankbar sein. Wer jedoch seine Aufmerksamkeit, seine Energie UND sein Gefühl in den Bereich „wie schön ist doch ein gesundes Leben, darauf will und werde ich mich konzentrieren und Dankbarkeit für diese Möglichkeit als Geschenk empfinden ..." investiert, wird genau diese Wirklichkeit erleben. Es geschieht alles nach unserem Glauben.

27. Wenn Du Dein Bewusstsein mit den von Dir gewünschten Bereichen in Resonanz bringst, kannst Du so die von Dir gewünschte Wirklichkeit erleben.

Unser „Unterbewusstsein" sieht, hört und fühlt viel mehr, als wir „bewusst" denken! Deshalb sollten wir nicht über Krankheiten reden oder an Krankheiten denken. Zu Gedanken kann man auch Vorstellungen sagen. Jede Vorstellung, die sich genügend stark eingeprägt hat, strebt danach, sich zu verwirklichen und verwirklicht sich, soweit ihr keine Naturgesetze entgegenstehen. Heilen wir uns selbst und erschaffen unsere Wirklichkeit durch die Kraft des Bewusstseins. Jeder Mensch beeinflusst sich ununterbrochen selbst, von der Geburt bis zum Tod.

Immerzu erschaffen wir Gedanken und Gefühle, die uns prägen. Und trotzdem gehen wir sehr leichtfertig mit diesen Schöpfungskräften um! Dies kann verhängnisvolle Konsequenzen haben. Konsequenzen, deren wahre Ursache wir meistens nicht erkennen und darum die Schuld bei anderen suchen.

28. Wir Menschen können die Quantität und Qualität von Yin und Yang mit unserem Glauben beeinflussen und lenken.

Bereiche, in die Du Deine Energie investierst, werden stärker, und Bereiche, in die Du Deine Energie nicht investierst, werden schwächer. Alles was wir erleben sind Botschaften, oder Symptome. Der Körper sendet ununterbrochen Botschaften an die Seele und die Seele sendet ununterbrochen Botschaften an den Körper. Das ganze Leben sendet ununterbrochen Botschaften an uns, um uns zu signalisieren, welche Schritte notwendig sind, damit wir uns richtig entwickeln können und auf dem richtigen Lebens-Weg bleiben können. Wir müssen nur wieder lernen, diese Botschaften richtig zu verstehen, dann wissen wir immer was wir tun müssen, um in Harmonie mit dem Leben zu sein.

29. Was Du GLAUBST, wie Dein Bewusstsein und Deine Haltung ist, so ist auch Deine Wirklichkeit. Wenn Du zweifelst, bestimmen diese Zweifel Deine Wirklichkeit, denn dann glaubst Du Deinen Zweifeln.

Wir können nur glauben, was sich innerhalb unserer Glaubensgrenze befindet. Wenn Du Dir wünschst, dass Du über Wasser laufen kannst, wird dieser Wunsch nicht in Erfüllung gehen, weil dieser Wunsch ausserhalb Deiner Glaubensgrenze ist und Du zweifelst, dass Du das kannst.

Und wenn Du es trotzdem versuchst, wirst Du die Erfahrung machen, dass Du es – wie von Dir erwartet – nicht kannst. Glaubensgrenzen können wir jedoch Schritt um Schritt erweitern ... Und wenn wir unsere Glaubensgrenze weit genug erweitert haben, wird uns nichts mehr unmöglich sein.

30. Mit dem wahren GLAUBEN ist Dir Nichts unmöglich.

Jesus aber antwortete und sprach zu ihnen: „Um eures Unglaubens willen. Denn wahrlich ich sage euch: So ihr Glauben habt wie ein Senfkorn, so mögt ihr sagen zu diesem Berge: Berg erhebe Dich und geh ins Meer! So wird er sich erheben und ins Meer gehen. Und euch wird nichts unmöglich sein."

31. Wahrer GLAUBE besteht aus den Gefühlen der Seele und den Informationen des Geistes. Nur die Kombination von Gefühl und Wissen ist wahrer Glaube.

ALLES geschieht DIR nach DEINEM GLAUBEN. Wahrer GLAUBE besteht aus den GEFÜHLEN der Seele und den INFORMATIONEN des Geistes. Nur die Kombination von GEFÜHL UND WISSEN ist wahrer GLAUBE. Mit dem wahren GLAUBEN ist Dir NICHTS mehr unmöglich.

32. Energie kann nicht vernichtet werden, weil Energie immer „nur" in eine andere Energie-Form umgewandelt wird.

Im ganzen Universum geht nichts verloren. Die Energie wandelt sich „nur" unaufhörlich in eine andere Erscheinungsform, ohne dass bei dieser Wandlung Energie verloren geht.

33. Schöpfungs-Energie ist Yin, und Auflösungs-Energie ist Yin.
Das erklärt noch deutlicher, warum es in Wirklichkeit nur die zentrifugale Energie – das Yin-KI – als erzeugenden Energie gibt. Das zentripetale Yang-KI ist keine eigenständige Energie, sondern immer nur ein Ergebnis vom Yin-KI. So verstanden ist auch die „Auflösung" eine „erzeugende" Energie, weil die Auflösung nur eine Wandlung hin zu einer anderen - auch wieder „erzeugten" - Form bedeutet. Nicht erst die Auflösung ist Yin-KI, auch die vorherige Erzeugung davon ist Yin-KI. „Verdichtetes" - zentripetales - KI nennen wir Yang, und „auflösendes" – zentrifugales – KI nennen wir Yin. Aber diese „Verdichtung" hin zu Yang ist durch Yin-KI erzeugt. Und die „Auflösung" von Yang-KI hin zu Yin-KI wird auch durch Yin-KI geschehen.

34. Im Universum existiert nichts, das nicht existieren sollte.
Wir dürfen nicht Kategorien bilden und das Eine für besser als das Andere ansehen. Beides ist nötig. Rhythmus besteht immer aus beiden Polen, ist also „sowohl als auch". Niemals ein „Entweder-Oder". Wer sich weigert auszuatmen, kann nicht mehr einatmen und umgekehrt. Denn ein Pol (Yin oder Yang) lebt von der Existenz des anderen Pols.
So lehrt Jesus, dass man nur durch den „Tod" das „Leben" versteht. Doch der Mensch heute will dieses Gesetz nicht begreifen und lässt sich nicht durch Misserfolge belehren. So will der Mensch Gesundheit haben, aber die Krankheit lehnt er ab. Dabei erhält die Gesundheit erst durch die Krankheit ihre Existenz. Wer die Krankheit nicht kennt, weiss die Gesundheit nicht zu würdigen. Ohne Nacht gibt es keinen Tag. Ohne Arme gibt es keine Reiche. Jede Vorderseite hat auch eine gleichgrosse Rückseite.

Alle einzelnen Gesetze und die Lehrsätze darüber sind nur Unterteilungen und Hilfen, um das Eine Ur-Gesetz tiefer verstehen zu können.

Wenn wir Yin und Yang tief genug verstehen, sind alle diese Erweiterungen, wie auf 4-KI-Transformationen oder sogar 5-KI-Transformationen, 8 Trigramme, 64 Hexagramme, nicht mehr zwingend nötig. Diese Erweiterungen und Unterteilungen sind nur Hilfen, um die InYologie – Das Einzige Prinzip Yin und Yang – besser verstehen zu können. Für alle diese Erweiterungen ist das Einzige Prinzip Yin und Yang massgebend.

Die Naturgesetze nur physisch zu beurteilen, genügt nicht. Die Veränderung ist immer zuerst spirituell und erst nachher physisch.

3.3 Die Ordnung im Universum

Alles im Universum ist dem ewigen Wandel unterworfen, und dieser Wandel vollzieht sich nach der Ordnung im Universum. Diese Ordnung im Universum wurde zu verschiedenen Zeiten und an verschiedenen Orten im Verlauf der Menschheitsgeschichte entdeckt, verstanden und ausgedrückt und bildete die universale und gemeinsame Basis aller grossen religiösen, spirituellen, philosophischen, wissenschaftlichen, medizinischen und gesellschaftlichen Traditionen.

Die Gestaltung des täglichen Lebens nach dieser universalen und ewigen Ordnung wurden von Fu-Hi, dem Gelben Kaiser, Lao-Tse, Konfuzius, Buddha, Nagarjuna und anderen grossen Lehrern des Fernen Ostens in alter Zeit gelehrt und wurde im Verlauf der letzten 20 Jahrhunderte an verschiedenen Orten wiederentdeckt, neu angewandt und gelehrt.

Aus der Beobachtung unserer täglichen Gedanken und Tätigkeiten können wir sehen, dass alles in Bewegung ist; oder mit andern Worten ausgedrückt, dass alles sich verändert.

Die Matrix-Irr-Lehre erklärt das ungefähr so:
Die Elektronen kreisen um den Atomkern, die Erde dreht sich um ihre eigene Achse, während sie die Sonne umkreist. Das Sonnensystem dreht sich um das galaktische Zentrum, und die Galaxien entfernen sich voneinander mit einer unglaublichen Geschwindigkeit, während sich das Universum weiter ausdehnt.

Ich interpretiere diesen Bereich der Ordnung im Universum anders.
Da ich die Urknall-Theorie als eine Hypothese erachte und meinem Verständnis von der universellen Ordnung widerspricht, glaube ich nicht, dass sich die Galaxien mit unendlicher Geschwindigkeit nur ausdehnen. Das widerspricht meinem Verständnis der InYologie. Gemäss dieser Urknall-Theorie, wonach sich das gesamte Universum immer nur ausdehnt, könnte gar nie eine Yang-Kraft entstehen. Ich glaube, das Universum ist immer schon komplett und wird nicht immer nur grösser. Unendlichkeit muss und kann nicht grösser werden, weil es immer schon unendlich gross ist. Da gibt es nichts mehr auszudehnen. Galaxien bilden sich durch spiralisch-zentripetale Bewegungen ... und lösen sich im Zentrum wieder auf ... um erneut Galaxien zu bilden. Das Universum ist unendlich und ewig – ohne Anfang und ohne Ende. Die Unendlichkeit und die Ewigkeit haben keinen Anfang, wie es der Urknall suggeriert.

In dieser unendlichen Bewegung ist jedoch eine Ordnung, ein Muster erkennbar. Gegensätze ziehen sich an, um eine Harmonie herzustellen, und Ähnliches stösst sich gegenseitig ab, um Disharmonie zu vermeiden. Eine Tendenz verwandelt sich zum Gegenteil, um dann wieder zum vorherigen Zustand zurückzukehren.

Die Lebensweisheit „Gleich und Gleich gesellt sich gern", darf nicht so verstanden werden, dass sich „Gleich und Gleich" anziehen, sondern eben nur gerne Zeit verbringt miteinander. Aber

„Gleich und Gleich" sind keine Antagonismen und ziehen sich nicht an. Eine Tendenz verwandelt sich zum Gegenteil, um dann wieder zum vorherigen Zustand zurückzukehren. Wenn wir die Entstehung des Universums betrachten und über unseren eigenen Ursprung nachdenken, dann begreifen wir, dass die Menschheit der Endpunkt einer riesigen Spirale des Lebens ist, die aus dem Meer der einen Ewigkeit oder aus Gott hervorgegangen ist. Der Mensch existiert zusammen mit dem Pflanzenreich, von dem es direkt oder indirekt abhängig ist. Es gibt keine feste Trennlinie zwischen diesen beiden Reichen, sondern sog. Phasen-Grenzen. So geht ein fortlaufender Umlauf der Spirale in den nächsten darin enthaltenen Umlauf über. Die Bewegung der Atome in der Welt der Elemente entspringt den vielen Spiralbewegungen der Elektronen, Protonen, welche ihrerseits ihren Ursprung in Wellen von Schwingungsenergie haben. Die Bewegung der Energie oder Schwingung entspringt letztendlich aus zwei polaren Tendenzen, aus Yin und Yang, jenen komplementären Gegensätzen.

Wie wir gesehen haben, sind diese wiederum die primären Manifestationen der einen Unendlichkeit oder des höchsten Ursprungs aller Phänomene. Einfach ausgedrückt können wir sagen, dass die eine Unendlichkeit sich als Yin und Yang differenziert, welche einen einwärts gerichteten Spiralenprozess der physischen und „materiellen" Manifestation durch sechs sich weiter umwandelnde Welten hindurch eingehen. Durch die Welten der Energie, der Schwingung, der subatomaren „Partikel", der Elemente, des Pflanzenreiches und des Tierreiches, von dem der Mensch die letzte Entwicklung darstellt. Das ist Makro-Evolution. Wobei keine der Spezies aus der Vorhergehenden „entstanden" ist, wie die Evolutions-Theorie gemäss Charles Darwin falsch erklärt. Jede der Spezies ist immer komplett inkarniert.

Als Mensch – in einen physischen Körper inkarniert – beginnen wir die Weiterentwicklung hin zur Ewigkeit durch einen auswärts gerichteten Spiralenprozess der Auflösung und der Spiritualisierung. Wobei persönliche und individuelle Identitäten bewusst mit dem Einen und Ewigen verbunden bleiben.

Stellen wir uns das Universum, das alle Wesen erzeugt, vor als ein Meer ohne jegliches Kommen und Gehen von Wellen, weil es unendlich gross ist, d.h. unendlich in seiner Tiefe ebenso wie in seinem Umfang. Ein Meer, das weder Oberfläche noch Grund hat. Unter unseren Augen bildet sich eine unendliche Anzahl Strudel, grosse und kleine aller Art, sie drehen sich, und dabei folgt jeder einer beliebigen, abweichenden Achse. Sie existieren, das ist sicher, doch wenn wir sie näher betrachten, stellen wir fest, dass sich die Substanz, aus der sie gebildet werden, unentwegt mit aussergewöhnlichem Tempo erneuert. Sie existieren also und sind dennoch nicht dieselben, die sie noch einen Augenblick zuvor gewesen sind. Sie berühren und vereinigen sich in einem Wirbel, der grösser ist als jeder von ihnen. Plötzlich verschlingt ein weiterer noch grösserer den ersten, der seinerseits von der Bildfläche verschwindet.

Dieses Kommen und Gehen, dieses Auf und Ab, diese Wechselfälle der Zusammenwirkungen, das ist unser Leben, die Erscheinung und die Existenz der Wesen. Wer diese Lehre wirklich versteht, wie kann so jemand noch glauben, dass unser Sonnensystem und die ganze(n) Galaxie(n) je eine flache Scheibe bilden ...

Was denke ich über Parallelwelten und Universen?
Es gibt per Definition DAS UNI-versum nicht im Plural. Universum bedeutet, die GESAMTHEIT von Raum, Zeit und aller Materie und Energie darin. Ich denke: es gibt EIN Universum mit unendlich vielen Bereichen. So kann jedes einzelne Fraktal als „separates UNI-versum" betrachtet werden. Wobei ich diese einzelnen Fraktale als Bereiche vom Ganzen betrachte. Und alle Fraktale zusammen gehören in ein UNI-versum.

Ist es im Universum dunkel oder hell?
Ich denke: Im Universum ist es gleichzeitig dunkel und hell. Für die physischen Augen ist „das Universum" dunkel. Für die spirituellen Augen ist das Universum hell. Das Licht kann die Dunkelheit auslöschen, aber die Dunkelheit kann kein Licht auslöschen.

3.4 Die Gesetze der Polarität

Die menschliche Grunderfahrung der Polarität ist der Atem. An ihm können wir die Gesetze der Polarität genau studieren. Sie lassen sich aufs ganze Universum übertragen. Wenn wir einatmen, so folgt ohne weiteres dazutun mit Gewissheit die Ausatmung. Dieser Ausatmung folgt mit Gewissheit wieder eine Einatmung. Rhythmus ist das Grundmuster allen Lebens. Zerstört man den Rhythmus, zerstört man die Harmonie und schliesslich das Leben.

Rhythmus besteht immer aus beiden Polen, ist also „sowohl als auch". Niemals ein „Entweder-oder".
Wer sich weigert auszuatmen, kann nicht mehr einatmen und umgekehrt.
Denn ein Pol (Yin oder Yang) lebt von der Existenz des anderen Pols.

Zum Beispiel einen Feind, Gegner vor sich haben, den man möglichst wirksam ausschalten oder vernichten möchte. Stelle Dir ein Fussballspiel ohne Gegner vor ...

Der Rhythmus, welcher beim Atmen – bei Tag und Nacht, Sommer und Winter – allen als Selbstverständlichkeit einleuchtet, wird jedoch bei fast allen anderen Gebieten missachtet.
Dieselbe Erfahrung kann man auch bei den Menschen heutzutage machen. Solange der Mensch in seiner Haltung „für etwas" und „gegen etwas" ist, zerstört er die Harmonie oder die Einheit.

Noch etwas zum besseren Verständnis: Wenn wir auf dieser Erde geboren werden, ist unser erster Atemzug eine Einatmung, das Neugeborene füllt die Lungen. Das ist für die physischen Lungen zentrifugal und somit Yin, und spirituell ist es ein zentripetales Empfangen und somit Yang. Ausatmen ist auch physisch zentrifugal, also auch Yin. Beides ist Yin? Ja, beides ist Yin und Yang zugleich. Das ausatmen ist physisch Yin – das zusammenziehen der Lungen ist physisch Yang.

Es ist wichtig zu erkennen, dass es nicht das gleiche Yin und nicht das gleiche Yang ist. Zentrifugal ausatmen ist Geben, also metaphysisch Yin und gleichzeitig auch physisch die Lungen zentripetal zusammenziehend, und somit physisch Yang.

Wenn wir sterben, lösen wir unseren physischen Körper auf. Unser letzter Atemzug ist ein Ausatmen.
Nur die physischen Lungen werden Yang. Der physische Körper wird zunehmend weniger Yang und mehr Yin ... bis zum physischen Tod. Die Seele jedoch bleibt immer Yin, weil sie sich nie „zu Materie verdichtet".

Es stimmt also bist zuletzt, dass das Erden-Leben von Yang nach Yin wandelt. Das grösste Yin erleben wir, wenn sich die Yin-Seele vom physischen Yang-Körper löst.

Wer das Gesetz der Polarität verstanden hat weiss, dass man jedes Ziel nur über seinen Gegenpol erreichen kann, und nicht auf direktem Weg, wie die meisten Menschen erfolglos versuchen. So lehrt Jesus, dass man nur durch den „Tod" das „Leben" versteht. Doch der Mensch heute will dieses Gesetz nicht begreifen und lässt sich nicht durch Misserfolge belehren.

So will der Mensch Gesundheit haben, aber die Krankheit lehnt er ab. Dabei erhält die Gesundheit erst durch die Krankheit ihre Existenz.
Wer die Krankheit nicht kennt, weiss die Gesundheit nicht zu würdigen. Ohne Nacht gibt es keinen Tag. Ohne Arme gibt es keine Reiche. Jede Vorderseite hat auch eine gleichgrosse Rückseite.

Mit jeder fixierten Meinung, die ein Mensch auf irgendeinem Gebiet hat, verhindert er die Entwicklung. Nichts scheint dem Menschen so schwer zu fallen, als seine Meinung zu ändern. Albert Einstein (1879–1955) bemerkte dazu: „Es ist schwieriger, eine vorgefasste Meinung zu zertrümmern als ein Atom." Oder: „Der Horizont der meisten Menschen ist ein Kreis mit dem Radius 0. Und das nennen sie ihren Standpunkt."

So wird zu allen Zeiten die Frage diskutiert, ob der Mensch frei sei oder vorbestimmt.
Dabei bemerkt man nicht, dass die Frage falsch gestellt ist. Erst wenn man das „Entweder–oder" umwandelt in ein „Sowohl-als auch", umwandelt in die Erkenntnis, dass der Mensch sowohl frei als auch vorbestimmt ist, kann man sich der Wahrheit nähern.

Innerhalb des ganzen Universums gibt es nichts, das es eigentlich nicht geben sollte. Nur die Menschen haben es sich zur Gewohnheit gemacht, die Welt in Dinge einzuteilen, die es geben soll, und in solche, die es nicht geben soll.

Somit stellt man sich gegen die Harmonie der Wirklichkeit. Jede Manifestation hat ihre Sinnhaftigkeit, sonst würde es sie nicht geben. Geschieht ein Mord, so ist er Teil der Wirklichkeit und hat einen Grund, sonst wäre er nicht geschehen. Es hat keinen Sinn, den Mord nicht zu akzeptieren.

Daraus folgt jedoch nicht, dass der Mord gut oder schlecht bezeichnet werden darf. Wirklichkeit anerkennen heisst lediglich, die Daseinsberechtigung aller Dinge zu akzeptieren.

Denn jeder Druck gegen die Wirklichkeit erzeugt einen Gegendruck, den wir früher oder später zu spüren bekommen.

Der grösste Teil des menschlichen Leidens entsteht aus dem selbst gewählten Widerstand gegen die manifestierten Umstände. Alle Dinge sind von Natur aus wertfrei. Nur die Einstellung des Menschen macht aus den Dingen gut oder schlecht, Freund oder Feind, Glück oder Leid. Jesus lehrte uns, liebe Deinen Nächsten wie Dich selbst. Er hat verstanden ...

Es ist ein Zeichen von Reife, wenn man etwas geschehen lassen kann, ohne einzugreifen.
„Mushotoku" ist ein Begriff aus der Zen-Lehre. Er besagt: Ohne Streben nach persönlichem Gewinn. Ohne Ziel und Zweck das Beste tun.

Wenn man erkennt, dass die Handlung einen egoistischen Zweck hat oder wir Anerkennung oder Verdienste erwarten, ist es besser, die Handlung aufzugeben. Oder den Geist zu ändern und mit der Handlung weiterzumachen. Das ist eine innere Reue, ein Fallenlassen. Aufgeben, fallenlassen, Mushotoku-sein ist schwierig. Es gibt sogar Menschen, die sagen, es sei absolut unmöglich. Es ist schwer, Mushotoku zu sein, weil es gegen unsere selbstsüchtigen Konditionierungen geht. Man sagt sich: „Es lohnt sich gar nicht, Mushotoku zu sein, das schaffe ich nie!" und verfolgt weiter seine egoistischen Ziele.

Aber wenn Du gut beobachtest, was in Deinem Leben geschieht, wirst Du erkennen, dass das Leben letztlich noch viel schwieriger wird, wenn man nicht Mushotoku ist.
Wobei ich zu Mushotoku immer erkläre: Wer noch in einer Familie oder mit Angehörigen lebt, sollte noch nicht Mushotoku leben, weil das für die Angehörigen nur schwer erträglich wäre. Mushotoku sollte nur leben, wer wirklich frei und unabhängig leben kann.

Solange man mit aller Kraft gegen eine Wand drückt, spürt man, wie die Wand mit gleicher Kraft „zurückdrückt". Verstärkt man den Druck, so „drückt" die Wand auch verstärkt zurück.
Man hat Angst loszulassen, weil man denkt, die Wand stürze sonst auf einen ein. Wenn man zu stark drückt, bricht die Wand höchstens auseinander (Zerstörung). Die Lösung des Problems besteht darin, die Hände von der Wand wegzunehmen, und der Druck lässt auch nach auf uns zu wirken. (Wie gehen wir z.B. mit „Verbrechern" um?)

Dieses Beispiel ist ein Symbol für den Widerstand, den wir im täglichen Leben oft fälschlicherweise aufbieten. Wer die Existenzberechtigung der Wand anerkennt, braucht nicht gegen die Wand zu drücken und wird dann auch nicht von ihr belästigt. Nur wer sie wegdrücken will, spürt ihren Druck.

Viele von uns kennen aus der Physik den Begriff der Resonanz. Im Universum sind jederzeit sämtliche Frequenzen (Schwingungen/Zeit) vorhanden. Ein Radioempfänger, der auf Mittelwelle eingestellt ist, kann die Frequenz der Mittelwelle aus dem ganzen Frequenzbereich empfangen. Alle anderen Frequenzen „kennt" er nicht. Kurzwellen und Langwellen z.B. oder Lichtwellen usw. „existieren" für ihn nicht. Sie gehören nicht zu seinem Weltbild. Eine Frequenz bezeichnet die Anzahl der Schwingungen in einem zeitlich festgelegten Rahmen. Diese Frequenz hat eine spezifische Struktur, ein Muster.

Frage:
Kreiert die Frequenz erst die Struktur?

Antwort:
Frequenz(en) sind Schwingung(en) – Bewegung(en) in einer bestimmten Zeit – in der Regel pro Sekunde definiert. Die technische Einheit ist Hertz (Hz) = Anzahl Schwingungen pro Sekunde. Es gibt natürlich Frequenzen in jeder Zeit-Einheit. So gibt es eine beliebige Anzahl Schwingungs-Wechsel – von Yin nach Yang und von Yang nach Yin – pro Sekunde, pro Minute, pro Stunde, pro Tag, pro Woche, pro Monat, pro Jahr, pro Jahrzehnt, pro Jahrhundert, pro XXX. Wenn ich die Frage von der Frequenz und der Struktur auf ein anderes Beispiel übertrage, wirst Du die richtige Antwort selber sofort finden:
Was ist zuerst? Der Maler oder das Bild? Erzeugt das Bild den Maler oder erzeugt der Maler das Bild?
Die Frequenz bildet die Struktur und nicht umgekehrt. Eine Struktur ist das Ergebnis und nicht die Erzeugung. Die Frequenz erzeugt erst eine Struktur.

Ebenso braucht der Mensch für seine Wahrnehmungen in sich selbst eine Entsprechung. Er muss seinen Empfang auf die entsprechende Schwingungsebene einstellen, um zu verstehen. Und so gibt es im Universum Bereiche, die wir z.B. nicht mit dem Verstand des Grosshirns empfangen können. Dazu braucht es eine gut ausgebildete Intuition. Näheres dazu im Kapitel über Zen, resp. Zazen.

Jeder Mensch kann nur immer jene Bereiche der Wirklichkeit wahrnehmen, für die er eine Resonanzfähigkeit besitzt. Da er alles, was ausserhalb seiner Resonanzfähigkeit liegt, nicht wahrnehmen kann, „existiert" es für den betreffenden Menschen oftmals gar nicht, und er glaubt deshalb, die ganze Wirklichkeit zu kennen. Nun empfängt nicht jedes Lebewesen zur gleichen Zeit den genau gleichen Schwingungsbereich wie das nächste. Es ist auch nicht nötig, dass sich jeder zur gleichen Zeit mit demselben Bereich auseinandersetzt.

Es muss nicht jeder zur gleichen Zeit das Gleiche lernen. Wenn jemand ein Buch liest, glaubt er oft, das ganze Buch zu verstehen, obwohl er nur jeweils das aufnehmen kann, was mit seinem derzeitigen Bewusstseinsstand im Einklang (Resonanzbereich) ist. Wenn er Jahre später dasselbe Buch erneut liest, stellt er fest, dass er es nun „noch besser" versteht.

Alle Dinge sind von Natur aus wertfrei. Nur die Einstellung des Menschen macht aus den Dingen gut oder schlecht, Freund oder Feind, Glück oder Leid. Jesus lehrte uns, liebe Deinen Nächsten wie Dich selbst. Er hat verstanden... Es ist ein Zeichen von Reife, wenn man etwas geschehen lassen kann, ohne einzugreifen. „Mushotoku" ist ein Begriff aus der Zen-Lehre. Er besagt:

Ohne Streben nach persönlichem Gewinn. Ohne Ziel und Zweck, das Beste tun.
Die gegensätzliche, sich ergänzende Struktur des Menschen ist ein gutes Beispiel, um die Polarität zu verstehen. Alle relativen Erscheinungsformen, die innerhalb des Universums auftreten, werden zwischen zwei gegensätzlichen und sich ergänzenden Kräften, nämlich der zentrifugalen, sich ausdehnenden Yin-Kraft und der zentripetalen, sich zusammenziehenden Yang-Kraft, gebildet.

Dementsprechend ist unsere menschliche Beschaffenheit, wie auch die aller Pflanzen und Tiere, in einer antagonistischen, sich ergänzenden Weise innerhalb der verschiedenen Systeme, Organe, Drüsen und all den anderen Teilen und deren Funktionen, aufgebaut. Diese gegensätzlichen und sich ergänzenden Strukturen und Funktionen innerhalb der verschiedenen Körperteile können auf allen Ebenen, sogar in den allerkleinsten und winzigsten Körperfunktionen, beobachtet werden. Eine solche gegensätzliche und sich ergänzende Beziehung kann z.B. beobachtet werden bei den roten Blutkörperchen zu den weissen Blutkörperchen, dem Insulin zum Glukagon, dem Sympathikus zum Parasympathikus, bei den männlichen zu den weiblichen Hormonen, bei den positiv-ionisierten mineralischen Verbindungen zu den negativ-ionisierten mineralischen Verbindungen, den Basen zu den Säuren, Vitamin C zu den Vitaminen D, K, E oder B 12 usw. Jene umfassenden Beziehungen jedoch, die wir für unsere praktische tägliche Lebensführung verstehen müssen, einschliesslich der körperlichen, seelischen und geistigen Übungen, können in mehrere Gruppen gegensätzlicher, sich ergänzender Beziehungen allgemein zusammengefasst werden. Dies sind die Beziehungen zwischen Vorder- und Rückseite, unteren und oberen Bereichen, links und rechts, Peripherie und Zentrum, Organ- und Meridianfunktion und dem Teilbereich und dem Ganzen.

Die Beziehung zwischen Vorder- und Rückseite
Die Beziehung zwischen dem physischen Körper mit dem spirituellen Bewusstsein und der Seele funktioniert nicht so mechanisch.

Zum physischen Körper:
Es gibt keinen universellen physischen Körper. Jeder physische Körper ist individuell.
Und damit ein physischer Körper „lebensfähig" ist, muss er „Verbindung" zu seiner Seele und seinem Bewusstsein haben. Wenn sich die Seele und das Bewusstsein wieder vom physischen Körper lösen, „stirbt" der physische Körper wieder.
Die Seele ist nicht im Körper enthalten. Der Körper ist in der Seele enthalten.
Das Gedächtnis ist nicht im Gehirn enthalten. Das Gedächtnis ist in der Seele und im Bewusstsein enthalten. Das Gehirn ist nur die „Übersetzungs-Zentrale", welches die Informationen des

Gedächtnisses – also des Geistes und der Seele – in den Körper übersetzt, damit sich die Körperfunktionen von der Seele und dem Bewusstsein lenken lassen können.

Die Beziehung zwischen oberen und unteren Bereichen

Der menschliche Körper besteht aus zwei Bereichen: dem Kopfbereich und dem Körperbereich. Diese beiden Bereiche sind entgegengesetzt und ergänzen sich. Der Kopfbereich besteht aus einer kompakteren Yang-Form und der Körperbereich aus einer ausgedehnteren Yin-Form. Wenn diese beiden Bereiche genau die gleiche Form und Grösse hätten, würde sich das, was sich in der einen Region befindet, wie ein Spiegelbild in der anderen Region wiederholen. Aufgrund des Unterschieds in beiden Bereichen jedoch ist alles, was in dem oberen Bereich vorhanden ist, im unteren Bereich, dem Körper, in einer ausgedehnteren Form – im Verhältnis 1:7 – wiederzufinden. Und was immer im Körperbereich vorhanden ist, befindet sich in einer kompakteren Form im Kopfbereich.

Z.B. ist der Dick- und der Dünndarm eine ausgeweitete Form des Gehirns, und dieses wiederum stellt die zusammengezogene Form der Gedärme dar. Und dementsprechend nehmen beide Organe, die Gedärme und das Gehirn, die Umgebung in sich auf, aber auf verschiedene Art und Weise, die physikalische Umwelt durch die Gedärme, und die nichtphysikalische Schwingungsumgebung durch das Gehirn. Wobei immer beide „Systeme" die Energie KI aus dem Universum erhalten und vom Bewusstsein gesteuert werden.

Entsprechend diesem Verständnis der gegensätzlichen und sich ergänzenden Beziehung zwischen den beiden Bereichen – dem Kopf und dem Körper – ist es leicht, die verschiedenen Körperbereiche mit den entsprechenden Kopf- und Gesichtsbereichen beginnend bei den Verbindungspunkten beider Bereiche – dem Gebiet der Mundhöhle und der Stimmbänder an der Vorderseite und dem Gebiet des verlängerten Rückenmarkes an der Rückseite – in Verbindung zu bringen. Der untere Bereich des Gesichtes entspricht dem oberen Bereich des Körpers. Z.B. entsprechen die Wangen den Lungen, die Nasenspitze dem Herz und die Nasenlöcher den Bronchien.

Auf ähnliche Weise entspricht der mittlere Gesichtsbereich dem mittleren Bereich des Körpers. Z.B. entspricht der Nasenrücken dem Magen und der Pankreas, der Bereich um die Augen den Nieren, der Bereich zwischen den Augenbrauen der Nasenwurzel der Leber und der Gallenblase, die Schläfen der Milz und dem Lymphsystem.
Beide Ohren entsprechen wiederum den beiden Nieren: die Ohren sind an zentraler Stelle am Kopf und die Nieren liegen im Mittleren Bereich des Körpers. Die Nieren repräsentieren umfassend den Zustand unserer Körperfunktionen.

Entsprechend repräsentieren die Ohren die gesamte Beschaffenheit unseres physischen und geistigen Zustandes.

Darüber hinaus entspricht der obere Kopfbereich gewöhnlich dem „unteren Körperbereich" Z.B. entspricht die Stirn dem Darmbereich, die obere Stirn nahe des Haaransatzes der Blase und beide Seiten der oberen Stirn der Fortpflanzungsfunktion. Der Mund entspricht den Verdauungsorganen, denn wie wir sehen können, ist der Mund der Beginn dieses Systems. Was das Gebiet um den Mund betrifft, so entspricht es dem Bereich des Afters – dem Ende des Verdauungssystems – und den Genitalorganen. Die Oberlippe zeigt demzufolge den Magenzustand, während die Unterlippe Hinweise auf den Zustand des Darmes gibt, und im Gebiet um den Mund ist der Zustand der Prostata, der Eierstöcke und des Uterus klar erkennbar.

Ähnliche gegensätzliche und sich ergänzende Beziehungen bestehen zwischen den 32 Zähnen und den 34 Teilen der Wirbelsäule. Diese Beziehung besteht ebenfalls zwischen dem oberen Körperbereich, der Schulterregion und dem unteren Körperbereich, der Darmgegend.

Anormales Anschwellen, ungewöhnliche Verfärbung, Verhärtung, Steifheit, Tumore, Sommersprossen, Pickel und schwarze und rote Punkte, die in bestimmten Bereichen erscheinen, zeigen einen anormalen Zustand in den entsprechenden Körperteilen, einschliesslich Störungen der Organfunktionen. Stimulierungen durch die Handinnenflächen oder die Finger produzieren direkt oder indirekt Reaktionen in den entsprechenden inneren Bereichen des Körpers. Übungen, wie z.B. Do-In für irgendeinen Bereich des Kopfes oder des Körpers, haben eine gute Auswirkung nicht nur für diesen speziellen Bereich, sondern auch für die entsprechenden Körperteile und deren Bezugsfunktionen.

Die Beziehung zwischen links und rechts

Beim Hörvorgang benutzt jeder Mensch entweder das linke oder das rechte Ohr, um die Art des Geräusches zu unterscheiden, während das andere Ohr damit beschäftigt ist, die Entfernung festzustellen.

Im Gesicht repräsentiert die linke Seite gewöhnlich die ererbte körperliche und geistige Beschaffenheit des Vaters, während die rechte Seite die mütterliche Beschaffenheit darstellt. Es gibt niemanden, der ein vollkommen symmetrisches Gleichgewicht zwischen links und rechts besitzt. Nichts im Universum ist genau symmetrisch. Komplette Symmetrie bedeutet Stillstand. Stillstand bedeutet Tod.

Bei den Fähigkeiten des Denkens, Sehens, Riechens, Hörens, Atmens, Sprechens und allen übrigen Tätigkeiten und Ausdrucksweisen in unserem Gesicht wird immer ein asymmetrisches Gleichgewicht beibehalten.

Wenn die linke Gesichtshälfte aktiver ist als die rechte, so zeigt das an, dass das biologische Erbgut des Vaters durch seine Fortpflanzungszellen mehr Einfluss besitzt als das der Mutter.

Die linke Körperseite steht in einem antagonistischen und sich ergänzendenden Verhältnis zu der rechten Körperseite, wie wir es gewöhnlich bei der Körperbewegung beobachten können. Wir benutzen abwechselnd den linken und den rechten Arm und ebenso die Beine in unseren Bewegungen, wie z.B. beim Laufen oder Rennen. In unserer Körperstruktur steht die linke Lunge in einem asymmetrischen Gleichgewicht zu der rechten Lunge. Ein ähnlich asymmetrisches Gleichgewicht besteht zwischen der Leber für die Blutverarbeitung und der Milz für die Lymphverarbeitung. Es besteht auch zwischen den beiden Nieren, den beiden Eierstöcken, den beiden Hoden, dem rechten und linken Vorhof des Herzens und dem aufsteigenden und dem absteigenden Dickdarm. Es besteht zwischen der linken und der rechten Schulter, den Armen, Händen, der Hüfte, den Beinen und den Füssen.

Die Beziehung zwischen dem Teil und dem Ganzen
Jede Existenz innerhalb des Universums spiegelt alle Zustände des gesamten Universums in ihrer Beschaffenheit, Aufbau, Form, Natur und ihren Funktionen wieder.
Im Menschen sind alle Faktoren, die das gesamte Universum zusammensetzen, praktisch verkörpert. Raum und Zeit, Strahlung und Wellen, Schwingungen und Ströme, elektromagnetische Erscheinungen wie auch die Bewegung der präatomaren Partikel, Elemente, Moleküle, anorganische und organische Substanzen, Plasma und Gas, Flüssiges und Festes, Materielles und Geistiges, Körperliches und Seelisches.

Die Mikroorganismen sind lebendige Widerspiegelungen des Makro-Universums. Ein Teil repräsentiert das Ganze. Das Ganze verkörpert sich in einem Teil. Ähnlich reflektiert ein Körperteil die gesamte Beschaffenheit des ganzen Körpers, körperlich und seelisch, und der gesamte Körper lässt sich in einem Teil des Körpers erkennen. Dafür gibt es unzählige Beispiele in unserem Körper, einschliesslich der Organe, Drüsen, Gewebe und Zellen.

Die ganze Galaxie inkl. aller Sonnensysteme sind Fraktale, und jedes Fraktal bildet einen Wirbel mit asymmetrischer Torus-Form. Dazu mehr im Kapitel „Spiralen sind Wirbel in Torus-Form".

3.5 Transmutation

Wissenschaftler versuchen seit Jahrhunderten, das „Perpetuum Mobile" zu entwickeln. Sie wissen nicht, dass die Natur seit immer schon ein „Perpetuum Mobile" ist. In der Natur kann keine Energie „vernichtet" oder „verbraucht" werden. In der Natur wird Energie immer in eine andere Energie-Form umgewandelt und das ohne Verluste. Genauso lehnen dieselben Wissenschaftler die Möglichkeiten der Transmutation in der Natur ab. Dabei sind jede Entwicklung und jede Wandlung in der Natur eine Transmutation. Sie negieren, dass sich in der Natur ein Element selbständig in das nächste Element umwandeln kann. Das Universum ist die unendliche Expansion selbst. Die Schnelligkeit dieser Expansion ist unendlich, also ist sie allgegenwärtig, allmächtig und allwissend. Dennoch scheint sie uns überhaupt nicht vorhanden.

Dieses Universum, das Sein aller Existenz, wurde in alter Zeit die Leere genannt, das Nichts, das Absolute, das Unendliche, das Einzige, das Grenzenlose, Sunyata, Taikyoku im Osten, im Westen Gott.
Alle diese Namen sollten verworfen werden, ihre Definitionen sind unklar, sie sind zu metaphysisch, zu mystisch und unzeitgemäss im Zeitalter der Wissenschaften.

Die transzendentale Expansion ist ein unendliches Gebiet. Sie polarisiert sich überall und zu jeder Zeit – und das immer im Hier und Jetzt. Diese Polarisation erscheint in zwei Polen: Yin und Yang. Sie sind von Natur aus Antagonismen (gegensätzliche Ergänzungen). Das ist der theoretische „Beginn" unserer relativen, dualistischen und ebenso theoretisch „endlichen" Welt, die vom Einzigen Prinzip und der Ordnung des Universums regiert wird.
Diese zwei Pole ziehen sich an oder stossen sich ab. Das ist die Entstehung des Magnetismus.

Frage:
Was ist also mit der Lehre über die „die Materie", die alles erschafft?

Antwort:
Das halte ich für Matrix-Irr-Lehre! Es ist nicht „die Materie", die alles erschafft – sondern es ist unser Bewusstsein, das alle Erscheinungen erschafft.

Die zwei antagonistischen Pole formen zwangsläufig eine logarithmische, zentrifugale und zentripetale Spirale. Wobei diese Spiralen nur aus der zweidimensionalen Sicht eine Spiralen bilden. In der Multidimensionalen Sicht sind diese Spiralen Wirbel. Und jeder dieser Wirbel bildet einen Torus. Wobei jeder dieser Tori in den nächstgrösseren Torus übergeht.

Wir müssen besonders feststellen, dass die unendliche Expansion, die ursprüngliche und zentrifugale Kraft des ganzen Universums und alles Lebende hier in der logarithmischen Spirale in zentripetale Kraft verwandelt werden. Das ist das 1. Universale Gesetz. Diese logarithmischen, zentripetalen Spiral-Wirbel in Torus-Form ergeben durch die Kraft der unendlichen Expansion eine Spiral-Wirbel-Torus-förmige Planetenbahn, die im Zentrum ihr zentripetales Ende hat, nachdem sie regelmässig, dem Durchmesser nach immer kleiner werdend, um das letzte End-Zentrum (Kern) gelaufen ist. Und dieses zentripetale Zentrum löst sich wieder wirbelförmig auf in den nächstgrösseren Torus-Wirbel.

Der Anfang dieser spiraligen Planetenbahn entspricht dem, was man in der modernen Physik „Elektron" nennt. Die verschiedenen Punkte dieser Planetenbahn könnte man als „Haltestellen" oder Grundelemente bezeichnen. Die Energie, die man „Elektron" nennt, erreicht das Endzentrum mit einer ungeheuren Geschwindigkeit und häuft sich dort an, um den Kern zu bilden. Hierbei gilt das Gesetz „Die Quantität verändert die Qualität". Elektronen verwandeln sich in ein Proton und bilden das erste Atom: H.

Wird diese Umwandlung der Elektronen in Protonen fortgesetzt, so entsteht ein weiteres Proton. Diese beiden Protonen werden durch die fortlaufend dazukommenden Elektronen verbunden. In einem bestimmten Augenblick verwandelt sich eines dieser „gesättigten" Protonen mittels der Elektronen, die ständig zuströmen, in ein Neutron. Das ist die Entstehung des Isotops Deuterium.
Das IST Transmutation. Da die Umbildung der Protonen in Neutronen viel leichter ist als die der Elektronen in Protonen, entsteht die Neigung, dass sich mehr Neutronen als Protonen bilden.

Eine andere, grössere Spirale als die, die ein Elektron und ein Proton hat, kann zwei, drei oder mehr Elektronen bilden und in Folge davon zwei, drei oder mehr Protonen, die sich mit der Zeit in Neutronen verwandeln. Das IST Transmutation.

Die so entstandenen Atome werden durch eine Spirale gesammelt, die viel grösser ist als ihre eigene Spirale und werden durch denselben Spiralprozess einen Planeten bilden. Einige Planeten bilden ein Sonnensystem, und dieses, vervielfacht zu grosser Zahl, bildet die Milchstrasse nach demselben Spiralprozess, der mehr und mehr anwächst.

Wir haben jetzt beinahe verstanden, dass die berühmte Bindungsenergie im Atom nichts anderes ist, als unendliche Expansionskraft, in der logarithmischen Spirale in Zentripetalkraft umgewandelt.
Es ist keineswegs die Anziehungskraft der gegenseitigen Verbindung, die zwischen den Elektronen und Protonen wirkt, sondern die einfache Kraft, die vom Ausgangspunkt, der als „Elektron" bezeichnet wird, gegen den Endmittelpunkt der Spirale, den Kern, wirkt.

Dasselbe Prinzip ist für das Sonnensystem gültig. Pluto entspricht dem Elektron mit der Sonne als Endmittelpunkt einer Spiralbewegung, in dem Neptun, Uranus, Saturn, Jupiter, Mars, die Erde, Venus und Merkur auf den Endstationen sind. Die Eselsbrücke für die Reihenfolge der bisher erkannten Planeten: **M**ein Vater **E**rklärt **M**ir **J**eden **S**onntag **U**nsere **N**eun **P**laneten.

Es gibt inzwischen weitere Planten, die „unserem" Sonnensystem zugeordnet werden. Und es werden immer noch mehr werden. Alle Sterne, alle Sonnen werden durch den unendlichen Wirbel des Universums bewegt und behalten scheinbar immer denselben Abstand voneinander. In Wirklichkeit aber drängen sie gegen den Mittelpunkt ihres Systems zu und alle Sonnensysteme gegen den Mittelpunkt ihrer Milchstrasse.

Seit 300 Jahren, als ein junger Physiker und Philosoph (Isaak Newton) das Gesetz der Gravitation formulierte, das zur Theorie der universalen Gravitation führte, hat niemand gewagt, sorgfältig die Richtigkeit eines solchen Gesetzes zu kritisieren oder nachzuprüfen. Wo lag der Grund? Warum dieser Irrtum über den Ursprung der Kräfte? War es, dass der Ursprung der Kräfte, irrtümlich Gravitation genannt, so grandios erschien, um den Intellekt zu lähmen?

Einige analytische Wissenschaftler haben daran gedacht, die Existenz der Gravitation durch eine einfache, experimentale Methode zu beweisen. Aber es ist Tatsache, dass diese wenigen Männer nicht frei denken konnten und das unendliche All niemals mit einer grandiosen Vorstellungskraft umfassen konnten. Sie beschränkten sich darauf, die Gravitation zu rechtfertigen, aber nicht die unendliche Expansion, den Ursprung des Lebens, der Sterne und der Atome. Diese Männer waren nicht durch die Schule der Unendlichkeit, des Absoluten und der Ewigkeit gegangen. Sie hatten sich nur durch die Schule der Relativität belehren lassen.

Alles, was sich in diesem unendlichen Universum befindet, ist in logarithmischer Spirale – die in Wirklichkeit spiralisch-wirbelförmige Tori bilden – erschaffen. Vom elementaren Partikel bis zu den Milchstrassen. Alle Erscheinungen wie Atome, Mineralien, Meere, Pflanzen, Tiere, Menschen, Planeten, Sterne, Sonnensysteme, Galaxie, Universum, Bewusstsein ... der Grosse Geist oder Gott.

Nach der Kosmogonie des Fernen Ostens bildet sich der mit negativer Elektrizität beladene Strom der Elektronen, indem er zahllose zentripetale Spiralkreise auf seinem Weg zum Endzentrum unendlich oft umläuft, bevor er das mit positiver Elektrizität beladene Endzentrum erreicht. So entsteht das erste Atom: der Wasserstoff. Dieser Vorgang dauert Millionen von Jahren ... aber immer „Hier und Jetzt".

Wenn diese „erste" Spirale – die „erste" ist nur eine theoretische Definition – sich vergrössert durch Hinzukommen mehrerer anderer Spiralen, so wächst die Zahl der Elektronen und folglich die der Protonen. Das IST Transmutation.

Das durch seine eigene Energie gesättigte Proton erzeugt das Neutron durch die Energie der Elektronen, die nacheinander mit ungeheurer Schnelligkeit hinzukommen. Das Atom bildet sich in das folgende viel schwerere Atom um. Das IST Transmutation.

Die Zahl der Nukleonen ist gleich dem Alter des Atoms. Also müssen wir die Kontinuität aller Atome als eine Spirale ansehen. In dieser Spirale sieht man das periodische System der Atome besser: Zwei Sphären im Spiralen-Torus (Yin aussen und Yang unten innen). Die Ergänzung und Wandlung zwischen Wasserstoff und Sauerstoff und der zwischen Kalium und Natrium usw.
Der ergänzende Gegensatz zwischen Wasserstoff und Sauerstoff, der die fundamentale Basis aller Materialisationen, besonders der biologischen und physiologischen Struktur ist, ergibt sich hier ganz von selbst.

Erst vor einigen Jahrhunderten haben die modernen wissenschaftlichen Forschungen im Westen begonnen. Von Anfang an wurden nur die physikalischen, mechanischen, mikroskopischen und materiellen Forschungen spezialisiert. Diese Spezialisierung nimmt immer mehr zu. Jetzt ist es Zeit, an eine Reorganisation der Wissenschaft zu gehen und die Gesamtschau statt der Spezialisierung zu suchen.

In den letzten Jahren hat die wissenschaftliche Avantgarde eine internationale Zusammenarbeit aller wissenschaftlich arbeitenden Spezialisten über alle Spezialgebiete zu organisieren versucht. Sie besteht auf der Wiederentdeckung des eigentlichen Zwecks der wissenschaftlichen Studien. Sie will das fundamentale und Ewige Prinzip des Universums wiederfinden: wie kann man ein gesundes, glückliches, friedvolles Leben auf dieser Erde finden?
Ich frage mich, kann jemand eine Struktur von so grosser Bedeutung und Wichtigkeit, wie der Begriff Welt oder Leben, allein mit der analytischen und mikroskopischen Kenntnis der Einzelheiten aufbauen, kann er allein damit das Schema einer solchen Architektur skizzieren?

Alle Denker haben von Anfang an die grosse Frage gestellt: Leben, Universum, Mensch, Materie, Energie und was für ein Gesetz sie alle eint. Die Denker vor Tausenden von Jahren haben ohne Werkzeug und spezialisierte Kenntnisse die Ordnung des Alls zu erforschen gesucht. Sie haben die Ordnung des Universums und den Ursprung des Lebens makroskopisch und intuitiv durch Meditation und Kontemplation gesucht.

Sie hatten bei ihrer Suche keine Schwierigkeiten, weil sie den universalen Kompass: die Ordnung und die Konstitution des Universums, das Einzige Prinzip, die universale Logik kannten. Und immer war ihr Blick auf das Reich des Lebens und der Welt gerichtet.

Ist es nicht viel logischer, muss es nicht das Erste sein, dass man sich mit diesem Kompass versieht, der genau die Richtung angibt, bevor man die grosse Reise der Forschung antritt? Die Ordnung des Universums zeigt sich in der logarithmischen Spirale. Alle Spiralen beginnen an der Peripherie und endigen im Zentrum. Es gibt nur zentripetale Spiralen und die Auflösung davon. Mehr dazu in meinem Kapitel über die „Spiralen".

Warum steigt und sinkt die Temperatur auf der Erdoberfläche? Warum gibt es Eiszeiten und Erderwärmungen?

Weil sich das ganze Sonnensystem mit unserer Erde auf ihrer Umlaufbahn periodisch den Umlaufbahnen der beiden grossen Sonnen „Vega" und „Polaris" nähert und sie wieder verlässt – welche dadurch abwechselnd für uns zum „Polarstern" werden.

Die Atomtheorie ist überholt. Sie wurde schon vor Tausenden von Jahren im Osten aufgegeben. Heute ist der Zusammenhang zwischen Energie und Materie einigen Physiker bekannt.
Je eher die archaische Vorstellung aufgegeben wird, umso besser ist es. Sie war eine Verirrung in der Welt der Relativität, wir aber wollen jetzt in die Welt der Unendlichkeit eindringen... Wir müssen jetzt verstehen, dass die „Materie" aus der „Nichtmaterie" kommt.

Die Expansion „ad infinitum" ist das „Beförderungsmittel" oder die „Antriebsenergie" aller unendlich kleinen Partikel: Wärme, Licht, Elektrizität, Radioaktivität usw.

Wir können das Leben selbst mit unseren „physischen" Augen nicht sehen, wir sehen nur seine Manifestation, wie wir auch die Luft nur mittels der Vibrationen „hören" und „fühlen" können. Das Gleiche gilt für unsere sensoriellen Wahrnehmungen. Die Energie, die Atome usw. sind die Differenzierung der Expansion „ad infinitum".
Nichts ist konstant, nichts ist ewig, mit einer Ausnahme: die Ewigkeit selbst. Alles in diesem Universum der Relativität ändert sich ständig, ist ruhelos und illusorisch.
Nur was dem Universum der Unendlichkeit angehört, ist ewig, absolut und konstant: das Glück, die Freiheit, das Erinnerungsvermögen, die Urteilskraft, die Liebe, die Freude, die Gerechtigkeit, der Wille, die Hellsichtigkeit usw.

Haben wir die Ordnung des Universums einmal begriffen und uns zu eigen gemacht, besitzen wir alle diese ewigen und konstanten Werte. Die Wahrheit ist ohne Anfang und ohne Ende, unendlich, absolut, konstant, schöpferisch und kontrolliert alles in diesem Universum. Sie ist die Ordnung des Universums oder das Einzige Prinzip.

Das Universum hat seinen Aufbau nach den Gesetzen der Ordnung. Alles im Universum hat seinen Willen, da alles sich wandelt. Die Wandlung wandelt sich im Einklang mit der Ordnung des Universums, die der Wille selbst ist.

Aus Yin entsteht Yang, und aus Yang entsteht wieder Yin
Wie ist die grosse Natur so wunderbar. Sie lässt in den Ruinen, die doch so Yang sind, Pflanzen wachsen, die besonders Yin sind!
Aber so etwas versteht kein „Zivilisierter". Sie sind alle viel zu gut informiert. Ja, aber das würde ja bedeuten, sie sind alle gut informiert, sie besitzen „Wissen". Erstens, Wissen kann man nicht besitzen, und zweitens ist es Matrix-Wissen. Sie wissen nicht, warum diese Yin-Pflanzen gerade nach einem Krieg in so grossem Überfluss wachsen müssen.

Aus Yin entsteht Yang, und aus Yang entsteht wieder Yin
Warum ist das so? Wie funktionieren diese Naturgesetze? Warum wandelt sich Yin in Yang und Yang in Yin? Und wann ist das so? Aus welchem Grund oder Gründen funktioniert das so? Warum zieht ein Minus-Pool vom Magnet einen Plus-Pool vom Magnet an? Warum verdampft das Wasser, wenn die Sonne scheint? Warum verdampft nur das Wasser, und der Stein sitzt gemütlich da?

Antwort:
Weil sowohl Yin wie auch Yang immer seinen Antagonismus sucht und durch Anziehung findet. Hier die Darstellung des 12. Lehrsatzes des Einzigen Prinzips der Ordnung des Universums:
Yin und Yang finden immer ihren Antagonismus, um sich in ihren Antagonismus zu wandeln ...

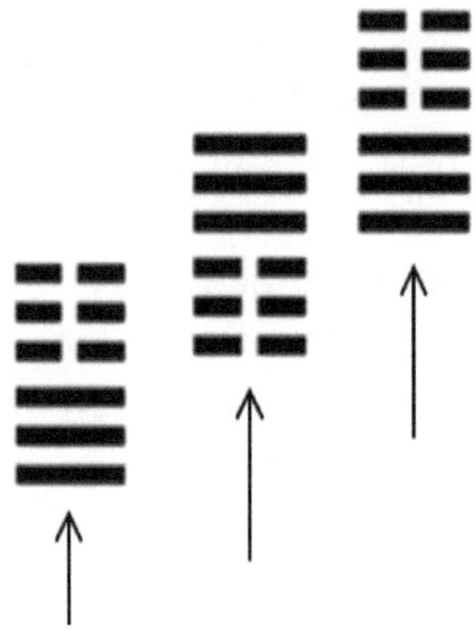

Abbildung 26: 12. Lehrsatz des Einzigen Prinzips

Frage:
Das alte Jahr ist nicht der Antagonismus zum neuen Jahr. Es ist die Transmutation vom alten loslassen zum neuen empfangen.

Antwort:
Antagonismus und Transmutation ist nicht der genau gleiche Prozess.Der Wandel von der Vorderseite hin zur Rückseite - und auch umgekehrt - das ist der Wandel in seinen Antagonismus.Dieser Wandel bewirkt ein dynamisches Gleichgewicht.Der Wandel, den wir Transmutation nennen, ist kein Wandel in seinen Antagonismus. Das ist ein Schöpfungs-Prozess, oder Schöpfungs-Evolution. Natürlich gehören auch die Wandlungen in den Antagonismus zum Schöpfungs-Prozesse. Aber jenseits der Worte ist ein Unterschied zu erkennen.

3.6 Die 5 Stufen der Wandlung (5-KI-Transformation)

Die Gesetze von Yin und Yang sind unser grundlegender Kompass zum Verständnis von Bewegungen, Veränderungen und Beziehungen. Der Vorgang der Wandlung lässt sich jedoch noch verfeinerter darstellen als die fünf Wandlungszustände (siehe Abb.16). Die Energie KI oder die Schwingung, die zwischen den beiden Polen der sich nach aussen und oben bewegenden Zentrifugal-Kraft (Yin) und der sich nach innen und unten bewegenden Zentripetal-Kraft (Yang) erzeugt wird, lässt sich in fünf Grundarten einteilen:

1. **Nach oben und aussen gerichtete Energie**: eine leichte, nach oben und aussen gerichtete Bewegung, die allmählich aktiv wird.
2. **Aktive Energie:** Die Ausdehnung erreicht einen Höhepunkt, es entsteht Plasma, Aktivität nach allen Richtungen.
3. **Nach unten und innen gerichtete Energie:** An dem äussersten Punkt wird Yin zu Yang, und die kontraktive Hälfte des Zyklus beginnt. Einsetzen der Verfestigungs- oder Kondensationsprozesse.

4. **Sammelnde Energie:** Die kontraktiven Prozesse erreichen ihren kompaktesten, am meisten verdichteten Zustand. Dieser Prozess kann als Prozess des Sammelns bezeichnet werden.
5. **Schwebende Energie:** Auf dieser Stufe wird Yang wieder zu Yin. Die Verfestigung löst sich auf, und die Ausdehnungsprozesse setzen wieder ein.

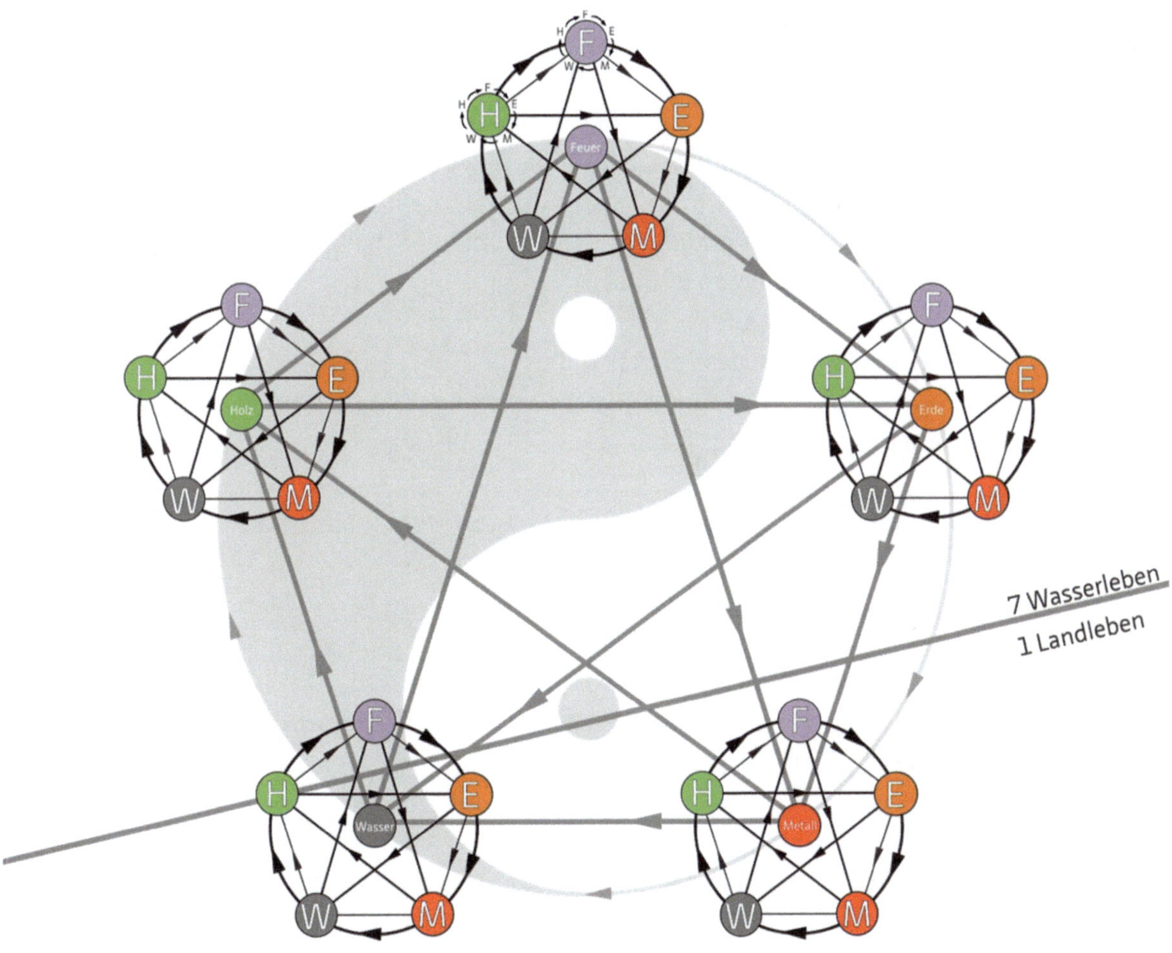

Abbildung 27: Die einzigartige Darstellung der 5-KI-Transformation in Fraktal-Aufstellung

Die Theorie der Fünf Elemente hat ihre Wurzeln in der chinesischen Sicht des Universums. Dabei werden alle Dinge dieser Welt den fünf Grundelementen zugeordnet (Feuer, Metall, Erde, Holz und Wasser), die den Ablauf der Naturerscheinungen regeln. Die Fünf Elemente sind eine weiterführende Differenzierung von Yin und Yang und ein System, mit dem man Zusammenhänge und Wirkungsweisen erklären und verstehen kann.

Noch heute stützen sich die chinesischen Wissenschaften, besonders in der Medizin, auf dieses Naturgesetz. Man geht davon aus, dass alle der 5 Elemente miteinander im Einklang stehen müssen, um einen optimalen Energiefluss zu garantieren, da sie sich gegenseitig kontrollieren, nähren oder sogar zerstören können. Wir finden jedes der einzelnen Elemente täglich in unserer Umwelt in Formen, Farben, Geschmack, Nahrungsmitteln, Eigenschaften, Materialien in Yin- sowie auch Yang-Qualität. Auch die körpereigenen Organe sind den einzelnen Elementen zugeordnet.

Entstehungs-, Wachstums- oder Hervorbringungszyklus

Der Zyklus der Entstehung beschreibt, wie die einzelnen Elemente ineinander übergehen und sich ineinander wandeln. Ebenso wie nach der Geburt das Wachstum und dem Frühjahr der Sommer folgt, folgt dem Osten der Süden, dem Holz das Feuer und so fort. Die Energie, welche als KI bezeichnet wird, sollte immer im Fluss von einem Element zum anderen sein, da nur dort Harmonie entstehen kann, wo die Zyklen harmonisch ablaufen. Ein ungleichmässiger Kreislauf würde zu Krankheiten und Problemen führen.

Holz ernährt das Feuer, die Asche des Feuers ernährt die Erde, aus der Erde wird Metall gewonnen, die Mineralien der Erde machen das Wasser lebendig, Wasser ernährt die Pflanzen, aus denen Holz entsteht, Holz ernährt das Feuer usw.

Im Normalfall ist das System ausgeglichen, Ziel des Feng Shui ist es, diese Harmonie herzustellen und zerstörerische Zyklen zu erkennen und aufzuheben.

Kontrollzyklus

Der zweite wichtige Zyklus ist der Kreislauf der Kontrolle. Dieser Zyklus ist eine Gegensteuerung, die eingreift, damit der Entstehungszyklus nicht übermächtig wird. Weiter erkennt man am Kontrollzyklus, welche Elemente zueinander eine hemmende, also auch kontrollierende Beziehung haben.

Holz kontrolliert die Erde (Wurzeln lockern den Boden), Erde kontrolliert das Wasser (Wasser versickert im Boden), Wasser kontrolliert das Feuer (es dämmt das Feuer), Feuer kontrolliert das Metall (Feuer hilft Metall zu schmelzen und zu verformen, um Werkzeuge und Geräte herzustellen), Metall kontrolliert das Holz (Metall in der Form der Axt hilft, im verwilderten Wald das Unterholz auszudünnen).

Auch innerhalb dieses Rades muss Gleichgewicht herrschen. Dieses tritt ein, wenn ein Element das übernächste des Entstehungszyklus ausreichend kontrolliert, und wenn es selbst wiederum vom vorletzten Element genügend kontrolliert wird. Die Elemente sind „Engel" und „Engel" sind Diener der Menschen.

Hat eines der Elemente eine Sonderstellung? Nein. Das Zentrum ist nur physikalisch und intellektuell verstanden mehr wert als die Peripherie und umgekehrt. Im spirituellen Verständnis ist das nicht so.

Der Engel der Sonne, der Engel der Luft, der Engel des Wassers, der Engel der Erde sind die Helfer, um ein harmonisches Gleichgewicht der Energien aufrecht zu erhalten und damit den inkarnierten Wesen auf dieser Erde eine gesunde und harmonische Lebensweise zu ermöglichen. Dass keine der 5-Energieformen übermächtig werden kann, dafür sorgt die Naturordnung gleich selbst: ALLE Erscheinungen wandeln sich unaufhörlich in ihren Antagonismus. ALLE Antagonismen verhalten sich gegensätzlich ergänzend zueinander.
Im gleichen Mass, wie sich die Vorderseite verändert, im gleichen Mass verändert sich auch die Rückseite. Ist eine Erscheinung vor der Wandlung Yin, wird sie nach der Wandlung Yang sein und umgekehrt. Die Quantität bestimmt die Qualität. Extremes Yin wandelt sich in extremes Yang und umgekehrt.

Traditionell wurden die Begriffe Holz, Feuer, Erde, Metall und Wasser im Zusammenhang mit den fünf Stufen der Wandlung gebraucht. Sie wurden jedoch nur verwendet, um die vorübergehenden Phasen innerhalb dieses sich bewegenden, dynamischen Prozesses bildhaft darzustellen und sollten deshalb nicht zu wörtlich aufgefasst werden.

Wir kennen alle die Vier-Elemente-Lehre: Luft, Wasser, Feuer, Erde. Wer die Symbolik „wörtlich" interpretiert, interpretiert sie mit der „formalen Logik". Mit der formalen Logik – die starr ist – werden 4 Elemente als 2 + 2 interpretiert. Und 2 + 2 ist ein statisches Gleichgewicht. Und ein statisches Gleichgewicht bedeutet Stillstand. Im Stillstand ist keine Wandlung mehr möglich. Bei 5 Elementen ist immer eine Wandlung möglich, weil 5 nie in einem statischen Gleichgewicht ist, sondern in einem dynamischen Gleichgewicht. So verstanden macht die Erweiterung von 4 Elementen auf 5 Elemente durchaus Sinn. Aber, wir müssen den Sinn vorher tief verstehen, bevor wir eine Lehre abändern dürfen.

Die „wissenschaftliche" Mathematik stimmt nur, wenn sie symetrisch ist. Die „Natur-Mathematik" - die Naturordnung - ist asymetrisch. Symetrie gibt es in der ganzen Naturordnung nicht. Die Naturordnung ist nicht in einem statischen Gleichgewicht. Die Naturordnung ist in einem dynamischen Gleichgewicht. Symetrie bedeutet Stillstand. In der ganzen Naturordnung gibt es keinen Stillstand.

Asymetrie bedeutet Bewegung. Die ganze Naturordnung ist in Bewegung. Das Einzie „Beständige" ist die ewige Wandlung.

Es ist im Allgemeinen besser, die fünf Phasen von einem energetischen oder atmosphärischen Standpunkt aus zu betrachten und die Begriffe „aufwärts", „aktiv", „abwärts", „sammelnd" und „schwebend" anstelle der fünf Elemente zu gebrauchen. Im Grunde gibt es kein aufwärts, abwärts, oben, unten, hinten, vorne, links, rechts ... Es gibt nur innen, aussen, nach innen, nach aussen, einwärts, auswärts, es gibt zentrifugal und zentripetal.

Man könnte den Eindruck gewinnen, dass die Vorstellung der fünf Wandlungszustände ausschliesslich im Fernen Osten entstanden und angewandt worden ist. Da es sich bei dem Vorgang, der durch die fünf Wandlungszustände beschrieben wird, um einen universalen Vorgang handelt, war dieses Wissen in frühen Zeiten weit verbreitet.

Im Lukas-Evangelium und in anderen Teilen des Neuen Testaments finden sich Hinweise auf den fünffachen Prozess sowie auch im jüngst wiederentdeckten Thomas-Evangelium. Nach dem Bericht von Thomas spricht Jesus von diesen universalen Phasen als von den „fünf Bäumen im Paradies" und sagt, wer diese versteht, der weiss auch um das ewige Leben.

Das Verständnis dieses universalen Vorgangs liegt auch der Akupunktur und anderen Formen von traditioneller Medizin zugrunde, da man davon ausging, dass sowohl die Energie im menschlichen Körper als auch die Energie in der ganzen Natur im Einklang mit diesem Zyklus fliesst. So können zum Beispiel die atmosphärischen Energieveränderungen im Tagesverlauf wie folgt eingeteilt werden:

- **Morgen:** Die Sonne geht auf, und die Aktivitäten des Tages beginnen; expansive, nach oben gerichtete Energie.
- **Mittag:** Die Sonne erreicht ihren höchsten Stand; diffuse, aktive Energie.
- **Nachmittag:** Die Sonne bewegt sich in umgekehrter Richtung, die Aktivität nimmt ab, die Atmosphäre wird schwerer, nach unten gerichtete Energie.
- **Abend:** Die Sonne sinkt und verschwindet hinter dem Horizont; kondensierte, sammelnde Energie.
- **Nacht:** Es herrscht Dunkelheit, man spürt eine schwebende Atmosphäre, schmelzende oder schwebende Energie.

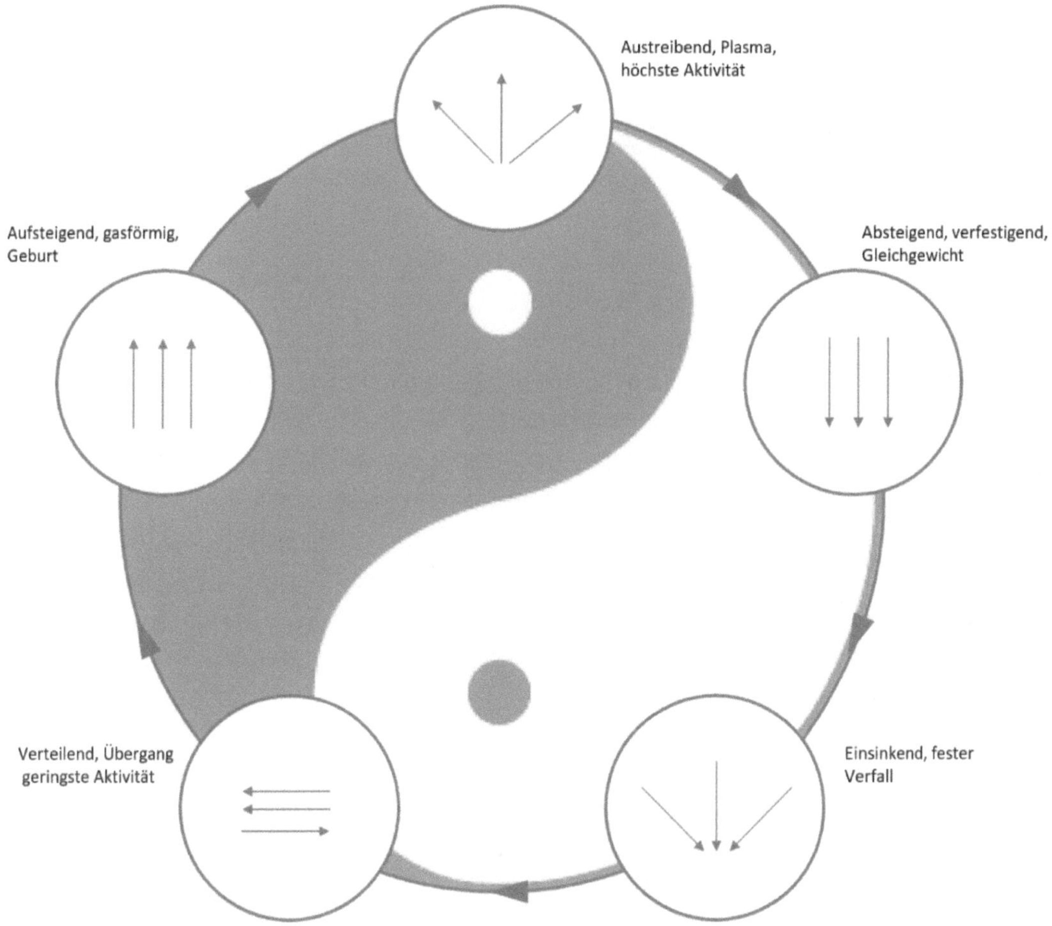

Abbildung 28: Die 5 Phasen

Die Jahreszeiten lassen sich ebenfalls in fünf Phasen einteilen:

- **Frühling:** aufsteigend, expansiv, nach oben gerichtete Energie
- **Sommer:** sehr aktiv, nach aussen gerichtete Energie
- **Spätsommer:** stabiler Zustand, fallende, nach unten gerichtete Energie
- **Herbst:** verfestigte, sammelnde Energie
- **Winter:** gefrorene, auflösende, schwebende Energie

Wir können die typischen Geisteshaltungen, oder Arten von Bewusstsein, ebenfalls in fünf Kategorien einteilen:

- idealistisch, strebend, romantisch, hoffnungsvolle Haltung, nach oben gerichtete Energie
- heller, ausgedehnter, strahlender Geist, aktive Energie
- nachdenklich, rücksichtsvoller, ausgeglichener Geist, nach unten gerichtete Energie
- nach innen gerichteter, selbstreflektierender, analytischer Geist, ordentliche Geisteshaltung, sammelnde Energie
- flexibler, anpassungsfähiger, meditierender, beobachtender Geist, schwebende Energie

Es gibt zahlreiche andere Zyklen innerhalb der Natur, die diese universale Ordnung widerspiegeln, hierzu gehören der Ursprung und die Entwicklung des Universums und des Sonnensystems, das Erscheinen von subatomaren Partikeln und Elementen, die biologische Evolution von Pflanzen und Tieren, die Organe und Systeme des Körpers, die Geschmacksrichtungen und Eigenschaften von Nahrungsmitteln sowie Charakter und „Schicksal" des Individuums und der Gesellschaft.
Der Zyklus des Energieflusses zwischen den fünf Stufen der Wandlung weist zwei Grundtendenzen auf. Die erste ist nährend oder anregend, und die zweite ist komplementär/antagonistisch oder in Konflikt stehend. Die nährende Tendenz bewegt sich entlang der Spirale im Uhrzeigersinn. Daher regt die nach oben gerichtete Energie die aktive Energie an. Die aktive Energie nährt die nach unten gerichtete Energie. Die nach unten gerichtete Energie unterstützt die sammelnde Energie. Die sammelnde Energie fördert die schwebende Energie, und diese nährt wiederum die nach oben gerichtete Energie. Die komplementäre/antagonistische Tendenz erzeugt Spannung oder Konflikte, zwischen jeder zweiten Phase hemmt die nach oben gerichtete Energie die nach unten gerichtete Energie, die nach unten gerichtete Energie dominiert die schwebende Energie, kontrolliert die aktive Energie, die aktive Energie beschränkt die sammelnde Energie, und die sammelnde Energie beschränkt die nach oben gerichtete Energie.

Psychische Störungen: Ursachen und der ganzheitliche Ansatz
Die Beziehung zwischen Psyche und Körper: In unserer Zeit werden psychische Probleme oft so betrachtet, als ob sie in keiner Beziehung zu körperlichen Leiden stünden. Wie uns die traditionelle Medizin jedoch lehrt, gibt es keine getrennte Betrachtung und Behandlung von psychischen und körperlichen Problemen. Bei der Mehrheit der Symptome ist die Ursache in der Seele zu finden. In der inneren Haltung. Zu trennen, was genau nur ernährungsbedingt ist und was eine falsche Denkweise als Ursache hat, ist nicht immer einfach zu klären. Das Bewusstsein und der falsche Glaube, oder das falsche Matrix-Wissen, wählt die falsche Ernährung.
Auch wenn die falschen Nahrungsmittel zu den physischen Symptomen führen können, ist es doch nicht unwichtig, mit welcher inneren Haltung der Stoffwechselprozess abläuft. Psychische und körperliche Störungen sind zwei verschiedene Manifestationen, die derselben Wurzel entspringen: einer unharmonischen Lebensweise, einschliesslich einer fortwährenden falschen Ernährungsweise und einem fehlenden Gleichgewicht zwischen geistigen und körperlichen Tätigkeiten.

Diese Manifestationen erkläre ich als progressive Entwicklungen, deren Entfaltung gemäss den fünf Umwandlungsphasen der Wechselwirkung zwischen zentrifugalen (Yin-) und zentripetalen (Yang-) Kräften erfolgt:

- Gesunde Leber- und Gallenfunktionen hängen mit Geduld und Ausdauer zusammen, während Krankheiten dieser Organe Gereiztheit und Zorn erzeugen.
- Ein gesundes Herz und ein gesunder Dünndarm stehen in Verbindung mit Sanftheit, Ruhe, intuitivem Verständnis, spirituellem Eins-Sein und einem fröhlichen, humorvollen Ausdruck, während Krankheiten dieser Organe mit der Empfindung des Getrenntseins sowie mit Aufgeregtheit und übermässigem Lachen zu tun haben.

- Eine gute gesundheitliche Verfassung von Milz, Bauchspeicheldrüse und Magen hängt mit Sympathie, Weisheit, Rücksicht und Verständnis zusammen, während Krankheiten dieser Organe sich als Reizbarkeit, Skepsis, Kritik und Sich-SorgenMachen äussern.
- Eine gesunde Lunge und ein gesunder Dickdarm sind mit Empfindungen von Glück, Sicherheit und Ganzheit verbunden, während Krankheiten in diesen Bereichen Traurigkeit, Depressionen und Melancholie erzeugen.
- Gesunde Nieren und eine gesunde Blase haben mit Selbstvertrauen, Mut und Inspiration zu tun, während Krankheiten dieser Organe Angst, Mangel an Selbstvertrauen und Hoffnungslosigkeit zur Folge haben.

Nachstehend nur einige wenige Beispiele dieser Einteilung:
WICHTIG: Beim Studium der nachstehenden Tabelle ist zu beachten, wie der erzeugende Zyklus und der Ko-Zyklus sich immer im Gleichgewicht befinden. Aber eben dynamisch, nicht statisch.

Die 5-KI-Transformationen: Die natürliche Welt

Tabelle 13: 5-KI-Transformationen (die natürliche Welt)

5-KI-Transformation					
Tendenz	Holz	Feuer	Erde	Metall	Wasser
Die natürliche Welt					
Energie	aufsteigend, gasförmig, Geburt	austreibend, Plasma, höchste Aktivität	absteigend, verfestigend,	einsinkend, fester, Verfall	verteilend, Übergang, geringste Aktivität
Umwandlung	Zeugung	Wachstum	Reife	Ernte	Aufbewahrung
Zyklus	Kleines Yin	Grosses Yin	Kleines Yang	Grosses Yang	auflösend Yang nach Yin
Jahreszeit	Frühling	Sommer	Spätsommer	Herbst	Winter
Monat	März, April, Mai	Juni, Juli, August	September, Oktober	November, Dezember	Januar, Februar
Tageszeit	Morgen	Mittag	Nachmittag	Abend	Nacht
Mondphase	zunehmender Halbmond	Vollmond	dunkler Mond	abnehmender Mond	Neumond
Klima	windig	heiss	feucht	trocken	kalt, nass
Richtung	Ost	Süd	Zentrum	West	Nord
Planet	Jupiter	Mars	Erde, Uranus	Venus	Merkur

Sternzeichen	Wassermann, Fisch	Löwe, Jungfrau, Schütze, Steinbock	Zwilling, Krebs	Widder, Stier	Waage, Skorpion
Zahlen	8	9	5	2	6
Elemente	Wasserstoff (H)	Kohlenstoff (C)	Stickstoff (N)	Chlor (Cl)	Sauerstoff (O)
Töne	Terz	Quinte	Prime	Sekunde	Sexte
Geometrische Formen	Zylinder	Pyramide	Quader	Kuppel	Irregulär
Evolution	Amphibien	Reptilien	Säugetiere	Affen	Mensch
Landleben	Landmoose	Riesenpflanzen	Früchte	Gemüse	Getreide
Wassertiere	Küstenfische, Heilbutt, Kabeljau	Ozeanfische, Aal, Tintenfische	Süsswasserfische, Forelle etc.	Sardinen	Schalentiere, Muscheln
Haustiere	Huhn	Schaf, Ziege	Ochse, Rind	Pferd	Schwein
Getreide	Gerste, Weizen, Roggen, Hafer	Mais, rote Hirse	gelbe Hirse	Reis, Buchweizen,	Hülsenfrüchte
Obst, Früchte	Pflaumen	Aprikosen	Datteln	Pfirsiche	Kastanien
Gemüse	Lauch, Schalotten, Pilze, Sprösslinge	grosse Blattgemüse, Shiso, Mangoldblätter, Rhabarber	runde Pflanzen, Kürbis, Kohl, Knollengemüse	Sauerkraut, Wurzelgemüse, Klettenwurzel, Löwenzahnwurzel, Kresse, Karotten	Federkohl, Wintergemüse, die Frost brauchen
Algen	Kombu	Nori	Wakame	Arame	HijiKI

Die 5-KI-Transformationen: Der Mensch (menschliche Körper)

Tabelle 14: 5-KI-Transformationen – Der Mensch (menschliche Körper)

5-KI-Transformation					
Tendenz	Holz	Feuer	Erde	Metall	Wasser
Der Mensch (menschliche Körper)					
Organe (Yang)	Leber	Herz, Herzregent	Milz, Pankreas	Lungen	Nieren
Organe (Yin)	Gallenblase	Dünndarm, 3f-Erwärmer	Magen	Dickdarm	Blase
Meridiane (KI-Fluss Yang)	Gallenblasen-Meridian	Dünndarm-Meridian, 3f-Erwärmer-Meridian	Magen-Meridian	Dickdarm-Meridian	Blase-Meridian
Meridiane (KI-Fluss Yin)	Leber-Meridian	Herz-Meridian, Herzregent-Meridian	Milz-Meridian, Pankreas-Meridian	Lungen-Meridian	Nieren-Meridian
Körperteile	Gewebe	Blutgefässe	Muskeln, Fleisch	Haut	Knochen
Körperendungen	Nägel	Körperhaare	Brüste, Lippen	Atem	Kopfhaare
Körperflüssigkeiten	Tränen	Schweiss	Speichel, Geifer	Schleim (Schnupfen)	Urin
Sinnesorgane	Augen	Zunge	Mund	Nase	Ohren
Sinn	Sehvermögen	Sprache, Tastsinn	Geschmacksinn	Geruchsinn	Hörvermögen
Geruch	ölig, fettig, stinkend	brennend, beissend	wohlriechend	fischig, ekelerregend	
Geschmack	sauer	scharf	süss	salzig	bitter
Gewürz	Zimt, Honig, Gerstenmalz	Zucker, Alkohol, Rettichblätter, Maissirup, Ahornsirup	Kuzu	Kuzu, Minze, Salz, Ingwer, Kürbis, Reismalz	Salz, Aprikosenkerne
Farbe, Hautfarbe	Grün, Grau, Blau	Rot	Gelb, milchig	Weiss, blass (transp.)	Schwarz, dunkel

Symptome, Schmerzen	mässige Schmerzen, Entzündung	scharfe Schmerzen, Nierenkolik	starke Schmerzen, Zahnschmerzen	dumpfe Schmerzen, steife Gelenke	leichte Schmerzen, Verstauchung
Gefühle, Ausdruck (bei Gesundheit)	Geduld und Ausdauer	Sanftheit, Ruhe, spirituelles Eins-Sein, humorvoller Ausdruck	Sympathie, Weisheit, Rücksicht und Verständnis	Glück, Sicherheit und Ganzheit	Selbstvertrauen, Vertrauen, Mut, Inspiration und Vorsicht
Gefühle, Ausdruck (bei Krankheit)	Wut, Ärger, Aufregung, Schreien, rechthaberisch, beleidigend, Schimpfen	Freude, Lachen redefreudig, hysterisch	Mitgefühl, Sorge, Zweifel, nachdenklich, Pfeifen	Trauer, Depression, Weinen, stur, seufzend, anhänglich	Angst, Unsicherheit, stöhnend, abweisend, exklusiv, zitternd
Fähigkeiten	spirituell	Inspiration	intellektuell	lebendig	Wille
Lautäusserungen	Gelächter	Geschrei	Gesang	Weinen	Seufzen
Das Nei-KIng sagt:	Wut ist schädlich für die Leber	Übermässige Freude ist schädlich für das Herz	Grosse Sorgen sind schädlich für den Magen	Extreme Trauer ist schädlich für die Lunge	Extreme Angst ist schädlich für die Nieren
Ko-Zyklus	aber Trauer neutralisiert Wut	aber Angst neutralisiert Freude	aber Wut neutralisiert Mitgefühl	aber Freude neutralisiert Trauer	aber Mitgefühl neutralisiert Angst

Geschwächte Energie kann auch auf schlechten Zustand der Ko-Zyklus-Energie zurückgeführt werden. z.B. Lungenleiden von Herz oder sogar noch weiter zurück. Kein Organ hat eine eigene Substanz. Alle sind energetisch vom nächsten geschaffen resp. beeinflusst und abhängig.

3.7 Das Gleichgewicht und die Gleichwertigkeit der 4 Elemente

In diesem Kapitel will ich dem weltweit bekannten – und auch von den meisten Makrobiotik-Meistern weitgehend blind übernommenen – 5-KI-Transformationen-Prinzip das alte Prinzip des 4-Elemente-Gleichgewichts gegenüber stellen. Mit dem alten Prinzip des 4-Elemente-Gleichgewichts, wurde von den Eingeweihten wie auch von Jesus gelehrt: Der Engel der Sonne, der Engel der Luft, der Engel des Wassers, der Engel der Erde sind die Helfer, um ein harmonisches Gleichgewicht der Energien aufrecht zu erhalten, und damit den inkarnierten Wesen auf dieser Erde eine gesunde und harmonische Lebensweise zu ermöglichen.

Tabelle 15: Das Gleichgewicht und die Glechwertigkeit der 4 Elemente

Tendenz	**Luft**	**Sonne**	**Erde**	**Wasser**
Energie	aufsteigende, auflösende Energie	austreibende Plasma-Energie	einsinkende, festigende Energie	verteilende Übergangs-Energie
Jahreszeit	Frühling	Sommer	Herbst	Winter
Mondphase	zunehmender Halbmond	Vollmond	abnehmender Halbmond	Neumond
Tageszeit	Morgen	Mittag	Abend	Nacht
Klima	windig	heiss	trocken	nass
Richtung	Ost	Süd	West	Nord
Planet	Jupiter	Mars	Erde	Venus
Sternzeichen	Zwilling, Schütze,	Löwe, Krebs, Steinbock	Jungfrau, Widder, Stier	Wassermann, Skorpion, Fisch
Evolution	Amphibien	Reptilien	Säugetiere	Mensch
Landleben	Landmoose	Früchte	Gemüse	Getreide
Wasserleben	Küstenfische, Heilbutt, Kabeljau	Ozeanfische, Aal, Tintenfische	Süsswasserfisch	Schalentiere, Muscheln
Haustiere	Huhn	Schaf, Ziege	Rind, Pferd	Schwein
Obst, Früchte	Pflaumen, Umeboshi	Aprikosen, Datteln	Pfirsiche	Kastanien
Gemüse	aufwärts wachsend, Lauch, Schalotten, Pilze, Sprösslinge	grosse Blattgemüse, Shiso, Mangoblätter, Rhabarber	runde Pflanzen, Kürbis, Kohl, Knollengemüse, Kresse, Karotten	Wurzelgemüse, Klettenwurzeln, Löwenzahn wurzel

Getreide	Gerste, Weizen, Roggen, Hafer	Mais, rote Hirse	gelbe Hirse, Reis	Buchweizen, Hülsenfrüchte
Emotion	Wut	Freude	Trauer, Mitgefühl	Vorsicht
Geschmack	sauer	bitter	scharf, beissend	salzig
Organe	Leber, Galle	Herz, Dünndarm	Lunge, Dickdarm	Nieren, Blase

Warum die ursprünglich 4 Elemente auf 5 Elemente erweitert wurden, ist aus der Sicht der Dämonen, oder Satanisten, erklärbar. Die wahren Gründe, warum die Satanisten so agieren, habe ich ausführlich und detailliert im Kapitel „Matrix-Irr-Lehre versus Natur-Wissen" erklärt. Durch die Erweiterung auf 5 Elemente konnte das Pentagramm installiert werden. Und nachdem das Pentagramm als natürliches Wandlungs-Symbol einmal in den Köpfen der Matrix-Gefangenen installiert wurde, benötigten die Satanisten anschliessend weniger Überzeugungsaufwand, um auch das satanische Pentagramm – das um 180° gedrehte Pentagramm – als natürliches Wandlungs-Symbol zu installieren. Was unterscheidet nun das 4-KI-Gleichgewicht von den 5-KI-Transformationen? Das Element „Sonne" wurde durch das Element „Feuer" ersetzt. Warum? Weil in der Lehre der 4-Elemente die Sonne als eine wärmende, nährende und heilende Energie gelehrt wurde. Während in den 5-Elementen den Matrix-Gefangenen die Sonne als gefährlich und schädlich zu fürchten und zu meiden gelehrt wird. Die Sonne erzeuge sogar Hautkrebs und solche Dinge. Auch die Feuer-Energie wurde nicht als Wärmequelle gelehrt, sondern als eine verbrennende und somit zerstörende Energie.

Das bedeutet doch nicht, dass das Pentagram als geometrische Anordnung erst durch dieses Wandlungs-Symbol erfunden wurde. Nein, das Pentagram wurde bis zu dem Zeitpunkt nur als geometrisches Symbol benutzt, aber nicht als Wandlungs-Symbol.
Erst durch die Erweiterung von 4 auf 5 Elemente wurde das Pentagram als Wandlungs-Symbol benutzt.
Und erst als das Pentagram als Wandlungs-Symbol benutzt wurde, konnten die Satanisten dieses Pentagram-Symbol für ihre Zwecke missbrauchen.

Warum die Weisen diese Erweiterung gemacht hatten, um diese Wandlung besser zu erklären, habe ich doch auch erklärt. Trotzdem ist diese Erweiterung nur für die Studenten nötig, die lieber Phonographen sind.

Morgen, Mittag, Abend, Nacht, genügen. Den zusätzlichen Nachmittag ist so überflüssig wie ein Kropf.

Frühling, Sommer, Herbst, Winter, genügen. Ein zusätzlicher Spätsommer ist so überflüssig wie ein zusätzlicher Frühsommer.

Luft, Sonne, Erde, Wasser, genügen. Die Natur-Elemente zu erweitern und zusätzlch umzubennen, ist genau so überflüssig wie verwirrend.

Angst

Gleichzeitig wurde auch die Angst als eines der Grund-Gefühle installiert und gelehrt. Angst ist jedoch keines der natürlichen Grund-Gefühle. Das wurde uns erst in der Matrix-Irr-Lehre so gelehrt. Das natürliche Grund-Gefühl ist Vorsicht, und nicht Angst. Wer die Matrix-Irr-Lehre verstanden hat, versteht auch die Gründe, warum ausgerechnet die Angst als eines der natürlichen Grund-Gefühle in unsere Köpfe implantiert wurde. Dass die Dämonen, oder Satanisten, einen überdurchschnittlich hoch entwickelten Intellekt besitzen, gleichzeitig aber eine weit unterdurchschnittliche – bis gar keine – Empathie mehr, dürfte weniger bekannt sein. Angst ist die mächtigste Waffe der Dämonen, oder Satanisten, um die Matrix-Gefangenen kontrollieren und steuern zu können.

Dass die Dämonen, oder Satanisten, einen überdurchschnittlich hoch entwickelten Intellekt besitzen, gleichzeitig aber eine weit unterdurchschnittliche – bis gar keine - Empathie mehr, dürfte weniger bekannt sein.

Angst wird nur vom Intellekt erzeugt und nicht von der Seele. Angst ist übersteigerte Vorsicht. Lebewesen in der freien Natur empfinden keine Angst. Angst entsteht erst, wenn der Intellekt eine Situation künstlich in einen Zustand steigert, dass aus Vorsicht Angst entsteht. Solange ein Tier oder ein Mensch die Möglichkeit zur Flucht – erzeugt durch das Gefühl Vorsicht – hat, entsteht keine Angst. Erst wenn uns diese Flucht-Möglichkeit – durch eine vom Intellekt provozierte Situation – entzogen wird, steigert sich die Vorsicht in Angst. Die Frage ist also: Qui bono?

Angst ist somit ein „krankes" Gefühl und kein natürliches und gesundes Gefühl. Der Intellekt-Verstand ist nicht Geist-Verstand. Der Wille ist Geist-Verstand. Zu emotionalen Empfindungen ist der Geist-Verstand nicht fähig. Der Geist-Verstand kann keine Emotionen empfinden. Aber ohne Geist-Verstand können wir sehr intensive Emotionen empfinden. Der Geist-Verstand ist der Informations-Lieferant für die Seele. Entscheiden sollte nicht der Geist-Verstand, sondern der Seelen-Verstand.

Meine Erklärung über Angst begründe ich mit der InYologie:

Und mit meiner Erklärung widerspreche ich auch der Phonographen-Irr-Lehre, die lehrt, dass Angst Yin sei und Mut Yang. Aus Erfahrung weiss ich: Angst ist Yang und Mut ist Yin. Je mehr Du in der Angst bist, desto langsamer schwingt Deine Energie, sie wird dichter.

Aber wenn Du Deinen Geist und Dein Herz offenhältst und Du tust, was Du für richtig empfindest, manifestiert sich das schnell als energetischer Zustand – als ein hoch schwingender Zustand.

Angst ist zusammenziehend und somit Yang. Liebe ist die unendliche Expansion und somit Yin. Der Antagonismus zu Angst ist Vertrauen. Liebe benötigt keinen Antagonismus. Die Liebe ist in sich komplett! Wer im Vertrauen ist – ist nicht in der Angst. Wer im Vetrtrauen ist, ist in der Liebe. Und noch detaillierter: Mental verstanden ist Angst Yang und Vertrauen Yin. Physisch verstanden ist Angst Yin und schwächt somit, und Vertrauen ist Yang und stabilisiert. Aber primär entscheidend ist das Bewusstsein und nachrangig die Körperreaktion darauf.

Niedere Frequenzbereiche sind Yang. Höhere Schwingungsbereiche sind Yin.
Angst existiert nur in den tiefen Schwingungsbereichen. In den hohen Schwingungsbereichen existiert keine Angst. Die tiefen Schwingungsbereiche sind Yang und die hohen Schwingungsbereiche sind Yin.
Angst, Hass, Misstrauen sind Yang und existieren nur in den tiefen Schwingungsbereichen. In den hohen Schwingungsbereichen existieren Liebe, Freude und Vertrauen.

Ist Glaube Yin oder Yang? Sind nun die Menschen heute zu Yin oder zu Yang? Yin ist die schwache Haltung. Falsch. Das ist nur im winzigen physischen Teil so. Im unbegrenzt grossen spirituellen Teil – und nur davon reden wir hier, wenn wir von Glauben und KI senden sprechen – ist Yin eine sehr starke Haltung. Aber die Menschen sind auch physisch schwach. Vor allem sind sie psychisch schwach, weil zu Yang im Denken. Die Menschen heute sind physisch zu Yang? Nein, zu Yang im Denken. Viele Menschen sind mehrheitlich stark chaotisch. Aber in der Tendenz mental zu Yang (stur) und physisch zu Yin. Nochmal zum Wiederholen: Mental verstanden ist Angst Yang und Vertrauen Yin. Physisch verstanden ist Angst Yin und schwächt somit – und Vertrauen ist Yang und stabilisiert.

Primär entscheidend ist das Bewusstsein und nachrangig die Körperreaktion darauf!
Der Intellekt-Verstand ist nicht Geist-Verstand. Der Wille ist Geist-Verstand. Zu emotionalen Empfindungen ist der Geist-Verstand nicht fähig. Der Geist-Verstand kann keine Emotionen empfinden. Emotionen empfindet die Seele. Ohne Geist-Verstand können wir sehr intensive Emotionen empfinden. Der Geist-Verstand ist der Informations-Lieferant für die Seele. Entscheiden sollte nicht der Geist-Verstand, sondern der Seelen-Verstand. Gefühle gehören zu der Seele und nicht zum Intellekt. Gefühle werden von der Seele empfunden und nicht vom Geist und nicht vom Körper.

Frage:
Ist das nicht ein Widerspruch? Wie kann die Seele ohne Informationen durch den Geist-Verstand Emotionen empfinden ... wenn er doch der Informations-Lieferant ist? Reicht der Seele der Intellekt-Verstand, deshalb kann sie ohne Geist-Verstand Emotionen empfinden?

Antwort:
Genau deshalb ist es wichtig, die Bedeutung des Wortes EINHEIT zu verstehen! Die Seele reagiert nicht auf den Intellekt-Verstand. Die Seele ist immun zum Intellekt-Verstand und reagiert nur

auf den Geist-Verstand! Wer den Unterschied von „Geist-Verstand" und „Intellekt-Verstand" nicht kennt, erlebt Verwirrung. Wenn Du „Geist-Verstand" nicht mit „Intellekt-Verstand" gleichsetzt, kannst Du die Lehre besser verstehen. Die Seele kann Gefühle auch ohne Geist-Verstand empfinden, aber ohne Geist-Verstand nicht richtig verstehen. Es würde die Seele in Verwirrung bringen. Wir dürfen Seele und Geist nie trennen, um besser verstehen zu wollen. Das führt nur in die Irre.

Wenn wir Körper, Geist und Seele als Einheit verstehen, führt das zu Klarheit.
Wer immer nur mit dem Intellekt denkt, wird Wissenschaftler und denkt auch, das Gedächtnis sei im Gehirn – wo denn sonst? Wer die Seele nur mit dem Intellekt verstehen will, kommt zum Ergebnis, dass es eine Seele gar nicht gibt. Und wer immer nur mit dem Intellekt denkt, wird empathielos – ohne Gefühle zu empfinden –, weil er die Botschaften der Seele nicht mehr empfängt und darum denkt, die Seele sei nur ein Hirngespinst. Aber die Seele kann niemand immer ignorieren. Irgendwann meldet sich die Seele, und dann meldet die Seele, wie verletzt sie ist. Dann kommt das grosse Seelen-Leiden zu diesen Menschen... Darum ist es so wichtig, dass wir auch die Seele mit guter Seelen-Nahrung gesund halten sollten und den Geist mit guter Geist-Nahrung gesund halten sollten.

Spass wird vom Intellekt erzeugt und wird auch nur vom Intellekt verstanden. Freude wird vom Herz erzeugt und auch nur vom Herz empfunden. Spass verkaufen ist wie Salzwasser gegen den Durst verkaufen. Es macht nur durstiger und das Geld-Konto leer. Freude jedoch ist wie reines Wasser trinken. Es löscht den Durst und kostet kein Geld. Das Herz-Chakra-Feld ist ca. 10-mal grösser als alle anderen Chakra-Felder. Das Herz ist auch das einzige Organ im Körper, das nicht von Krebs befallen werden kann.

Ein Naturgesetz lehrt uns: **Die Quantität bestimmt die Qualität.**

3.8 Die universelle Energie KI

„Aus dem ‚Nichts' wurde ‚KI' geboren als eine einzigartige Energie. Dieses wiederum gebar das grosse Yin und das grosse Yang". So sagen die alten Taoistischen Meister.

KI, das man auch als strömende Lebenskraft beschreiben kann, ist überall in der Natur, im Universum vorhanden und zeigt sich in allem Lebendigen in Form von Veränderung und Bewegung. Jeder Lebensvorgang, jede Organfunktion ist Ausdruck des Wirkens und der Bewegung des KI. Ohne KI gibt es keine Bewegung, keinen Gedanken, keinen emotionalen Ausdruck und kein Leben. Nach der fernöstlichen Philosophie sind das ganze Universum (Taikyoku) und alle Erscheinungen in diesem Universum aus KI bestehend. KI interpretiere ich als „die reinste Ur-Form von Energie".

Der erste Lehrsatz der Gesetze der Ordnung im Universum lautet:
Yin und Yang sind Namen für die Zwei Energie-Formen „zentrifugal" und „zentripetal" des EINEN-Unendlichen und Ewigen, die in Kraft treten, wenn die unendliche Expansion die geometrische Tendenz der Zweiteilung erreicht.

Wenn unser physischer Körper stirbt, fliesst kein KI mehr durch den physischen Körper. Wenn der Sterbeprozess einsetzt und der Körper beginnt sich zu zersetzen (auch eine Form der Transmutation), dann ist KI immer noch vorhanden, aber es fliesst jetzt unabhängig weiter, aber nicht mehr durch den physischen Körper. KI fliesst jetzt als „Auflösungs-Energie" für den „toten" Körper, um ihn der Erde zurück zu geben.

Sogar wenn wir den „toten physischen Körper" kremieren, also verbrennen, bis nur noch ein Topf Asche übrigbleibt. Die Asche ist auch KI. Einfach eine andere Form von KI. Dieses KI fliesst nun nicht mehr als „körpererhaltendes KI", sondern als „körperauflösendes KI". Mit dieser Form von KI kann unser physischer Körper nicht mehr leben in dem Sinne, was wir unter Leben verstehen. Die Seele und unser Bewusstsein jedoch können wir nicht verbrennen. Wenn der physische Körper stirbt, stirbt er, weil KI nicht mehr durch die Meridiane fliesst. Nur darum stirbt ein physischer Körper. Die Seele und das Bewusstsein stirbt NIE, weil KI NIE aufhört zu fliessen. Die Seele und das Bewusstsein können KI nicht dazu bringen aufhören zu fliessen. Beim physischen Körper jedoch muss KI aufhören durch die Meridiane zu fliessen, weil wir sonst den Körper nie verlassen könnten, um unser Bewusstsein weiter zu entwickeln. Der oft zitierte Silberfaden, oder das Astralband, das die Seele an den Körper bindet, damit die Seele nicht vom Körper getrennt werde, ist keine andere Verbindung als dieses KI, das durch den Körper fliesst. Den physischen Körper benötigen wir nur für eine sehr kurze und begrenzte Zeit, um diese Erfahrungen zu machen und um diesen Bereich zu lernen.

Das Elektro-Enzephalogramm (EEG) misst die Hirnstromwellen. Alles, was das Gehirn wahrnimmt, verarbeitet es durch elektrische Signale. Jedes Geräusch und jedes Bild ist aus elektrischen Frequenzen zusammengesetzt und wird im Gehirn als Geräusche und Bilder übersetzt. Elektroden (kleine Metallplättchen) auf der Kopfhaut messen die Ströme des Gehirns, ein Computer zeichnet sie auf. Als Ergebnis erhalten Ärzte ein Bild mit verschiedenen charakteristischen Wellen. Sie geben Hinweise darauf, ob vielleicht Tumore, Gefässverschlüsse oder Geschwülste die Kopfschmerzen auslösen. Um die Gehirnströme zu messen, verteilt der Arzt 20 Elektroden gleichmässig auf dem Kopf des Patienten. Es werden Spannungsunterschiede zwischen jeweils zwei Elektroden gemessen. Was sind diese Spannungsunterschiede? Yin- und Yang-Spannungen. Wenn diese Spannung weg ist, werden die Patienten von den Ärzten für hirntot erklärt, was äusserst bedenklich ist ...

Der Arzt liest die Gehirnströme entweder am Bildschirm ab, meistens aber auf einem Ausdruck. Er beurteilt je nach Alter und Krankheit des Patienten vier verschiedene Hirnstromwellen. Die Alphawellen geben die Hirnaktivität im Ruhezustand wieder, Betawellen zeigen eine eher schwache geistige Aktivität an. Die Gammawellen zeigen eine Gehirnaktivität an, wie sie Zen-Meister beim Meditieren erzeugen. Die Thetawellen sind sogenannte Zwischenwellen, die im Kindes- und Jugendalter auftreten, später aber nur noch selten. Deltawellen werden bei Erwachsenen von den Ärzten als Gehirnschädigungen fehl-interpretiert. Für Kinder gelten sie hingegen als harmlos.

Das EEG wird hauptsächlich zur Diagnose von Epilepsien, Schlaganfällen, Tumoren und entzündlichen Hirnerkrankungen eingesetzt. Bei Epileptikern sieht der Arzt sogenannte Krampfpotenziale, die Krampfanfälle im Gehirn anzeigen. Tumore oder Schlaganfälle machen sich durch kleine Veränderungen, die Herdbefunde, bemerkbar.

Das EEG ist eine Untersuchungsmethode ohne physische Nebenwirkungen. Aber die seelischen Nebenwirkungen können durch Fehl-Interpretationen erheblich sein. Auch bei Schwangeren und Kindern kann und wird der Arzt sie bedenkenlos einsetzen. Das EEG ist jedoch vollkommen untauglich, um den wahren Tod eines Menschen festzustellen. Der Tod eines Menschen kann nicht mit dem Hirntod gleichgesetzt werden. Hirntot bedeutet nicht gleich tot. Hirntot bedeutet, dass die Organe noch leben müssen, um sie transplantieren zu können. Wirklich tote Organe können nicht mehr transplantiert werden. Nur darum haben die WHO-Ärzte den Hirntod erfunden.

Das Körper-Bewusstsein wird erst beim physischen Tod vom Seelen-Bewusstsein und Geist-Bewusstsein abgetrennt. Während das Seelen-Bewusstsein und das Geist-Bewusstsein nie sterben, sondern immer leben. KI, das man auch als strömende Lebenskraft beschreiben kann, ist überall in der Natur, im Universum vorhanden und zeigt sich in allem Lebendigen in Form von Veränderung und Bewegung. Jeder Lebensvorgang, jede Organfunktion ist Ausdruck des Wirkens und der Bewegung des KI. Ohne KI gibt es keine Bewegung, keinen Gedanken, keinen emotionalen Ausdruck und kein Leben.

Nach der fernöstlichen Philosophie sind das ganze Universum (Taikyoku) und alle Erscheinungen in diesem Universum aus KI bestehend. Es gibt unendlich verschiedene Formen, wie sich KI manifestiert. Je nachdem, ob KI in mehr feinstofflicher Konzentration oder mehr feststofflicher Konzentration erscheint, entstehen die verschiedenen Dinge wie Geist, Seele, Körper, Wasser, Bäume, Felsen usw. Alles im ganzen Universum besteht letztendlich aus KI.

KI manifestiert sich im Spannungsfeld von Yin und Yang, jenen beiden (scheinbar gegensätzlichen), einander ergänzenden Aspekten der universellen Energie. Obwohl KI alles durchdringt und alles umfasst, lässt es sich doch nicht direkt beschreiben oder definieren. Dessen ungeachtet, verwendet man in der traditionellen chinesischen und japanischen Medizin den Begriff des KI, um eine energetische Wirkung mit bestimmter Zielrichtung zu bezeichnen. Auf der Beherrschung und Lenkung von KI beruhen auch alle östlichen Meditations- und Kampftechniken, wie Tai-Chi oder Karatedo, Judo, Aikido.

Im menschlichen Körper zirkuliert KI im Kreislauf der Meridiane (Energie-Leitbahnen). Manchmal nimmt man es als eine gleichmässige, wellenförmige Bewegung oder als starkes Strömen wahr, manchmal aber auch wie einen Stromstoss, der von einer Stelle aus, die gerade aktiviert wurde, in andere Teile des Körpers fliesst. KI besteht nicht aus „Teilchen". KI besteht aus wellenförmigen Strahlen. KI ist auch DER Informations-Träger, -Sender und -Empfänger.
Nach der fernöstlichen Philosophie – und auch nach meinem Verständnis – sind das ganze Universum und alle Erscheinungen in diesem Universum aus KI bestehend.

Um Dir ein besseres Verständnis von KI zu vermitteln, zeige ich Dir gerne einige Beispiele, wie das Wort KI in der japanischen Sprache verwandt wurde und immer noch verwendet wird.

- BYO KI (Krankheit, Leiden): bedeutet wörtlich „KI leidet", KI ist aus der Ordnung, „KI ist krank". Beachte, dass nicht gesagt wird, „der Körper ist krank!"
- KYO KI (verrückt, geisteskrank): wörtlich „falsches KI", „unordentliches KI". Sie sagen nicht,
- „das Gehirn, das Denken ist durcheinander".
- KU KI (Luft): wörtlich „KI des Himmels" oder „KI der Leere".
- TEN KI (Wetter): bedeutet wörtlich „KI des Himmels".
- KI KAI (Rara): wörtlich „KI-Ozean".
- DEN KI (Elektrizität): bedeutet „KI des Donners".
- II KI (Magnetismus): wörtlich „KI des Magnets" . II steht für anziehenden Stern.
- SHJO KE (KI des Salzes): wenn die Suppe zu salzig ist, wird der Japaner sagen: „Das KI des Salzes ist stark", anstatt zu sagen: „Die Suppe ist versalzen".
- MIZU KE (KI des Wassers): Wenn die Hände einer Person immer feucht sind, würde ein Japaner sagen: „Sein MIZU KE ist viel".
- AIKIDO: AI bedeutet Harmonisierung, DO bedeutet TAO. Das ist der Weg, KI zu harmonisieren.
- KUI KE (Appetit): „KI der Ernährung".
- KI SHO (Persönlichkeit): wörtlich „Charakter des KI".
- UWA KI: „fliessendes KI", wird über jemanden gesagt, der die Gedanken eines Playboys hat.
- YO KI (Yang KI): Das wird über eine Person gesagt, die freudevoll, aktiv ist.
- IN KI (Yin KI): eine Person, die mehr ernst, mehr pessimistisch ist.
- KI 0 TOBASU (erschrocken): „KI fliegt weg".
- Unser fundamentalstes KI wird KEK KI genannt. Kek steht für KETSU oder „Blut". Dieses KI ist deswegen so grundlegend, weil es fortwährend den Körper nährt.
- SIDO KE: oder Salz KI oder KI der Mineralien.
- MIZU KE: „Wasser KI" oder „KI der Flüssigkeit".
- KU KI: prägt als nächstes unser Wesen, „KI der Luft" oder „KI der Gase".
- DEN KI: „KI des Donners" oder „Elektrizität", die konstant in unserem Körper zirkuliert.
- KI: dies kann als „sammelnde Kraft", „anziehende Macht", Magnetismus übersetzt werden.
- YOWA-KI = schwaches KI
- TSUYO-KI = starkes KI

Alle diese KI-Bereiche stammen von SHIN-KI ab, GOTT-KI. Aus SHIN-KI (der Ursprung) wurde REI-KI (Yin und Yang) geboren. Zwischen Yin und Yang entsteht II-KI (Magnetismus) und als nächstes Schwingungen in Form von Elektrizität. Dann werden die Atmosphäre, das Wasser und die Mineralien gebildet. All diese nehmen wir in Form von Nahrung auf und verwandeln sie in KEK-KI, oder Blut, welches den Körper nährt.

Elektromagnetische Wellen können abgeschirmt und blockiert werden. Ein Beispiel ist der Faraday'sche Käfig. Zudem bewegen sich Elektromagnetische Wellen maximal mit Lichtgeschwindigkeit. KI-Wellen jedoch können nicht abgeschirmt und nicht blockiert werden.
KI durchdringt ALLE Stoffe und JEDE Distanz und OHNE Zeit-Verzögerung.

Frage:
Wie merkst du das dein KI mit den Jahren stärker wurde?

Antwort:
Ich merke nicht, dass mein KI „generell" stärker wurde. Ich merke, dass speziell mein Herz-KI und meine Spiritualität - die ja auch KI ist - grösser und stärker ist. Das merke ich, weil ich deutlich grössere Bereiche in den hohen Schwingungsbereichen wahrnehme und erlebe. Meine Intuition ist deutlicher und klarer, und mein Glaube - und damit mein Vertrauen in den Grossen Geist - ist deutlich stärker.

Frage:
Woran erkennen wir ob jemand ein starkes Herz-KI hat? Oder anders, was wenn es ein Tier ist, ein Hund zum Beispiel?

Antwort:
Das erkennen ehrliche Menschen intuitiv richtig. Dazu benötigen wir keine Anleitung. Es genügt, auf das eigene Herz-KI zu „hören".

3.9 Die Meridiane

Jetzt wollen wir uns anschauen, wie die Meridiane gebildet werden. Diese Art von Wissen, welche das geistige Verständnis des Altertums mit der modernen anatomischen Sicht verbindet, müssen wir selbst entwickeln. Zuerst wollen wir uns hierzu die energetische KI-Struktur in der embryonalen Umgebung des Mutterleibes ansehen. Die Lehre von den Energiebahnen, den Meridianen, in denen das KI in unserem Körper zirkuliert und ihren besonderen Stellen auf der Körperoberfläche, an denen man die Energie besonders günstig beeinflussen kann, wurde bei uns im Westen vor allem durch die Akupunktur bekannt, einem Teilgebiet der Traditionellen Chinesischen Medizin (TCM). Kann die Lebensenergie in ihren Bahnen ungehindert fliessen, wird weder übermässig verbraucht noch blockiert, dann kann sich auch das Leben in uns harmonisch

entfalten und wir erfreuen uns körperlicher Gesundheit und emotionaler Ausgeglichenheit. Ist der Energiefluss in uns, in unseren Meridianen jedoch blockiert, führt dies zu Störungen in unserer Befindlichkeit und unserer Gesundheit.
Durch Druck mit den Fingern, Händen, Ellbogen, Knien, Füssen, aber auch durch Dehnungen und sanfte Berührungen, werden die Energiekanäle und die in der Tiefe liegenden zugehörigen Energiestrukturen – die östliche Medizin spricht hier sinngemäss von Organsystemen – angeregt und ausgeglichen.

Für ein physiologisches Gleichgewicht und ein optimales Funktionieren unseres Organismus müssen sich Aktivität und Ruhe die Waage halten. Aktivität alleine ohne entsprechende Ruhephasen führt zu Erschöpfung – und damit endet zugleich auch alle Aktivität. Umgekehrt führt Inaktivität ebenfalls zu einem Ungleichgewicht in unserem Körper, zu Unausgeglichenheit und Krankheit.

KI zirkuliert im menschlichen Organismus nach klaren Gesetzmässigkeiten. KI fliesst hier vor allem in den sogenannten Meridianen, einem Netzwerk von energetischen Bahnen, die den gesamten Körper durchdringen. Jedem Organ – korrekter: Organsystem – in der chinesischen Medizinlehre sind Energiekanäle zugeordnet, die sowohl oberflächlich als auch in der Tiefe verlaufen.
Der Einfachheit halber spricht man beispielsweise von Herz-, vom Lungen- oder vom Blasen-Meridian, doch handelt es sich dabei um eine – bewusste – Vereinfachung, da neben dem oberflächlichen und dem tiefen Verlauf des Hauptmeridians noch zahlreiche Verästelungen, Nebenverläufe und Querverbindungen mit dazugehören.
Vergleichbar mit Wasser- oder Landstrassen eines Landes überziehen die Meridiane und ihre Verbindungen den Körper, und das darin strömende KI, „wie ein Ring ohne Anfang und Ende", kann an bestimmten Stellen, den Tsubos oder Akupunkturstellen, besonders gut beeinflusst und reguliert werden.
Die zwölf Hauptmeridiane (reguläre Meridiane), die jeweils paarig (d.h. auf beiden Körperhälften) verlaufen, sind der Leber- und Gallenblasen-, Herz- und Dünndarm-, Dreifach-Erwärmer- und Herzregent-, Magen-, Pankreas- und Milz-, Lungen- und Dickdarm-, Nieren- und Blasen-Meridian. Wobei jeweils ein Yin- und ein Yang-Meridian zusammen ein innerlich (über die Organe) und äusserlich (über die Meridianstruktur) gekoppeltes Meridianpaar bilden. Jedes dieser Paare ist einem der Fünf Elemente zugehörig und wird von ihm kontrolliert.
Die beiden Haupt-Meridiane, Konzeptionsgefäss- und Gouverneur-Meridian, verlaufen zentral über die Körpermitte und lassen sich als übergeordnete Strukturen beschreiben. Das Konzeptionsgefäss verläuft an der Vorderseite und reguliert das Yin, wohingegen der Gouverneur an der Rückseite verläuft und das Yang kontrolliert.

Jeder Meridian, jedes Organ zeigt im Zyklus des Tages einen maximalen und einen minimalen energetischen Ladungszustand, was als „Maximalzeit" oder „Minimalzeit" bezeichnet werden kann.

Jeder Meridian wird für zwei Stunden maximal mit KI durchflutet – und genau zwölf Stunden später ist seine Energie am schwächsten. Diese zeitlichen Zusammenhänge werden auch als diagnostisches Mittel in der traditionellen östlichen Medizin eingesetzt: Im Falle eines Fülle-Zustandes verstärken sich die Beschwerden in der Maximalzeit. Andererseits, im Falle eines Leere-Zustandes verstärken sich die Beschwerden in der Minimalzeit. Umgekehrt bessern sich Leere-Beschwerden in der Maximalzeit und Fülle-Beschwerden in der Minimalzeit.

Die Gebärmutter hat selbst eine Reihe von Falten, so etwa wie ein Kürbis. Diese Falten sind anatomisch schwierig festzustellen, so wie auch die Meridiane selbst anatomisch schwierig festzustellen sind. Sie sind aber ein sehr wichtiger Teil der Gebärmutter, da sie Träger einer starken elektromagnetischen Ladung sind. Ausserdem ist die Gebärmutter direkt an dem Hauptenergiekanal der Mutter platziert, und zwar im Hara-Chakra, welches ein hoch geladenes Chakra ist.

Wenn sich das befruchtete Ei nun an der Gebärmutterwand eingenistet hat, was ungefähr sieben Tage nach der Befruchtung geschieht, beginnt die Aufnahme recht starker Himmels-und Erdenergie mittels des Hauptenergiekanals der Mutter über den Mutterleib durch diese Falten oder energetischen Bahnen. Diese Ladung erzeugt ein starkes Energiefeld um das Ovum herum. Innerhalb dieser hochaufgeladenen Umgebung beginnt das Wachstum des Ovums. Das ist auch die Erklärung, warum das Wachstum nicht auf Zell-Teilung beruht, sondern auf Zell-Keimung – durch Hinzufügen von KI. Da werden keine Zellen „geteilt", sondern Zellen „verdoppelt". Nur so entsteht Wachstum.

Während das Ovum nun die Himmels- und Erdkräfte empfängt, rotiert es ähnlich, wie die Erde sich dreht. Eine Kraft muss nun stärker sein, denn nichts in diesem Universum ist identisch. Die Himmelsenergie ist in diesem Beispiel stärker. So fliesst die Himmelsenergie allmählich über diese spiralförmig-kreisende Form hinaus, auf beiden Seiten, ja erweitert diese, während die Erdenkraft nach oben drückt und einen Bruch oder eine „Zell-Teilung" – in Wirklichkeit ist es eine „Zell-Keimung" – bewirkt. Sobald diese Verdoppelung einen bestimmten Punkt erreicht, vollzieht sich eine Achsenverlagerung, so wie das auch periodisch bei der Erde selbst passiert. Wiederum rotieren diese beiden Zellen um ihre neue Achse und erhalten Himmels- und Erdkräfte. Diese Zellenverdoppelung geht weiter, bis eine weitere Achsenverlagerung eintritt.

Dies geschieht viele, viele Male, während sich die Zelle von einer Zelle in zwei verdoppeln, von zwei in vier, acht, sechzehn usw. und schliesslich einen multizellularen Organismus erzeugen. Während dieser ganzen Zeit ist jede dieser Zellen auch zahlreichen himmlischen Einflüssen ausgesetzt, wie Sternkonstellationen u.a. Schliesslich fängt diese Zellenansammlung an, eine konkrete embryonale Form anzunehmen. Während die Himmels- und Erdkraft zu dieser Zeit direkt diese Bildung beeinflussen, versorgen auch diese zwölf Gebärmutter-Meridiane den sich entwickelnden Embryo mit energetischer Ladung. Da dieser sich immer noch dreht, tritt die Ladung der Meridiane spiralisch zum Zentrum hinein. Tief im Inneren sammeln sich diese

Energien in sehr dichten, kompakten Spiralen und werden dann in zwei grossen energetischen Strömen wieder ausgeschieden. Studiere dazu das Kapitel über die „Spiralen".

Spuren des gleichen Vorgangs können wir zum Beispiel bei der Bildung einer Wassermelone beobachten: Wenn wir eine Wassermelone in der Mitte durchschneiden, können wir an der Peripherie einen Gürtel sehen, der spiralisch nach innen verläuft und sehr kleine, dichte Energiezentren bildet. Im Falle der Wassermelone nennen wir diese Samen, im Falle des Menschen nennen wir diese Sammlungsbereiche Organe. Schliesslich wird dieser äussere Bereich, der die Aufladung über die Gebärmuttermeridiane erhält, später zu unserem Rücken und der Wirbelsäule, während der innere Teil, der diese Energien ausscheidet, unseren vorderen Körperbereich einschliesslich der Verdauungsorgane bildet.

Was sind nun die zwei grossen spiralischen Energieströme? Ein Strom verfeinert sich und bildet somit die Arme aus, der andere wird so zu unseren Beinen. Ausgehend von der Herkunft dieser Energieströme, über den Eintritt in den Embryo sowie die Erzeugung dieser dichten, spiralischen Zentren oder Organe, dann weiterhin über die Ausscheidung aus dem Körper und die Bildung der Arme und Beine.

Dieser gesamte Strom der Energiebildung ist das, was wir unsere Meridiane nennen. In anderen Worten, unsere Organe sind nicht getrennt von unseren Meridianen, sie sind einfach der am meisten verdichtete, physische Teil dieses ganzen Meridianverlaufs.

Wenn Du also Personen behandelst oder diagnostizierst, solltest Du die Organe niemals getrennt betrachten als isolierte Körperteile. Organe und Meridiane sind tatsächlich eins. Weiterhin solltest Du wissen, wo diese Meridiane herstammen.

Die traditionellen medizinischen Systeme Indiens, Chinas, Japans und anderer asiatischer Länder beachten das Verständnis und die Nutzung des KI. Sie gehen von einer alten Kosmologie aus, einer Weltanschauung, demzufolge alle Dinge in der Natur Manifestationen von KI sind.
Vom Kleinsten bis zum Grössten sind alle Erscheinungen verschiedene Formen universellen Bewusstseins oder universeller Energie.
In Japan nennt man diese Energie KI, in China Qi, welche das ganze Universum durchdringt.
Nach der jahrtausendealten Philosophie der fernöstlichen Medizin (I-do), im Westen bekannter unter „TCM", manifestiert sich KI in zahllosen, materiellen und immateriellen Formen, darunter in Geist und Körper, Himmel und Erde.
Wenn sie trägere, verdichtetere Formen annimmt, erscheint sie als Materie, und wenn sie zerstreutere, dynamischere Formen annimmt, offenbart sie sich als Geist.

Auf diesen Meridianen bilden sich mehrere kleinere „Zentralen", bestehend aus Energiewirbeln – kleinen Tori – die Chakren genannt werden, welche das KI an die einzelnen Organe verteilen.

Nachfolgend sind die Aufgaben der Chakren aufgezählt in der Reihenfolge – im Fluss – von Yang nach Yin.

So wie der Stamm eines Baumes teilt sich der Hauptkanal in Zweige. Jeder Zweig leitet Energie vom Hauptkanal in die übrigen Körperbereiche. Diese Zweige werden in der fernöstlichen Medizin Meridiane genannt.

Obwohl sie in der Regel Energie-„Linien" genannt werden, ist in Wahrheit jeder Meridian eine Spirale. So wie sich Sterne zu Gruppen- bzw. Sternbildern formen, drängen sich Zellen zu Gruppen zusammen und bilden Organe, die durch diese Meridiane mit Energie versorgt werden. So wie jedes Blatt Nahrung erhält, wird jede Zelle, jedes Organ, fortlaufend mit Energie über die Meridiane versorgt.

Jeder Meridian steht auch mit der „Aussenwelt" in Verbindung. Via Meridianpunkte (Tsubos) strömt Energie von aussen in den Körper und vom Körper nach aussen.
Ein ruhiger und klarer Geist lässt die Energie ungehindert durch die Meridiane fliessen.
Wenn jedoch durch den Alltagsstress und die täglichen Probleme, durch die Energie der Nahrung, das Energiegleichgewicht im Körper gestört wird, kommt es zu Stauungen, Blockaden und Energieschwächungen im ganzen Körpersystem.

3.10 Die Energiezentren und die Meridiane

Die Lehre von den Energiebahnen, den Meridianen, in denen das KI in unserem Körper zirkuliert und ihren besonderen Stellen auf der Körperoberfläche, an denen man die Energie besonders günstig beeinflussen kann, wurde bei uns im Westen vor allem durch die Akupunktur bekannt, einem Teilgebiet der Traditionellen Chinesischen Medizin (TCM). Kann die Lebensenergie in ihren Bahnen ungehindert fliessen, wird weder übermässig aktiviert noch blockiert, dann kann sich auch das Leben in uns harmonisch entfalten und wir erfreuen uns körperlicher Gesundheit und emotionaler Ausgeglichenheit. Ist der Energiefluss in uns, in unseren Meridianen jedoch blockiert, führt dies zu Störungen in unserer Befindlichkeit und unserer Gesundheit.

In alten Zeiten nannten die Menschen die zentripetale Kraft, die von aussen nach innen kommt, die Kraft des Himmels und die zentrifugale Kraft, welche von innen nach aussen erzeugt wird, die Kraft der Erde. In physischer Hinsicht ist der Himmel Yin oder ausgedehnt, doch die von ihm erzeugte Kraft oder Energie ist Yang, zentripetal und nach innen zur Erdmitte gerichtet. Andererseits ist die Erde in physischer Hinsicht Yang, verdichtet und hart, doch die durch die Erdrotation erzeugte Energie ist Yin, nach aussen gerichtet und dehnt sich aus. Da einige der alten Texte über Yin und Yang diese paradoxe Beziehung für selbstverständlich genommen haben, können Yin und Yang und die fünf Zustände der Wandlung, die aus ihnen hervorgehen, leicht verwechselt werden.

Jede Erscheinung, jedes Phänomen auf unserem Planeten ist aus diesen beiden Energien zusammengesetzt, obwohl einige verhältnismässig stärker die Kraft des Himmels manifestieren und eine mehr zusammengezogenere Form zeigen, und andere wiederum stärker die Kraft der Erde manifestieren und von ausgedehnterer Grösse sind. Zusammen wurden diese beiden Kräfte in der östlichen Tradition als KI, Ch'i oder als Prana bezeichnet. Wir können diese Energien so benennen oder sie einfach als natürliche Energie und Schwingung bezeichnen.

Die zwölf Hauptmeridiane (reguläre Meridiane), die jeweils paarig (d.h. auf beiden Körperhälften) verlaufen, sind der Leber- und Gallenblasen-, Herz- und Dünndarm-, Dreifach-Erwärmer- und Herzregent-, Magen-, Pankreas- und Milz-, Lungen- und Dickdarm-, Nieren- und Blasen-Meridian. Wobei jeweils ein Yin- und ein Yang-Meridian zusammen ein innerlich (über die Organe) und äusserlich (über die Meridianstruktur) gekoppeltes Meridianpaar bilden. Jedes dieser Paare ist einem der fünf Elemente zugehörig und wird von ihm kontrolliert, und gleichzeitig kontrollieren die Meridiane die Elemente.
Die beiden Haupt-Meridiane, Konzeptionsgefäss- und Gouverneur-Meridian, verlaufen zentral über die Körpermitte und lassen sich als übergeordnete Strukturen beschreiben. Das Konzeptionsgefäss verläuft an der Vorderseite und reguliert das Yin, wohingegen der Gouverneur an der Rückseite verläuft und das Yang kontrolliert.

Der Kreislauf der Meridiane
Jeder Meridian, jedes Organ zeigt im Zyklus des Tages einen maximalen und einen minimalen energetischen Ladungszustand, was als „Maximalzeit" oder „Minimalzeit" bezeichnet werden kann.
Jeder Meridian wird für zwei Stunden maximal mit KI durchflutet – und genau zwölf Stunden später ist seine Energie am schwächsten.
Diese zeitlichen Zusammenhänge werden auch als diagnostisches Mittel in der traditionellen östlichen Medizin eingesetzt: Im Falle eines Fülle-Zustandes verstärken, verschlechtern sich die Beschwerden in der Maximalzeit. Andererseits, im Falle eines Leere-Zustandes verstärken sich die Beschwerden in der Minimalzeit. Umgekehrt bessern sich Leere-Beschwerden in der Maximalzeit und Fülle-Beschwerden in der Minimalzeit.

Tsubos (Akupunktur-Punkte)
Tsubos oder Akupunktur-Punkte sind besondere Stellen auf der Körperoberfläche, an denen das KI der inneren Organe und der Meridiane an die Oberfläche tritt. Sie haben durch das System der Leitbahnen mit bestimmten inneren Organen eine enge Beziehung im Sinne einer wechselseitigen Beeinflussung.

Beim Menschen fliesst das universelle KI, exakt wie bei der Erde auch, durch den Körper und bildet einen eigenen Menschen-Torus. Bei der Erde wird das Erd-Magnetfeld zur Aura der Erde, und beim Menschen wird das Torus-Feld zur Aura des Menschen. Von diesen Eintritts- und Austrittspunkten abgesehen gibt es fünf Hauptregionen im Energiekanal, wo diese beiden Energien zusammenstossen und eine Aufladung erzeugen, sodass es insgesamt also sieben Hauptregionen von angeregter, natürlicher elektromagnetischer Energie im Körper gibt. Im alten Indien wurden diese Energiezentren als Chakren bezeichnet. Die sieben Energiezentren sind wie folgt:

Das erste Chakra (das Sexual- oder Basis-Chakra) befindet sich an der Wirbelsäulenbasis. Es lädt Blase und Mastdarm sowie die Fortpflanzungsorgane auf und aktiviert die sexuelle Aktivität und Vitalität. Das zentrifugale Erden-KI fliesst in diesem Bereich in den Körper ein und fliesst weiter hoch ins zweite Chakra.

Das zweite Chakra (Hara-Chakra) liegt im unteren Teil des Dünndarms, etwa eine Handbreite unter dem Nabel, und ist der zentrale Energiebrennpunkt im Unterleib. Es wird auch „KI-Kai-Tanden" genannt (KI-Meer oder KI-Ozean). Von hier aus wird die Energie wellenförmig verbreitet, was die rhythmische Bewegung des Dünn- und Dickdarms hervorruft. Die Verdauung im Darm, die Aufspaltung und Resorption von Nahrungsmitteln sowie die Darmperistaltik werden durch diese Energie gesteuert, resp. bewirkt. Bei der Frau liegt das Hara-Chakra im oberen Teil der Gebärmutter. Hier in diesem Bereich erfolgt die Einnistung des befruchteten Eies. Die intensive Energie in dieser Gegend stimuliert die Entwicklung von Plazenta und Embryo und regt nach neun Monaten die Geburtswehen an.

Das dritte Chakra (Magen-Chakra) liegt im Zentrum des Sonnengeflechts (Solar-Plexus), etwa fünf Zentimeter unter der Basis des Brustbeins. Es regt die Bewegungen des Magens und anderer Verdauungsorgane an, versorgt Leber, Milz, Gallenblase, Bauchspeicheldrüse und die Nieren mit Energie. Dieses Chakra übersetzt auch die in den oberen Chakren entstehenden Vorstellungen und Gefühle in die Bewegungen des Unterkörpers und regt die Verdauungssäfte und Hormone an.

Das vierte Chakra (Herz-Chakra) befindet sich im Zentrum des Brustkorbes, in der Gegend über dem Herzen. Hier erzeugt der aktive Rhythmus von Himmels- und Erdkraft den Rhythmus des Herzschlages (siehe auch bei „Herzregent"). Die rhythmische Bewegung der Lungen wird auch von hier gesteuert. Ebenfalls lädt dieses Zentrum Herz- und Kreislauf, Blut, Lymphe und andere Körperflüssigkeiten sowie die Atmungsfunktionen auf. Gefühle und Emotionen, insbesondere Liebe, Mitgefühl und Zuneigung entstehen auch hier. Das Herz-Chakra-Feld ist ca. 10-mal grösser als alle anderen Chakra-Felder. Das Herz ist auch das einzige Organ im Körper, das nicht von Krebs befallen werden kann.

Das fünfte Chakra (Hals-Chakra) veranlasst auch die spiralförmige Ausbildung der Rachenmandeln. Sie aktiviert hier auch die Speicheldrüsen, und kombiniert mit der aufsteigenden Erdkraft bilden sich Zunge, Gaumen und Gaumenmandeln. Das Hals-Chakra regt die Bewegung der Stimmbänder an. Ebenso die Sekretion von Hormonen durch Schilddrüse und Nebenschilddrüse.

Vom sechsten Chakra (auch das Dritte Auge genannt) strömt die Energie spiralförmig zu den Milliarden Zellen, die das Gehirn enthält. Die Energie strömt weiter nach oben und lässt im hinteren Rachenraum das Zäpfchen entstehen, und dort bilden sich auch die Stimmbänder für die physische Sprache.

Das siebente Chakra (Kronen-Chakra) befindet sich oben am Kopf im Bereich ausserhalb der Haarspirale. Aufgrund seiner Lage ist es stark mit kosmischer Energie aufgeladen. Die von diesem hochgeladenen Zentrum ausgestrahlte Energie aktiviert die Grosshirnrinde und schafft so die Grundlage für die Bilder und das spirituelle Bewusstsein und Empfindungen, die hier entstehen.

So wie der Stamm eines Baumes, teilt sich der Hauptkanal in Zweige. Jeder Zweig leitet Energie vom Hauptkanal in die übrigen Körperbereiche. Diese Zweige werden in der fernöstlichen Medizin Meridiane genannt. Obwohl sie in der Regel als Energie-Linien bezeichnet werden, ist in Wahrheit jeder Meridian eine Spirale. So wie sich Sterne zu Gruppen- bzw. Sternbildern formen, drängen sich Zellen zu Gruppen zusammen und bilden Organe, die durch diese Meridiane mit Energie versorgt werden.
So wie jedes Blatt Nahrung erhält, wird jede Zelle, jedes Organ fortlaufend mit Energie über die Meridiane versorgt.

Jeder Meridian steht auch mit der „Aussenwelt" in Verbindung. Via Meridianpunkte (Tsubos) strömt Energie von aussen in den Körper und vom Körper nach aussen. Ein ruhiger und klarer Geist lässt die Energie ungehindert durch die Meridiane fliessen. Wenn jedoch durch den Alltagsstress und die täglichen Probleme, durch die Energie der Nahrung das Energiegleichgewicht im Körper gestört wird, kommt es zu Stauungen, Blockaden und Energieschwächungen im ganzen Körpersystem.

Das universelle Himmels-KI fliesst via 7. Chakra, dem Kronen-Chakra, in den Körper hinein und verlässt im ersten Chakra, dem Basis-Chakra, den Körper. Umgekehrt fliesst gleichzeitig das Erden-KI vom Basis-Chakra hinauf zum Kronen-Chakra über den Körper hinaus.

1. Chakra = Basis-Chakra oder Sexual-Chakra
2. Chakra = KI-Kai-Tanden oder Hara
3. Chakra = Solar-Plexus oder Sonnengeflecht
4. Chakra = Herz-Chakra oder Chakra der Liebe
5. Chakra = Hals-Chakra oder Sprach-Chakra
6. Chakra = Spirituelles Chakra oder das Dritte Auge
7. Chakra = Kronen-Chakra (ausserhalb des Kopfes) oder Bewusstseins-Chakra

Diese sieben Energiezentren – die wir Chakra nennen, sind kleine spiralförmige Wirbel in Torus-Form – sind für die Aufrechterhaltung und Koordinierung verschiedener physiologischer und geistiger Tätigkeiten in den jeweiligen Regionen verantwortlich. Von diesen Energiezentren aus verzweigt sich die hereinströmende Yin–Yang-Kraft in vierzehn Kanäle von elektromagnetischer Energie, auch Meridiane genannt. Diese Meridiane, deren Peripheriepunkte an den Fingerspitzen und Zehenspitzen liegen, haben 361 Hauptpunkte, traditionell als Tsubo bezeichnet, die eine Verbindung zu den inneren oder physischen Funktionen darstellen. Die Meridiane teilen sich wiederum weiter auf und versorgen Organe, Gewebe und Zellen mit Energie.

Die Farben der Chakren sind klar gemäss der InYologie (Von Yin nach Yang) zugeordnet und ist durch die Frequenzen (Von Yin nach Yang) bestimmt. Diese Zuteilung muss nicht immer wieder neu erfunden werden. Wer - ausser ich - hat je erklärt, dass die Meridiane, Tsubo und Chakren nur im „physischen Körper" existieren? Im „Astral-Körper" existiert dieses System nicht. Auch diese Farben-Zuteilung gilt nur im „physischen Körper" und ist nur symbolisch zu verstehen. In Wirklichkeit sind das unterschiedliche Frequenzen.

Demnach wird unser Körper durch einen unsichtbaren – aber von sensitiven Menschen fühlbaren – energetischen Körper genährt. Energie kommt vom Himmel durch die Erde und ihre Aufladung schenkt Leben. In der Brusthöhe bewirkt das Aufeinanderstossen dieser beiden Energien das Schlagen des Herzens. Das Aufeinandertreffen dieser beiden Kräfte – diese kleinen spiralförmigen Wirbel in Torus-Form – ist auch für die Atmung verantwortlich.

Vom Ergebnis her betrachtet ist die Ausatmung mehr zusammenziehend vom Sympathikus gesteuert und Yang, während die Einatmung mehr expansiv vom Parasympathikus gesteuert und Yin ist. Vom erzeugenden Standpunkt aus betrachtet ist die Ausatmung zentrifugal und entspannend, vom Parasympathikus gesteuert und Yin, während die Einatmung mehr zentripetal vom Sympathikus gesteuert und Yang ist.

In Wirklichkeit ist der Mensch ein spirituelles Wesen. Wir Menschen sind in dieser Welt, aber wir sind nicht von dieser Welt. Wir kommen zu der Erkenntnis, dass wir göttliche Wesen sind, spirituelle Wesen, die eine menschliche Erfahrung machen, und nicht Erden-Menschen, die eine spirituelle Erfahrung machen. Unser Bewusstsein wird dauernd von kosmischen oder spirituellen Kräften genährt, aber auch die Organe, Drüsen, ihre Funktionen, die Gewebe und Milliarden von Zellen, aus denen unser Körper zusammengesetzt ist. Die charakteristischen Merkmale und Funktionen des menschlichen Organismus sind denjenigen der Pflanzen genau entgegengesetzt. Die Blätter eines Baumes – ausgedehnter oder mehr Yin in ihrer Struktur – nehmen Kohlendioxid auf und geben Sauerstoff ab, während die Lunge des Menschen – kompakter und mehr Yang von ihrer Struktur her – Sauerstoff aufnimmt und Kohlendioxid abgibt.

Die wahre Quelle unseres Lebens liegt im Universum.

Was die Materie anbelangt, hat die moderne Wissenschaft die spirituelle Struktur oder Zusammensetzung des Universums noch nicht entdeckt und wird von der Satanisten-Elite bewusst geheim gehalten. Da diese Wissenschaft auf der Wahrnehmung mittels unserer physischen Sinne beruht, ist auch die modernste Technologie nicht imstande, die Energiezentren, Meridiane und Öffnungen zu messen, durch welche KI oder Energie des unendlichen Universums fliesst. Ein gesunder und flexibler Geist vermag diese Energie jedoch ohne weiteres wahrzunehmen. Sie lässt sich auch mit dem einfachsten und sensitivsten aller Instrumente messen, unserer Intuition. Der Blutstrom wird auch durch das spiralische KI mit Energie versorgt. Je nach der Menge und Qualität dessen, was wir als Essen und Trinken zu uns nehmen, wie auch nach der Atemfrequenz, verändert sich die Funktion dieser Energiezentren.

Wenn wir unser Bewusstsein verändern oder unsere körperliche Koordination entwickeln wollen, ist es daher wichtig, ein gesundes Blut aufrechtzuerhalten. Die Qualität des Blutes hängt hauptsächlich von der täglichen Ernährungsweise ab, obwohl unsere Atmung und unser Bewusstsein ebenfalls einen Einfluss darauf ausüben. Der Energiekanal kann durch Überessen, falsche Zusammensetzung der Nahrung sowie durch den Verzehr von minderwertigen Nahrungsmitteln gestört werden. Eine energetische Stagnation kann ebenfalls entstehen durch Luftverschmutzung, eine unordentliche oder chaotische physische Umgebung, geistige oder emotionale Störungen oder andere Gleichgewichtsstörungen. Unsere Nahrung liefert spirituelle Energie durch das Blut. Der tatsächliche Nährwert unserer Nahrung hat weniger mit Kalorien, Eiweiss, Vitaminen oder anderen einzelnen Bestandteilen zu tun, sondern hängt in erster Linie von deren KI oder natürlichen elektromagnetischen Schwingungen ab.

Alle traditionellen spirituellen, religiösen und gesellschaftlichen Lehren sowie die Körperübungen des Zazen, Yoga oder Tai Chi sind aus diesem Verständnis der energetischen Natur des Lebens hervorgegangen. Das Ziel der Meditation besteht zum Beispiel darin, Geist und Körper und ihre Funktionen auf allen Ebenen zu harmonisieren.

In der Praxis gibt es viele verschiedene Methoden der Meditation, um bestimmte Energiezentren zu aktivieren. In den mystischen Traditionen wurden Meditation, Rezitation und Gesang und Atemübungen als Faktoren, die eine zusätzlich harmonisierende Wirkung auf die tägliche Ernährung haben, angesehen. Die spirituelle Nahrung wurde als die Grundlage betrachtet, von der alles andere – inkl. physischer Nahrung – abhängt.

Im Taittiriya Upanischad lesen wir:
„Wer dieses weiss, nachdem er für die Welt gestorben ist, erlangt das Selbst, das aus Nahrung besteht, erlangt das Selbst, das aus dem Lebensatem besteht, erlangt das Selbst, das aus dem Geist besteht, erlangt das Selbst, das aus dem Intellekt besteht, erlangt das Selbst, das aus der Seligkeit besteht. Dann zieht er in diesen Welten umher, isst die Nahrung, nach der es ihm verlangt, und nimmt die Form an, die ihm beliebt. Er sitzt und singt den Gesang der Nichtdualität des Brahman: Ah! Ah! Ah!
Ich bin Nahrung, ich bin Nahrung, ich bin Nahrung! Ich bin der, der die Nahrung isst, ich bin der, der die Nahrung isst, ich bin der, der die Nahrung isst! Ich bin der Vereiniger, ich bin der Vereiniger, ich bin der Vereiniger!" – „Ich bin der Erstgeborene des Wahren, allen Göttern vorangegangen

und der Nabel der Unsterblichkeit. Wer mich verschenkt, durch ihn allein werde ich erhalten. Wer die Nahrung isst, wird von mir als jene Nahrung gegessen." – „Ich (als Höchster Herr) bezwinge die ganze Welt. Ich bin strahlend wie die Sonne. Wer dieses weiss, erlangt die Befreiung. So, in der Tat, berichtet die Upanischad."

Im Fernen Osten haben buddhistische Tempel, Klöster und Schreine traditionellerweise Shojin Ryori, „eine Küche zur spirituellen Entwicklung" befolgt. Im Nahen Osten haben die jüdischen Weisen und die Urchristen eine einfache Ernährungsweise mit Getreide und Gemüse befolgt. Erst nachdem die ursprünglichen Ernährungsprinzipien verfallen waren, wurden die koschere Küche, die Fastenzeit und die Fleischkarenz an Freitagen eingeführt. Diese Ernährungsempfehlungen, obwohl lückenhaft, haben zur Sicherung des Überlebens der grossen Weltreligionen über die Jahrtausende beigetragen. Gegenwärtig erleben wir, wie sogar diesen bescheidenen Versuchen, die Ernährungsweise der Gesellschaft auszugleichen, ein rascher Verfall beschieden ist.

KI besteht nicht aus elektromagnetischer Energie, sondern aus Skalar-Wellen. Skalar-Wellen ist nur eine andere Bezeichnung für das im Westen unbekannte KI. KI oder Chi ist reine Energie.

3.11 Universelle Gravitation versus universelle Expansion

Sir Isaac Newton (1643–1727) hat nicht nach der Ursache der „Gravitation" gesucht. Er war der Meinung, jedes Ding besässe eine Anziehungskraft. Tatsächlich gibt es viele Arten von Anziehungskräften: chemische, magnetische, elektrische, molekulare, nukleare, physiologische, biologische usw. Jede dieser Anziehungskräfte hat ihren Gegensatz. Eine Abstossung, wie Aktion und Reaktion. Newton kannte diesen Lebensfaktor nicht, Newton kannte die InYologie (Die Lehre von Yin und Yang) nicht. Eine Unkenntnis, die selbst eine Verletzung des Aktions- (Yin) Reaktionsgesetzes (Yang) ist.

Der logische Fehler:
Newton verallgemeinerte eine besondere und eingebildete Art von Anziehungskraft zu einer universalen Theorie, ohne die Natur dieser Kraft zu kennen. Der Fehler liegt in der Logik. Newton wandte sein „Gesetz" auf die Sterne und die Planeten an.

Die universale Anziehungskraft gibt es nicht.
Aber die chemischen und physikalischen Anziehungskräfte existieren wirklich. Was Newton die Anziehungskraft der Erde nannte, ist keine Gravitation oder Anziehungskraft, es ist nur die Wirkung der unendlichen Expansion des Alls, die alles umgibt und alles treibt, das Drücken aller Dinge gegen die Oberfläche der Erde und gegen alle Himmelskörper. Und was er für die Anziehungskraft zwischen den Planeten und der Sonne hielt, ist nur eine einförmige Bewegung des Planeten auf der Planetenbahn der logarithmischen Spirale gegen das Zentrum, d.h. die Sonne. Die subatomischen Teilchen und ihre Endzentren, die Kerne, stellen ein analoges System dar.

Es gibt überhaupt keine Anziehungskraft zwischen den Milliarden von Sonnensystemen und der Milchstrasse. Es gibt nur die unendliche Expansion des Alls, das alles rückwirkend gegen das Zentrum eines Planeten treibt, alle Planeten gegen ihre Systeme, einer Milchstrasse gegen ihr Zentrum, und ausserdem treibt sie noch die Galaxie.

Das ist eine Skizze der Kosmogonie, eine Konzeption, zu der ich durch das Licht des Einzigen Prinzips über das Leben der Dinge und des Alls gekommen bin. Dieses Licht allein kann den augenscheinlichen Widerspruch zwischen der universalen Gravitation Newtons und dem expansionsbefindlichen All erklären.

Diese Erkenntnis wird zu einer wirklichen Revolution in der modernen Physik werden. Aber im Augenblick interessieren sich die Menschen der modernen Wissenschaft nicht für diesen Widerspruch. Werden die Wissenschaftler nicht wieder eine neue paradoxe Theorie von der besonderen Wellenbildung aufstellen?

Frage:
Was geschähe, wenn es entgegen der bisherigen Annahme der Wissenschaft eine Überlichtgeschwindigkeit gäbe? Was geschähe, wenn es keine Bewegungen gäbe, die schneller als das Licht sind?

Meine Antwort:
Wir könnten uns nicht weiterentwickeln, wie es in der Naturordnung vorgesehen ist. Jeder Gedanke, jedes Gefühl, jede Inkarnation, die Macht des Geistes bewegen sich unendlich schneller als das Licht und wären nur mit Lichtgeschwindigkeit so nicht möglich. Alleine schon die universelle Verschränkung beweist, dass es unendlich schnellere Bewegungen gibt als die Lichtgeschwindigkeit.

Frage:
Und was geschähe, wenn sich ein Himmelskörper mit dieser Überlichtgeschwindigkeit bewegte? Was würde aus der Gravitation und dem Gesetz: die Dichte ist der Zentrifugalkraft umgekehrt proportional? Wäre dies die vollkommene Selbstvernichtung des Himmelskörpers? Wer kann wie beweisen, dass sich Himmelskörper mit Lichtgeschwindigkeit bewegen?

Meine Antwort:
Nur, weil der Geist sich unendlich schnell bewegt, bedeutet das nicht, dass sich auch die Himmelskörper als verdichtetes KI so schnell bewegen. Für die Himmelskörper besteht also diese Gefahr nicht.

3.12 Der Specht hat niemals Kopfschmerzen

Ich werde Dir am Beispiel vom Specht die Genialität der Natur zeigen.

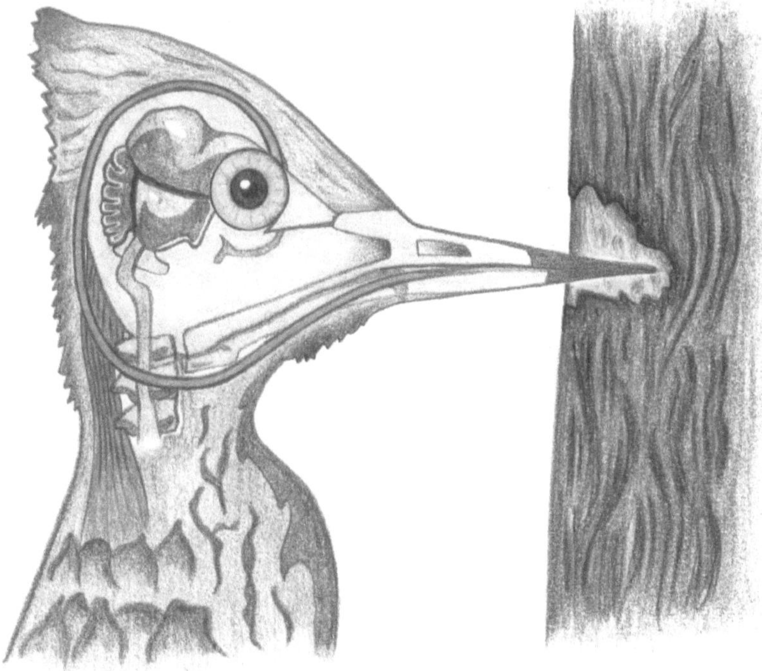

Abbildung 29: Der Specht

Warum sind Spechte bei ihren Schlägen immun gegen Kopfverletzungen?
Die Spechte sind unermüdliche Arbeiter (Arbeit ist Yang). Wusstest Du, dass Spechte nicht nur für sich selbst, sondern auch für andere Vögel Nester bauen? Der Specht ist also der Pressluft-hammer-Arbeiter. Das heftige Ins-Holz-Hämmern (Yang) der Spechte müsste eigentlich zu Hirnverletzungen führen. „Spechte besitzen quasi Stossdämpfer" (Yin). Biegsame (Yin) Knochengelenke (Yang) und eine kräftige Schnabelmuskulatur (Yang) federt die Wucht des Aufschlages (Yang) ab. Yang mit Yin neutralisieren. Kurz vorher schliesst er auch seine Hartschalen-Augenlider, damit ihm keine Holzsplitter ins Auge geraten. Über 12.000 Mal hacken (Yin) Spechte mit ihrem harten Schnabel (Yang) pro Tag gegen Baumstämme (Yang), in Einheiten von zehn bis 20 Schlägen, von denen jeder nur 50 Millisekunden dauert. Mit einer Geschwindigkeit von sechs bis sieben Meter pro Sekunde (Yin) schlagen die Spechte zu. Umgerechnet sind das 20 bis 25 Kilometer pro Stunde. Bei jedem Aufprall wird der Kopf der Vögel mit dem 1'000-fachen der Erdbeschleunigung (Yin) abgebremst (Yang).

Eine Gehirnerschütterung (Yang) oder zumindest Kopfschmerz droht, wenn ein Mensch mit dem Kopf auf eine harte Oberfläche schlägt. Doch genau das macht der Specht ständig. Sein Klopfen gehört zur typischen Geräuschkulisse von Parks und Wäldern. Hier hämmern die verschiedenen Specht-Arten mit ihrem Meissel-Schnabel (Yang) auf den Baumstämmen (Yang) herum. Wie halten Kopf und Hirn dieser Vögel eigentlich den enormen Belastungen stand?

Der Körperbau der Spechte besitzt eine Reihe von Anpassungen, die ihnen das Hämmern ermöglichen. Das Gehirn liegt nicht direkt hinter dem Schnabel, sondern oberhalb, sodass die Wucht des Schlages nicht direkt das Gehirn trifft.

Wenn wir mit dem Kopf aufschlagen, prallt unser Gehirn von innen gegen die Schädeldecke. Dadurch entsteht eine Gehirnerschütterung. Beim Specht ist das Gehirn weich gelagert (Yin) und kann so die Schläge (Yang) besser absorbieren und neutralisieren. Ein Teil des dämpfenden Effekts liegt also an den schwammigen Yin-Strukturen an verschiedenen Stellen des Schädelknochens. Sie federn einen Teil der Wucht ab. Einen weiteren Beitrag dazu leistet das Zungenbein der Vögel. Dieser Knochen ist bei den Spechten bogenförmig geformt. Der Knochenbogen nimmt ebenfalls einen Teil der Energie beim Aufprall auf.

Der Specht ist ein weiteres perfektes Beispiel, wie die Natur funktioniert.

In den Kampfkünsten lernen wir, kurz vor dem Empfangen der Schläge auszuatmen (Yin) und die Muskeln dabei anzuspannen (Yang). Yang mit Yang zu kontern. Oder noch wirksamer, mit Tai-Sabaki (Yin) auszuweichen (Yin). Das Yang mit Yin zu neutralisieren.

3.13 Aikido und der Apfelbaum „Kito"

Welche Eigenschaften haben Apfelbäume und Aikido gemeinsam? Sind die Äpfel zu schwer, dann fallen sie vom Baum. Nein, so einfach ist es nicht. Schliesslich liegen auch oft kleinere Äpfel unter einem Baum. Es scheint, als würde sich der Baum selbst dazu entscheiden, seine Äpfel – wenn sie reif sind – abzuwerfen. Und so ist es auch: Pflanzen haben ebenso wie Menschen Hormone, die die Stoffwechselvorgänge steuern. In unreifen Äpfeln wird immerzu ein Hormon namens Auxin hergestellt und über den Stiel zum Baum geleitet. Damit teilt der Apfel dem Baum mit: „Vorsicht, ich bin noch unreif, wirf mich nicht ab."
Beginnt der Apfel zu reifen (Yin), bildet er ein zweites Hormon: Ethylen. Das Ethylen verhindert dann, dass weiter Auxin gebildet wird, und das ist das Signal für den Baum: „Der Apfel ist reif."
Der Apfelstiel ist wie die Nabelschnur beim Fetus zur Mutter. Zwischen Apfelstiel und Baum bildet sich nun eine kleine Zellschicht aus. Das Ethylen sorgt dafür, dass diese Schicht zersetzt (Yin) wird – und so fällt der Apfel vom Baum. Ähnlich kommuniziert auch bei Menschen das Bewusstsein mit den Körperzellen.

Nun, das ist die wissenschaftliche Erklärung. Hier die energetische Erklärung:
Ki bedeutet „Aufstieg", und **To** bedeutet „fallen". **Ki** ist in dieser Form Yin. **To** ist in dieser Form Yang.
Die Einteilung von Yin und Yang ist hier „energetisch" und nicht „physikalisch". Physikalisch ist sie genau umgekehrt.

(Ki nicht verwechseln mit KI. KI ist die universelle Energie. Ki für Kito steht hier für Aufstehen und Fallen.)

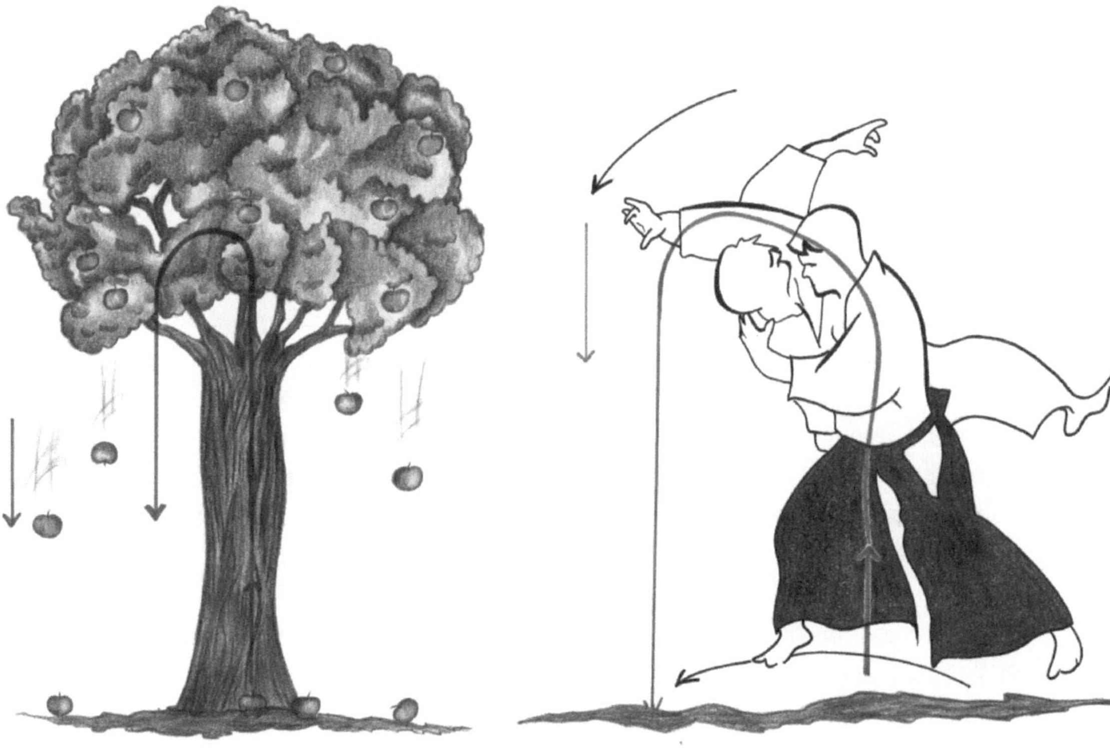

Abbildung 30: Aikido und der Apfelbaum

Lässt Uke sich fallen wie der Apfel? Oder wird er fallen gelassen wie der Apfel vom Baum? Was haben beide gemeinsam? Finde es heraus beim Üben.
Ob Du einer Kampfkunst wie Aikido oder einer therapeutischen Arbeit nachgehst, spielt keine Rolle. Du kannst die Prinzipien der InYologie überall praktisch anwenden, um zu verstehen.

Dieses Hexagramm ist das 11. Hexagramm im I-Ging, dem Buch der Wandlungen. Der Friede. Der Niedergang der Gemeinen, die Grossen und Guten nahen heran – Heil! Gelingen! Dieses Hexagramm zeigt eine gegenseitige Befruchtung der himmlischen und irdischen Kräfte und eine Vereinigung aller Dinge an. Hoch und niedrig vermischen sich und sind eines Willens. Harmonie.

Dieses Hexagramm versinnbildlicht Himmel und Erde in Vereinigung. (Welch wunderbares Beispiel fürs Aikido.) Es ist, als hätte ein mächtiger Herrscher den Weg des Himmels und der Erde durch seine gewissenhafte Ordnung aller Dinge zur Vollendung gebracht. Nach allen Seiten hin hilft er den Menschen in harmonischer Übereinstimmung mit dem jeweiligen Stand ihres Tuns.

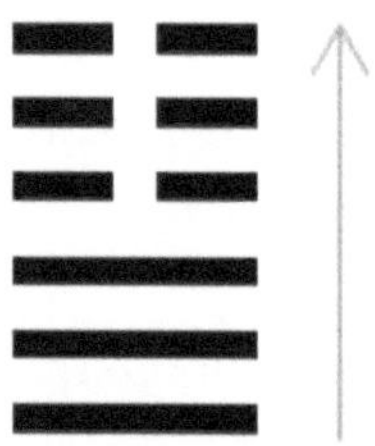

Lehrsatz des Einzigen Prinzips der Ordnung des Universums:
Yin (–) steigt an die Oberfläche und zieht Yang (+) an.

P.S. das gegenteilige 12. Hexagramm bedeutet „Der Stillstand, die Hemmung". Das passt natürlich gut als Gegendarstellung.

Nichts ist so schlecht, dass es nicht als Warnung dienen kann. Wer die natürliche Harmonie missachtet, wird mit seinem Tun scheitern. Das sagt uns dieses Wandlungs-Gesetz ...

Wer sich widersetzt, wird niemals Frieden finden.

Aikido ist auch nur eine Form, um den KI-Fluss und die Ordnung des Universums besser zu verstehen.
Genauso übrigens, wie alle anderen Kampfkünste und alle sanften Künste.

Als Tori wird der Partner bezeichnet, der die Haupthandlung im entscheidenden Moment durchführt. So sind synonym zu Tori folgende Ausdrücke geläufig: Nage (jap. 投げ, Werfender) oder auch Shite (jap. 仕手, Ausführender). Tori (jap. 取り) ist abgeleitet vom Verb toru (jap. 取る), was so viel bedeutet wie ergreifen, nehmen, aufnehmen, wählen, fassen, packen.

Als Uke wird derjenige bezeichnet, der die Haupthandlung empfängt. Uke (jap. 受け) wird vom Verb ukeru (jap. 受ける) abgeleitet und heisst fangen, auffangen, bekommen, erhalten, bewahren, retten, annehmen, erleiden. Auch wird deutlich, dass der Ausdruck für die Fallschule – Ukemi (jap. 受け身, empfangender Körper) – mit dem Wort Uke verwandt ist.

Die Tatsache, dass es sich bei den Rollen Tori und Uke im asiatischen Verständnis nicht um unvereinbare Gegensätze oder Gegenspieler im dualistischen Sinne handelt, wird in den philosophischen Lehren, auf denen viele Kampfkünste begründet werden, gerne anhand des folgenden Beispiels illustriert:

Aus den beiden Schriftzeichen 受 Uke und 取 Tori, die bei oberflächlicher Betrachtung konträre Bedeutung zu tragen scheinen, setzt sich auch ein japanisches Verb zusammen, welches man mit „bekommen" übersetzen kann.

Das Verb uketoru (受け取る) wird so in verschiedenen Kampfkünsten gerne als Symbol für diesen nur scheinbaren Widerspruch angeführt und soll das Prinzip Ki musubi (気結び, Vereinigung der Energien, hier von Uke und Tori) repräsentieren, nach dem beispielsweise im Aikido gelehrt wird.

Kito bedeutet aufsteigen und fallen, wobei das aufsteigende Sein gleichbedeutend mit In (Yin) und dem fallenden Sein, das Yo (Yang) ist. Dies ist die Mischung zwischen Kraft und Geschmeidigkeit oder Sanftheit.

Wenn der Angreifer mit dem Messer angreift, hat er eine Yang-aggressive Haltung.

Aber auch der „Angreifer" lässt ursprünglich zentrifugales KI fliessen. Sein Yin-KI wird durch das „Verteidiger"-Yin-KI aber in Yang-KI umgewandelt. Das funktioniert auch nur, wenn das „Verteidiger" Yin-KI stärker fliesst als das „Angreifer" Yin-KI.
Wenn das Angreifer KI stärker fliesst, wird das Verteidiger KI einfach in Yang-KI umgewandelt und der Verteidiger fällt zu Boden.

Wenn KI „entsteht", also fliesst, ist es Yin. Wenn es unterdrückt oder blockiert wird, ist es Yang. Dem Werfer (Nage oder Tori) gehört der Yin-Part, dem geworfenen (Uke) gehört der Yang-Part.

Das Yin-KI und das Yang-KI sind nicht durch die Zuteilung der Rollen oder Positionen bestimmt, sondern durch die Ausführung der Aktionen. Das kann während der Aktion wechseln. Die Ausführung der Aktion bestimmt, wann bei wem welches KI stärker ist. Das wird nicht durch die Positionen-Zuteilung bestimmt.

Am „Anfang" sind die meisten Aktionen zentrifugal in der Ausführung. Die weiteren Aktionen, Re-Aktionen bestimmen, wer wann welches KI fliessen lässt. Nicht die Zuteilung der Rollen.

3.14 Rhetorisches Aikido

Was hat jetzt Aikido, die Kunst des Siegens ohne zu Kämpfen, in meinem manipulations und Rhetorik-Buch zu suchen? Mein Meister lehrte mir:
Aikido hört nicht an der Dojotüre auf. Rhetorik hört genauso wenig im „Streitgespräch" auf.

Einmal fragte ich meinen Meister:
Was ist, wenn es Krieg gibt und die Soldaten mit Gewehren und Bomben kommen? Was kann ein Aikidoka da noch machen? Aikido ist der Weg der leeren Hand. Die Antwort war: Wenn Du so denkst, ist es nur Schönwetter-Aikido, und Du hast nichts verstanden.

Glück finden wir nicht, wenn wir es suchen, sondern wenn wir zulassen, dass es uns findet.

Jetzt studiere und arbeite ich schon so intensiv und lange auf dem WEG … und habe dabei jahrelang nicht erkannt, dass ich „Es" nicht erzwingen kann. Mein Meister lehrte mir: Das Gras wächst nicht schneller, wenn Du daran ziehst. Und wenn Du eine Blume beim sich Öffnen zwingst, zerstörst Du sie.

Nicht zwingen, sondern helfen.
Wenn wir Etwas erzwingen, erreichen wir in der Regel das Gegenteil von dem, was wir eigentlich wollen. Es gilt, das KI des „Gegners" zu respektieren und es in natürlicher Weise und im natürlichen Fluss zu führen. Nicht gegen das Prinzip verstossen …

Bevor Du Deinen Traum verwirklichen kannst, musst Du ihn erst träumen …
Denk immer daran: Erst gewinnen und dann beginnen.
Übersetzung: Ich muss das Ergebnis mit dem Bewusstsein vorher schon kennen und mit der Seele fühlen, dass ich es schon erhalten habe, bevor ich damit beginne, es zu verwirklichen.
Und wenn Du diese Reihenfolge beachtest, wirst Du erhalten, was Du fühlst.
Für DAS, wofür Du Dankbarkeit empfindest, genau DAS wirst Du erhalten.
Wenn Du das wirklich verstehst, musst Du nur noch dieses Gefühl der Dankbarkeit so lange aufrechterhalten, bis der Grosse Geist Deine Wirklichkeit verwirklicht hat.

Rhetorisches Aikido ist Gesprächsführung durch überraschendes Verhalten und geschicktes, intelligentes, flexibles Kontern und Führen.
Wer bei unverhofften verbalen Attacken gewinnen will ohne zu kämpfen, der muss ein paar wichtige Grundprinzipien kennen. Wir müssen die Spiele erkennen, die gespielt werden.
Erste Priorität hat dabei stets die Wahrnehmung. Wir dürfen das unfaire Spiel nicht mitspielen, sonst werden wir zum Spielball. Es gilt, die Situation sofort zu klären.

Irimi – Taisabaki – Tenkan
Aus dem Aikido habe ich drei Grundtechniken entnommen für die Rhetorik:

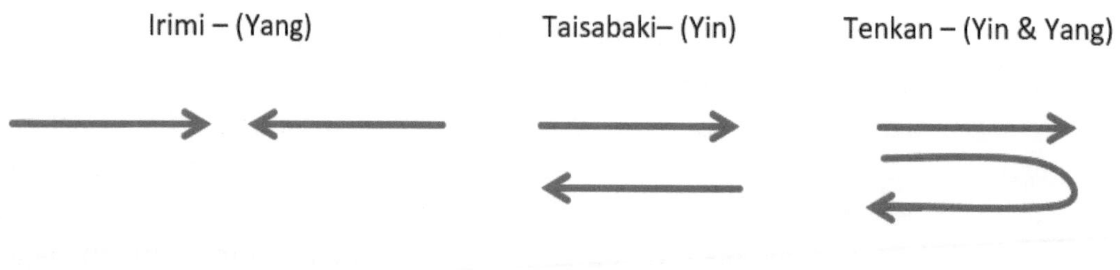

- **Irimi** ist Konfrontation, Gegenangriff
- **Taisabaki** ist ins Leere laufen lassen
- **Tenkan** ist umleiten und führen

Eine Technik kann alleine angewendet werden, wird aber meistens in Kombination angewendet. Jede Technik wird mit der anderen kombiniert und führt so zum gewünschten Resultat.

Im Grunde gibt es nur zwei Positionsveränderungen, Yin und Yang – nach innen und nach aussen – wie in der Atmung. Und wie beim Verständnis von Yin und Yang, soll aus diesem scheinbaren Dualismus ein dynamischer Monismus werden. Aber zuerst solltest Du den Unterschied verstehen.

Der Schritt nach innen (Yang) wird irimi genannt und liegt in seiner Natur der Mentalität des Angreifers am nächsten. Man geht direkt auf den Partner – um ihn nicht Gegner zu nennen – zu, direkt in seine Sphäre hinein. Wenn man angreifen soll – was nur in Notfällen geschehen sollte – gibt es keine andere Möglichkeit. Aber auch in der Verteidigung verfährt man so, um zuvorzukommen, um den Angriff zu kontern, bevor er vollendet ist. Das Kanji für Irimi besteht aus dem Zeichen für hineingehen oder durchdringen und dem Zeichen für Körper, man geht also mit dem Körper hinein.

Der Schritt nach aussen (Yin) wird Tenkan genannt und stimmt besser mit der Situation und der milden Strategie des Verteidigers überein. Das Schriftzeichen besteht aus dem Kanji für wälzen oder umwenden sowie für ändern. Hier geht man vom Angreifer weg (Yin), um ihn herum und hinter ihn. Auf diese Weise entkommt man dem Angriff und hat mit einer kreisförmigen Bewegung seine Verteidigung, seinen Gegengriff eingeleitet. Der Angreifende gerät in die Peripherie der Sphäre des Verteidigers. Die Absicht mit Tenkan ist, die „Angriffs-Energie" auf den Angreifer zurückzulenken. Den Angreifer durch seine eigene, aggressive Energie zu Fall zu bringen. Ihm die Sinnlosigkeit des Angriffs zu offenbaren.

Irimi (Yang)

Die Re-Aktion, direkt in einen Angriff einzutreten, im Gegensatz zu dem eher indirekten Einstieg in die Technik namens Tenkan. Im Basistraining sieht Irimi normalerweise wie ein Schritt vorwärts aus, gerade oder in einem Winkel. Irimi bedeutet Yang mit Yang zu begegnen. Und das bedeutet Zerstörung. Darum ist Irimi die am wenigsten weit entwickelte Technik gegenüber Tenkan und Taisabaki.

Taisabaki (Yin – und wenn nötig Yin mit anschliessendem Yang)

Den „Körper auflösen" ist eine aufrechte Körperdrehung im Aikido, bei der man als Reaktion auf einen Angriff näher an den Angreifer herantritt und dann den eigenen Körper aus der Bewegungsrichtung und damit der Angriffslinie des Gegners dreht. Die Idee dahinter ist, dem Gegner auszuweichen, ohne ihm durch Vergrössern der Distanz einen erneuten Angriff zu ermöglichen bzw. der Energie des gegnerischen Angriffs auszuweichen und diese umzulenken. Und wenn der Angreifer dadurch die Nutzlosigkeit seines Angriffs nicht versteht und erneut angreifen will, kann der Verteidiger zusätzlich mit Irimi abschliessen. Taisabaki bedeutet, Yang mit Yin zu begegnen. Und das bedeutet Harmonie und Frieden. Darum ist Taisabaki die am weitesten entwickelte Technik gegenüber Tenkan und Irimi.

Tenkan (Yin & Yang) – die Verschmelzung, die Synthese

Den Körper konvertieren oder umleiten. Es ist ein 180-Grad-Schwenk nach hinten, auf dem Führungsfuss. Das heisst, wenn der linke Fuss vorne ist, ist der Drehpunkt im Uhrzeigersinn, und wenn der rechte Fuss vorne ist, ist der Drehpunkt gegen den Uhrzeigersinn.
Tenkan bedeutet, das Yang-KI des Partners mit meinem Yin-KI anzunehmen – sein aggressives KI zu respektieren – dann in einer Spiralbewegung auf den Angreifer selbst zurückzuführen.
Darum ist Tenkan die am zweitweitesten entwickelte Technik gegenüber Irimi und Taisabaki.

Du kannst alle drei Grundtechniken anwenden, solange Du die richtige, ehrliche Haltung hast. Rhetorik soll nicht zur Manipulation genutzt werden. Die Rhetorik solltest Du vor allem studieren, um Manipulation zu erkennen und um Dich aus der Matrix befreien zu können. Das eloquente Sprechen ist ein Nebeneffekt, je mehr Du übst.

Wer ungewohnt reagiert – das antizyklische Verhalten ist meist eine Überraschung – bewirkt Folgendes:

- Die Aussage wird besser beachtet, erhält mehr Aufmerksamkeit.
- Der Sprechende wird weniger manipuliert.
- Falls der Partner mit mir ein übles Spiel treibt, spiele ich nicht mit. Ich werde nicht zum „Spielball".

Vorsicht bei überschwenglicher Freundlichkeit – Keine Angst bei rüden Tönen.

Kommuniziert jemand überfreundlich, ist Skepsis berechtigt. Auch Insekten erleben es: Der süsse Honig kann gefährlich sein, er ist klebrig. Vorsicht ist angebracht. Grobschlächtiges Verhalten bedeutet hingegen in den wenigsten Fällen eine Gefahr. Hinter einer rauen Schale steckt vielfach ein weicher Kern. Deshalb reagieren wir bei grobschlächtigem Verhalten eher freundlich.

Wenn es laut tönt: bewusst leise reden – Bei faden Aussagen, leiser Stimme: kraftvoller sprechen. Bei lauten Stimmen bewährt sich eine bewusste Zurückhaltung im dynamischen Bereich. Auch das antizyklische Verhalten bei kaum hörbaren Äusserungen kann Wunder bewirken. Der bewusst kräftiger formulierte Beitrag wird dann nicht nur besser verstanden, er überzeugt mehr, weil er dadurch herausgehoben wird.

Werden wir gedrängt, gehetzt und beim Redefluss unterbrochen: Ruhe bewahren und nicht ebenfalls unterbrechen. Bei gleichförmigem, langatmigem Reden: eindeutig Gegensteuer halten. Leute, die uns hetzen und unterbrechen, bewirken meist den bekannten Effekt: Wir reden auch schneller und übernehmen die Unterbrechungstaktik. Antizyklisches Verhalten heisst in diesem Fall: Bewusst „bremsen", längere Pausen einschalten, mehr überlegen, mehr wiederholen. Zum roten Faden zurückkehren. Freundlich signalisieren: „Ich will weiterreden." Überlange, gleichförmige, monotone Beiträge dürfen hingegen mit kurzen Fragen unterbrochen werden. Das antizyklische Verhalten bedeutet hier das Gegenteil von Lange-weile von Lang-fädigkeit, d.h. wir reagieren gezielt mit kurzen Unterbrechungen, mit kurzen Entgegnungen.

Unfreundliches Benehmen begegne ich mit Freundlichkeit.
In der Regel weckt Unfreundlichkeit auch Unfreundlichkeit. Wer gehässigen Aussagen bewusst freundlich (nicht überfreundlich oder mit ironischem Ton) begegnet, handelt ebenfalls antizyklisch. Wer dieses Verhalten im Alltag testet, wird feststellen, welche Wirkung dieses unerwartete Verhalten auslöst.

Bei Fragen: anstatt antworten, nachfragen.
Viele haben während der Ausbildungszeit die sogenannte „Fragekultur" verlernt. Die Matrix-Rhetorik lehrt: „Wir wissen zwar, dass derjenige führt, der Fragen stellt. Dennoch wurden wir in unserem Kulturkreis jahrelang aufs Antworten konditioniert. Es lohnt sich, bei Fragen ebenfalls bewusst mit Fragen zu reagieren. Nur jene, die keine Fragen dulden (bei autoritären Kommunikationsmodellen) behaupten, Gegenfragen seien nicht erlaubt. Wer die Antwort in eine geschickte Frage kleiden kann, handelt ebenfalls antizyklisch.

Wenn uns jemand zu nahe kommt: Distanz schaffen.
Wird das Distanzverhalten unerwarteterweise verändert, irritiert dies. Wenn wir spüren, dass uns jemand zu nahe kommt, dürfen wird dies nicht übersehen und einfach so hinnehmen. Antizyklisch Verhalten heisst: Entweder dafür sorgen, dass die angemessene Distanz gewahrt wird, u.U. sogar ansprechen. Wir sagen, dass ... Oder wir können auch nonverbal signalisieren, dass uns die Nähe stört.

Das „Themenwechselspiel" nicht mitspielen: Beim Themenwechsel nicht „mitspringen" – sondern auf das Thema zurückkommen.

Wer kennt nicht jene Redner, die bewusst oder unbewusst dauernd das Thema wechseln. Zuerst gilt es – wie bei allen Verhaltensweisen –, auch dieses Verwirrspiel wahrzunehmen. Wir können Gegensteuer halten, indem wir nicht auf dieses „Wechsel-Spiel" eingehen, sondern das Gegenteil tun, d.h., immer wieder auf den roten Faden zurückkommen.

3.15 Das Spiel aufheben

Bei Kreuzverhören wird das Element Überraschung bewusst eingesetzt. Der Befrager wechselt plötzlich die Rolle, seine Position – z.B. um den Stuhl gehen, Seitenwechsel usw. – oder ein Moderator wechselt plötzlich die Art und Weise der Befragung – Lautstärke, Mimik, Distanz usw. Der unerwartete Wechsel führt zu den hinlänglich bekannten Überraschungseffekten: Die Befragten werden destabilisiert, irritiert. Mit den üblichen Auswirkungen, wie Faden verlieren, Sprechstörungen, Muskelverspannungen, Atemstörungen – Gehirn wird nicht mehr genügend mit Sauerstoff versorgt und dies führt dann auch zu Denk- und Redestörungen, zu Versprechern. Einseitiges Kommunizieren, d.h., wenn nur eine Seite über das Machtmittel „Überraschung" verfügt, kann durch antizyklisches Verhalten wettgemacht werden. Dialogisches Kommunizieren heisst deshalb auch: Beide Seiten sind berechtigt, die Überraschungsphänomene zu nutzen. Mit dem antizyklischen Verhalten wird somit auch das gegebene Ungleichgewicht etwas ausgeglichen.

Im Aikido gibt es eine Technik, die ich besser erklären will: Nidan-Biki (Das Spiel aufheben).

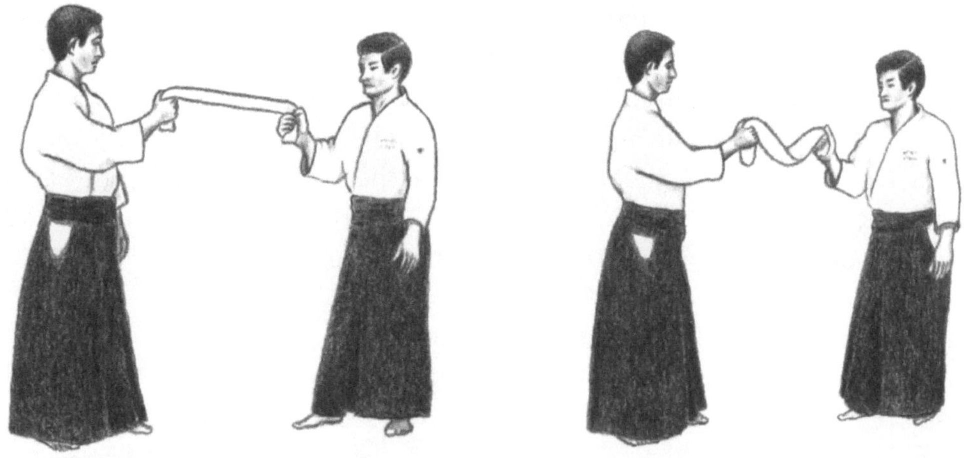

Abbildung 31: Ai-hanmi-Gyaku-hanmi

B steht in Hanmi rechts, hält in der rechten Hand ein Handtuch und beugt seinen Arm im rechten Winkel.
A hält das andere Ende des Handtuchs mit seiner rechten Hand fest und zieht es ganz ruhig zu sich her. Das Handtuch dehnt sich bis zu einem bestimmten Punkt. Das ist das Prinzip des Spiel-Aufhebens. A sollte nicht stark, sondern bis zu diesem Punkt ganz langsam und sanft ziehen. Dann jedoch zieht er plötzlich ganz stark mit einer einzigen Bewegung und bringt B auf diese Weise dazu, nach vorn zu fallen.

Falls A von Anfang an sehr stark zieht, hält seine Kraft an dem Punkt an, an dem das Spiel aufgehoben ist. Auf diese Weise kann A seinen Partner nicht in Bewegung bringen.

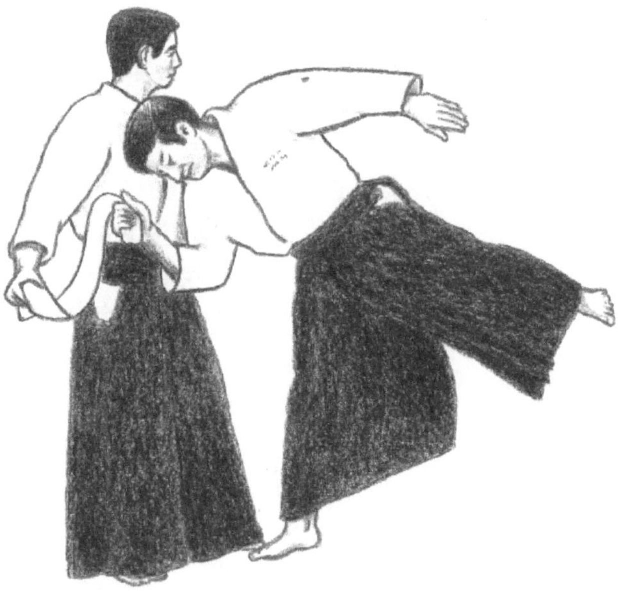

Abbildung 32: Das Spiel aufheben

Viele Menschen machen sich vor wichtigen Ereignissen oder Begegnungen im Voraus unnötigerweise Sorgen, und wenn das Ereignis dann tatsächlich eintritt, sind sie schwach und handlungsunfähig. Hier sollte man sich das Prinzip NIDAN-BIKI bewusstmachen und praktizieren. Solange die Ereignisse noch nicht eingetreten sind, sollte man sich nicht beunruhigen und sich nicht unnötigerweise anspannen. Stattdessen sollte man den einen Punkt halten und sich dadurch entspannen und ruhig werden. So ist man voller Kraft, sehr wachsam und bereit, sein Äusserstes zu geben, wenn der richtige Augenblick gekommen ist. Schon immer wurden diejenigen als bedeutende Menschen bezeichnet, die bei wichtigen Dingen oder Ereignissen Ruhe und Gelassenheit bewahren konnten.

Aikido steht hier stellvertretend für alle traditionellen Budo-Künste, wie Karatedo, Judo, Iaido, Kendo, Ju-Jitsu u.a., die dem Do (Weg) folgen.

Ergänzung zur Technik „Das Spiel aufheben":
Ich war in einem Meeting mit einem befreundeten Arzt. Ich zeigte ihm mein neues Buch-Cover. Er sagt: „Wow, das sieht ja wirklich gut aus – hast du dafür eine Zeichnerin?"
Ich sagte: „Ja, dafür habe ich eine Zeichnerin, Karin Knaup, sie macht alle meine Covers (ausser das InYologie Cover, das hat mein Vater 1978 gezeichnet) nach meinem Wunsch und meinen Vorlagen." Daraufhin sagte mein befreundeter Arzt: „Kannst du mir ihre Koordinaten geben, ich würde auch gerne etwas zeichnen lassen – ist die Zeichnerin teuer?"

Ich könnte jetzt auf sein Spiel eingehen und sagen: „Nein, sie ist nicht teuer" oder „Ja, sie ist teuer, aber sie macht ja gute Zeichnungen" oder fragen „Was bedeutet für dich teuer?"
Nebenbemerkung: Er ist nicht Friseur, er ist ein älterer Arzt mit sehr gut laufender Praxis.
Wie kann ich das Spiel aufheben? Indem ich auf sein Spiel, welches er vorgibt – wie im Schach einen Zug machen und dann den nächsten machen – nicht eingehe. Er fragt: „Ist sie teuer?" Ich antworte: „Sie ist die Beste." Punkt!

Erklärung: Sind die Besten teuer? Die Besten haben ihren Preis, der ebenso den Preis wert ist – sonst wären sie ja nicht die Besten. Wucherer sind nicht die Besten – sie sind Wucherer. Die Teuersten sind die teuersten, die Billigsten die billigsten. Die Besten sind die besten. Willst Du etwas vom Besten oder genügt dir etwas völllig anderes. Entscheide selbst. Nidan-Biki, das Spiel aufheben.

Frage:
... Im Aikido gibt es ja nur die Verteidigungsposition. Es gibt keinen ersten Angriff.

Antwort:
Dieses Verständnis von Kampfkunst stimmt nur für Kampfkunst-Meister bis und mit Stufe innerhalb des Graduierungs-Systems. Auf der höheren Stufe eines Weg-Meisters stimmt diese Bewertung nicht mehr. Meine Erklärung als Weg-Meister - und Meister der Kampfkünste - ist grösser, als die „Standart-Interpretationen" der „normalen" Kampfkunst-Meister. Wenn es keinen ersten Angriff gibt, dann gibt es überhaupt keinen Angriff. Und eine Verteidigungs-Haltung benötigt nur, wer GEGEN Angriffe kämpfen will, oder denkt, dass er das muss. Auf der höchsten Meister-Stufe muss kein Kampfkunst-Meister mehr GEGEN Etwas kämpfen - und benötigt darum auch keine Verteidigungs-Haltung und keine Verteidigungs-Techniken. Ein Weg-Meister glaubt an die Schutz-Macht der Engel-Wesen und an die Macht der Naturordnung.
Mit diesem Glauben muss sich ein Weg-Meister gegen Nichts mehr verteidigen, weil er beschützt wird von der Liebe und Heilkraft vom Grossen Geist. Wenn ein Kampfkunst-Meister auch noch Weg-Meister ist, dann ist er weiter entwickelt als ein „Nur-Kampfkunst-Meister" und lehrt darum genau diesen Glauben.

3.16 Die universellen Spiralen

Siehe, was vor Deinem Angesicht ist… und was Dir verborgen ist, wird sich Dir offenbaren. Denn es gibt nichts, was nicht offenbar wird. Jede Vorderseite hat auch eine gleichgrosse Rückseite. Vorderseite und Rückseite sind Antagonismen. Antagonismen sind gegensätzliche Ergänzungen. Ergänzungen, und nicht sich gegenseitig ausschliessende Bereiche. Wer also „das Sichtbare" tief genug versteht, versteht automatisch tief genug auch „das Unsichtbare".

Eine Spirale ist immer eine Energieform.

Spiralen laden und entladen sich. Spiralen laden „Dinge", Erscheinungen auf und entladen „Dinge", Erscheinungen. Diese Erscheinungen sind selbst Spiralen. Weil alles spiralisch aufgebaut ist. Ausdrücke für Anreicherung oder Aufladen mit Energie können sein: tachonisieren, energetisieren, vitalisieren.

Wie kann man sich Freie Energien vorstellen? Energie ist für das menschliche Auge nicht sichtbar. Stimmt das? Ist ein Tisch auch Energie? Eine Frucht, Getreide, Gemüse? Energie in nicht verdichteter Form ist für das menschliche Auge nicht sichtbar. Energie, wie z.B. die Aura eines Menschen, ist für sensitive Menschen sichtbar und fühlbar.

Andere Bezeichnungen für Freie Energien:

Urschöpfungskraft, KI oder Chi, universelle Energie, kosmische Energie, göttliche Energie, göttliche Heilkraft, Naturenergie, Naturgeister, Engelenergie, Lichtenergie, geistige Helfer (religiöse Zugehörigkeit völlig egal) oder eben wie jeder für sich diese Energien benennt.

Eine einwärtsdrehende Spirale ist immer mehr Yang als eine auswärtsdrehende Spirale. Gegen-Uhrzeiger mehr Yang. Im-Uhrzeiger mehr Yin. Diese Definition gilt nur von der Erde aus betrachtet. Das KI des Universums wirkt mit seinem Gegen-Uhrzeiger-Drall auf unsere Erde. Das bewirkt, dass sich unsere Erde gegen den Uhrzeiger in 24h um die eigene Achse und in 365 Tagen einmal um die Sonne dreht.

Hier sehen wir die „vier Spiralen", wie ich diese inyologisch erkläre. Diese Erklärung über die vier Spiralen werden wir wohl so sonst nirgends finden. Normalerweise finden wir höchstens eine Yin- und eine Yang-Spirale. Gibt es also gegen-den-Uhrzeiger-drehende Spiralen und im-Uhrzeiger-drehende Spiralen? Wo gibt es die Richtungen links und rechts? Gibt es also Spiralen, die sich gegen den Uhrzeiger verdichten und Spiralen, die sich gegen den Uhrzeiger auflösen? Gibt es Spiralen, die sich mit dem Uhrzeiger verdichten und Spiralen, die sich mit dem Uhrzeiger auflösen? Ja die gibt es. Somit haben wir bereits vier Arten von Spiralen. Denken wir nur an die Haarwirbel bei den Tieren und Menschen. Denken wir an einen Wasserhahn – das Wasser fliesst in einer Spirale.

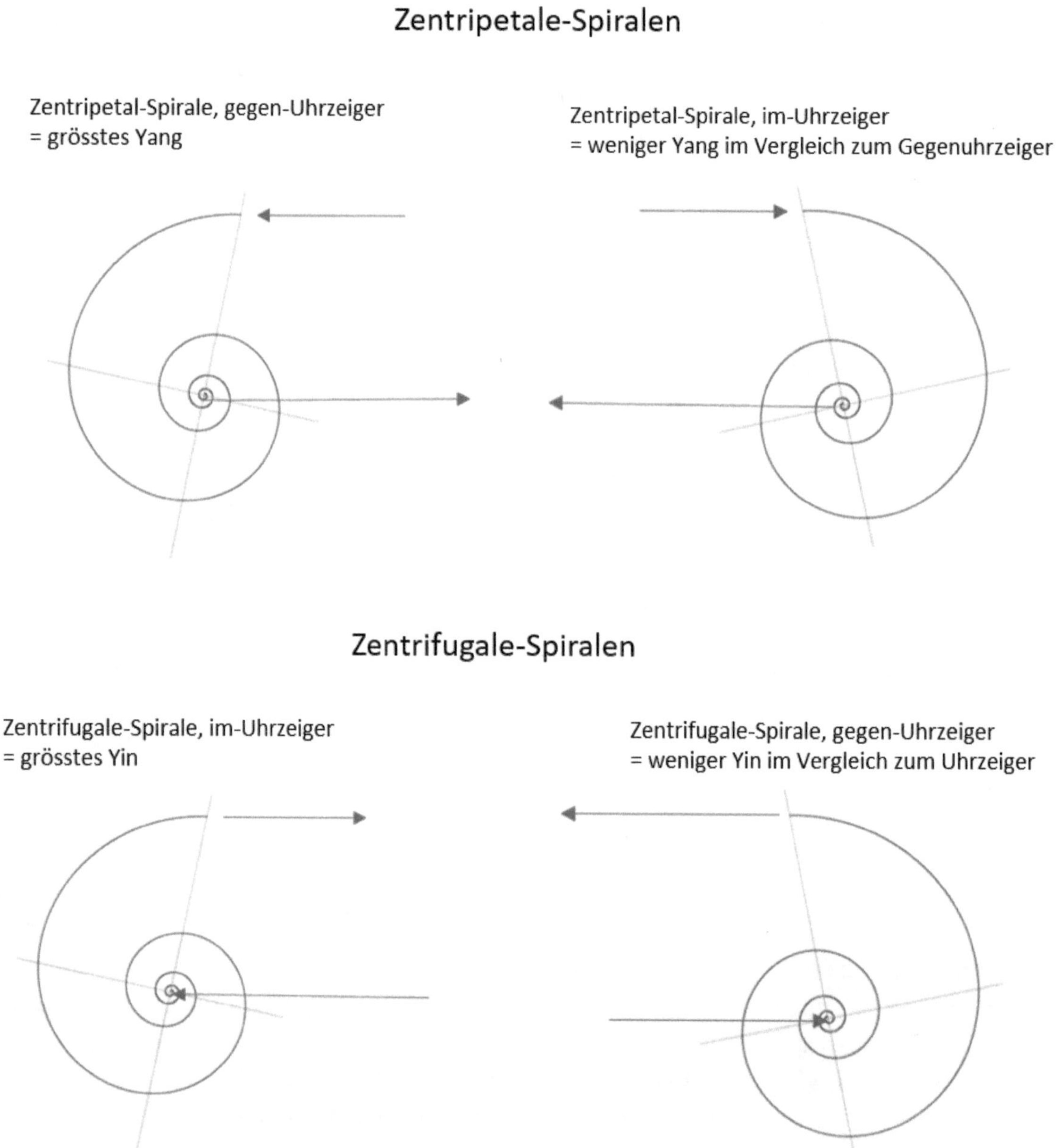

Abbildung 33: Spiralen inyologische Einteilung

Die zentripetalen Spiralen im Gegenuhrzeiger sind klar Yang. Die zentrifugalen Spiralen im Uhrzeiger sind ebenso klar Yin. Warum sind die zentripetalen – oder zentrifugalen Spiralen im Uhrzeiger – oder Gegenuhrzeiger weniger Yang oder Yin als die erst genannten? Gelten diese Regeln immer so, oder gelten die nur auf der Erde? Innerhalb der Milchstrasse wird das so vermutet, weil die Milchstrasse selbst durch eine zentripetale Kraft im Gegenurzeiger gebildet wird. Nur gibt es innerhalb der Milchstrasse auch gegenläufige Spiralen. Es gibt sogenannte „Exoplaneten", die scheinen eine sogenannte „Rücklauf-Richtung" zu haben. Wissen können wir das nicht so genau. Das könnten auch Täuschungen beim Messen und Vermuten sein.

3.17 Die Logarithmische Spirale

Wie entsteht eine logarithmische Spirale?

Naturgesetze lassen sich auch in Form mathematischer Funktionen ausdrücken. Diese Funktionen wiederum kann man graphisch darstellen und somit Naturgesetze veranschaulichen. So sind zum Beispiel Fieberkurven oder Kardiogramme nichts anderes als graphische Darstellungen. Der Nachteil solch mathematischer Funktionen und Grafiken ist, dass sie kaum jemand in dieser konzentrierten Form verstehen kann. Um solche Konzentrate richtig verstehen zu können, sind sehr ausführliche Erklärungen eines Weg-Meisters notwendig.

Und ein weiterer Nachteil ist, dass diese mathematischen Funktionen und Grafiken immer zweidimensional dargestellt werden. Das Leben ist aber nicht zweidimensional. Studiere dazu auch das Kapitel über „Dimensionen". Im Naturgeschehen spielt nun eine ganz bestimme Funktion eine übergeordnete Rolle: die sogenannte Exponentialfunktion. Fast alle Naturvorgänge, wie z. B. das Wachsen der Bäume, die Entladung der Blitze, der Ablauf einer chemischen Reaktion oder der radioaktive Zerfall, werden durch die Exponentialfunktion charakterisiert, deren mathematisch einfachste Form Y–ax lautet.

Die Benutzung des rechtwinkligen Achsenkreuzes mit x und y ist natürlich rein willkürlich, und man kann mit demselben Recht auch andere geeignete Koordinaten verwenden. Setzt man z.B. statt y die Länge r und statt x den Winkel ss (Beta) ein, so lautet die Exponentialfunktion, r= a ss.

Veranschaulicht man die Exponentialfunktion in dieser Koordination (sog. Polarkoordinaten), so erhält man ein eigenartiges geometrisches Gebilde – die logarithmische Spirale. Diese ist somit nichts anderes als die Darstellung der Exponentialfunktion in Polarkoordinaten. Nach der oben erwähnten Prägnanz der Exponentialfunktion für das Naturgeschehen ist die Bedeutung dieser Darstellung unmittelbar einleuchtend.

Das ist eine logarithmische Spirale.

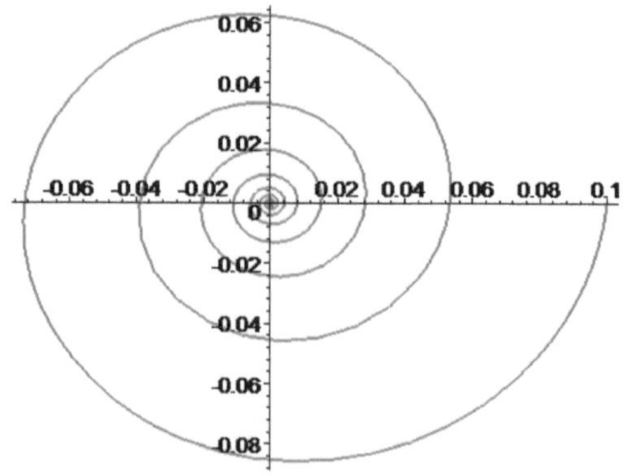

Abbildung 34: Logarithmische Spirale

Diese Details sind zwar für alle „sichtbar", aber die meisten „übersehen" diese Details, weil sie nur durch die „magische Brille" der InYologie „sichtbar" werden.

Die meisten Menschen denken, sie hätten die Spiralen verstanden. Aber nicht einmal die meisten Meister haben Spiralen tief genug studiert.

Spiralen werden meistens nur zweidimensional beschrieben – und auch nur zweidimensional verstanden. Das ist aber zu theoretisch und zudem nicht richtig.
Es sind die „verborgenen" Details, die wichtig sind. Diese Details sind darum „verborgen", weil sie nur durch die „magische Brille" der InYologie „sichtbar" werden.

Die Fibonacci Folge

Die Fibonacci-Folge ist die unendliche Folge von natürlichen Zahlen, die (ursprünglich) mit zweimal der Zahl 1 beginnt oder (häufig in moderner Schreibweise) zusätzlich mit einer führenden Zahl 0 versehen ist. Im Anschluss ergibt jeweils die Summe zweier aufeinanderfolgender Zahlen die unmittelbar danach folgende Zahl:

0,	1,	1,	2,	3,	5,	8,	13,	...
(optional)	0+1 =	1+1 =	1+2 =	2+3 =	3+5 =	5+8 =		

- Die darin enthaltenen Zahlen heissen Fibonacci-Zahlen. Benannt ist die Folge nach Leonardo Fibonacci, der damit im Jahr 1202 das Wachstum einer Kaninchenpopulation beschrieb. Die Folge war aber schon in der Antike sowohl den Griechen als auch den Indern bekannt.
- Weitere Untersuchungen zeigten, dass die Fibonacci-Folge auch noch zahlreiche andere Wachstumsvorgänge der Pflanzen beschreibt. Es scheint, als sei sie eine Art Wachstumsmuster in der Natur.

- Die Fibonacci-Zahlen weisen einige bemerkenswerte mathematische Besonderheiten auf:
- Aufgrund der Beziehung zur vorherigen und zur folgenden Zahl scheint Wachstum in der Natur einem Additionsgesetz zu folgen.
- Die Fibonacci-Folge steht in einem unmittelbaren Zusammenhang zum Goldenen Schnitt.
- Je weiter man in der Folge fortschreitet, desto mehr nähert sich der Quotient aufeinanderfolgender Zahlen dem Goldenen Schnitt (1,618033…) an (beispielsweise 13:8=1,6250, 21:13=1,6154, 34:21=1,6190, 55:34=1,6176 etc.).
- Diese Annäherung ist alternierend, d.h. die Quotienten sind abwechselnd kleiner und grösser als der Goldene Schnitt.

Das Grundmuster aller Spiralen ist ein Torus.
Will man das Einzige Prinzip verstehen, muss man zu allererst die formale Logik des Westens vergessen, die der Hauptstützpfeiler dieser glänzenden Zivilisation und zugleich der wesentliche Faktor ihres Verfalls ist.

Ich übersetze und lenke Deine Aufmerksamkeit auf die „verborgenen" Details:
Diese Spirale ist auch nur ein Symbol und darf nicht „wörtlich" mit dem Intellekt verstanden werden. Sie muss viel mehr mit dem Herzen (spirituell) verstanden werden. Die Sackgasse der modernen Wissenschaft (die Materie kommt aus der Nichtmaterie, die Energie kommt aus dem Nirgendwo) war der Ausgangspunkt der wissenschaftlichen Untersuchungen und der Philosophie des Fernen Ostens vor Tausenden von Jahren.

Die Energie wächst und schwindet nicht, da sie selbst die Unendlichkeit ist.
Statt alles zu trennen, zu spezialisieren, eines immer weiter vom anderen zu entfernen, muss alles vereinfacht und miteinander verbunden werden.

Die Erklärungen, dass sich Yin-Spiralen einfach gegenläufig zur Yang-Spirale wieder auflösen, ist falsch.
Auch die Evolutions-Theorie, wonach wir am Ende unseres physischen Lebens die „Rückreise" einfach entgegengesetzt der Evolution zu den ewigen „Jagdgründen" antreten, ist falsch. Das ist alles Matrix-Irr-Lehre.

Die Elektronen kreisen nicht so um die Atomkerne, wie die „Wissenschaften" sie erklären.
Auch Atome sind Wirbel in Tori-Form. Die Elektronen sind die Aussenbahnen – die Hülle des Torus –, und der Kern ist der „Wirbel-Saug-Schlauch" – wie bei einem Tornado der „Saug-Schlauch" im Zentrum.
Die zentripetale Spirale ist die spiralisch rotierende Aussenhülle des Wirbels in Torus-Form. Und diese Yang-Spirale löst sich im Zentrum mit dieser spiralisch drehenden Saugwirkung nach oben wieder auf. Dieses Auflösen im saugenden Tornado-Schlauch ist die Yin-Spirale.

Jeder Wirbel ist ein Fraktal vom nächsten Wirbel. Jeder grössere Wirbel ist feinstofflicher als der kleinere, vorhergehende Wirbel.

Auch die Grössen und Distanzen der Galaxien sind nur Hypothesen, wie die Urknall-Theorie, die unendliche „Nur-Expansion", die Evolutions-Theorie u.v.a. Theorien ebenso.
Auch, dass es so viele Galaxien geben soll, ist nur eine Hypothese.

Die logarithmische Spirale als Ordnungsprinzip des Universums
Vor ungefähr 2'500 Jahren erklärte Lao-Tse diese Kontinuität folgendermassen:
Eins (/) ergibt zwei (//). Zwei (//) ergeben drei (///). Drei (///) erzeugen alle Dinge unserer relativen Welt vom 6. bis 1. Himmel.

Die logarithmische Spirale als Orgnungprinzip des Universums

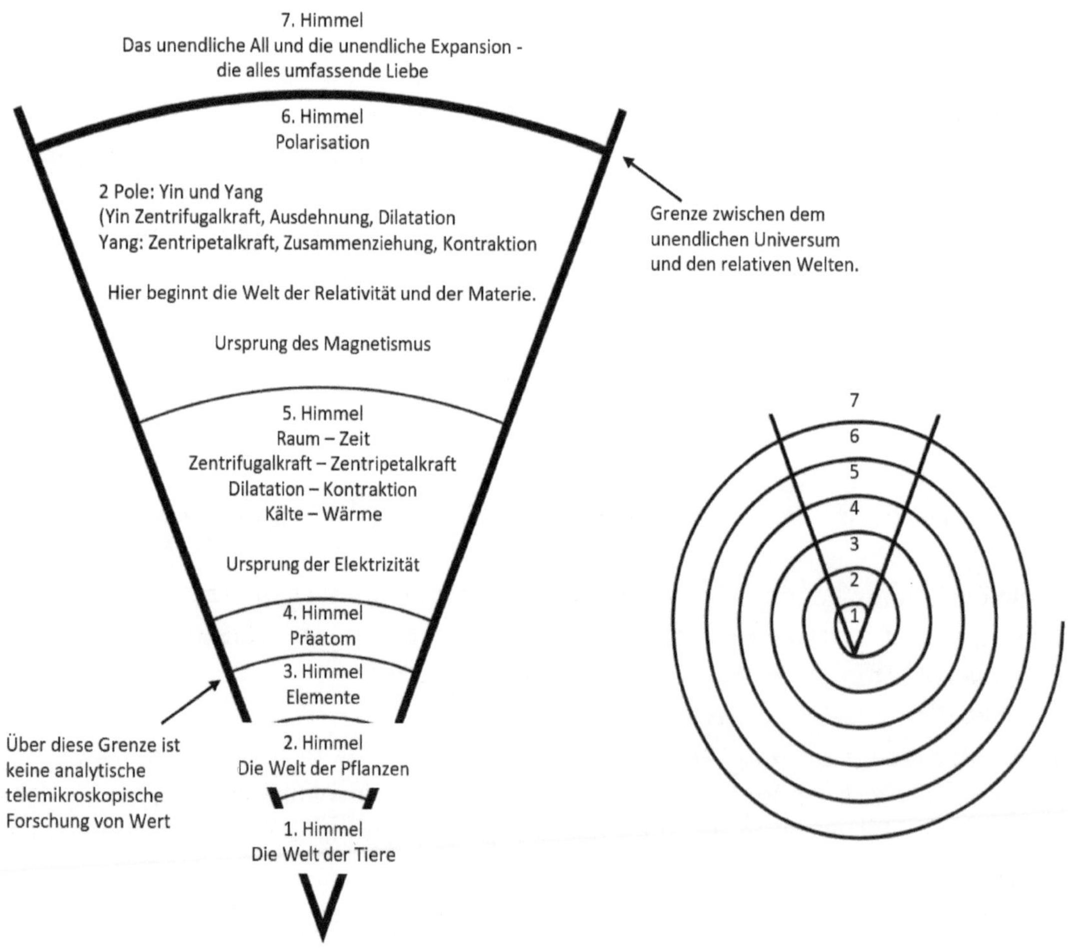

Abbildung 35: Die sieben „Himmel"

Dieses Schema ist ein Segment einer logarithmischen Spirale und zeigt die absolute Kontinuität der Unendlichkeit und des Universums.
Dieses Schema ist nur ein Symbol und darf nicht intellektuell verstanden werden.

Frage:
In welcher dieser Welten lebt der Mensch?

Antwort:
Die Menschen leben gleichzeitig in allen relativen Welten und im unendlichen Universum.
Darum ist es richtig, den Menschen nicht in einer einzigen dieser Welten anzusiedeln.

Frage:
Können Hunde auch in einem nächsten Leben als Menschen inkarnieren?

Antwort:
Ich weiss nicht, ob ein Hunde-Bewusstsein je das Bewusstsein eines Menschen bekommt, um dann als Mensch zu inkarnieren.
Ich denke Hunde haben eine bestimmte Aufgabe in dieser Welt und können nicht als Menschen leben.
Aber die Menschen sollen - mit der richtigen Haltung - mit den Hunden zusammen leben.
Und wenn Menschen mit Hunden zusammen leben, sollen Menschen den Hunden ihr Leben „Hundelebenswert" ermöglichen. Der Ordensbruder Franz von Assisis (1181 – 1226) soll gesagt haben: „Mein Hund ist mir im Sturme treu, der Mensch nicht mal im Winde."

Auch Tiere leben gleichzeitig in allen relativen Welten - ich nenne diese Welten „Bereiche" - und auch im unendlichen Universum. In der spirituellen Welt existieren auch Hunde-Seelen, Pflanzen, Häuser, usw. so wie in den Träumen auch.

Nur Wenige verstehen diese Worte. Die Expansion ad infinitum ist das Leben selbst. Das organische und biologische Leben im 1. und 2. Himmel ist der Wendepunkt der Reise des Lebens in die begrenzten Welten, die unendlich klein sind. Von hier aus tritt das Leben seine freie Reise, ohne Grenzen, direkt ins Unendliche an.

Gedächtnis, Auffassungsvermögen, Gerechtigkeit, Freiheit, Frieden, Glück usw. sind andere Namen, um die Expansion ad infinitum und ihre Tätigkeit auszudrücken. Nur wer diese Ordnung des Alls bewundern, sie begreifen und sich über sie freuen kann, kann ewiges Glück, unendliche Freiheit, absolute Gerechtigkeit und immerwährenden Frieden in dieser Welt finden.

Das Universum der Unendlichkeit der sieben Himmel teilt sich auf und bildet durch Polarisation das Kontinuum des 1. bis 6. Himmels. An dieser Stelle liegt die Grenze zwischen der Unendlichkeit und der endlichen Welt vom 6. bis 1. Himmel.

Die fünf untergeordneten Welten (5. bis 2. Welt) werden durch zwei Hauptkräfte des Universums beherrscht und ausserdem durch das Universum des unendlichen (7.) Himmels. Nichts kann sich dieser doppelten Führung entziehen: weder das Leben noch die Schöpfung.

Die Schöpfung der Energie durch zwei Pole ist ohne Anfang und ohne Ende. Die magnetische Energie hat ihren Ursprung im 6. Himmel, der Polarisation. Durch Intensivierung der Wechselwirkung von Yin und Yang wächst die Energie mehr und mehr an.

Im 5. Himmel wandelt sich der Magnetismus in Energie um. Das irrtümlicherweise für die Anziehungskraft der Erde gehaltene Phänomen erscheint im 3. Himmel auf der Oberfläche des Planeten. Dieses Phänomen wird durch die unendliche Expansion erzeugt, die die Planeten in Bewegung setzt. Alles auf der Oberfläche der Planeten wird durch dieselbe Kraft „nach unten" gedrückt. Denker vor Kopernikus bezeichneten dieses Phänomen als Gravitation. Die Radiation ist sozusagen der Rückstoss der unendlichen Expansion.

Die unendliche Expansion irrtümlicherweise „Raum" genannt. Man nahm an, dass der Raum „die Leere" sei. In Wirklichkeit ist der Raum der Urgrund aller Dinge und allen Seins, so wie es ohne Luft keinen Schall geben kann.

Hier müssen die Begriffe Wert und Unwert klar werden. Der Unwert wird zum Wert. Der unendliche Raum in seiner Expansion scheint vollkommen nutzlos zu sein. Aber die Nutzlosigkeit ist die Mutter der Nützlichkeit. Das Absurde allein gibt dem Sinnvollen seine wahre Bedeutung. Nur der Arme kann den Reichtum schützen, nur der Dumme bewundert die Weisen.

Die westlichen Menschen lieben alles Sichtbare, Schöne, Grosse, Bequeme. Diese Einstellung resultiert aus der sensoriellen Urteilskraft. Aber diese materiellen Qualitäten verflüchtigen sich, sie wandeln sich in ihr Gegenteil. So ist die Welt des Westens voller Verzweiflung in Anbetracht des Verschwindens oder Wechsels aller Werte. Abgesehen davon ist es heute im Osten genau gleich. Es gibt doch kaum ein Land, das so degeneriert, so kommerzialisiert ist wie Japan oder China. Je grösser die Vorderseite, desto grösser die Rückseite. Ein Extrem wandelt sich in sein Gegenteil.

Im Gegensatz dazu ist der Sinn des östlichen Menschen mehr auf das Transzendente ausgerichtet.

Der unendlich geringe Wert im Universum des Menschen wird aus den Grössenverhältnissen im All verständlich, wo ja der erste Himmel nur ein kurzer Durchgang zwischen der endlichen Welt und der Unendlichkeit ist. Die Nützlichkeit ist ein Festhalten in der unendlich kleinen Welt, die diesen Durchgang zur unendlichen Welt verbirgt, damit es schwierig wird, das Leben zu durchschreiten. Nur der Abenteurer, der vollkommen losgelöst ist, kann den Weg finden.

Der Westen liebt Macht, Reichtum und Grösse. Das wäre gut, würde er das 4. Prinzip der Ordnung des Alls kennen: Je grösser die Vorderseite, umso grösser die Rückseite, je grösser das Glück, um so grösser das Unglück. Denn alles, was zeitlich nah ist, ist nur ein Durchgang zum Fernsten. Der Osten liebt die gleichen Dinge wie der Westen, aber umgekehrt z.B. darf die einfarbige, japanische Malerei oder der unendliche Raum nicht durch Teilungen verpfuscht werden. Ein kleiner Fleck stellt ein Boot auf dem Meer dar, die Kleinheit kennzeichnet die unendliche Grösse, die Kleinheit des Lebens im unendlichen Leben. Man kann das Gegenteil in der westlichen Kunst, in der Musik und in der Malerei sehen. Diese Kunst ist begrenzt, genau, selbst geometrisch in ihrer Präzision und Perspektive.

Dieses Schema ist ein Segment einer logarithmischen Spirale und zeigt die absolute Kontinuität der Unendlichkeit und des Universums. Dieses Schema ist nur ein Symbol und darf nicht intellektuell verstanden werden. Die Expansion ad infinitum ist das Leben selbst. Das Universum ist die unendliche Expansion selbst. Expansion ist Yin. Infinity ist unendlich. Das Leben ist unendlich und im Ergebnis Yin.

Yin ist die vorherrschende Kraft. Denn Yin erzeugt Yang und nicht umgekehrt. Yang im Maximum „erzeugt" Yin dadurch, dass dieses Yang sich in Yin „auflöst". Aber wie gesagt, gilt diese Aussage nur für den relativen Teil des Universums. Im absoluten Universum gibt es keinen Anfang und kein Ende. Das organische und biologische Leben im 1. und 2. Himmel ist der Wendepunkt der Reise des Lebens in die begrenzten Welten, die unendlich klein sind. Das organische und biologische Leben im 1. und 2. Himmel darf nicht so verstanden werden, dass das Leben im 1. und 2. Himmel ein physisches (organisches, biologisches) Leben ist und in den nächsten Himmeln das Leben spirituell ist. Das Leben beinhaltet immer alle Bereiche (Geist, Seele, „Körper") gleichzeitig. Dabei gilt es klar zu unterscheiden zwischen dem unsterblichen LEBEN als Bewusstsein und dem vergänglichen Leben in der menschlich-körperlichen Erfahrung. Das Bewusstsein kann jede beliebige Form annehmen. Als Mensch auf der Erde ist es eine Erfahrung in einem physischen Körper.

Die evolutionäre Spirale der Entwicklung dauert X-Milliarden von Jahren (Zeit). Aber das Bewusstsein benötigt keine solcher Zeiten. Die evolutionäre Spirale der Entwicklung verläuft von unendlich winzig nach unendlich gross, oder von unendlich gross nach unendlich winzig. Aber das Bewusstsein benötigt keine solcher Räume. Das Bewusstsein hat immer alle Möglichkeiten im Meer aller Möglichkeiten zur Verfügung. Wir können immer wählen, mit welchen Bereichen wir uns synchronisieren. Und genau das werden wir dann auch erleben. Es wird unsere Wirklichkeit. Wir „erschaffen" uns unsere Wirklichkeit selber. Einzig beeinflusst durch unser Karma. Die Radiation (Bewegung) ist sozusagen der Rückstoss der unendlichen Expansion. Yin erzeugt Yang durch Yin auf Yin. Und nicht umgekehrt. Yin ist die Ur-Kraft. Und dazu noch der „scheinbare Widerspruch": Yin und Yang im dynamischen Gleichgewicht. Im Gleichgewicht gibt es kein Mehr und Weniger. Aber ein Stärker und Schwächer gibt es sehr wohl, und sie bilden erst noch eine „gleichwertige" Harmonie.
Das EINE Unendliche ist Yin. Yin und Yang ergeben sich fortlaufend aus der unendlichen Expansion. Die unendliche Expansion ist Yin. Yin und Yang sind die zwei Pole, die in Kraft treten, wenn

die unendliche Expansion (die unendliche Expansion ist Yin) den geometrischen Punkt (dieser „geometrische Punkt" ist Yin) der Zweiteilung erreicht. Zweiteilung ist Yin. Yin erzeugt Yang durch Yin auf Yin. Und nicht umgekehrt. Yin ist die Ur-Kraft.

Polare Anziehung kann nicht einseitig sein. Es gibt kein Yang ohne Yin. KI benötigt immer beide Pole, damit KI fliessen kann. Wohin sollte KI fliessen, wenn nicht in seinen Antagonismus – also in den ergänzenden Pol.

Die evolutionäre Entwicklung der 7 Welten ist nur ein Ersatzname für ewige Wandlung. Das Bewusstsein muss diese evolutionäre Entwicklung nicht so „durchlaufen", wie es für die relativen Welten 1. bis 6. Welt erklärt wird. Das Schema dieser Spirale darf nicht mechanisch verstanden werden. Das Schema zeigt keinen zeitlichen Ablauf, wie es meistens fälschlicherweise interpretiert wird. Jede dieser 7 Welten existiert immer gleichzeitig. Das Schema unterscheidet nur zwischen der relativen Welt (in 6 Himmel unterteilt) und der absoluten Welt (7. Himmel). Dabei müssen wir verstehen, dass der 7. Himmel gleichzeitig auch alle Himmel 1. – 6. Himmel beinhaltet.

Über die Grenze des 3. Himmels hinaus ist keine physische Analyse von Wert. Weil diese „Grenze" nur eine theoretische Grenze ist und in der Praxis so nicht existiert. Und weil die folgenden „Welten" (ich nenne sie „Meer aller Möglichkeiten") nicht physikalisch beweisbar sind.

Die Energie, die man „Elektron" nennt, erreicht das Endzentrum mit einer ungeheuren Geschwindigkeit und häuft sich dort an, um den Kern zu bilden. Hierbei gilt das Gesetz „die Quantität verändert die Qualität. Das ist die 11. Theorie des Einzigen Prinzips: Yin erzeugt Yang". Zahllose Elektronen verwandeln sich in ein einziges Proton und bilden das erste Atom: H.
Würde diese Umwandlung der Elektronen in Protonen noch beschleunigt, so würde noch ein anderes Proton entstehen. Diese beiden Protonen könnten durch die fortlaufend dazukommenden Elektronen verbunden werden. In einem bestimmten Augenblick verwandelt sich eines dieser „saturierten" Protonen mittels der Elektronen, die ständig zuströmen, in ein Neutron. Das ist die Entstehung des Isotops Deuterium. Da die Umbildung der Protonen in Neutronen viel leichter ist als die der Elektronen in Protonen, entsteht die Neigung, dass sich mehr Neutronen als Protonen bilden. Eine andere, grössere Spirale als die, die ein Elektron und ein Proton hat, kann zwei, drei oder mehr Elektronen bilden und in Folge davon zwei, drei oder mehr Protonen, die sich mit der Zeit in Neutronen verwandeln. Die so entstandenen Atome werden durch eine Spirale gesammelt, die viel grösser ist als ihre eigene Spirale, und werden durch denselben Spiralprozess einen Planeten bilden. Einige Planeten bilden ein Sonnensystem, und dieses, vervielfacht zu grosser Zahl, bildet immer eine Milchstrasse nach demselben Spiralprozess, der mehr und mehr anwächst; aber die Milchstrassen werden nicht mehr durch das Spiralsystem in Bewegung gesetzt, sondern durch die unendliche Expansionskraft selbst, und zwar in der Richtung der Tiefe der Unendlichkeit.

3.18 Spiralen sind Wirbel in Torus-Form

Wenn ich von den verschiedenen Leben spreche, sind nicht mehrere Leben gemeint, sondern mehrere Wandlungsstufen vom EINEN Leben. Wenn ich von „den Welten" lehre, sind nicht mehrere Welten gemeint, sondern verschiedene Wandlungsstufen von dem EINEN Universum. Wenn ich von „den Himmeln" lehre, sind nicht mehrere Himmel gemeint, sondern die verschiedenen Wandlungsstufen im EINEN Universum. Wenn ich von Raum und Zeit lehre, sind das nur terminologische, also begriffliche Hilfsmittel für die Unterscheidung der verschiedenen Wandlungsstufen des Absoluten, ungeteilten EINEN Universums. Wenn ich vom Tod lehre, ist nie ein Ende vom Leben gemeint, sondern der Tod ist immer zugleich die Geburt vom Leben in eine neue Wandlungsphase.

Weg-Meister George Ohsawa sagt dazu:
Man darf das Geheimnis der Philosophie und der Wissenschaft des Fernen Ostens niemals in eine analytische Form übertragen. Ich sage, dass man sich bemühen sollte, das Vereinigende Prinzip der Philosophie und der Wissenschaft des Fernen Ostens zu verstehen, ohne es mittels Analyse zu zerlegen. Um das Bild von Taikyoku sehen zu können, muss man die Augen des Körpers schliessen und die Augen der Seele öffnen. Um die Lehre der InYologie in seiner ganzen Tiefe zu verstehen, dürfen wir nicht alle Sätze wörtlich verstehen, sondern müssen die Lehre intuitiv aufnehmen und interpretieren.

Die „Materie" ist eine Illusion.
Bewegung allein erzeugt „Materie", Wesen und Erscheinungen. Sie ist, in vielschichtiger Form, die Beziehung zwischen einem unendlich winzigen Teil von Taikyoku und einem anderen. Der eine ist mit Yang-Aktivität geladen, der andere mit Yin-Aktivität. Sie ziehen sich gegenseitig an, und das unaufhörlich, ohne Ende. Wesen und Materie, die in Wirklichkeit niemals vollendet werden, sind Zusammenwirkungen dieser Aktivitäten, mehr oder weniger beständig, die sich sogleich wieder zersetzen.

Stell Dir das Universum, das alle Wesen erzeugt, vor als ein Meer ohne jegliches Kommen und Gehen von Wellen, weil es unendlich gross ist, d.h. unendlich in seiner Tiefe ebenso wie in seinem Umfang. Ein Meer, das weder Oberfläche noch Grund hat.
Unter unseren Augen bildet sich eine unendliche Anzahl Strudel, grosse und kleine aller Art, sie drehen sich, und dabei folgt jeder einer beliebigen, abweichenden Achse.
Sie existieren, das ist sicher, doch wenn wir sie näher betrachten stellen wir fest, dass sich die Substanz, aus der sie gebildet werden, unentwegt mit aussergewöhnlichem Tempo erneuert.
Sie existieren also und sind dennoch nicht dieselben, die sie noch einen Augenblick zuvor gewesen sind. Sie berühren und vereinigen sich in einem Wirbel, der grösser ist als jeder von ihnen.

Plötzlich verschlingt ein weiterer noch grösserer den ersten, der seinerseits von der Bildfläche verschwindet. Dieses Kommen und Gehen, dieses Auf und Ab, diese Wechselfälle der Zusammenwirkungen, das ist unser Leben, die Erscheinung und die Existenz der Wesen.

Jetzt können wir verstehen, warum die grossen Meister sagen: es gibt keine Materie. Unsere spirituelle Existenz ist jedoch immer vorhanden. Darum gibt es für wahre Erleuchtete keinen Tod. Taikyoku und wir, die Wesen, das ist ein und dasselbe. Wir sind Taikyoku, das ist es, das ist die Mentalität des Glaubens.

Wenn wir dieses begreifen, so wie wir Taikyoku in unserer gesamten Existenz nicht nur verstehen, sondern auch spüren, werden wir befreit aus dem durch Raum und Zeit zweifach umfriedeten Gefängnis. Von da an sehen wir die Vergangenheit und die Zukunft wie die Gegenwart vor unseren Augen, und zwar gleichzeitig in ihren mikroskopischen Einzelheiten und in ihrer Ganzheit.

Die Fähigkeit, sich auf die Vergangenheit einzustellen, ist das Gedächtnis, sich auf die Zukunft einzustellen, ist die Intelligenz, und auf die Gegenwart ist die Erkenntnis.

Wer Vergangenheit, Gegenwart und Zukunft als drei verschiedene Zeiten und Räume begreift, hat nicht verstanden! Es gibt nur das Hier und Jetzt!

Was schwer zu verstehen ist, ist die Tatsache, dass dieser Mikrokosmos und dieser Makrokosmos in der Tat nur eines sind, weil sie jeweils Bestandteil des anderen sind. Die objektive Theorie (Empirismus) sucht die äusseren, wägbaren Charakteristika der Erscheinungen zu erfassen, ohne ihre innerste Natur, die Ursache ihrer Eigenschaften, zu berücksichtigen. Sie gibt sie durch bestimmte Abmachungen (Mathematik) quantitativ wieder, indem sie stets mit den subjektiven logischen (formal-logischen) Kategorien arbeitet, nämlich Zeit, Raum usw.

Die InYologie ist an dieser Objektivität nicht interessiert, weil das nur ins Abstrakte mündet. Sie ist weder objektiv noch subjektiv. Sie geht auf in Taikyoku durch tiefste Kontemplation und Freimachen vom „Selbst", dem Erfinder von Objektivität und Subjektivität.

Der Mensch bewohnt gleichzeitig mit seinem Körper die sichtbare Welt und mit seiner Seele Taikyoku, die Welt des Vollkommenen Bewusstseins. Wer diese Lehre tief versteht, fürchtet keinen Tod.

Wir kommen aus der Unendlichkeit und haben uns durch sieben Stufen der spirituellen Körperwerdung und der Materialisation in diesen physischen Körper manifestiert. Wir sind also nicht wie die Evolutions-Irr-Lehre suggeriert, aus den jeweils niedrigeren physischen Evolutions-Stufen entstanden.

Am Endpunkt dieser kontraktiven, zentripetalen Verlaufsrichtung sind wir durch die Geschlechtszellen unserer Eltern gezeugt worden: durch die Ei- (Yang) und die Samenzelle (Yin). Dies ist der Beginn unserer Rückkehr zum Ursprung: dem unendlichen Universum. Bei dieser Reise zum Ursprung nehmen wir nun die ausdehnende, zentrifugale Richtung, während unsere Entwicklung auf die Vergeistigung und die Auflösung des Körpers ausgerichtet ist. Das Leben in dieser

Erden-Welt verläuft also von Yang nach Yin. Wichtig ist dabei, dass wir diese „Reise" nicht mit der Vorstellung von „Zeit und Raum" eingrenzen.

Alles im Universum ist spiralisch aufgebaut. Aber eben nicht mit zweidimensionalen Spiralen, sondern aus Wirbeln mit Torus-Form aufgebaut. Spiralen sind Wirbel in Tori-Form. Nichts im Universum ist genau symmetrisch. Komplette Symmetrie bedeutet Stillstand. Stillstand bedeutet Tod. Somit sind auch Wirbel und Tori nicht symmetrisch. Im Internet gibt es unzählige Grafiken von Spiralen und Tori. Leider sind sie alle symmetrisch gezeichnet.

Alle zweidimensionalen Modelle sind ungenügend, um „das Leben" zu verstehen. Auch die zweidimensionalen Atom-Modelle sind ungenügend. Die Elektronen kreisen nicht auf Schalen-Bahnen um die Atomkerne, wie die „Wissenschaften" sie erklären. Auch Atome sind Wirbel in Tori-Form. Die Elektronen sind die Aussenbahnen – die Hülle des Torus – und der Kern ist der „Wirbel-Saug-Schlauch" – wie bei einem Tornado der „Saug-Schlauch" im Zentrum. Dieser „Tornado-Saug-Schlauch" saugt alles im Zentrum spiralförmig in die Höhe und gibt es oben wieder an die Aussen-Bahnen – die Tori-Hülle – ab und wird vom nächst grösseren Wirbel als Aussen-Hülle im Torus aufgenommen. Ein asymmetrischer Wirbel in Torus-Form muss unten schmaler sein, damit er die oben austretende, entspannte Energie unten wieder einsaugen kann. Wenn diese Aussenhülle symmetrisch wäre, bedeutete das Ausgeglichenheit und Stillstand. Der Wirbel würde sich nicht weiterdrehen. Anmerkung: das könnte auch der tiefere Grund sein, warum die Steine in den Steinkreisen wie in Stonehenge alle oben auf den vertikal stehenden Steinen einen horizontal liegenden Stein haben oder hatten. Das könnten symbolische Wirbel sein, die oben grösser sind als unten. Und die erzeugen ja tatsächlich ein ausgleichendes Kraftfeld dadurch.

Das ist auch der Grund, warum so schwere Objekte wie Flugzeuge überhaupt fliegen können. Weil die Oberseite der Flügel grösser ist als die Unterseite. Auch alle Vögel erzeugen durch die Flügelstellung während dem Flug diese Strömung. Sowohl Flugzeuge wie Vögel werden nicht „getragen", sondern „hoch gesogen". So funktioniert auch das physische Herz. Das physische Herz ist keine Pumpe. Das Blut wird wie bei den Wirbeln durch die Adern gesaugt. Die Erde wird nicht von der Sonne „angezogen". Die Erde wird an die Sonne „angedrückt", oder noch präziser formuliert, „angesaugt".

Alle Welt-Bilder, Atom-Modelle, Galaxien, welche die „Wissenschaftler" und „Experten" lehren, ist Matrix-Irr-Lehre. In Wirklichkeit drehen sich weder die Erde und Planeten „zweidimensional" um die Sonne, noch dreht sich das Sonnensystem „zweidimensional" um das Zentrum der Galaxie. Die ganze Galaxie inkl. aller Sonnensysteme sind Fraktale, und jedes Fraktal bildet einen Wirbel mit asymmetrischer Torus-Form.

Auch die Grössen und Distanzen der Galaxien sind nur Hypothesen, wie die Urknall-Theorie, die unendliche „Nur-Expansion", die Evolutions-Theorie u.v.a. Theorien ebenso.
Auch, dass es so viele Galaxien geben soll, ist nur eine Hypothese.

Unsere Chakren sind auch Wirbel in Torus-Form.

Das physische Leben hier in der Erden-Welt verläuft von Yang nach Yin. Das ist ein Naturgesetz. Wer nun aber denkt, wer möglichst lange Yang bleibt, wird in der Folge entsprechend lange in dieser Erden-Welt leben können, unterliegt einem Irrtum. Warum ein Irrtum? Wir können dieses Naturgesetz nicht aufhalten. Zudem gelten in den spirituellen Welten andere Gesetze als die physikalischen Gesetze in der Erden-Welt. Was jedoch in allen Welten gilt, sind die universellen Natur-Gesetze, wie sie in der InYologie erklärt werden. Zudem ist Yin niemals schwächer als Yang. Der Sinn unserer Inkarnationen in einen physischen Körper ist ja, dass wir unser Bewusstsein – das spirituell und nicht physisch ist – weiter entwickeln können. Je mehr Yang ein Mensch ist, desto weniger spirituell ist dieser Mensch. Und das spirituelle Yin wird mit zunehmendem physischem Alter nicht schwächer. Im Gegenteil.

Noch einmal zur Ergänzung weil es so wichtig ist

Alle Welten sind Fraktale von einem unendlich grossen Hologramm. So gibt es 7 Welten, die im Mikro-Kosmos existieren, wie 7 Welten im Makro-Kosmos. Hier in der Erden-Welt leben wir Menschen genau in der Mitte in diesen je 7 Welten.

So erkläre ich mir auch die 12 Dimensionen nach Burkard Heim. 2x6 Dimensionen, und wir genau in der Mitte. Eigentlich sind es 13 Dimensionen. Warum wohl hatte Jesus 12 Jünger… mit ihm als Meister sind es… Warum ist die Matrix-Lehre voll mit 12er Einheiten – die Uhr-Einteilung, die Winkelgrade, die Geometrie usw. Mit dieser Winkelgrad-Einteilung im Kreis, schliesst sich der Kreis zwar perfekt, aber er dreht sich nur wie im Leerlauf im Kreis. Ein Kreis hat keine Entwicklung. Fügen wir noch eine Zahl hinzu, schliesst sich der Kreis nicht mehr so perfekt und es entsteht… genau, eine Spirale. Und in einer Spirale ist eine Entwicklung möglich. Aber die Matrix-Menschen sollen ja Entwicklungen nicht verstehen.

Auch in der Mathematik für Matrix-Gefangene ist eine Formel immer nur dann korrekt, wenn die Summe 0 ergibt, was Stillstand bedeutet. In der Natur gibt es keinen Stillstand. Darum rechnen Eingeweihte auch anders. Die 13 wird sogar zur Unglücks-Zahl erklärt, wie Freitag der 13., keine Hotelzimmer mit der 13. Aber das gilt nur in der Matrix-Irr-Lehre. Bei den Eingeweihten der „alten" Weisen, den Mayas und auch bei den Freimaurern in den hohen Graden ist das nicht so. Die kennen die Zahl 13 sehr gut und verstehen auch die Bedeutung der 13 sehr tief. Dabei ist die 13 sehr wichtig, um „das Leben" tief zu verstehen. Wenn wir die 13 dreizehnmal logarithmisch verdoppeln, entspricht der Durchmesser vom Menschenkopf dem Durchmesser der Erde. Und wenn wir den Durchmesser vom Menschenkopf 13-mal logarithmisch teilen, entspricht der Durchmesser vom Menschenkopf dem Durchmesser der einzelnen Körperzelle.

So ist es auch wichtig, dass wir in unserer physischen Ernährung möglichst viel „hochfrequente Nahrung" essen und so wenig wie möglich „Nahrung mit niedriger Frequenz". Niedrig schwingende Nahrung, wie tierische Produkte, vernebeln das Urteilsvermögen, während hoch schwingende Nahrung, wie Bio-Vollkorn-Getreide, wie Reis, Hirse, Gerste, Buchweizen, Bio-Gemüse, Hülsenfrüchte und auch Bio-Obst, das Urteilsvermögen klären. Darum sollten spirituelle

Menschen, wie Weg-Meister, möglichst hoch schwingende Yin-Nahrung essen und keine tierischen Yang-Produkte oder zu stark erhitze Yang-Nahrung oder Schleim-bildende Produkte. Wichtig ist eine Balance zu erreichen. Aber ebenso keine extremen Yin-Produkte, wie Alkohol, Zucker, Chemie usw. Dabei gilt es, klar zu unterscheiden zwischen qualitativ minderwertigem Yin, das schwächend und zerstörend – und somit das Leben leidend und verkürzend wirkt – und qualitativ hochwertigem Yin, das ausgleichend, harmonisierend – und somit das Leben angenehm und verlängernd wirkt.

Wer ein gesundes physisches Yin lebt und pflegt, kann sogar auch ein deutlich längeres physisches Leben geniessen, als jemand, der sein gesundes Yin durch zu viel Yang schwächt. In früheren Zeiten waren die Menschen deutlich weniger Yang und darum deutlich spiritueller. Die weisen Eingeweihten und Weg-Meister unterscheiden sich durch ihre erhöhte Spiritualität von der grossen Masse. Auch in den Kampfkünsten sollte die Entwicklung von Yang nach Yin verlaufen, so wie ich die Kampfkünste lehre.

Die grossen Herausforderungen in unserer „Wandlungs-Zeit" sind Yang in der Wirkung und können nicht mit Yang gelöst werden. Yang mit Yang besiegen zu wollen bedeutet Zerstörung! Sie müssen mit spirituellem Yin gelöst werden. Und darum dürfen echte Weg-Meister nicht Yang-stur sein, sondern müssen Yin-flexibel sein. Den Matrix-Gefangenen wird nur die „horizontale" Yang-Sicht gelehrt. Darum können Matrix-Gefangene auch nur Yang-horizontal sehen und nur Yang-horizontal verstehen. Ein Weg-Meister jedoch kann auch Yin-vertikal sehen und Yin-vertikal verstehen.

Spiralen werden meistens nur zweidimensional beschrieben – und auch nur zweidimensional verstanden. Das ist aber zu theoretisch und zudem nicht richtig. Es sind die „verborgenen" Details, die wichtig sind.

In Wirklichkeit sind Spiralen wesentlich vielfältiger, denn ALLE Spiralen bilden einen Torus. Ein Atom bildet spiralisch einen Torus. Eine Zelle bildet spiralisch einen Torus. Ein ganzes Lebewesen bildet spiralisch einen Torus. Ein Planet, eine Sonne, eine Galaxie bilden alle spiralisch je einen Torus. Und alle Tori sind fraktal aufgebaut. So wie innen, so auch aussen.

Wenn wir die Spiralen so verstehen, wie ich sie erkläre, als Wirbel in Torus-Form, verstehen wir auch, dass niemals alle Spiralen in der gleichen Richtung drehen. Auch in unserem Sonnensystem drehen nicht alle Planten im Gegen-Uhrzeigersinn um die Sonne. Auch drehen nicht alle Sonnensysteme in der Galaxie in der gleichen Richtung um das Zentrum.

Die Energie wächst und schwindet nicht, da sie selbst die Unendlichkeit ist. Statt alles zu trennen, zu spezialisieren, eines immer weiter vom anderen zu entfernen, muss alles vereinfacht und miteinander verbunden werden.

Die Expansion ad infinitum ist das Leben selbst. Das Universum ist die unendliche Expansion selbst.
Expansion ist Yin. Infinity ist unendlich. Das Leben ist unendlich und im Ergebnis Yin. Yin ist die vorherrschende Kraft. Denn Yin erzeugt Yang und nicht umgekehrt. Yang im Maximum „erzeugt" Yin dadurch, dass dieses Yang sich in Yin „auflöst". Aber wie gesagt gilt diese Aussage nur für den relativen Teil des Universums.

Im absoluten Universum gibt es keinen Anfang und kein Ende.

Das organische und biologische Leben im 1. und 2. Himmel ist der Wendepunkt der Reise des Lebens in die begrenzten Welten, die unendlich klein sind. Das organische und biologische Leben im 1. und 2. Himmel darf nicht so verstanden werden, dass das Leben im 1. und 2. Himmel ein physisches (organisches, biologisches) Leben ist und in den nächsten Himmeln das Leben spirituell ist. Das Leben beinhaltet immer alle Bereiche (Geist, Seele, „Körper") gleichzeitig. Dabei gilt es, klar zu unterscheiden zwischen dem unsterblichen LEBEN als Bewusstsein und dem vergänglichen Leben in der menschlich-körperlichen Erfahrung. Das Bewusstsein kann jede beliebige Form annehmen. Als Mensch auf der Erde ist es eine Erfahrung in einem physischen Körper.

Die evolutionäre Spirale der Entwicklung dauert X-Milliarden von Jahren (Zeit). Aber das Bewusstsein benötigt keine solchen Zeiten. Die evolutionäre Spirale der Entwicklung verläuft von unendlich winzig nach unendlich gross, oder von unendlich gross nach unendlich winzig. Aber das Bewusstsein benötigt solche Räume nicht. Das Bewusstsein hat immer alle Möglichkeiten im Meer aller Möglichkeiten zur Verfügung. Wir können immer wählen, mit welchen Bereichen wir uns synchronisieren. Und genau das werden wir dann auch erleben. Es wird unsere Wirklichkeit. Wir „erschaffen" uns unsere Wirklichkeit selber. Einzig beeinflusst durch unser Karma.

Die Radiation (Bewegung) ist sozusagen der „Rückstoss" der unendlichen Expansion. Yin erzeugt Yang durch Yin auf Yin. Und nicht umgekehrt. Yin ist die Ur-Kraft. Und dazu noch der „scheinbare Widerspruch": Yin und Yang im dynamischen Gleichgewicht. Im Gleichgewicht gibt es kein Mehr und Weniger. Aber ein Stärker und Schwächer gibt es sehr wohl, und sie bilden erst noch eine „gleichwertige" Harmonie.

Yin und Yang sind die zwei Arme des EINEN (Unendlichen). Yin und Yang sind zwei Pole, die in Kraft treten, wenn die unendliche Expansion den geometrischen Punkt der Zweiteilung erreicht. Das EINE Unendliche ist Yin. Yin und Yang ergeben sich fortlaufend aus der unendlichen Expansion. Die unendliche Expansion ist Yin.

Die evolutionäre Entwicklung der 7 Welten ist nur ein Ersatzname für ewige Wandlung. Das Bewusstsein muss diese evolutionäre Entwicklung nicht so „durchlaufen", wie es für die relativen Welten 1. bis 6. Welt erklärt wird. Das Schema dieser Spirale darf nicht mechanisch verstanden werden. Das Schema zeigt keinen zeitlichen Ablauf, wie es meistens fälschlicherweise interpretiert wird. Jede dieser 7 Welten existiert immer gleichzeitig. Das Schema unterscheidet nur zwischen der relativen Welt (in 6 Himmel unterteilt) und der absoluten Welt (7. Himmel). Dabei müssen wir verstehen, dass der 7. Himmel gleichzeitig auch alle Himmel 1. – 6. Himmel beinhaltet.

Die Energie, die man „Elektron" nennt, erreicht das Zentrum mit einer ungeheuren Geschwindigkeit und häuft sich dort an, um den Kern zu bilden. Hierbei gilt das Gesetz „die Quantität verändert die Qualität". Würde diese Umwandlung der Elektronen in Protonen noch beschleunigt, so würde noch ein anderes Proton entstehen. Diese beiden Protonen könnten durch die fortlaufend dazukommenden Elektronen verbunden werden. In einem bestimmten Augenblick verwandelt sich eines dieser „saturierten" Protonen mittels der Elektronen, die ständig zuströmen, in ein Neutron. Das ist die Entstehung des Isotops Deuterium. Da die Umbildung der Protonen in Neutronen viel leichter ist, als die der Elektronen in Protonen, entsteht die Neigung, dass sich mehr Neutronen als Protonen bilden.

Eine andere, grössere Spirale als die, die ein Elektron und ein Proton hat, kann zwei, drei oder mehr Elektronen bilden und in Folge davon zwei, drei oder mehr Protonen, die sich mit der Zeit in Neutronen verwandeln. Die so entstandenen Atome werden durch eine Spirale gesammelt, die viel grösser ist als ihre eigene Spirale, und werden durch denselben Spiralprozess einen Planeten bilden.

3.19 Wasser mit dem Kompass der InYologie verstehen

Bisher galt als gesichertes Mehrheits-Wissen, dass auch beim Wasser die Yin–Yang-Zustände wie bei allen anderen Erscheinungen nacheinander im Wechsel auftreten, aber nicht gleichzeitig. Das ist einzigartig.

Meister Lao Tse erklärte dazu:
Nichts in der Welt ist nachgiebiger und weicher als Wasser, doch nichts ist besser, um Hartes und Starkes zu überwinden. Dank dem, was es nicht ist, gelingt es ihm leicht. Das Weiche überwindet das Harte, das Schwache überwindet das Starke. Obwohl jeder es weiss, handelt keiner danach. Darum sagt der Weise: Wer das Unheil auf sich nimmt, vermag das Land zu regieren. Oft klingt die Wahrheit widersinnig.

Ich will dieses Konzentrat in der Lehre von Meister Lao-Tse mit meinem Verständnis der InYologie erklären. Inyologisch betrachtet verhält sich Wasser so geheimnisvoll wie keine andere Erscheinung auf dieser Erde. Ich habe gelernt: Warm ist Yin und Kühl ist Yang. Vorsicht mit dieser Phonographen-Interpretation. Die ist nur für Phonographen so zu akzeptieren. Ich will diesen Widerspruch auflösen.

Wir müssen unterscheiden zwischen Warm und dem Extrem-Warm = Hitze und zwischen Kühl und dem Extrem-Kühl = Kälte. Hitze ist Yang und Kälte ist Yin. Oder an einem Beispiel: Verbrennungsofen-Feuer ist Yang. Industrie-Tiefkühlraum ist Yin.

Ist das nicht ein Widerspruch? Im ersten Kapitel „InYologie – die Lehre von Yin und Yang" erkläre ich:
Ist eine kalte Dusche Yin für mich oder Yang? Frage Dich dabei immer, welche Wirkung hat etwas, welche Energie steht dahinter. Was passiert mit meinen Blutgefässen, Muskulatur usw., wenn ich unter einer kalten Dusche stehe? Zusammenziehung, Kontraktion, also Yang. Das kalte Wasser Yin hat eine Yang-Wirkung. Aus Yin entsteht Yang. Aus Yang entsteht Yin.

Wie kann es sein, dass warmes Wasser Yin die Muskeln entspannt. Spannung ist Yang und Entspannung ist Yin. Also der Reihe nach: Kaltes Wasser ist mehr Yang als warmes Wasser. Kaltes Wasser ist mehr kompakt als warmes Wasser. Ja. Wir müssen immer unterscheiden zwischen dem physischen Zustand und der Wirkung. Kaltes Wasser ist physisch mehr kompakt, also Yang. Dasselbe kalte Wasser bleibt aber immer noch kalt, und dieses kalte Wasser zieht die Muskeln und Blutgefässe zusammen. Die Wirkung auf unseren Körper ist Yin – unser Körper reagiert mit Yang, Zusammenziehung.

Wenn ich einen Fisch fange im See, diesen Fisch einfriere – Gefrieren ist extremes Yin –, reagiert der Fisch mit Yang, er wird hart wie ein Stück Holz. Wenn ich den Fisch dann wieder an die Sonne lege, an die Wärme Yin, reagiert der Fisch mit Yin und wird wieder weich.

Wie kann es sein, dass eine Massage mit sanftem Druck die Muskeln entspannt. Druck ist Yin. Ja, harter Druck Yin erzeugt Gegendruck Yin. Druck ist zentrifugal und somit Yin. Das Ergebnis, auf das der Druck ausgeübt wird, ist jedoch zentripetal und somit Yang. Ein guter Masseur löst die verspannten Muskeln nicht mit hartem Druck Yang. Ein guter Masseur kann gezielt Druck anwenden auf myofaszialer Ebene, auf die Trigger-Punkte Druck anwenden. Aber auch da wendet der Masseur nicht einfach Druck an, sondern er lässt dem Muskel Zeit sich zu lösen. Sanfter Druck, und nicht den Druck eines Unsensiblen.

Wasser muss sich nicht erst mit seinem Antagonismus vereinigen, um komplett zu sein. Wasser enthält seinen Antagonismus in jedem Aggregat-Zustand bereits und ist in jedem Aggregat-Zustand komplett.
Wenn Du eine Substanz nur kühlst, zieht sie sich zusammen und verdichtet sich. Wenn Du eine Substanz gefrierst – erst das ist Kälte –, dehnt sie sich aus. Wenn Du eine Substanz erwärmst, dehnt sie sich aus. Wenn Du eine Substanz – z.B. ein Stück Holz – verbrennst, erst das ist Hitze – wird sie das ausgedehnte Holz zu Asche verdichten.

... aber Wärme Yin, macht auch, dass die Aprikose Yin – ihr Wasser Yin verliert. Yin stösst Yin ab? Nein, das verhält sich nicht ganz so. Die Wärme alleine trocknet die Aprikose nicht aus. Im

Gegenteil, die „normale" Wärme macht die Aprikose sogar saftig und „ausgedehnt". Eine reife Aprikose am Baum trocknet nicht aus. Um eine Aprikose zu trocknen, benötigt es mehr Wärme – bis Hitze – oder deutlich längere Wärme-Einwirkung. Am Baum trocknet die Aprikose in ihrem natürlichen Zyklus nicht aus.
Wir dürfen den Faktor Zeit (Yang) nicht vergessen. Wenn jedoch eine Aprikose geerntet wurde und der Wärme mit Faktor Zeit ausgesetzt wird, dann verdunstet die Feuchtigkeit, weil ja keine Feuchtigkeit mehr vom Baum „nachgefüllt" wird.

ABER nicht vergessen, es gibt auch die „Zwischenformen": Yin-KI zuführen erhöht den Yin-Anteil, oder schwächt den Yang-Anteil und umgekehrt. ABER nicht vergessen, auch diese „Zwischenformen" gelten nur, solange die Energie-Verstärkung, oder Energie-Schwächung, nicht ins Extreme gesteigert werden. Im Extrem wandeln sich die KI-Formen in ihr Gegenteil.

Widerspricht das nicht dem Naturgesetzt, welches lehrt: Yang-Klima, also Wärme, erzeugt Yin-Lebensmittel? Und was ist mit dem Naturgesetz: Yin-Klima erzeugt Yang-Lebensmittel? Auch dieses Naturgesetz ist nach wie vor zu 100 % gültig. Wir müssen bei der Interpretation wissen, ob es warm oder heiss, kühl oder kalt ist. Aber auch das gilt nur, wenn wir diese Zusatz-Unterteilung machen. Für alle anderen gibt es nur warm = heiss und kühl = kalt. Dann gilt die Grund-Interpretation.

Dehydrieren:
Wenn Du dem Körper nur „normale" Wärme zuführst, erwärmt sich der Körper nur, ohne zu dehydrieren. Wenn Du dem Körper mehr Wärme – oder länger Wärme – oder sogar Hitze (Sauna) zuführst, beginnt der Organismus zu schwitzen, um sich zu kühlen. Solche Extremsituationen wie Sauna kann der Körper nicht lange aushalten, sonst schlägt es um ins Yin-im-Extrem. Erst wenn diese Verdunstung durch den Yang-Faktor Zeit intensiviert wird, dehydriert der Körper, wenn wir nicht durch Trinken diese Flüssigkeit „nachfüllen". Und wenn Du den Körper echter Hitze aussetzt, dann verbrennt der Körper. Durch diese Erklärung wird kein einziges Naturgesetz ausser Kraft gesetzt.

Kühles Wasser ist verdichtet und mehr Yang als Yin. Eiskaltes Wasser oder gefrorenes Wasser ist Eis, und Eis ist zentrifugal = Yin. Naturgesetz: Yang im Extrem wandelt sich zu Yin-zentrifugal.

Wärme ist ausdehnend und Yin, Hitze ist verbrennend und somit zusammenziehend und Yang. Wärme ist zentrifugal und somit Yin. Kühl ist zentripetal und somit Yang. Hitze ist zentripetal und somit Yang. Kälte ist zentrifugal und somit Yin. Und dazu noch die Unterscheidungen, ob es erzeugende Energie ist oder erzeugtes Ergebnis.

Wenn einem Stein Yang in Form von Wärme zugeführt wird, verhält sich der Stein so, dass er direkt wärmer wird. Wenn Wasser Yang in Form von Wärme zugeführt wird, wird Wasser auch wärmer (Yang). Aber Wasser wird nicht wie ein Stein nur wärmer (Yang), sondern wird **gleichzeitig** auch Yin, indem es sich **gleichzeitig** auch ausdehnt (Yin). Wenn Wasser stärker erhitzt wird (Yang), treibt es **gleichzeitig** auch aus (Yin). Wenn das Wasser Wärme (Yang) verliert, wird es wieder (Yin), aber **gleichzeitig** wird es durch Kondensation zusammengedrückt und Yang. Wenn Wasser tiefgekühlt wird (Yin), wird es **gleichzeitig** gefroren und fest (Yang). Während gefrorenes Wasser fest (Yang) ist, wird es sich **gleichzeitig** ausdehnen (Yin). Wenn Eis durch Wärme (Yang) schmilzt und sich auflöst (Yin), wird es **gleichzeitig** auch wieder zusammengedrückt (Yang).

Wasser muss – im Unterschied zu allen anderen Erscheinungen – seinen Antagonismus nicht erst suchen und ergänzen. Wasser ist bereits komplett und enthält seinen Antagonismus bereits. Egal in welchem Stadium der Wandlung. Oft klingt die Wahrheit widersinnig.

Wasser in einem See wirkt wie eine kompakte Einheit. **Gleichzeitig** gibt es keine Möglichkeit, Wasser in dieser Einheit zu ergreifen. Wenn wir auch nur einen Eimer voll Wasser aus dieser See-Einheit entnehmen, trennt sich das Wasser – ohne Trennungs-Grenze – aus dieser See-Einheit und wird **gleichzeitig** eine eigene Einheit im Eimer.

Wasser hat auch ein Gedächtnis. Wasser nimmt Informationen auf und kann diese Informationen auch transportieren. Wir können mit unseren Gedanken und Gefühlen auch Wasser informieren. Wasser nimmt diese Informationen auf. Wenn wir dieses informierte Wasser trinken, nehmen wir zusätzlich zur Flüssigkeit auch die Informationen in unseren Organismus auf. Wir können so mit Wasser sogar unsere Zellen heilen.

Wasser ist also auch eines der stärksten Heilmittel. Wasser kann Gifte im Körper binden (Yang) und sie aus dem Körper ausleiten (Yin). Wasser ist sogar eine zwingende Voraussetzung, damit wir unsere Gifte aus dem Organismus ausleiten können.

Wer das Unheil auf sich nimmt – wie das Wasser die Gifte – vermag das Land zu regieren.

Obwohl jeder es weiss, handelt keiner danach. Wer es jedoch nicht nur weiss, sondern auch glaubt, handelt auch danach.

Wie ist das mit Wasser und Salz? Kann Wasser Salz „aufnehmen" – oder „binden" – und wieder „abgeben"? Wasser kann sehr wohl auch „Gifte" aufnehmen und wieder abgeben. Wasser muss sich nicht erst mit seinem Antagonismus vereinigen, um komplett zu sein. Wasser enthält seinen Antagonismus in jedem Aggregat-Zustand bereits und ist in jedem Aggregat-Zustand komplett.

Wasser in verschiedenen Aggregatzuständen: fest–flüssig–gasformig–plasma, Wasser ist relativ Yin. Eis ist noch mehr Yin. Weich ist Yin. Hart ist Yang. Wie kann Eis, das noch mehr Yin ist als Wasser, hart sein?

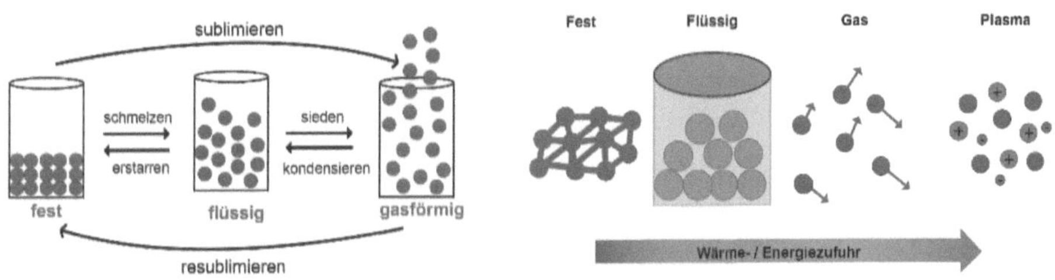

Abbildung 36: Aggregatszustand – fest – flüssig – gasförmig – plasma

Gefrorenes Wasser, > +4 °C, ist mehr Yin als flüssiges Wasser zwischen +5 °C und je nach Meereshöhe bis max. +100 °C. Wobei dampfförmiges Wasser von < +100 °C mehr Yin ist als gefrorenes Wasser > +4 °C. Der Yin-Grad bei Wasser ist also nicht absolut, sondern relativ. Weich ist Yin. Hart ist Yang. Wie kann Eis, das noch mehr Yin ist als Wasser, hart sein? Eis ist auch Wasser, nur gefrorenes Wasser. Und wie oben erklärt, nur mehr Yin als flüssiges Wasser. Aber deutlich weniger Yin als dampfförmiges bis gasförmiges Wasser. „Wasser" ist je nach Aggregatzustand unterschiedlich stark Yin. Am wenigsten Yin (oder am meisten Yang, zentripetal) ist Wasser bei +4 °C auf Meereshöhe. Wasser wird immer mehr Yin, je höher die Temperatur wird. Wasser wird aber auch immer mehr Yin, je tiefer die Temperatur wird. Hitze ist Yang. Wie kann es sein, das Wasser immer mehr Yin wird, je höher die Temperatur wird? Die Hitze ist Yang. Das Wasser selber ist Yin. Hitze macht das Wasser noch mehr Yin. Wenn wir einen schweren Stahl-Amboss nehmen und einfrieren, bis er eiskalt ist – diesen lasse Dir auf den Fuss fallen. Ist der Amboss jetzt Yin oder Yang für Dich? Natürlich Yang-stahlhart und schwer. Auch wenn er mit der Kälte von aussen Yin gemacht wird, der Amboss bleibt Yang.

Das bedeutet, dass der „Extrem-Zustand" von Wasser bei +4 °C auf Meereshöhe ist. Wenn die Temperatur also > oder < wird, wandelt sich das +4 °C-Yang in Yin. Wobei das < 4 °C-Verhalten ähnlich ist (zentrifugal) wie das > 4 °C-Verhalten (zentrifugal).

Wasser ist ein kompletter Diener der Menschen und allen Erscheinungs-Formen. Wie die Sonne, die Luft, die Erde es auch sind. Darum ist Wasser eines der vier „Grund-Elemente" für das Leben auf dieser Erde. Sonne, Luft, Wasser, Erde. Mit diesen vier Grund-Energieformen – oder Grund-Elementen – ist Leben auf dieser Erde möglich.

4 Gesundheit und Krankheit

Jeder Mensch erschafft sich seine Welt mit seinen Gedanken. Das Unsichtbare erschafft das Sichtbare. Und das Sichtbare ist immer die Manifestation des Unsichtbaren. Und das Unsichtbare sind nun mal unsere Gedanken und Vorstellungen.

Warum gibt es in der modernen, westlichen Zivilisation so viele Krankenhäuser und Heilstätten, so viele Medikamente, so viel Medizin, eine gigantische Medizintechnik und Drogen, so viele geistige und körperliche Krankheiten? Warum gibt es so viele Gefängnisse, so viel Polizei, Behördenapparate und auch so unglaublich viele Luft-, See- und Landstreitkräfte?

Die Antwort ist sehr einfach. Wir sind physiologisch krank, und auch in unseren Gedanken. Aber warum ist das so in diesen grossartigen, zivilisierten Ländern? Weil wir unwissend sind über die wirklichen Ursachen dieser Krankheit: über ihre philosophische, biologische, moralische und physiologische Wurzel. Warum sind wir das? Weil wir so erzogen wurden. Die moderne Erziehung entwickelt nicht die Fähigkeit zur Freiheit, zum Glück und zur Gerechtigkeit im menschlichen Wesen. Im Gegenteil, sie macht den Menschen „berufsmässig", d.h. zum irrationalen Sklaven, grausam, einfältig, dem Geld verhaftet.

Glück oder Elend, Krankheit oder Gesundheit, Freiheit oder Versklavung: alles hängt von unserem täglichen Verhalten und von unseren täglichen Handlungen ab. Diese Handlungen werden von unserem Urteil, unserem Bewusstsein, diktiert, das wiederum hervorgerufen wird durch unser Begreifen der Beschaffenheit der Welt und des unendlichen Universums. Aber es gibt keine Schule oder Universität, in der wir lernen können, wie man korrekt und frei urteilt, denkt und versteht. Nirgends auf der Welt werden die wahren Werte verwirklicht. Alle Politiker und Konzernbosse erzählen uns, wie sich die Welt verbessert hätte und wir mehr Fortschritt hätten. Sie haben das Naturgesetz vergessen: Je grösser die Vorderseite desto grösser die Rückseite.

Das Leben ist unendlich interessant und wunderbar. Alle Wesen (mit nur einer Ausnahme: der Mensch), Vögel, Insekten, Fische, Mikroben, selbst die Parasiten, leben frei und glücklich in der Natur, niemals angestellt, niemals von anderen oder sich selbst zu irgendetwas gezwungen. In der Natur gibt es kein einziges Tier, das zum Arzt geht und seine Medikamente per Rezept abholt, es gibt keine Hirsche, Krokodile, Giraffen, Löwen, Schlangen, Elefanten, die unglücklich oder für andere oder für Geld arbeiten und Lohn beziehen, Steuern und Krankenkassengebühren zahlen. Unter all diesen Lebewesen findest Du keinen Rheumatiker oder Diabetiker, keine asthmatische oder krebsartige Veranlagung, keine Nierenpatienten, die wöchentlich an die Nierendialyse müssen, keines mit zu hohem oder zu niedrigem Blutdruck.

Die Wirklichkeit ist noch viel krasser als die Vorstellung. Dicke Wolken der Furcht bedecken die Welt.

Ist dies das Ende einer grossen Zivilisation, ist es der Beginn einer Neuen? Ist die Zivilisation ein Alptraum? Auch auf dem Mond oder auf dem Mars bliebe das armselige „Schicksal" des Menschen gleich, wenn es ihm nicht gelänge, seine Urteilskraft zu entschleiern und er nicht begreift, dass alle diese Antagonismen Synonyme sind. Alle Anstrengungen des Menschen sind nutzlos. Sie enden nur an einem Ziel, das dem Gesuchten diametral entgegengesetzt ist. Immer grösser wird das Unglück des Menschen. Das grösste Unheil ist die Furcht vor dem Untergang durch den Atomkrieg. All das ist die Folge einer niederen Urteilskraft, die unser Verhalten bestimmt.
Wann können wir sagen, dass wir gesund sind? Gesundheit ist Freisein von Krankheit. Gesundsein schliesst eine fortwährende Weiterentwicklung, einen flexiblen Wandel und eine freudige Anpassung an die sich ständig verändernde Welt ein. Sie ist das natürliche Produkt einer Lebensweise in Harmonie mit den Naturgesetzen.

Individuell betrachtet, kann ein Mensch durchaus körperlich voll funktionsfähig sein, aber psychische Probleme haben und sozial isoliert leben. Wie stark diese drei Aspekte der Gesundheit jedoch zusammenwirken, spüren wir an uns oder unseren Mitmenschen sehr schnell. Unser Körper reagiert auf Stress, auf Ängste, auf Konflikte. Unsere geistige Aktivität lässt nach, sobald wir körperlich erkranken. Unsere sozialen Kontakte können ebenfalls darunter leiden.

Gesundheit ist nicht die Abwesenheit von Krankheit, sondern vielmehr ein positiver und kreativer Zustand physischen, geistigen und spirituellen Lebens. Gesundheit ist nicht etwas, das wir uns erhalten, indem wir uns vor Krankheiten schützen oder diese abwehren. Gesundheit ist ein Zustand, in dem wir aktiv mit unserer Umwelt harmonieren (Homöostase), unser Leben mit vielen anderen Menschen geniessen. Ein Zustand, in dem wir endlos schöpferisch tätig sind und uns immer weiterentwickeln.

Wenn „leben" das Leben ist, dann auch das Sterben. Ein Leben währt momentan nur etwa 30'000 Tage. Aber auch wenn es 50'000 Tage wären, was ändert das? Wir verbringen die meiste Zeit mit Schlafen. Wir hängen so sehr an diesem Leben, aber wo waren wir vor zwanzig, dreissig, fünfzig oder siebzig Jahren? Vor der Geburt gab es unser Ego nicht, und so wird es auch nach dem Tode sein. Wir können nicht ewig auf dieser Erde leben, auch wenn wir dieses Leben so lieben und an ihm hängen! Es ist unser „Schicksal", ganz alleine zu sterben. Mitnehmen können wir nichts und niemanden. Wenn wir sterben, trennen wir uns von unserem Freund wie Feind. Wir sind die Reisenden, die den Schnellzug namens „Das Leben" genommen haben. Oder man kann auch sagen, dass wir in dem Schnellzug „Die Erde" quer durch das weite Universum reisen. Und einer nach dem anderen müssen wir an den Bahnhöfen aussteigen, die auf der Fahrkarte angegeben sind. Auf dieser Reise steigen immer mehr Leute zu, die wir nicht kennen. Wir sagen uns früher oder später „auf Wiedersehen". Es macht nichts, ob wir eine oder zwei Stationen eher aussteigen. Unser Bestimmungsort ist sowieso eine andere Welt. Wenn wir aussteigen, bedanken wir uns bei Freund und Feind für ihren Austausch und den Weg, den sie alle uns begleitet haben.

Da wir wissen, dass der Geist den Körper lenkt, können wir davon ausgehen, dass ein unglückliches Gemüt, oder ein gewissenloser Charakter, früher oder später auch körperliche Krankheitssymptome mit sich bringen wird. Aus einem Verbrecher kann ein Heiliger werden. Aus einem Kranken kann ein Gesunder werden.

Umgekehrt ist es genauso: Bereits die (langfristige und willentliche) Änderung der Stimmung, der Körperhaltung und der Mimik kann – in Verbindung mit einer bewussten Lebensweise – dabei helfen, körperliche Krankheitssymptome in die Flucht zu schlagen und den ersehnten Zustand von Gesundheit herbeiführen. Gesundheit durch aufrechte Haltung und bewusst kontrollierte Stimmung. Erst das positive Zusammenspiel aller Faktoren bedeutet Gesundheit. Die Bewertung dieser Faktoren kann jedoch sehr subjektiv sein. Nicht selten ist das eigene Wohlbefinden ein Indikator für die „gefühlte" Gesundheit.

So leidet circa jeder 20. Patient, der einen Arzt aufsucht, unter hypochondrischen Störungen, was wiederum als Krankheit zu definieren ist. Diese Patienten fühlen sich krank, haben Angst vor Erkrankungen und sind derart auf ihren Körper konzentriert, dass sie körperliche Symptome spüren, die aus schulmedizinscher Sicht nicht diagnostizierbar sind. Andersherum kann sich ein Mensch durchaus pudelwohl und gesund fühlen, bis er eine Diagnose vom Arzt erhält, wie z.B. Krebs. Viele körperliche Erkrankungen werden vom Patienten selbst also gar nicht erfasst, oder werden gar nie erfasst, weil die Selbstheilungskräfte des Körpers wirken und Erkrankungen vom Körper selbst bewältigt werden können, bevor sie für den Betroffenen spürbar werden.

„Ich will gesund werden", sagt der Kranke. Stelle Dir bitte eine Frage: Warum willst Du gesund werden? Wozu willst Du gesund werden? Dies ist eine sehr wichtige Frage. Denn ohne diese Frage richtig zu beantworten, kannst Du niemals gesund werden.

Unser physischer Körper ist umgewandelte physische Nahrung!

Unser physischer Körper IST unser Bewusstsein, welches physische Nahrung in unseren physischen Körper umwandelt!

Unsere Nahrung bildet unser Blut. Unser Blut bildet unsere Zellen. Unsere Zellen bilden unsere Organe.

Wir Erden-Menschen bestehen – in dieser Erden-Welt – aus drei Bereichen: Dem Bewusstsein UND der Seele UND dem physischen Körper.

Um komplett gesund zu sein, müssen wir alle drei Bereiche gesund halten:

1. Das Bewusstsein mit Natur-Wissen erweitern
2. Der Seele maximale Liebe schenken
3. Dem physischen Körper gesunde Nahrung schenken

- Alle Drei Bereiche sind wichtig. Und die richtige Reihenfolge ist genauso wichtig.
- Wir sind immer selber verantwortlich für alle unsere Entscheidungen. Ganz besonders gilt das für unsere geistige, seelische und physische Gesundheit.
- Wir sind nicht nur verantwortlich dafür, was wir tun, wir sind auch verantwortlich dafür, was wir nicht tun.

Der „Geist" ist im „Bewusstsein" – oder auch umgekehrt –, das „Bewusstsein" ist im „Geist". Geist und Bewusstsein sind nur unterschiedliche Bezeichnungen für dasselbe „Wesen". Und dann gibt es noch „Unwissende" – oder Matrix-Gefangene, die mit Irr-Lehre gesegnet sind –, welche die Seele als Geist bezeichnen. Für diese Unwissenden sind „Geister" auch gleich „Gespenster" und fürchten sich vor ihnen. Namen sind Schall und Rauch. Das „Wesen" ist wichtiger als der „Name" dafür.

Noch eine wichtige Ergänzung zu diesem Bereich:
Sende so oft wie möglich Liebes-KI – liebe Gedanken und liebe Gefühle – an Jemanden, den Du liebst. Schon das alleine stärkt Dein Herz-KI.
Wir sind hier um zu lieben. Und wer Liebe schenkt, wird Liebe empfangen.
Sich selber lieben ist auch eine wichtige Form von Lieben. Wer sich selber liebt – nicht mit dem Ego-Verstand, sondern aus dem Herzen – kann auch Liebe schenken und Liebe empfangen.

4.1 Die sieben Hauptbedingungen der Gesundheit

Während unseres Aufenthaltes auf diesem Planeten ist der grundlegende, natürliche Zustand des Daseins derjenige von Gesundheit und Wohlergehen. Da wir selbst ein Teil der Umwelt sind und uns in Übereinstimmung mit der Umwelt verändern, können wir uns von Natur aus allen Bedingungen anpassen und unser Leben ohne Schwierigkeiten leben. Fast jeder von uns hat jedoch im Laufe des Lebens mit Schwierigkeiten zu kämpfen, einschliesslich des Kampfes ums Überleben und der Fortführung des Lebens selbst. Die Menschheit musste sich nicht nur mit Schwierigkeiten auseinandersetzen, die als Folge von Naturkatastrophen oder geologischen Veränderungen aufgetreten sind, sondern auch mit Schwierigkeiten, die durch das Verhalten der Menschen entstanden. Körperliche, geistige und spirituelle Krankheiten sowie gesellschaftliche und ideologische Verwirrungen herrschen auf der ganzen Welt vor. Die moderne Zivilisation befindet sich in einem Zustand der chronischen biologischen Degeneration, die ihr Fortbestehen in Frage stellt.

Warum leiden die Menschen an so vielen Krankheiten? Warum haben wir dauernd mit verschiedenen Schwierigkeiten zu kämpfen? Was können wir tun, um sie zu überwinden?

Alle Schwierigkeiten, mit denen wir konfrontiert sind, beruhen auf unserer Unkenntnis hinsichtlich unserer wahren Identität, der wahren Natur des Lebens und unserer Beziehung zur Umwelt und zur Ordnung des Universums. Wir haben Wissenschaften entwickelt, Technologien und Doktrinen hervorgebracht. Seit Jahrhunderten gibt es kein Ende der Theorien, Annahmen, Hypothesen und Entdeckungen. Doch wissen diese Wissenschaftler nicht, was das Leben ist. Wir mögen die Früchte vom Baum der Wissenschaft gepflückt haben, doch nicht die Früchte vom Baum des Lebens. Was die Probleme des Lebens anbelangt, ist die Unwissenheit der Wissenschaftler gross.

Haben uns die Wissenschaftler bei unserem Streben nach Glück in die falsche Richtung geführt? Sind wir mit den modernen Methoden zur Lösung der Probleme des Lebens in eine Sackgasse geraten?
Wir sind stolz auf das erreichte Bildungsniveau, welches – wie uns die Wissenschaftler lehren – höher liegt als in allen vorangegangenen Zivilisationen. Aber diese Bildung lehrt nicht das Natur-Wissen. Wir sind stolz auf unseren materiellen Reichtum, der den Reichtum der alten Völker – wie uns die Wissenschaftler lehren –, bei weitem übersteigt. Wir sind stolz auf unsere organisierte Gesellschaft, die – wie uns die Wissenschaftler lehren – umfassender ist als alle Gesellschaften zuvor, und wir sind stolz auf den gewaltigen Umfang modernen Wissens.

Und doch sind alle Menschen voller Angst und Unruhe, Sorgen und Depressionen und sehen sich umgeben von Krankheit und Gewalttätigkeit, Gier und Hass, Vorurteilen und Unsicherheit. Was ist die Ursache dieses ganzen Leidens? Wo liegt der Ursprung dieser Probleme? Wie können wir mit diesen Schwierigkeiten fertigwerden, und wie sollen wir an diese Verwirrung herangehen?

Zur Bewältigung dieser Probleme haben wir ein umfassendes modernes Bildungssystem geschaffen. Wir haben einen bemerkenswerten Regierungsapparat aufgebaut, der all seinen Bürgern in allen Bereichen dienen sollte. Wir haben ein imponierendes medizinisches und soziales System errichtet, das die Bevölkerung praktisch lückenlos versorgen sollte. Es werden mittlerweile Tausende von Milliarden Dollar (noch Weltleitwährung) ausgegeben, und Millionen von Menschen arbeiten innerhalb dieser Systeme, um mit unseren gegenwärtigen Problemen fertig zu werden.
Sind dies die geeigneten und wirksamen Methoden, um unsere körperliche, geistige und spirituelle Gesundheit aufzubauen? Werden unsere Probleme mit Hilfe dieser Systeme gelöst oder schaffen sie nur neue? Gibt es irgendeine andere Methode, die einfach und praktisch genug ist, dass sie von allen Menschen im Alltag ohne Weiteres angewandt werden kann? Wenn es eine solche Methode gibt, worin besteht sie? Wir wollen damit anfangen, indem wir uns ein neues Konzept von Gesundheit und Wohlergehen ansehen.

1. Niemals müde sein

Ein gesunder Mensch kennt keine Müdigkeit im Alltag. Nach getaner Arbeit sollte man sich nicht über Müdigkeit beklagen. Ganz gleich, welchen Schwierigkeiten wir uns stellen müssen, sollten wir uns ihnen anpassen können mit dem energischen Verlangen, sie harmonisch zu bewältigen. Von Zeit zu Zeit kann es sein, dass wir uns nach der Arbeit erschöpft fühlen, doch sollte dies nach einer kurzen Ruhepause oder einer Nacht Schlaf verflogen sein. Geistige Müdigkeit sollte uns ebenfalls fremd sein. Wenn wir uns die Dinge immer wieder anders überlegen, einschliesslich unserer Ideen und Pläne, unseres Berufs und unseres Wohnorts, unseres Partners und unserer Freunde, dann befinden wir uns in einem ungesunden Zustand. Wir sollten uns zu allen Zeiten und unter allen Bedingungen in einem starken Zustand körperlichen und geistigen Gleichgewichts befinden, welcher jedoch flexibel genug ist, um sofort auf wechselnde Bedingungen reagieren und der neuen Umgebung mit Abenteuergeist begegnen zu können.

2. Ein guter Appetit

Wir sollten in unserem täglichen Leben – das ganze Leben hindurch – einen guten Appetit, ein gesundes Verlangen haben für alles, was uns begegnet: Verlangen nach Nahrung, Erotik, Aktivität, Wissen, Arbeit, Erholung, Erfahrung, Gesundheit, Freiheit und Glück. Endloses Verlangen ist eine Manifestation von Gesundheit, während ein eingeschränktes Verlangen eine Manifestation von Krankheit ist. Ohne Appetit, ohne Verlangen, gibt es keinen Fortschritt, keine Entwicklung und keine Freude und keinen Genuss. Um einen grossen Appetit zu bewahren, müssen wir uns vor Übersättigung hüten. Wenn wir Hunger verspüren, sollten wir diesen nur zu 80 % stillen, sodass der Magen nicht ganz voll ist. Übersättigung vermindert unseren Appetit und verlangsamt allmählich unseren Stoffwechsel, unsere Gedankentätigkeit, Aktivität und unseren Durst nach Leben. Daher sollten wir immer ein wenig Hunger verspüren. Für Spitzensportler und Athleten vor einem Wettkampf gelten andere Regeln, da Spitzensport-Praktizieren ein Extremverhalten ist. Die Bewahrung der Leere in uns ist das Geheimnis zur Entwicklung einer endlosen Wertschätzung des Lebens.

3. Guter Schlaf

Guter Schlaf ist nicht gleichbedeutend mit langem Schlaf, sondern bedeutet, für kurze Zeit tief zu schlafen. Guter Schlaf ist das Ergebnis energischer Tätigkeit, körperlicher und geistiger, während des „Wachseins". Während wir schlafen, träumen wir immer. Aber normalerweise erinnern wir uns im „Wachzustand" nicht an unsere Träume. Albträume, verschwommene Träume und bruchstückhafte Träume sind alle Zeichen von körperlicher und geistiger Unruhe. Das häufige Auftreten solcher Träume ist ein Zeichen für drohende Geisteskrankheit. Wenn wir häufig Alpträume haben, sind die gleichen Kräfte im Wachzustand im körperlichen und geistigen Bereich ebenfalls wirksam. Wir sind umgeben von grundlosen Verdächtigungen, eingebildeten Feinden und anderen Einbildungen, die unser Leben in ein Schlachtfeld verwandeln. Wenn wir uns makrobiotisch ernähren, werden wir niemals von solchen Träumen geplagt sein. Von Zeit zu Zeit kann es sein, dass wir einen Traum haben, der wahr wird, der sich in der Wirklichkeit erfüllt, zum Beispiel, wenn uns im Traum eine neue Entdeckung gezeigt wird, wenn wir mit den Geistern unserer Vorfahren sprechen, oder vor einer Naturkatastrophe gewarnt werden, oder einen Wegweiser empfangen, wohin uns unser Weg führt. Wenn wir also keine Träume haben – oder nur Wahrträume –, sehen wir die wahren Umstände. Wir können lernen, wie wir uns an unsere Träume erinnern können. Wir können auch lernen, wie wir unsere Träume richtig deuten können.

4. Ein gutes Gedächtnis

Unser Gedächtnis ist die Mutter unserer Urteilsfähigkeit. Wenn wir das, was wir erlebt haben, nicht im Gedächtnis behalten könnten, hätten wir kein Urteilsvermögen oder nicht die Fähigkeit, die wechselnden Umstände des Lebens zu bewerten. Ein gutes Gedächtnis ist die Grundlage jeder geistigen Tätigkeit. Sie alle gehen aus dem Gedächtnis hervor und kehren zum Gedächtnis zurück.

In diesem Zusammenhang ist es wichtig zu wissen, dass unser Gedächtnis nicht in unserem physischen Gehirn gespeichert ist, sondern im Universum selbst. Es gibt verschiedene Bereiche des Gedächtnisses, wie die Erinnerung an Namen und Zahlen, die Erinnerung an Landschaften und Ereignisse, wo wir hergekommen sind und wie wir uns zu dieser Zeit in dieser Welt manifestiert haben. Unter diesen verschiedenen Bereichen von Gedächtnis ist die Erinnerung des spirituellen „Schicksals" das Wichtigste, denn mit seiner Hilfe können wir die Bedeutung unseres Lebens und der Gegenwart verstehen und eine unendliche Wertschätzung der Vergangenheit und ein grenzenloses Streben in die Zukunft entwickeln. Ein gutes Gedächtnis – die Fähigkeit, dass wir uns mit den Bereichen des Gedächtnisses im Universum synchronisieren können – ist eine wesentliche Voraussetzung für ein sinnvolles Leben. Durch die Veränderung unserer Lebensweise verbessert sich nicht nur unser Gedächtnis für vergangene Ereignisse und die alltäglichen Dinge, sondern auch unser Erinnerungsvermögen für unser spirituelles „Schicksal". Menschen, die die gleiche Nahrung teilen, verstehen sich auch besser. Mit fortschreitender Besserung unserer gesundheitlichen Verfassung entdecken wir, dass wir uns mit Menschen, die sich in der gleichen Weise ernähren, ohne weiteres verstehen können und uns leicht tun, mit ihnen zu arbeiten, trotz unterschiedlichster Herkunft und Erziehung. Der Grund für dieses Verständnis liegt im gemeinsamen, universalen Erinnerungsvermögen an die unendliche Einheit, ob wir uns dessen bewusst sind oder nicht.

5. Niemals zornig sein, und niemals neidisch sein

Wenn wir uns einer guten gesundheitlichen Verfassung erfreuen, sollten wir im Verlauf unseres ganzen Lebens niemals zornig sein. Da wir im unendlichen Universum und alle im Einklang mit unserer Umwelt leben, gibt es keinen Grund, zornig oder neidisch zu sein. Wir wissen, dass alle Menschen, alle Dinge, alle Phänomene – unsere Schwierigkeiten, Krankheiten und Feinde eingeschlossen – eine komplementäre Funktion erfüllen. Zorn zeigt unsere Begrenzung, unseren Mangel an umfassendem Verständnis, an Geduld und Ausdauer. Im fernen Osten beschreibt das Ideogramm für Zorn diesen als Geist eines Sklaven. Ein anderes Wort für Zorn bedeutet so viel wie akute Erkrankung der Leber. In der östlichen Medizin wird Zorn mit Leberfunktionsstörungen in Verbindung gebracht, in der gleichen Weise, wie andere wichtige geistige und emotionale Reaktionen mit Störungen anderer wichtiger Organe in Verbindung gebracht werden. Menschen, die unfähig sind, mit wechselnden Umständen fertig zu werden, erregen sich oft sehr, während diejenigen, die sich anzupassen verstehen, nicht zornig oder neidisch werden. Gesundheit bedeutet die Fähigkeit, alle Situationen mit einem Lächeln anzunehmen, in Schwierigkeiten Möglichkeiten zu erkennen und Feinde in Freunde zu verwandeln.

6. Voller Freude und wach sein

Um ein aktives und produktives Leben zu führen, müssen wir in der Lage sein, auf die dauernden Veränderungen in unserer Umwelt sofort zu reagieren. Das Leben besteht aus einer ununterbrochenen Folge solcher Reaktionen. Wir sollten imstande sein, uns genau auszudrücken, rasch zu bewegen, uns geordnet zu verhalten und klar zu denken. Unsere Reaktionen sollten voller Freude und Humor sein. Unser Gesichtsausdruck sollte fröhlich und optimistisch sein und unseren positiven Gedanken Ausdruck verleihen. Wir sollten mit allen Menschen, die uns begegnen, Grüsse austauschen. „Guten Morgen", „Guten Abend", „Wie geht es", „Danke, gut" sollten wir mit einem Lächeln mitteilen. Wie die Sonne, deren Licht und Wärme alle Menschen empfangen, sollte unsere Gegenwart für alle Menschen Freude und Glück ausstrahlen. Freude ist die natürliche Folge einer guten gesundheitlichen Verfassung und einer guten Ernährungsweise.

7. Unendliche Dankbarkeit

Als Manifestationen der unendlichen Ordnung des Universums sollten wir wissen, dass alle Menschen und alle Wesen Brüder und Schwestern sind, die einander auf der Reise des ewigen Lebens begleiten. Es sollte uns ganz klar sein, dass es in Wirklichkeit nichts gibt, was sich uns entgegenstellt. Wir sollten uns ebenfalls darüber im Klaren sein, dass die Schwierigkeiten, mit denen wir zu kämpfen haben, von einer zugrundeliegenden Disharmonie in unserer Lebensweise ausgehen. Ein Zustand, der auf eine friedliche Art und Weise ohne Konflikte oder Leiden verändert und in sein Gegenteil umgewandelt werden kann. Wenn wir gesund sind, empfinden wir eine unendliche Dankbarkeit für die Ordnung des Universums und alle seine Manifestationen. Gesundheit bedeutet, alles dankbar annehmen zu können und die Bereitschaft selber, ohne zu zögern, geben zu können – unsere Ideen, unseren Besitz, unsere Aktivität, Energie und sogar unser Leben selbst an all die Menschen, von denen wir empfangen haben. Auch wenn wir krank sind, befinden wir uns in einer gesunden Verfassung, wenn wir uns der Ursache unserer Krankheit bewusst sind. Für diese Gelegenheit zu lernen, Dankbarkeit zu empfinden und mit einer Haltung endloser Dankbarkeit unser „Schicksal" in die Hände der Natur zu legen.
Siehe mehr dazu im Kapitel über „Symptome und Krankheit". In umgekehrter Weise können wir frei von körperlichen oder geistigen Krankheitssymptomen sein. Wenn unser Leben jedoch nicht von einer tiefen Dankbarkeit durchdrungen ist, sind wir keine gesunden und ganzen Menschen im wahrsten Sinne des Wortes.

4.2 Was ist Krankheit

Die Antwort ist nicht schwer. Epiktet sagt: „Es ist des Menschen eigene Schuld, wenn er nicht glücklich ist". Es gibt viele Menschen, die unglücklich sind oder sich für unglücklich halten. Wenige stimmen mit Epiktet überein. Diejenigen, die ihn bejahen, sind sich im Klaren, dass ihre eigene Schuld die letzte Ursache ihres Unglücks ist. Ich würde sagen: „Wenn der Mensch nicht glücklich ist, so heisst das, dass er bewusst oder unbewusst das Gesetz der Natur, die Ordnung des Universums, verletzt hat, da seine höchste Urteilsfähigkeit getrübt ist".

Was einen Anfang hat, hat auch ein Ende. Die Krankheit ist es, die uns zur Gesundheit führt!

Wenn man bei der Wahl der Therapie einen Fehler begeht, indem man sich z.B. der symptomatischen Medizin anvertraut, so ist dies der Ausgangspunkt, der Anfang, der stets bei einem entgegengesetzten Punkte endet, dem Endpunkt, dem Prinzip der Gesundheit, die nichts anderes ist als die wirklichkeitsgemässe Anschauung des Lebens und des Universums.

Die Krankheit ist der Führer, der uns zu dieser Anschauung leitet. Es ist das Unendliche selbst. Darum darf man diesen Führer nicht brutal vernichten. Wir dürfen die Krankheit nicht vernichten. Sie ist unser Führer. Sie ist nicht unser Feind, sie ist unser Freund.

Die Ursache von Krankheit und Gefühl ist nicht im physischen Körper zu suchen. Jede Krankheit und jedes Gefühl hat seine Ursache in der Seele und im Bewusstsein und wird vom Bewusstsein gelenkt und kommuniziert. Jede Krankheit entsteht immer zuerst in der Seele und im Bewusstsein und ist erst danach im physischen Körper bemerkbar und nie umgekehrt.

Warum sollten wir, wenn immer möglich, Krankheits-Namen wie Krebs, Diabetes, Parkinson, Multiple Sklerose vermeiden?

Wir wollen ja bewusst diese WHO-Krankheits-Namen-Gefängnisse verlassen. Dann sollten wir sie nicht noch selber am Leben erhalten.

Es gibt tausende Patente auf Krankheiten. Schauen wir uns nur mal einige wenige an:

- **Patent auf Zika-Virus (ATCC VR-84)**
- **Patent auf SARS-Virus (US-Patent 7897744)**
- **Patent auf BSE-Virus (US-Patent 0070031450 A1)**
- **Patent auf Schweinegrippe (CA-Patent 2741523 A1)**
- **Patent auf H1N1-Virus (US-Patent 8835624)**
- **Patent auf AIDS-Virus (US-Patent 5676977)**

Aber jedes Symptom braucht doch einen Namen? Nein, die Symptome sollen keine Namen erhalten.
Die Symptome sollen so detailliert wie möglich beschrieben werden, ohne sie mit Namen in Schubladen zu stecken. Oder kann der Körper eine Krankheit nur heilen, wenn er den Namen dazu kennt?

Der Marktplatz der Pharma-Industrie ist der menschliche Körper. Aber nur, solange er krank ist!

Kopfschmerzen sollen genau beschrieben werden, ohne ihnen den Namen „Migräne" anzuheften.
Migräne ist eine Schublade mit dazu passenden Medikamenten. Zellwucherung soll genau beschrieben werden, ohne ihr den Namen „Krebs" anzuheften. Für Kopfschmerzen und Zellwucherungen ohne Namen müssen wir nur noch die Ursache finden. Und die Ursache ist meistens in einer falschen Denkweise, mit daraus folgend falscher Verhaltensweise und ganz sicher falscher Ernährung und Vitalstoffzufuhr zu finden. Um die Haltung und Glaubenssätze zu ändern, benötigen wir keine Migräne-Medikamente. Da genügt auch eine richtige Ernährung und ein Abwenden aus den satanistischen Bereichen.

Menschen haben die Wahl, ob sie ihre Aufmerksamkeit und Energie in Szenarien, wie mächtig die Satanisten sind und wie schrecklich die Zukunft sein wird, investieren... oder sie können ihre Aufmerksamkeit und Energie in Szenarien, wie viel mächtiger die Engel sind und wie wunderschön die Gegenwart schon ist, investieren.

Die Energie folgt immer Deiner Aufmerksamkeit.
Dieses Wissen ist enorm wichtig für Gesundheitsberater im Patientengespräch beim Erklären der Diagnose.

Dort werden die Weichen gestellt, ob der Patient in die Nocebo-Haltung absinkt und krank bleibt oder ob er in die Placebo-Haltung aufsteigt und sich heilen kann.

Wir sollten unser Bewusstsein darin üben, Wege der Heilung ohne Medikamente zu kennen.
Heilung erfolgt immer über das Bewusstsein, die Macht des Geistes. Wobei für den physischen Körper die natürliche Ernährung der Königsweg bleiben wird. Aber ohne das richtige Bewusstsein kann auch die beste natürliche Ernährung nicht voll wirken. An erster Stelle der Heilung sollte die Placebo-Haltung sein. Und das IST die Aufgabe eines echten „Naturheilers", Patienten in diese Haltung zu führen. Erst anschliessend sollte er Ernährungsempfehlungen geben.

Wenn ich mich bewusst nicht um meine Gesundheit kümmere und sage, „Gott" oder die „Natur" (oder wie auch immer Du es nennen magst) regelt das alles für mich… Ich bin eingebettet in Rosen, ich bin ja ein Lichtwesen, meine Seele kann alles heilen… ja dann bist Du wirklich schon ziemlich schwer krank. Solche Arroganz wird immer mit Krankheit bestraft. Besser ist es zu sagen: Ich übernehme die Verantwortung auch für meinen physischen Körper und trage Sorge dazu. Alles andere ist eine Respektlosigkeit gegenüber dem grossen Schöpfer. Und wenn ich die Gesundheit wähle, fühle ich mich nicht nur körperlich gesund, ich bin auch geistig-seelisch gesund. Denn ein gesunder Geist und eine gesunde Seele wählt immer den Weg der Gesundheit, des Heils, des Friedens, der Freude und der Dankbarkeit.

Die physische Nahrung ist nur für den physischen Körper. Der Geist benötigt keine physische Nahrung. Der Geist lebt von geistiger Nahrung. Aber der physische Körper kann nicht ohne physische Nahrung leben. Und solange wir in einen physischen Körper inkarniert sind, ist es unsere Aufgabe und Pflicht, den Körper mit gesunder Nahrung zu ernähren. Und wenn wir das nicht verstehen oder undankbar für dieses Geschenk sind, sendet der Grosse Geist unserem physischen Körper Symptome, um uns zu zeigen, dass wir nachlässig geworden sind und unsere Haltung korrigieren sollten.
Wenn die Schulmedizin diese Symptome einfach unterdrückt, ohne eine Haltungsänderung zu bewirken, kommen diese Symptome immer wieder. Und je länger, desto heftiger. Bis wir Mea Culpa erkennen und unsere Haltung korrigieren.

Jetzt finden wir wieder zurück auf den Weg der Gesundheit!

4.3 Die Ursache von Krankheit(en)

Der grösste Wandel vollzog sich in unserer Ernährungsweise. Veränderungen in der Ernährung haben in jeder Geschichtsepoche, besonders vom späten neunzehnten Jahrhundert bis zur Gegenwart, zu einem weitreichenden gesellschaftlichen Wandel geführt.

Wir sind umgewandelte Nahrung
Zur Nahrung zählt bei weitem nicht nur, was wir trinken, essen und ausscheiden (physische Nahrung), sondern auch was wir an Gefühlen empfangen und an Emotionen weiter schenken oder ausscheiden (seelische Nahrung) und auch was wir an Gedanken und Weisheit in unserem Bewusstsein empfangen und senden oder ausscheiden (geistige Nahrung). Die Änderung unserer Ernährungsweise geht Hand in Hand mit einer Wandlung unseres physischen, psychischen und spirituellen Zustandes. Die Veränderung von Körper, Seele und Geist führt zu veränderten, sozialen und kulturellen Äusserungen sowie zu persönlicher Gesundheit und individueller Entfaltung. Eine Änderung der Ernährungsweise geht einem Wandel in der Menschheitsgeschichte voraus. In der Vergangenheit haben veränderte, natürliche Umweltbedingungen in erster Linie eine geänderte Ernährungsweise bewirkt. Seit dem Ende des neunzehnten Jahrhunderts ist jedoch die Veränderung der Nahrungsqualität weitgehend die Folge der technischen Eingriffe in die Prozesse beim Landbau, in der Küche und bei der natürlichen Nahrungszubereitung. Die in jüngster Zeit erfolgte Veränderung der Ernährungsweise ist durch folgende Merkmale gekennzeichnet:

1. Verlust des Hauptnahrungsmittels

Getreide in ganzer Form, das traditionelle „Brot des Lebens" aller früheren Zivilisationen, hat als Hauptnahrungsmittel im Verhältnis zu anderen Lebensmittelkategorien rasch an Bedeutung verloren. Diese Phase brachte auch die Verfeinerung der ganzen Körner zu polierten Körnern sowie die Massenproduktion von Auszugsmehlen mit sich.

2. Erhöhter Verzehr tierischer Nahrungsmittel

Der Verzehr von Fleisch, Geflügel, Eiern und Milchprodukten ist erheblich gestiegen, sodass diese in der modernen Ernährung ganze Getreidekörner, Nudeln, Teigwaren, Mehl und andere Getreideprodukte von ihrem zentralen Platz in der Mahlzeit verdrängt haben. Ausserdem hat sich die Qualität der tierischen Nahrungsmittel durch unwürdige Massentierhaltung, und dadurch bedingte Verwendung von Kunstfutter, und durch die Verarbeitung der tierischen Produkte sowie durch den Einsatz von Chemikalien, Hormonen und anderen künstlichen Mitteln massiv verschlechtert.

3. Erhöhter Verzehr von Zucker

Weisser Zucker, brauner Zucker, Melassen, Traubenzucker und andere raffinierte Süssmittel werden in Rekordmengen konsumiert und vielen gekochten und konservierten Nahrungsmitteln zusammen mit künstlich hergestellten Süssstoffen wie Saccharin, Aspartam, die entweder chemisch synthetisiert oder aus ganz anderen Klimazonen importiert werden, beigemengt.

4. Veränderung im Gemüseverzehr

Das moderne Zeitalter ist gekennzeichnet von der Massenproduktion bestimmter – von der „Ernährungs-Industrie" bewusst gewählter – Gemüsesorten, wie Kartoffeln und Tomaten, dem ebenso bewusst falsch bezeichneten „Nacht-Schatten-Gemüse". In Wahrheit sind das „Nacht-Schaden-Gemüse", während der tägliche Verbrauch an traditionellen Gemüsesorten zurückgegangen ist.

Der weitverbreitete Einsatz von Chemikalien in der Landwirtschaft sowie das Einmachen, Einfrieren und die Verwendung künstlicher Konservierungsmethoden, um dadurch eine bequeme Langzeitlagerung und einen langen Transport zu ermöglichen, bewirken eine Qualitätsminderung der meisten Gemüse. Heute finden wir praktisch keine Urinprobe, die nicht mit Glyphosat belastet ist.

5. Veränderung im Obstverzehr

Wildwachsende oder natürlich wachsende Früchte sind von einheitlichen (Monokulturen) Hybridsorten, die mit chemischen Mitteln kultiviert und besprüht werden, verdrängt worden. Der Konsum von mit Zucker, Konservierungsmitteln und anderen Zusätzen behandelten Früchten sowie jener von konservierten und gefrorenen Früchten ist gestiegen, während der Verzehr von frischen und natürlich getrockneten Früchten abgenommen hat. Unterdessen ist die moderne Fruchtsaftindustrie entstanden, die hauptsächlich mit gefrorenen Konzentraten und anderen stark behandelten Produkten sowie mit gezuckerten und künstlich gefärbten Flüssigkeiten, die überhaupt keine Frucht enthalten, arbeitet.

6. Veränderung im Verbrauch von Hülsenfrüchten

Traditionsgemäss deckten die Menschen den grössten Teil ihres Eiweissbedarfs mit pflanzlichem Eiweiss, wie Bohnen und Bohnenprodukten, die sie zusammen mit Getreide und Gemüse assen. Heutzutage werden pflanzliche Eiweisse hauptsächlich zur Viehfütterung zweckentfremdet und nicht mehr für den menschlichen Verzehr.

7. Auftreten schädlicher Nahrungsmittel

Die Gier nach materiellem Reichtum (Geld und somit Macht) liessen moderne Supermärkte, Autorestaurants, Verkaufsautomaten und „Junk-Food"-Mahlzeiten entstehen. Schnelle Fertiggerichte, Limonaden, Süssigkeiten, Speiseeis, Kaffee und andere übermässig fette, ölige, zuckerhaltige, salzige oder stark gewürzte Speisen und Getränke, die eine Energieexplosion hervorrufen oder die Sinne stimulieren, aber von geringem Nährwert sind, haben gesunde und bekömmliche Nahrungsmittel wie Vollgetreide, Bohnen und Gemüse vielfach vom täglichen Speisezettel verdrängt.

8. Veränderte Methoden in der Landwirtschaft

Seit der Jungsteinzeit hat der Mensch den Boden mit natürlichen, organischen Landbaumethoden bestellt. Durch die zunehmende Mechanisierung der Landwirtschaft und dem verstärkten Einsatz von chemischen Düngern, wie Pestiziden, Fungiziden, Herbiziden und anderen „Ertrags-Verbesserungsmitteln", hat sich die Qualität der Feldfrüchte sowie jene von Fleisch und Fleischprodukten im Lauf des letzten Jahrhunderts drastisch verändert. Das ist das Ergebnis, wenn „Landwirtschaft" an der Universität studiert wird und nicht mehr in der Natur. Diese gebildeten „Theorie-Experten" massen sich an, die Natur verbessern zu wollen und den praktischen Bauern zu lehren, wie sie die Fehler der Natur verbessern können. Die Rechnung bezahlen die Konsumenten mit ihrer Gesundheit.

9. Veränderung der Salzqualität

In den letzten Jahrzehnten hat raffiniertes Meersalz und Steinsalz, dem fast alle mineralischen Verbindungen ausser Natriumchlorid und den Spurenmineralien entzogen werden, das natürliche, nicht raffinierte Meersalz und Steinsalz verdrängt. Infolge dieser Veränderung und aufgrund des Mangels an anderen natürlichen Nahrungsmitteln, wie Vollgetreide und Gemüse, die auch Mineralstoffe liefern, ist heutzutage eine Störung des Mineralstoffgleichgewichts weitverbreitet.

10. Veränderung des Vitaminkonsums

Früher nahmen die Menschen Vitamine und Mineralstoffe als Teil einer ausgewogenen, aus vollwertigen Nahrungsmitteln bestehenden Ernährung auf. Kurz gesagt verhält es sich so, dass das moderne Nahrungsmittelsystem infolge der Kommerzialisierung, die bei der Erzeugung, bei der Verarbeitung und beim Verkauf der Lebensmittel zur treibenden Kraft geworden ist, die

Fähigkeit verloren hat, die menschliche Gesundheit zu erhalten und die Zukunft der Menschheit zu sichern.

Ironischerweise erfordern die modernen mechanischen Methoden der Landwirtschaft, die Massenproduktion und die künstliche Erzeugung der Lebensmittel einen weitaus grösseren Energieeinsatz als die traditionellen Methoden und sind daher viel weniger wirtschaftlich. Die Notwendigkeit von Maschinen, Geräten, Brennstoffen, künstlichen Düngemitteln und Pestiziden, Chemikalien, Transport, Konservierung, Tiefkühlung, Verpackung, Etikettierung und Werbung treiben die Preise der modernen Nahrungsmittel in die Höhe. Um eine Einheit Nahrungsenergie zu gewinnen, müssen die moderne Nahrungsmittelindustrie und die Landwirtschaft drei- bis dreissigmal so viel Energie investieren. Dieser übermässige Energieeinsatz zur Gewinnung von weniger Energie ist gänzlich gegen ökologische Prinzipien. Die Bauern werden abhängig von den Kredit-Instituten, auch Banken genannt (grössere Maschinen, Scheunen, Ställe), und von der Pharma-Industrie (Hormone, Kunstdünger, Seuchen im Stall).

Es braucht nicht erst erwähnt zu werden, dass diese verschwendete Energie grösstenteils aus Naturreichtümern gewonnen wird, nämlich aus verschieden Brennstoffarten wie Gas und Erdöl, aus radioaktiven Elementen sowie aus Mineralerzen für die Geräte und Maschinenherstellung. Somit wird in der modernen Wirtschaft die verlustreiche Energiepolitik, die verbunden mit anderen Energieeinsatzbereichen zur Umweltzerstörung beiträgt und schliesslich zur Erschöpfung der natürlichen Ressourcen innerhalb kurzer Zeit – laut Schätzungen möglicherweise vor Mitte des nächsten Jahrhunderts – führen wird, konstant fortgesetzt. Um eine solche Krise zu vermeiden, müssen wir entweder andere, erneuerbare Energiequellen erschliessen oder die gängigen Methoden der Lebensmittelproduktion und Verarbeitung von Grund auf ändern und mit energiesparenden und natürlichen biologischen Mitteln arbeiten. Dies würde auch eine drastische Verringerung des Konsums von Fleisch und anderen tierischen Produkten sowie die Verlagerung des Schwerpunktes in der Ernährung von tierischen auf pflanzliche Eiweiss- und Fettquellen (Bohnen, Bohnenprodukte, Fisch und Meerestiere) erfordern.

Ernährungswissenschaftlich können die Änderungen in der modernen Ernährungsweise folgendermassen zusammengefasst werden:

- Eine drastische Zunahme des Konsums von einfachen Kohlehydraten, die in Zucker, Obst, Milch und Milchprodukten vorkommen, sowie eine Verringerung des Verzehrs von komplexen Kohlenhydraten, die in Vollgetreide, Bohnen und Bohnenprodukten enthalten sind.
- Eine drastische Erhöhung des Konsums von tierischem Eiweiss aus Quellen wie Fleisch, Geflügel, Eier und Milchprodukten sowie ein Rückgang des Verbrauchs an pflanzlichem Eiweiss aus Quellen wie Vollgetreide, Bohnen und Bohnenprodukten.
- Ein drastischer Anstieg des Verbrauchs an gesättigten Fetten, die hauptsächlich in den verschiedenen tierischen Nahrungsmitteln enthalten sind und eine Verringerung des Konsums von ungesättigten Fetten, die vorwiegend in pflanzlichen Ölen vorkommen.

- Eine drastische Erhöhung des Verzehrs von höchst faserstoffarmen, fetten, öligen, sahnigen oder mehligen Produkten sowie ein drastischer Rückgang des Konsums von faserstoffreichen Nahrungsmitteln wie Vollgetreide, Bohnen und frischem Gemüse.
- Eine drastische Erhöhung des Einsatzes von synthetischen Chemikalien in Form von Düngemitteln, Insektiziden, Konservierungs-, Emulsions- und Stabilisierungsmitteln und künstlichen Farbstoffen sowie eine Beeinträchtigung der natürlichen Qualität, der natürlichen Konsistenz, der Farben und Gerüche und des natürlichen Geschmackes.
- Eine drastische Erhöhung der Verwendung künstlicher Zusätze, wie z.B. von Vitaminen, Mineralstoffen, Hormonen und anderen Ergänzungsmitteln, die im Aufstieg der Vitaminindustrie zum Ausdruck kommt, und eine Verringerung des Verzehrs von vollwertigen Nahrungsmitteln, die diese Nährstoffe in natürlicher, organischer Form enthalten.

4.4 Die Entwicklung der Krankheit(en)

Alle körperlichen, geistigen und spirituellen Krankheiten sind eng miteinander verflochten und einer ähnlichen fortschreitenden Entwicklung unterworfen. So wie einer einzigen Wurzel viele Äste und Blätter entspringen. Es gibt keine Krankheit, die sich unabhängig von allen anderen Krankheiten oder Störungen des Gleichgewichts, an denen ein Mensch leidet, entwickelt. Ganz gleich, wie zahlreich und unterschiedlich die Symptome erscheinen mögen, sind sie alle miteinander verbunden und stehen in einer Beziehung zueinander, wobei ihre zugrunde liegenden Ursachen praktisch die gleichen sind. Das, was die moderne Medizin als Ursache einer bestimmten Krankheit ansieht, ist oft nur ein Symptom, das sich zu einer Krankheit entwickelt und nicht die wahre Ursache. Um die Krankheit zu beheben, müssen wir nach dem Ursprung und den Grundursachen forschen und nicht nur die Symptome und andere oberflächliche Manifestationen der Störung unterdrücken.

Sehen wir uns zum Beispiel hohen Blutdruck an. Es ist eine bekannte Tatsache, dass sich die Arterien und kleinen Blutgefässe hierbei verengen, sodass der Herzmuskel stärker arbeiten muss und sich schliesslich pathologisch vergrössert. Diese Manifestationen sind jedoch nur die körperlichen Symptome des hohen Blutdrucks und nicht die Ursachen.
Hohen Blutdruck kann man innerhalb gewisser Grenzen mit Hilfe von Medikamenten und anderen symptomatischen Massnahmen einschränken, doch ohne eine Veränderung der Lebensweise, einschliesslich der täglichen Ernährung und der Einstellung zum Leben, kann er nicht von Grund auf geheilt werden und wird früher oder später in einer schwerwiegenderen Form wiederkehren.

Wir wollen ein anderes Beispiel betrachten: die körperliche und geistige Erschöpfung bei einer Anämie, die auf einem Mangel an Eisen, Mineralstoffen oder bestimmten Vitaminen beruht. Die symptomatische Behandlung dieser Krankheit besteht darin, den jeweiligen Mangel mit Hilfe von Mineralstoffen, Vitaminen, Ergänzungspräparaten in Form von Kapseln, Tabletten,

Injektionen usw. zu beheben. Mit dieser Methode kann man die Symptome der Anämie vorübergehend lindern, ohne eine gleichzeitige Veränderung der täglichen Nahrung und einer Neuorientierung des Bewusstseins ihre Wiederkehr jedoch nicht verhindern. Bei allen Krankheiten – physischen, geistigen und spirituellen – unterscheiden wir vier Faktoren bei ihrer Entwicklung:

- **Symptome**
  Symptome sind die Manifestationen, die wir meist als Krankheit bezeichnen. Sie äussern sich als unangenehme, abnorme Körperreaktionen wie Schmerzen, Schwindel, Juckreiz, Fieber, Husten, Erbrechen usw.

- **Zustände**
  Die unterschiedlichen Symptome werden durch zugrunde liegende Zustände hervorgerufen. Im obengenannten Beispiel wird der hohe Blutdruck durch die Venen, die Entwicklung der Krankheit durch Verengung der Gefässe und der Kapillaren und die Vergrösserung des Herzmuskels hervorgerufen.

- **Ursachen**
  Jeder Zustand hat zugrunde liegende Ursachen, die sich in den verschiedenen Aspekten unserer körperlichen und geistigen Tendenzen finden, besonders in der allgemeinen Qualität des Blutes.

- **Ursprung**
  Die Ursachen der Krankheit – unsere allgemeinen körperlichen und geistigen Tendenzen und besonders die Qualität unseres Blutes – haben ihren Ursprung in unseren täglichen Gewohnheiten, einschliesslich der Ernährungsweise, körperlichen Bewegung, geistigen Aktivität und unserer allgemeinen Weltanschauung. Mit anderen Worten, alle Krankheiten haben ihren Ursprung in unserem Leben als Ganzes.

Ich fasse diese Bereiche nochmal zusammen:
Die Symptome werden durch die Zustände hervorgerufen, die Zustände werden durch die Ursachen hervorgerufen und die Ursachen werden durch den Ursprung hervorgerufen.

Symptome	=	was wir sehen oder fühlen
Zustände	=	die körperliche und geistige Verfassung
Ursachen	=	die Qualität unseres Blutes
Ursprung	=	unser Bewusstsein

Wir sollten nicht symptomatische Medizin praktizieren, sondern die Ursachen dieser Symptome korrigieren. Mit Krankheits-Namen werden die Unterschiede von Symptomen und Ursachen verschleiert. Die Symptome werden fälschlicherweise zu Krankheiten erklärt und nicht die kranken Ursachen.

4.5 Die progressive Entwicklung von physischen Symptomen

Allgemein gesagt erfolgt die Entwicklung der Krankheiten nach dem folgenden Muster:

1. Phase: Allgemeine Müdigkeit
Ein Gefühl körperlicher und geistiger Ermüdung steht zu Beginn der Krankheit. Dieser Zustand geht häufig einher mit Verspannungen der Muskulatur und Muskelverhärtung, häufigem Wasserlassen und vermehrtem Schwitzen, vorübergehender Verstopfung oder Durchfall und kurzen Phasen von Kälte- oder Wärmegefühlen. Die Wiederherstellung der Gesundheit benötigt meist nur kurze Zeit von einigen Stunden bis zu einigen Tagen mit ausreichender Ruhe, gutem Schlaf, der richtigen Ernährung oder genügend Bewegung.

2. Phase: Schmerzen und Unwohlsein
Mit dem Vorherrschen einer allgemeinen Müdigkeit setzen gelegentliche Schmerzen ein, wie Muskelschmerzen, Kopfschmerzen, Krämpfe und verschiedene andere Beschwerden, die von Zeit zu Zeit auftreten. In dieser Phase treten Kurzatmigkeit, Unregelmässigkeiten des Pulses, Fieber und Frösteln sowie Bewegungseinschränkungen auf. In psychischer Hinsicht können gelegentliche Depressionen, Besorgnis und ein allgemeines Gefühl von Unsicherheit auftreten. Um in dieser Phase die Gesundheit wiederherzustellen, benötigt man meist einige Tage bis einige Wochen mit der richtigen Ernährung, aktiver Bewegung oder der erforderlichen Ruhe.

3. Phase: Erkrankung des Blutes
Wenn unsere Ernährungsweise mit unserer Umwelt über längere Zeit nicht harmoniert, wird die Beschaffenheit unseres Blutes einschliesslich der roten Blutzellen, der weissen Blutzellen und des Blutplasmas nicht mehr imstande sein, die Harmonie mit unserer natürlichen Umgebung aufrechtzuerhalten. Die Qualität unseres Blutes bestimmt die Qualität der Zellen, Gewebe, Organe und Systeme des Körpers. Störungen des Blutes erzeugen verschiedene abnorme Zustände im Körper, aus denen Krankheitssymptome entstehen. Abwechselnde Yin- und Yang- Sekretionen sind am Verdauungsprozess beteiligt. Zu dieser Phase gehören Krankheiten und Störungen wie Azidose, hoher und niedriger Blutdruck, Anämie, Purpura, Leukämie, Skorbut, Asthma, Epilepsie und Hautkrankheiten. Zu den psychischen Störungen zählen Nervosität, Überempfindlichkeit, anhaltende Depressionen, Schüchternheit und der Verlust einer allgemeinen Richtung im Leben. Die Heilung von Erkrankungen des Blutes benötigt zwischen zehn Tage und drei bis vier Monate, je nach individuellem Zustand. Dazu ist wiederum die richtige Ernährungsweise, passende Bewegungsarten und Ruhe erforderlich. Einfache Massnahmen zur Anregung des Kreislaufs sind in einigen Fällen ebenfalls angezeigt.

4. Phase: Emotionale Störungen
Wenn eine schlechte Blutbeschaffenheit längere Zeit hindurch gegeben ist, treten allmählich verschiedene emotionale Störungen auf. Reizbarkeit, Aufgeregtheit, Zorn, Frustration und ein allgemeines Gefühl der Verzweiflung sind häufig im Alltag die Folge. Der Betroffene ist nicht

mehr in der Lage, mit Ruhe und einem klaren, ausgeglichenen Verständnis an ein Problem heranzugehen. Es besteht ein allgemeines Gefühl der Angst gegenüber neuen Situationen und Umgebungen, und das Verhalten und die Denkweise im Alltag werden ausserordentlich defensiv oder aggressiv. Die Bewegungen des Körpers verlieren an Geschmeidigkeit, und die Flexibilität des Körpers und Geistes gehen allmählich verloren. Zur Überwindung dieser emotionalen und körperlichen Störungen sind ein bis mehrere Monate erforderlich. Die Umstellung auf eine mehr ausgeglichene Ernährungsweise ist von wesentlicher Bedeutung, zusammen mit körperlicher und geistiger Entspannung.

5. Phase: Organerkrankungen

Wenn eine unausgeglichene Beschaffenheit des Blutes über längere Zeit gegeben ist, kommt es zu allmählichen Veränderungen in der Beschaffenheit und der Funktion der Organe und Drüsen. Es kommt zur Entstehung von strukturellen Veränderungen, Fehlfunktionen und zur Degeneration. Arteriosklerose, Diabetes, Nieren- und Gallensteine, verschiedene Arten von Krebs, multiple Sklerose und viele andere chronische Krankheiten gehören zu dieser Kategorie. In psychischer Hinsicht treten Eigenschaften wie chronische Halsstarrigkeit, Vorurteile, Engstirnigkeit und eine allgemeine starre Haltung mit einer unrealistischen Sicht der Dinge stärker in den Vordergrund. Die Wiederherstellung der Gesundheit bei solchen Störungen dauert meist längere Zeit, manchmal ein Jahr und noch länger. Sie erfordert die ständige Beachtung der richtigen Ernährungsweise sowie eine Neuorientierung der Lebensweise, einschliesslich tiefer Selbstreflexion.

6. Phase: Störungen des Nervensystems

Nach der Phase der Organ- und Drüsenerkrankungen schreitet die degenerative Tendenz zu Störungen des Nervensystems und zu Geisteskrankheiten fort. Die physische und geistige Koordination verschiedener Funktionen nimmt allmählich ab. Eine negative Haltung beginnt das tägliche Leben zu beherrschen, wobei sich Selbstmord- oder zerstörerische Tendenzen häufig zeigen. Bei dieser Phase werden sechs Monate bis zu einem Jahr und länger benötigt, um die Gesundheit vollständig wiederherzustellen und um das Selbstvertrauen und eine positive Lebensanschauung zu festigen. Die Lebensweise muss von Grund auf verändert werden, dazu gehören Ernährungsweise, eine harmonischere Beziehung zur Umwelt, aktive körperliche Bewegung und die liebende Pflege und Aufmerksamkeit von Familie und Freunden.

7. Phase: Arroganz, Überheblichkeit, Anmassung, Ignoranz

Eine über viele Jahre bestehende falsche Lebensweise mündet schliesslich in die höchste Ebene der Krankheit – die Arroganz, Überheblichkeit und Ignoranz. Obwohl einige der vorangegangenen Phasen sich vielleicht nicht so deutlich abgezeichnet hatten. Arroganz ist die am höchsten entwickeltste Krankheit und auch diejenige, die heute am weitesten verbreitet ist. Selbstsucht, Egozentrik, Eitelkeit, Stolz, Exklusivität und Selbstrechtfertigung sind einige der häufigen Symptome. Arroganz ist die letzte Krankheitsphase und zugleich die Ursache aller vorherigen Phasen. Aufgrund der in so vielen Bevölkerungen vorherrschenden Arroganz ist die ganze Welt voller Krankheit, Elend und Unglück, nicht nur in körperlicher und geistiger, sondern auch in

gesellschaftlicher und ideologischer Hinsicht. Die Heilung der Arroganz benötigt von einigen Jahren bis zu einer unbestimmten Zeit, in der eine natürliche Lebensweise, zu der auch eine Haltung mit mehr Dankbarkeit gehört, praktiziert wird. Durch tiefgreifende emotionale oder spirituelle Erlebnisse und besonders durch die Konfrontation mit grossen Schwierigkeiten wie Angst, grossen Schmerzen und mit Gefahr, kann die Arroganz auch sofort geheilt werden. Durch die Heilung der Arroganz stellt sich sofort eine Haltung der Demut und Bescheidenheit ein. Die damit verbundene Erkenntnis unserer Unwissenheit stellt auch den Geist der Dankbarkeit wieder her. Wenn die Arroganz beseitigt ist, beginnt automatisch eine neue Lebensweise, die mit der Natur im Einklang ist. Jede physische, geistige und spirituelle Krankheit gehört einer dieser sieben Ebenen an.
Alle Krankheiten hängen voneinander ab und stehen in einer Wechselbeziehung zueinander, sie sind Symptome, die auf eine gemeinsame Wurzel zurückgehen – auf eine falsche Lebensweise. Als Menschen sind wir eine natürliche Manifestation, die gemäss der Evolution der Ordnung des Universums auf der Erde erschienen ist. Daher ist es eine einfache Sache, in diesem Zustand der natürlichen Ordnung und Harmonie zu bleiben. Schwieriger und komplizierter ist es zu erkranken und zu leiden. In unserer Zeit leiden die Menschen jedoch an vielen Krankheiten und sind mit einer Zunahme der chronischen Krankheiten konfrontiert, die epidemische Ausmasse angenommen hat. In unserer Zeit wird es als selbstverständlich erachtet, dass der durchschnittliche Mensch und die durchschnittliche Familie von irgendwelchen ernsthaften Krankheiten nicht verschont bleiben wird und dass die meisten von uns an Herzkrankheiten, Krebs oder anderen chronischen Krankheiten sterben werden. Diese in allen modernen Gesellschaften vorherrschende Annahme steht im Widerspruch zu unserer wahren Natur und der Erfahrung der Menschheit über Tausende und Abertausende von vergangenen Generationen. Solange wir die Gesetze der Natur und die Ordnung des Universums befolgen und danach leben, wie es unsere Vorfahren seit Anbeginn der Zeit getan haben, werden wir uns an Gesundheit, Glück und Langlebigkeit erfreuen und selten an Krankheiten zu leiden haben.

Immer dort, wo die anlagebedingte Schwäche ist, konzentrieren sich die Giftstoffe und verursachen die Krankheit. Diese Chemikalien blockieren den Stoffwechsel. Was ist der Stoffwechsel? Nichts anderes als biologische Transmutation.

Warum erzeugt nicht jeder Mensch die gleichen Symptome bei ähnlich falscher Ernährung und ähnlich falscher Lebensweise? Weil jeder Mensch verschieden ist, eine unterschiedliche Lebensweise lebt, unterschiedliche Konstitution hat, und entscheidend: jeder Mensch andere Baustellen – Schwachstellen – in seinem Körper hat. Wir sollten auch klar wissen, dass Symptome noch keine Krankheiten sind, sondern Warnsignale: Dass aber bei Missachtung der Warnsignale eine Krankheit daraus entstehen kann. Jeder Mensch erzeugt genau in den Bereichen die Symptome, wo er am Schwächsten ist. Darum erzeugt nicht jeder Mensch seine Symptome an den gleichen Stellen.

4.6 Die progressive Entwicklung von psychischen Symptomen

Wenn unsere Ernährungs- und allgemeine Lebensweise mit dem Wandel der natürlichen Bedingungen nicht im Einklang ist, entwickeln sich psychische Störungen, während unsere körperliche Orientierung in Unordnung gerät. Im Allgemeinen versuchen Menschen mit einer übermässig starken Yang-Orientierung andere Menschen zu dominieren, während Menschen mit einer übermässig starken Yin-Orientierung dazu neigen, andere Personen abzulehnen oder sich ihnen zu unterwerfen. Mit dem Fortschreiten der chaotischen Lebensweise entwickeln sich psychische Störungen allmählich in sieben progressiven Stufen:

Yin-verursachte psychische Störungen:
Der übermässige Konsum von Zucker und anderen Süssmitteln, Obst, Obstsäften, synthetischen chemischen Substanzen, der meisten Arzneimittel, Drogen, Alkohol, scharfen Gewürzen, Eis, manchen Gemüsearten tropischen und subtropischen Ursprungs sowie von übermässigen Flüssigkeitsmengen und anderen starken Yin-Substanzen verursachen die folgenden Symptome:

1. Allgemeine geistige Müdigkeit, die sich in Beschwerden und Klagen sowie im allmählichen Verlust des klaren Denkens und Verhaltens äussert.
2. Melancholische Stimmung, allmählicher Verlust von Ehrgeiz und Selbstvertrauen, einsetzende Vergesslichkeit und verschwommenes Erinnerungsvermögen.
3. Emotionale Reizbarkeit und Angst, vorherrschende Depression, eine defensive Haltung.
4. Misstrauen und Skepsis, Missverständnisse und Fehlinterpretationen, allgemeine Haltung des Sich-vom-Leben-Zurückziehens.
5. Diskriminierung und Vorurteile, die auf einem Minderwertigkeitskomplex beruhen.
6. Verlust der Selbstdisziplin, chaotisches Denken und chaotische Haltungen, Symptome der Schizophrenie.
7. Yin-Arroganz, Überheblichkeit, Anmassung, Ignoranz die durch die völlige Unfähigkeit zur Anpassung an die Umwelt und durch die Schaffung einer Welt der Phantasie und der Illusion gekennzeichnet ist.

Yang-verursachte psychische Störungen:
Der übermässige Konsum von Fleisch, Eiern, Geflügel, Käse und anderen gesalzener Milchprodukten von fester Konsistenz sowie von anderen tierischen Nahrungsmitteln, von gebackenen und gebrannten Speisen und anderen extremen Yang-Substanzen wie auch durch ungenügende Flüssigkeitszufuhr führen zu den folgenden Symptomen:

1. Allgemeine geistige Müdigkeit, welche sich als häufig wechselnde Ansichten und allmählich zunehmende psychische Labilität äussert.
2. Einsetzender Mangel an Flexibilität, allmähliche Entwicklung von Halsstarrigkeit und beharrliche Beschäftigung mit Nebensächlichkeiten.

3. Es kommt zu Erregbarkeit, Reizbarkeit, vorherrschender Unzufriedenheit und einer aggressiven Einstellung.
4. Schematisches Denken, welches zu doktrinären und irrigen Ansichten führt.
5. Diskriminierung und Vorurteile gegenüber anderen Menschen aufgrund eines Überlegenheitskomplexes.
6. Exklusive Indoktrinierung, egozentrisches Denken und egozentrische Haltung sowie paranoide Symptome.
7. Yang-Arroganz, Überheblichkeit, Anmassung, Ignoranz gekennzeichnet durch die vollkommene Unfähigkeit, andere Menschen zu akzeptieren und selbstgerechte Versuche, andere zu beherrschen oder zu nötigen.

In den modernen Gesellschaften fallen die überwiegende Mehrheit der Menschen in eine oder mehrere der oben erwähnten Kategorien von Yin- oder Yang-verursachten psychischen Störungen. Ja, man kann die moderne Zivilisation selbst als eine Art riesige offene Anstalt für Millionen psychisch gestörter Menschen bezeichnen. Die politischen, rechtlichen und wirtschaftlichen Systeme sowie viele andere gesellschaftliche Systeme tragen zur fortlaufenden Verschlechterung der psychischen Verfassung der Bevölkerung bei. Einerseits, indem sie illusorische Glaubenssysteme weiter am Leben erhalten, und andererseits durch die Art und Weise, in der psychisch labile und gestörte Menschen behandelt werden. Der Grossteil der modernen Erziehung wirkt in beide genannten Richtungen, entfremdet uns von unserer natürlichen Umgebung, trennt uns von der Erinnerung an unsere gemeinsame Herkunft und unser gemeinsames „Schicksal" und schafft Trennungen zwischen den Menschen, die sie daran hindern, eine friedliche Welt aufzubauen.

Zur Heilung der physischen, geistigen und spirituellen Störungen, an denen die heutige Menschheit leidet, ist eine umfassende, ganzheitliche Sicht des Lebens erforderlich, zusammen mit einer Neuorientierung unserer Gesellschaft als Ganzes, einer Umstellung auf die richtige Ernährungsweise und der tiefen Einsicht des Einzelnen in seine eigene Natur. Wenn diese Voraussetzungen nicht alle erfüllt werden, kann es zwar sein, dass einzelne Individuen ihre Gesundheit erlangen und aufrechterhalten, doch wird die Familie des Menschen als Ganzes weiterleiden und schliesslich vor dem biologischen und gesellschaftlichen Aussterben stehen.

4.7 Krankheit tiefer verstehen

Warum werde ich krank?

Die meisten Menschen glauben, dass sie krank sind, wenn sie ein Symptom spüren. In Wirklichkeit erfüllt der Körper nur seine Aufgabe. Die Aufgabe des Körpers ist es, uns zu signalisieren, dass „etwas" nicht mehr im Gleichgewicht ist. Symptome haben die gleiche Funktion, wie bei einem technischen Gerät die Warnlampen. Wenn bei einem Fahrzeug die Öl-Anzeigelampe leuchtet, ist das Fahrzeug nicht krank, sondern es signalisiert, dass wir zu wenig Öl im Getriebe haben. Wir müssen also nur wieder Öl nachfüllen und die Lampe löscht von selber wieder. Wenn wir jedoch die Signallampe weiter ignorieren oder sogar vom Stromnetz abtrennen, wird das Getriebe Schaden erleiden. Genauso ist es mit den Symptomen im Körper. Die Seele signalisiert dem Körper, dass in unserer Lebens-Haltung ein Ungleichgewicht besteht, das wir wieder ausgleichen sollten. Wenn wir diese hilfreichen Warn-Signale der Seele einfach ignorieren oder mit Medikamenten das Nervensystem unterdrücken, sodass wir keine Symptome mehr empfangen können, werden wir tatsächlich krank werden.

Die Symptome sind also keine Krankheit, sondern sie zeigen uns, dass die Kommunikation von Seele zu Körper und umgekehrt richtig funktioniert und das Ungleichgewicht, rechtzeitig signalisiert durch die Warnlampen – auch Symptome genannt –, anzeigt. Um diese natürliche und gesunde Kommunikation zu unterbrechen, hat die Schulmedizin für jedes Symptom einen Krankheits-Namen erfunden und gleichzeitig für jede dieser „Krankheiten“ auch gleich ein Medikament dazu entwickelt. Wir sollen die Symptome nicht selber therapieren, sondern das unbedingt „Experten“, den Ärzten, überlassen. Denn die Ärzte haben in einer langen Ausbildung alle diese Krankheits-Namen studiert und kennen auch die passenden Medikamente dazu. Wir Menschen jedoch haben einen eigenen „Natur-Arzt“, Seele genannt, der diese Warnsignale, Symptome genannt, besser und richtiger versteht und mit der eigenen „Natur-Apotheke“ ausgleichen kann.

Alles was wir erleben sind Botschaften, und Symptome. Der Körper sendet ununterbrochen Botschaften an die Seele und die Seele sendet ununterbrochen Botschaften an den Körper. Das ganze Leben sendet ununterbrochen Botschaften an uns, um uns zu signalisieren, welche Schritte notwendig sind, damit wir uns richtig entwickeln können und auf dem richtigen Lebens-Weg bleiben können... Wir müssen nur wieder lernen, diese Botschaften richtig zu verstehen, dann wissen wir immer, was wir tun müssen, um in Harmonie mit dem Leben zu sein.

Die Frage ist, wie kann ich erkennen und verstehen, was die Botschaft mir sagen will. Wir können natürlich unzählige Bücher kaufen und alles lesen, was in diesen Büchern geschrieben ist. Aber dann sind wir nur Phonographen und haben es auswendig gelernt, ohne wirklich tief zu verstehen.

Wir können es aber auch selber lernen, wenn wir uns folgende Fragen stellen und beantworten: Welches Symptom habe ich gerade? Definition des Symptoms, auch „Dia-Gnose“ (Durchblick) genannt. Welche „Warnlampe“ leuchtet auf? An welchem Körperteil treten die Symptome auf und welche Funktion hat dieser Körperteil? Und wenn ich dieses Ungleichgewicht korrigiere, geschieht ein weiteres Wunder: die Symptome verschwinden, ohne dass sie therapiert werden müssen. Die Symptome sind nicht die Krankheiten. Im Gegenteil, sie zeigen uns, dass wir noch nicht krank sind und noch richtig funktionieren, und sie machen uns rechtzeitig auf die Fehler und Mängel aufmerksam. Die meisten Menschen glauben, wenn sie ein Symptom spüren, sie hätten eine Krankheit. Das glauben die meisten Menschen, weil sie das seit Geburt in ihrem

Matrix-Gefängnis von den Ärzten und der Pharma-Industrie so gelernt haben. Genau darum haben die Genannten ja für jedes Symptom einen Krankheits-Namen erfunden.

Im Gegenteil, der Körper sendet nur eine Botschaft, was wir korrigieren sollten. Und das ist gesund. Und wenn die Symptome Schmerzen senden, ist das schon die zweite Warnstufe. Wir haben die erste, noch schmerzfreie Signallampe ignoriert und hören jetzt das Getriebe knarren. Jetzt müssen wir die Symptome beachten. Selbst diese Warnstufe mit Schmerzen ist noch liebevoll vom Grossen Geist…
Wir müssen also nichts korrigieren, wir dürfen alles korrigieren.

Erst wenn wir auch diese Warnstufe ignorieren oder weiter mit chemischen Medikamenten unterdrücken, erst dann werden die Symptome zur Krankheit. Genauso, wenn wir diese Symptome direkt als Krankheit verstehen und sie mit chemischen Medikamenten weg-therapieren. Dann werden die Symptome zur Krankheit.

Wie oft habe ich schon von selbsternannten Gurus gehört: „Wenn Du die Krankheit ablehnst, lehnst Du das Leben ab. Weil die Krankheit gehört auch zum Leben. Du hast Angst vor der Krankheit. Deshalb willst Du die Krankheit mit allen Mitteln bekämpfen, und deshalb verzichtest Du auf Dinge wie Massentierfleisch und Zucker usw. Wir sind ja geistige Wesen und die physische Nahrung ist nur Nebensache für unsere Gesundheit".

Meine Antwort dazu:
Ich kämpfe nicht **gegen** Krankheit, ich **unterstütze** die Gesundheit. Wenn ich krank werde, akzeptiere ich die Krankheit als Hinweis, dass ich Fehler gemacht habe, sonst wäre ich ja nicht krank. Meine Lehre aus dieser Krankheit ist, dass ich besser auf die Gesundheit aufpassen muss. Der natürliche Zustand von jedem Menschen ist Gesundheit und nicht Krankheit.

Krankheit ist der kranke Zustand, und Gesundheit ist der gesunde Zustand. Und wenn ich frei wählen kann zwischen Gesundheit oder Krankheit, wähle ich ohne Zögern die Gesundheit. Ich lehne die Krankheit nicht aus Angst ab, sondern ich wähle die Gesundheit aus Weisheit. Wenn ich die Gesundheit wähle, fühle ich mich gesund. Wenn ich bewusst die Krankheit wählen würde, wäre das Dummheit, und ich wäre tatsächlich krank. Meine Lehre aus dieser Krankheit ist, dass ich besser auf die Gesundheit acht geben muss. Gott hat uns ein Leben gegeben, und der Normalzustand dieses Lebens sollte Gesundheit sein. Gott gibt jedermann Gesundheit – ohne Unterschiede.

Variante Schulmedizin:
Ich habe Krebs, wie können Sie mich heilen? Mit Chemotherapie und Bestrahlung die Zellwucherung, auch Krebs genannt, töten. Wenn das nicht genügt, operieren wir ihn weg. An Ihrer Haltung müssen Sie nichts ändern. Es liegt nicht in Ihrer Verantwortung, dass Sie krank sind.

Variante Naturmedizin:
Ich habe eine Zellwucherung, auch Krebs genannt, wie kannst Du mich heilen? Ich kann Dich nicht stellvertretend heilen. Deine eigenen Selbst-Heilungskräfte sind bei Dir und nicht bei mir. Ich kann Dir aber zeigen, wie Du Deine eigene „Naturapotheke" aktivieren und Dich selber heilen kannst. Bedingung ist, dass Du meine Empfehlungen genau praktizierst.

1. Mea Culpa erkennen und dankbar akzeptieren.
2. Von der Nocebo-Haltung in die Placebo-Haltung wechseln.
3. Meinen **5-Bereiche-Plan** so exakt wie möglich praktizieren.

5-Bereiche-Plan zur ganzheitlichen Gesundheit:
1. Bewusstsein (Entschleiern und Erweitern) – unendlich
2. Ungesundes weglassen (Entfernen) – sofort und radikal
3. Entgiftung (Ausleiten und Reinigen) – zyklisch im Intervall
4. Richtige Ernährung (Aufbauen und Stärken) – langfristig und permanent
5. Bewegung (Aktivieren und Konditionieren) – regelmässig und kontinuierlich

Alles in den höheren Schwingungsfeldern – oder Schwingungs-Bereichen –, und nur hier ist Heilung möglich. Gerne zeige ich Dir den Weg in die Selbständigkeit.
... aber welche Übungen mache ich mit dem Patienten für sein Bewusstsein?
Wenn Du so denkst, bist Du ein Phonograph und willst nur kopieren. Sei selber Weg-Meister.

1. Du solltest keine Übungen mit den Patienten machen. Die müssen sie selber machen.
2. Du solltest den Patienten keine Glaubenssätze mitgeben. Das erzeugt nur Abhängige und Phonographen.
3. Du solltest ihnen anstelle einzelner – fremdbestimmter – Glaubenssätze erklären, wie Glaubenssätze funktionieren und nur ein, zwei, drei Beispiele erklären.

Die meisten Schulmediziner kommunizieren immer in der Sie-Form, weil das unpersönlicher ist und die Hierarchie klar abgrenzt. Die meisten Schulmediziner wollen keine direkte Beziehung zu den Patienten. Das würde bedeuten, Verantwortung zu empfinden. Der Naturmediziner wünscht eine direkte Beziehung zu den Hilfesuchenden und kommuniziert darum in der Du-Form.
Ein Naturmediziner liebt die ehrlich Hilfesuchenden. Die Unehrlichen lehnt er ab. Der Grosse Geist liebt alle ehrlichen Menschen und hilft ihnen immer.
Man kann nicht Charakter und Mut schmieden, indem man Initiative und Unabhängigkeit lähmt.
Wirkung der Gedanken
Immer wieder stellte ich bei einem grossen Teil der Patienten fest: Sie denken sich krank. Ihre angstvollen Gedanken strömen in den Körper und schwächen ihn. Hatte einer dieser Kranken ein schwaches Organ, so betrachtete er diesen Teil seines Körpers als besonders gefährdet und wollte etwas Positives oder Vorbeugendes hierfür tun. Der Kranke ahnte gar nicht, dass er ständig mit der Kraft seiner Gedanken die BotschafU „Du bist schwach" in jede Zelle dieses Organs

programmierte. Solche Menschen wissen nicht, dass sie durch zurückliegende Krankheiten nicht nur geschädigte Körperzellen, sondern auch alle schlechten Gedanken und Gewohnheiten durch gute ersetzen sollten. Da diese Personen das Kranke nicht loslassen, verstellen sie dem Gesunden den Zutritt. Sinn der Krankheit ist jedoch die Befreiung von Übeln, von materiellen und geistigen Schlacken. Wer einmal ein krankes Organ hatte, sollte dieses als regeneriert und gesundet betrachten. Schleppt er diesen Körperabschnitt gedanklich immer noch als hilfsbedürftig in seinem Hirn herum, bittet er die zurückliegende Schwäche dieses Organs wieder zu sich. Kein Wunder, wenn diese degradierte Zelleninsel dem Träger lebenslänglich Beschwerden verschafft. Nicht jene Zellen sind es, die wirklich die Harmonie des Körpers stören. Die negativen Gedanken boykottieren die Harmonie der Zellen.

Wie lautet die Erklärung zum letzten Abschnitt? **Der Geist lenkt den Körper.** Nicht umgekehrt. Zellen sind die „Bausteine" des Körpers. Also wenn der Geist den Körper lenkt, kann der Geist (Bewusstsein) den Körper krank oder gesund machen. Wir können immer frei wählen. Dein Bewusstsein wählt entweder die kranke physische Nahrung oder die gesunde physische Nahrung.

Wie werde ich wieder gesund?

Kann jede Ursache auch wieder korrigiert werden? JA! Denn es gibt keine unheilbaren Krankheiten! Es gibt nur unheilbare Menschen. Die Frage ist nicht, ob eine Krankheit heilbar ist, sondern ob ICH bereit bin für eine Heilung. Wenn ich wirklich bereit bin für die Heilung, dann verschwinden die Symptome ganz automatisch. Das Leben stellt uns niemals Aufgaben, die wir nicht bewältigen können. Und wir können jede dieser Aufgaben nicht irgendwann lösen, sondern immer sofort im Hier und Jetzt. Wenn mir eine Handlung – z.B. im Beruf oder das Verhalten eines Chefs oder ungesunde Nahrung – nicht guttut, dann sollte ich dies sofort loslassen und nicht erst nach jahrelangem Leiden. Aber spätestens, wenn es mir bewusst wird.

Sobald wir verstehen, was wir tun müssen, um uns zu heilen, müssen wir das bisherige Fehlverhalten loslassen und uns nur noch auf die Heilung konzentrieren. Nur zu wünschen, dass wir gesund werden, genügt nicht. Wir müssen jetzt GLAUBEN, dass wir gesund SIND. Und nur zu denken, dass wir gesund WERDEN, genügt nicht. Wir müssen es FÜHLEN, dass wir gesund SIND. Wenn wir uns nur vorstellen, wie es wäre, wenn wir gesund wären, besitzen wir die Gesundheit noch nicht. Wenn wir uns nur vorstellen, eine kostbare Perle zu besitzen, stellen wir es uns nur vor, aber wir besitzen sie nicht.
Wenn ich in einem Geschäft anrufe und einen Mass-Artikel bestelle, habe ich den Artikel noch nicht. Jetzt kann ich denken: Hoffentlich liefern sie mir den Artikel auch… dann bleibe ich im Zweifel. Wenn ich jedoch weiss, dass ich den Artikel bestellt und schon bezahlt habe und ihn darum auch erhalten werde, lebe ich im Wissen, dass ich dieses Geschenk bereits besitze und er mir jetzt schon gehört.
Jetzt kann es noch eine Zeit lang dauern, bis der Artikel angefertigt ist und geliefert wird. Aber ich lebe im Wissen, dass ich dieses Geschenk bereits habe. Wenn ich mir nur vorstelle, dass ich es besitze, stelle ich es mir nur vor, aber besitze es nicht.

Wenn ich jedoch ohne Zweifel fühle, dass ich es schon besitze, dann wird es auch erfüllt werden. Ich, „meine Seele", erteilt den Körperzellen den Auftrag, sich in der besten Qualität zu erneuern, und so werden sich die Zellen in der besten Qualität erneuern. Jetzt wird es eine Zeit lang dauern, bis sie sich erneuert haben, aber ich weiss mit Sicherheit, dass sie sich in dieser Qualität erneuern werden. Also bin ich bereits geheilt. Und dieses Wissen muss ich ab sofort jetzt immer denken und fühlen. Und darum bin ich schon geheilt, obwohl sich die Körperzellen noch in der Umstellungsphase befinden.

Wenn ich eine Haltung einnehme, dass ich nicht nur denke, dass ich bereits geheilt bin, sondern das auch fühle… dann glaube ich das auch, und die Heilung wird mit Sicherheit erfüllt.

4.8 Zwei Gruppen von Krankheitsursachen

Im Prinzip gibt es zwei Gruppen von Krankheitsursachen.

Die Vielzahl der einzelnen Krankheitsursachen lässt sich in zwei Gruppen aufteilen:

a) Mangel:

Entweder es fehlt dem Organismus etwas was er braucht, oder es steckt etwas in ihm, was seine Funktionen stört. Ersteres führt zu Mangelkrankheiten, letzteres zu Homotoxikosen.

In der Praxis sind beide Ursachengruppen meist vermischt. So kann der Mangel an erforderlichen Nahrungsstoffen, z.B. Mineralstoffen (Basenpuffer), zu einer bakteriellen Infektion führen. Die Bakterientoxine lösen dann eine Homotoxikose aus. Fehlen z.B. Fermente und B-Vitamine, so kann der Kohlenhydratstoffwechsel entgleisen und zu viel Milchsäure produziert werden, die dann als Homotoxin Reaktionen auslöst. Auf die erste Ursachengruppe (Mangel) reagiert der Organismus z.B. durch Veränderungen der Appetitrichtung mit merkwürdigem Verlangen und Gelüsten bis hin zu Süchten und Bulimie; dahinter steht der Versuch des Organismus, die fehlenden Substanzen aufzutreiben. Es besteht Grund zu der Annahme, dass sogar die Anfälligkeit für Suchtgifte, wie Alkohol und Nikotin, bei Mangelernährung weit höher ist als bei Verfügbarkeit aller erforderlichen natürlichen Nahrungssubstanzen. Gleichzeitig weicht der Organismus auf andere Stoffwechselabläufe aus, wenn ihm notwendige Substanzen für den normalen Ablauf fehlen.

b) Überschuss

Auf die zweite Ursachengruppe (Homotoxine) antwortet der Organismus mit seinen Abwehrsystemen; gleich, ob die Homotoxine von aussen (Bakterien, Viren, Gifte) oder innen (Stoffwechselprodukte) kommen. „Solange wir weiterhin übermässig Nährstoffe, Chemikalien und andere

Stoffe, die für den Körper keinen Nährwert haben, zu uns nehmen, müssen diese an irgendeiner Stelle im Körper abgelagert werden, um die normale Funktion des Organismus nicht zu beeinflussen." Wenn wir diesen Stoffen nicht erlauben, sich an bestimmten Stellen abzulagern und Tumore zu bilden, breiten sie sich willkürlich im gesamten Körper aus, was einen totalen Zusammenbruch der Vitalfunktionen und Tod durch Vergiftung zur Folge hätte.

Krebs zum Beispiel ist lediglich das Endstadium eines langen Prozesses. Krebs ist ein gesunder Versuch des Körpers, aufgenommene und angesammelte Gifte zu isolieren, die durch jahrelangen Konsum von moderner, unnatürlicher Nahrung und das Leben in einer künstlichen Umgebung in den Organismus gelangt sind.

4.9 Nocebo – versus Placebo-Effekt

Selbstheilung durch die Kraft der Gedanken ist möglich! Denn die Gedanken und geistigen Fähigkeiten eines Menschen können viel mehr erreichen, als man glaubt. Ja, im Grunde sind viele andere Bemühungen erst dann von Erfolg gekrönt, wenn der Mensch voller Zuversicht ist und auf diese Weise seine Selbstheilungskräfte mobilisiert. Nicht umsonst heisst es: Der Glaube versetzt Berge. Und so kann die Einstellung eines Menschen diesen auch heilen – selbst von schlimmsten Krankheiten. Doch ist es alles andere als einfach, seine persönliche Einstellung und die eigenen Gedanken zu ändern.

Ideen gehen jeder Erfindung voraus. Gedanken schaffen auf diese Weise Materie. Und genauso können Gedanken auch den Körper beeinflussen – in die negative, aber auch in die positive Richtung, ihn also krank machen oder ihn heilen.

Doch was nützt es, alle äusserlichen Details zu berücksichtigen, wenn man in Wirklichkeit unglücklich ist? Unglücklich, weil man sich mit dem Partner nicht versteht, unglücklich, weil man nicht wertgeschätzt wird, weil man sich ausgenutzt fühlt, sich im Job langweilt oder gemobbt wird und eigentlich etwas ganz anderes tun würde, kurz: weil man nicht wirklich das Leben lebt, für das man tatsächlich geschaffen ist.

Häufig ist es sogar so, dass man selbst gar nicht merkt, wie unglücklich man eigentlich ist. Denn mit Hilfe von reichlich Ablenkung (TV, Internet, Konsum, Arbeit, Drogen oder anderen „Brot und Spielen") wird alles, was nicht passt, erfolgreich verdrängt. Andernfalls müsste man sich ja mit den Missständen des eigenen Lebens beschäftigen und – was das Schlimmste ist – etwas ändern. Das aber ist unbequem. Lieber das Unglück, das man jetzt schon so gut kennt, behalten, als eine Reise ins Neue und Ungewisse antreten.

- Nocebo übersetzt „*nocere*, schaden, ich werde schaden"
- Placebo übersetzt „*placere*, gefallen, ich werde gefallen"

Was Du heute denkst, wirst Du morgen sein!
Gute Laune und positive Gedanken sind die beste Medizin. Gefühle und Gedanken haben einen starken Einfluss auf die Gesundheit.

Der Begriff Placebo, so wie wir ihn heute verwenden, stammt aus der Pharma-Forschung, wo jedes Medikament in der Wirksamkeit gegen ein Placebo getestet werden muss. Wenn das Placebo auch wirkt, verdeckt es die Wirksamkeit des Medikaments – und das ärgert die Pharma-Industrie.

Der Placebo-Effekt wird von drei Wirkungen gesteuert:
Erstens: Die Erwartungshaltung eines Patienten bezüglich der Wirksamkeit einer Behandlung. Zweitens: die Lernprozesse. Wenn ich mehrfach gelernt habe, dass Aspirin hilft, hilft mir womöglich auch eine wirkstofffreie Tablette, sofern ich denke, es sei Aspirin. Der Geist lenkt den Körper. Und drittens: Je grösser das Vertrauensverhältnis und je besser die Kommunikation zwischen Therapeut und Patient ist, desto stärker wirkt der Placebo-Effekt (Salutogenetisches Prinzip). Der Placebo-Effekt schafft tatsächlich messbare, neurochemische Veränderungen in Gehirn und Körper.

Warum nutzen Ärzte diese individuellen Selbstheilungskräfte ihrer Patienten so selten? Dafür gibt es viele Gründe: Der angesprochene schlechte Ruf, Unwille, mangelndes Wissen darüber, wie der Placebo-Effekt nutzbringend eingesetzt werden kann, und ganz praktische Hindernisse. Da man als Arzt unter Aufklärungspflicht des Patienten steht, darf man nicht einfach unbemerkt Placebo-Pillen verschreiben. Zudem gibt es eine gesundheitspolitische Ebene: Viele Ärzte wissen, wie wichtig die Kommunikation mit dem Patienten ist, aber sie können es sich aufgrund von wirtschaftlichen Gründen nicht leisten, lange Gespräche zu führen. Ärzte sind mit ihrer Praxis eben auch Kleinunternehmer und abhängig davon, was sie mit den Krankenkassen abrechnen können. Und ausführliche Gespräche mit Patienten werden nicht angemessen honoriert.

Deshalb kehren viele Patienten der Schulmedizin enttäuscht den Rücken zu und flüchten zu alternativen Heilmethoden, deren Wirksamkeit – wie auch die der Schulmedizin – nicht immer bewiesen ist. Warum? Weil die meisten Heilpraktiker auch nur Symptome behandeln.

Es geht auch nicht um ein Entweder-oder, sondern um ein Sowohl-als-auch. Wir brauchen die Schulmedizin nach wie vor. Wir müssen aber auch zurückkehren zur einfachen und natürlichen Heilkunst, zur Erfahrungs-Heilkunst. Und dafür brauchen wir mehr Zeit und Engagement für die Arzt-Patient-Beziehung. Nicht selten verunsichern Ärzte ihre Patienten sogar mit unqualifizierten Äusserungen oder vorschnellen Prognosen. Da fallen dann Sätze wie: „Sie dürfen nichts mehr heben, sonst wird ihr Rückenmark abgequetscht." Dieser arme Patient wird keinen Stuhl mehr alleine verrücken.

Können schlechte Gedanken und Gefühle krank machen? Ja. Schuld ist der „böse" Bruder von Placebo namens Nocebo, der ähnlich funktioniert wie sein „lieber" Bruder, nur in die andere

Richtung. Placebo und Nocebo sind Antagonismen. So wie Yin und Yang Antagonismen sind. In Erwartung von negativen Folgen reagiert der Körper ebenfalls negativ. So kommt es dazu, dass solche Prognosen sich sehr nachteilig auf die Lebensqualität und die Heilungschancen der Patienten auswirken.

Wir sollten lernen, weniger Angst zu haben. Studien gehen davon aus, dass 50 bis 70 Prozent der Patienten, die eine Allgemeinarzt-Praxis aufsuchen, unter funktionellen Störungen leiden. Das heisst, da ist morphologisch oder anatomisch gesehen nichts kaputt, „nur" die Funktion ist gestört: Kopfschmerzen, Magen-Darm-Probleme, funktionelle Herzprobleme, Angina Pectoris oder Ähnliches. Und meist sind es genau diese Patienten, die besonders sensibel auf diese Nocebo-Effekte reagieren.

Wie kommt der Nocebo-Effekt zustande? Eine Haupt-Rolle beim Nocebo-Effekt spielen Angst und Stress. Wenn Menschen ständig unter Angst und Stress stehen, steigt die Anfälligkeit für Krankheiten. Wir sollten wieder lernen, weniger Angst zu haben und die eigenen Selbstheilungskräfte stärker zu aktivieren.

Warum kann ein krankes Organ, oder generell eine Krankheit, wieder heilen und wieder gesund werden? Dazu gibt es einige Antworten. Die einfachste ist: Unsere Nahrung bildet unser Blut, unser Blut bildet unsere Zellen und unsere Zellen bilden unsere Organe. Alle Zellen erneuern sich permanent. Krankheit ist nur ein Stadium. Sonst wäre das Stadium starr und das gibt es nicht in der Natur. Gesundheit ist auch nur ein Zustand, ein Stadium. Man kann es mit der richtigen gesunden Ernährung länger hinauszögern oder sogar als Dauer-Zustand erhalten. Hier beschreibe ich genau, dass Homöostase funktioniert. Aber ich erkläre damit noch nicht, wie und warum Homöostase funktioniert. Wenn Homöostase nämlich richtig funktioniert, entstehen gar nicht erst Krankheiten. Denn die Definition von Krankheit kann auch sein, dass die Homöostase eben nicht mehr funktioniert hat. Also wie und warum kann Homöostase trotzdem wieder richtig funktionieren, dass sie wieder heilt? Wie ist das möglich, dass dieses „Zellen-Bewusstsein" heilen kann? Wie weiss der Organismus, wie Gesundheit vor der Krankheit war, um wieder richtig heilen zu können? Man spricht hier von Zellgedächtnis. Das ist wie beim Sport. Jemand, der Jahrzehnte Sport gemacht hat und nach einem Unfall wieder beginnt, baut viel schneller Muskeln auf als einer, der noch nie Sport gemacht hat. Der Körper weiss, was er zu tun hat.

Warum gibt es keine unheilbaren Krankheiten?

Wenn diese Lehre stimmt. Warum werden dann nicht alle Menschen geheilt? Der Grosse Geist ist nicht so ungerecht. Alle, die sich zu „etwas" berufen fühlen, können das auch Glauben. Und mit dem wahren Glauben ist allen Menschen alles möglich. Nur wer den Glauben hat, so gross wie ein Senfkorn, dem wird nichts unmöglich sein. Die Ungläubigen erhalten X-Chancen... bis sie diese als Chance erkennen... Der Geist lenkt den Körper. Es ist ja jetzt schon möglich, dass man für Querschnittsgelähmte wieder Zellen züchten und implantieren kann.

Bei der Wundbehandlung ist es längst „State of the Art" (bester Standard der Branche), man kann Schweine-Kollagen verwenden, und die Haut wächst in grossen Flächen wieder nach. Die Placebo-Haltung ist nicht nur der Freund des Menschen. Sie ist gleichzeitig auch der Antagonist der Nocebo-Haltung. Und ein Mensch in der Nocebo-Haltung ist ein Patient, der Zuneigung und Streicheleinheiten wünscht. Ein Mensch in der Placebo-Haltung ist ein dankbarer Mensch, der gesund werden will – und gesund wird.

Beantworte es selbst für Dich:
Wünschst Du noch Streicheleinheiten, delegierst Du noch Deine Gesundheit an Dritte (Ärzte, Therapeuten u.a.) oder nimmst Du Dein Leben selbst in die Hand?

Schlechte Gedanken engen ein
Kranke beschäftigen sich meist ununterbrochen mit ihrem körperlichen Übel. Damit halten sie es jedoch fest, denn die Krankheit erhält immer wieder geistig-seelische Zuwendung und „Nahrung". Das ist der schlimmste Fehler. Wenn sich das Leben so grundlegend um das Thema Nummer eins dreht, die Krankheit, so synchronisiert diese Geisteshaltung sich auch nur mit üblen und kranken Schwingungen. Die Folge hiervon ist, dass Stress und Angsthormone vermehrt und positive, aufbauende Hormone vermindert gebildet werden. Eine einzige kurze angstvolle Situation schüttet binnen einer Sekunde Nebennierenhormone in die Blutbahn und peitscht damit das Herz an, steigert den Blutdruck und setzt vermehrt Blutzucker frei. Das ganze Stoffwechselgeschehen schaltet auf Alarm und Stress. Wenn schon ein kurzer, angstvoller Augenblick genügt, solch gravierende Reaktionen im Körper zu erzeugen, kann man sich leicht vorstellen, um wieviel nachhaltiger der Organismus strapaziert wird, wenn angstvolle Situationen Monate oder Jahre anhalten. Langfristige Angst- oder Stresszustände erzeugen über die Gedanken eine anhaltende Anpeitschung der Nebennieren. Die aus diesem Grunde ununterbrochen ausgeschütteten wichtigen Hormone der inneren Nebennieren sind Adrenalin und Noradrenalin, die der äusseren Rinden der Nebennieren sind Kortison und Aldosteron.
Bei kurzfristigen Ängsten setzt der Körper meist Adrenalin frei. Adrenalin treibt den Puls hoch, das Herz wirft vermehrt Blut in den Körper, und hierdurch steigt der Blutdruck. Adrenalin entleert die Zuckerspeicher in der Leber, und der Blutzucker steigt. Die Körperlogik verschafft den Zellen mit dieser Reaktion vermehrt Energie für ihre kräftezehrende Stressreaktion. Bei langanhaltenden Angstsituationen schüttet der Körper eher Noradrenalin und Kortison aus. Auch dabei kommt es zum Blutdruckanstieg. Noradrenalin mobilisiert zwar keinen erhöhten Blutzucker, verlangsamt jedoch den Pulsschlag und verengt die Gefässe. Obwohl nicht mehr Blut durch das Herz in den Körper geworfen wird (im Gegensatz zu Adrenalin), steigt dennoch der Blutdruck. Dieser Hochdruck entsteht durch die verengten Gefässe. Noradrenalin steigert zudem bei Disponierten den zweiten, den so genannten diastolischen Blutdruckwert. Bei langanhaltenden Ängsten können akute Höhepunkte oder Panikattacken immer wieder auch zum Überwiegen der Adrenalin-Ausschüttungen führen.

Das bei langfristigen Angst- und Stress-Situationen zu viel ausgeschüttete Kortison der Nebennieren erzeugt Muskelschwäche, Knochenschwund, Körperfettvermehrung, Magenbeschwerden, Bluthochdruck und Rückgang der Sexualfunktion. Das durch Angst und Stress vermehrt freigesetzte Aldosteronhormon der Nebenniere hat grossen Einfluss auf die Nierenfunktion. Die Nieren halten bei Aldosteronhormonvermehrung zu viel Kochsalz zurück, können jedoch das Kalium nicht festhalten. Nun wird zu viel Kalium mit dem Urin ausgeschieden. Kalium ist jedoch äusserst wichtig für den Körper. Die Hauptaktion dieses Minerals liegt innerhalb der Zellen, wo es besonders auf die Ribosomen, die Regler des Eiweissstoffwechsels und die Mitochondrien wirkt. Die im Zellinneren beherbergten Mitochondrien sind für die Zellatmung und die Energiegewinnung verantwortlich. Der vermehrte Verlust von Kalium lässt im Körper einen Mangelzustand entstehen. Kaliummangel führt zum Nachlassen der Herzmuskelkraft und somit zur körperlichen Schwäche, die Betroffenen klagen oft über bleischwere Beine oder Herzrhythmusstörungen und werden bei Anstrengung schnell kurzatmig. Die angstbedingte Aldosteronvermehrung hält zu viel Kochsalz zurück. Kochsalz bindet das Wasser ausserhalb der Zellen, und solche Personen speichern nun zu viel Wasser in ihrem Körper.

Das Gehirn wird von einem wässrigen Flüssigkeitsmantel umhüllt. Diese Flüssigkeit schützt das empfindliche Gehirn gegen Stoss- und Ruckbewegungen. Steigt in der Hirnflüssigkeit durch die angstbedingte Aldosteronhormonvermehrung der Kochsalzgehalt an, bindet das Salz auch zu viel Wasser im Schädel. Dieses Wasser kann durch die knöcherne Schädeldecke nicht entweichen. Der Druck steigt und drückt auf die empfindlichen Nervengeflechte, erzeugt Kopfschmerzen oder Kopfdruck.

- Nocebo und Placebo oder
- Schwarze Magie und Weisse Magie oder
- schlechte Gedanken und gute Gedanken

Der Kranke sollte keine negativen Betrachtungen in sich hereinlassen. Für ihn besteht sonst die Gefahr, dass sich die Entschlossenheit zum Sieg mit resignativer Kapitulation vermischt. Die Infizierung des Geistes mit diesen Gegensätzlichkeiten züchtet einen energieverarmten Zauderer.

Eine Regel in der Naturheilkunde lehrt:
Nichts schwächt mehr, als ununterbrochen Vor und Zurück.

Es gibt nur eine Gesundheit
Schopenhauer sagte: „Es gibt tausend Krankheiten, aber nur eine Gesundheit."
Schoppenhauer irrte sich. Es gibt eine Gesundheit und eine Krankheit.
Es gibt nicht die Krankheit(en) und die Gesundheit(en). Krankheitsnamen sind Erfindungen, um damit viel Geld zu verdienen. Es gibt Symptome und Ursachen.

Als Gegenpol zur einen Gesundheit kann es daher auch nur eine Krankheit geben. Die tausende Krankheit(en), von denen Schopenhauer womöglich ironisch sprach, sind menschliche Variationen. Diese eine Krankheit, als Gegenpol zur einzigen Gesundheit, ist nichts anderes als die Naturferne, die Naturentwurzelung, die Abkehr von der Schöpfung. Zwar sucht die medizinische Wissenschaft nach Erkenntnis. Dabei dringt sie immer tiefer in das organisch sichtbare Detail. Je tiefer sie eindringt, desto mehr zerlegt sie die Ganzheit, und die Gesamtübersicht geht verloren. Doch immer ist der ganze Mensch erkrankt. In der Krankheitsphase wird das auffälligste Organsymptom gern vom Körper isoliert betrachtet. Diese isolierte Abspaltung erhält nun einen der tausend Krankheitsnamen. Zwar erkranken bei dem einen diese und bei dem anderen jene Körperteile zuerst. Wie angeführt, sind es solche Körperabschnitte, die bereits vom Energiestrom weniger Kraft erhalten. Problematisch wird diese Betrachtung nur durch einen Umstand: durch unsere Gewohnheiten. Wir sind daran gewöhnt, nur das zu beachten, was wir mit unseren Sinnen wahrnehmen können. Das, was sich den Sinnen entzieht, glauben wir erst dann, wenn es durch die Technik ins Rampenlicht gehoben wird. Bakterien wurden erst unter dem Mikroskop als einzellige Lebewesen entdeckt. Die Verbesserung des Mikroskops durch das Elektronenmikroskop zeigte uns noch kleinere Erreger, die Viren. Den Ultraschall, die Radioaktivität, die Rundfunk-, die Fernsehwellen werden erst durch Zwischenschaltung technischer Geräte ins menschliche Bewusstsein gebracht. Ohne diesen Beweis würden die Menschen schwerlich solche Phänomene akzeptieren. Obwohl Technik immer mehr Verborgenes zutage fördert, fehlt vielen Menschen dennoch der Glaube für Unsichtbares. Fehlt jedoch ein unsichtbares Element, gerät die Gesamtheit ins Wanken und in einer Kettenreaktion stürzen alle Teile in sich zusammen. In diesem Scherbenhaufen ist der Zusammenhang kaum noch zu erfassen.

Gedanken erzeugen Regungen

Ein Mensch hat Angst. Die Angst mobilisiert die Nebennieren. Ihre Hormone treiben das Unbewusste, in diesem Fall das sympathische Nervensystem an. Schweiss bricht aus, die Haut zieht sich zu einer Gänsehaut zusammen, sodass einem „vor Angst die Haare zu Berge stehen". Das Herz wird angetrieben, es „klopft zum Halse heraus". Die Gefässe des Darmes erweitern sich und überfüllen ihn mit Blut. Der Darm leiht sich Blut vom Magen, und dieser blutleere Magen liegt wie ein Stein im Oberbauch – der Appetit ist spontan verflogen.

Ein Mensch spricht die Unwahrheit. Die Augen weichen aus, sehen nach unten oder blicken hilfesuchend zur Seite. Das Herz schlägt schneller. Notorische oder Berufslügner lernen durch ihr immer routinierteres Lügen, die typisch lügenhaften Gesichtsveränderungen zu verbergen. Die innere Anspannung bleibt und verbraucht Energie. Die Gedanken an ein schmackhaftes Essen steigern augenblicklich die Salzsäureproduktion des Magens. Eine Frau wird verlegen. Ihr Gesicht rötet sich oder sie fährt, oft unbewusst, mit den Händen durch ihre Haare. Ein Mensch berichtet über materielle Dinge. Sein Blick richtet sich nach unten (Vergangenheit). Ein anderer schwärmt in seinen Phantasien von unwirklichen Traumvorstellungen. Seine Augen sehen nach oben (Zukunft). Der Gesprächspartner berichtet ehrlich und offen über das Reale. Er blickt sein Gegenüber gerade an. Sogenanntes Verkaufstraining kann die äusseren Erkenntnismerkmale der Kommunikationsinhalte umformen.

Eine Unwahrheit hält sich nicht lange. Nicht nur das unwahre Wort, sondern auch die Täuschung anderer Menschen ist Lüge. Weil „Lügen kurze Beine haben", werden sie von der Wahrheit schnell überholt. Dem wahrheitsliebenden, geradlinigen Menschen ist der falsch-freundliche, smarte Täuscher meist unsympathisch. Die verschiedenen Schwingungen stossen sich ab. Weil gleiche Schwingungen sich anziehen, finden die Lügner und Täuscher zueinander und legen sich ständig gegenseitig herein. Nicht selten fallen auch ehrliche, gutgläubige Menschen auf Betrug herein. Wie ist das möglich? „Die Lüge kommt immer elegant daher." Um den Argwohn zu zerstreuen, putzt sich die betrügerische Versuchung fein heraus, denn sonst kommt sie nicht an das Opfer. Smarte Worte, geschönte Bilder stellen Reizvolles überdimensional heraus oder lassen die Schattenseiten des Angebotenen verschwinden. Trotz aller Lebenserfahrungen und ständiger Warnungen zur Vorsicht lassen sich die angeblich Ahnungslosen täuschen.

Wahre Worte sind nicht immer nur schön, und schöne Worte oft nicht wahr. Da gewisse Menschen die Wahrheit nicht sehen wollen, täuschen sie sich selber und sind „enttäuscht", wenn die Täuschung der Wahrheit weichen muss. Durch ihre Selbsttäuschung infizierten sie sich mit dem Übel des „Nicht-sehen-Wollens". Den Zusammenbruch ihres lieb gewordenen Weltbildes verkraften sie nur schwer. Die Enttäuschung zermürbt das Selbstbewusstsein und produziert gesundheitliche Störungen.

Der Mann streichelt seiner Liebsten den Kopf. Ihr sympathisches Nervensystem erzeugt in ihr Glücksgefühle und Weichheit.

Ob Freude, Trauer, Wut, Hass, Verzweiflung, „schlechtes Gewissen", Liebe oder Sorge, jede Gemütsregung versetzt Nerven, Hormone, Gefässe und Organe in Regung. Die erste Regung trifft immer das Herz und die Seele. Herz und Seele empfinden z.B. Sympathie oder Antipathie. Der Körper adaptiert und reagiert. Positives gibt ihm Energie, Negatives nimmt ihm Energie. Das angeschlagene, energieschwache Organ versucht, aus anderen Körperbezirken Energie abzuziehen. Der ganze Mensch verliert Vitalität. Geringer Energieverlust verursacht funktionelle, vorübergehende Störungen. Bei ausgedehnten Energiedefiziten entwickeln sich organische Veränderungen. Aufgrund der jeweiligen erblichen Veranlagung kann das eine Organ mehr, das andere weniger Energie aufnehmen. Fliesst nun zu viel Energie ab, so erkranken diejenigen Organe zuerst, die aufgrund ihrer Anlage schon mit geringerer Energie ausgestattet waren. Diesem schwächeren Organ fehlt nun die Kraft, die eigene Form zu erhalten. Organuntypische Gebilde zerstören die Ordnung und verwandeln das ursprünglich gesunde Gewebe in krankes. Das energiearme Organ verfettet oder schrumpft, verliert Substanz, es bilden sich Geschwüre oder Tumore, es baut das typische Organgewebe ab. Fehlt die Energie fast ganz, stirbt es unmerklich, und bösartige Geschwülste können sich von der untergegangenen Substanz ernähren.

Voll sein mit Energie heisst, nicht krankheitsanfällig zu sein. Der Mensch ist gesund. Die Krankheitsproblematik erscheint Laien und Fachleuten kompliziert. Im Prinzip ist dieses Geschehen, wie alle grossen Dinge, einfach. Dies aus folgendem Grunde: In unserer Naturordnung existiert immer ein Gegenpol. Gesund und krank, nass und trocken, Tag und Nacht, Mann und Frau, heiss und kalt, Leben und Tod, gut und böse usw.

Michael Talbot (1953–1992) erklärte in seinen Vorträgen immer wieder, dass wir Menschen mehr auf die Wirklichkeitsmodelle in unserem Kopf reagieren als auf die äussere Wirklichkeit selbst. Es gibt etliche Versuche mit Soldaten, die man 20 km hat marschieren lassen. Einigen Soldaten sagte man vorher, sie würden 10 km marschieren, anderen sagte man, sie würden 20 km marschieren, und wieder anderen sagte man, es wären 30 km. Alle sind zwar die gleiche Distanz marschiert, aber physiologische Untersuchungen haben ergeben, dass Ihre Körperreaktion nicht der tatsächlichen Entfernung, sondern dem Wirklichkeitsmodell in ihrem Kopf und der vorherigen Angabe, wie weit sie marschieren würden, entsprach.

In der Medizin kann der Ansatz, dass wir auf das Wirklichkeitsmodell in unserem Kopf reagieren, zur Erklärung des Placebo-Effekts herangezogen werden.

Ein Patient mit Lympdrüsenkrebs hatte in seinem ganzen Körper Geschwüre, so gross wie Orangen. Sein Arzt sagte ihm, er hätte nur noch wenige Tage zu leben. Aber der Patient hatte von einem neuen Krebsmedikament Namens Criba-Ocan gehört, und er bestand darauf, damit behandelt zu werden. Der Arzt meinte zwar, es benötige Wochen, bis Criba-Ocan wirkt, aber aus Mitgefühl hat er seinen Patienten damit behandelt. Drei Tage nach seiner Behandlung begannen sich die Tumore zurückzubilden und zwar so schnell, wie der Arzt sagte, wie Schneebälle auf einem heissen Ofen. Keine andere Behandlungsmethode hätte so eine schnelle Reaktion auslösen können. Und der Patient schien nach kürzester Zeit völlig von Krebs geheilt zu sein, nahm seine Arbeit wieder auf und führte ein normales Leben. Allerdings las er einige Monate später einen Artikel darüber, dass Criba-Ocan nicht besonders effektiv ist, und schlagartig begannen seine Tumore erneut zu wuchern. Der Arzt vermutete, dass es nicht das Krebsmedikament war, das ihn geheilt hatte, sondern der Glaube an seine Wirksamkeit. Er belog also seinen Patienten und sagte ihm, dieser Artikel stimme nicht, Criba-Ocan wirkt, und „hier habe ich sogar eine neue verbesserte Variante davon." Er spritze dem Mann allerdings eine reine Kochsalzlösung. Daraufhin lösten sich die Tumore erneut völlig auf. Leider las der Mann einige Monate später wieder einen Artikel, dass sich Criba-Ocan als völlig wirkungslos gegen Krebs entpuppt hat. Seine Zellwucherungen kehrten zurück, und diesmal starb er daran. Die Quintessenz dieses Fallberichts: der Patient hat es geschafft, sich selbst zu heilen. Sonst hätte er nicht auf die völlig wirkstofffreie Kochsalzlösung mit Heilung reagiert. Er hat also auf das Wirklichkeitsmodell in seinem Kopf und den Glauben daran, dass er geheilt werden würde, reagiert. Das ist eine der spannendsten Fragen des holographischen Wirklichkeitsmodells. Mein Lehrsatz dazu gilt: „Alles geschieht Dir nach Deinem Glauben."

Warum aber haben die Menschen keinen Glauben? Vor einer Operation sagen sie: „Ich kann jetzt nichts mehr tun, jetzt liegt es in den Händen der Chirurgen". Sie geben die volle Verantwortung ab. Sie wollen damit nichts zu tun haben.

Du kannst auch Deinen Angehörigen und Freunden gutes „Vertrauens-KI" – senden. Es genügt, wenn Du intensiv GLAUBST, dass auch Du Schutzengel hast. Aber Du selber bist der stärkste Schutzengel für Deine Angehörigen – natürlich nur, wenn Du das auch glaubst. Also benimm Dich wie ein Schutzengel und sende „Vertrauens-KI". Das hilft wirklich. KI durchdringt alle Stoffe – auch die Klinik-Mauern – und jede Distanz – auch die Distanz bis in die Klinik – und ohne Zeitverzug. Das Geschriebene GLAUBE ich selber.

4.10 Erwartungshaltung

Im Kapitel Placebo versus Nocebo habe ich die Begriffe „Placebo-Haltung" und „Nocebo-Haltung" bereits ausführlich erklärt. Nun ist es für viele Menschen oft schwierig, sich die Wirkungsweise dieser beiden Haltungen in der Praxis vorzustellen. Damit ich diesen Vorgang noch besser erklären kann, habe ich den Begriff „Erwartungshaltung" dafür gewählt.

Optimisten und Pessimisten sind beide gute Propheten. Der Optimist, der mit dem guten Ausgang einer Sache rechnet, behält ebenso oft recht, wie der Pessimist, der mit dem schlechten Ausgang einer Sache rechnet. Wie ist das möglich? Des Rätsels Lösung ist: Was wir erwarten oder befürchten, wird Wirklichkeit werden!

Warum ist das so? Schauen wir uns ein Experiment an, das uns auf diese Frage eine Antwort geben kann. Man zeigte Versuchspersonen Bilder von Menschen. Die Versuchspersonen sollten sagen, welche Menschen sie für sympathisch und welche für unsympathisch hielten. Daraufhin teilte man einigen Versuchspersonen mit, sie würden nun am Telefon mit den Menschen sprechen, die sie für sympathisch hielten. Anderen Versuchspersonen sagte man, sie würden am Telefon mit den Menschen sprechen, die sie für unsympathisch hielten. Diejenigen Versuchspersonen, die ihren Gesprächspartner zuvor als sympathisch eingestuft hatten, verhielten sich am Telefon sehr freundlich. Sie sprachen mit dem anderen in einer warmen, humorvollen und lebhaften Weise. Diejenigen Versuchspersonen, die glaubten, sie hätten am anderen Ende der Leitung den unsympathischen Menschen an der Strippe, verhielten sich kühl, abweisend und desinteressiert.

Nun, wenn Dir jemand kühl und reserviert begegnet, wie verhältst Du Dich dann? Gehst Du auf denjenigen freudestrahlend und mit offenen Armen zu? Nein. Die meisten von uns werden ebenfalls abweisend und zurückhaltend reagieren.

Das bedeutet: Unsere Erwartungen beeinflussen unser Verhalten – auch wenn uns das nicht bewusst sein mag – und andere Menschen reagieren darauf entsprechend. Der eigene Umgangsstil ruft in unseren Mitmenschen genau diejenigen Verhaltensweisen hervor, die unseren Erwartungen entsprechen. Es erfüllt sich das, was wir erwarten. Deshalb nennt man dieses Phänomen in der Psychologie „selbsterfüllende Prophezeiung". Im Alltag sagen Menschen oft, welchen so etwas passiert: „Ich habe es kommen sehen" oder „ich wusste schon immer, dass er etwas gegen mich hat."

Wenn Menschen sagen, sie hätten etwas vorhergesehen, dann drücken sie damit in der Regel nur aus, dass sie durch ihr Verhalten dazu beigetragen haben, dass sich das ereignen konnte, was passierte.
Unsere Erwartungen haben noch weiterreichender Wirkungen. Hat man sich erst einmal über jemanden ein Vor-Urteil gebildet, dann nimmt man auch vorwiegend die Merkmale am anderen wahr, die in das Bild vom anderen passen. Hält man jemanden zum Beispiel für unzuverlässig, dann registriert man die Anzahl, in denen er sich als zuverlässig erweist, gar nicht. Man sieht nur die Anzahl, in denen er durch sein Verhalten unser Vorurteil bestätigt. So ist es auch, wenn man sich eine bestimmte Philosophie über sein Leben oder das Leben im Allgemeinen zugelegt hat. Man sieht dann nur noch, was in das Bild passt, das man sich gemacht hat und lässt alles andere unter den Tisch fallen.

Wenn ich depressive Menschen frage, was sie alles in ihrem Leben erreicht oder geleistet haben, dann höre ich meist: „Nichts". Diese Menschen sind davon überzeugt, dass ihr gesamtes Leben nur eine Serie von Misserfolgen und Fehlschlägen ist. Selbst ehemals als positiv erlebte Ereignisse werden nun von ihnen als negativ bewertet oder sie werden einfach abgewertet: „Das war nichts Besonderes. Das war Zufall. Das können andere auch" usw. Was wir bedenken sollten: Wenn wir zu uns, unseren Fähigkeiten, unseren Mitmenschen und unserer Zukunft negativ eingestellt sind, wenn wir also pessimistisch und voll negativer Erwartungen sind, dann denken und handeln wir so, dass genau das eintritt, was wir erwarten oder befürchten – nämlich Negatives.

Wir erschaffen uns durch unsere Erwartung eine subjektive Welt und glauben, dass unsere Wahrnehmung real ist. Deshalb führen positive Erwartungen zu positiven Ergebnissen und umgekehrt. Wir erleben, womit wir rechnen.

Die Macht selbsterfüllender Prophezeiungen:
In einem Experiment sagte man Lehrern, sie bekämen eine sehr intelligente und aufgeweckte Klasse, während man anderen Lehrern sagte, sie bekämen eine eher mittelmässige Klasse, bei der sie nicht allzu grosse Leistungen erwarten sollten. Tatsächlich aber gab man den Lehrern völlig normale Klassen, wie sie in jeder Schule zu finden sind! Das Ergebnis war umwerfend. Die Leistungen derjenigen Klassen, bei denen die Lehrer glaubten, es handle sich um sehr gute Schüler, lagen nach etlichen Monaten über dem Durchschnitt – während die Leistungen derjenigen Schüler, von denen die Lehrer sich nichts erhofften, unter dem Durchschnitt lagen. Auch hier ist des Rätsels Lösung: Diejenigen Lehrer, die glaubten, sie hätten intelligente Schüler, verhielten sich anders gegenüber den Schülern, als diejenigen Lehrer, die glaubten, ihre Schüler seien nur mittelmässig intelligent. Die Lehrer der vermeintlich intelligenten Schüler förderten diese mehr und hatten mehr Geduld mit ihnen. Das ist die Wirkung der Placebo-Haltung. Die

Lehrer der vermeintlich nur mittelmässigen Schüler gaben sich keine so grosse Mühe. „Wozu auch", mögen sie gedacht haben, „bei denen ist eh Hopfen und Malz verloren." Das ist die Wirkung der Nocebo-Haltung.

Solche sich selbst erfüllende Prophezeiungen sind auch im Spiel, wenn wir vom „Pech verfolgt werden". Menschen, die häufig Pech haben, malen sich in ihrer Vorstellung bei allem immer nur aus, was schiefgehen könnte. Sie rechnen immer mit dem Schlimmsten. Das ist die Wirkung der Nocebo-Haltung. Menschen, die ein Unheil vorhersehen, erleiden es zweifach – einmal, weil sie sich durch ihre negativen Phantasien schlechte Gefühle machen – ohne, dass etwas passiert wäre, und dann nochmal, wenn das von ihnen Befürchtete tatsächlich eintritt. Es kommt selten etwas Gutes heraus, wenn wir Schlechtes erwarten.

Nun kann man natürlich fragen, was war zuerst da: das Ei oder das Huhn. Waren diese Menschen zuerst negativ eingestellt und hatten dann Pech, oder legten sie sich aufgrund ihrer häufigen schlechten Erfahrungen eine negative Sichtweise zu?

Ich bin der Überzeugung, dass diese Menschen in der Regel zuerst pessimistisch dachten und sie dann negative Erfahrungen machten, die sie in ihrer pessimistischen Sichtweise bestärkten. Wenn ich überzeugt bin, bei allem was ich anpacke zu versagen, dann ist das nicht sehr motivierend. Ich gehe entweder nur halbherzig an die Sache heran oder gebe mir erst gar nicht die Chance, mich vom Gegenteil zu überzeugen – sprich: ich unternehme nichts und bleibe passiv. In beiden Fällen ist das Ergebnis dasselbe: Ich trete auf der Stelle. Wenn ich halbherzig an eine Sache herangehe, dann gebe ich beim kleinsten Hindernis, das sich mir in den Weg stellt, auf. Warum? Weil ich meine negative Meinung durch das Hindernis bestätigt sehe, nämlich, dass ich versage und es deshalb keinen Sinn macht, mich weiter anzustrengen. Das ist die Wirkung der Nocebo-Haltung. Wenn ich erst gar nichts unternehme, um meinem Ziel näher zu kommen, dann werde ich es natürlich auch nicht erreichen.

Optimisten, die mit dem guten Ausgang einer Sache rechnen, sind natürlich sehr motiviert, das zu erreichen, was sie als erreichbar ansehen. Wenn sie auf ein Hindernis stossen, dann betrachten sie es vielleicht als eine lästige Fliege, durch die sie sich jedoch nicht von der Verfolgung ihres Ziels abhalten lassen. Das ist die Wirkung der Placebo-Haltung.

Es ist ihr Glaube, der ihnen den Vorsprung gegenüber den Pessimisten verschafft.

4.11 Salutogenese versus Pathogenese

Wieso kommen einige Menschen ohne eine einzige Erkältung durch jeden Winter? Wie schaffen es manche Krebspatienten, gegen alle Wahrscheinlichkeiten weiterzuleben? Weshalb werden einige sogar wieder ganz gesund? Phänomene, die uns seit langem beschäftigen und die die Wissenschaftler nun mehr und mehr entschlüsseln. Sie haben dem Geheimnis dahinter einen Namen gegeben: Salutogenese (von „salus", gesund und „genesis", Ursprung, Entstehung).

Salutogenese heisst, die Gesundheit, nicht die Krankheit in den Mittelpunkt zu rücken
Konkret bedeutet das zum Beispiel: Eine Patientin mit Schlafstörungen kann über ihre zu hohe Belastung im Job oder in der Familie grübeln und Tabletten schlucken. Sie kann sich aber auch fragen, unter welchen Umständen sie gut schläft und so ihre eigenen heilenden Kräfte entdecken und mobilisieren. Denn um mit Krankheiten fertig zu werden, müssen wir unsere ganz persönlichen Gesundheitsquellen nutzen.

Die drei salutogenetischen Prinzipien:

1. Der Patient sollte dem Naturheil-Berater vertrauen.
2. Der Patient sollte – mit Hilfe des Naturheil-Beraters – erst lernen zu verstehen, was in seinem Körper geschieht. Darum benötigt er ja die Hilfe eines Naturheil-Beraters.
3. Der Patient sollte Teil des Ganzen sein, er darf nicht Konsument sein. Er ist verantwortlich für seine Gesundheit.

Der Patient muss nichts. Es wäre hilfreich, wenn er auf einen erfahrenen Gesundheitsberater vertrauen kann. Leider sind die meisten Berater nur Phonographen.

Pathogenese versus Salutogenese – fünf Grundfragen
Es gibt zwei Modelle, welche Menschen bezüglich ihres Gesundheitsstatus einteilen: das pathogenetische und das salutogenetische Modell. Nachfolgende Tabelle geht auf die beiden Modelle ein und zeigt deren Unterschiede bzw. Merkmale.

Tabelle 16: Pathogenetisches versus salutogenetisches Modell

Wie lassen sich Menschen bezüglich ihres Gesundheitsstatus einteilen?

pathogenetisches Modell	salutogenetisches Modell
Dichotomisierung: Menschen werden als krank oder gesund klassifiziert	Gesundheit und Krankheit sind zwei Extreme, zwischen denen sich Menschen im Laufe ihres Lebens hin- und herbewegen. Es gibt Kräfte, die Menschen in Richtung dieser beiden Pole drängen. Jeder Mensch kann beides sein: krank und gesund.

Worauf liegt das Hauptaugenmerk, was wird zu verstehen versucht?

pathogenetisches Modell	salutogenetisches Modell
Patienten, also Kranke, werden mit Diagnosen versehen. Daten werden nur bezüglich des spezifischen Leidens erhoben. Ärzte spezialisieren sich auf ganz bestimmte Organbeschwerden. Die Meinung des Patienten interessiert nicht besonders oder wird milde belächelt. Eine Kommunikation zwischen den verschiedenen Fachgebieten ist schwierig oder gar nicht vorhanden.	Nicht nur Kranke werden untersucht, sondern alle Menschen. Alle Aspekte des Befindens einer Person werden einbezogen, nicht nur die objektiven Parameter, sondern auch subjektive Symptome. Der Leidende wird nicht zum „Herzinfarkt auf Zimmer 15", sondern er bleibt ein kompletter Mensch, weil der philosophische Zugang die Berücksichtigung der ganzen Person erfordert.

Was sind die wichtigen Wirkfaktoren?

pathogenetisches Modell	salutogenetisches Modell
Suche nach ätiologischen Risikofaktoren für spezifische Krankheiten. Suche nach physikalischen, mikrobiologischen oder psychosozialen, pathogenen Einflüssen, die bei Einzelpersonen oder Bevölkerungsgruppen zu speziellen Krankheiten führen.	Nicht nur nach Risikofaktoren wird gesucht, sondern die ganze Geschichte der Person wird abgefragt. Nur so können wir auch Variationen finden, die aktiv mithelfen, dass sich die Person wieder auf den Gesundheitspol hinbewegt. Salutogenetische Orientierung meint, in Forschung und Praxis nicht nur auf Pathologie zu achten, das Augenmerk nicht nur auf schädliche Einflüsse zu richten, sondern auch gesundheitsfördernde Einflüsse zu beachten.

Wie werden Stressoren beurteilt?

pathogenetisches Modell	salutogenetisches Modell
Stressor bewirkt Stress, der zu Krankheit führt. Stress wird ganz allgemein als krankheitsfördernd angesehen, viele Studien belegen diesen Kausalzusammenhang. Demzufolge ist die Hauptdevise, den Stress aus unserem Leben fernzuhalten.	Stress ist überall und unvermeidlich. Stress wird nur als potentiell krankheitserregend angesehen, nämlich nur dann, wenn nicht richtig mit ihm umgegangen wird. Darüber hinaus wird Stress sogar als potentiell gesundheitsfördernd erachtet.

Wie wird Leiden behandelt?

pathogenetisches Modell	salutogenetisches Modell
Anschliessend an die Suche nach bestimmten Erregern für bestimmte Krankheiten werden spezifische Therapien gegen diese Krankheiten gesucht. Es werden sozusagen Kriege gegen einzelne Krankheitsbilder oder Erregergruppen geführt. Werd den den Medizinern genügend Mittel zum Führen ihrer Kriege bereitgestellt, wird irgendwann niemand mehr krank werden, weil alle Krankheiten besiegt sind.	Nie wird die Bemühung um die Gesundheit erfolgreich sein. Sie wird auch nie beendet sein, aber die Menschen können lernen, sich in ihren Bemühungen geschickt zu verhalten und den Beschwerden flink auszuweichen (d.h. auf ihre Ressourcen zurückgreifen).

Wie wichtig ist unsere innere Haltung, um Krankheiten zu heilen?

Bei jeder Krankheit, ob Erkältung, ein Knochenbruch, Diabetes, Krebs oder Migräne, hilft es, die inneren Heiler zu mobilisieren. Auch für Gesunde ist es nützlich. Denn jeden Tag sind wir Belastungen ausgesetzt, die wir ausgleichen müssen. Besonders angewiesen auf die inneren Heiler sind dabei alle Patienten mit chronischen, also unheilbaren Krankheiten, oder mit Behinderungen. Sie stellen oft fest: Wenn ich mich bemühe, so zu leben, dass ich mich gesund fühle, dann kann ich mit meiner Krankheit oder Behinderung überraschend gut leben. Einige bezeichnen sich sogar als gesund. Beobachtungen wie diese haben die Definition des Begriffs „Gesundheit" der Weltgesundheitsorganisation als „Zustand völligen körperlichen, seelischen und sozialen Wohlbefindens" ins Wanken gebracht. Heute gilt gemäss vielen Experten als gesund, wer „mit seinen Krankheiten ausreichend glücklich leben kann" – und Krankheit und Gesundheit als Pole, zwischen denen der Mensch sich zeitlebens bewegt.

Das Leben ist nicht analytisch. Gesundheit, Gerechtigkeit, Freiheit und Glück sind schöpferische, universale und kontemplative Anpassungsfähigkeit.

Beschäftige Dich gedanklich nicht mit Deinen Krankheiten!
Wenn Du Dich ärgerst und daraufhin zwei, drei böse Worte sagst, so hast Du das Böse schon angenommen. Du konntest Deinen Körper nicht mehr beherrschen. Passiert daraufhin noch mehr Böses und Du daraufhin um die Energie Deines Körpers, wie er sie braucht, gebracht worden bist, brichst Du zusammen. Wenn Du ein unzufriedener Mensch geworden bist, ist das ein Zeichen dafür, dass Du dem Bösen verfallen, ausgeliefert bist, denn Du befasst Dich immer wieder mit all diesem Übel, das Du empfunden hast.

Beschäftige Dich nicht gedanklich mit Deinen Krankheiten! Wenn Du Dich damit zu sehr anstrengst, darauf sitzt, dann beschäftigst Du Dich mit dem Bösen. Dann liebst Du Deine Krankheit und hältst sie fest. Was Du aber fest hältst, das kannst Du nicht gleichzeitig loslassen.

Niemand kann zur Heilung gezwungen werden, er kann sich nur freiwillig entscheiden!

4.12 Homöostase

Die Natur arbeitet ständig daran, ein Gleichgewicht zu erhalten und für einen Ausgleich zu sorgen. Wobei hier zu unterscheiden ist zwischen anorganischen Substanzen, sogenannter toter Materie – und organischen Substanzen, sog. lebendiger Materie.

Anorganische Substanzen, wie ein Stein, übernehmen immer sofort die Energie aus der Umgebung, die auf sie wirkt. So wird z.B. ein Stein sofort wärmer, wenn Wärme auf ihn wirkt. Im Gegensatz dazu versuchen organische Lebewesen immer zuerst den IST-Zustand zu erhalten, bevor sie die Umgebungs-Energie übernehmen. So versucht ein menschlicher Organismus, zuerst durch Schwitzen die zugeführte Wärme auszugleichen, bevor er sich erwärmt. Oder durch zitternde Bewegungswärme ein Unterkühlen zu verhindern, bevor er auskühlt.

Wenn dieses Gleichgewicht zusammenbricht, werden Kräfte wirksam, die zu einer Wiederherstellung führen. Alle Erscheinungen in der Welt der Natur dienen dazu, diesen Zustand des Gleichgewichts wiederherzustellen bzw. aufrechtzuerhalten. Wasser fliesst von einem hohen Punkt zu einem niedrigen Punkt und Elektrizität von einem hohen Potential zu einem niedrigen Potential. Das Wasser hört auf zu fliessen, wenn es eine ebene Oberfläche bildet und der elektrische Strom, wenn es keinen Unterschied im elektrischen Potential mehr gibt. Die chemische Umwandlung einer Substanz endet, wenn das chemische Gleichgewicht wiederhergestellt ist. Die Natur kennt kein dauerndes Vakuum. Zum Beispiel steigt warme Luft auf und schafft so den Platz, in den kühlere Luft hineinströmen kann. Im Sommer stossen kühle Brisen von der See auf wärmere Landstriche. Das Wasser fliesst immer bergab, bis es auf den Ozean trifft.

Was bedeuten diese Naturvorgänge? Es sind Beispiele dafür, wie die Natur Harmonie findet und herstellt. Wenn unausgeglichene Verhältnisse herrschen, wenn z.B. ein Gebiet wärmer ist als ein anderes, dann versucht die Natur, gleiche Verhältnisse herzustellen oder einen Ausgleich für die Ungleichheit zu finden. Diese Bewegung findet ununterbrochen statt. Die Naturordnung lehrt uns, dass Harmonie „Vollständigkeit und Perfektion" ist. „Das Ergebnis einer Vielfalt in Einheit und Ordnung."

Alles in der Natur strebt nach Harmonie. Jede Krankheit ist ein Versuch, das Gleichgewicht wiederherzustellen. Genauso arbeiten alle Phänomene im Zusammenhang mit lebenden Organismen unermüdlich daraufhin, einen Zustand des Gleichgewichts aufrechtzuerhalten. Yin und Yang ergänzen sich permanent und zur gleichen Zeit. Der Körper heilt sich mit seiner eigenen Heilkraft selbst. Das ist ganz wichtig zu verstehen. Es ist natürlich, gesund zu sein. Ein Abweichen vom natürlichen Zustand führt zu Krankheit. Heilung ist der Prozess, unnatürliche Bedingungen in natürliche Bedingungen umzukehren. Da die ganzheitliche Ernährungsweise bedeutet, natürliche Nahrungsmittel zu sich zu nehmen und ein einfaches Leben in einer Umgebung, die so natürlich wie möglich ist zu führen, merken diejenigen, die dementsprechend leben, dass ihr physiologischer Zustand zu seiner natürlichen, gesunden Verfassung zurückkehrt. Das erscheint zu einfach, um wahr zu sein. Aus der Perspektive der Natur ist jedoch das, was wahr ist, immer einfach.

Homöostase ist die Fähigkeit des Körpers, seine inneren Bedingungen zu kontrollieren und konstant zu halten. Das ist äusserst wichtig. Es mag draussen heiss und feucht oder kalt und trocken sein. Aber innerhalb des Körpers sind die Bedingungen bei jeglichem Wetter erstaunlich konstant.
Wir nehmen die Aussenwelt wahr und reagieren auf sie durch Informationen, die wir von unseren Sinnen bekommen. Alle unsere Sinne sind überaus empfindlich. Unsere Nase ist relativ empfindlich, es brauchen nur ein paar Tropfen Vanilleextrakt in einem Zimmer zu sein, und wir riechen Vanille. Wobei die Nase eines Hundes tausendmal feiner Gerüche wahrnimmt als das menschliche Riechorgan. Unsere Augen sind relativ empfindlich, aus weiter Entfernung können wir Kerzenlicht erspähen. Wobei die Augen eines Adlers ein Mehrfaches schärfer sehen als das menschliche Auge. Die Zunge ist relativ empfindlich, selbst winzige, feine Veränderungen im Geschmack können wir wahrnehmen. Wobei reine Pflanzenfresser, wie das Pferd, zehnmal mehr Geschmacks-Knospen haben als die menschliche Zunge und mehrere hundert Grasarten am Geschmack unterscheiden können.

Der ganze Körper ist sehr empfindlich, doch seine inneren Bedingungen werden unglaublich konstant gehalten. Bei einem gesunden Menschen ist die Sauerstoffmenge im Körper relativ konstant. Der Glukosespiegel ist relativ konstant. Die Körpertemperatur ist relativ konstant. Azidität und Alkalinität werden auf ziemlich genauem Niveau gehalten. All das ist Homöostase, die Weisheit des Körpers.

Unsere innere Temperatur beläuft sich normalerweise auf etwa 37 Grad Celsius. Der Zustand der Haut ist sehr wichtig, weil die innere Temperatur durch Schweissabsonderung reguliert wird. Schwitzen hilft uns, diese Temperatur zu halten, selbst wenn draussen 45 Grad Celsius Hitze herrschen. Es ist so, als hätten wir einen automatischen Thermostat in unserem Körper, der auf 37 Grad Celsius eingestellt ist. Gemäss der TCM gibt es diesen Thermostat im Körper tatsächlich, und sogar in dreifacher Ausführung. Dort wird er „Dreifach-Erwärmer" genannt und wird der Feuer-Energie zugeordnet.

Wenn Du Fieber bekommst, steigt Deine Temperatur. Die meisten modernen Menschen gehen dann direkt in die Apotheke und nehmen irgendwelche Tabletten oder verwenden Eis, um die Temperatur zu senken. Das ist ein Fehler. Warum? Weil der Zweck des Fiebers darin besteht, bestimmte Mikroben, die eine Infektion verursachen, zu vertreiben. Das ist Teil der Weisheit bzw. der Heilkraft des Körpers. Sobald die Mikroben weg sind, sinkt das Fieber ganz von alleine. Wird das Fieber künstlich heruntergedrückt, schützt das die Mikroben. Sie verlassen den Körper nicht. Wir bringen uns um den natürlichen Heilungsprozess.

Zur Tätigkeit der Homöostase gehört auch, den pH-Wert des Blutes zu regulieren. In der Wissenschaft werden Azidität und Alkalinität mit dem pH-Wert gemessen. Ein neutraler pH-Wert ist 7,0. Eine Substanz mit niedrigerem pH-Wert gilt als sauer, eine Substanz mit höherem pH-Wert gilt als alkalisch (basisch). Unser Blut wird immer auf etwa 7,35 bzw. 7,45 gehalten. Gehirn und Nervensystem hören in saurem Milieu auf, zu funktionieren. Ein Blut-pH von 6,9 führt ins Koma, dann schweben wir in Lebensgefahr. Bei einem Blut-pH von 7,8 kann es zu einem tödlichen Ausfall kommen, da dieses Milieu zu alkalisch ist. Unser Körper muss seinen Blut-pH-Wert also auf etwa 7,35–7,45 halten, was leicht alkalisch ist. Dieser pH-Wert steht unter der Kontrolle der Nieren. Ein weiteres Organ von Bedeutung für die Homöostase ist die Lunge. Die Sauerstoffmenge im Körper ist relativ konstant, und das steht unter der Kontrolle der Lunge.

Auch die Flüssigkeitsmenge und die Menge an Kohlendioxid müssen konstant und unter Kontrolle sein. Dafür ist das Kreislaufsystem zuständig. Der Blutkreislauf ist sehr interessant. In der chinesischen Medizin heisst es, dass Heilkraft von einer guten Blutzirkulation herrührt. Warum ist das so wichtig? Der Körper hat ungefähr 75 Billionen Zellen. Diese Zellen brauchen alle drei Minuten neuen Sauerstoff, wenn sie überleben sollen. Diesen Sauerstoff transportiert das Blut. Auf diese Weise sorgt der Blutkreislauf für einen konstanten Sauerstoff- und Nährstoffgehalt innerhalb der Zellen. Wenn das Blut nicht gut zirkuliert, ist die Nährstoffzufuhr unzureichend, und der Körper wird krank. Auf ähnliche Weise hilft der Blutkreislauf dem Körper, einen konstanten Kohlendioxidspiegel aufrechtzuerhalten. Der Blutkreislauf hängt vom Zustand des Herzens und des Kreislaufsystems ab.

Auch der Blutzuckerspiegel ist relativ konstant, wenn der betreffende Organismus gesund ist. Wenn der Blutzuckerspiegel zu hoch ist, produziert die Bauchspeicheldrüse Insulin, und das wandelt sich um in Glykogen, welches den Blutzuckergehalt auf die richtige Menge reduziert.

Ist der Blutzuckerspiegel zu niedrig, produziert die Nebenniere das Nebennierenrindenhormon (NNR-Hormon), und das wandelt in der Leber Glykogen in Glukose um, damit der Blutzuckergehalt auf die richtige Menge erhöht wird. Auf diese Weise sorgen zwei Hormone, Insulin und NNR-Hormon, für einen konstanten Blutzuckerspiegel im Körper.

All das sind Beispiele für die Homöostase, die Weisheit des Körpers. Durch die Homöostase kann unser Körper Beständigkeit bewahren bei der Körpertemperatur, dem Säure/Base-Grad, der Sauerstoff- und der Kohlendioxidmenge, dem Blutkreislauf, dem Blutzuckerspiegel usw. Diese Beständigkeit ist der natürliche Zustand unseres Körpers. Wenn wir diese Beständigkeit bzw. diesen natürlichen Zustand aufrechterhalten, sind wir gesund. Können wir diesen inneren stabilen Zustand nicht aufrechterhalten, sind wir krank.

Die moderne Zivilisationsgesellschaft schwächt die Homöostase, weil Klimatisierung an die Stelle des körpereigenen Temperaturkontrollsystems tritt. Medikamente, inklusive Antibiotika, treten an die Stelle unserer natürlichen Immunität bzw. Heilkraft. Für diejenigen, die nicht ausreichend Insulin oder das NNR-Hormon produzieren können, liefert die Schulmedizin Ersatz für diese Hormone durch solche von Tieren. Mit diesen und vielen anderen Substitutionen bräuchte es unsere Homöostase niemals gegeben zu haben. Das charakteristische Merkmal der modernen Zivilisationsgesellschaft besteht darin, dass es der Medizin bedarf, um die Homöostase wenigstens noch künstlich aufrechtzuerhalten. Und das auch nur mit mässigem Erfolg.

Wir sollten uns bewusst sein, dass wir in einer Welt leben, die sich ständig verändert, so wie die ganze Natur es tut, damit unser autonomes Nervensystem und unser Hormonsystem richtig arbeiten können. Dadurch werden wir stark genug sein, um bei den meisten Wetterlagen, während Infektionszeiten oder wenn wir ungewohnte Nahrungsmittel essen oder ungesundes Wasser trinken konstante innere Bedingungen aufrechtzuerhalten. Zu dieser Stärke gehört auch die Fähigkeit, Beständigkeit in Gefühlen und Verhaltensweisen zu bewahren, sodass wir uns nicht leicht aufregen, egal wie die Umstände sind.
Die Bewahrung dieser Beständigkeit ist davon abhängig, dass alle Körperorgane harmonisch funktionieren.

Wie können wir diese Organe in erstklassigem Zustand halten? Mir scheint, die moderne Medizin hat keine Vorstellung davon, wie das zu bewerkstelligen ist. Nicht nur das, die Schulmedizin hat – wohlwollend interpretiert – nie wirklich den Versuch unternommen, herauszufinden, wie ein gesunder Zustand der Organe erreicht werden kann. Weniger wohlwollend interpretiert, unterschlägt sie dieses Wissen aus finanziellen Gründen bewusst. Die moderne Medizin ist zu sehr damit beschäftigt, wie man die Symptome von Krankheiten beseitigen und kranke Organe gegen gesunde austauschen kann. Sobald ein Kranker solch eine Behandlung erhält, muss er deshalb fast sein ganzes Leben lang mit diesen Medikamenten bzw. dieser Behandlung weitermachen, weil solche Medikationen bzw. Behandlungen nicht dafür vorgesehen sind, die Organe in einen natürlichen gesunden Zustand zu versetzen. Und eine Krankheit folgt der nächsten. Die inneren Organe können sich optimal entwickeln aufgrund des Verzehrs von Nahrungsmitteln, die optimal an die Umgebung angepasst sind, sowie aufgrund von Nahrungsmitteln, die in der Pflanzenwelt am höchsten entwickelt sind.

Der Jahreszeit entsprechende, am Ort gewachsene Getreide und Gemüse sind die Nahrungsmittel, die unserer Umgebung am meisten angepasst sind. Wenn wir solche natürliche Nahrung zu uns nehmen, erreichen wir die beste Anpassungsfähigkeit bzw. die Homöostase. Der menschliche Körper ist ein Wunderwerk der Natur und nicht der Technik. Er kann sich während vieler Jahre an Fehlverhalten anpassen, auch falschen Essgewohnheiten, wie grosse Mengen fettes Fleisch, Milchprodukte und raffinierter Zucker. Diese Anpassungen sind jedoch das, was gemeinhin als Krankheiten bezeichnet wird. Wie wir auf Krankheit reagieren, ist unsere Entscheidung. Mein Standpunkt ist, die einfachsten und natürlichsten Techniken zu nutzen, die es gibt. Das erlaubt der Heilkraft des Körpers, die augenblicklichen Beschwerden abzustellen und stärker zu werden, damit künftige Anpassungen geringer ausfallen und leicht gelingen.

Das Prinzip der Homöostase: Die Weisheit des Körpers
Die Homöostase ist das erste und wesentlichste Stadium unserer Heilkraft.

1. Körpertemperatur (37 Grad Celsius)
2. PH-Wert 7,36–7,44 (Säure/Base-Gleichgewicht)
3. Konzentration bestimmter löslicher Substanzen der Körperflüssigkeiten
4. Glukosespiegel im Blut
5. Menge der Körperflüssigkeit
6. Kohlendioxid- (CO2) und Sauerstoff- (O2) Spiegel
7. Menge des Blutes
8. Rote und weisse Blutkörperchen
9. Schilddrüsenwerte

Der Körper muss in vielen Bereichen für einen annähernd stabilen Zustand sorgen. Zu diesen Bereichen gehören die Körpertemperatur, die Gesamtmenge des Blutes und anderer Körperflüssigkeiten, der Anteil von Glukose, Eiweiss und allen anderen Nährstoffen im Blut und die Sauerstoffmenge. Dieses Prinzip wird Homöostase genannt und ist eines der wichtigsten Prinzipien in der Biologie. Doch dieses Bedürfnis für Stabilität bedeutet keineswegs absolute Unveränderlichkeit. Alles ändert sich fortwährend: Umgebung, Nahrung, Tätigkeiten. Nichts ist immer gleich. Daher ist der Körper ständig bemüht, sich an jegliche Veränderungen anzupassen, um ein neues Gleichgewicht zu schaffen. Diese dynamische Stabilität ist die wahre Homöostase. Die Qualität unseres Blutes ist von entscheidender Bedeutung für die Körperzellen, die 75 Billionen Einwohner des Körpers. Das Blut und andere zirkulierende Flüssigkeiten schaffen das innere Milieu. Gesundheit und Tätigkeit der Zellen hängen ganz und gar von der Qualität des Blutes ab. Im Blut ist das Säure/Base-Gleichgewicht besonders wichtig. Viele Organe arbeiten für dieses Gleichgewicht. Nieren, Lunge, Dünndarm–Dickdarm, das Gefässsystem, Nebennieren und Hypophyse.

Selbst Haut, Muskeln und Knochen sind an dieser Aufgabe beteiligt. Überdies hat der Körper ein Puffersystem für plötzliche Veränderungen. Die Faktoren, die dieses Gleichgewicht am wesentlichsten beeinflussen, sind die Nahrung, die wir essen, die Luft, die wir atmen, und unsere körperliche und geistige Aktivität.

Damit die Zellen des Körpers ihre Funktionen optimal wahrnehmen können, benötigen sie (zumindest in etwa) gleichbleibende äussere Bedingungen. So müssen beispielsweise die Stoffe (z.B. Natrium, Kalium), die in der extrazellulären Flüssigkeit (z.B. im Blutplasma) vorkommen, stets in einer bestimmten Konzentration vorliegen (ein gewisser Spielraum besteht jedoch dabei). Diese Bedingungen, die für die Funktionsfähigkeit der Zellen notwendig sind, werden in ihrer Gesamtheit als inneres Milieu des Körpers bezeichnet und durch verschiedene Regelkreise innerhalb des Körpers im Gleichgewicht (in der Homöostase) gehalten.

Unterschiedliche Regelkreise sorgen dafür, dass beispielsweise der Druck, mit dem das Blut durch die Arterien gepresst wird, oder die Temperatur im Körperinneren (im Körperkern) relativ konstant bleiben. Genauso ist es für die Zellen wichtig, dass der pH-Wert des Bluts innerhalb enger Grenzen gehalten wird und sie mit einer ausreichenden Menge Sauerstoff versorgt werden und das von den Zellen hergestellte Kohlendioxid abtransportiert wird.

Kommt es etwa infolge von Krankheiten oder von äusseren Einflüssen (z.B. bei der Körpertemperatur) zu Störungen des inneren Milieus, stehen dem Körper – je nach Art der Beeinträchtigung – verschiedene Mechanismen zur Verfügung, um das Gleichgewicht wiederherzustellen. Reichen diese nicht mehr aus, ist eine medizinische Behandlung notwendig.

Am Beispiel des Blutdrucks wird deutlich, wie ein Regelkreis funktioniert. Durch die Mechanismen des Regelkreises wird der Blutdruck stets an veränderte Bedingungen angepasst, sodass alle Körperzellen mit Blut und damit mit Sauerstoff und Nährstoffen versorgt werden. Bei körperlichen Belastungen (Sport) muss der Blutdruck beispielsweise erhöht werden, denn die Zellen benötigen mehr Sauerstoff, um die Mehrarbeit bewältigen zu können.

Reguliert wird der Blutdruck vom Gehirn, das einen Sollwert für die Höhe des Blutdrucks vorgibt. Daraufhin werden diese Informationen über das vegetative Nervensystem an das Herz, das das Blut in den Körperkreislauf presst oder saugt, und an die Arterien weitergeleitet. Soll der Blutdruck erhöht werden, reagiert das Herz, indem es schneller schlägt und dadurch mehr Blut in die Arterien presst. Der Widerstand der Blutgefässe jedoch steigt (die Gefässe verengen sich), sodass das Blut mit stärkerem Druck durch die Gefässe strömt. Druckmessfühler in den Blutgefässen senden daraufhin Impulse an das Gehirn, um ihm die Blutdruckwerte mitzuteilen. Das Gehirn vergleicht nun Ist- und Sollwert miteinander und leitet gegebenenfalls weitere Massnahmen ein, um die beiden Werte aneinander anzugleichen. Soll der Blutdruck wieder sinken, wird der Herzschlag jetzt verlangsamt oder die Blutgefässe erweitern sich. Längerfristig kann der Blutdruck durch eine verstärkte Urinausscheidung gesenkt werden.

Die Blutdruckwerte sollen jedoch weder zu stark steigen noch zu sehr sinken. Denn zu hoher Blutdruck führt beispielsweise zu Schäden an den Blutgefässen (auch an denen wichtiger Organe). Bei zu niedrigem Blutdruck werden die Organe (darunter vor allem das Gehirn) nicht mehr ausreichend mit Blut versorgt. Deshalb hält das Zentrum im Gehirn, das für die Blutdruckregulation verantwortlich ist, den Blutdruck normalerweise in sehr engen Grenzen. Allerdings kann es beispielsweise infolge von Schäden an den Blutgefässen (z.B. durch Arteriosklerose) zu einer – ungewollten – Erhöhung des Blutdrucks auch in Ruhe kommen. Bei lang bestehendem Bluthochdruck ändert sich der Sollwert für die Höhe des Blutdrucks im Gehirn – er steigt an. Um Folgeschäden zu vermeiden, ist daher das Ziel der Medizin, Bluthochdruck frühzeitig zu behandeln.

Durch einen ähnlichen Regelkreis wird auch die Temperatur im Körperkern weitgehend konstant gehalten. Genau wie beim Blutdruck wird auch der Sollwert der Körpertemperatur durch das Gehirn vorgegeben (optimaler Wert: ca. 37 Grad Celsius). Ist die Körpertemperatur zu niedrig (z.B. aufgrund niedriger Aussentemperaturen), verengen sich die Blutgefässe in der Haut, damit möglichst wenig Wärme nach aussen abgegeben wird. Zudem ziehen sich die Muskeln unwillkürlich zusammen – die betroffene Person fängt an zu zittern. Umgekehrt werden die Gefässe erweitert, wenn die Körpertemperatur zu sehr ansteigt. Dadurch gibt der Körper Wärme nach aussen ab. Auch die Schweissproduktion ist ein Kühlungsmechanismus des Körpers – der Schweiss legt sich wie ein Film um die Haut und verdunstet. Dabei entsteht Verdunstungskälte und die Körpertemperatur wird gesenkt. Ein weiterer Regelkreis sorgt zum Beispiel dafür, dass der Mineralstoff Calcium ständig im Blut verfügbar ist, auch wenn zu wenig Calcium mit der Nahrung aufgenommen wird. Der Mineralstoff wird in diesem Fall einfach aus den Knochen gelöst, damit die auf Calcium angewiesenen Körperzellen keinen Mangel leiden müssen.

4.13 Der Puls des Lebens

Der Rhythmus des Herzens ist ein Symbol für den Puls des Lebens. Das Herz ist ständig in Bewegung. Ohne Pause dehnt es sich aus (Yin) und zieht sich zusammen (Yang). Es spiegelt den alternierenden Rhythmus von Yin und Yang wieder, der überall in der Natur zu finden ist. Der Herzschlag wird durch das Zusammenspiel der Kräfte von Himmel und Erde hervorgebracht. Wir erhalten in jedem Moment die Energie des Universums. Diese Energie zirkuliert vom unendlichen All bis ins Zentrum der Erde. Die Energie des Himmels bewegt sich nach innen und bringt das Herz dazu, sich zusammenzuziehen. Gleichzeitig dreht sich die Erde unablässig um die eigene Achse. Sie produziert Zentrifugalkraft, die sich nach aussen bewegt. Die austreibende Kraft der Erde bringt das Herz dazu, sich auszudehnen. So lange diese Kräfte sich im Gleichgewicht befinden, schlägt das Herz stetig und ohne Unterbrechung.

Das menschliche Herz hat in etwa die Grösse einer Männerfaust. Bei einem Erwachsenen ist es ungefähr 12 Zentimeter lang, 9 Zentimeter breit und 6 Zentimeter dick. Es ist von einem doppelwandigen Beutel umschlossen, welcher Perikard genannt wird. Dieser Beutel enthält eine Flüssigkeit, die es dem Herz ermöglicht, sich aktiv zu bewegen. Das Herz selbst besteht aus drei Schichten: Einem Yin, der äusseren Schicht oder dem Epikard, einer mittleren Schicht, dem Myokard und einem Yang, der inneren Schicht, die als Endokard bezeichnet wird.

Der Zustand dieser drei Schichten kann man an den Linien der Hand erkennen. Die innere, tiefere Linie der Hand, die manchmal auch als „Lebenslinie" bezeichnet wird, zeigt das Endokardium. Die mittlere Linie zeigt das Myokard und die obere Linie, die manchmal „Kopflinie" genannt wird, zeigt den Zustand des Epikards. Wenn diese Linien tief und deutlich sind, zeigt das, dass diese Bereiche des Herzens stark und gesund sind. Wenn eine Linie unterbrochen und schlecht zu sehen ist, zeigt das eine mögliche Schwäche in diesem Bereich des Herzens. Dieses Ungleichgewicht entsteht durch schlechte Essgewohnheiten und Lebensgewohnheiten. Der Zustand der drei Schichten des Herzens kann auch an den drei Falten im Ohr abgelesen werden. Die innerste Falte zeigt die innerste Schicht des Herzens, die mittlere Falte die mittlere Schicht und die äusserste Falte die äussere Schicht. Wenn die äusserste Falte des Ohrs rot wird, zeigt das an, dass das Herz besonders stark aktiv ist. Dies kann zum Beispiel durch zu viele Nahrungsmittel oder Getränke, die stark Yin sind, hervorgerufen werden. Beispiele dafür sind Zucker, Kaffee, Früchte, Gewürze und Alkohol.

Die Kreislaufspirale

Im Zentrum der Kreislaufspirale liegt das Herz. Die oberen Windungen der Spirale repräsentieren die oberen Regionen des Körpers, die unteren Windungen die unteren Regionen. Das Blut zirkuliert in einer gleichbleibenden Reihenfolge durch den Körper: Es beginnt im Herzen (1, Yang) und fliesst von dort zur Lunge (2, Yin). Von dort fliesst es weiter zu Nacken und Kopf (3, Yang) und in den Oberkörper (4, Yin). Von dort fliesst es dann zu den Nieren und den unteren Körperteilen (5, Yang), von dort zu den Armen und Händen im oberen Teil des Körpers (6, Yin) und schliesslich zu den Beinen und Füssen im Unterkörper (7, Yang). Die Kreislaufspirale umfasst sieben Windungen, die von Yang nach Yin pendeln, in einer perfekten Wiedergabe der natürlichen Ordnung. Blut zirkuliert in zwei Richtungen, vom Zentrum (Yang) nach aussen (Yin) und von aussen (Yin) zurück zum Zentrum (Yang). Blut, das vom Herzen in die äusseren Körperregionen fliesst, enthält Sauerstoff, ein Element das eher dem Yin zugeordnet wird, und Blut, das von aussen wieder zum Zentrum fliesst, enthält Kohlenstoffdioxid, ein eher dem Yang zugeordnetes Molekül. Im Herzen ist der Blutdruck am höchsten (Yang) und er wird zunehmend niedriger (Yin), während das Blut vom Herzen wegströmt.

Herzschlag

Wenn wir beobachten, mit welcher Geschwindigkeit das Herz schlägt (wie wir es über den Puls wahrnehmen), können wir etwas darüber lernen, wie die Kräfte von Himmel und Erde oder Yang und Yin unser Leben beeinflussen. Unsere Herzfrequenz hängt von unserem Alter und

Geschlecht ab. Hier ist eine Übersicht (die genannte Zahl ist die durchschnittliche Anzahl an Herzschlägen pro Minute):

Alter	**Geschlecht**
Geburt: 140	Frauen: 72–80
Erstes Lebensjahr: 120	Männer: 64–72
Zehn Jahre: 90	
Erwachsene: 70	

Unsere Herzfrequenz nimmt mit dem Alter ab (von Yang zu Yin). Frauen haben eine schnellere Herzfrequenz als Männer. Warum ist das so? Die Herzfrequenz wird vor allem von mehr Yin erzeugt, der sich ausdehnenden Energie der Erde. Babys und Kinder sind zwar vom Körper her klein (Yang), aber sie sind noch dabei zu wachsen, was heisst, dass die Kraft der Erde in ihnen noch sehr stark wirkt. Wenn wir älter werden, wird die Energie des Himmels in unserem Körper stärker und unsere Herzfrequenz nimmt ab. Frauen tragen mehr von der Energie der Erde in sich, darum geht ihr Puls schneller.
Babys haben einen schnelleren Puls, dafür einen niedrigeren Blutdruck. Ältere Menschen haben einen langsameren Puls, dafür einen höheren Blutdruck. Der Körper gleicht das aus. Das ist Homöostase.

Wenn wir aufstehen, nimmt der Einfluss der Erde auf unseren Körper zu, und unsere Herzfrequenz nimmt ebenfalls zu. Wenn wir uns hinlegen, ist der Einfluss der Himmelsenergie stärker, und unser Puls und andere Körperfunktionen verlangsamen sich. Aktivität bedeutet, dass unsere Körper mehr Erdenergie aufnehmen, Untätigkeit heisst, dass der Einfluss des Himmels stärker ist. Daher erhöht sich die Herzfrequenz bei Sport und Betätigung und verlangsamt sich bei Ruhe. Berge sind von der sich ausdehnenden Energie der Erde erfüllt, Täler mit der herabsteigenden Energie des Himmels. Dadurch steigt unsere Herzfrequenz in höheren Regionen an. Starke Gefühlsregungen werden durch die aktivierende Energie der Erde hervorgerufen, dadurch erhöhen sie ebenfalls die Herzfrequenz. Sauerstoff (mehr Yin), der viel Erdenergie in sich trägt, beschleunigt die Herzfrequenz. Kohlenstoffdioxid (eher Yang) hat mehr Himmelsenergie und verlangsamt die Herzfrequenz.

Blutdruck

Der Blutdruck ist der Gegenpart der Herzfrequenz. Er erhöht sich, wenn die zusammenziehende Kraft des Himmels stärker wird. Am stärksten ist der Blutdruck während der Kontraktion der Ventrikel, der unteren Herzkammern. Wenn wir uns ein schematisches Bild des Herzens ansehen, sehen wir, dass die unteren Kammern (Ventrikel) stärker zusammengezogen sind, und die obenliegenden Vorhöfe (Atrien) mehr geweitet sind. Die Atrien sind stärker mit der Kraft der Erde erfüllt und bekommen daher Blut von der Lunge und anderen Körperteilen. Die Ventrikel sind stärker mit der Kraft des Himmels erfüllt.

Blutdruck wird immer durch zwei Werte beschrieben, z.B. 120 zu 80. Der erste Wert beschreibt den Druck während der Kontraktion (Systole) des Herzens, der zweite Wert beschreibt die Phase, in der das Herz sich wieder ausdehnt (Diastole). Der systolische Blutdruck ändert sich mit dem Alter:

- Geburt: 40
- 1-jährig: 80
- 12 Jahre: 100
- 20 Jahre: 120
- 40 Jahre: 125
- 65 Jahre: 134
- über 65: neigt dazu, anzusteigen

Der Blutdruck von Frauen ist bis zum Alter von 60 Jahren im Durchschnitt um einen Wert von acht bis zehn niedriger als der von Männern, danach gleicht sich der Blutdruck von Frauen und Männern an. Diese Durchschnittswerte belegen, dass der Blutdruck hauptsächlich von der zusammenziehenden Kraft des Himmels kommt. Wie wir zuvor gesagt haben, sind Kinder stark mit der Kraft der Erde erfüllt, Erwachsene hingegen mit der Kraft des Himmels. Wenn wir älter werden, wird die zusammenziehende Kraft des Himmels in unserem Körper stärker, und daher steigt unser Blutdruck an. Der Körper der Frau ist mehr von der Kraft der Erde erfüllt als der des Mannes, daher haben Frauen einen niedrigeren Blutdruck als Männer. Wenn eine Frau allerdings älter wird, wird sie mehr Yang, und die Kraft der Himmelsenergie in ihr wird stärker. Ab dem Alter von 65 Jahren wird ihr Blutdruck daher dem eines Mannes ähnlicher.

Den Puls des Lebens erhalten

Die Ernährung ist der Schlüssel zu einem gleichmässigen und starken Herzschlag. Nahrungsmittel haben auch die Kraft von Himmel und Erde in sich. Nahrungsmittel wie Fleisch, Eier, Käse, Huhn und Kochsalz sind sehr zusammenziehend. Nahrungsmittel wie Zucker, Früchte, Limonaden, Eis, Schokolade, Alkohol und Gewürze wirken sehr ausdehnend. Beide Extreme beeinträchtigen den gleichmässigen Rhythmus des Herzens. Wenn man viele tierische Nahrungsmittel zu sich nimmt (Yang), werden das Herz und die Kreislaufgefässe dadurch übermässig verengt. Diese Nahrungsmittel enthalten jede Menge Fette, die im Übermass dazu führen, dass das Blut sich verdickt. Gesättigte Fette sammeln sich mit der Zeit im gesamten Herz-Kreislauf-System an und verursachen Blockaden, die den Blutfluss behindern. Bei vielen Menschen heute führen diese Blockaden im Kreislaufsystem zu einem Herzinfarkt oder einem Schlaganfall. Weil unsere moderne Nahrung so reich an tierischen Fetten ist, erkranken Millionen von Menschen an solchen Erkrankungen des Herz-Kreislauf-Systems, und sie sind eine der häufigsten Todesursachen in den modernen Industrienationen.

Ein Überschuss an Yin führt ebenfalls zu Herzproblemen. Nahrungsmittel wie Zucker, tropische Früchte, Alkohol, Kaffee und Schokolade führen dazu, dass das Herz und die Kreislaufgefässe

sich vergrössern oder weiten. Wenn solche Nahrungsmittel häufig gegessen werden, werden Herz und Blutgefässe schwach und dünn. Das Herz kann sich pathologisch vergrössern und ist nicht länger in der Lage, das Blut richtig zu „pumpen". Wenn die Blutgefässe dünn und spröde genug werden, können sie platzen, was zu Blutungen führt. Wenn das im Gehirn passiert, führt es zu einer Gehirnblutung.
Nahrungsmittel wie Vollkornprodukte, Bohnen, frisches Gemüse, und Meeresgemüse fallen in keins dieser Extreme. Sie geben die Kräfte von Himmel und Erde in einer mehr ausgeglichenen Weise weiter, und können „in der Mitte ausgeglichen" bezeichnet werden. Das gilt sowohl für ihre eigene Energie als auch für ihren Einfluss auf den Körper. Extreme zu meiden oder zu reduzieren und ausgeglichene Nahrungsmittel zu sich zu nehmen ist der beste Weg, um das Risiko für Herzkrankheiten zu minimieren. Wenn man seine Ernährung auf ausgeglichenere Nahrungsmittel umstellt, können sich sogar Blockaden im Kreislaufsystem zurückbilden und schwache Blutgefässe wieder in einen starken, gesunden Zustand versetzt werden. Indem wir die ausdehnenden und verengenden Kräfte in unserer Ernährung und in unserem Lebensstil ausgleichen, machen wir unser Herz stark und gesund und erhalten den Puls des Lebens.

4.14 Die Familie

Die Familie ist die älteste und natürlichste Gemeinschaft der Menschheit. Sie ist die Ordnung des Universums selbst. Die Familie ist der Ort, wo das menschliche Leben seine physische Kontinuität verwirklichen kann, wo es geliebt und ernährt wird und auf den Weg zu einer gesunden körperlichen, seelischen und geistigen Entwicklung geführt wird.
Seit die Menschen auf dieser Erde leben – **also seit immer** – lieferte die Familie den Faden, aus dem das Netz der menschlichen Kultur gesponnen wird.

Nachdem wir diesen Planeten physisch verlassen haben, werden unsere Kinder und Nachkommen hier weiterleben. Sie mit der Grundlage für ein gesundes und schöpferisches Leben auszustatten, ist das bedeutendste Vorrecht, das wir als Eltern besitzen.
Die Gründung einer gesunden Familie ist das Werk Gottes. Die Familie ist ein Abbild – oder Fraktal - des Universums und des Schöpfungsprozesses, durch den alles Leben entsteht. Wir alle schätzen die Erinnerung an ein glückliches Familienleben. Die Wärme und Liebe, die zwischen Mutter und Vater, zwischen Eltern und Kindern, sowie unter den Geschwistern herrscht, findet man sonst Nirgendwo.

Bis noch vor kurzer Zeit lebten die meisten Menschen in einer dunklen, schweren Welt, wo die Herrschaft der tiefen Schwingungs-Bereiche mit Angst, Gewalt, Vergiftungen, Zerstörung, über die Menschen und die Erde ausgeübt wurde. Das wird sich jetzt ändern… und ändert sich bereits mit exponentieller Geschwindigkeit – so schnell das einige Fragen – wann ändert sich endlich etwas…

Starke, gesunde Familien und aufgeweckte, glückliche, liebende Kinder sind jetzt nötiger als je zuvor. Kinder, die in den Genuss einer makrobiotischen Erziehung kommen sind befähigt, die Menschheit auf den Weg zu einer glänzenden Zukunft voller Liebe und Freude zu führen und dabei zu inspirieren.
Menschen, welche physische und seelisch geistige Nahrung ähnlicher Qualität teilen, sind wie Mitglieder einer Grossfamilie, unabhängig davon, wo sie leben.

Beginnen wir bei uns selbst und unserer unmittelbaren Familie und laden wir dann alle Menschen dazu ein, Mitglieder der globalen Menschen-Familie auf der Erde zu werden.
In Zukunft kann sich unser Sinn für die familiäre Einheit erweitern und dann jeden Menschen auf diesem Planeten einschliessen. Unsere spirituellen Verbindungen können auch bis zu unseren Vorfahren über Tausende unzählige Generationen hinweg zurückreichen und zu unzähligen Generationen von Nachfahren hinreichen.

Unser Sinn für das Zuhause und unsere Habseligkeiten kann sich erweitern und schliesslich die ganze Erde und einen noch beliebig weiteren Bereich erfassen.
Die Menschen können einander Liebe, Verständnis und Vertrauen entgegenbringen und frei sein, ihre zuinnerst angestrebten Ziele zu verwirklichen.

Die Methode, dies zu erreichen, ist einfach. Sie beruht auf der Liebe zur Natur, zum Universum, zu anderen Menschen und zu allen Wesen. Lasst uns glauben, dass in Zukunft wieder alle Menschen diesen Weg einschlagen und damit Liebe und Frieden auf unserem wunderschönen Planeten Wirklichkeit werden lassen.

Mann und Frau
Mann und Frau sind Antagonismen und darum „ziehen" sie sich „an". Wenn die Energie-Potentiale zwischen zwei Partnern zu „gleich" sind, stossen sie sich ab und es führt zur Trennung. Selbst in homosexuellen Beziehungen ist immer ein Teil „der Mann" und der andere Teil „die Frau". Wenn die Energie-Potentiale zu „gleich" sind, gibt es zwar „Männer-Freundschaften" oder „Frauen-Freundschaften", die sich sehr gut verstehen und gerne „gleich gesellen", aber das ist keine sexuelle „Anziehung".

Für Mann und Frau gleichermassen gilt:
Von allererster Wichtigkeit ist Unerschrockenheit –das heisst frei von Angst zu sein. Der Charakter sollte möglichst zusätzlich folgende Eigenschaften aufweisen: Strenge, Zuverlässigkeit, Anpassungs-und Entwicklungsfähigkeit, Eifer, Pünktlichkeit, Mut, Grosszügigkeit und Toleranz. Gesunde Menschen wachen am frühen Morgen mit klarem Kopf und strahlendem Aussehen auf. Sie haben beide keinen starken Verbrauch von Alkohol und Süssigkeiten. Die Füsse müssen sicher und fest auf dem Boden stehen. Ihre Schuhe verschleissen waagerecht (also weder an den Seiten, noch hinten, noch vorne), anderenfalls erfüllen sie nicht die oben genannten Voraussetzungen.

Mann und Frau wirken zusammen und es ist die kombinierte Urteilskraft beider, die in die Gründung einer glücklichen Familie einfliesst. Zusammengehörigkeit ist das Wichtigste. Denn eine glückliche Familie kann nur durch Zusammenarbeit und die gemeinsame Anstrengung beider Teile entstehen. Wenn die Partner nicht zusammenarbeiten – nicht dieselbe Weltsicht teilen, wird das Heim des Glücks zum Friedhof. Ist es nicht angenehmer, ein Werkzeug in die Hand zu nehmen und als „Arbeiter der Fabrik des Glücks" zu wirken, als auf dem Friedhof zu wohnen? Die Familie ist DIE „Fabrik" des Glücks.

Säen wir die Saat des Friedens und des Wohlstandes für die künftigen Generationen.

Wie der Weg-Meister LaoTse lehrte:
Aus I werden II und aus II werden III. Und die III erschaffen Alle Erscheinungen.

Ich übersetze:
Ich bin ein Schöpfer-Wesen. Du bist ein Schöpfer-Wesen. Aus mir und Dir wird eine Familie mit Kindern. Die Familie ist die wichtigste GEMEINSCHAFT – und das Fundament jeder Gesellschaft.

4.15 Hito

Die japanische Sprache hat ein interessantes Wort für „menschliches Wesen": Der Begriff Hito. Sprachlich ist das Wort aus den Silben Hi (Sonne oder Feuer) und To (Geist oder Gespenst) zusammengesetzt. In anderen Worten bedeutet ihr Begriff für „menschliches Wesen" ursprünglich „Feuer-Gespenst". „Gespenst" geht auf den Fakt zurück, dass sie den menschlichen Körper als nichts anderes als eine sehr dichte Energiemasse betrachten. „Feuer" weist auf den Fakt hin, dass diese Energiemasse die Eigenschaft hat, fortwährend Temperatur zu erzeugen, die unterschiedlich von der Umgebung ist. Und als solches werden die menschlichen Wesen zu den Warmblütern gezählt.

Das Studium des Ursprungs, der Struktur und Funktion dieser „Feuermasse" war Gegenstand aller fernöstlichen, physiologischen Studien. Dieses Feuer wird eigentlich von Millionen von kleinen Öfen oder Feuern erzeugt, die in der modernen Terminologie „einzelne Zellen" genannt werden. Innerhalb dieses grossen Feuers wurden aber „sieben Hauptzentralheizungsöfen" traditionell wahrgenommen. Sie wurden „Chakren" genannt. Es ist sehr wichtig und nützlich sich zu vergegenwärtigen, dass wir eine „Feuermasse" sind, weil diese Feuermasse nur weiter existieren kann, wenn wir von Zeit zu Zeit Brennstoff hinzufügen. Diesen Brennstoff nennen wir Essen und Trinken. Die Luftaufnahme ist weiterhin ein unerlässlicher und regulierender Faktor für das Brennen des Feuers.

Herauszufinden, welches der ideale Brennstoff für dieses Feuer ist, wie er aufzunehmen ist und wann, war die vorrangigste Studie der makrobiotischen Lebenssicht. Tatsächlich war diese Notwendigkeit der Brennstoffbestimmung seit dem Erscheinen des Menschen auf der Erde gegeben.
Unsere Vorfahren mussten entscheiden, welchen Brennstoff sie für ihren Fortbestand nutzen wollten.

Um diese Wahl zu treffen, mussten sie folgende Faktoren bedenken:
Sie konnten schnell oder langsam brennendes Heizmaterial benutzen (z.B. Disaccharide oder Polysaccharide). Das schnell brennende erzeugt üblicherweise für kurze Zeit eine stärkere Hitze. Aus vielfachen Gründen ist das langsam brennende jedoch überlegen. Ein wichtiger Grund z.B. ist, dass man beim Verzehr langsam brennender Energieträger nicht häufig essen muss. Unsere Vorfahren konnten Brennstoffe auswählen, die in grossen oder kleinen Mengen zugeführt werden mussten, um eine bestimmte Wärme zu erzeugen. Da die Nahrung nicht in ausreichender Menge angebaut wurde, wählten sie diejenige, die in kleinen Mengen ausreichend war. Aus diesem Grunde wurde Fleisch nicht als Hauptgrundlage ihres Lebensunterhaltes ausgesucht. Sie konnten Brennstoff aussuchen, der sich gut lagert oder schnell verdirbt. Da es keine Kühlschränke oder chemische Konservierungsmittel gab, wählten sie als Hauptnahrung diejenigen Lebensmittel, die lange lagerfähig waren und zu langsamem Verderben neigten. Sie konnten Brennstoff auswählen, die Rauch beim Brennen erzeugen und danach Rückstände hinterlassen oder solche, die sauber und vollständig verbrennen.

Bei der Verbrennung von Ölen ist eine starke Rauchbildung vorhanden, und wenn wir Öle als Hauptbrennstoff für unseren Lebenserhalt einsetzen, nehmen wir diesen Rauch als getrübte Wahrnehmungsfähigkeit (unklares Denken, unerfreuliche Gefühle usw.) wahr. Unser Feuer wird durch die Aktivität von sieben Zentralöfen oder Chakren gebildet. Jedes Chakra erzeugt eine andere Wärmeart und braucht tatsächlich auch verschiedenen Brennstoff. Um nun den Brennstoff an alle sieben Chakren zu liefern, sollten wir Brennstoff von ganzheitlicher Beschaffenheit auswählen. Wenn wir Nahrungsteile oder raffinierte Produkte benutzen, werden wir nur einige unserer Chakren nähren.

Wenn wir alle diese Faktoren bedenken, wird es offensichtlich, dass Zucker für uns kein guter Brennstoff ist: Er verbrennt schnell und ist nicht ganzheitlich. Fleisch ist ähnlich unpassend; es muss in grösseren Mengen zugeführt werden, es verdirbt schnell, wenn es nicht bearbeitet ist, und es ist nicht vollwertig.

Vollwertige Nahrungsmittel, die leicht gelagert werden können und langsam verbrennen, die in kleinen Mengen ausreichend sind und die ohne grosse Rückstände verbrennen, sind die Grundnahrungsmittel der makrobiotischen Ernährung. Solche Nahrungsmittel sind die Vollgetreide, ganze Gemüse, Bohnen und Meeresgemüse. Dies war auch die Ernährung des Grossteils aller traditionellen Bevölkerungsgruppen durch die Weltgeschichte hindurch.

Erst kürzlich wurde diese Grundstruktur fallen gelassen. Wenn wir die heutigen Ernährungsgewohnheiten mit den oben erwähnten Richtlinien vergleichen, wird es klar, dass die gegenwärtigen Ernährungstrends falsch und gefährlich sind. Manche Nahrungsmittel veranlassen unser Körperfeuer zum gewaltsamen oder explosiven Verbrennen (dies schlägt sich als Ärger, Schreien, Blutwallungen usw. nieder). Üblicherweise verursachen sie eine sehr ungleichmässige Verbrennung unseres Feuers, manchmal stark, manchmal schwach. Sie sind oft Grund für starke Rauchwolken, die unsere Schornsteine bedecken und verstopfen (Lungen, Atmungswege, Haut usw.) sowie für die Entstehung unklarer Wahrnehmungen, Emotionen und Denkweisen. Oft lassen sie Rückstände übrig, die sich in unseren Ausscheidungsorganen kristallisieren, wie z.B. Nierensteine. Eine übermässige Flüssigkeitszufuhr kann für die Schwächung oder auch Auslöschung unseres Feuers verantwortlich sein. Auch wenn wir guten Brennstoff konsumieren, müssen wir bedenken, wann, wie und wieviel wir zuführen. Wenn wir zu viel Brennstoff auf einmal auf ein Feuer giessen, kann es ersticken oder Rauch bilden. Wir können jedoch das Feuer wiedererwecken, indem wir in richtiger Art und Weise genügend Sauerstoff zuführen. Ein grosser Teil der menschlichen Pathologie kann leicht verstanden und korrigiert werden, wenn wir uns entlang dieser Vorstellungen bewegen.

4.16 Was ist Heilung

Heilung = Vollständige Wiederherstellung des ursprünglichen Zustandes (Restitutio ad integrum).
Der Begriff Heilung bezeichnet den Prozess der Herstellung oder Wiederherstellung der körperlichen und seelischen Integrität aus einem Leiden oder einer Krankheit oder die Überwindung einer Versehrtheit oder Verletzung durch Genesung. Während der Heilungsbegriff etymologisch eher durch ein Ganz-Werden bestimmt ist (siehe „Heil"), bezeichnet genesen (von griechisch neomai) ursprünglich ein „Davongekommensein" aus einer Gefahr.

Heil drückt Begnadigung, Erfolg, Ganzheit, Gesundheit und in religiöser Bedeutung insbesondere Erlösung aus. Abwandlungen des Wortes finden sich in sehr unterschiedlichen Zusammenhängen, z. B.: heil, heilig, heilsam oder heilbar; das Antonym dazu ist heillos, zum Heil das Unheil („Pech", „Verderben", „Unglück").

Sprachgeschichtlich mit dem Adjektiv heil verwandte Wörter sind in allen germanischen Sprachen belegt mit der Bedeutung „ganz, gesund, unversehrt", z. B. englisch whole „ganz", hale „frisch, ungeschwächt" und holy „heilig, geweiht". In Lautfolge und Bedeutung verwandte Wörter gibt es auch in keltischen und baltoslawischen Sprachen. Das Substantiv Heil wird in ähnlicher Bedeutung gemeingermanisch verwendet (alt- und mittelhochdeutsch heil „Glück, glücklicher Zufall", altenglisch hael „günstiges Vorzeichen"). Das Verb heilen bedeutet transitiv „heil machen" (etwa in „Wer heilt, hat recht") und intransitiv „heil werden" („die Wunde heilt"). Im Althochdeutschen findet sich zudem das Wort heilazzen was im Sinne des Begrüssens verwendet wurde.

Heiland bezeichnet im Christentum Jesus Christus als Erlöser der Menschen im Sinne der christlichen Heilslehre; daneben – und der ursprünglichen Wortbedeutung entsprechend – auch allgemein für Erlöser, Erretter und Helfer. Es leitet sich vom Mittelhochdeutschen, Althochdeutschen und Altsächsischen heilant u. ä. her, wurde nach dem Partizip Präsens des Verbums heilen gebildet, und ist eine den westgermanischen Sprachen gemeinsame Lehnübersetzung des kirchenlateinischen Salvator mundi, das seinerseits das griechische Soter übersetzt.

„Willst Du den Körper heilen, musst Du zuerst die Seele heilen" (Platon, 427–347 v. Chr.)
Heilung kann nur erfolgen, wenn Körper, Seele und Geist miteinander im Einklang sind. Ja, aber ich kann doch einfach ein Medikament nehmen und meine Schmerzen sind geheilt. Ja, Du kannst einfach ein Medikament nehmen und die Symptome unterdrücken. Nein, Du bist nicht geheilt. Scheinheilung kommt von scheinheilig. Alle Probleme und Krankheiten sind Hinweise auf eine Störung dieses inneren Gleichgewichtes und Blockaden im Energiefluss. Oft wird uns erst bewusst, dass etwas nicht stimmt, wenn der Körper Symptome zeigt und erkrankt. Der Ursprung aller Krankheit(en) liegt jedoch viel tiefer verborgen. Somit beginnt wahre Heilung immer im seelischen Bereich. Voraussetzung für einen gesunden Körper ist eine heile Seele. Ursprünglich bildete unsere Seele eine Einheit, die alle Aspekte unseres Seins in sich vereint.

Um ganz und gar gesund und auch glücklich zu sein, haben wir jederzeit die Möglichkeit, alle Aspekte unseres Seins wieder in uns zu vereinen. Diese wurden nicht wirklich abgetrennt, sondern ruhen verborgen im Unbewussten. Indem wir wieder Verbindung zu unserer Seele aufnehmen, kann die Rückverbindung mit all unseren Seelenanteilen erfolgen. Wir werden wieder ganz und heil.

Bitte heilen Sie mich. Fremdheilung – tun Sie doch etwas. Heilen Sie mich. Aber wie? Wenn mein Auto einen Schaden hat, ist es doch auch sinnvoll, mit dem Auto in die Garage zu fahren und vom Fachmann reparieren zu lassen. Oder nicht? Ja doch. Nur, Du bist nicht Dein Auto. Du bist Dein eigener Körper.

4.17 Wie funktioniert Heilung

Viele Patienten merken, dass ein „Heilmittel" ihnen zu Beginn der Therapie recht gut hilft die Symptome zu mildern – zu unterdrücken.
Aber mit zunehmender Therapiedauer merken sie, dass die Wirkung der Medikamente nachlässt. Oder im Wiederholungsfall derselben Symptome die Wirkung nicht mehr so stark ist, wie bei der ersten Therapie.

Warum ist das so?
Die meisten Patienten – und auch die meisten Schulmediziner – denken, es sei primär das Medikament, das die Krankheiten heile. Das ist ein grosser Irrtum.

Was Krankheiten heilt, sind primär die Selbstheilungskräfte des Patienten selbst und nicht die Medikamente. Medikamente können – im besten Fall – unterstützend wirken, aber nicht selbsttätig heilen. Heilen können nur die Selbstheilungskräfte des Patienten selbst.

Die meisten Menschen stehen in der heutigen Zeit unter Dauerbelastung – im physischen, seelischen und geistigen Bereich. Die Menschen stehen permanent unter „Hochspannung" und denken sie müssten in allen Lebensbereichen Höchstleistungen erbringen.
Alle diese Aktionen stimulieren auch das Nervensystem. Und innerhalb des Nervensystems hauptsächlich – und übermässig - den Symphatikus (Yang). Selbst in der „Freizeit" praktizieren viele Menschen Aktionen, welche den Symphatikus (Yang) stimulieren.

Jetzt ist es hilfreich zu Wissen, dass für Heilung grundsätzlich der Parasymphatikus (Yin) stimuliert werden muss. Der Symphatikus (Yang) kann kein Gleichgewicht bei einem Zustand von Über-Yang herstellen. Das kann nur der Parasympathikus (Yin).

Somit ist es gut verständlich, dass wir die beste Heilung erhalten, wenn wir den Körper – den Sympathikus – entlasten von der „Hochspannung" im Alltag und den Parasymphatikus unterstützen.

Wie können wir das am besten tun? Indem wir unserem Körper die notwendige Ruhe schenken – für Körper, Seele und Geist. Ein krankes Kind legen die Eltern mit natürlicher Intuition ins Bett und löschen das grelle Licht im Zimmer und verordnen ihm Ruhe. Keine physischen Anstrengungen, keine seelich belastende Horror-Informationen, kein Smartphone, kein TV, keine Mathematik-Aufgaben. Einfach Ruhe zur Erholung. Darum empfehle ich – auch für gesunde Menschen: Nur so wenig wie nötig in den tiefen Schwingungsbereichen (Yang) – mit Angst, Krieg, Finanzen, Behörden, den Rhythmus von Tag und Nacht missachten - aufhalten, denn dort ist die Haupt-Ursache für die meisten Krankheiten – und ja, auch für die falsche Nahrungs-Wahl. Dafür soviel wie möglich in den hohen Schwingungsbereichen (Yin) – mit Liebe, Vertrauen, Freude, Frieden – aufhalten. Mindestens eine halbe Stunde vor dem Schlafen nur noch in den hohen Schwingungsbereichen aufhalten. Vor Mitternacht schlafen und dafür am nächsten Tag nicht erst gegen Mittag aufstehen.

4.18 Selbstheilung

Dein Vertrauen in Deine eigene Gedankenkraft – zusammen mit einer einhergehenden Lebensveränderung – ist das, was Dich heilt und nicht das Vertrauen in die pharmazeutische Chemie.

Zunächst ist es wichtig zu erkennen, in welch einer prekären Lage wir uns selbst befinden. Wir sollten uns darüber im Klaren sein, wie wir uns selbst aus dieser Situation befreien können und in welche Richtung wir uns bewegen wollen, um schliesslich Heilung zu erfahren.

Schlussendlich ist es natürlich unumgänglich, die gewonnenen Erkenntnisse auch in die praktische Tat umzusetzen.

Jede Heilung ist immer eine Selbstheilung!

Der Geist steht hierarchisch über der Materie. Dieses universelle Grundprinzip ist zwar bereits wissenschaftlich nachgewiesen, dennoch wurde die Gesellschaft über Jahrhunderte genau umgekehrt geprägt. Und so wird es noch etwas dauern, bis sich das Wissen um die Selbstheilungskräfte auch allgemein durchgesetzt hat. Mit dem entscheidenden Schritt, sich selbst zur Selbstheilung zu motivieren, kann es gelingen, auch eine angeblich unheilbare Krebsdiagnose zu überwinden, Schmerzen dauerhaft loszuwerden und buchstäblich wieder geradlinig und aufrecht durch das Leben spazieren zu können.

Schon die alten Weisheitslehren zeigen Methoden auf, wie wir durch die Maschen der Netze schlüpfen, welche die Manipulatoren ausgeworfen haben. Anleitungen, im Sinne einer Gebrauchsanweisung, wird man jedoch vergeblich suchen, denn die wären ja auf jener Ebene der Auseinandersetzung und des Kampfes angesiedelt, auf die wir uns auf keinen Fall einlassen.

Im Grunde geht es um das „Befreien" des „gefangenen" Bewusstseins, der gewöhnlichen Unbewusstheit, damit wir die Einheit der scheinbar unterschiedlichsten Dinge und Zusammenhänge erkennen. Da dies genau die Richtung der sogenannten neuen Physik, der sogenannten Quantenmechanik oder Quantenphilosophie ist, gehen beide Vorgehensweisen seit einiger Zeit den gleichen Weg der Entschleierung. Die Werke mancher Physiker sind von tiefer religiöser Ehrfurcht geprägt, wenn sie von ihren Beschreibungsversuchen der Wirklichkeit zu Deutungsversuchen gelangen, die ohne ein erschaffendes Etwas, einen Schöpfer, nicht auskommen.
Handeln sollte ethisches Handeln sein, und dies muss zwingend aus uns selbst heraus entstehen, wenn es Gültigkeit haben soll. Haben wir dieses Prinzip durchschaut und beherrschen es, auch zur Anwendung zu bringen, steht der Aktivierung der Selbstheilungskräfte nichts mehr im Wege.

Wer der Heilkraft misstraut, unterschätzt seinen Körper

Bei gelegentlichen Schwächen oder Zusammenbrüchen, von uns „Krankheiten" genannt, sollten wir unseren innewohnenden Kräften mehr vertrauen. Wer diesem unerforschlichen inneren Geist und seiner Heilkraft misstraut, der programmiert die ungünstigen Botschaften in Milliarden von Zellen.
Kann er von diesen Zellen noch den vollen Einsatz für seinen Besitzer erwarten, wenn sein Denken ihr ordnendes Prinzip, ihre Kraft, ihre Aufopferungsbereitschaft ständig anzweifelt und damit schwächende Impulse an sie heranträgt?

Stelle Dir einmal vor, Du stellst Deinen Idealismus, Deine Intelligenz, Deinen Mut, Deine Tatkraft Deinem Arbeitgeber zur Verfügung. Du holst das Letzte aus Dir heraus, um das Unternehmen Deines Chefs im harten Wettbewerb zu stärken. Dieser Chef jedoch bringt Dir ständig Misstrauen entgegen. Trotz Deiner überragenden Leistung vertraut dieser Firmeninhaber Dir nicht, er würdigt Deine Qualitäten damit herab und Du spürst den Dir ständig entgegengebrachten Argwohn. Du bist seelisch verletzt. Und? Setzt Du Dich immer noch so selbstlos für dieses Unternehmen ein? Selbst wenn Du es noch wolltest, Du könntest Dich gar nicht mehr mit ganzer Kraft für diese Firma einsetzen. Du hast die Energie nicht mehr. Dein Chef hat sie Dir genommen. Wo liegt der Unterschied zwischen dem argwöhnischen Chef und seinen ungerecht behandelten Angestellten und der misstrauischen Chefzentrale, genannt menschlicher Kopf, gegenüber seinen „Angestellten", den Körperzellen? Deshalb sollte ein Mensch durch gute Gedanken die Geschicklichkeit seines Körpers viel mehr würdigen und seine innere Macht heiligen. Der grösste Fehler, den ein Kranker begehen kann, liegt darin, durch zweifelnde Gedanken die erneuernden, heilenden Kräfte seiner körperlichen Regelmechanismen zu verkennen.

4.19 Was ist die richtige Lebensweise

Wie ist die richtige Lebensweise? Wie sollen wir leben? Dazu sollten wir die Ratschläge der weisen Meister studieren und befolgen. Jesus lehrte uns: „Wer die Erklärung dieser Worte findet, wird den Tod nicht kosten". Er lehrte: „Wer sucht, soll suchen, bis er findet, und wenn er findet, wird er erschüttert sein. Und wenn er erschüttert worden ist, wird er sich wundern und wird über das All herrschen". Er lehrte: „Wenn die, die euch führen (oder verführen) zu euch sagen, siehe, das Reich ist im Himmel, so werden euch die Vögel im Himmel zuvorkommen. Wenn sie euch sagen, es ist im Meere, so werden euch die Fische zuvorkommen. Aber das Reich ist in euch und es ist ausser euch. Wenn ihr erkennt, dann werdet ihr erkannt werden, und ihr werdet erkennen, dass ihr die Söhne (Töchter) des lebendigen Vaters (des Grossen Geistes) seid.

Erkenne, was vor deinem Angesicht ist, und was dir verborgen ist, wird sich dir offenbaren. Denn es gibt nichts Verborgenes, das nicht offenbar würde". (Ein Hinweis auf die universelle Ordnung.) Jesus lehrte weiter: „Lügt nicht, und tut nichts, was ihr hasst, denn es gibt nichts Verborgenes, das ohne Aufdeckung bliebe". (Siehe auch im Kapitel über „Bo-Shin".)

Seit alters her haben die weisen Menschen in der Natur beobachtet, wie Nahrung sich in den Menschen auswirkt. Aus diesen Erfahrungen haben sie ihre Lehren aufgebaut und weitergegeben (Praxis und Theorie).
Traditionell wurde in den Zen-Tempeln (wo traditionell auch die Kampfkünste geübt wurden) sehr auf eine naturgemässe Ernährung geachtet, die exakt den Richtlinien der Makrobiotik entsprechen.
Ein Hinweis möge die Bedeutung und den Stellenwert der Ernährung in den Klöstern und Tempeln unterstreichen: In der strengen Hierarchie nahm der Tenzo (der Meisterkoch) die höchste Position oder Stellung nach dem Abt (Tempelvorstand: Meister) ein.

Auch in der Bibel des Christentums sind diese universellen Gesetze dargestellt, jedoch in einer anderen Ausdrucksweise. Wir müssen diese Ausdrucksweise in die heutige Sprache übersetzen und neu interpretieren. Der Inhalt der Aussagen deckt sich jedoch mit den Weisheiten aller Religionen. Der Ursprung des Christentums ist fernöstlich und viel älter als erst seit der Geburt von Jesus. Im Fernen Osten haben die Menschen seit jeher in einer Symbolsprache ihre Lehren weitergegeben. Daher muss die Symbolsprache für uns heutige Menschen übersetzt werden.

Das versöhnende Prinzip der Bibel:
„Wenn die, die euch führen (oder verführen) zu euch sagen, siehe das Reich ist im Himmel, so werden euch die Vögel im Himmel zuvorkommen. Wenn sie euch sagen, es ist im Meere, so werden euch die Fische zuvorkommen."

„Aber das Reich ist in euch und es ist ausser euch. Wenn ihr erkennt, dann werdet ihr erkannt werden, und ihr werdet erkennen, dass ihr die Söhne (Töchter) des lebendigen Vaters (des Grossen Geistes) seid."

Meine Übersetzung dazu:
Wer freiwillig vor den Herausforderungen flüchtet, wird von den Jägern gefunden und eingeholt werden. Wer als Erster den Angriff wählt, wird von den Stärkeren besiegt werden.
Wer erkennt, wer er selber ist, sollte authentisch seinen Weg gehen... und er wird Frieden und Zufriedenheit finden.

4.20 Empfehlungen für eine gesunde Lebensweise

Wie können wir unsere Selbstheilungskräfte unterstützen? Heilung ist ein Prozess, der von inneren und auch äusseren Einflüssen gestärkt und unterstützt oder eben geschwächt werden kann. Heilung kann niemals von aussen oder von jemand anderem kommen. Wir selbst wurden und werden geboren. Wir selbst starben und werden sterben. Wir selbst sind es, die denken, stehen, gehen, sprechen, schlafen. Niemand anders kann für uns denken, stehen, gehen, sprechen, schlafen. Niemand kann stellvertretend heilen.

Ärzte, Therapeuten und Weg-Meister können nur Empfehlungen schenken und zeigen, wie wir uns selber heilen können. Aber auch das hilft nur, wenn wir diese Empfehlungen selber in der Praxis auch tatsächlich befolgen.

Wir können unseren Körper, Seele und Geist unterstützen, indem wir als ersten Schritt alle Gifte weglassen.

Der Geist lenkt den Körper. Das haben inzwischen viele wissenschaftliche Studien bewiesen: Koffeinfreier Kaffee treibt Puls und Blutdruck in die Höhe, wenn man nur glaubt, das Koffein drin ist (Placebo-Effekt). Versuchspersonen in Neuseeland wurde weisgemacht, dass ihr Tonic-Water

Alkohol enthielt. Ergebnis: Nicht wenige der Pseudozecher lallten, fühlten sich unsicher auf den Beinen und machten „alkoholbedingte" Fehler bei einem Merktest.

Oder in anderen Experimenten wurden Probanden die Augen verbunden und ihnen dann suggeriert, dass sie ihnen kurz ein glühendes Geldstück auf den Arm legen werden, in Wirklichkeit war das Geldstück jedoch kalt. Einige Probanden erzeugten daraufhin tatsächlich Brandblasen auf der Haut. Oder wieder in einem anderen Experiment demonstrierte ein Physik-Professor die Macht des Geistes, indem er Gift trank, ohne Beschwerden zu bekommen. Er warnte die Studenten, das zu tun, wenn sie noch nicht den wahren Glauben beherrschen. Das sei sonst tödlich. Ein Student glaubte das nicht und trank auch davon... und starb. Eine durch oberflächliche Schnitte vorgetäuschte Operation am Knie kann dieselbe positive Wirkung wie der echte Eingriff haben (Geistheilung), sofern der Patient daran glaubt.

Damit der Geist auf den Körper wirkt, braucht es aber noch nicht mal eine Scheinbehandlung oder ein Scheinmedikament. Die blosse Besinnung genügt: Meditation beruhigt nachweislich den Stoffwechsel, mildert Schmerzen, senkt den Blutdruck, lässt das Herz langsamer schlagen.

Statt nur immer auf Krankmacher wie Stress, falsche Ernährung usw. zu reagieren, besinnen sich immer mehr Mediziner zunehmend auf das, was gesund hält.

Sie fragen: Wie lassen sich die positiven Kräfte, die im Zusammenspiel von Körper, Seele und Geist schlummern, wecken und aktivieren? Dabei sind die Patienten mehr denn je gefragt. Sie sollten nicht nur den „äusseren Arzt", den Mediziner, befragen, sondern auch den „inneren Heiler" konsultieren.

Folgende Empfehlungen sind nötig, um die besten Voraussetzungen für eine seelische, geistige und körperliche Heilung zu schaffen:

1. Jeden Tag mit einer positiven, dankbaren Einstellung beginnen.
2. Eine positive innere Haltung, die Heilung – auch gegen anderslautende Aussagen Dritter – immer für möglich halten. Habe den bedingungslosen Willen, kombiniert mit dem wahren Glauben, zur Heilung.
3. Jeden Bissen sehr gut kauen (mind. 30–50-mal).
4. Mindestens drei Stunden vor dem Schlafen nicht mehr essen.
5. Vor Mitternacht schlafen und dafür früh aufstehen.
6. Mindestens 2 Stunden vor dem Einschlafen keine „schlechten Nachrichten" schauen (Stichwort „Digital-Detox").
7. Handys und elektronische Strahlengeräte aus dem Schlafzimmer entfernen (Stichwort „Elektro-Smog").
8. Direkt auf der Haut nur Naturfaser tragen.
9. Möglichst wenig Schmuck tragen. (Nicht überheblich werden).
10. Zum Zähneputzen gute Zahnpasta verwenden. Sehr gut sind Zahnpasten auf Meersalzbasis

oder Natron gemischt mit Kokosöl. Keine Zahnpasta mit Fluorid und synthetischem Süssstoff verwenden.
11. Sich viel an der frischen Luft aufhalten, wenn möglich viel barfuss auf Naturboden gehen.
12. Heisse Bäder vermeiden, lieber duschen (die Ausnahme sind Basenbäder).
13. Sauna ist gesund (dabei aber auf den Herzkreislauf achten).
14. Den Körper gelegentlich mit heissen, feuchten Tüchern abreiben (bis die Haut gerötet ist), aber mindestens die Hände und Füsse, Finger und Zehen. Fussbäder mit Meersalz sind auch gut geeignet zum Entgiften (Stichwort Füsse und Nieren).
15. Im Haus möglichst nur Gegenstände aus Naturmaterialien haben.
16. Positiven, regen Kontakt und Dankbarkeit gegenüber den Eltern, Kindern, Freunden und Lehrern bewahren.
17. Wenn möglich mit Holz oder Gas kochen (nicht elektrisch oder gar Mikrowelle).
18. Sich dem täglichen Mind-Control durch System-Medien entziehen. Suche Dein Wissen gezielt. Lerne wieder selber zu denken. Höre auf Dein wahres „Ich".
19. Mache jeden Tag einem Deiner Liebsten oder irgendjemandem Deiner Wahl mindestens ein ehrliches Kompliment oder schenke ein freundliches Lächeln – mit Betonung auf mindestens.
20. Lerne wieder, ein Gefühl für die Wahrheit zu bekommen. In einem Überfluss an System-Medien inklusive Internet ist es nicht immer leicht, den Überblick zu behalten. Was stimmt und was nicht? Um eine Wahrheit zu zerstören, braucht man tausend Lügen (was sowieso nicht möglich ist). Um tausend Lügen zu entkräften, nur eine Wahrheit. Es ist leichter eine Lüge zu glauben, die tausendmal wiederholt wird, als eine Wahrheit, die nur einmal gesagt wird.
21. Nicht von sich Vollkommenheit verlangen oder erwarten, aber auch nicht nur den Weg des geringsten Widerstandes gehen. Machen, was möglich ist, nicht mehr und nicht weniger.
22. Das Praktizieren von Zazen (Meditation) und Sport in vernünftigem Mass sind hilfreich.
23. Lasse, wo immer möglich, alle Giftstoffe weg. So macht man schon den ersten Schritt, um den Körper nicht noch mehr zusätzlich zu vergiften.
24. Verstehe, dass Du nicht nur Konsument sein darfst. Es nützt nicht viel, wenn Du das Gesagte nur konsumierst. Werde vom Konsumenten zum Macher. Lerne die wesentlichen Dinge über Deinen Körper, Deine Seele und Deinen Geist.

4.21 Die Überwindung der Degeneration

Der wichtigste Beitrag für eine friedliche Welt ist eine naturbelassene und ausgewogene Ernährung für alle Menschen. Kranke Menschen verhalten sich krank und entscheiden krank. Gesunde Menschen verhalten sich gesund und entscheiden gesund. Diese universelle Entwicklung ist, einschliesslich der biologischen Wiederherstellung der Menschheit, keine medizinische Revolution und auch keine Revolution der Ernährung, wenngleich sie mit der Rückkehr zur richtigen Ernährungsweise und dem Schutz vor Degenerationskrankheiten beginnen soll. Die biologische Revolution hat eine tiefere und weitreichendere Bedeutung; sie zielt auf eine gänzlich neue

Ausrichtung der modernen Zivilisation ab: Um eine friedliche Welt zu verwirklichen und die Zukunft der Menschheit mit maximaler Gesundheit, optimalem geistigen und seelischen Wohlergehen und höchster Geisteskraft zu sichern. Die biologische und spirituelle Wiederherstellung der Menschheit beginnt mit der Einstimmung der modernen Ernährung und der Rückkehr zu einer Ernährungsweise, die mit der Umwelt und dem menschlichen Erbe der letzten Jahrtausende besser im Einklang steht. Seit dem Beginn der Industriellen Revolution hat die Bedeutung der täglichen Nahrung abgenommen, und heute verstehen sehr wenige Menschen wirklich, dass die Ernährung bei der Bestimmung und Gestaltung des physischen Gesundheitszustandes, des psychischen Charakters und des sozialen Verhaltens der entscheidende Faktor ist. Noch ist sich die überwältigende Mehrheit der Wissenschaftler, der Ärzte, der Pädagogen, der religiösen und spirituellen Führer, der Historiker, der Journalisten, der Sozialarbeiter, der führenden Wirtschaftskräfte und der Regierungschefs der unterschiedlichen Wirkung der Nahrungsmittel, die sie zu sich nehmen – auf die eigene Gesundheit und auf jene der Gesellschaft –, nur in sehr geringem Masse bewusst. Künftige Generationen werden es wahrscheinlich für unfassbar halten, dass die Evolutionstheorie (die auch eine Evolutionslüge ist, dazu aber mehr im Kapitel „Matrix-Wissen versus echtes Naturwissen") die Ernährungsweise bestimmter Arten oder Individuen in Bezug auf die Umweltbedingungen bei der Bestimmung der Haupteigenschaften dieser Spezies oder dieses Individuums und bei der Ausbildung der Erbmerkmale bzw. der sogenannten Erbmasse nicht als wesentlichen Faktor berücksichtigt hat.

Es ist unglaublich, dass moderne Psychologen die Ernährungsgewohnheiten in Bezug auf die Umweltreize als grundlegende Komponente zur Feststellung der psychischen und mentalen Neigungen bis jetzt ignoriert haben. Es ist unglaublich, dass moderne Sozialwissenschaftler nicht erkannt haben, dass den Ernährungsgewohnheiten der Gesellschaft in Bezug auf die sich verändernden Klimabedingungen eine Schlüsselrolle im Leben des einzelnen Menschen, der Familie, der Gemeinschafts- und Wirtschaftseinrichtungen und der Gesellschaft als Ganzes zukommt.
Es ist unverständlich, dass moderne Politik- und Wirtschaftswissenschaftler nicht verstehen, dass die Qualität der Nahrung und der Zustand der Landwirtschaft die Hauptfaktoren sind, die den politischen und wirtschaftlichen Tendenzen, einschliesslich des Hungers und des Überflusses in der Welt, der Kreisläufe von Krieg und Frieden sowie der Gesundheit und Standhaftigkeit der Führungspersönlichkeiten zugrunde liegen. Es ist unglaublich, dass sich moderne medizinische Wissenschaftler und Fachleute der Bedeutung der Ernährung bei der Verhütung und Heilung von körperlichen und seelisch-geistigen Erkrankungen nicht bewusst sind. Um dieses „Nicht-Wissen" zu verstehen, müssen wir den Unterschied von „Matrix-Wissen" und „Natur-Wissen" kennen und verstehen.

Aufgrund des fehlenden Verständnisses für den Zusammenhang zwischen Ernährungsgewohnheiten und physischen, psychischen, sozialen und spirituellen Problemen ist unsere moderne Welt auf breiter Ebene in einen Zustand der Verwirrung und Unordnung geraten. Weder in den kapitalistischen noch in den kommunistischen noch in den blockfreien Ländern wurde eine solide Lösung zugelassen, um das mögliche Aussterben der Menschen durch die innere biologische Degeneration und die potentielle Vernichtung der Menschheit durch einen äusseren Angriff zu verhindern.

Das ist so, weil alle genannten Staaten von der gleichen „Elite" regiert werden.

Es braucht nicht erwähnt zu werden, dass es neben den Ernährungsgewohnheiten viele andere Faktoren gibt, die die menschliche Entwicklung beeinflussen, aber der Ernährungsweise in Bezug auf die natürlichen Klimabedingungen kommt unter all diesen Komponenten die Hauptbedeutung zu. Sie lenkt, motiviert und tritt mit anderen Faktoren in Wechselwirkung. Deshalb wird der Mensch ohne eine Verbesserung der eigenen Ernährungsgewohnheiten nicht zu persönlicher Gesundheit und zu persönlichem Glück gelangen und ohne eine Verbesserung der Ernährungsgewohnheiten der Gesellschaft werden Frieden und Harmonie auf der ganzen Welt nicht verwirklicht werden. Das Leben ist der Schöpfer des ewigen Glückes, der unendlichen Freiheit und der absoluten Gerechtigkeit. Die Krankheit ist der Beweis der Übertretung der Ordnung des Alls. Jedes Individuum ist der Urheber seiner Krankheit und ihr Opfer. Genau gleich kann jeder der Urheber seines eigenen Glückes sein. Er muss nur das Einzige Prinzip (die Ordnung des Universums) erlernen und gross genug verstehen. Der Mensch ist ein sehr seltsames Geschöpf. Er hat alles. Schon vor seiner Geburt war seit Millionen von Jahren alles für ihn Notwendige bereit: Sonne, Sterne, Planeten, Luft, Tag und Nacht, die Jahreszeiten, die Energien, der Magnetismus, die Insekten, die Vögel, die Fische, die Blumen, die Meere etc. Und das ist noch nicht alles. Er hat seinen Körper und seine Seele, sein Urteil, seine Erinnerung sowie seinen Willen...
Er ist das Vollkommenste in diesem Universum. Ohne es zu wissen, besitzt er das unendliche Glück. Aber er sucht das endliche Glück, das Vergnügen, Vermögen, Macht, Ehre, Kenntnisse, Gewalt, Waffen.
Er weiss nicht, dass all das illusorisch, vergänglich, nutzlos ist. Jeder, ohne Ausnahme, wird so auf die Dauer zum Sünder. Der Mensch ist von Natur das klügste, stärkste und glücklichste Geschöpf, aber er macht alle Anstrengungen, das törichteste, schwächste und unglücklichste zu werden. Die Zivilisation des Menschen ist die grösste Zersplitterung, der grösste Zeitverlust, die Vergeudung des Lebens oder die Selbstvernichtung.

Gemäss Naturheilkunde unterscheiden wir zwei Heilmethoden:

Symptombehandlung
Ausschaltung der Symptom: Die klinische Heilung mittels Medikamenten und massivster Chemie, Operation, Beruhigungsmittel, das Verschwinden und Unterdrücken der Symptome durch symptomatische Methoden, das unterdrücken jeglicher Warnsignale, palliative, physikalische, gewaltsame Scheintherapie. Die moderne Medizin sucht diese „Heilung" um jeden Preis. Ich nenne sie auch reine Symptombehandlung (Scheingesundheit). Eine auf diese Art „geheilte" Krankheit wird wiederkommen oder in anderer Form wieder auftauchen. Denn im Grunde genommen

gibt es nur eine einzige grundlegende Krankheit: Die ursprüngliche Sünde, Unkenntnis der Naturgesetze, eine Verleugnung und Verdrängung des Mea Culpa (durch „meine Schuld").

Ursachenbehandlung
Mea-Culpa verstehen: Die erzieherische Heilung, die Verbesserung des Urteilsvermögens, die den Menschen befähigt, Kontrolle über seine körperliche, seelische und geistige Gesundheit auszuüben und aufrecht zu erhalten. Das ist die eigentliche Heilkunde des Menschen. Die Behandlung durch die richtige Ernährung und Lebensweise. Die Krankheit wird nicht als Feind verstanden, sondern als Warnsignal. Die Heilung aus dem Schöpferischen (Geistigen): Ohne Furcht oder Angst zu leben, d.h. in Freiheit, Glück und Gerechtigkeit zu leben, das ist die Verwirklichung des eigenen Selbst. Es ist die Medizin für Geist, Körper und Seele (ganzheitliche Gesundheit).

Die erste Methode ist sehr kompliziert und geht viele endlose und nutzlose Wege. Es ist die Medizin: Auge um Auge, Zahn um Zahn. Es ist darum eine Medizin von Blinden und Zahnlosen. Sie schenkt keine wirkliche Heilung. Deshalb wächst die Zahl der unheilbaren Kranken von Tag zu Tag.
Die zweite Methode ist die beste und günstigste überhaupt. Sie greift nicht in die Natur ein, sondern unterstützt und lässt wieder gesund werden. Die Majorität stützt sich immer auf die Quantität oder die Macht (volkswirtschaftlich, sozial, politisch, intellektuell oder ideologisch). Wer die entschleierte Urteilskraft besitzt, gehört immer zur Minorität. Einer meiner Lieblingslehrsätze lautet:

Es ist stets die Minderheit, die die Erscheinungen auf allen Ebenen regiert.

Nur die biologische und physiologische Kenntnis vom Aufbau des Alls kann den Menschen von seiner schwersten Krankheit, der niederen Urteilskraft, heilen. Sie ist die Ursache allen Leidens und auch des alles vernichtenden Atomkriegs. Es gibt keine unheilbare Krankheit bei Gott, dem Schöpfer dieses unendlichen Universums oder im Reich der Freiheit, des Glücks und der Gerechtigkeit.

Schon Paracelsus hat gesagt: „Jede Krankheit ist heilbar, aber nicht jeder Kranke."
Man sagt oft, dass man von seiner Krankheit geheilt sein will, dass man den Willen hat, sich um jeden Preis von seiner Krankheit zu befreien. Ein solcher Wille ist aber in Wirklichkeit nur ein Wunsch, ein Verlangen, sich vom bisherigen Zustand zurückzuziehen, nämlich Resignation und Hoffnungslosigkeit. So mancher will von einem anderen durch ein Mittel geheilt werden, ohne dass er das „Mea Culpa" (meine Schuld) erkennen kann, die Ursache seiner Krankheit. Sie erreichen keine vollständige Heilung.

Andererseits ist der Wille in diesem Unendlichen Universum allmächtig. Es ist der Wille zum Leben, der die Ursache allen Unglücks, aller Krankheiten, aller Ungerechtigkeiten in dieser Welt sucht und findet, und sie dann nicht mit Gewalt oder einem mechanischen Hilfsmittel besiegt, sondern im Einklang mit der Beschaffenheit des Unendlichen Universums. Symptomatisch heilen oder die Gesundheit zu kontrollieren ist blinde Ausschliesslichkeit oder Egoismus, der den Willen des unendlichen Universums verneint oder verdunkelt. Ich empfehle Dir, die Krankheit nicht als Feind oder etwas Schlechtes anzusehen, sondern den Versuch unseres Körpers, genauer gesagt, Deines „Körper-Seele-Geist-Systems", sich in einem Selbstheilungsprozess wieder ins Gleichgewicht zu führen. Versuche, Gesundheit und Krankheit nicht als Gegensätze zu betrachten, von denen nur die eine Seite gut und die andere schlecht ist.

Eine Krankheit kann ein Symptom für ein seelisches Problem sein, was der Körper erfolglos auszugleichen versucht. Man sagt ja nicht umsonst, etwas schlägt uns auf den Magen. Die Galle kommt hoch. Er trägt eine Last auf den Schultern. Eine Laus ist über seine Leber gelaufen. Ich habe die Schnauze voll. Es ist zum Kotzen. Es ist zum Weinen usw. Es lohnt sich also, eine Krankheit (System aus dem Gleichgewicht) als Wachrüttler zu betrachten und nicht mit Medikamenten gleich zuzubetonieren und nur die Warn-Symptome auszuschalten.

Die medizinische Wissenschaft hat in den letzten Jahrzenten so ungeheure Fortschritte gemacht, dass es praktisch keinen gesunden Menschen mehr gibt. Die Medizin kümmert sich um ihre Krankheiten, davon lebt sie. Um Deine Gesundheit musst Du Dich selber kümmern, davon lebst Du. Sei kein Sklave einer Ernährungstheorie! Sei niemals so starr! Sei ein vollkommen freier Mensch. Entschleiere Deine Urteilskraft. Du wirst alles ganz und gar verstehen.

Wirklich reich ist, wer mehr Träume hat, als die „Realität" - Schein-Realität - zerstören kann.

4.22 Immunsystem

Zweck des Immunsystems ist es, die persönliche Existenz zu gewährleisten und die biologische und spirituelle Qualität eines Menschen unter sich ständig ändernden Milieubedingungen zu entwickeln.

Alles, was wir in unseren Körper reinlassen, müssen wir verarbeiten. Wenn wir gesunde Produkte in unseren Körper lassen, macht es Sinn und wir können möglichst viel davon verwerten und einen gesunden Nutzen daraus ziehen. Wenn wir Noxen (Gifte) in unseren Körper einschleusen, können wir froh sein, wenn diese Gifte unbeschadet unseren Körper wieder verlassen.
Zusätzlich zur unpassenden Ernährungsweise fördern und begünstigen viele Aspekte des modernen Lebens die Entwicklung einer schwachen natürlichen Immunität. Die moderne Lebensweise ist darauf ausgerichtet, sinnlichen Genuss und emotionalen Komfort durch materiellen Wohlstand zu befriedigen. Weitgehend opfert sie dafür körperliche Gesundheit, psychische Stärke und spirituelle Entwicklung. Die Probleme des modernen Lebens werden oft symptomatisch behandelt durch technische Anwendungen, deren Betonung auf Schnelligkeit, Bequemlichkeit und Effizienz liegt, und ignoriert wird eine umfassendere Sichtweise, die die

biologische und spirituelle Natur des Menschen in Rechnung stellt. Verschiedene Aspekte der modernen Lebensweise und Technologie erzielen schädliche Wirkungen, die die Existenz und die weitere Entwicklung der Menschheit auf diesem Planeten gefährden.

Zur natürlichen Immunität des Menschen gehören die folgenden Funktionen:

1. Anpassung an die Umgebung.
2. Erhaltung der Existenz.
3. Fortwährende biologische und spirituelle Entwicklung, die vor allem die Qualität und den Wirkungskreis des Bewusstseins umfasst.

Um diese Funktionen sicherzustellen, besitzt die natürliche Immunität des Menschen eine achtfache Konstitution. Dazu gehören:

1. Intuition und Instinkt

Sobald ein neuer Faktor in unsere Umgebung eintritt, sind die Intuition und der Instinkt die primären Urteilsstufen, die unmittelbar auf diesen Einfluss hineingreifen bzw. darauf reagieren. Und zwar so, dass sie entweder sich an den neuen Faktor anpassen, indem sie uns verändern oder den neuen Faktor zurückweisen und meiden. Intuition und Instinkt arbeiten ständig an der richtigen Auswahl unseres Wohnsitzes, unserer Partner und Freunde, unserer Beschäftigungen und Gewohnheiten sowie zahlloser Gelegenheiten und Bedingungen des täglichen Lebens. Das Meiden einer Gefahr, die Warnung vor einer abrupten, dramatischen Veränderung und die Suche nach einem Mittelweg zwischen den Extremen – all das sind Manifestationen der intuitiven und der instinktiven Urteilsstufe. Ohne diese Funktionen kann menschliches Leben nicht erhalten und entwickelt werden, und die Identität des Menschen würde verschwinden.

2. Bewusstsein

Das menschliche Bewusstsein umfasst mehrere Stufen, nämlich die sensorielle, die emotionale, die intellektuelle, die soziale sowie die ideologische Stufe. In der Praxis wirken diese Bewusstseinsstufen durch die Prozesse der Unterscheidung, der Auswahl und der Anziehung bzw. Abstossung. Beispiel: Das Bewusstsein arbeitet wie folgt, um Unterscheidungen zu treffen:

a. Sensorielle Stufe – Freude und Schmerz.
b. Emotionale Stufe – Liebe und Hass.
c. Intellektuelle Stufe – Vernunft und Unvernunft.
d. Soziale Stufe – Harmonie und Disharmonie.
e. Ideologische Stufe – Gerechtigkeit und Ungerechtigkeit.

Durch die Wirkungsweise dieser Urteilskraft wird ständig eine natürliche Auslese getroffen unter Einbeziehung von Anziehung bzw. Abstossung und Aufnahme bzw. Ausschliessung für bestimmte Tendenzen, Objekte, Verhaltensweisen oder Personen. Solange diese Bewusstseinsstufen arbeiten, können Extreme vermieden werden, ohne dass sie uns gefährlich werden können.

3. Autonome Reaktion

Das Nervensystem – Sympathikus und Parasympathikus – ist dazu da, um unmittelbar auf Reize aus der Umgebung und Botschaften der Seele und des Bewusstseins zu reagieren. Abhängig von der Art des Reizes, steuert der Sympathikus die unmittelbare Zusammenziehung bei bestimmten Organen und Drüsen, sowie Bereichen des Körpers. Bei einer entgegengesetzten Art Reiz erzeugt der Parasympathikus eine entgegengesetzte Reaktion, indem er bestimmte Organe und Drüsen zur Ausdehnung veranlasst. Beispielsweise dehnt sich die Pupille bei Dunkelheit aus und zieht sich bei hellem Licht zusammen durch die Reaktion des Nervensystems.
Wenn der Sympathikus arbeitet, dehnt sich der Magen aus und der beteiligte Schliessmuskel zieht sich zusammen, während der Parasympathikus dafür verantwortlich ist, dass sich der Magen zusammenzieht und der Schliessmuskel ausdehnt.
Durch die Steuerung des Nervensystems können Gleichgewicht und Harmonie mit dem Reiz errichtet werden, die notwendig sind, um das Leben des Organismus zu schützen und zu bewahren.

4. Schutz und Reaktion durch die Körperoberfläche

Bei physikalischen und chemischen Einwirkungen und Reizen fungiert die Haut als Schutz für die inneren Bereiche und reagiert durch Zusammenziehung und Ausdehnung entsprechend der Art des Reizes. Zum Beispiel wird die Haut bei kalter Temperatur trocken und schrumpft, wohingegen sie bei wärmerer Temperatur feucht wird und sich ausdehnt. Wenn eine bestimmte Stelle der Körperoberfläche einen physikalischen Schock erleidet, ist auf der Haut eine unmittelbare Reaktion festzustellen. Mehr Blut – vornehmlich weisse Blutkörperchen und Lymphflüssigkeit – strömt zusammen, was häufig zu einer Schwellung des betreffenden Hautareals führt. Ausserdem wird ein leicht salziges, alkalisches, feuchtes Sekret von den Schweissdrüsen abgesondert und schützt den Körper vor dem Eindringen von giftigen Säuren. Die Körperoberfläche nimmt auch die Aufgabe wahr, Giftstoffe und unnötige Energie aus dem Innern des Körpers an die Oberfläche zu befördern. Diese Ausscheidungen erscheinen oft als verschiedene Arten von Hautkrankheiten und -verfärbungen sowie als Hautkrebs.

5. Schutz durch Körperflüssigkeiten

Durch die Verdauungsfunktionen werden abwechselnd alkalische und saure Flüssigkeit in Form von Verdauungssäften im Körper abgesondert. Als erstes wird die Nahrung im Mund der Wirkung des Speichels (alkalisch) ausgesetzt. Dann wird Magenflüssigkeit (sauer) abgesondert, gefolgt von Leber- und Gallenflüssigkeit sowie Bauchspeicheldrüsensaft (alkalisch). Schliesslich werden die verdauten Nahrungsstoffe mittels Darmsaft (sauer) im Dünndarm für die Absorption aufbereitet. Diese Verdauungsflüssigkeiten minimieren und neutralisieren giftige chemische und biologische Faktoren (auch das unerwünschte Wirken von Mikroorganismen) zusätzlich zu den normalen Funktionen der Nahrungszersetzung und Verdauung. Gründliches Kauen begünstigt die Immunfunktionen. Je mehr wir kauen, desto mehr Speichel wird produziert. Speichel fördert diese Schutzmechanismen durch die Steigerung der Bildung anderer Verdauungsflüssigkeiten und der damit verbundenen Nerventätigkeiten. Ausserdem kann das Immunoglobulin A (IGA), welches in den Körperflüssigkeiten - die überall im Verdauungssystem (und anderen Systemen wie dem Fortpflanzungssystem) abgesondert werden - sowie in den interzellulären Flüssigkeiten existiert, als Schutzfaktor gegenüber giftigen Substanzen auftreten, die von aussen in den Körper eingedrungen oder innerhalb des Körpers erzeugt worden sind. Die Schutzfunktionen des IGA in der Mundhöhle - zusammen mit dem Speichel - und in der Oberfläche der Darmwand, zwischen den zahllosen Darmzotten und im Dünndarm sind besonders wirksam darin, die unerwünschten Aktivitäten von Viren, Bakterien und sonstigen Mikroorganismen zu neutralisieren und zu minimieren.

6. Schutz und Reaktion durch Blut und interzelluläre Flüssigkeiten

Innerhalb des Blutstroms gibt es fortwährende ausgleichende Mechanismen und Pufferwirkungen zur Neutralisierung starker toxischer Säureverbindungen, die durch die Mobilisierung von Mineralen im Körper in schwache Säuren umgewandelt werden. Diese Minerale werden normalerweise mit der täglichen Ernährung geliefert, doch sollten zusätzliche Mineralstoffe für diese Pufferwirkung erforderlich sein, wird auf gespeicherte Minerale zurückgegriffen. Ein Resultat ist: Es entsteht oft eine Schwächung der Knochen als Folge des übermässigen Verzehrs von säurebildenden Nahrungsmitteln wie Zucker, Honig, künstlichen Süssstoffen, Milchprodukten und Fleischerzeugnissen. Bei Kindern liegt hier der Hauptgrund für Zahnverfall. Bei älteren Menschen kann die chronische Schwächung der Knochen aufgrund falscher Ernährung zu einem potentiell aktionsunfähig machenden Krankheitsbild mit Namen Osteoporose führen.

Darüber hinaus agieren weisse Blutkörperchen als Schutz vor unerwünschtem Eindringen von Viren und Bakterien. Die als Lymphozyten bekannten weissen Blutkörperchen haben verschiedene Sorten Zellen, so z.B. B-Zellen und T-Zellen. Diese Zellen koordinieren die Beibehaltung von normalen Bedingungen, indem sie die giftigen Wirkungen der eindringenden Viren oder sonstigen Mikroorganismen entweder neutralisieren oder harmonisieren. Zu ihren Funktionen gehören auch antagonistisch-komplementäre Beziehungen, indem sie ständig als die wohlbekannten Helfer- und Suppressor (Unterdrücker)-Zellen arbeiten. Bei der Gruppe der T-Zellen sind antagonistisch-komplementäre Beziehungen zwischen T4- und TB-Zellen ein Beispiel für die ausgleichenden und harmonisierenden Aktivitäten bezüglich unerwünschter Viren und Mikroorganismen.

Da Lymphozyten innerhalb der interzellulären Flüssigkeiten des Körpers existieren können - d.h. ausserhalb der Blutbahn -, können diese Abläufe auch in diesem Bereich stattfinden. Dazu kommt, dass, wenn fremde Substanzen, wie z.B. unerwünschte Viren oder Bakterien, ins Blut und in die interzellulären Flüssigkeiten gelangen, antagonistische und komplementäre Faktoren auf natürliche Weise erzeugt werden können. Diese werden Antikörper genannt. Der Sinn der Produktion von Abwehrstoffen besteht darin, fremde Substanzen auszugleichen und Harmonie herzustellen sowie kontinuierliche Körperfunktionen sicherzustellen. Dementsprechend kann die Anwesenheit von Antikörpern ein Hinweis auf die Aktivität von unerwünschten Viren oder sonstigen Mikroorganismen in dem betreffenden Menschen sein.

7. Schutz durch das Lymphsystem

Nachdem das Blut und die interzellulären Flüssigkeiten verschiedene Körperzellen genährt haben, sammeln sie sich im Lymphsystem. Eine grosse Anzahl Lymphknoten bildet ein Netzwerk quer durch den ganzen Körper, um ihn von unerwünschtem Abfall zu reinigen. Wenn die gesammelten Flüssigkeiten eine grosse Menge von unerwünschtem, giftigen Abfall mitführen, werden verschiedene Arten von Mineralen in den Lymphknoten mobilisiert, um rigoros einzugreifen bzw. sauberzumachen. Dieses Eingreifen resultiert häufig in einem Anschwellen der Lymphknoten. Wenn sich solch giftige Wirkungen eine gewisse Zeit lang fortsetzen, entsteht eine chronische Schwellung bei Lymphknoten und Milz sowie die Wirkungslosigkeit der Funktionen des Lymphsystems, wie im Falle des Lymphoms. Mit dieser Funktion hängt zusammen, dass auch die operative Entfernung von so wichtigen Lymphknoten wie den Mandeln einen direkten Beitrag zur Unwirksamkeit der Funktionen des Lymphsystems sowie zu einer generellen Schwächung des natürlichen Immunsystems leistet.

8. Schutz durch die Zelle

Jede Zelle des menschlichen Körpers hat ihre eigene Schutzfunktion zur Erhaltung ihrer Identität und ihrer Existenz. Zellmembranen haben die Funktion als direkter Schutz vor unerwünschten physikalischen Reizen und chemischen Eindringlingen und bilden zugleich eine Phasengrenze zu den Nachbar-Zellen. Die feste Bindung mehrerer Elemente an DNS und RNS wird nicht leicht beeinträchtigt, es sei denn, die Kraft der fremden Substanzen und Reize ist wesentlich stärker als der schützende Mechanismus. Zellmembranen und interzelluläre Flüssigkeit dienen auch dazu, den Zellkern zu schützen. Jede Zelle wird fortwährend verjüngt durch die Energie und die Nährstoffe, die mittels Blut und interzellulärer Flüssigkeit geliefert werden. Wenn sich die Qualität des Blutes und der interzellulären Flüssigkeit also substantiell – im pH-Wert - ändert, ändert sich zwangsläufig auch die Qualität der Zellen. Solche Veränderungen bilden sich nicht allein in der Zellmembrane und der interzellulären Flüssigkeit, sondern möglicherweise auch im Zellkern.

Diese acht Aspekte der natürlichen Immunität wirken nicht autonom. Jede agiert und reagiert, um die eigene Integrität sicherzustellen. Und doch stehen sie alle in Wechselbeziehung zueinander und sind vereint als ein Ganzes.

Die Verschlechterung der natürlichen Immunität ist nicht das Ergebnis eines plötzlichen Scheiterns, einer plötzlichen Schwäche, oder Unwirksamkeit bei einer oder mehreren von diesen Immunität-Funktionen. Sie ist das Ergebnis von teilweisem, oder völligem Scheitern oder Verfall von ihnen allen, gewöhnlich über einen längeren Zeitraum.

Der eigentliche Ursprung der Schwäche der natürlichen Immunität ist die Trübung von Intuition und Instinkt. Die Abnahme der intuitiven und instinktiven Urteilsfähigkeit bringt uns ursächlich dazu, einen anormalen Lebensstil und eine ebensolche Ernährungspraxis zu verfolgen, was die natürlichen Rahmenbedingungen unserer Umwelt, unseres Klimas, unserer Konstitution bzw. unserer Kondition übersteigt. Nehmen wir eine unausgewogene Ernährungs- und Lebensweise an, folgt daraus wiederum der weitere Verfall, die weitere Schwächung anderer Bereiche des natürlichen Immunsystems.

Während der eigentliche Ursprung der Immunschwäche die Abnahme der intuitiv-instinktiven Frequenz ist, liegt die biologische Ursache der Schwäche der natürlichen Immunität in falschen Ernährungsgewohnheiten. Anders gesagt, wenn Intuition und Instinkt nicht ihre natürliche Anwendung in unserem täglichen Essen finden, beginnt die Verschlechterung unserer natürlichen Immunität, und schädliche Viren und Bakterien aus unserer Umgebung können leicht einige oder alle Körpersysteme angreifen. Die Energie und die Nährstoffe aus der Nahrung, die wir Tag für Tag zu uns nehmen, erschaffen, nähren und regulieren die Qualität und das Volumen von Blut und interzellulärer Flüssigkeit, die Qualität der Lymphe und die Qualität der Organe, Gewebe und Zellen sowie deren Funktionen. Die tägliche Ernährung formt und bestimmt weitgehend unsere physische Gesundheit.

4.23 Geschwächte Organe tragen zur Immunschwäche bei

Nach meinen gründlichen Beobachtungen haben die Leute, deren natürliche Immunität geschwächt ist und die anfällig für die Aktivität von Viren und Bakterien sind, alle dieselben generellen Ernährungstendenzen, welche im Einzelnen sind:

1. Du verzehrst eine grosse Menge Süsses, darunter Nahrungsmittel, die Zucker, Schokolade, Honig und chemische Süssstoffe enthalten.
2. Du verzehrst eine grosse Menge Obst und Fruchtsäfte, darunter tropische Früchte, wie Bananen, Papaya, Mangos, Avocados, Kiwis und andere.
3. Du verzehrst eine grosse Menge Molkereiprodukte, insbesondere Milch, Joghurt, Sahne, Butter, Eiscreme etc.
4. Du verzehrst raffinierte Mehlprodukte, darunter raffiniertes Weissmehl, Hybridweizen und GMO Weizen etc.
5. Häufiger Verzehr von Nachtschattengewächsen, wie z.B. Tomaten, Kartoffeln, Auberginen und Paprika sowie von Pflanzen tropischer Herkunft.
6. Du verzehrst eine grosse Menge ölige und fettige Erzeugnisse, darunter Salatdressings, Aufstriche, Saucen und frittierte Produkte.
7. Häufiger Konsum von Softdrinks und kohlensäurehaltigen Sprudelgetränken.
8. Du lässt Dich mit hochgiftigen Stoffen vergiften: „Impfen" (Quecksilber, Aluminiumhydroxid, Formaldehyd, Hühner-Embryo-Eiweiss, Antibiotika-Rückstände, Squalen).
9. Du hast viel zu wenig Sonne (Vitamin D3-Mangel).
10. Du lebst in Angst (Yang) und befindest Dich im permanenten Existenz- und Überlebenskampf.

Alle 9 Punkte fallen in die Kategorie der extremen Yin-Nahrungsmittel.

Impfstoffe zähle ich genauso auch zur physischen Nahrung für den Körper. Alles, was wir physisch verstoffwechseln - und seelisch verarbeiten - zähle ich zu Nahrung. Die Schwermetalle in den Impfstoffen kann der Körper nicht verstoffwechseln, deshalb sind diese Stoffe so gifitig für den Körper. Besonders für Babys, kleine Kinder, Erwachsene und ältere Menschen. Für alle? Ja, für alle!

Sie erzeugen schlussendlich Ausdehnung, Zersetzung, Auflösung und Schwächung. Punkt 10, die Angst ist Yang – Angst hemmt, schnürt zu und lässt Dich nicht mehr klar fühlen und denken. Bei Menschen, die die oben genannten körperlichen und geistigen Tendenzen und Lebensweisen gemeinsam haben, kann leicht eine Übertragung von ansteckenden Viren und Bakterien und deren Vermehrung im Körper erfolgen. Diese Mikroorganismen gedeihen besser in einem säurebildenden Milieu, wo sich Fett- und Schleimüberschüsse angesammelt haben, wie z.B. in den Fortpflanzungsorganen, im Darmtrakt und selbst in der Mundhöhle, sofern das Milieu sauer ist. Wenn diese Bereiche des Körpers in direkten Kontakt kommen mit einer infizierten Person oder einer Flüssigkeit, die Träger von Viren und Bakterien ist, können die Keime leicht übertragen werden und sich rasch ausbreiten.

Hier gilt wie überall: Ein basisches Körper-Milieu ist entscheidend wichtig.

Ein paar von den schädlichen Aspekten des modernen Lebens, die der Schwäche der natürlichen Immunität Vorschub leisten, können wie folgt skizziert werden:

4.24 Checkliste Immunsystem schwächen oder stärken

Tabelle 17: Checkliste Immunsystem schwächen oder stärken

Immunsystem schwächen	Immunsystem stärken
Ernährung	
Zucker, Honig, künstliche Süssstoffe	Reismalz, Gerstenmalz
Fleischerzeugnisse (Folter-Massentierhaltung)	wenn, dann Demeter und Bio-Fleisch
Milch, Butter, Käse, Joghurt	Pflanzliche Eiweissquellen
Margarine, gehärtete Fette	Olivenöl, Kokosöl, Sesamöl, Hanföl u.a.
Weissmehl und Hybridweizen	Vollkorngetreide, Dinkel und Ur-Weizen
Weisser Reis	Vollkorn-Reis
Tropische Früchte und Säfte	saisonale Früchte
Nachtschattengewächse	Wurzelgemüse und Grüngemüse

Softdrinks, chemische Getränke	natürlicher Tee
eiskalte Getränke, um die Nieren auszukühlen	warme Getränke, um die Nieren zu wärmen
Kaffee und koffeinhaltige Getränke	Quellwasser und Tee
Glyphosat-behandelte Produkte	Demeter und Bio-Produkte
Gentechnisch veränderte Produkte	Demeter und Bio-Produkte
Lebensstil	
Kochen mit Mikrowelle	Kochen mit Gas
Kochen mit Elektroherd	Kochen auf Holzfeuer
antihaftbeschichtetes Kochgeschirr	Edelstahl- und Keramik-Kochgeschirr
Babynahrung aus der Flasche	Babyernährung durch Stillen
Kaiserschnitt-Geburt	natürliche Geburt
sitzende Lebensweise ohne Bewegung	aktives Leben mit Bewegung
Medikamente	natürliche Nahrungsergänzungen
Antibiotika	kolloidales Silber und Gold u.a.
Impfstoffe	kalt duschen, Barfuss-Wandern
Marihuana und Drogen	Meditieren und richtige Haltung üben
gewöhnliche Zigaretten	wenn, dann Natur-Bio-Tabak ohne Zusätze
Entfernung der Mandeln	ersatzlos Streichen
Entfernung des Blinddarms	ersatzlos Streichen
Röntgenstrahlen, MR und CT	bei Unfällen ist die Unfallchirurgie Gold wert
Amalgam-Zahnfüllungen	Keramik-, Kunststoff- oder Goldfüllungen
synthetische Kleidung	natürliche Baumwoll-Kleidung
Promiskuität	Safer-Sex – nicht zu viele Partnerwechsel
Umwelt	
unsauberes, unordentliches Heim	sauberes ordentliches Heim
heisses warmes Klima (Verweichlichung)	kaltes, kühles Klima (Abhärtung)
hohe Temperatur im Haus	niedrigere Temperatur im Haus
grosse Feuchtigkeit	geringe Feuchtigkeit
städtisches Umfeld ohne Natur	ländliches Umfeld mit viel Natur
saurer Regen	ersatzlos Streichen

wenig Sonne	mit Vitamin. D3, K2, Mg supplementieren
Chemtrails (Geo-Engineering)	richtiges Entgiften unter Anleitung
Schwermetallbelastung	richtiges Entgiften unter Anleitung
Luftverschmutzung und übermässiges CO2	frische Luft und mehr Sauerstoff

4.25 Wer schützt uns vor Giften

Das Milieu des Gewebes hat eine so dominierende Stellung, dass es über Krankheit oder Gesundheit bestimmt. Im Jahre 1912 hatte bereits der französische Chemiker und Pharmazeut A. Bechamp darüber berichtet, dass Mikroorganismen bei verschiedenen Bedingungen in unterschiedlichen Formen und Entwicklungsstufen auftreten. Er fand in allen Zellen kleinste Körnchen. Diese Körnchen erwiesen sich als unsterblich und unzerstörbar. Starb der Organismus oder das Gewebe, so versetzten die Körnchen das Gewebe in Gärung, und aus dieser Gärung entwickelten sich – nach den Beobachtungen Bechamps – neue Fäulnisbakterien.

Claude Bernard bestätigte diese Forschungen, er fügte jedoch hinzu, dass nicht die Mikroorganismen schädlich seien, sondern das krankhafte Milieu. Nur in diesem Milieu könnten sie sich vermehren.

Im Jahre 1910 bewies Fantes die unterschiedliche Form, Grösse und Gestalt von Bakterien. Als erster erkannte er ein besonderes Phänomen: Aus Tuberkulosekulturen wurden alle Bakterien herausgefiltert. Dennoch war dieses keimfreie Material infektiös, also ansteckend.
Im Jahre 1916 berichtete der Mikrobiologe und Zoologe Prof. Enderlein über die Wandlung und Wanderung krankhafter und nicht krankhafter Mikroorganismen. Diese Entwicklung vollzog sich –nach seinen Forschungen – von den kleinen Viren über runde und stäbchenförmige Bakterien bis zur Erscheinungsform der Pilze. Auch Prof. Enderlein entdeckte das Grundgesetz für die Erscheinungsform und Wirkung der Mikroorganismen. Er sah bei seinen Untersuchungen, dass hauptsächlich der Säure- bzw. Basengehalt des Gewebes sowie des Blutes darüber entscheidet, was aus diesen Mikroorganismen und dem Gewebe wird. Auch Enderlein entdeckte noch einmal, was vor ihm schon Bernard, Virchow und Pasteur und andere wussten: „Das Milieu ist alles, die Mikrobe nichts." Auch vor seinen Augen spielte sich der gleiche Vorgang ab wie bei seinen Vorgängern: Von Mikroorganismen befallene, kranke Körperbezirke verwandelten sich bei Normalisierung des zu sauren Gewebes in nicht krankhafte zurück. Nach Prof. Enderlein sind Viren zellenlose, primitive Vorstufen der Bakterien. Aus dem Tabakmosaikvirus gelang nach einigen Monaten die Zucht von Bakterien. Auf einen kurzen Nenner gebracht heisst dies: Die Saat für die Erreger liegt feinst verteilt in winzigen Stäubchen im Gewebe. Von unserem Lebensstil, unserer Ernährung, der Bewegung, dem Denken und Handeln hängt es ab, ob dieses Gewebe gesund oder krank ist.

Wer schützt uns vor Giften?

Weil bei den meisten Krankheiten das Immunsystem im Mittelpunkt des Geschehens steht, hängt es von ihm ab, ob der Mensch krank oder gesund ist. Das Immunsystem bezieht seine Kampfkraft durch das Blut, die Lymphe, die Lymphknoten, die Milz sowie durch das Knochenmark. Weitere Unterstützung erhält das Immunsystem durch die Leber. Sie hat enge Beziehung zum Blut und sorgt neben einer Fülle anderer Aufgaben für die Entgiftung. Hormone, Medikamente, schädliche Produkte des Eiweissstoffwechsels sowie andere werden in ihr abgebaut.

Viele dieser Giftstoffe, die in der Leber umgebaut wurden, werden durch die Nieren ausgeschieden. Die Abbauprodukte des Eiweissstoffwechsels werden von den Nieren als Harnstoff und Harnsäure über den Urin abgegeben. Die Nieren können durch die Haut erheblich unterstützt werden. Salze und stickstoffhaltige Stoffwechselrückstände werden über den Schweiss nach aussen befördert.

Der Dickdarm befreit den Körper von seinen vergärenden und faulenden Restprodukten unverdaulicher Nahrungsreste. Ist die Dickdarmfunktion gestört, erhöht sich die Säure- und Giftkonzentration im Darm. Von dort aus überfluten Säuren und Gifte den ganzen Körper.

Die Lungen versorgen den Organismus beim Einatmen nicht nur mit Atemluft (enthält 20 % Sauerstoff, der Rest besteht aus Stickstoff und geringen Mengen von Edelgasen). Je umfangreicher die Lungenfunktion, desto besser ist die Atmung, und je ausgiebiger die Bewegung in frischer Luft ist, desto mehr seiner schädlichen Säuren kann der Mensch über seine Lungen abgeben. Das abgeatmete Kohlendioxid ist kein ungefährliches Gas. 8–10 % in der Luft erzeugen Kopfschmerzen, Blutdruckanstieg, Atemnot, Ohrensausen, eventuell Bewusstlosigkeit und Erstickung. Eine Menge von 20 % Kohlendioxid in der Luft wirkt tödlich.

Die fünf Organgruppen der Entgiftung: Leber, Nieren, Haut, Dickdarm sowie Lungen beeinflussen Qualität und Kraft des Abwehrsystems. Arbeiten diese Entgiftungsorgane ungenügend oder wird der Körper permanent mit giftigen Substanzen und Schlacken überschwemmt, lähmen diese Gifte die Aktivität von Knochenmark, Lymphknoten und Blutkörperchen. Das Immunsystem ertrinkt und erstickt dann in den Körpergiften. Bei mangelnder Herzkraft erhalten die Entgiftungsorgane zu wenig Energie und ihre Funktion wird schwächer. Die Giftmenge des Körpers steigt an.

Die Angst vor Cholera, vor Ruhr, Typhus, Tuberkulose und anderen Krankheiten verloren die Menschen, weil sie glaubten, dass es nun hiergegen die Heilmittel der Antibiotika und Sulfonamide gab. Aber vor Bakterien fürchteten sie sich wie der Teufel vor dem Weihwasser. Wie beim Krebs, wo man den Tumor für die Ursache des Leidens hielt, glaubte man, dass Bazillen die Ursache von Tuberkulose, Ruhr, Diphtherie, Cholera und anderem sind. Dass auch diese sogenannten Erreger nur Symptome des Leidens sind, erkannte schon der schlaue Fuchs namens Rudolf Virchow. Er verspottete die „Bakterienhysterie" seines Kollegen Robert Koch und gab bekannt, er halte gar nichts von der Ansicht, dass Bakterien die Krankheiten verursachen. Virchow wusste zu genau, dass ein ganz bestimmtes widernatürliches Verhalten den speziellen Nährboden für bestimmte

Bakterien liefert und dass einzellige Kleinlebewesen nur dort existieren können, wo sie die für sie geeigneten Bedingungen antreffen. Virchows überzeugte Ablehnung gegenüber Kochs neuer Bakterienlehre hatte aber auch noch einen anderen Grund. Er fürchtete, seine ebenfalls falsche, nicht der Naturordnung entsprechende Zellularpathologie könnte durch den Bakterienglauben Kochs ins Abseits geraten.

Zwei weitere Grössen der Medizin führten einen lebenslangen Streit über das Auftreten von Bakterien im Organismus. Louis Pasteur behauptete, Bakterien könnten aus eigener Kraft im Körper Fuss fassen. Sein grosser Gegner, Claude Bernard, entdeckte bei seinen Forschungen immer wieder, dass das „Milieu" bestimme, welche Bakterien in welcher Zahl hierin vorkommen. Auf dem Sterbebett wollte Pasteur seine Seele erleichtern und er rehabilitierte Bernard. Nun sagte auch Pasteur: „Es ist das Milieu, auf das es ankommt."

Dieser Satz wird ewige Gültigkeit besitzen. Das Milieu in unserem Körper schaffen wir selber. Beim Krebs besitzt dieses ewige Naturgesetz die gleiche Gültigkeit. Es ist das Milieu, auf das es ankommt. Nicht die Tumore verderben das Milieu. Es ist das energiegeschwächte (übersäuerte) Milieu des Körpers, welches die Tumore erzeugt.

Wer nun immer noch nicht glauben kann, dass die schwindende Lebenskraft den Krebsgeschwülsten ihr Auftreten gestattet, der führe sich doch ein höchst interessantes Phänomen vor Augen. Ein gestörtes Milieu zieht eine Verminderung der Qualität nach sich. Wenn wir zu viele Abgase in die Atmosphäre blasen, verderben wir das Milieu der Luft und erzeugen einen für Mensch und Natur folgenschweren Treibhauseffekt. Wenn wir zu viel Schadstoffe, Gifte oder Öl abfliessen lassen, verpanschen wir die Qualität des Wassers. Wenn wir zu viele Wälder roden, stören wir die Atmosphäre. Die Folgen sind Verödung, Verkarstung mit folgender Überschwemmung, schliesslich Wüstenbildungen, Stürme, schlechte Luftfilterung und Sauerstoffminderung. Wer zu viele Speisen aufnimmt, eventuell noch industriell manipulierte, minderwertige oder belastete Nahrung, der verändert das Milieu seines Darmes, seines Körpers. Wer zu viel Kaffee, schwarzen Tee, zuckerhaltige Getränke oder Alkohol trinkt, der erzeugt ein schlechtes Milieu der Körpersäfte und schwächt seine Nervenkraft.

Wer zu viel in der Stube, in geschlossenen Häusern hockt, wer raucht, der ruiniert die Qualität seiner Lungen, seines Blutes und seiner Sauerstoffbilanz.

Wer zu viele falsche Gedanken und naturwidrige Wünsche aussendet, der verdirbt die Qualität seiner Seele. Wer die Qualität seiner Seele herabsetzt, verliert Lebensenergie.

Krankheit als Schutz

Ein untrügliches Zeichen für Schädigung des Milieus ist die Demontage der Ganzheit. Ein aus der Ganzheit herausgerissener Mensch verliert auch seine körperliche Ganzheit: die Gesundheit. Die körperlichen Störungen dieses falschen Geistes übermitteln dem Kranken: „Du lebst nicht in der Harmonie, Du verhältst Dich naturwidrig, Du kennst Deine wahren Bedürfnisse nicht." Nicht selten hindern einschneidende körperliche Symptome den Kranken daran, seinen verhängnisvollen Lebensstil fortzusetzen: Dem leberkranken Säufer bereitet plötzlich der Alkohol Übelkeit und Schwindel. Dem an Darm und Bauchspeicheldrüse geschädigten Schlemmer verderben nach den Mahlzeiten Bauchgase und Blähungen die Stimmung. Völlegefühle oder Durchfälle hindern ihn, seine Exzesse fortzusetzen.

Jeder Kranke bleibt mit all seinen Symptomen eine Ganzheit. Seine Symptome gehören zu ihm. Sie sind ein körperliches Druckmittel, eine ständige Mahnung, seine Harmonie wiederherzustellen. Gelingt dies dem Symptom, tritt Gesundung ein und das Symptom ist nicht mehr notwendig und schwindet. Mit einer symptomatischen Therapie trennen wir die Beschwerde vorübergehend vom Kranken. Aus diesem Grunde ist die langfristige, gewaltsame Unterdrückung von Krankheitssymptomen gefährlich. Der Kranke verspürt so eine geringere Motivation, die Ursache seines Leidens zu erkennen. Je länger die Ursache weiter besteht, desto mehr verfestigt sich die Krankheit. Dieses fest verwurzelte Leiden wird immer schwerer heilbar. Ausserdem tritt noch folgender Umstand hinzu: Eine lang dauernde Unterdrückung von Krankheitssymptomen durch drastische Mittel beschleunigt fast immer den körperlichen Abstieg. Die Neben- bzw. Giftwirkungen dieser Präparate schwächen andere, bislang oft noch gesunde Organe oder Funktionen. Weil nun mehrere Bastionen der Gesundheit nach und nach zusammenbrechen, siegt der körperliche Verfall über die Gesundheit.

Funktionelle oder organische Leiden beherrschen immer mehr Menschen. Schmerzen oder Behinderungen erzwingen Ruhepausen. Der Kranke kann nicht mehr alles tun, was er will. Ein Teil seines Lebensablaufes wird ihm durch seine Krankheit diktiert. Seine Beschwerden hindern ihn, seinen Willen durchzusetzen. Der Migräneanfall treibt den Patienten für Stunden oder Tage in das abgedunkelte Schlafzimmer in die Ruhe. Oft ist die Migräne die Folge einer vorherigen seelischen oder körperlichen Verausgabung. Dieses Symptom bewahrt den Energiegeschwächten davor, sich weiter zu verzehren. Im Migräneanfall verspüren die Befallenen nicht nur ein berstendes Gewitter im Kopf, sondern auch grosse körperliche Schwäche. Somit spricht die Krankheit durch ihre Symptome und sagt dem Befallenen: „Dein Körper ist leer, dein Kopf ist zu voll. Schaffe endlich Harmonie zwischen Kopf und Körper, zwischen Verstand und Herz." Dass Migränekranke oft kopflastig sind, haben Mediziner längst erkannt. Sie weisen darauf hin, dass Menschen, die hiervon geplagt werden, meist ausserordentlich intelligent sind. Ein wirksames, rechtzeitig eingenommenes Migränemittel nähme dem Geplagten zwar die Schmerzen, gestatte es ihm jedoch, weiter sein energiezehrendes Leben fortzusetzen. Diese Anstrengungen würden seine ohnehin schwache Kraftbilanz noch mehr herabsetzen und die Ursache für einen noch schwereren Migräneanfall heraufbeschwören.

Eine Kerze, die doppelt so hell brennt, leuchtet nur halb so lange

So haben Krankheiten nicht nur negative, sondern auch positive Seiten. Sie verhindern nicht selten einen zu grossen Energieabfluss und zwingen den Kranken, seine Kräfte nicht zu vergeuden.

Aber gerade der Krebs ist nach unseren Erfahrungen das Produkt zu grosser Verausgabung mit nachfolgender mangelnder Lebensenergie. Bei den meisten Krebskranken ist ein herausragendes Phänomen auffällig: Bis zum Auftreten ihrer Tumorkrankheit waren diese Menschen gesund, zumindest selten ernstlich krank. Kommt ein älterer, fast nie kranker Mensch mit nicht gekannten Beschwerden zum Behandler, wird dieser ihn besonders gewissenhaft untersuchen, denn er kennt die lauernde Gefahr einer heimtückischen Krankheit bei „leerer Anamnese". Die „Anamnese" ist die Krankheitsgeschichte des zurückliegenden Lebens. Eine leere Anamnese heisst, dass bislang keine besonderen, krankheitsrelevanten Vorkommnisse aufgetreten sind.

Wie ist nun diese leere Krankenvorgeschichte bei so vielen Krebskranken zu erklären? Über dieses Phänomen wird diskutiert. Die meisten Fachleute erklären diese Besonderheit damit, dass durch das lebenslängliche Ausbleiben von Krankheiten das Immunsystem ungenügend trainiert wurde und dieses untrainierte, schlaffe Immunsystem dem Krebs ungenügenden Widerstand entgegengesetzt hat und eine Geschwulstentstehung nicht mehr aufhalten konnte. Diese Ansicht teile ich nicht. Nach meinen Beobachtungen denke ich, Krebskranke hatten während ihres Lebens ein ungewöhnlich starkes Immunsystem. Für diese Beobachtung sprechen folgende Fakten: Der Mensch wird im Laufe seines Lebens mit derartig vielen Gesundheitsgefahren, Viren, Bakterien, Verletzungen körperlicher sowie seelischer Art konfrontiert, dass er bei einem schwachen Immunsystem oft und schnell erkrankt. Ein starkes Immunsystem lässt gar keine Erkrankung aufkommen, weil es im Ansatz alle Keime oder Gifte vernichtet. Bei starker Immunkraft sind die Krankheiten nur von kurzer Dauer. Der eine Patient hat die Grippe nach drei Tagen besiegt, der andere benötigt hierfür drei Wochen. Wieder andere bekommen sie gar nicht.

Wenn nun ein Mensch zeitlebens fast immer gesund gewesen ist, so ist das doch der beste Beweis für ein superstarkes Immunsystem. Wieso erkranken solche Menschen dann später gehäuft an Krebs, wo doch ein starkes Abwehrsystem vor Krebs schützt? Die Antwort ist denkbar einfach: Was lebenslänglich, über fünf, sechs oder sieben Jahrzehnte auf Hochtouren läuft, ermüdet oder ermattet plötzlich. Eine Kerze, die doppelt so hell brennt, brennt nur halb so lange. Ein Motor, der immer auf höchsten Touren gefahren wird, bringt zwar mehr Leistung, doch er verbraucht mehr Treibstoff, verschleisst eher und hält nicht so lange wie ein gleicher Motor, der nie auf das Äusserste belastet wurde.

Menschen mit guter Immunkraft laufen daher auch Gefahr, sich ihre Energien nicht richtig einzuteilen. Voll mit Energie neigen sie dazu, sich zu übernehmen. Sie arbeiten zu viel, machen sich zu viel Stress, sie schlafen zu wenig, gönnen sich nicht genügend Ruhe und Erholung. Daneben neigen sie auch noch zum Genussmittelkonsum, wie zum sorglosen Essen und Trinken. Sie können ja alles vertragen. „Warum nicht", meinen sie, und so halten sie ihre stabile Gesundheit für den besten Beweis dafür, doch ihr Leben richtig gestaltet zu haben, und machen weiter so. Dabei denken sie kaum daran, dass sie mit ihrem hochtourigen Energieverbrauch die Lebensbatterie zu schnell verbrauchen.

Das Immunsystem hat viele Helfer

Eine Mittlerfunktion zwischen Immunsystem und Organen kommen den Hormondrüsen und dem Nervensystem zu. Diese beiden Funktionseinheiten steuern und regulieren Körperabläufe und Abwehr in kranken und gesunden Tagen.

Die granulierten weissen Blutkörperchen produzieren z.B. bei Entzündungen oder Hautverbrennungen das Hormon „Histamin". Dieses Histamin erweitert sofort die kleinsten Gefässe, die Kapillaren. Hiermit wird die Durchlässigkeit für Gewebswasser und weisse Blutkörperchen gesteigert. Der hierdurch stark erhöhte Eintritt von Gewebswasser in das Entzündungsgebiet lässt das Gewebe anschwellen. Der Körper verfolgt dabei das Ziel, die aggressiven, entzündlichen Stoffe zu verdünnen und hiermit das Gewebe zu schonen. Im angeschwollenen Gewebe steigt der Flüssigkeitsdruck. Dieser erhöhte Gewebsdruck reizt die sensiblen Nerven. Im entzündlichen Bereich entstehen Schmerzen. Sie übermitteln die Botschaft, mit diesem Körperteil sorgsam umzugehen. Mit der Weitstellung der kleinen Gefässe im Entzündungsherd bewirkt das Gewebshormon Histamin auch eine Erweiterung der Herzkranzgefässe. So werden auch dem Herzen mit dem vermehrten Blutstrom grössere Energiemengen zugeführt. Der gestärkte Kreislauf wirft nun die in allen Körperwinkeln abrufbereiten weissen Blutkörperchen massenhaft zur Abwehr in die Entzündung. Gleichzeitig verengt Histamin die grossen Gefässe. Hiermit erzeugt es einen höheren Blutdruck. Dieser erhöht noch einmal die Zirkulation zur besseren Entzündungsbekämpfung.

Im gleichen Moment, da das Hormon Histamin die kleinen Gefässe erweitert und die grossen verengt, entwickelt sich im Entzündungsgebiet Hitze. Mit diesem zusätzlichen Feuer will der geniale Körper die störenden Elemente in der Entzündung verbrennen. Der verstärkte Blutzufluss rötet das Gewebe. Wer also an einer Stelle des Körpers Schmerz, Schwellung, Röte und Hitze wahrnimmt, der weiss, dass sich hier eine krankhafte Entzündung gebildet hat. Der Körper ist in der Lage, gleichzeitig Gefässe zu verengen und zu erweitern. Diese für den Organismus vergleichsweise leichte Übung regelt er über sein Nervensystem. Millionen von feinsten Nervenverzweigungen lassen ihre winzigen Fäden wie Messfühler in die Muskulatur der Blutgefässe wachsen. Sie registrieren die Zirkulation, die Wärme, die Kälte, die Blutbestandteile, aber auch Emotionen und psychische Befindlichkeiten. Dem entsprechend regeln sie die für den Körper jeweils günstigste Weit- oder Engstellung der Blutbahn.

Trinkt ein Mensch z.B. Bohnenkaffee, so versucht der Organismus, die schädlichen Mengen des aufputschenden Koffeins wieder loszuwerden. Dafür erweitert er die Gefässe in der Niere, und eine Harnflut setzt ein. Gleichzeitig erhöht sich der Puls, das Herz schlägt schneller und wirft mehr Blut in den Kreislauf. Der Mensch wird durch diesen Vorgang angeregt, munter, die Nieren besser durchflutet. Der Körper jedoch trachtet nur danach, mit diesen Symptomen sein mit Koffein überladenes Blut wieder zu reinigen. Die überwachenden sympathischen Nerven, die hier als verzweigte Netze die Gefässdurchmesser weit oder eng stellen, sind alle miteinander verknüpft. Solche knotenartigen Nervenverbindungen werden Ganglien genannt. Sie treten überall im Körper auf. Sie regulieren eigenständig, ohne das Gehirn damit zu belasten. Sie mildern einerseits schädliche Botschaften ab und sorgen über die Nerven für mehr Ruhe, andererseits registrieren sie unterschwellige Störungen und verstärken ihre Botschaft. Somit sorgen sie für die angemessene und ausreichende Reaktion der von den Nervenknoten ausgehenden, feinen Nervenfäden. Diese geben ihre Befehle an Gefässe, Gewebe, Hormondrüsen, Herz und Organe.

Die bislang vorgestellten, eindrucksvollen Tätigkeiten des Körpers demonstrieren nur einen verschwindend kleinen Teil der inneren Abläufe. Jedes Organ besitzt ein geniales System, um hiermit das Leben zu erhalten und inneren Notlagen zu begegnen. Dabei haben wir es immer mit einer grossen Menge von Lebewesen in dem einen Staat, unserem Körper, zu tun. Diese Lebewesen verfolgen alle das gemeinsame idealistische Ziel, dem Körper in jeder Situation zu dienen.

Die innere Genialität wird Dir klar, wenn sie in einfacher, verständlicher Sprache an Dich herangetragen wird. Dabei bleibt zwangsläufig das eine oder andere Detail auf der Strecke. Das schadet aber nicht, wenn Du den überragenden Geist einer Ganzheit erkennen kannst. Eventuell erscheint Dir zwar das eine oder andere kompliziert, aber trotz dieser vordergründigen Kompliziertheit verlaufen die Körpertätigkeiten so einfach wie nur möglich. Was dabei kompliziert erscheint, ist nur die unendliche Vielfalt. Das Wasserversorgungssystem bringt nur das Wasser in seinen Rohren zu den Menschen. Das Versorgungssystem des Körpers versorgt mit seinen „Rohren" den Körper nicht nur mit Wasser. Diese „Rohre" schleusen gleichzeitig seine Nahrung, seine gelösten Eiweisse, die Mineralien, die Hormone, die Polizisten des Immunsystems an und in seine Zellen. Diese „Rohre" entsorgen gleichzeitig die Abfälle der Zellen, des Gewebes, der Krankheitsstoffe und führen sie zur weiteren Verarbeitung an die zuständigen Organe. In einem Arbeitsgang erledigt das Herz gleichzeitig vier verschiedene Funktionen. Sämtliche Venen transportieren das dunkelrote, verbrauchte, mit Kohlendioxid beladene Blut in immer grössere Venen. Letztlich bleiben nur zwei grosse Venen übrig, und diese geben ihre Fracht an den oberen Teil des rechten Herzens, den sogenannten Herzvorhof ab. Der pumpt es in die rechte Kammer und diese „wirft" es zur Erneuerung in die Lungen.

5 Der 5-Bereiche Plan zur ganzheitlichen Gesundheit

Meinen „5 Bereiche Plan" verstehe ich als „5 Teil-Bereiche Plan", weil alle diese 5-Teilbereiche auch immer gleichzeitig wirken und zusammengehören. Einatmen und Ausatmen. Zwei Vorgänge von einem intuitiven Vorgang – der Atmung. Die 5-KI-Transformation (fünf Elemente) oder 5-Wandlungsphasen sind genauso wenig getrennt. Du kannst nur die Holz-Energie nähren, aber Du solltest wissen, dass die Holz-Energie immer auch „nährend" auf die Feuer-Energie und „kontrollierend" auf die Erde-Energie wirkt. So wie keine Energie-Form isoliert wirkt, sondern immer auch die anderen Energie-Formen beeinflusst. Du kannst nur einatmen aber Du weisst, dass es nicht reicht. Ganzheitlichkeit bedeutet, dass wir die Erscheinungen immer in ihrer Ganzheit betrachten sollten. Was bringt es, wenn wir sagen: Ich mache etwas Gutes für meinen Körper und esse jeden Tag eine kleine Portion Sauerkraut. Aber trotzdem vergiftest Du Deinen Körper weiterhin mit schlechter Nahrung. Das ist nicht ganzheitlich.
Solange wir weiterhin übermässig Nährstoffe, Chemikalien und andere Stoffe, die für den Körper keinen Nährwert haben, zu uns nehmen, müssen diese an irgendeiner Stelle im Körper abgelagert werden, um die normale Funktion des Organismus nicht zu beeinflussen.

Da es keine unheilbare(n) Krankheit(en) gibt, ist es eine Frage unseres Urteilsvermögens, wie gut wir die Natur bei unserer Heilung helfen lassen…
Ich kann Dich nicht von aussen heilen. Ich kann Dir, wenn Du Verantwortung für Deine Gesundheit übernehmen willst, den Weg zeigen, wie Du Deine Selbstheilungskräfte aktivierst und durch Dich selbst Gesundheit, Glück und Freiheit erlangen kannst. Jeder Mensch verfügt über enorme Selbstheilungskräfte. Das ist ein Geschenk der Natur an uns Menschen. Wir müssen diese nur aktivieren.

Gesund sein wie geht das? Was brauchen wir um Gesund zu sein? Ist Gesundheit eine Frage der genetischen Anlage? Wie können wir den Zustand der Gesundheit dauerhaft erreichen?
Was ist die Gemeinsamkeit derer die krank sind? Was ist die Gemeinsamkeit derer die gesund sind?

Unsere verdaute Nahrung, die mit Ausnahme weniger Mineralien, organisch ist, wandelt sich in unserem Körper in das einfache Lebewesen, ein rotes Blutkörperchen um. Und dieses einfache Lebewesen entwickelt sich zu einer höheren Lebensstufe, der Körperzelle. Wir sind umgewandelte Nahrung! Wenn wir das verstehen, können wir bewusst entscheiden, in welcher Form wir leben wollen.
Es ist Dein Bewusstsein und Deine Urteilskraft, die Du entschleiern solltest. Du solltest verstehen, dass Du selbst es bist, der sich durch seine falsche Lebensweise krank gemacht hat. Genauso bist es auch Du selbst der Dich gesund macht. Suche die Verantwortlichkeit nicht im Aussen, sonst sind es nur Ausflüchte.

Was Du verstehen musst ist: es gibt keine Heilung ohne eine Haltungsänderung. Die Heilkraft wirkt nur bei „Mea-Culpa". Mea Culpa (lateinisch meine Schuld – aber nicht im juristischen Sinn, sondern im Sinn von Eigen-Verantwortung übernehmen) „Ich bekenne [...] ich habe gesündigt in Gedanken, Worten und Werken durch meine Schuld, durch meine Schuld, durch meine grosse Schuld [...]".

Wenn Du zum Arzt gehst mit der Haltung Dein Arzt, das "Aussen" macht Dich wieder gesund, wird das nicht funktionieren. Niemand kann Dich von aussen heilen. Niemand kann für Dich stellvertretend heilen. Ich unterstütze Dich damit Deine Selbstheilungskräfte wieder aktiviert werden und wirken können. Als ehrlicher Berater zeige ich Dir wie Du Dich selbst heilen kannst und nicht wie Du Deine Symptome unterdrückst oder ausblendest.
Mein Balanced Health™ Behandlungskonzept mit dem 5-Bereiche Plan zur ganzheitlichen Gesundheit funktioniert wie in der nachfolgenden Tabelle verdeutlicht:

Tabelle 18: Der 5-Bereiche Plan zur ganzheitlichen Gesundheit

1. Bewusstsein (Entschleiern & Erweitern) – unendlich
Was: (seelisch geistig) Mea-Culpa verstehen, Glaubenssätze und Dankbarkeit üben, InYologie® studieren, wahrer Glaube üben, Placebo & Nocebo verstehen, , Gedächtnis aufbauen, Musik mit einer Frequenz von 432 Hertz hören

2. Ungesundes weglassen (Entfernen) – sofort und radikal
Was: (seelisch geistig) Ärger, Stress, Angst, Sorgen, Sturheit, Arroganz, Überheblichkeit, Mainstream-Media, die Nocebo-Haltung verlassen, Mea-Culpa verstehen u.v.m.
Was: (physisch) Zucker, Honig, Fruchtzucker, künstliche Süssstoffe, Milchprodukte, Fleischerzeugnisse, industriell hergestellte Produkte, Weissmehl und Hybrid-Weizen-Produkte, tropische Früchte und Fruchtsäfte, Nachtschattengewächse, koffeinhaltige Getränke, Tafelsalz, Geschmacksverstärker, Pharmaka, Zahnpasta mit Fluor und Süssstoffen, Schwermetalle, Glyphosat u.v.a. Gifte u.v.m.

3. Entgiftung (Ausleiten und Reinigen) - zyklisch im Intervall

Was: (seelisch geistig)
Mind-Control verstehen und entziehen, Matrix-Irr-Lehre-loslassen, Elektrosmog, negative Gedanken ziehen lassen, Mea-Culpa verstehen u.v.m.

Was: (physisch)
Schwermetalle ausleiten, Verhärtungen lösen, Entsäuern, Darm sanieren, Öl-ziehen, Sauna / Dampfbad / Infrarot, Basenbäder, Entspannung-Regeneration und Schlaf, Mental-Detox, Digital-Detox u.v.m.

4. Richtige Ernährung (Aufbauen und Stärken) - langfristig und permanent

Was: (seelisch geistig)
Freude und Dankbarkeit, Zufriedenheit, Liebe, Demut, Hoffnung, Alle Menschen unterstützen, Sonne tanken, Liebe schenken, Mea-Culpa verstehen u.v.m.

Was: (physisch)
Jeden Bissen Nahrung immer gut kauen (ca. 30mal pro Bissen) und einspeicheln, ganzheitliche Bio Ernährung, Vollkorngetreide (ganzes Korn), Wurzelgemüse, Grüngemüse, Hülsenfrüchte, Suppen (Miso), Gemüsesuppen, Fisch (weissfleischiger), Nüsse, Kerne, Samen, Früchte: Apfel, Birne, Aprikose, Vitalstoffe / Orthomolekular u.v.m.

5. Bewegung (Aktivieren & Konditionieren) – regelmässig und kontinuierlich

Was: (seelisch geistig)
Zazen, Meditation, Yoga, absolute Ruhe geniessen, Bäume umarmen, auf die Erde liegen, Barfuss auf der Erde gehen, sich mit der Erde verbinden u.v.m.

Was: (physisch)
Sport allgemein, Fitness Sport, Atemtechniken, Meridian-Gymnastik, Kampfkunst als Weg-Übung, Herz-Kreislauf-Training, Muskel-Aufbau-Training, Sonnenenergie tanken, an der frischen Luft bewegen, Fussreflexzonenmatte oder täglich über Steine gehen, in den Bergen wandern, im Wald spazieren, kalt duschen u.v.m.

5.1 Bewusstsein (Entschleiern & Erweitern) – unendlich

Der erste Bereich ist Dein Bewusstsein zu entschleiern.
Entschleiere Deine Urteilskraft. Befreie Dich von Mind-Control und lerne wieder selber zu denken. Lerne wieder ein Gefühl für die Wahrheit zu bekommen und den Unterschied von „Matrix-Wissen" und „Natur-Wissen" zu erkennen.

Wir Erden-Menschen bestehen – in dieser Erden-Welt – aus Drei Bereichen:
Dem Bewusstsein UND der Seele UND dem physischen Körper. Um komplett gesund zu sein, müssen wir alle Drei Bereich gesund halten.

1. Das Bewusstsein mit Natur-Wissen erweitern
2. Der Seele maximale Liebe schenken
3. Dem physischen Körper gesunde Nahrung schenken

Alle Drei Bereiche sind wichtig. Und die richtige Reihenfolge ist genauso wichtig.

Noch eine wichtige Ergänzung zu diesem Bereich für Dich:
Ich empfinde, dass Du die Bereiche 1 und 3 besser verstehst als den Bereich 2.
Darum schenke ich Dir noch eine Ergänzung zum Bereich 2 „Wie kann ich mein Herz-KI stärken?"
Sende so oft wie möglich Liebes-KI - Liebe Gedanken und Liebe Gefühle - an Jemanden den Du liebst. Schon das alleine stärkt Dein Herz-KI. Wir sind nicht hier um geliebt zu werden, sondern um zu Lieben.
Und wer Liebe schenkt, wird Liebe empfangen. Sich selber Lieben ist auch eine wichtige Form von Lieben.
Wer sich selber Liebt - nicht mit dem Ego-Verstand, sondern aus dem Herzen, kann auch Liebe schenken und Liebe empfangen.

Das Wichtigste dabei ist der wahre GLAUBE. Der Grosse Geist erfüllt uns alle unsere Wünsche nach unserem Glauben, unserem Bewusstsein. Der Grosse Geist hat für alle diese Wünsche eine „Wartezeit" vorgesehen, damit wir in unserem Glauben auch sicher sind, bevor er uns die Wünsche erfüllt. Diese „Wartezeit" ist in Wirklichkeit nur Einbildung, weil die der Organismus „eine Zeitlang" benötigt, um sich auf die geänderte Lebensweise einzustellen, bis wir merken, dass sie wirkt. Da es sich beim wahren Glaube jedoch um eine Bewusstseins-Änderung handelt, wirkt der Glaube - ohne „Zeitverzögerung" – zu 100% sofort. Und zwar genau in dem Masse, wie unser Glaube eben schon sicher ist. Wenn wir immer wieder zweifeln - vor und zurück - ist unser Glaube in den Grossen Geist noch nicht sicher, und der Wunsch wird nicht gemäss unserer Hoffnung – Hoffnung und Glaube sind nicht dasselbe - erfüllt, sondern gemäss unseren Zweifeln. Denn dann glauben wir ja unseren Zweifeln. Wenn wir jedoch durch unsere Haltung diesen Glauben eine bestimmte Zeit lang ohne Zweifel LEBEN, dann ist der Grosse Geist sicher, dass das nicht nur unser Wunsch ist, sondern unser wahrer Glaube... denn genau das was wir wirklich Glauben und nicht nur hoffen, wird uns erfüllt.

Dein Geist (Dein Bewusstsein) lenkt Deinen Körper. Was Du GLAUBST, wie Dein Bewusstsein und Deine Haltung ist, so ist auch Deine Realität. Wenn Du zweifelst, bestimmen diese Zweifel Deine Realität, denn dann glaubst Du Deinen Zweifeln. Bewusstsein mit den (von Dir gewünschten) Bereichen in Resonanz bringen... und so (die von Dir gewünschte) Realität erleben.

Damit wir durch den Grossen Geist nach unserem Glauben geheilt werden, ist also entscheidend, wie stark wir an den Grossen Geist und seine Heilkraft glauben. Und mit dem wahren Glauben, ohne Zweifel, wird uns Nichts unmöglich sein. Dann, erst dann, gibt es keine unheilbare Krankheit mehr. Unser Geist lenkt unseren Körper. Der Körper kann sich nicht ohne unser Bewusstsein heilen. Nur unser Bewusstsein (unser Geist) kann den Körper heilen.

Studiere vor allem anderen und um jeden Preis die Ordnung im Universum. Befasse Dich mit den Naturgesetzen, beginne mit ZEN-Meditation (Zazen), lese Bücher von wahren Meistern und wähle die Beiträge in den System-Medien kritisch aus. Ganzheitliche Gesundheit und Heilung erreichst Du über die richtige Ernährung und die richtige innere Haltung.

Stelle Dir einen Elefanten in Gefangenschaft vor. Das einzige, was ihn festhält, ist eine um sein Bein gebundene Schnur, die er mit Leichtigkeit zerreissen könnte. Warum tut er dies nicht? Ganz einfach: als junger Elefanten hat man ihm über Jahre hinweg eine schwere Eisenkette um sein Bein gebunden. Tausende Versuche über Jahre hinweg sich loszureissen sind schmerzlich fehlgeschlagen. Das hat sich fest in seinem Unterbewusstsein verankert und in sein Gedächtnis als Glaubenssatz geprägt. Es wurde sein Glaubenssatz und damit zu seinem „Schicksal"!

Es ist unsere göttliche Bestimmung, glücklich zu sein, vollkommen frei und gesund zu leben. Wenn Du das nicht glauben kannst, empfehle ich Dir Deine Glaubenssätze zu ändern!

Der Weg zur Bewusstwerdung:
Nun zeige ich Dir an folgenden 10 Punkten wie du dich aus dem Matrix-Gefängnis befreien und Dein Bewusstsein entschleiern & entwickeln kannst.

1. erkennen, was diese Matrix überhaupt ist
2. erkennen, wie diese Matrix funktioniert
3. erkennen, wie ich mich aus diesem Matrix-Gefängnis befreien kann
4. erkennen, wie ich meinen Weg ausserhalb der Matrix finde
5. erkennen, wer ich wirklich bin
6. erkennen, welche Macht meine Gedanken und Gefühle haben
7. erkennen, wie ich meine wahren Wünsche verwirklichen kann
8. erkennen, was wirklich wichtig ist für mein Leben
9. erkennen, was unwichtig ist für mein Leben
10. erkennen, was meine Aufgabe ist und mein Plan in diesem Leben

- Bereichere Dein Leben mit Dingen die WICHTIG sind für Dein Leben. Entferne Dinge aus deinem
- leben die UNWICHTIG sind für dein Leben.
- Finde Deine wahre AUFGABE

Dankbarkeitstagebuch
Bevor Du ins Bett gehst, schreibe drei Dinge auf, für die Du Dankbarkeit empfindest. Wichtig: Sei so konkret wie möglich, würdige auch Kleinigkeiten, aber vor allem: Schreib nur auf, was Du auch wirklich fühlst.

Glaubenssätze
Eine der besten Übungen besteht darin, sich lebenslang, täglich nach dem Erwachen und vor dem Schlafen etwa 21-mal halblaut das Gewünschte vorzusprechen: Du solltest Deinen Satz halblaut für Dich vorsagen, damit er über den Gehörsinn im „Unterbewusstsein" also im „spirituellen Bewusstsein" verankert wird.

Es ist völlig gleichgültig, ob Du daran glaubst oder nicht. Auch was Du dabei bewusst denkst, ist völlig egal, solange Deine Lippen den Satz laut genug formulieren. Der Satz soll über die Ohren wieder zurückwirken.
Ich empfehle, den Satz möglichst ohne Anstrengung, fast wie ein Mantra zu sprechen. Bei akuten Schmerzen oder Beschwerden, gleich ob körperlicher oder seelischer Natur, empfehle ich, die Hand auf die betroffene Stelle oder die Stirn zu legen und möglichst oft zu wiederholen: bis die Symptome abklingen. Das Leben - der Grosse Geist - gibt uns NIEMALS eine Aufgabe zu bewältigen, die wir nicht erfüllen können! Und das nicht Irgendwann, sondern in dem Moment, wo wir diese Aufgabe vom Leben erhalten, können wir damit beginnen. Wenn wir eine Aufgabe trotzdem nicht erfüllen können, liegt das nicht an der zu schweren Aufgabe, sondern an unserem zu schwachen Vertrauen in den Grossen Geist.

Wir können uns nicht vom Grossen Geist einfach nur eine andere Wirkung bestellen.
Aber wir können die Ursache - die der unerwünschten Wirkung vorausging - korrigieren und erhalten dann vom Grossen Geist automatisch eine andere - die gewünschte - Wirkung.

Wenn Du das verstehst, verstehst Du auch, warum ich nicht „allgemeine" Glaubenssätze verordnen will.
Die Glaubenssätze müssen der jeweiligen Situation angepasst sein.

Da Du ein Teil der Schöpfung bist, kannst Du Deine Schöpferkraft entfalten, Du musst nur wissen WIE!

Jetzt - Das Leiden ablegen und dafür das Leben in Freude und Dankbarkeit geniessen.
Liebe ist Herzensfreude in Aktion!

Wie können wir dieses Hindernis in der Praxis aus dem Weg räumen?
Wir müssen uns an das Naturgesetz erinnern: Die Energie KI folgt immer Deiner Aufmerksamkeit. Bereiche, in die Du Deine Energie investierst, werden stärker und Bereiche in die Du Deine Energie nicht investierst, werden schwächer. Das bedeutet, dass wir ab sofort aufhören, unsere Aufmerksamkeit in die Krankheit zu investieren und dem Schmerz sagen: Du hast keine Chance zu gewinnen und wirst verschwinden, weil die Natur-Heilkraft zunehmend stärker wird und schon gewonnen hat! Ab sofort nur noch an den Zustand denken – und fühlen - wie es ist, wenn wir geheilt sind. Wir müssen die Krankheit ab sofort loslassen und nicht mehr an die Krankheit denken. Wir müssen uns nur noch darin üben, das Gefühl zu empfinden wie es ist, wenn wir geheilt sind und dafür Dankbarkeit empfinden. Und auch wichtig ist, dass wir mindestens eine halbe Stunde bevor wir schlafen, unsere Aufmerksamkeit nicht mehr in Bereiche mit tiefer Schwingung investieren, sondern ganz bewusst nur noch in Bereiche investieren wo Freude und Liebe herrschen.

In Wirklichkeit sind wir genau ab dem Augenblick gesund, wo wir das GLAUBEN.
Und jetzt müssen wir dem Körper und der Seele die Zeit noch gewähren – diese Wartezeit - dass sich der Körper und die Seele regenerieren können. Der Zustand dieser Regenerationszeit ist nicht mehr krank. Während der Regenerationszeit sind wir schon gesund.

Ob wir durch den Grossen Geist geheilt werden, ist also entscheidend, wie stark wir an den Grossen Geist glauben. Und mit dem wahren Glauben - ohne Zweifel - wird uns Nichts unmöglich sein. Dann - erst dann - gibt es keine unheilbare Krankheit mehr.

Bestimme Dein Leben selbst. Sonst tut es ein anderer für Dich!

5.2 Ungesundes weglassen (Entfernen) – sofort und radikal

Dabei ist radikal nicht als „Extrem" zu verstehen, sondern als „Radix" von der „Wurzel" her. Alle fünf Empfehlungen gehören zusammen und bilden EINE ganzheitliche Empfehlung.

Der zweite Bereich ist aufhören zu vergiften.
Wenn Du damit aufhörst Dich zu vergiften hast Du einen wichtigen Schritt gemacht. Wenn Du Dein Auto täglich gründlich wäscht, aber nie das verschlackte Öl wechselst, oder nie den Luftfilter ersetzt, hast Du Dein Fahrzeug zwar täglich äusserlich einer fein säuberlichen Reinigung unterzogen, aber Dein Auto wird mit der Zeit trotzdem Schaden erleiden.

Wenn Du das jetzt auf Deinen Körper, Seele und Geist überträgst, wirst Du feststellen, dass Du ganz sicher nicht täglich eine Entgiftungskur (Fahrzeug reinigen) machst. Die meisten Leute tun das nie. Bedeutet, sie reinigen Ihr Fahrzeug (Körper, Seele und Geist) zwar äusserlich, aber nie Innerlich. Sie warten viele Jahre bis sie ernsthaft krank werden. Dann gehen Sie zum Arzt und lassen sich durch Symptom bekämpfende Medikamente mit krassen Wirkungen (Manipulationswort:

Nebenwirkungen) weiter vergiften. Aber Ihre Haltung müssen sie dazu nicht ändern. Sie können genau gleich weiter die falsche ungesunde Nahrung zu sich nehmen die Ihren Körper, Seele und Geist übersäuert, verschlackt und vergiftet. Ihr Arzt sagt Ihnen nie: „Ändern Sie jetzt Ihre Haltung". Nein, er sagt: „das hat alles nur wenig mit der Ernährung zu tun, das ist an Sie vererbt worden, (wie das funktioniert erklären sie nicht) essen Sie so weiter wie bisher". Sie müssen in diesem Fall keine Eigenverantwortung übernehmen. Sie müssen also keine Haltungsänderung vornehmen. Das Motto lautet: „Ändern Sie nichts, machen Sie weiter, aber buchen Sie unsere Dienstleistungen und kaufen Sie unsere Medikamente". Dazu hat die Pharma-Forschung, um nicht sagen zu müssen Industrie, wunderbare Medikamente entwickelt um Dir zu helfen. Warum hat sich Deine individuelle Krankheit in Deinem Körper, Seele und Geist manifestiert? Darüber solltest Du als erstes nachdenken. Wenn ich einem Menschen erkläre: Du solltest jetzt dringend beginnen Basen zu bilden, erhalte ich die Antwort: „Ich bin nicht übersäuert " Ich frage dann: „Wenn Du nicht übersäuert bist, warum zeigt Dein Körper dann diese heftigen Symptome?" .... Die Leute wissen aber immer alles besser und sind genau deshalb krank. Zusammenfassend: Lasse alles Ungesunde weg.

Über die richtige Haltung, die richtige Nahrungs-Wahl, entscheidet unser Bewusstsein für den Körper. Der Körper wählt nicht selbst. Wir sind mit unserem Geist, unserem entschleierten Bewusstsein für unseren Körper verantwortlich. Kein Arzt, nur unser Bewusstsein, ist verantwortlich und entscheidet. Der Natur-Arzt und Heilpraktiker kann nur den Weg zeigen, aber entscheiden können nur wir mit unserem Bewusstsein

Wir sind immer selber verantwortlich für alle unsere Entscheidungen. Ganz besonders gilt das für unsere geistige, seelische und physische Gesundheit. Ob wir aktiv, gesund und glücklich oder inaktiv, krank und unglücklich sind, hängt ganz von uns selbst ab und von Niemand anderem. Wir sind stets unsere eigenen Herren, und es gibt in Wirklichkeit keinen anderen Menschen, der unser persönliches „Schicksal" wirklich zu beherrschen vermag.

Jeder Mensch darf und soll selbst für sich entscheiden. Diese Entscheidungen darf und soll niemand für jemanden anders machen. Es ist von höchster Wichtigkeit, Eigenverantwortung zu übernehmen, und Vertrauen in die Naturordnung aufzubauen. Wer hat uns unser Leben geschenkt? Gott oder die Ärzte?

5.3 Entgiftung (Ausleiten & Reinigen) – zyklisch im Intervall

Der dritte Bereich ist das korrekte Entgiften.
Je schlimmer die Vergiftung, umso wirksamer die Entgiftung? Nicht wirksamer. Aber es zeigt sich dann halt umso heftiger in der Entgiftungsreaktion. Es gibt unzählige Entgiftungsmethoden und Angebote. Die meisten sind einfach nur Müll, unnütz und bisweilen sogar gefährlich. Ausserdem lassen diese Angebote einem im Glauben man hätte etwas Gutes für den Körper gemacht. Anschliessend verfährt man genauso weiter wie bisher. Eine Regel in der Naturheilkunde lehrt: Nichts schwächt mehr, als ununterbrochen Vor und Zurück. Warum ist das so? Dein Körper beginnt, die Gifte aus dem Gewebe etc. in den Blutkreislauf und über die Nieren auszuscheiden. Er stellt sich auf den „Entgiftungsmodus" ein. Es zeigen sich Symptome wie Übelkeit, Durchfall, womöglich Schwindel und Kopfschmerzen sowie weitere Entgiftungssymptome. Wenn damit nach kurzer Zeit aufgehört wird (also vor und zurück) weiss der Körper schlussendlich nicht mehr, was er soll. Der Geist lenkt den Körper. Nicht umgekehrt.
Wenn Du Dich entscheidest, zu entgiften (Körper, Seele und Geist) dann solltest Du es korrekt und unter fachkundiger Anleitung tun. Als Vergleich können wir einen Sportler nehmen, der sich auf die Olympiade vorbereitet. Kann er sich erlauben, sein Training seriös zu beginnen und anschliessend mittendrin damit aufzuhören (also vor und zurück)? Solch ein Athlet erreicht seine Ziele niemals. Entschlossenheit ist wichtig!

Frage:
Wie lange muss ich entgiften?

Antwort:
Du musst nicht, du darfst.

Frage:
Macht es Sinn permanent zu entgiften?

Frage zurück:
Stehen wir alle unter Dauerbeschuss und werden wir alle permanent vergiftet und vergiften und selbst permanent?

Antwort:
Ja und sogar massiv! Ja es macht Sinn, Massnahmen zu ergreifen und Körper, Seele und Geist permanent zu entgiften. Es macht keinen Sinn solange zu warten bis der Körper richtig schlimme Symptome zeigt! Je länger Du wartest desto heftiger werden auch die Entgiftungssymptome!

Gesunder Schlaf entgiftet

Der Schlaf nimmt etwa 1/3 unseres Lebens ein. Im Groben kann man den Schlaf in 3 Phasen unterteilen: Den Leichtschlaf, den Tiefschlaf und die REM-Phasen, abgeleitet aus dem Englischen für Rapid Eye Movement, schnelle Augenbewegungen unter den Lidern.

Unterdrücken wir dem ersehnten Tiefschlaf zuliebe diese so wichtige Traumphase – und nahezu alle Schlafmittel tun das – bleibt der Ablagekorb ungeleert, und der Aufräumbedarf ist in der Folgenacht umso grösser, was übrigens eine der Hauptursachen der „Schlaflosigkeit" ist. Treiben wir dieses Unterdrückerspiel allzu lange, quillt der Ablagekorb aus allen Nähten und drückt auf das autonome Nervensystem, das ohne unser bewusstes Dazutun unsere inneren Organe steuert. Herz-, Kreislauf- und Magenprobleme können die Folge sein.

Wie lange „muss" man denn eigentlich schlafen? Das ist individuell sehr verschieden. Je älter man wird, desto geringer ist meistens das Schlafbedürfnis. Napoleon sagt man nach, er wäre mit vier Stunden Schlaf ausgekommen. Sicher in den Nächten vor grossen Schlachten, aber dafür hatte er ja dann auf Elba Zeit genug zum Ausschlafen. Die Medizin sagt, für 65-jährige seien 5-7 Stunden Schlaf ausreichend. Wer also um 22 Uhr ins Bett geht und den Wecker auf 7 Uhr stellt, hat sein Schlafbedarfskonto schon schamlos überzogen.

Und kommt man vor lauter Grübeleien nicht zum Schlafen, muss man jene Probleme, um die sich die Gedanken im Kreise drehen, lösen. Mit Bleistift und Papier, so wie ein Kind eine Rechenaufgabe lösen muss und jeder Unternehmer eine Bilanz erstellt. Vielleicht muss man dabei auch fremde Hilfe in Anspruch nehmen: Gesundheitsberater, Eheberater, Steuerberater, Bauberater, Finanzberater, echte Freunde u.a. Hat man eine Lösung auf dem Papier gefunden, muss man sie auch in die Tat umsetzen.

Das berühmte „sanfte Ruhekissen", nämlich das gute Gewissen, ist nicht zu unterschätzen. Bereinige jene heimlichen Sünden, die am guten Gewissen kratzen. Begrabe vorhandene Kriegsbeile und vertrage Dich mit der Schwiegermutter oder wem auch immer. Aber wähle Deine Worte dabei sorgsam ab, um nicht wider Willen noch Öl ins Feuer zu giessen. Wer Liebe sät wird Liebe ernten.

„Der Schlaf ist wie eine Taube auf der Hand – wenn man nach ihr greift, fliegt sie davon". So ist es auch mit dem Schlaf. Man kann ihn nicht herbeizwingen, nicht erkämpfen. Wer kämpft, wer um Schlaf ringt, gar im Bett mit dem Fuss stampft, der kann nicht schlafen. Der Schlaf kommt über uns! Stelle Dir ganz bewusst eine Situation vor, in der Du dankbar warst, endlich schlafen zu dürfen. Du darfst schlafen, Du musst nicht schlafen.

Leider können wir nicht wie Hund und Katze schlafen, wenn uns danach ist, unsere Gesellschaft zwingt uns Lebensrhythmen auf, die nicht mit den individuellen synchron sind. Die alberne Sommer-/Winterzeit-Umstellung wird sehr bald verschwinden.

Träume kann man steuern. Lasse Deine Albträume nicht einfach über Dich kommen, denke vor dem Einschlafen ganz gezielt und intensiv an irgendeine besonders schöne Erinnerung. Mindestens 2 Stunden oder länger, vor dem Schlafen nur schöne Gedanken haben. Die Chance dann schön zu träumen wächst.

Ich will noch einmal darauf hinweisen, dass es sehr wichtig ist, um angenehme Träume zu haben, früh genug vor dem Schlafen nur noch in den hohen Schwingungsbereichen zu sein...

5.4 Richtige Ernährung (Aufbauen & Stärken) – langfristig und permanent

Der vierte Bereich ist die richtige Ernährung.
Wir (das heisst unser physischer Körper) sind das was wir trinken, essen, und denken. Unser physischer Körper ist umgewandelte physische Nahrung! Unser physischer Körper IST unser Bewusstsein, welches physische Nahrung in unseren physischen Körper umwandelt!

Die folgende Auflistung ist der Schlüssel zu Deiner physischen Gesundheit:
- Unsere Nahrung bildet unser Blut.
- Unser Blut bildet unsere Zellen.
- Unsere Zellen bilden unsere Organe.

Und noch rückwärts:
- Unsere Organe können nicht gesünder sein, als die Zellen, welche die Organe bilden.
- Unsere Zellen können nicht gesünder sein, als das Blut das diese Zellen bildet.
- Unser Blut kann nicht gesünder sein, als unsere Nahrung, die unser Blut bildet.
- Unsere Nahrung kann nicht gesünder sein, als unser Bewusstsein, das die Nahrung wählt.

Jetzt ist die Brücke gebaut, um zu verstehen, wie wichtig unser Bewusstsein und unser Wille zur richtigen Nahrungs-Wahl für die Gesundheit ist!

Zusammengefasst ist es die Nahrung die uns gesund macht und gesund hält. Bio- und Demeter Lebensmittel wie Vollkorngetreide, traditionelles saisonales und regional angebautes Gemüse, Sauerkraut und Pickles, (verschiedene Mengen Ingwer & Daikon-Pickles, Bohnen & Hülsenfrüchte wie Linsen, Kichererbsen u.v.a. Meeresalgen wie Nori, Wakame, Hijiki, Arame, Kombu, als Gewürze und Kondimente sind am besten, Meersalz und Natursalz, Miso, echte Sojasaucen die im Zedernholzfass gereift sind, Gomasio, Tekka u.v.a. Öle eignen sich besonders Sesamöl, Olivenöl, Kokosöl, Mandelöl, Walnussöl, Hanföl. Bei den Früchten solltest Du genauso auf traditionelle saisonale, regional angebaute Früchte achten, wie Apfel, Birne, Aprikose, Zwetschge, Kirsche u.v.a. Samen und Nüsse. Fisch vorwiegend weiss fleischiger Fisch. Wenn Süsses dann am besten auf

Getreide oder Frucht basierend, wie Reis- und Gerstenmalz. Für tierische Produkte können in kleinen Mengen Freiland-, Bio-Demeter Eier gegessen werden, ab und zu „Freilauf"-Huhn oder -Lamm. Keine aus Massentierhaltung. Und egal was wir essen, immer jeden Bissen gut 30 mal kauen und einspeicheln.

Warum solltest Du vor jedem Essen beten:
Der wahre Grund, warum frühere Generationen vor jeder Mahlzeit ein Gebet der Dankbarkeit gesprochen haben und oft die Mahlzeit auch noch gesegnet haben ist: Die Menschen haben ihr eigenes Körper-Zell-Wasser mit friedlichen Sätzen und der friedlichen Haltung, neu und heilend strukturiert. Diese Gedanken und Gefühle gehen als Informationen in die Mahlzeit und ins Körper-Zell-Wasser und strukturieren gleichzeitig heilend das Körper-Zell-Wasser. Ein Gebet – egal in welcher Sprache und egal ob gesprochen oder nur empfunden – erzeugt ein Schwingungsfeld von 8 Hz. Und diese 8 Hz korrespondieren in Resonanz mit den 8 Hz vom Erd-Magnetfeld. Wir sollten also jede Mahlzeit immer mit guter Laune und einem Gefühl von Dankbarkeit essen und trinken. Ebenso überträgt harmonische Musik andere Informationen in das Wasser, als destruktive Musik.

Wer an den Zufall glaubt, entzieht sich damit der Verantwortung für sein Handeln!

5.5 Bewegung (Aktivieren & Konditionieren) – regelmässig und kontinuierlich

Die vierte Empfehlung ist wichtig, um Körper, Seele und Geist wieder zu aktivieren. Die Körper-Säfte wieder in Schwung zu bringen, die Gelenke und Muskeln wieder zu belasten und zu beanspruchen.

Das kann in Form von Herzkreislauftraining sein, Muskelaufbau, Laufen im Wald oder einfaches sanftes spazieren. Atemtechniken zur Unterstützung der Entsäuerung des Körpers und der Beruhigung des Geistes. Wie bei jeder Therapie lässt auch die Wirkung der Bewegungstherapie rasch nach, wenn man damit aufhört. Wird sie abgebrochen, kommt es wieder zu Leistungseinschränkungen. Bewegung (Sport) muss also ein wichtiger Bestandteil des Lebensstils werden. Es ist klar, dass mit zunehmendem Alter mehr Eigeninitiative nötig wird. Positive Ergebnisse sind nur zu erwarten solange trainiert wird. Es ist wie mit warmem Wasser. Wenn wir aufhören, das Wasser zu erwärmen, wird es kalt. Der Körper gibt die verschiedensten Signale: Hunger, Durst, Schmerz, Wohlbefinden, Lust oder Schmetterlinge im Bauch kennen wir alle. Und wer schenkt uns diese Signale? Gott oder die Ärzte? Körper- und ausdrucksorientierte Therapien helfen, die körperlichen Reaktionen auf äussere Umstände und innere Verfassung besser wahrzunehmen und zu entschlüsseln. So können wir über den Körper direkt mit unseren Ressourcen und Lebensthemen in Verbindung treten. Wenn wir den Körper in den Entwicklungsprozess einbeziehen,

nehmen wir unsere „Aufgaben" ganzheitlicher wahr. Informationen, zu denen wir über die Sprache nur bedingten oder keinen Zugang haben, können sich nonverbal zeigen.
Besonders hier gilt der wichtige Lehrsatz: Zuerst kommt die Praxis dann die Theorie. Theorie ohne Praxis ist nutzlos. Praxis ohne Theorie kann gefährlich werden.

Diese Reihenfolge ist wichtig, denn die Praxis wird sich niemals nach einer Theorie richten, die Menschen über die Praxis erdenken! Also kann eine richtige Theorie nur so gut wie möglich die Praxis beschreiben. Aber niemals umgekehrt.

So gibt es die Theorie: „Zuerst war das Wort". Ich sage: „Zuerst war die Tat und nachher das Wort, über diese Tat". Selbst ein Gedanke ist eine Tat im Bewusstsein! Worüber sollte auch nur ein Wort gesagt oder geschrieben werden, wenn nicht vorher das Ereignis schon existieren würde? Es wäre eine blosse Theorie.

Die Muskulatur ist ein sehr energiehungriges System. Da Muskeln immer durchblutet werden müssen und immer aktiviert sind, wird ständig Energie verbraucht. Ein muskulöser Mensch mit 40 Kilogramm Muskelmasse wird deutlich mehr Energie verbrauchen, als jemand mit 30 Kilogramm Muskelmasse. Zum Abnehmen gehört somit auch Krafttraining. Egal ob im Fitnessstudio oder zu Hause, zweimal in der Woche sollte das Training Kraftübungen beinhalten. Für den Anfang sind Ganzkörperübungen zu empfehlen, da sie den kompletten Körper fordern und möglichst viele Muskelgruppen gleichzeitig ansprechen. Allerdings sind auch Ausdauereinheiten sehr wichtig, um den Körper auf Fettverbrennung zu trimmen. Muskeln können mit kleinen Kraftwerken namens Mitochondrien Fett in Energie umwandeln. Die Mitochondrien können mit der richtigen Ernährung weiter ausgebaut und vermehrt werden. Damit kann der Körper das Körperfett noch effektiver verbrennen. Wenn Du an den richtigen Stellschrauben drehst, kannst Du Deine Fettverbrennung schon im Ruhezustand um das Vielfache steigern.

Die fünf Bereiche-Empfehlungen sind eine Leitlinie die Du beachten solltest. Dies sind keine sturen Anleitungen und auch keine Vorschriften oder Verbote, sondern Empfehlungen.

Heilung = Vollständige Wiederherstellung des ursprünglichen Zustandes (Restitution ad integrum)
Heilung erreichen wir also nicht mit Pharmaka (Symptom bekämpfen).
Ganz im Gegenteil, diese Medikamente müssen wir irgendwann zusätzlich ausleiten und entgiften.

Jeder Mensch ist anders und hat eine andere Geschichte und Lebensweg.
Was der Schmied verträgt das tötet den Schneider. Alles in diesem Universum, inkl. unsere Gesundheit und Lebensweise, ändern sich unaufhörlich. Das einzige Beständige ist die unaufhörliche Wandlung.

6 Entspannungs- und Aktivierungstechniken

Indem wir die Prinzipien der täglichen Ess- und Trinkgewohnheiten befolgen, ist die zweite wichtige Funktion, die zwischen dem Menschen und seiner Umgebung besteht, die Atmung. Die Nahrung ist ein Teil der mineralischen, pflanzlichen und tierischen Umgebung des Menschen, seine geographische und biologische Umgebung. Der Weg der Nahrungseinnahme ist der Weg, uns selbst auf harmonische Weise dieser Umgebung -als ein Teil der Umgebung - anzupassen.

Die Prinzipien der Atmung

Die Atmung versorgt den Organismus nicht nur mit Sauerstoff, sondern entfaltet eine aktive Reinigungskraft für die Lymphgefässe und Lymphknoten des Bauches. Dieser Bauchraum wird zum Brustkorb hin fest verschlossen. Ein grosser, waagerecht liegender Atemmuskel, das Zwerchfell, hilft der Lunge bei ihrer Arbeit. Bei der Einatmung verlagert sich das Zwerchfell nach unten und schafft dadurch im Brustkorb mehr Raum. Diese Verschiebung des Atemmuskels zum Bauch hin schafft für die Lungen einen weiteren Raum zur Ausdehnung bei der Einatmung. Bei der Ausatmung ziehen sich die Lungen wieder zusammen.
Das Zwerchfell verliert nun seine Spannung und wandert nach oben. Die Lungen werden durch dieses rhythmische Auf und Ab des hilfreichen Riesenmuskels erheblich in ihrer Arbeit unterstützt.

Bei jeder Einatmung zieht sich das Zwerchfell hoch. In dieser Phase hilft es mit, das verbrauchte, dunkle, blaurote, venöse Blut zum rechten Vorhof des Herzens zu saugen.

Bei der Ausatmung drückt sich das Zwerchfell wieder nach unten. Jetzt wird das hellrote, in den Arterien zirkulierende Blut stärker in den Bauch und in die Beine gedrückt. Das Auf und Ab des Zwerchfells mit der Entwicklung eines wechselseitigen Soges und Druckes zeigt uns, dass das Zwerchfell auch eine zweidimensionale Pumpe ist. Mit dieser Zwerchfellpumpe unterstützen wir die faustgrosse Herzpumpe bei ihrer gleichförmig ablaufenden Ansaugung- und Auspressung des Blutes. Dieses Herz wird pro Tag 30.000 Mal durch die atemabhängige Pumpaktion des Zwerchfells mit ihrem Auf und Nieder unterstützt.

Mit jedem Atemzug presst der abfallende Kolben des Atemmuskels die Lymphe kräftig gegen das untenliegende starre Becken aus. Dort befinden sich die grossen Ketten der Leistenlymphdrüsen. Diese werden nun mit den abgepressten Giftrückständen und all dem Müll des Bauches beliefert und können ihre Reinigungskraft voll entfalten. Gleichzeitig erfahren diese Leistenlymphdrüsen durch den Druck der Zwerchfellpumpe eine gründlichere Durchflutung mit Lymphe. Oft ist jedoch die vordere Bauchmuskulatur durch mangelndes körperliches Bewegungstraining erschlafft und gibt nach vorne nach.

- Jede bewusste Anpassung der Geschwindigkeit, der Tiefe und der Länge der Atmung sollte in Richtung einer natürlichen Atmung, die ohne besondere Anstrengung funktioniert, entwickelt werden. Eine langsame, tiefe und lange Atmung kann in der Tat automatisch durch die gesunde Ernährungsweise erreicht werden.

- Durch eine grössere Flüssigkeitsaufnahme als auch den Verzehr von zuckerhaltigen Produkten entwickelt sich die Neigung zu schnellerer, flacherer und kürzerer Atmung.

- Das Essen und Trinken grosser Mengen führt im Allgemeinen ebenfalls zu einer schnelleren Atmung und macht diese flacher und kürzer.

Die Ausatmung ist ruhig, nicht wahrnehmbar und gibt einen langsamen, kräftigen und natürlichen Rhythmus vor. Die Einatmung kommt von selbst. Sie ist kürzer als die Ausatmung. Während der Zen-Atmung verlangsamt sich der Atemrhythmus wie auch der Herzrhythmus; das Blut und die inneren Organe werden besser mit Sauerstoff versorgt. Die Ausatmung, die Druck nach unten gibt, auf den ganzen Unterbauch, entwickelt grosse Energie in Höhe der Taille, der Nierengegend und der Hüften. Der Übende kann diese Atmung im Alltag beibehalten, denn der Körper nimmt sie letztlich an. Die kurze Einatmung und die langsame und kraftvolle Ausatmung sind Zeichen und Ursache von Stärke und Vitalität. Im Gegensatz dazu deutet eine oberflächliche und kurze Ausatmung auf Schwäche und depressive Zustände hin. Wenn die Atmung gut ist, werden alle Dinge des Lebens leicht. Wenn Körper und Geist in Harmonie sind, fegt eine tiefe, langsame, ruhige, kraftvolle Atmung alle Kompliziertheit des Mentalen weg. Der Geist wird klar wie ein wolkenloser Himmel.

Deine Atemtechniken
Nachfolgend zeige ich Dir zwei grundlegende Beispiele verschiedener Atmungstechniken welche direkte positive Auswirkungen auf Deinen körperlichen, seelischen und geistigen Zustand haben:

Atemtechnik 1 Mo-ku-to-(Yang)-Atmung: zum Aktivieren
1. Atme so solange und tief ein bis die Lungen gefüllt sind.
2. Halte den Atem kurz an.
3. Spanne den ganzen Körper so fest Du kannst an, d.h. alle Muskeln gleichzeitig
4. Halte die die Spannung
5. Halte die Spannung, während Du bis 20 zählst und Dich tief auf den ganzen Körper konzentrierst.
6. Konzentriere Dich auf den Unterbauch und atme lange und tief aus
7. Atme aus und entspanne Dich.

Wiederhole diese Übung 5mal. Mache diese Atem-Übung jederzeit, wenn Du Dich schwach, ängstlich oder mutlos fühlst.

Atemtechnik 2 Mo-ku-so-(Yin)-Atmung: zum Entspannen

1. Atme so solange und tief ein bis die Lungen gefüllt sind.
2. Halte den Atem kurz an.
3. Spanne den ganzen Körper so fest Du kannst an, d.h. alle Muskeln gleichzeitig
4. Halte die die Spannung
5. Halte die Spannung, während Du bis 20 zählst und Dich tief auf den ganzen Körper konzentrierst.
6. Konzentriere Dich auf das Mittelhirn und Atme weniger tief und lange aus.
7. Atme aus und entspanne Dich.

Wiederhole diese Übung 5mal. Mache diese Atem-Übung jederzeit, wenn Du Dich nervös, wütend oder überreizt fühlst.

7 Anamnese – Diagnose – Therapie

Die alten Meister hatten einen Lehrsatz: Shin-Do-Fu-Ji. Der Mensch ist das Ergebnis seiner Umwelt.
Ein kleiner Junge der in einer von gesunden Männern geführten Gemeinschaft aufwächst, entwickelt sich anders als ein kleiner Junge der in einer vom gesunden Frauen geführten Gemeinschaft aufwächst. Ein kleines Mädchen das in einer von ungesunden Männern geführten Gemeinschaft aufwächst, entwickelt sich anders als in einer Gemeinschaft von ungesunden Frauen. Wir sind das Ergebnis unserer Umwel – was bedeutet – wir sind umgewandelte seelisch-geistige und physische Nahrung. Ein Mensch der in Indien aufwächst, isst die indische Yin-Nahrung, (gilt nur traditionell) lernt die Regeln dieser Entsprechenen Region der Erde kennen und entwickelt sich dementsprechend. Ein Mensch der in Kasachstan aufwächst, isst die Kasachische Yang-Nahrung, (gilt nur traditionell) lernt die Regeln dieser Entsprechenen Region der Erde kennen und entwickelt sich dementsprechend.

In der InYologie stehen nicht das erkrankte Organ, das Gewebe oder die Zellen im Zentrum der Betrachtung, sondern der ganze Mensch und sein Umfeld. Körper, Seele und Geist gehören untrennbar zusammen und sind in permanenter Wechselwirkung.

Jede gute Therapie beruht auf einer gründlichen Diagnose. Anamese, Diagnose und Therapie sind untrennbar.

Die InYologie lehrt vor allem: Dein Geist lenkt Deinen Körper. Gesunde Menschen haben ein Gesundes Bewusstsein. Nur mit einem gesunden Bewusstsein – können Menschen die richtigen Entscheidungen treffen. Kranke Menschen haben ein krankes Bewusstsein – deshalb treffen sie kranke Entscheidungen.

7.1 Yin und Yang im menschlichen Körper

Traditionellerweise heisst es, dass der Mann den Himmel und die Frau die Erde darstellt. Diese Interpretation dürfen wir aber nicht wörtlich verstehen, weil es eine Symbolsprache ist, die das so erklärt. So wird auch dem Mann die Mars-Energie und der Frau die Venus-Energie zugeordnet, ohne dass der Mann vom Mars entstammt oder die Frau von der Venus. Das ist eine Symbolsprache.

In Wirklichkeit – jenseits der Symbolsprache – werden sowohl der Mann wie auch die Frau von der gleichen universellen Energie KI „genährt". Die Unterschiede im Körperbau von Mann und Frau sind alleine durch die Unterschiede innerhalb der Spezies Mensch bedingt. Und werden durch Anteile von Yin und Yang gesteuert und nicht durch mehr oder weniger Himmels-Energie oder Erden-Energie.

Die Anordnung der 7 Chakren und die Energie-Verteilung durch die Meridiane sind sowohl beim Mann wie bei der Frau genau gleich. Diese Anteile verändern sich im Laufe der Entwicklung noch minimal – hauptsächlich durch die Ernährung und Lebensweise –, ohne dass sich dabei die Himmels-Energie oder die Erden-Energie verändert. So sind die Mädchen bei der Geburt sogar mehr Yang als die Knaben.
Nach den ersten 7 Jahren wandelt sich das, und die Mädchen werden immer mehr Yin und die Knaben immer mehr Yang. Das geschieht, weil jeder IST-Zustand immer seinen Antagonismus zur Vervollkommnung in die Ganzheit sucht und findet.

Nach Ende der Pubertät ist dieser physische Wandlungs-Prozess weitgehend abgeschlossen. Natürlich können die Anteile von Yin und Yang auch später durch entsprechende Ernährung und Lebensweise noch geringfügig verändert werden.
Das ist Mikro-Evolution.

Tabelle 19: Yin und Yang im menschlichen Körper

Eigenschaft	**Yin – Zentrifugal**	**Yang – Zentripetal**
Form	gross, dick	klein, dünn
Position	oben, vorne, aussen	unten, hinten, Zentrum
Organ:		
Struktur	mehr hohl und ausgedehnt	mehr kompakt und dichter
	Gallenblase	Leber
	Dünndarm	Herz
	Magen	Milch, Bauchspeicheldrüse
	Dickdarm	Lungen
	Blase	Nieren
Lage	mehr nach aussen und Peripherie	mehr nach innen und Zentrum
Bewegung	inaktiver, langsamer	aktiver, schneller
Position	oben, vorne	unten, hinten

Yin und Yang im menschlichen Körper nach Bereichen
Das menschliche Gehirn besteht generell aus Fettmasse (Yin) und ist stark durchblutet, wird mit Nährstoffen und Sauerstoff versorgt.

Wir können alle Organe nach Yin und Yang klassifizieren.
Die Bauchspeicheldrüse ist ein Yang-Organ, ist bis zu 18 Zentimeter lang, wiegt bis zu 80 Gramm und liegt in der hinteren Wand der Bauchhöhle, direkt hinter dem Magen. Die Bauchspeicheldrüse

ähnelt einem Komma und schmiegt sich in die C-förmige Schleife des Zwölffingerdarms. Die Gänge der Bauchspeicheldrüse (Pankreasgänge) münden in den Zwölffingerdarm. Ihre Hauptaufgaben betreffen die Verdauung und den Zuckerstoffwechsel. Die Bauchspeicheldrüse produziert Insulin, ein Yang-Hormon.

Am Beispiel Leber können wir sehen:
Die Leber ist braun-rot = Yang. Die Leber ist voll von rotem Blut (Yang). Wenn man in die Leber schneidet (Erfahrungswerte aus dem Operationsaal), blutet es sehr stark (wir müssen dann koagulieren). Die Leber hat eine Kerntemperatur von 42°C (Yang).
Die Leber spielt eine wichtige Rolle für derart viele Stoffwechselvorgänge und hat eine Anzahl von Funktionen im Körper, einschliesslich Speichern von Glykogen (Yin), Fett in Form von Lipoproteiden, zahlreichen Vitaminen und Eisen (starkes Yin). Yin zieht Yang an, Yang zieht Yin an.

7.2 Konstitution und Kondition

Konstitution (von lateinisch constitutio, -onis Zusammensetzung, Anordnung) bezeichnet die Gesamtheit der überdauernden, genetisch vermittelten Eigenschaften eines Lebewesens.
Die Konstitution bildet den Gegensatz zu den ggf. schon früh in der Entwicklung peristatisch erworbenen, wechselhaften, kürzer überdauernden inneren Eigenschaften oder Disposition, auf gewisse äussere schädliche Einflüsse aussergewöhnlich – meist im Sinne einer Krankheit – zu reagieren.
Im Einzelnen sind morphologische, physiologisch-biochemische und psychologische Merkmale der Individualität gemeint.

Wir können sogar die DNA und die Blutgruppe beeinflussen und teilweise sogar ändern, weil die DNA und das Blut zur Kondition zählen. Aber wir können die Konstitution – das, was an „Vererbung" schon entschieden ist – nicht mehr nachträglich ändern. Der Augenabstand, die Hautfarbe, das Geschlecht usw. gehören zur Konstitution und die können wir nicht durch Ernährung ändern. Auf die Konstitution haben wir jedoch Einfluss durch unsere Lebensweise und unsere Haltung vor der Zeugung. Das Kind wählt die Eltern, die zu seinem Seelenplan passen und nicht umgekehrt. Die Weichteile – wie Mundgrösse, Lippengrösse, Bauchumfang usw. – gehören zur Kondition, und die kann verändert werden.

Bei der Klassifizierung der Typen müssen wir zwischen Konstitution und Kondition unterscheiden.
Die Kopfform wird durch die Konstitution bestimmt. Mit einer normalen und gesunden Ernährungs- und Lebensweise können die verdichteten Teile wie der Knochenbau von Kopf und Gesicht nicht mehr verändert werden. Das ist die Konstitution. Die weniger verdichteten Teile, wie die Weichteile von Fleisch und Haut jedoch, können noch bis zu einem gewissen Grad verändert werden. Das ist die Kondition. Wir können einen sehr übergewichtigen Menschen komplett

verändern. Natürlich verändert sich die Knochenstruktur nicht. Jedoch kann aus einem sehr runden dicken Gesicht ein schönes schlankes Gesicht entstehen.

Typ 1: Yin Konstitution und Yin Kondition

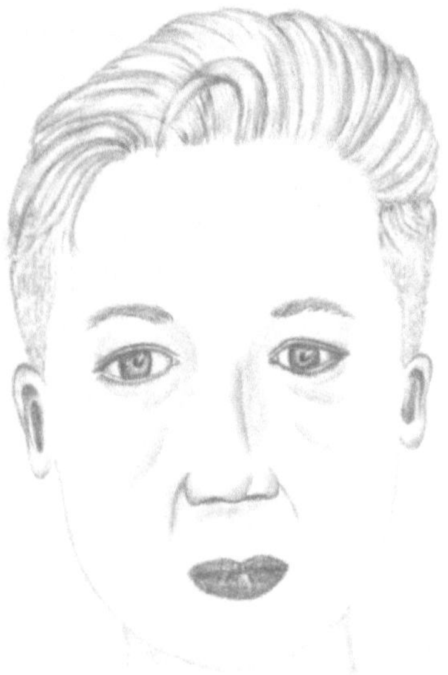

Typ 2: Yin Konstitution und Yang Kondition

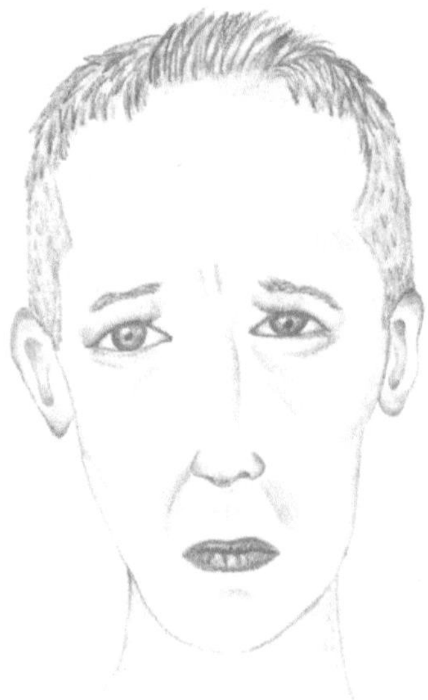

Typ 3: Yang Konstitution und Yin Kondition

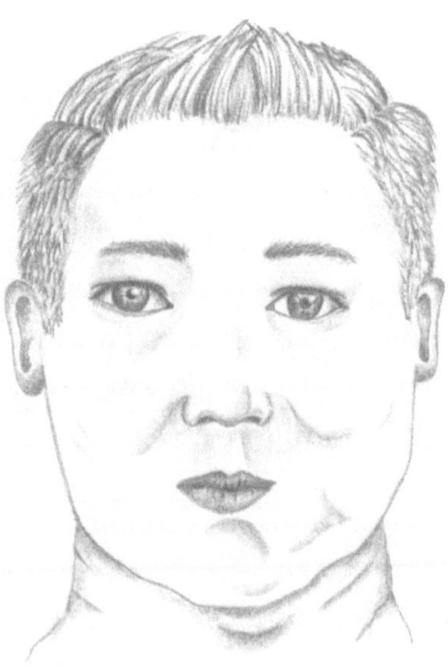

Typ 4: Yang Konstitution und Yang Kondition

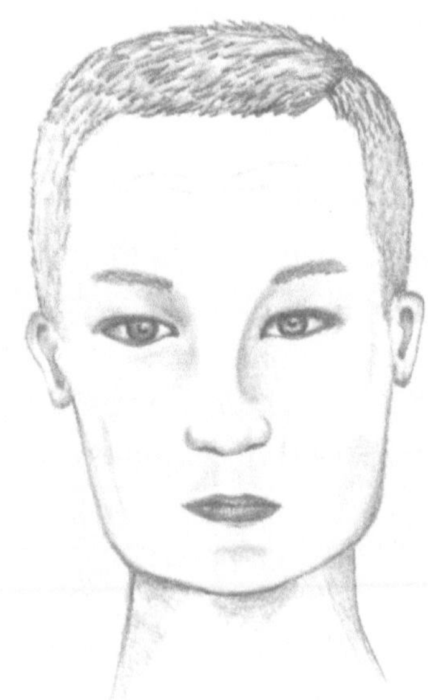

Abbildung 37: Konstitution und Kondition

Typ 1: Yin-Konstitution-und Yin-Kondition
Die Mutter war bereits Yin. Während der Schwangerschaft hat sie grosse Mengen an Yin-Produkten zu sich genommen. Im Verlauf seines Lebens hat der Yin-Konstitutions-Typ viele Yin-Produkte zu sich genommen und so seine Kondition erhalten.

Typ 2: Yin-Konstitution und Yang-Kondition
Die Mutter war bereits Yin. Während der Schwangerschaft hat sie grosse Mengen an Yin-Produkten zu sich genommen. Im Verlauf seines Lebens hat der Yin-Konstitutions-Typ viele Yang-Produkte zu sich genommen und so seine Kondition verändert.

Typ 3: Yang-Konstitution und Yin-Kondition
Die Mutter war bereits Yang. Während der Schwangerschaft hat sie grosse Mengen an Yin-Produkten zu sich genommen. Im Verlauf seines Lebens hat der Yin-Konstitutions-Typ viele Yin-Produkte zu sich genommen und so seine Kondition verändert.

Typ 4: Yang-Konstitution und Yang-Kondition
Die Mutter war bereits Yang. Während der Schwangerschaft hat sie grosse Mengen an Yang-Produkten zu sich genommen. Im Verlauf seines Lebens hat der Yang-Konstitutions-Typ viele Yang-Produkte zu sich genommen und so seine Kondition erhalten.

Mit einer anormalen und ungesunden Ernährungs- und Lebensweise können Menschen mit einer ursprünglich gesunden Konstitution bis zu schwerer Krankheit und völliger Degeneration verändert werden. Auf der anderen Seite ist es möglich, mit einer gesunden Ernährungs- und Lebensweise Menschen mit einer ursprünglich schwachen Konstitution bis zu völliger Gesundheit und einem Leben in Freiheit und Zufriedenheit zu verändern.

Konstitution
Knochenstruktur, Gesichtsform, Grösse des Schädels, Form der Hände und Füsse und in gewissem Masse Grösse und Umfang des Körpers zählen zur Konstitution. Was der Embryo während dieser Zeit erlebt, ist ausschlaggebend für seine Gesundheit. Die Konstitution eines Menschen entsteht aus der Verbindung der Gene väterlicher- und mütterlicherseits und erhält ihre Ausprägung durch die Kondition im Embryonalzustand, d.h. also durch die Ernährungsgewohnheiten der Mutter während der Schwangerschaft.

Gemäss der Eugenik würde es sich folgendermassen verhalten:
Wenn beide Eltern von kräftiger Konstitution sind, müsste ihr Kind ebenfalls mit einer kräftigen Konstitution zur Welt kommen.

Tatsächlich verhält es sich aber oft anders. Um diese Regelwidrigkeit zu erklären, werden wir Dir ein Beispiel schildern, das wir gut kennen: Herr und Frau D.T. haben beide eine gute Konstitution. Beide sind auf dem Land aufgewachsen, von mittlerer Grösse und sehr belastbar. Derzeit sind sie 65 bzw. 60 Jahre alt, und Herr D.T. arbeitet immer noch von Morgen früh bis Abend spät. Und doch haben sie ein pausbäckiges und ziemlich dickes Kind bekommen, das in seiner Kindheit und Jugend eine Bronchitis oder Angina nach der anderen hatte und sich im Alter von 22 Jahren 2/3 der rechten Lunge entfernen lassen musste, worauf es Asthma bekam.

Die schlechte Konstitution dieses Sohnes ist Folge der Ernährung seiner Mutter während ihrer Schwangerschaft. Sie war viel zu oft auf Partys und bei Menschen eingeladen, die ungesund kochen. In ihrem Zustand, der sehr Yang war, wurde sie von jenem starken Yin sehr angezogen, etwa von zuckerhaltigen Lebensmitteln, die sie im Übermass ass. Der Fötus, der ausschliesslich Nahrung von der Mutter via Nabelschnur bekam, empfing vor allem Yin-Einfluss, was sein genetisches Potential bezüglich der Konstitution schwächte, sodass er als dickes Baby, d.h. ausgedehnt und in einem Yin-Zustand, zur Welt kam und in der Folge schwächlich war.

Noch ein Beispiel, um den Einfluss der Ernährung der Mutter zu illustrieren: eine meiner Patienten, jung, dynamisch, von starker Yang-Konstitution. Als sie schwanger war, und zusätzlich bedingt durch ihre Yang-Konstitution, hatte sie oft Lust auf gezuckerte Lebensmittel. Es war ein heisser Sommer, sie liess sich gehen und trank grosse Mengen Fruchtsäfte und konsumierte viele Nahrungsmittel mit Zucker (Yin). Sie glaubte begriffen zu haben, dass man Yin durch zusätzliches Yang ausgleichen könne und versuchte, den Yin-Einflüssen durch übertriebenen Konsum von salzigen Lebensmitteln wie Gomasio (Gewürz aus Sesam und Salz), das sie ihren Mahlzeiten hinzufügte, entgegenzuwirken. Das war ein abrupter Wechsel von starkem Yin nach Yang, was für den Organismus bedeutete: extreme Veränderungen im Na/K-Gleichgewicht mit abwechselndem Übermass an Natrium (Yang) und Kalium (Yin). Der Fötus, der sich im Mutterleib entwickelte, bildete einen grossen Kopf aus, der das Zuviel an Yin enthielt, und kleine verkrümmte Beine als Manifestation des Zuviel an Yang (zu viel Natrium bringt den Mineralhaushalt durcheinander). Bei seiner Geburt hatte das Kind einen Wasserkopf und starb nach wenigen Tagen. Die Vertreter der Schulmedizin, die den Fall in der Entbindungsklinik behandelten, prognostizierten, dass es für dieses Paar unmöglich sei, normale Kinder zu bekommen aufgrund von „Chromosomenunverträglichkeit". Sie hatten auf eine gesunde ausgeglichene Ernährung umgestellt. Später bekamen sie zwei völlig gesunde Kinder ohne genetische Abweichungen.

Man klassifiziert die Konstitution eines Menschen ziemlich leicht, indem man z.B. seine Grösse zur Schulterbreite in Bezug setzt und noch einige physiognomische Parameter untersucht, wie etwa Kopfform, Breite des Mundes, Dicke der Lippen, Stellung der Augen und Grösse der Ohrläppchen. Danach kann man feststellen, ob Yang oder Yin dominiert, wobei das eine nicht besser ist als das andere, vielmehr muss dieser konstitutionelle Faktor die Lebensweise bestimmen. Es ist praktisch unmöglich, seine Konstitution zu verändern, doch können sich bestimmte Charakteristika im Laufe des Lebens allmählich verbessern oder verschlechtern.

Wem eine kräftige Yang-Konstitution gegeben ist, der kann den Angriffen des Lebens auf Körper und Psyche besser trotzen, als jemand mit einer Yin-Konstitution. Doch wenn ersterer glaubt, er sei beschützt vor Krankheiten, weil er nie Schnupfen, Grippe oder andere Infektionskrankheiten hat und sich nicht vorsieht oder Missbrauch mit seiner Konstitution treibt, dann gehört er mit 50 Jahren zu den Kandidaten für Herzinfarkt oder Schlaganfall, wenn ihn nicht der Krebs plötzlich hinwegrafft. Dagegen musste derjenige, der bei seiner Geburt eine Yin-Konstitution mitbekommen hat, schon immer vor Krankheiten auf der Hut sein, da sie ihn seit frühester Kindheit leicht befielen und hat demzufolge wahrscheinlich eine strengere Lebensdisziplin, beginnend mit der sorgfältigen Auswahl seiner Nahrung, entwickelt. Deshalb findet man unter den Rentnern viele, denen alle eine „schwache Konstitution" bescheinigten, weil sie nie so ausschweifend essen konnten wie die anderen, die sich das erlaubten und im besten Alter dafür bezahlen müssen.

Kondition

Es ist relativ leicht, die Kondition eines Menschen durch die richtige Ernährung und Lebensweise zu verändern, aber es ist fast nicht möglich, seine Konstitution zu verändern.

Unsere Kondition ist das Ergebnis unserer Lebensweise, wir können also ganz bewusst und frei direkten Einfluss auf sie nehmen. Die Kondition ist somit sehr veränderlich und muss sich an die Umstände des täglichen Lebens und der Umgebung anpassen, als da sind Veränderung des Klimas mit den Jahreszeiten, Ortswechsel, Veränderungen in der Tätigkeit und vor allem der Nahrung.

Die Nahrung wird letztendlich der Parameter sein, den man selbst beeinflussen kann. Klima, Ort und Art der Arbeit sind im Allgemeinen Faktoren, auf die wir nur bedingt Einfluss haben. Die Zusammenstellung der Mahlzeiten und die Art zu kochen dagegen können wir frei so gestalten, dass die Auswirkungen der oben genannten, von unserem Willen unabhängigen Faktoren, ausgeglichen werden können. So kann es sein, dass man sich griesgrämig fühlt, obwohl man doch glaubt, sich gesund zu ernähren. Diese Gemütsverfassung ist direkte Folge einer zu sauren Ernährung.

Wenn ein Mensch mit Yin-Konstitution sich zu sehr Yin ernährt, schafft er sich damit eine Yin-Kondition, die sich in Ängstlichkeit und Kälteempfindlichkeit oder sogar als depressiver Zustand äussert.

Wenn umgekehrt die Konstitution Yang ist und die Nahrung ebenfalls, so kann eine Kondition entstehen, die zu Yang ist, was sich in Anspannung und Starrheit und sogar in einem aggressiven Zustand äussert.

Es versteht sich, dass auch ein Mensch mit Yin-Konstitution zeitweise zu Yang sein kann und umgekehrt, je nachdem, ob die Nahrung extrem nach Yin oder Yang tendiert. Jeder ist demnach in der Lage, in Abhängigkeit von seiner momentanen Kondition ein ausgewogenes Gleichgewicht zu finden, die richtige Mitte zwischen den beiden antagonistischen und komplementären Kräften, die das Leben unter allen Umständen bestimmen; jeder sollte ein gutes Yang erreichen, um das Yin der Spiritualität zu entwickeln. Dies ist möglich mit einer Kondition, die innerlich Yang und nach aussen hin Yin ist, will heissen, man muss eine grosse innere Kraft haben und doch seine Geschmeidigkeit und Anpassungsfähigkeit wahren. Die Familienmütter früherer Generationen sind dafür ein gutes Beispiel, obwohl sie mehr als genug zu tun hatten, blieben sie durch eine geistige Haltung der Akzeptanz doch immer weich und liebenswert.

Die drei Hauptsysteme

Unser Körper hat drei Hauptsysteme:

- Verdauungssystem
- Nervensystem
- Kreislauf

Das Verdauungssystem des Embryos ist innen (Yang), das Nervensystem aussen (Yin) gelagert. Bei ihrer Entwicklung sammeln beide Systeme entgegengesetzte Faktoren (Yin zieht Yang an, Yang zieht Yin an) und wechseln daher die Polarität. Mineralien gehen in den Rücken, Proteine, Fette usw. zur Vorderseite. Das äussere Yin des Körpers zieht Yang an, wird hart und bildet die Wirbelsäule und den Rücken. Das innere Yang zieht Yin an, wird weich und bildet die inneren Organe. Dieser Vorgang ist ein gutes Beispiel dafür, dass Yin und Yang nicht gleichbleibend sind, sondern dynamisch, in stetem Wandel begriffen. Der untere Teil des Verdauungssystems unterhalb der Bauchhöhle befasst sich mit dem Yang-Teil der physischen Nahrung (Festes und Flüssiges). Die Lungen bestehen oberhalb des Brustkorbs und entwickeln die Fähigkeit, die physische Yin-Nahrung (Luft) zu verarbeiten.

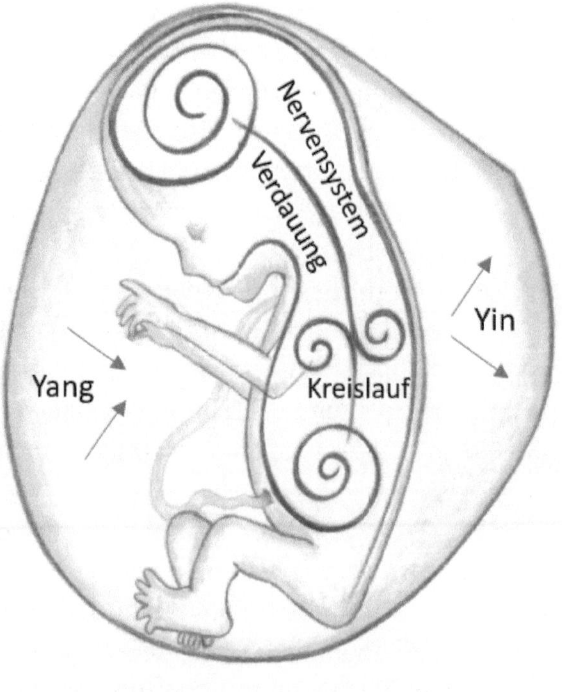

Abbildung 38 : Die drei Hauptsysteme

Die entsprechenden Positionen der drei Hauptsysteme im Embryo.
Wie können wir die Funktionen des Kreislaufs in Yin und Yang unterteilen? Das Blut ist rot und aktiv (Yang). Die Lymphe ist durchsichtig und sammelt langsam die benutzte Flüssigkeit von der Peripherie (Yin) und transportiert sie zurück zum Herzen (Yang). Diese Systeme sind auch Yin und Yang, nämlich Verteilen und Sammeln.

Der Körper hat zwei wesentliche Gegenstücke: Vorderseite und Rücken. Festes, Flüssiges und Luft werden sämtlich durch die vorderen Systeme (Verdauung und Atmung) aufgenommen. Das hintere System (Nervensystem) nimmt alle Vibrationen – kurze, lange, magnetische Skalarwellen – auf.
Die physische Nahrung, die Yang ist, wird spiralförmig herab- und hineingezogen und vom unteren Zentrum aus befördert. Die Vibrationen, die Yin sind, tendieren nach oben und aussen, auch in spiralförmiger Bewegung, zum Gehirn. Die metaphysische Bezeichnung dieser beiden Regionen ist „Hara" und „Drittes Auge". Sie sollten warm und kalt bzw. Yang und Yin gehalten werden.

Wenn die vorderen und hinteren Aktivitäten nicht gut koordinieren, kann man die Nahrung und die Nervenimpulse nicht kontrollieren. Kreislauf, Verdauung und Nervensystem sammeln sich alle um die Mundregion. Yang kann sammeln und verdichten. Von da aus essen und atmen wir.

Die inneren Organe entsprechen der embryonalen Lage von Armen und Beinen. Fussknöchel und Gesäss entsprechen den Organen auf dieser Ebene – den Geschlechtsorganen. Der mittlere Teil der Beine den Verdauungsorganen. Die Region um Knie und Ellenbogen entspricht Leber, Milz und Bauchspeicheldrüse. Die Hände sind vor der Brust gefaltet. Das Handgelenk entspricht daher dem Organ auf dieser Ebene der Lunge. Es ist auch möglich, dass die Hände vor dem Gesicht gefaltet sind. Wenn wir entsetzt sind oder verlegen oder weinen, gehen unsere Hände automatisch zum Gesicht, wir yangisieren uns, und unsere Hände nehmen die embryonale Haltung ein. Wir können aber auch mit den Händen die Augen verschliessen, um uns zu konzentrieren. Wir wollen damit erreichen, dass wir mit den physischen Augen nichts mehr sehen, das uns vom Wesentlichen ablenken würde. Warum schliessen wir die Augen, wenn wir an einer Pflanzen riechen? Die Nase sieht ja nichts. Wir wollen uns voll und ganz auf den olfaktorischen Sinn verlassen können. Alles andere wird ausgeblendet.

Den Sommer über können wir die körperliche Verfassung der Menschen gut studieren, wenn sie Shorts oder Badeanzüge tragen. Achte auf alle Narben, Haare, Flecken, Venen. Stelle fest, an welchen Stellen der Körper entspannt oder angespannt ist, und beachte die gesamte Hautfarbe. Durch Massage lässt sich jedoch das ganze Jahr hindurch die Kondition der Menschen diagnostizieren. Gibt es z.B. an den Beinen irgendwo Stellen, die wässerig, gespannt oder geschwollen sind? Denke daran, dass in der Meridian-Diagnostik die Fussknöchel den Geschlechtsteilen entsprechen. Die Achillessehne sollte gespannt sein. Die Wade entspricht dem Darm. Der Zustand von Leber, Milz und Bauchspeicheldrüse kann etwas weiter oben an den Beinen festgestellt werden.

Wenn die Wirbelsäule gebogen ist, so sind die Organe, die auf der gleichen Ebene liegen, entweder geschwollen oder angespannt. Es kann sehr leicht passieren, dass sich der Knorpel zwischen den Rückenwirbeln ausdehnt und herausspringt. Bei einem zu grossen Zwischenraum ist die dahinter befindliche Region zu Yin ausgedehnt durch Zucker und generell zu viele Yin-Produkte und Einflüsse. Ist der Zwischenraum zu klein, ist die Region zu Yang angespannt durch zu viel Fleisch oder Salz, was selten vorkommt.

Körperform

Generell gesehen sind dicke Menschen Yin. Sie haben mehr Körperfett, welches Yin ist. Um viel Körperfett anzusammeln, benötigt es einer Yin-Nahrung über längere Zeit. Dünne Menschen sind gengerell gesagt eher Yang.

7.3 Körpergrösse

Generell gesehen sind kleinere Menschen konstitutionell mehr Yang und grössere konstitutionell mehr Yin. Ein grösser gewachsener Mensch kann sich aber während seines Lebens eine Yang-Kondition antrainieren, und ein kleiner gewachsener Mensch kann sich eine Yin-Konstitution antrainieren. Hauptsächlich durch die Ernährung.

Erinnerung:
Yin repräsentiert die Zentrifugalkraft und die unendliche Expansion. Yang repräsentiert die Zentripetalkraft und die Kontraktion.

Ein kleiner Kürbis ist mehr kompakt und Yang, und ein grosser Kürbis ist weniger kompakt und mehr Yin.

7.4 Körperhaltung

Generelles zur Körperhaltung: Eine schlaffe, fahle, energielose Haltung ist ein Yin-Zeichen, weil die physische Yang-Kraft zu wenig ist.

Eine aufrechte, gerade Haltung ist ein Yang-Zeichen, weil die physische Yang-Kraft genügend stark ist.
Wir haben gelernt, dass Yang die zusammenziehende zentripetale Kraft ist und Yin die ausdehnende zentrifugale Kraft. Wie kann es nun sein, dass ich sage, eine solche zusammengekauerte Haltung sei Yin? Yin zentrifugal und Yin schlaff als Schwäche sind zwei Paar Schuhe. Diese schlaffe, zusammengefaltete, energielose Haltung ist Yin. Die Ursache ist Yin. Wenn wir einen solchen Menschen betrachten, können wir sagen, er hat zu viel Yin. Ihm fehlt Yang, damit er sich wieder aufrichten kann, was Yin ist. Yang erzeugt Yin.

Die Beine

X-Beine sind Achsabweichungen von der normalen Achse. Im Gegensatz zu O- Beinen weicht die Achse bei X- Beinen nach innen ab. Von vorne betrachtet entsteht der Eindruck eines „X".
Die Beine weichen mittig nach der Seite ab und lassen den Eindruck eines „X" entstehen. X- Beine können sowohl angeboren als auch erworben sein. Als Beschwerden kommt neben Schmerzen auch die Kniegelenksarthrose vor. Das Kniegelenk wird einseitig abgenutzt. Die Diagnose wird vor allem klinisch, also anhand der Beschwerden und des Erscheinungsbildes sowie einer gezielten Laufbandanalyse gestellt. Auch das Röntgenbild ist hinweisgebend, vor allem bei der Arthrose des Gelenks. X-Beine bei Kindern mit 2,5 Jahren sind „normal" und sollten sich jedoch im weiteren Verlauf wieder gerade wachsen.

X- Beine können Symptome verschiedener Grunderkrankungen sein:

- Rachitis (Vitamin D-Mangel)
- Knochenbrüchigkeit nach den Wechseljahren
- Hormonstörungen
- Entzündungen
- Übergewicht
- Tumoren

Auch bei Lähmungen können X- Beine entstehen, wenn durch einen asymmetrischen Muskelzug die Wachstumsrichtung geändert wird.

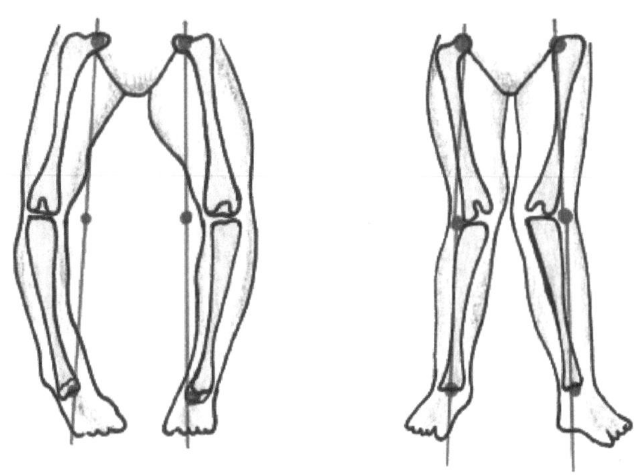

Abbildung 39: Beinstellung

Die **O-Beine** zählen auch zu den Achsenfehlstellungen. Dies sind Abweichungen von der normalen Achse. O-Beine zeichnen sich dadurch aus, dass die Achsabweichung der Beine jeweils seitlich nach aussen gerichtet ist. Von vorne betrachtet entsteht durch die Deformität der Eindruck eines „O".

Das **O-Bein** im Säuglings- und Neugeborenenalter gehört zur normalen Entwicklung. Bleibt in der darauffolgenden Entwicklungszeit die Aufrichtung des Körpers aus, so bleiben auch die O-förmigen Beine bestehen.

O-Beine können Symptome verschiedener Grunderkrankungen sein:

- Rachitis (Vitamin D-Mangel)
- Knochenbrüchigkeit nach den Wechseljahren
- Hormonstörungen
- Entzündungen
- Übergewicht
- Tumoren

Beide Kniefehlstellungen sind im Grunde ein Yin-Zeichen. Wenn wir die beiden Fehlstellungen gegenüberstellen, können wir sagen:
Bei der X-Bein-Stellung sind die Füsse nach aussen gerichtet, was mehr Yin ist. (Formell)
Bei der O-Bein-Stellung sind die Füsse nach innen gerichtet, was mehr Yang ist. (Formell)

Beide Fehlstellungen sind jedoch auf ein Übermass an Yin zurückzuführen.

Bei Rachitis wird durch einen Mangel an Vitamin-D der Knochenaufbau gestört. Der Knochen härtet nicht richtig aus (ein klares Yin-Zeichen) und kann das Körpergewicht nicht tragen. Die Folgen können sowohl X-Beine als auch O-Beine sein. Auch die nicht durch einen Vitamin-D-Mangel ausgelöste Hypophosphatasie (oder Phosphatase-Mangel-Rachitis) kann zu einer ausgeprägten X-Bein-Stellung führen.

7.5 Die Fussstellung

Die Fussstellung sagt einiges über Menschen aus. Die Fussstellung, mehr nach innen gerichtet, ist ein Yang-Zeichen. Fussstellung nach aussen ist ein Yin-Zeichen. Bei der Fussstellung nach aussen sieht man öfters, dass ein Fuss noch mehr nach aussen steht, oder besser gesagt der Fuss hinkt etwas nach. Dies können wir beobachten, wenn wir mit unsportlichen oder älteren Menschen einen Berg hochwandern oder Treppensteigen. Ein Fuss latscht nach oder ist ausgelatscht. Dasselbe gilt für Schlürfen mit den Schuhen. Wenn jemand beim Gehen die Ferse bei den Schuhen abschlürft. Dies ist klares Yin-Zeichen und zeugt von wenig Disziplin. (Immer davon ausgehend, dass es sich nicht um eine körperliche Behinderung handelt.) Früher sagte man den Kindern: „Schlürf nicht so mit den Schuhen, heb gefälligst deine Füsse beim Spazieren!" Heute ist das ja schon fast politisch unkorrekt. Man gilt ja schon fast als Nazi, wenn man einem sagt: „Steh gerade Mann, zeig Haltung und Disziplin, lass dich nicht so gehen!" Sich-gehen-lassen ist immer ein starkes Yin-Zeichen. Es ist ein grosser Unterschied zwischen erschlafft sein und entspannt. Siehe Meditation.

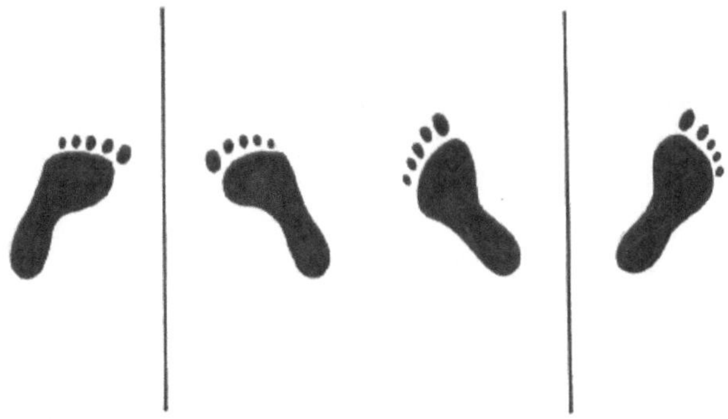

Abbildung 40: Die Fussstellung

Für einen gesunden Gang und Fussstellung gilt: Der unerschrockene Mann muss einen gut aufrechten Körper haben. Seine Füsse müssen sicher und fest auf dem Boden stehen. Seine Schuhe verschleissen waagerecht (also weder an den Seiten, noch hinten, noch vorne), anderenfalls erfüllt er nicht die oben genannten Voraussetzungen.

7.6 Das Gesicht

Jeder Mensch ist verschieden. Jeder hat eine andere Konstitution. Die Nahrung, mit der wir im Mutterleib ernährt wurden, ist dafür verantwortlich.

Gesichtsproportionen können uns viel über die Konstitution eines Menschen – seine Kondition zum Zeitpunkt der Geburt mitteilen. Wir können das Gesicht in drei Sektionen, wie auf der Zeichnung, aufteilen:

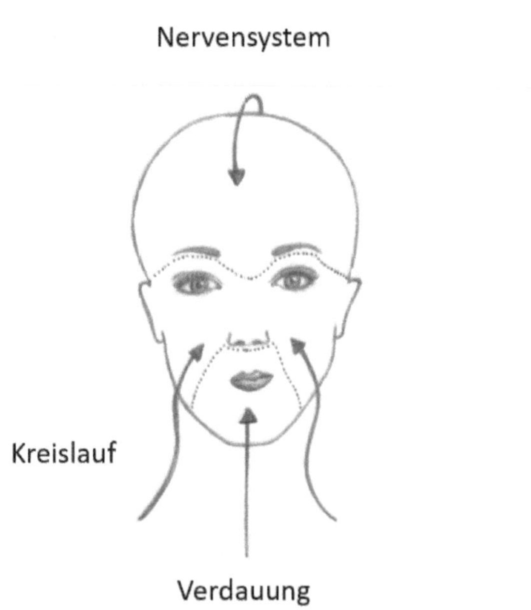

Abbildung 41: Die drei Sektionen des Gesichts

Die drei Sektionen des Gesichts und die Entwicklung der entsprechenden Hauptsysteme des Körpers.
Innerhalb der nächsten 21 Tage wächst der Organismus schnell. Diese ersten 28 Tage sind für das Grundmuster verantwortlich, wonach sich die obere Gesichtshälfte entwickeln wird.

Wenn innerhalb dieses Zeitraums Chemikalien oder Medizin eingenommen werden, bewirkt das Probleme für das gesamte Leben dieses Menschen (die Probleme sind geringer, wenn die Drogen vor dem Einnisten des Eies genommen wurden). Muttermale entstehen manchmal sogar auch schon in diesem Zeitraum. Der Mittelteil des Gesichts hat seine Hauptentwicklungsphase während der nächsten 63 Tage. Nach 91 Tagen sind zumeist alle Strukturen geformt. Der untere Gesichtsteil entwickelt sich überwiegend in den verbleibenden 189 Tagen vor der Geburt. Beachte, dass alle genannten Zeiträume – 7, 21, 63 und 189 Tage – in einem Verhältnis von eins zu drei stehen.

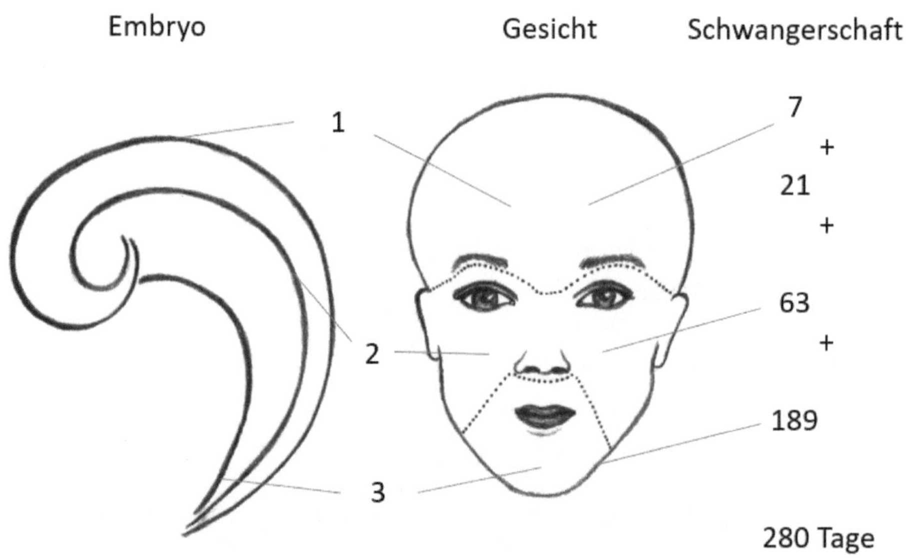

Abbildung 42: Die Entwicklung des Embryos

7.7 Die Entwicklung des Embryos

Die drei embryonalen Systeme entwickeln sich kontinuierlich, in der grundlegenden Phase jedoch spielt sich die Entwicklung der einzelnen Systeme folgendermassen ab: während der ersten drei Monate entwickelt sich das Nervensystem sehr schnell.
In den nächsten drei Monaten entwickeln sich das Kreislaufsystem und die Organe, welche das Blut filtern und ausgleichen. In den letzten drei Monaten findet in Atmungs- und Verdauungssystem die wichtigste Entwicklung statt. Das Nervensystem, welches am stärksten Yang ist, entsteht an der Peripherie (Yin) der embryonalen Spirale. Das Verdauungssystem hohl (Yin)

entsteht am Zentrum der Spirale (Yang), diesen beiden Systemen liegt der Kreislauf als der ausgleichende Faktor zugrunde.
Da die Schwangerschaft neun Monate dauert, erleben wir nur drei Jahreszeiten im Mutterleib. Unsere Entwicklung kann in vier verschiedenen Konstellationen stattfinden, entsprechend den Jahreszeiten: Frühling, Sommer, Herbst - Sommer, Herbst, Winter - Herbst, Winter, Frühling - Winter, Frühling, Sommer.

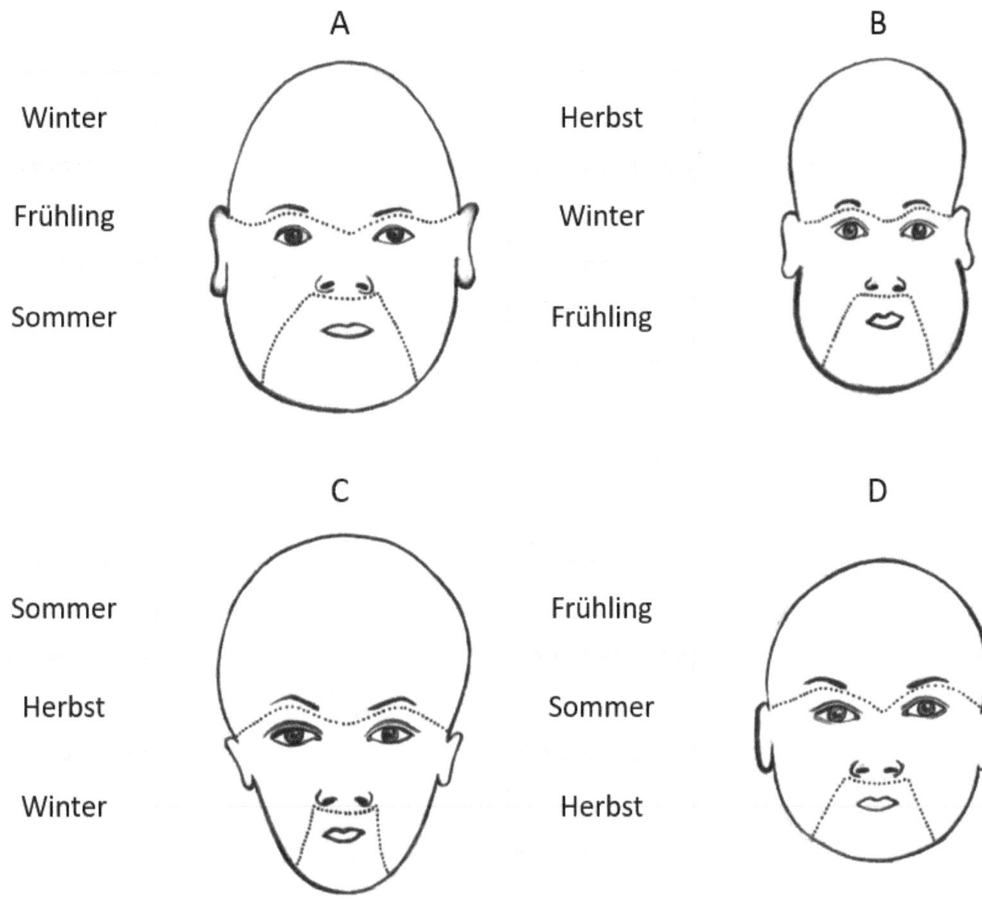

Abbildung 43: Gesichtsformen (Schwangerschaft-Entwicklung)

Typ A ist zuversichtlich und sachlich.
Typ B ist eher romantisch und emotional, sentimental, idealistisch.
Typ C tendiert zum Denker, intellektuell.
Typ D ist aktiv, ein Mensch der Tat.

In allen traditionellen Kulturen essen die Menschen im Winter mehr Yang- und im Sommer mehr Yin-Nahrung. Dies bewirkte entweder Zusammenziehen (Yang) oder Ausdehnung (Yin) des Gesichtsteils, der sich in der betreffenden Jahreszeit entwickelte.

Wir können heute noch bei Menschen klar erkennen, in welcher Jahreszeit sie geboren wurden. Da wir aber mittlerweile so viele Dinge zu uns nehmen, die ausserhalb der Jahreszeit liegen, wie z.B. Eis und Bananen im Winter, haben jüngere Menschen andere Gesichtsproportionen.

Wenn die traditionellen Richtlinien der Ernährung befolgt werden, entstehen die vier Grundformen des Gesichts, die den vier möglichen Konstellationen der Jahreszeiten innerhalb einer Schwangerschaft entsprechen.

Essen wir im Übermass oder vorwiegend Yin-Nahrung, ist unsere innere Kraft ausdehnend. Essen wir wenig oder Nahrung, die mehr Yang ist, ist unsere innere Kraft konzentrierter.

Im Gesichtsausdruck können wir das Wirken der inneren Kraft sehen. Einige Menschen haben mehr innen liegende Augen (Yang-Kraft), andere Menschen haben mehr hervorstehende Augen (Yin-Kraft).

Wenn wir Menschen auf der Strasse beobachten, werden wir feststellen, dass einige einen nach aussen geschwollenen Mund haben, andere wiederum haben schmale Lippen. Menschen mit schmalen Lippen sind gewöhnlich stark, aber auch oft unflexibel.

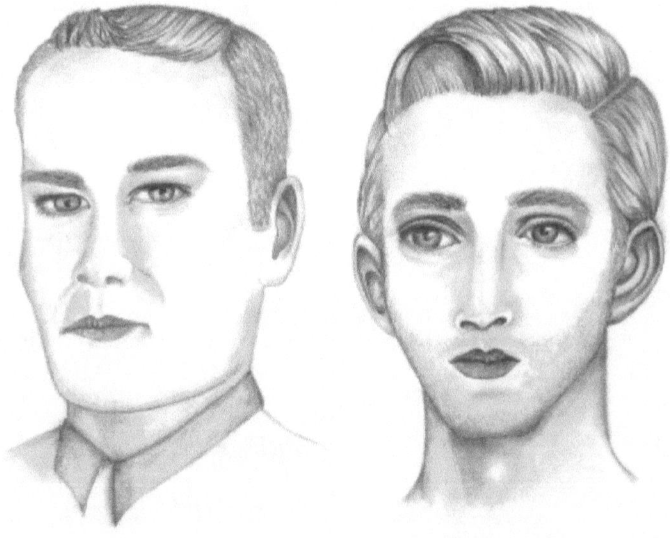

Abbildung 44: Kopfformen – Einteilung nach Yin und Yang

links: Ein Beispiel einer Yang-Gesichtsstruktur.
rechts: Das Gesicht ist Yin, geprägt durch vertikale Bewegung.

Die vertikale Richtung ist Yin (ausdehnende Kraft, Bewegung von der Erde weg), die horizontale Richtung ist Yang. Daher sind lange, schmale Augen mehr Yang, grosse Augen (mit mehr vertikaler Kraft) mehr Yin. Eine lange Nase, speziell, wenn sie hervorsteht, ist Yin, eine flache ist Yang. Nasenlöcher, die sich horizontal ausdehnen, zeigen eine Yang-Konstitution an. Ein grosser, gut ausgebildeter Kiefer ist ein weiteres, wichtiges Zeichen einer Yang-Konstitution. Menschen mit solch einer horizontalen Gesichtsform sind oft sehr aktiv.

Die Konstitution eines Menschen entsteht im Mutterleib. Vor der Geburt bildet sich die Gesichtsstruktur. Soweit es die Konstitution betrifft, sind horizontale Linien ein Zeichen für Yang. Nach der Geburt treten jedoch Merkmale wie Falten auf. Vertikale Ausdehnung (Yin) löst eine Faltenbildung der Haut in horizontalen Linien aus. Solche Falten finden sich gewöhnlich auf der Stirn ein, ausgelöst durch zu viel Flüssigkeit (Yin). Vertikale Linien zwischen den Augen zeigen Probleme mit Leber und Gallenblase an.

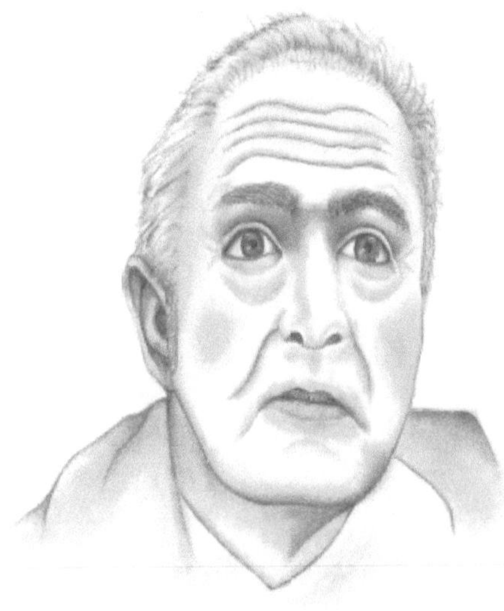

Abbildung 45: Horizontale Linien auf der Stirn

Ein Beispiel horizontaler Linien auf der Stirn und unter den Augen, bedingt durch ein Übermass an Flüssigkeit und Yin-Einflüsse, nicht bedingt durch die Gesichtsstruktur.

Unterhalb der Leberregion, zu beiden Seiten der Nase, liegt der Bereich, der Milz und Bauchspeicheldrüse entspricht, und da diese die Komplementärorgane des Magens sind, auch der Magen. Die grüne Färbung, die in diesem Bereich häufig zu sehen ist, deutet auf Probleme mit Magen und Milz. Da die Form der Augenbrauen durch die darunterliegende Knochenstruktur bestimmt wird, ist sie eine Indikation für die Konstitution eines Menschen. Wenn eine Mutter während der Schwangerschaft vornehmlich Yang-Nahrung isst, speziell Fleisch, werden die Augenbrauen ihres Kindes zur Gesichtsmitte hin nach unten gebogen sein. Vegetarier haben eine nach unten gebogene Form am äusseren Ende der Augenbrauen. Länge und Dichte der Augenbrauen werden nach der Geburt bestimmt.

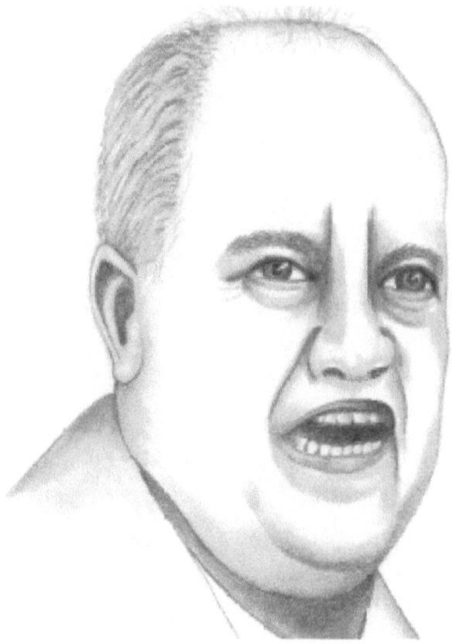

Abbildung 46: Vertikale Linien über der Nase

Vertikale Linien, wie die hier über der Nase zwischen den Augenbrauen, entstehen durch ein Übermass an Yang-Nahrung. Es sind Anzeichen einer schlechten Leber. Wenn wir unsere Augenbrauen verlieren, so fallen sie von aussen beginnend aus. Dichte Augenbrauen zeugen von starker Vitalität, dünne Augenbrauen sind ein Zeichen für schwache Vitalität.

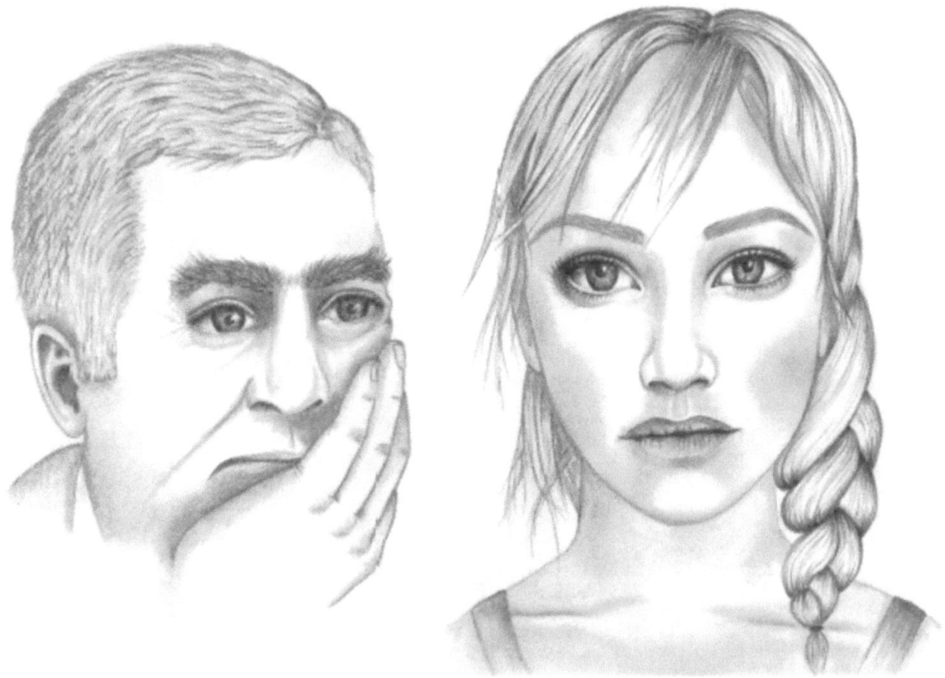

Abbildung 47: Augenbrauen

links: Die Augenbrauen haben einen starken Bogen zur Mitte hin, ein Zeichen für übermässigen Verzehr von tierischer Nahrung.
rechts: Die Augenbrauen sind mehr Yin und nach aussen gebogen und ein Zeichen für übermässigen Verzehr von Yin-Nahrung.

Spalten an Nase und Mund sollten nicht sein, wir sehen jedoch oft eine Spalte auf Nasenspitze oder Lippe. Dies weist auf schlechte Koordination zwischen beiden Körperhälften hin. Eine Spalte in der Nase bedeutet, dass die beiden Seiten des Herzens nicht im Gleichgewicht sind, das sogenannte Herzrauschen. Menschen mit solchen Spalten haben wenig Durchhaltevermögen. Dieser Zustand besteht gewöhnlich von Geburt an, kann sich aber durch schlechtes Essen verschlimmern. Der Extremfall einer Spalte in den Lippen ist die sogenannte Gaumenspalte, ein Hinweis auf zu viel Yin. Sie entsteht im Mutterleib, wenn die Nahrung, die die Mutter isst, nicht genügend Yang-Qualität aufweist.

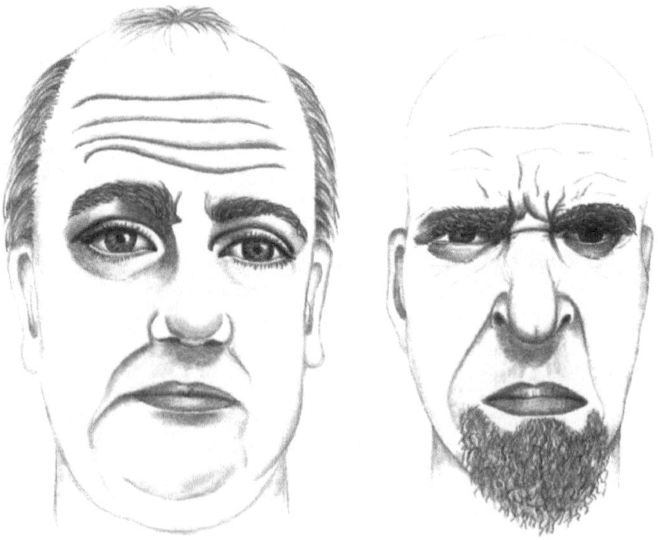

Abbildung 48: Vertikale und horzontale Linien

Gesichtsfalten entstehen durch Yin- und Yang-Kräfte. In der linken Abbildung sehen wir Linien ausgelöst durch Yin (Ausdehnung), das eine aufsteigende Tendenz hat und horizontale Falten bewirkt. Zucker, Fett und Flüssigkeit können alle die Ursache für diese Linien sein. Die rechte Abbildung zeigt die zusammenziehende Yang-Kraft, die vertikale Falten erzeugt. Diese Kraft kann durch tierische Yang-Nahrung oder zu viel Salz entstehen. Wenn jemand eine geschwollene Nase hat, die weich und wässerig erscheint, zeigt das, dass das Herz durch Einnahme von zu viel Flüssigkeit geschwollen ist. Ist die Schwellung fett und hart, so bestehen Probleme in den Nebenhöhlen, ausgelöst durch ein Übermass an Butter und Käse in der Ernährung. Die Region um das Herz hat Fettablagerungen. Menschen mit einer solchen harten Schwellung neigen zu Herzinfarkten.

Deutliche Nasolabialfalten, die sich bis unter die Lippenregion hinabziehen, sind ein Zeichen für heimliche Herzschwäche. Solche Mund-/Lippenfalten sind auch kennzeichnend für die Disposition zu Magenleiden. Doch der Magenkranke neigt regelmässig zur Entgleisung seines Herz-/Kreislauf- und Gefässsystems.

7.8 Das Gehirn

Die gängige Lehrmeinung sagt: Unser Gehirn steuert das Denken und Fühlen, den Schlaf, die Reaktionen und unsere Bewegungen. Das ist nicht richtig erklärt. Das Gehirn selber steuert nichts. Das Gehirn leitet nur die Informationen von Seele und Geist via Nervenbahnen und Hormone an die Körperzellen weiter. Aber steuern und entscheiden tun nur die Seele und der Geist. Bevor wir eine physische Bewegung ausführen können, hat vorher schon der Geist und die Seele entschieden, welche Bewegung und wie wir ausführen.

Ein Gehirn wiegt ungefähr 1,5 Kilogramm. Es sieht aus wie eine gallertartige, runzelige Masse. Es besteht aus über 100 Milliarden Nervenzellen – genauer: neurologische Verbindungen und Verknüpfungen – und zehnmal so viele Hilfszellen. Geschützt wird das Gehirn vom Schädel – und bei weisen Menschen durch das Bewusstsein.

Unser Gehirn wiegt nur 2 % des gesamten Körpergewichts und verbraucht dennoch 25 % des vom Organismus assimilierten Sauerstoffs... Bemerkenswert, nicht wahr?

Die Mitochondrien in den Zellen sind die kleinsten Bausteine des menschlichen Körpers. Die Zellen sind aus einem Zellkern und Zytoplasma aufgebaut und werden von einer semipermeablen Zellmembran zusammengehalten. Das Zytoplasma enthält Nährstoffe und viele andere Substanzen.

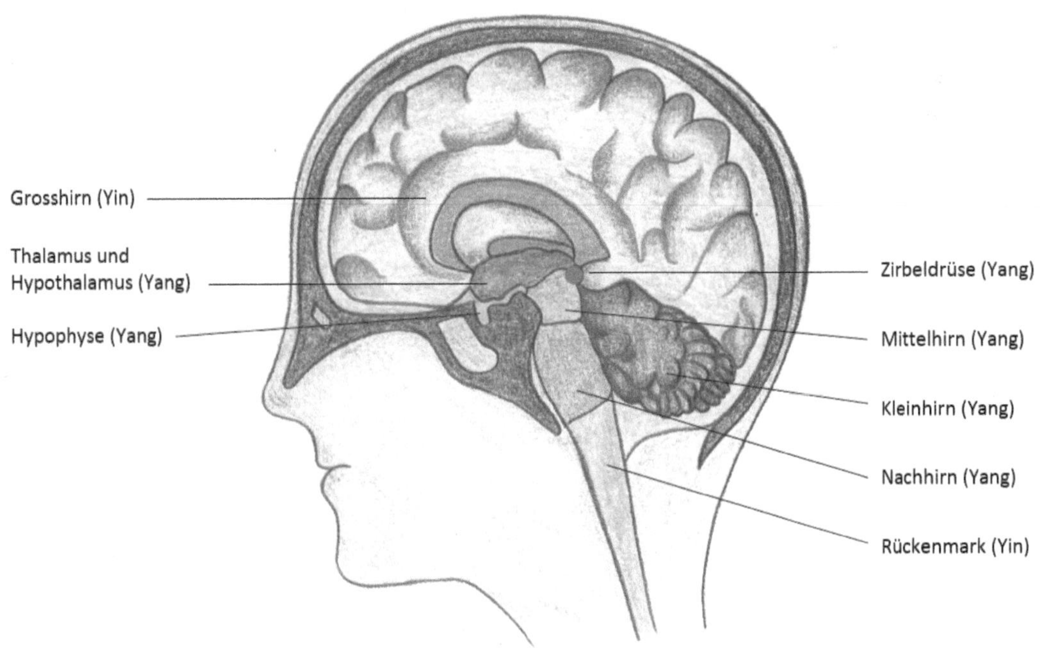

Abbildung 49: Das Gehirn

Das Gehirn teilt sich in drei Hauptabschnitte auf: in das Grosshirn, das Kleinhirn und den Hirnstamm.
Wenn das Gedächtnis im Gehirn gespeichert wäre, wie ist es dann möglich, dass Menschen ohne Gehirn ganz „normal" leben können, einen IQ von über 125 aufweisen oder sogar Uni-Professor sein können? Und wenn der IQ-Test einige Antworten nicht selbstherrlich als falsch bewerten würde, hätten diese „gehirnlosen" Menschen vermutlich noch einen wesentlich höheren IQ.
Es ist auch möglich, dass die Aufgaben einer beschädigten Hirnhälfte – z.B. nach einem Hirnschlag – die andere Hirnhälfte diese Aufgaben übernehmen kann, sobald die nötigen neuronalen Verbindungen und Verknüpfungen mit dem Bewusstsein „antrainiert" wurden.
Diese Menschen haben eine direkte Verbindung zum universellen Gedächtnis und erhalten so direkt die richtigen Informationen. Und Kommunikation via Telepathie funktioniert ja auch nicht aus dem Gehirn heraus...

Das Gehirn denkt nicht. **Das Gehirn ist nur die Übersetzer-Station der Informationen von Seele und Geist zu den Körperzellen und umgekehrt.**

Es gibt Menschen, die ohne Gehirn leben können. Gemäss Dieter Broers (1951) gibt es Menschen mit nur 2 % Gehirnmasse, und die sind Universitäts-Professoren.

Anmerkung:
Im Gehirn konzentrieren sich fettlösliche Gifte:
Insektizide, Pestizide, Plastik-Weichmacher (Phtalate), Thiomersal von Impstoffen (Grippe, Heb B), Aluminium von Impfstoffen und anderen Umweltquellen, Methylquecksilber von Amalgamfüllungen, Thiother von Infekten im Mundraum, Borrelien-Neurotoxine, Parasiten wie Toxoplasmose-Gondii, Mykotoxine von kontaminierten Wohnungen und Räumen, Fluorid von der Zahnpasta, um nur einige zu nennen.
Im Gehirn gespeicherte Toxine können jede Gehirnfunktion verändern – und damit das Verhalten, die Selbstwahrnehmung und die Steuerfunktion, die das Gehirn auf Hormone und Metabolismus hat.

Wenn wir unser Gehirn, unsere **„Übersetzer-Station der Informationen von Seele und Geist zu den Körperzellen und umgekehrt"**, krank machen, kann diese Verbindung nicht mehr richtig hergestellt werden und wir verlieren immer mehr den Kontakt zu unserem Selbst. Wir sind nicht unser Körper, wir sind unsere Seele. Wir sind Seelen-Wesen, die in einen Körper inkarniert sind.

An diesem Beispiel kannst Du erkennen, dass auch der physische Körper – (und das Gehirn gehört zum physischen Körper) – gesund sein muss, damit die Seele und das Bewusstsein optimal mit dem physischen Körper kommunizieren kann. Ein gesunder Geist und eine gesunde Seele sind zwar unbeeinflusst von einem kranken Körper, ABER ein kranker Körper – besonders ein krankes Gehirn – kann die gesunden Botschaften nicht mehr richtig wahrnehmen und sich somit nicht mehr selber heilen. Darum ist die Reihenfolge – wie ich sie lehre – so wichtig. Zuerst muss das Bewusstsein wissen, dass es dem Körper die richtigen Botschaften kommunizieren muss, damit der Körper sich – mit der richtigen Nahrung – wieder heilen kann. Ohne dieses Bewusstsein kann sich der Körper nicht heilen.

Unsere Nahrung wandelt sich in unserem Körper in das einfache Lebewesen (ein rotes Blutkörperchen) um, und dieses einfache Lebewesen entwickelt sich zu einer höheren Lebensstufe – der Körperzelle.
Wissenschaftler und Quantenphysiker lehren heute auch über Körper, Seele und Geist. Aber ihre Aussagen sind zum Teil immer noch zu phonographisch und zu abstrakt.

7.9 Die Augen

Zwischen Augen und Verdauungs- und Nervensystem besteht eine Verbindung. Soweit es das Verdauungssystem betrifft, repräsentieren die Augen in erster Linie die Leber. Viele Leberprobleme können als erstes in den Augen festgestellt werden. Auf das Nervensystem bezogen sind die Augen dort, wo das System an die Oberfläche kommt.

Schielen
Schielen nach innen zur Nase hin entsteht durch ein Übermass an Yang-Nahrung. In solch einem Fall rotiert das Auge auf einer vertikalen Achse, ausgelöst durch Muskeln, die sich hinter dem Auge zusammenziehen. Gehen die Augen in die entgegengesetzte Richtung, nach aussen, ist die Ursache zu viel Yin im Essen. Es ist möglich, beide Zustände mit Hilfe einer anderen Ernährung zu beheben. Wenn Du auf eine ausgeglichene Nahrung umsteigst, werden die Augen innerhalb kurzer Zeit zu einer geraden Ausrichtung kommen. Schielen kann auch eine seelische Ursache haben. Dann „will" ein Mensch „etwas" nicht sehen, weil es zu viel Stress verursacht. Sobald sich diese Menschen ohne Druck entspannen können, hört das Schielen auf. Das visuelle Zentrum korrespondiert mit dem hinteren Hirn in einem Rückseite-VorderseiteVerhältnis. Eine ähnliche Verbindung besteht zwischen hinterem Hirn und Leber.

Runde und schmale Augen
Wenn man berücksichtigt, dass Frauen offensichtlich mehr Yin sind als Männer, warum haben sie dann rundere Augen – eine Yang-Kondition – als Männer? Obgleich Frauen zu einem yinnen Äusseren neigen, haben sie ein yanges Inneres. Hier und da erhalten wir einen Einblick von dem Yang in ihnen. Die Augen sind ein gutes Beispiel. Hat eine Frau runde Augen, wird sie weicher und femininer sein. Sind ihre Augen aber schmal, wird sie aktiver sein und vielleicht maskuliner. Ein Mann mit runden Augen wird eher sensibel, künstlerisch und sanft sein. Schmale Augen sind für einen Mann ein Zeichen von starker, aktiver Konstitution.

Sind alle Organe schwach, können wir zwölf Blutäderchen im Weiss des Auges sehen. Wenn es mehr als sechs sind, ist die Gesundheit ernsthaft bedroht. Normalerweise sind es etwa vier. Aber das Vorhandensein von jeglichen Äderchen zeigt eine unausgeglichene körperliche Verfassung an. Diese Linien ändern sich jeden Tag. Wenn wir vor dem Zubettgehen tierische Nahrung, Bier, Eis usw. essen, werden wir am nächsten Morgen viele kleine Kapillaren im Magen-, Darm- und Rückenbereich sehen.
Enden diese Linien in kleinen Punkten, liegen Verhärtung und Stagnation innerhalb von Blut- oder Lymphkreislauf vor. Ob eine Person Nierensteine hat, lässt sich an dem weissen Bereich des Augapfels, der der Geschlechtsfunktion entspricht, feststellen.

Punkte in diesem Bereich lassen auch auf Schwierigkeiten der unteren Wirbelsäule oder der Geschlechtsorgane (Prostataentzündungen oder Zysten der Eierstöcke) schliessen. Solche Male oder Punkte sind gewöhnlich entweder dunkel (braun oder schwarz) oder rot oder gelb. Die braune oder schwarze Färbung ist yinner und weist auf Steine oder Zysten hin, die gelbe oder rote Farbe auf Blutstagnation. Das Letztere ist nicht so ernst.
Oft sind Farben in der Pupille zu sehen, sie sollte jedoch transparent sein. (Bei Neugeborenen zeigt sie ein schwaches Blau und wird transparent bei Erwachsenen). Gelbe Färbung weist auf Schleim hin, verursacht durch Funktionsstörungen in der Gallenblase. Schwierigkeiten in den Nieren bewirken schwarze Färbung. Selbst wenn diese Farben in einem anderen Bereich des Auges als dem der korrespondierenden Organe liegen, haben sie diese Bedeutung. Lila oder grüne Färbung an irgendeiner Stelle des Auges ist sehr gefährlich. Dunkles Braun bedeutet, dass die Organe hart und unflexibel werden. Die Augen sollten von weicher, lichter Beschaffenheit und nicht hart sein. Verhärtungen des Augapfels bewirken reduzierte Sehschärfe, die letztlich zum Erblinden führen kann. Beim Untersuchen der Augen eines Blinden wirst Du oft feststellen, dass das Weisse zu einer dunkelblauen oder grauen Farbe gewechselt hat.

Der Augapfel

Wir können den Augapfel in Yin- und Yang-Bereiche aufteilen. Die Yang-Bereiche befinden sich näher an der Nase und zum Zentrum des Augapfels (Iris) hin. Die yangsten entsprechen den yangsten Teilen des Körpers (dem Rücken). Die Yin-Bereiche des Augapfels sind die, die zu den Schläfen hin liegen und an der Peripherie des Augapfels. Die yinnsten Bereiche entsprechen den weichen Körperregionen (der Vorderseite).
In jedem Bereich des Auges sind die Organe nach Yin und Yang entsprechend angeordnet. So reicht das Gehirn z.B. von der Grosshirnrinde bis zum Knochenmark. Das Kleinhirn findet sich auf der Seite des Auges nahe der Nase wieder. Dieser Teil des Gehirns ist die Sammelstelle für Nervenmitteilungen – eine Yang-Funktion. Die Grosshirnrinde liegt auf der Aussenseite, seine Funktion ist abstrakter (Yin). Die Därme sind genauso angelegt – der Dickdarm nahe der Peripherie und der Dünndarm nahe dem Zentrum.

Die Iris

Die Grenzbereiche zwischen Pupille und Iris und dem Weiss des Auges geben die Kondition des Nervensystems wieder. Wenn die Grenze zwischen Iris und Weiss schwach und unklar wird, lässt die orthosympathische Sensibilität nach und das Sehvermögen wird schwächer. Dies ist allgemein verbreitet. Viele Menschen haben ständig grosse Pupillen, eine Yin Kondition, die häufig durch den Gebrauch von Zucker, Honig, künstlichen Süssstoffen, Marihuana, andere Drogen oder Medikamente verursacht ist. Die Pupille sollte klein sein und sich schnell wechselnden Lichtverhältnissen anpassen. Wenn das autonome Nervensystem nicht gut funktioniert, ist die Anpassung langsam und die Reaktion schwach. Die Iris ist wie eine Kopie des Augapfels. Punkte auf der Iris zeugen von Steinen, Zysten oder stagniertem Blut in den betreffenden Organen.

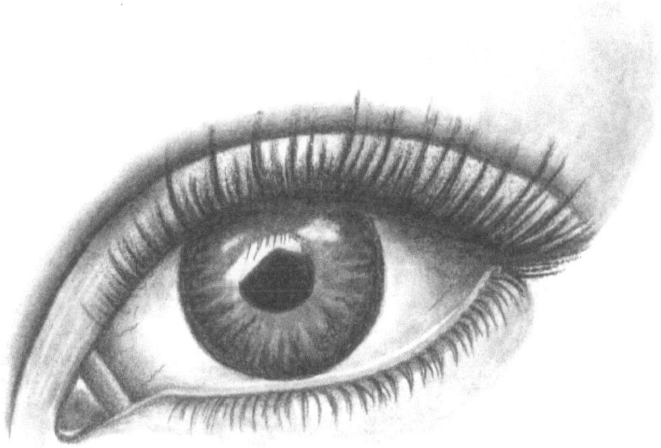

Abbildung 50: Das Auge

Details können wir nur bei einer Ophthalmoskopie mit einem Vergrösserungsglas/Spaltlampe sehen, aber wir sind in der Lage, Punkte und Veränderungen in der Färbung zu sehen.

Augenlider

Augenlider können doppelt (um den Augapfel gebogen) oder einfach (gerade) sein. Westliche Menschen tendieren zu doppelten Augenlidern, eine yinnere Kondition. Einfache Augenlider sind yanger. Die normale Geschwindigkeit beim Blinzeln ist viermal pro Minute oder einmal in fünfzehn Sekunden. Blinzeln ist ein Zeichen für übermässiges Yin. Neugeborene blinzeln überhaupt nicht. Das Auge eines gesunden Menschen braucht für viele Minuten nicht zu blinzeln. Wenn bei Verhandlungen Dein Gegenüber Dich anschaut ohne zu blinzeln, kannst Du nicht standhalten und verlierst. Katzen und Hunde blinzeln mehr als wir es tun. Wenn wir sie intensiv anschauen, sehen sie weg. Falls Du mal einen Tiger triffst, schaue ihm in die Augen. Er wird versuchen, zurückzusehen, aber wird dann doch aufgeben. Beobachte, wie oft jemand blinzelt. Tut er es weniger als Du, dann schau ihm nicht direkt in die Augen, sondern knapp neben seinen Augen vorbei, sonst könntest Du Dich vom Gegenüber paralysieren lassen!

Der Augenlidbereich

Um das Auge eines Menschen zu untersuchen, öffne seine Augen und betrachte den Bereich unter den Wimpern. Dies ist eine Region, wo Absonderungen sich sammeln. Die Kante, an der die Wimpern herauswachsen, zeigt den Zustand des Nervensystems an (Haare wachsen an den Endpunkten des Nervensystems, z.B. oben auf dem Kopf). Wimpern und Lid unten zeigen die Kondition der Geschlechtsorgane, Wimpern und Lid oben den Zustand des Gehirns und der Kopfregion.

Die Augenwimpern sind normalerweise nach innen gebogen. Jegliches Gebogensein nach aussen weist auf Probleme der Sexualfunktionen hin. Bei Männern bedeutet dieser Bogen nach aussen Impotenz, bei Frauen Frigidität, Unfruchtbarkeit oder die Tendenz zu Fehlgeburt.
Beim Herunterziehen des unteren Augenlids können wir in dem so freigelegten Bereich den Zustand des Kreislaufsystems erkennen. Dieser Bereich sollte eine rosa Färbung haben. Ist er aber weiss, liegt Anämie vor. (Anämie zeigt sich auch an einer weissen Färbung unter den Fingernägeln, wenn die Finger ausgestreckt sind.) Manchmal ist der Bereich unter dem Augenlid sehr rot. Das bedeutet Infektion und Entzündung. Menschen, die oft Fleisch, Früchte und Zucker essen, haben dort häufig eine hellrote Farbe. Es treten auch bestimmte Punkte oder Male in diesem Bereich auf. Sie sind Anzeichen für ein Übermass an Yang. Diese Kondition – das Trachom – entsteht durch tierische Nahrung, besonders durch Käse, Fisch und Milch. Es bildet sich eine Verhärtung, wenn das tierische Fett durch die Säure von Früchten oder Zucker gerinnt. Es bestehen kleine Hohlräume zwischen den Ober- und Unterlidern an den äusseren und inneren Ecken der Augen. Weisse oder gelbe Ablagerungen hier weisen auf Schleimablagerungen zwischen den Organen hin. Ablagerungen in den unteren Organen zeigen sich in den unteren Lidern, sind die oberen Organe betroffen, in den oberen Lidern. Käse und Eier bewirken eine gelbe Farbe, Milch und tierische Fette eine weisse Farbe. Wenn eine Frau dort dicke Schleimablagerungen hat, besteht die Tendenz zu vaginalem Ausfluss.

Der Bereich um das Auge

Der Bereich, der das Auge umgibt, entspricht den Nieren. Es gibt zwei verschiedene Arten von Tränensäcken, weiche oder harte, und zwei verschiedene Auslöser, Wasser oder Fett. Wenn jemand zu viel trinkt, sind die Nieren überbeansprucht und können nicht richtig ausscheiden. So speichert sich die Flüssigkeit unter den Augen. Eine härtere Schwellung wird durch ein Übermass an Fett ausgelöst. Dieses wird in den Nieren in Form von Fettablagerungen gespeichert, die die Funktion der Nieren behindern. Rot oder lila unter den Augen weist auf Blutstillstand im Bereich der Nieren hin. Lila bedeutet dabei ein fortgeschritteneres Stadium als rot. Manchmal sind die eigentlichen Blutgefässe in diesem fortgeschrittenen Stadium geschwollen und verfärbt zu sehen. In Fällen, in denen eine Schwellung ohne Verfärbung auftritt, setzt ein Verhärten ein. Das deutet auf Steine, Zysten oder Fettablagerungen. Nierensteine sind an einer Ansammlung von Verfärbungen, die klar umgrenzte Punkte bilden, zu erkennen. All diese Probleme erscheinen im Auge oder Augenbereich auf der jeweils entsprechenden Seite des Körpers: linkes Auge für die linke Niere, rechtes Auge für die rechte Niere.

Schwellungen der Oberlider, schräg hängende Oberlider
Hierbei existieren erstens die Zeichen, die direkt auf das Herz hinweisen. Die meisten dieser Kennzeichen markieren die für den Kranken noch unbekannte, versteckte Herzschwäche. Da das Herz als wichtigstes Körperorgan und Träger des Lebens bemüht ist, sich selbst noch optimal zu versorgen, versagen Geräteuntersuchungen im Stadium der latenten Herzschwäche. Doch der Körper zeigt frühzeitig diese therapiebedürftige Situation mit einer Reihe von Abweichungen. Nur lesen müssen wir sie können. Diese Stigmata sind „diskrete oder stärkere Schwellungen der Oberlider". Das weiche Gewebe der Augenumgebung saugt die wegen ungenügender Herzenergie nicht vollständig abgepumpte Gewebsflüssigkeit auf wie ein Schwamm. In Phasen aufflackernder Herzkraft oder nächtlicher Herzerholung verlieren die Oberlider die Flüssigkeit wieder. Im Laufe der Zeit leiert das Augengewebe aus und die Oberlider hängen nun auf der Schläfenseite schräg nach unten.

Wenn Yang-Kraft gefehlt hat, werden die Augen des Kindes weit auseinander stehen. Sie zeigen einen Yin-Charakter, Mangel an Vitalität und eine Tendenz zu erhöhter Spiritualität.

7.10 Sanpaku

Sanpaku (verkürzt von jap. 三白眼, sanpakugan, dt. „drei-Weisses-Augen")
Das japanische Wort Sanpaku bedeutet wörtlich drei (san) Weiss (paku). Es bezieht sich auf einen Zustand, bei dem im Auge drei weisse Seiten um die Iris herum zu sehen sind.

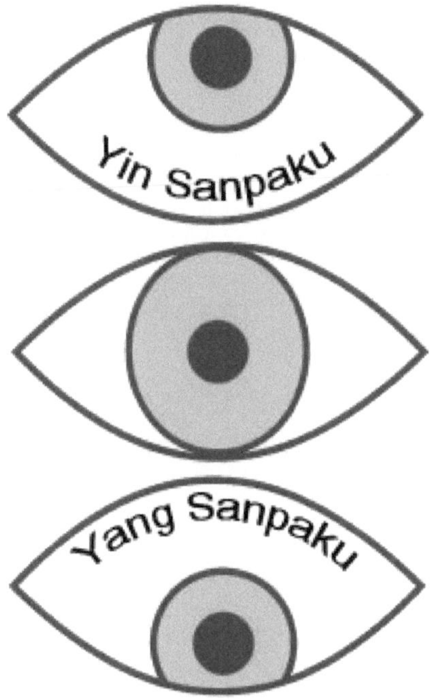

Abbildung 51: Sanpaku-Grafik

Augen sind mehr als Sinnesorgane. Augen verraten Ernährungsgewohnheiten, Gifte, Sucht und den Gesundheitszustand der Leber. Sie spiegeln Stimmungen wie Stress oder Depression wider. Eine Lebensweisheit lehrt: die Augen sind die Fenster zur Seele. Sie können Anzeichen dafür sein, ob unser Gegenüber uns gerade eine faustdicke Lüge auftischt. Meist sind dann die Pupillen grösser, der direkte Blickkontakt wird vermieden oder der Lügner blickt einem besonders fest in die Augen. Ob Notlügen oder Ausreden, jeder kennt sie.

1. Unteres Sanpaku ist die am häufigsten vorkommende Art, Weiss an beiden Seiten unterhalb der Iris – entstanden durch Ausdehnung (Yin). Durch ein Übermass an Yin wird der Augapfel grösser, er rollt nach oben, da er auf Knochen liegt und auf seiner Achse rotieren muss.

2. Das obere Sanpaku, bei dem sich das Weisse an beiden Seiten und oberhalb der Iris befindet, wird durch Zusammenziehung (Yang) ausgelöst. Deshalb haben alle Neugeborene (sie sind Yang) oberes Sanpaku. Diesen Zustand findet man oft auch bei gewalttätigen Menschen.

Wenn wir im üblichen Sinne Sanpaku werden – unteres Sanpaku –, heisst das, dass der gesamte Körper zu Yin wird.
Anstatt die gewünschte Straffheit beizubehalten, werden Muskeln, Herz, Gehirn, kurz: alle Organe schlaff. In unserer modernen Gesellschaft ist praktisch jeder Sanpaku. Einige Menschen scheinen es nicht zu sein, solange sie geradeaus sehen. Aber macht man einen Test und lässt sie 45 Grad nach oben schauen, nur einer von Tausenden oder Zehntausenden hat überhaupt kein Sanpaku.

Sanpaku tritt im Verhältnis zu dem Grad des Exzesses auf, der es verursacht hat. Je mehr Weiss zu sehen ist, desto schlechter ist der Zustand des Betroffenen.

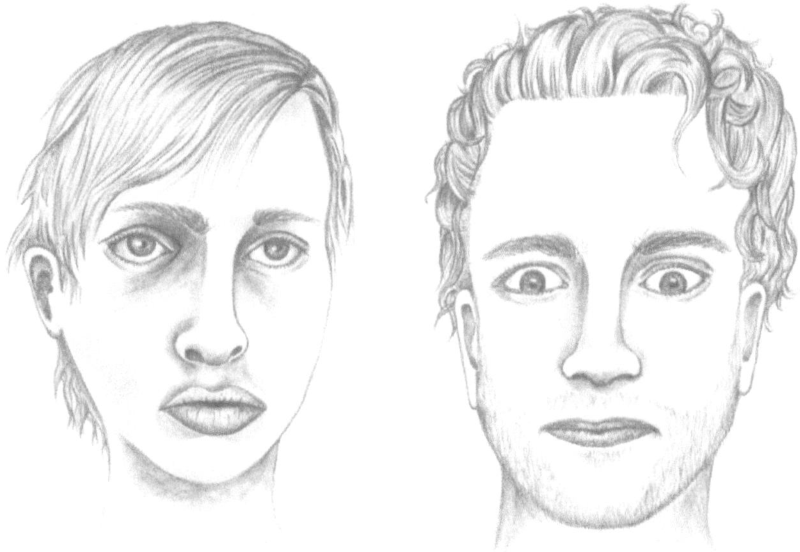

Abbildung 52: Yin-Sanpaku und Yang-Sanpaku

Es gibt noch eine weitere Form von Sanpaku, nämlich in Zusammenhang mit hervorstehenden Augen. Solche eine horizontale Ausdehnung ist weniger Yin als die vertikale Ausdehnung, die ich soeben erklärt habe, aber sie ist trotzdem ein Zeichen von Krankheit.

Wenn horizontale Ausdehnung auftritt, ändert sich die Sehkraft. Der Abstand zwischen Linse und Netzhaut hat sich verändert und löst Kurzsichtigkeit aus.

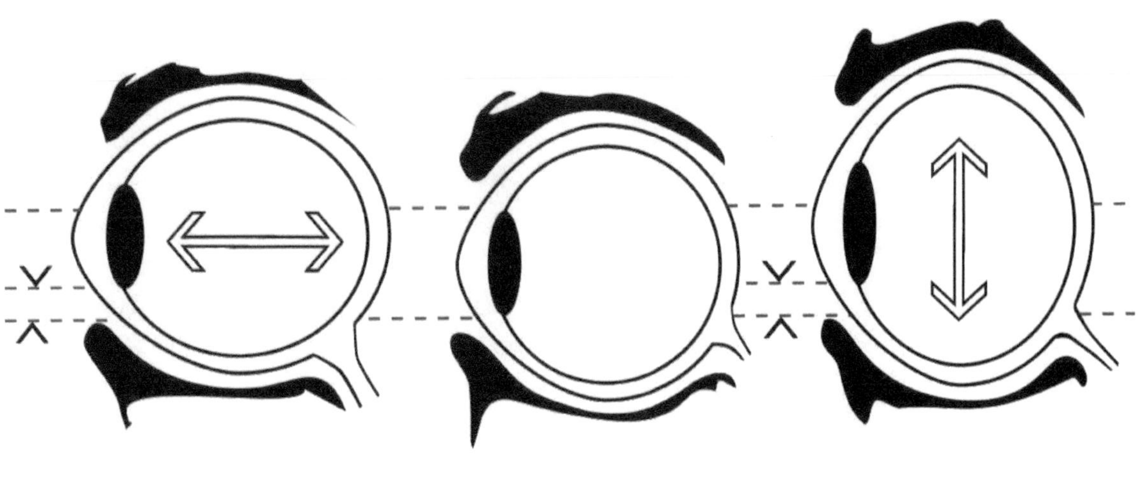

Abbildung 53: Horizontale und vertikale Ausdehnung des Auges

Im Falle von Sanpaku schwellen Zentralnerv und Mittelhirn, die normalerweise stark sind, an, und daher ist das Wahrnehmungsvermögen nicht mehr präzise. Wenn sich die Zellen des Grosshirns ausdehnen, ist ihr Wahrnehmungsvermögen bezüglich elektromagnetischer Energie schlecht. Schwellen diese Zellen an und werden wässerig, werden die Gedanken einseitig, beschränkt oder durcheinander, der Blick für das Gesamte ist verloren.

Wenn horizontale Ausdehnung auftritt, ändert sich die Sehkraft. Der Abstand zwischen Linse und Netzhaut hat sich verändert und löst Kurzsichtigkeit aus. Die übliche Form von Sanpaku resultiert häufig in Weitsichtigkeit.

Ein gesunder Mensch hat eine enorme Urteilsfähigkeit und ist gewöhnlich in der Lage, eine Gefahr im Ansatz zu spüren. Bei uns sollten diese Fähigkeiten mindestens genauso ausgeprägt sein wie bei den Tieren. Ratten flüchten oft schon vor dem Ausbruch von Feuer oder vor dem Untergang von Schiffen. Für den Winterschlaf graben Schlangen ungewöhnlich tiefe Löcher, wenn der Winter extrem kalt sein wird. Unsere Vorfahren wussten, wie die natürliche Umgebung sich verändern würde. Sie wussten, ob ein Wirbelsturm sich nähern würde. Ohne irgendeine Wettervorhersage zu hören, wussten sie bereits mehrere Tage vorher Bescheid und konnten sich schützen. Diese Menschen kannten die Ordnung des Universums und sie machten Gebrauch davon. In alter Zeit gab es viele solche Menschen, während es heute nur noch wenige sind.

In früheren Generationen gab es viele Menschen, die wussten, wann sie sterben würden. Sie säuberten ihre Zimmer, ordneten ihre privaten Dinge, schrieben ihr Testament, besuchten die Gräber ihrer Vorfahren und beteten. Die restliche Familie wusste nichts davon. Dann, eines Morgens, fand man die alten Leute, die während der Nacht eines natürlichen Todes gestorben waren.

Wenn wir Sanpaku korrigieren wollen, heisst es wie bei allen anderen Zuständen, bei denen wir aus dem Gleichgewicht geraten sind, Rückbesinnung. Sich selbst kennen lernen, die eigene Kraft, die eigene Stärke und den eigenen Wert erkennen. Wieder lernen, aus dem Inneren zu schöpfen. Nur so können wir unsere Intuition und unsere Urteilskraft entschleiern. Wer nur das Leben nach den Wünschen der anderen lebt oder der vermeintlichen Liebe hinterherjagt, lebt in einer Scheinwelt, kümmert sich zu viel um die angebetete Person, statt um sich. In extremen Fällen tritt das eigene Leben so weit in den Hintergrund, dass Depressionen ausgelöst werden. Aus diesem Zustand heraus kann keine Liebe fliessen. Es geht darum, sich und das eigene Leben zu lieben und zu leben. Ein erfülltes Leben hat stets im Inneren den Ursprung. Heile Dich selbst, bevor Du Dich um irgendetwas anderes kümmerst.

Wenn wir es nicht fertig bringen, alle unsere Ziele und Träume bis ins letzte Detail hier in diesem Leben und für alle Ewigkeit zu erreichen, dann sind wir in der Tat alle hoffnungslos Sanpaku.

Wir sollten nicht unser Leben träumen, sondern unsere Träume leben. Wirklich reich ist, wer mehr Träume hat, als die „Wirklichkeit" – richtiger gesagt „Schein-Wirklichkeit" – zerstören kann.

7.11 Die Nase

Der Bereich der Nasenwurzel zeigt den Zustand der Leber und der Gallenblase an. Vertikale Linien in diesem Bereich zeigen einen zu yangen und damit festen Zustand der Leber an, was oft von zu viel Fleischverzehr stammt. Wenn hier zusätzlich gelbe oder weisse Verfärbungen auftreten, so weist das auf eine Gallensteinbildung hin. Auch ein Lebertumor kann sich auf diese Art und Weise anzeigen. Die Nase zeigt weiterhin den Zustand des Herzens und der Lunge an. An der Nasenspitze ist das Herz zu ersehen. Wenn diese spitz ist, dann ist das Herz sehr Yang. Wenn die Spitze rot und geschwollen ist, dann ist das Herz erweitert (diesen Zustand kann man oft bei Alkoholikern beobachten.) Eine Furche auf der Nasenspitze zeigt, dass die Herzklappen nicht richtig schliessen. Die Nasenlöcher zeigen den Lungenzustand an. Gut ausgebildete und auffallende Nasenlöcher bedeuten gute kräftige Lungen. Schlaffe und wenig entwickelte Nasenlöcher weisen auf schwach arbeitende Lungen hin.

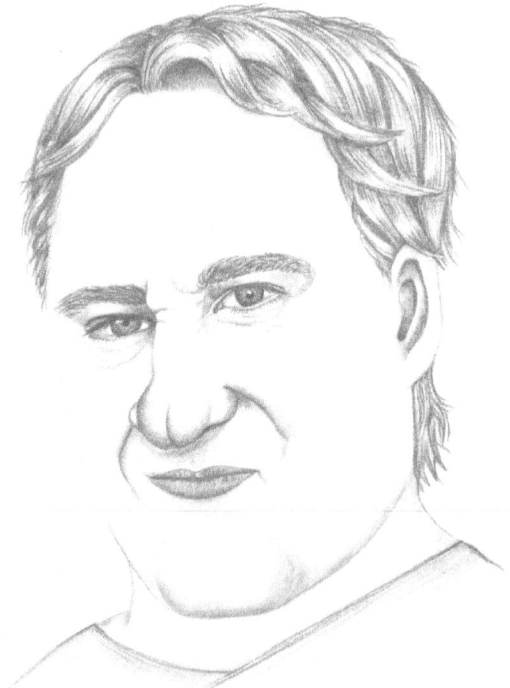

Abbildung 54: Geschwollene Nase

Eine Nase, die an der Spitze rot und geschwollen ist, ist ein Zeichen für vergrössertes Herz und überlasteten Kreislauf.

Eine lange abgerundete Nase zeigt eine yinne Konstitution an. Eine kurze Boxernase zeigt eine yange Konstitution. Eine gerade wohl proportionierte Nase weist auf eine gut ausgeglichene Konstitution hin.

7.12 Der Mund

Ein schmaler Mund zeigt die Yang-Vitalität. Ein grosser Mund genau das Gegenteil. Die zusammenziehende Kraft fehlte während der embryonalen Entstehung.

Heutzutage haben sehr viele Menschen einen grossen Mund. Diese Vergrösserung des Mundes ist ein Zeichen biologischer Degeneration. Das Verdauungssystem verliert seine Kraft.

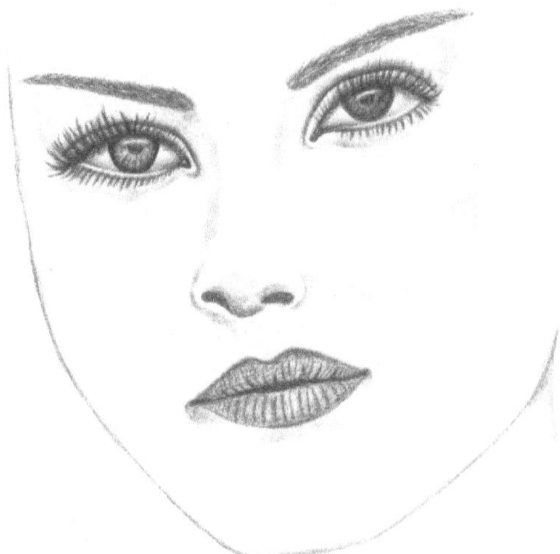

Abbildung 55: Der Mund

Der Bereich über der Oberlippe entspricht den Geschlechtsorganen. Wenn eine horizontale Falte in diesem Bereich zu sehen ist, wenn wir lächeln, so sind die Geschlechtsorgane schwach. Bei Männern bedeutet eine solche Falte schwache sexuelle Vitalität, bei Frauen Menstruationsprobleme. Ein Übermass an tierischen Produkten und vor allem Milchprodukten ist der Grund dafür. Vertikale Falten an dieser Stelle deuten auf ein Schrumpfen der Sexualorgane.
Ist der Verdauungstrakt erweitert, schlaff (Yin), dann sind die Lippen geschwollen. Eine Schwellung der unteren Lippe nach aussen verweist auf eine Tendenz zu Verstopfung. Dunkle Punkte oder wiederkehrende Entzündungen auf den Lippen deuten auf Geschwürbildung und Blutstau im Verdauungssystem. Wenn solche Punkte und Entzündungen auf einer Seite des Mundes auftreten, so befindet sich die Reizung im Verdauungssystem auf der gleichen Seite. Weisse Lippen zeigen an, dass das Blut im Darmbereich schwach und die Absorption schlecht ist. Ist der Mund fest, so ist es der Darm auch (und bei Frauen die Vagina). Wenn die Darmzotten zu fest sind, können sie nicht gut absorbieren.

Die Oberlippe spiegelt den Zustand des Magens wider. Die Unterlippe den Zustand des Dick- und Dünndarmes. Bei einer Schwellung dieser Bereiche hat man zu viele Ablagerungen in diesen Organen.

7.13 Die Zunge

Belegte Zunge – Wie führt der Therapeut die Zungendiagnostik durch und was gibt es zu beachten:
Damit farbliche Veränderungen gut festgestellt werden können, ist Tageslicht am besten. Wird die Untersuchung am Abend durchgeführt, sollte Neonlicht verwendet werden. Du musst Deine belegte Zunge locker herausstrecken, denn ein zu kräftiges Herausstrecken der Zunge kann die Zungenfarbe verändern.

Die Vitalität der Farbe, der „Geist der Zunge"
Ein vitales Erscheinungsbild weist eindeutig auf die Gesundheit des Patienten hin. Diese Qualität wird manchmal als der „Geist" der Zunge beschrieben und bezeichnet eine offensichtliche Lebhaftigkeit, unabhängig von eventuell gleichzeitig bestehenden pathologischen Zeichen. Hat die Zunge eine vitale Farbe, ist die Prognose gut, erscheint sie dunkel und welk, ist die Prognose schlecht. Eine vital gefärbte Zunge wird manchmal als „Zunge des Lebens" bezeichnet, eine dunkle und welke Zunge dagegen als „Zunge des Todes". Die Begriffe Tod und Leben sollten hier nicht wörtlich verstanden werden, sie stehen eher symbolisch für die Schwere einer Erkrankung. Bei der Beurteilung der Vitalität der Farbe sollte dem Zungengrund genaueste Beachtung geschenkt werden. Hat der Zungengrund eine satte, lebhafte Farbe, so ist die Prognose unabhängig von der Erkrankung gut.

Die normale Zunge
Die normale Zunge lässt sich folgendermassen charakterisieren:

1. **Geist:** An der normalen Zunge sollte der „Geist" sichtbar sein, sie sollte vital und pulsierend sein, vor allem im Bereich des Zungengrundes.

2. **Farbe des Körpers:** Die Farbe sollte blass, rot und frisch sein, vergleichbar mit einem Stück frischen Fleisches. Die chinesische Medizin ordnet die Zunge dem Herzen zu, dies bedeutet, dass sie den Zustand des Herz-KI und des Herz-Blutes reflektiert. Die normale frische, blassrote Farbe des Zungenkörpers zeigt an, dass die Zunge ausreichend mit Herz-Blut versorgt wird. Unter den Yang-Organen hat der Magen den grössten Einfluss auf die Zunge. Der Magen ist für die Produktion eines normalen Zungenbelags verantwortlich, er versorgt die Zunge mit Flüssigkeiten, die Zunge erscheint somit etwas blasser, als wenn keine Flüssigkeiten zur Zunge gelangen würden. Die normale Farbe der Zunge sollte also blass-rot sein, als Hinweis darauf, dass sie ausreichend mit Blut aus dem Herzen und mit Flüssigkeiten aus dem Magen versorgt ist.

3. **Zungenkörper:** Der normale Zungenkörper ist elastisch (weder zu schlaff noch zu steif). Risse oder Geschwüre sollten fehlen, er zittert oder bebt nicht beim Herausstrecken, er ist weder geschwollen noch dünn.

4. **Zungenbelag:** Der normale Zungenbelag ist dünn und weiss. Der Zungenbelag steht mit dem Magen-KI in Zusammenhang, dass bei den Prozessen der Nahrungsverdauung und -umwandlung eine kleine Menge unreiner Flüssigkeit bzw. „trübe Feuchtigkeit" produziert. Diese trübe Feuchtigkeit steigt auf zur Zunge und bildet den Belag. Ein dünner Belag spiegelt eine normale Verdauungsfunktion wider. Der Belag darf im Bereich des Zungengrundes etwas dicker sein als auf der übrigen Zunge.

5. **Die Feuchtigkeit der Zunge:** Die normale Zunge sollte nur etwas feucht sein, nicht zu trocken und nicht zu nass. Hier ist wiederum die normale Funktion des Magens von Bedeutung, da ihm die Flüssigkeiten des Körpers entspringen. Bei normaler Funktion des Magens liegt ein angemessener Vorrat an Flüssigkeiten vor, von denen ein Teil zur Zunge gelangt.

Zungenvergrösserung
Die ungenügende Wasserausscheidung führt dazu, dass die Zunge das Wasser aufnimmt. Die Zunge vergrössert sich. Je nach Mineralgehalt der Gewebsflüssigkeit beobachten wir dabei eine Zungenvergrösserung mit und ohne Zahneindrücke. Bei Zahneindrücken dehnt sich die mit vermehrter Flüssigkeit durchtränkte Zunge aus und drückt gegen die Zähne. Die Zahneindrücke werden sichtbar. Zahneindrücke auf der Zunge zeugen immer davon, dass neben verminderter Herzkraft auch die Nierenleistung nachlässt.

7.14 Die Zähne

Wir haben 32 Zähne: 16 obere und 16 untere. 4 davon benutzen wir zum Schneiden, 2 zum Reissen, und 10 zum Zermahlen. In jedem Mundviertel sind also zwei Schneidezähne, 1 Reisszahn und 5 Mahlzähne. Zusammen 8 Zähne. Das Verhältnis ist 2:1:5 = 8. Aus dieser Anordnung können wir sehen, dass unsere Ernährung aus 2 Teilen Gemüsen, 1 Teil tierischer Nahrung und 5 Teile Getreide und Bohnen bestehen sollte.

Zahnzwischenräume oder Spalten werden durch Yin-Faktoren ausgelöst. Sie können durch eine Yang-Ernährung, über einen langen Zeitraum eingehalten, geringfügig verändert werden. Aber das auch nur während der Wachstums-Phase.

Hervorstehende Zähne sind Yin. Das ist ganz klar ein Zeichen von Zentrifugal-Kraft. Für Menschen mit solchen Zähnen ist es schwierig, einen ausgeglichenen Ernährungsweg zu finden. Sie verstehen zwar die Prinzipien, haben jedoch Schwierigkeiten, sie in die Praxis umzusetzen.
Sie sind bereits konstitutionell viel zu Yin. Sie können Ihre Kondition jedoch immer noch ändern.

Menschen, deren Zähne nach innen stehen (Yang), haben die entgegengesetzten Schwierigkeiten: Sie tun sich schwer, die Prinzipien zu verstehen, besitzen aber einen intuitiven Glauben und finden sich in der Praxis leicht zurecht. Menschen mit geraden Zähnen tendieren dazu, gefestigt und geduldig zu sein.

Wenn die Zähne einen Winkel nach aussen bilden (hervorstehen), ist dies ein Yin-Zeichen. Solche Zähne werden durch zu grossen Früchteverzehr gebildet. Affen haben solche Zähne. Zähne, welche nach innen stehen, sind Yang, und dies wird durch den übermässigen Verzehr von Salz, Fisch und Fleisch verursacht.

Oft sehen wir bei den modernen Menschen gemischte Zähne, einige stehen nach innen, andere nach aussen. Dies entsteht durch eine chaotische Ernährung und Lebensweise, wenn Extreme von Yin und Yang gegessen werden. Menschen mit solchen Zähnen haben viele Probleme. Ihr Temperament ist genauso unterschiedlich wie ihre Zähne.

Wut oder Explosion ist ein Zeichen von zu viel Yin- und Yang-Extremen. Nach der Umstellung auf eine gesunde Ernährung werden die Löcher in den Zähnen kleiner, und alte Füllungen fallen heraus.

Amalgam sollte, wenn immer möglich, von einem fachkundigen Zahnarzt ersetzt werden durch Gold, Keramik oder Bio-Kunststoff-Füllungen.

7.15 Die Ohren

Die Ohren sind zum Zentrum des embryonalen Wirbels hin angeordnet. Daher spiegeln sie die Entwicklung der drei Hauptsysteme des Körpers wider: Kreislauf-, Verdauungs- und Nervensystem. Der äussere Bereich des Ohrs repräsentiert das Kreislaufsystem, der mittlere Teil das Nervensystem und der innere Bereich das Verdauungssystem.

Ein hervorstehender mittlerer Bereich ist Yang, ein vertiefter ist Yin. Form und Art und Weise der Anlage des Ohrs beweist, was die Mutter des Betreffenden während der Schwangerschaft gegessen hat. Ein Mensch mit abstehenden Ohren hat eine Yin-Konstitution. Ohren, die eng am Kopf anliegen, speziell, wenn sie lang sind, sind ausgeglichener. Alle grossen Führer der Vergangenheit hatten solche Ohren. Sie vermochten alles zu hören (nicht nur das physische Hören, sondern auch das metaphysische Hören) und gesündere (korrektere) Urteile zu treffen. Das heisst aber nicht, dass alle Menschen mit solchen Ohren sich zu grossartigen Menschen entwickelt haben.

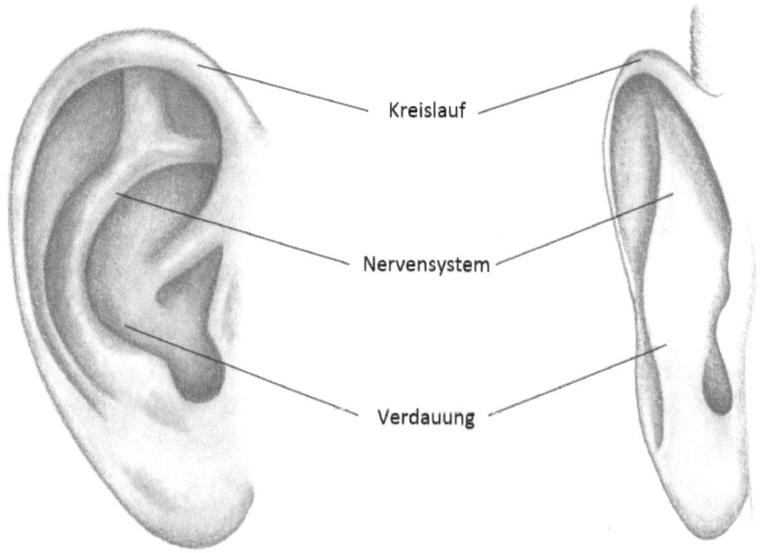

Abbildung 56: Die Bereiche des Ohrs und ihr Verhältnis zu den Körpersystemen

Kleine Ohren lassen nur eine begrenztere Perspektive zu. Ich selbst habe auch kleine Ohrläppchen. Unsere Mutter war selbst nicht sehr gesund. Ich habe aber einen grossartigen Meister, der mir den Zugang zum Naturwissen ermöglicht hat. So konnte ich mich auch mit meinen kleinen Ohren entwickeln. Lasse Dich nie unterkriegen. Alles ist möglich, wenn wir es nur wollen.

Viele ältere Menschen haben Ohrläppchen, die sich scharf abzeichnen und etwas abgesondert sind. Abgesonderte Ohrläppchen sind ein Zeichen einer guten Ernährung mit mehr Pflanzlichem und weniger Tierischem. Anders als bei den Menschen heute üblich. Seitdem die Menschen mehr tierische Nahrung essen, sitzen die Ohren höher am Kopf und die Ohrläppchen werden kleiner. Grosse Ohrläppchen zeigen, dass die Mutter während der Schwangerschaft viele gute Mineralstoffe an ihr Embryo abgeben konnte. Beobachte mal die alten Leute von früher. Die hatten alle für unsere Verhältnisse riesige schöne grosse Ohren. Diese alten Menschen hatten einen Zugang zur Natur, zum Naturwissen und hatten eine sehr fein entwickelte Intuition.

Falten des unteren Ohrläppchens

Auch die Flüssigkeitsmenge im unteren Ohrläppchen ist von der Herzkraft abhängig. Bei häufig wechselnder Herzkraft leiert das Gewebe aus und schräge Ohrfalten des unteren Ohrläppchens bilden sich. Diese verraten die heimliche Herzschwäche. Bei Anwesenheit der unteren Ohrläppchenfalte ist besonders der Magen durch die latente Herzschwäche gestört.

7.16 Die Haut

Es gibt zwei Arten der Hautfarbe: Einmal besondere Merkmale, wie Flecken, Punkte, Linien usw., zum anderen die generelle Färbung. Die Yang-Farben (Braun, Rot usw.) tendieren dazu, sich in besonderen Merkmalen zu sammeln. Die Yin-Farben (Gelb, Grün usw.) tendieren mehr zur Zerstreuung.
Jede Farbe, die auf der Haut erscheint, weist auf eine bestimmte Körperkondition hin.

Hautfarben:
Rot
Rote Farbe tritt in drei Variationen auf: Als Grundfärbung, als Punkte oder in Form von einzelnen erweiterten Blutkapillaren. Rote Haut weist auf eine Yin-Kondition hin: Das Herz ist überlastet. Es löst die Ausdehnung der Kapillargefässe zur Hautoberfläche hin aus. Im Anfangsstadium dieses Problems sind die Kapillaren noch weich genug und bewirken nur eine allgemeine Färbung. Möglicherweise verhärten sich aber Arterien und Blutgefässe, und die Kapillaren erscheinen an der Oberfläche.

Ein Exzess von Yang ist die Ursache dieses Zustandes. Tierische Produkte, inklusive Fisch, und ebenso Salz. Eine rosa Färbung anstelle von roter wird durch Zusatz von Weiss durch Milchkonsum ausgelöst.
In einigen Fällen jedoch kommen die Venen ganz natürlich an die Oberfläche. Dazu gehört die Zeit der Schwangerschaft, wenn dem weiblichen Körper enorme Belastungen widerfahren. Die äusseren Körperbereiche werden mehr Yin, während der zentrale Bereich durch die Aktivitäten in der Gebärmutter mehr Yang wird. Die Ausdehnung der Oberfläche lässt die Venen sichtbar werden. Nach der Schwangerschaft sollte die Haut einer Frau sehr klar und sauber werden. Jede Schwangerschaft ist auch eine Entgiftung für die Frau. Sie gibt ein Teil ihrer Gifte an das Kind.

Erröten ist normal. Es beweist eine aktive Zirkulation. Schnelles Erröten nach Alkoholkonsum ist auch ein gutes Zeichen. Wenn Du, nachdem Du nur ein halbes Glas Bier getrunken hast, warm und rot wirst, ist Deine Kondition sehr gut. Blasses oder graues Aussehen nach einem alkoholischen Getränk deutet auf schwere Krankheit. Alkoholiker mit Leberproblemen haben oft eine sehr kranke Hautfarbe.

Braun
Braun ist allgemein ein Zeichen von Leber- und Gallenblasenproblemen. Die braune Farbe tritt entweder als Grundfarbe (Sonnenbräune) auf oder als Punkte (Sommersprossen). Sie kann auch durch den Verzehr von weissem Reis oder Mononatrium-Glutamat, welches oft bei der Herstellung von Lebensmitteln hinzugefügt wird, ausgelöst werden. Ein ganz anderer Grund für braune Farbe ist ein Übermass an Salz. Die zwei verschiedenen Prozesse werden manchmal „Zuckerbrand" und „Salzbrand" genannt.

Wenn die Mutter während der Schwangerschaft viel Yin-Nahrung zu sich nimmt, wird sich das bei dem Kind in Form von einem „Muttermal" zeigen. Die Stelle, an der das Mal ist, gibt Aufschluss darüber, welches Organ betroffen ist und in welchem Zeitraum der Schwangerschaft das extreme Yin gegessen wurde. Durch gute Ernährung können die Muttermale blasser werden. Selten verschwinden sie total.

Gelb

Gelb ist ein Zeichen für Probleme mit Bauchspeicheldrüse, Leber und Gallenblase. Dieses Phänomen kann besonders deutlich bei Gelbsucht beobachtet werden. Die gesamte Haut der betroffenen Person wird gelb, sogar die Augen. Wenn die Gallenflüssigkeit nicht mehr normal fliessen kann, geht sie ins Blut, statt in den Zwölffingerdarm. Im Blut wird nun die Gallenflüssigkeit durch den gesamten Körper transportiert. Bei solch einer extremen Yang-Kondition sollten wir extreme Yang-Nahrung meiden, wie zu viel Salz, Fleisch usw. und mehr Gemüse dazu nehmen.

Neugeborene sind klein und Yang. Eine leicht gelbe Farbe ist normal. Durch die Muttermilch werden sie mehr und mehr Yin und verlieren die gelbe Farbe. Neugeborene haben manchmal Gelbsucht. Dies ist zwar nicht normal, aber verständlich, wenn die Mutter grosse Mengen tierischer Produkte gegessen hat.

Grün

Die Farbe Grün ist selten, ausser in Bereichen des Körpers, die stark Yin sind, wie den Venen. In der Natur tritt Grün in der Pflanzenwelt in Form von Chlorophyll (Yin) auf. Die Farbe der Tierwelt ist Rot in Form von Hämoglobin (Yang). Die menschliche Substanz ist rot. Wenn die Haut grün wird, ist das ein Zeichen dafür, dass unsere tierische Anlage degeneriert und sich zu pflanzlicher Qualität zurückentwickelt (ausser in starken Yin-Bereichen, wie den Venen).

Typisch für Leute, die an Krebs leiden, eine der grossen degenerativen Krankheit in der heutigen Welt, ist eine grünliche Färbung der Haut. Eine schwach grünliche Färbung deutet auf eine Tendenz, diese Krankheit zu entwickeln.

Wenn Du die Menschen auf der Strasse beobachtest, wirst Du bei vielen eine leicht grüne Färbung feststellen. Sie tritt zumeist an den Seiten des Gesichts auf, ein Hinweis auf Lungenkrebs. Oder auf dem Handrücken zwischen Daumen und Zeigefinger, ein Zeichen von Darmkrebs. Diese Farbe tritt auch häufig an den Magenmeridianen der Beine auf. Die Bezeichnung „grün vor Neid" ist sehr treffend. Krebspatienten neigen zu Reizbarkeit, Pessimismus und manchmal Neid. Tatsächlich tendieren Menschen mit solchen Veranlagungen dazu, anfälliger für Krebs zu sein.

Blau und Lila

Wenn die Venen, die normalerweise blau-grünlich sind, zu Yin werden durch Einnahme von raffiniertem Zucker, Limonaden, Eis usw., ändert sich die grüne Farbe in Blau oder Lila. Dies ist ein sehr gefährliches Zeichen. Blau kommt selten vor, Lila aber häufiger, besonders bei älteren

Männern. Viele Männer über vierzig bekommen rote oder geschwollene Nasen, und zuweilen kommt es zu einer lila Färbung.

Die Ausdehnung der Gefässe bewirkt das Rot (Yang), Lila (stark Yin) deutet auf ein schon fortgeschrittenes Stadium der Degeneration. Eine lila gefärbte Nase bedeutet, dass das Herz stark erweitert und der Blutdruck zu hoch ist. Beginnt das Herz sich zu vergrössern (pathologische Herzhypertrophie), wird mehr Druck benötigt, um das Blut zu pumpen. Wenn das Herz sich noch mehr erweitert (was ein klares Yin-Zeichen ist), beginnt es an Kraft zu verlieren. Niedriger Blutdruck ist das Resultat, und die Venen erscheinen lila. Eine lila Färbung ist erheblich gefährlicher als eine grüne. Bei Krebs ist der Tod gewöhnlich langsam.

Schwarz
Am Körper kann die Farbe Schwarz als Male oder Punkte oder auch als generelle Färbung über einen grossen Bereich erscheinen. Diese Farbe wird oft mit Nierenproblemen in Verbindung gebracht. Der Grund hierfür ist gewöhnlich extremes Yin, besonders starke Medizin und Drogen oder kalte Speisen und Getränke. Die Ursache ist Yin, die Farbe Yang. Wenn wir Nahrung verkohlen, wird sie schwarz (Yang). Schwarz ist die Farbe des Todes. Bei Tuberkulosepatienten sehen wir eine sehr blasse Haut. Bevor sie sterben, wird sie schwarz.

Grau
Eine gräuliche Färbung der Haut ist in den westlichen Industrieländern sehr häufig anzutreffen. Unter Menschen, die sich vernünftig ernähren, ist dies selten zu finden. Graue Farbe weist auf eine geschwollene, harte Leber hin. Die Haut ist unempfindlich und matt. Menschen mit solch einer Hautfärbung sind oft depressiv, „grau" und neigen zum Wütendwerden. Obgleich die graue Farbe der schwarzen ähnlich ist, tritt sie nicht in Form von Punkten auf, sondern als gesamte Färbung der Haut.

Blässe
Blasse Haut weist auf eine Yin-Kondition der Lunge hin. Auch hier gibt es keine Flecken oder Punkte, es handelt sich um eine Gesamthautfarbe. Asthma oder andere Atembeschwerden inklusive Allergien sind möglich.

Transparenz
Eine durchsichtige, blasse Beschaffenheit der Haut können wir feststellen bei Menschen mit Tuberkulose oder durch Bakterien ausgelöste Hautkrankheiten, insbesondere Lepra.

Weiss
Heutzutage ist eine weisse Tönung der Haut, besonders eine milchige, sehr oft anzutreffen. Der Grund dafür ist der hohe Konsum von Milchprodukten. Beide Formen sind anzutreffen, sowohl Flecken als auch generelle Färbung. Manchmal treten die weissen Flecken ähnlich wie Sommersprossen auf, besonders unten an den Beinen, an den Oberarmen und der oberen

Rückenpartie. In diesen Fällen sind die Ursachen auch Milchprodukte, aber mehr Joghurt und Käse (hauptsächlich Weichkäse).

7.17 Die Haare

Erst vor einigen Jahrhunderten haben die modernen wissenschaftlichen Forschungen im Westen begonnen. Von Anfang an wurden die physikalischen, mechanischen, mikroskopischen und materiellen Forschungen spezialisiert. Diese Spezialisierung nimmt immer mehr zu.

Hartes Haar bedeutet, dass die Nahrung zu einem guten Teil aus Gemüse und Getreide bestanden hat. Weiches Haar deutet auf starken Konsum von tierischer Nahrung hin. Glattes Haar zeigt die Aufnahme von mehr Gemüse und Getreide an oder Nahrungsmitteln, die zwischen Yin und Yang gut ausgeglichen sind.

Lockiges Haar entsteht durch extreme Yang-Nahrungsmittel oder durch extremes Yin, entweder Yin-Nahrungsmittel oder Drogen. Zu wenig oder zu viel Flüssigkeit ist die Ursache von trockenem oder feuchtem Haar. Fettiges Haar wird durch zu viel tierisches Essen, speziell Milchprodukte, und von Zucker ausgelöst. Starkes Haar ist das Resultat einer ausgewogenen Gemüse- und Getreideernährung. Brüchiges Haar, d.h. wenn eine Strähne leicht herausgezogen und auseinandergerissen werden kann, ist ein Zeichen schlechter Gesundheit.

Generell geben die Haare die Verfassung der Darmzotten wieder. In der Tat besteht eine physische Entsprechung zwischen beiden, abgesehen davon, dass die Darmzotten im flüssigen Milieu sind und die Haare an der Luft. Glatzköpfigkeit (Alopezie) ist ein Zeichen dafür, dass unsere inneren Organe schwach werden. Welche Organe betroffen sind, können wir an den Stellen des Kopfes sehen, wo der Haarwuchs spärlich ist oder ganz fehlt. Wenn jemand z.B. durch ein Übermass an Yin-Nahrung seine Lunge schwächt, so werden seine Haare vorne ausfallen. Es ist möglich, dass die Haare nachwachsen, wenn der Betroffene richtig isst. Einige Menschen verlieren viele Haare, nachdem sie ihre Ernährung und Lebensweise umgestellt haben. Das sind jedoch nur Haare von schlechter Qualität, viele gesunde Haare werden später nachwachsen.

Im Alter tritt das andere Extrem ein, das Haar wird weiss. Eine Frau mit Schnurrbart hat schwach werdende Fortpflanzungsorgane und wahrscheinlich Menstruationsschwierigkeiten. Hat ein Mann einen dichten Schnurrbart, bedeutet das, dass seine Geschlechtsorgane gesund sind. Ist jedoch der übrige Bartwuchs stark, beweist das eine exzessive Einnahme von Protein. Normalerweise gibt es zwei Arten von Haaren: Die sogenannten Baby-Haare, die eine weiche und feine Struktur haben, und die normalen Haare der Erwachsenen, die dunkler und derber sind.

Baby-Haare am Körper eines Erwachsenen deuten auf Überkonsum von Milch und Milchprodukten. Diese Baby-Haare treten nicht zufällig auf, sondern entlang der Meridiane sowie der

Verbindungswege von Gewebe und Muskeln. Wir können dies als ein Übermass an Proteinen aus den Organen betrachten. Schuppen zeigen entweder sehr trockene Kopfhaut oder ein Übermass an tierischem Eiweiss.

Wenn z.B. ein Nierenproblem besteht, dann wachsen Baby-Haare über dem Nierenbereich. Haare auf der Brust deuten auf schwache Lungen hin. Die Einnahme von zu viel Eiweiss bewirkt ein Übermass an Körperhaaren, entweder direktes Eiweiss oder Nahrungsmittel, die zu Eiweiss umgewandelt werden. Schaue mal den Rücken eines Vegetariers und dann den eines Menschen, der viel tierisches Eiweiss konsumiert, an. Masseure und andere Therapeuten, die oft Rücken von Menschen sehen, wissen das.

7.18 Die Hände

Das Handgelenk einer gesunden Person ist flexibel genug, um sich ohne Schmerz in einem Winkel von 135 Grad nach hinten zu krümmen. Wenn das Handgelenk nur um 90Grad biegbar ist, liegt eine Verhärtung vor.

Das Handgelenk sollte sich ohne Schmerz 135 Grad nach hinten krümmen lassen. Mache eine Faust und drücke zwischen die Fingerknöchel. Wenn Du keine Vertiefung zwischen den Knöcheln zurücklässt, liegt eine arterielle Verhärtung vor, und die Nieren sind geschwollen. Halte die Finger geradeaus gestreckt und schau, ob sie gerade oder gebogen sind. Gerade ist normal. Sind sie gebogen, so finde heraus, welcher Meridian an dem Finger endet oder beginnt. Eine Biegung vom Daumen weg ist Yin, und zum Daumen hin Yang.

Betrachte als nächstes die Länge der Finger. Der Mittelfinger ist der längste. Zeige- und Ringfinger haben oft unterschiedliche Längen. Wenn der Zeigefinger, der dem Darmtrakt entspricht, länger als der Ringfinger ist, bedeutet das, dass der Darm ziemlich Yin ist. Ein längerer Ringfinger gibt an, dass der Dreifache Erwärmer (Stoffwechsel) Yin ist. Die linke und die rechte Hand zeigen nicht immer dasselbe Muster, denn sie weisen auf Probleme der linken und rechten Körperseite hin. Halte Deine Finger geradeaus gestreckt und zusammen. Wenn Du siehst, dass zwischen den Fingern Löcher sind, hast Du eine eher Yin-Konstitution. Geld gleitet durch Deine Finger. Die Finger sollten dicht zusammen sein (aber nicht geschwollen). Geschwollene Finger sind ein Zeichen für hohen Blutdruck oder/und Wasser und Fettansamlung.

Die Fingerspitzen zeigen den höchsten Punkt des Körpers, das Gehirn. Der untere Teil der Finger zeigt die Geschlechtsorgane. Wenn die Finger rot oder lila sind und schmerzen, und wenn die Nägel sich spalten, abbrechen oder schwach sind, so sind die Fähigkeit zu denken und die Erzeugung sexueller Energie mangelhaft. Ein erweiterter Fingerspitzenbereich, ähnlich dem Kopf einer Schlange, deutet auf eine sehr yange Konstitution. Die Person war bei der Geburt zuerst Yang, aber hat sehr viel Yin konsumiert, was zu Ausdehnung der Peripherie führte – Finger,

Zehen und Nase. Oft haben Menschen mit solchen Fingerspitzen Schwierigkeiten, mit anderen auszukommen. Ihr Charakter ist weich, aber ihre raue Ausdrucksweise stösst die Menschen ab. Überprüfe die Gelenke Deiner Hand auf Verhärtungen, Schwellungen oder Arthritis. Bei tatsächlicher Arthritis schmerzen die Gelenke, und jeder Bereich der Hand wird anschwellen oder hart werden. Frauen tendieren stärker zu Schwellungen an den Händen. Ein Exzess von Essen oder Flüssigkeit liegt gewöhnlich vor, wenn ein Mann geschwollene Hände hat. Seine Nieren und sein Herz schwellen an und werden schwach.

Handcharakteristika

Bei einer Faust sollten die Bereiche zwischen den Fingerknöcheln gut ausgeprägt sein. Wenn sich hier Gewebe befinden, die diese Bereiche verflachen und den Knöcheln anpassen, so deutet das auf starke Fettablagerungen in der Milz, der Bauchspeicheldrüse und der Leber hin, oder es ist eine Entzündung mit geschwollenem Gewebe. Gourmet-Mahlzeiten und viel Zucker sind hier die Ursachen. Es zeigt aber auch Verhärtungen der Arterien und Gelenke an. Dieser Zustand kann mit makrobiotischer Ernährung leicht korrigiert werden. Keine ausgeprägten Zwischenräume – starke Fettablagerungen in Milz, Pankreas und Leber. Bei ausgestreckter Hand sollten keine Zwischenräume bei den Fingern zu sehen sein. Wenn es hier Zwischenräume gibt, kannst Du nicht gut Wasser in der Hand behalten. Die Menschen im Orient sagen, dass eine solche Person auch nicht gut mit Geld umgehen kann, es „zerrinnt zwischen den Fingern". Diese Abstände sind ähnlich den Zahnlücken. Es bedeutet, dass man sehr Yin ist, dass man nicht konzentriert genug in seiner Persönlichkeit ist.

Eine generelle Bemerkung

Breite Hände mit kurzen Fingern deuten auf eine relativ yange, eher aktive Konstitution, hingegen schmale Hände mit langen Fingern auf eine relativ yinne, intellektuelle oder künstlerische Person. Die Kraft des Händedrucks zeigt die Vitalität eines Menschen.

7.19 Die Nägel

Vor der Nageldiagnose: Wie sollte ein gesunder Fingernagel aussehen?
Bevor wir zu den Zeichen eines ungesunden Fingernagels – und damit auch kranken Menschen – kommen, müssen wir vorerst klären, wie ein gesunder Fingernagel überhaupt aussieht. Ein gesunder Fingernagel hat:

- eine leicht rosa Färbung
- eine glatte Oberfläche ohne irgendwelche Auffälligkeiten wie z.B. Risse, Rillen u.a.
- eine leicht angedeutete Wölbung
- einen normalen Glanz
- einen normal geformten Nagelmond
- sowie eine gewisse Elastizität

Kurz gesagt: gesunde Fingernägel sehen unbeschädigt, sauber und vor allem gesund aus. Alles, was nicht diesem Idealbild entspricht, gibt bereits einen ersten Hinweis auf eine Störung bzw. Erkrankung – hierbei gilt: umso deutlicher der Unterschied, umso aussagekräftiger ist der Hinweis auf eine Störung im Körper.

Die häufigsten Erkrankungszeichen der Fingernägel

Krallennägel

Die Fingernägel sind hierbei gekrümmt und verdickt, sie sind ein Hinweis auf Durchblutungsstörungen.

Milchglasnägel

Die Fingernägel sind milchig-weiss getrübt. Dieses Zeichen ist ein Hinweis auf entzündliche Darmerkrankungen, aber auch auf Leberzirrhose.

Plateaunägel

Der Nagel bildet in der Mitte eine ebene Fläche, ähnlich eines Plateaus, an den Seiten des Nagels jedoch ist diese flache Ebene abfallend. Dieses Zeichen am Nagel ist ein klarer Hinweis auf Probleme im Magen-Darm-Trakt, aber auch ein Hinweis auf Störungen bei der Blutbildung.

Uhrglasnägel

Die Fingernägel sind nach oben gewölbt, sie sind übermässig rundlich geformt. Dieses Zeichen ist ein Hinweis auf Störungen der Leber und Lungen, können aber auch auf einen Eisenmangel deuten.

Gelbe Fingernägel

Eine gelbliche Verfärbung der Fingernägel gibt einen Hinweis auf Gelbsucht, Leberleiden, Medikamenteneinwirkung, Pilzinfektionen und Schuppenflechte.

Blasse Fingernägel

Die Fingernägel müssen rosig aussehen, sehen sie stattdessen blass aus, so ist dies ein Hinweis auf eine Anämie (Blutarmut).

Weisse Flecken auf den Nägeln

Der Fingernagel wächst pro Monat um ca. 3 mm. Das Wachstum verläuft nicht immer reibungslos, beim Wachstum kann Luft im Nagel eingeschlossen werden, was dann zu weissen Flecken führt. Dieses Zeichen ist also harmlos und hat keinen weiteren Diagnosewert.

Blaue Fingernägel

Blau gefärbte Fingernägel gelten als ein Hinweis auf Herz- oder Lungenerkrankungen. Solltest Du an Deinen Fingernägeln ein solches Zeichen entdecken, so solltest Du diese schulmedizinisch (weitere Diagnose) abklären lassen.

Abblättern des Fingernagels
Abblätternde Fingernägel sind ein Hinweis auf fehlende Mineralstoffe und Spurenelemente.

Querrillen und -furchen auf den Nägeln
Diese Zeichen können auf vielfältige Weise entstehen. Oft handelt es sich um Verletzungen der Nagelwurzel oder Nagelhaut. Auch Fasten kann hier ursächlich sein, entsteht hierdurch doch oft ein Kreatin-Mangel (Substanz zur Bildung des Nagels). Auch Wachstumsstörungen bei/nach Operationen und Nagelbrüchen kommen in Frage. Schliesst man diese Ursachen aus, so gelten Querrillen und -furchen als Hinweise auf Blutvergiftung, Depressionen, Durchfall und Lungenentzündungen.

Brüchige Nägel
Brüchige Nägel entstehen bei einem Mangel an Mineralstoffen (Kalzium, Magnesium) sowie Spurenelementen. Inzwischen bieten viele Hersteller spezielle Fertigpräparate an, um dieses Problem der Nägel zu beheben.

Nagelmond
Ein übergrosser Nagelmond gilt als ein Hinweis auf eine Herzrhythmusstörung. Fingernägel, die keinen Nagelmond aufweisen, gelten dagegen als ein Hinweis auf eine allgemeine Nerven- und Herzschwäche.

Anämie
Werden die Nägel (gewöhnlich an Zeige- und Mittelfinger) weiss, wenn Du die Finger ausstreckst, leidest Du an Anämie. Weisse Flecken verweisen auf ein Übermass an Zucker oder Früchten.

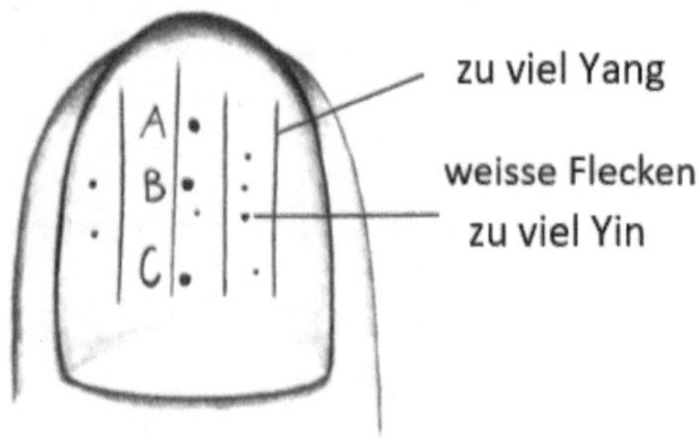

Abbildung 57: Nagelspuren

Die Ernährungsweise der letzten Wochen können wir an dem Bereich, der sich an der Oberhaut befindet, erkennen. Der Mittelbereich entspricht dem Zeitraum von vor drei bis vier Monaten und die Spitze dem von vor sechs Monaten. Natürlich ist die Wachstumsrate nicht bei allen Menschen gleich. Unsere Nägel benötigen ungefähr neun Monate, um von unten bis zur Spitze zu wachsen.

Bei jüngeren Menschen ist der Halbmond an der Oberhaut ein gutes Zeichen. Er ist Yin, und junge Menschen brauchen Yin für ihr Wachstum. Wenn der Körper ausgewachsen ist, nimmt der Halbmond allmählich ab. Bis zum Alter von 35 Jahren sollte er langsam verschwinden und nur eine schmale Spur zurückbleiben.

Lange Nägel beweisen eine Yin-Konstitution, kurze und eckige Nägel eine Yang-Konstitution. Die Nägel von starken Drogenkonsumenten (Heroin, Kokain, Metamphetaminen, Zucker, Kaffee, Alkohol u.a.) werden rau mit brüchigen Spitzen. Dies verweist auf sexuelle Probleme und wirre Gedankenabläufe. (Der Bereich zwischen Daumen und Zeigefinger wird überdies bei Menschen, die viele Drogen nehmen, lila. Das bedeutet Stagnation im Darm.)

7.20 Die Stimme

Hören

Um die Kondition einer Person durch Zuhören zu beurteilen, bedarf es einer feineren Sensibilität als bei der Beurteilung durch Betrachten oder Berühren. Jeder hört beim Zuhören auf einem Ohr stärker als auf dem anderen, so, wie auch die Augen asymmetrisch sehen. Alles im physischen Körper ist asymmetrisch gewachsen. Jeder benutzt beim Zuhören ein Ohr stärker als das andere. Das bevorzugte Ohr liegt näher am Zentrum des Halswirbels. Das Höhrvermögen ist in dem Bereich am grössten, der sich parallel zu der Spiralachse befindet. Wenn die Mutter eine stärkere Konstitution als der Vater hatte, so befindet sich der Wirbel auf der rechten Seite und umgekehrt.

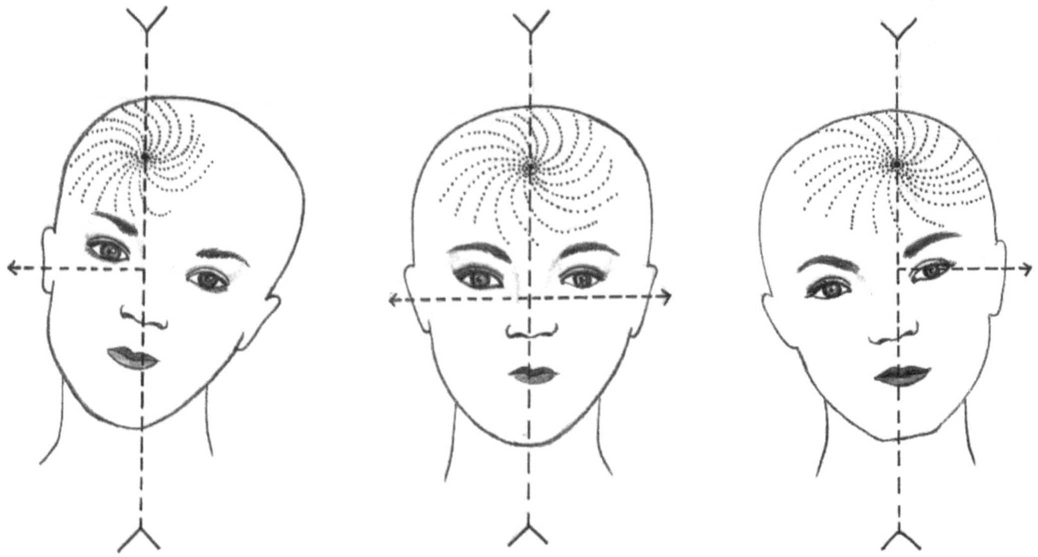

Abbildung 58: Spiralbildung

Klangfarben der Stimme

Wir können uns ein Bild über den Zustand der inneren Organe eines Menschen machen, indem wir auf seine Stimme hören. Die Tonlage der Stimme wird durch die Stimmbänder reguliert, ihre Geschwindigkeit und ihr Rhythmus durch die Lunge. Andere Klangfarben sind durch exaktes Zuhören und Vergleiche mit anderen Stimmen zu erkennen. Gebrauche beim Zuhören die Antagonismen: hoch/tief, schnell/langsam, laut/leise, scharf/dumpf, trocken/feucht, klar/undeutlich, durchdringend/undurchdringend, fest/weich, regelmässig/unregelmässig (stotternd). Einige dieser Gegensätze werden unten besprochen. Versuche, die Bedeutung der übrigen selbst herauszufinden.

Hoch/tief

Eine hohe Stimme wird durch sehr zusammengezogene Stimmbänder ausgelöst. Wenn ein Junge erwachsen wird, dehnt sich der Adamsapfel aus, seine Stimme wechselt von hoch zu tief.

Schnell/langsam

Lautes Sprechen ist mehr Yang. Ein yinner Mensch spricht leiser.
Die meisten mental Erkrankten sprechen langsam, obgleich einige der geistigen Krankheiten wie z.B. Hysterie charakteristisch für schnelles Sprechen sind.

Laut/leise

Wenn eine Stimme nicht fest verwurzelt ist (aus der Tiefe des Körpers kommt), funktioniert der Darmtrakt nicht richtig. Einige Menschen haben sehr schwache Stimmen. Für sie ist es schwierig, laut zu sprechen. Genau wie oberflächliche Atmung, was auf eine schlechte Lunge und einen verkrampften Darm deutet. Das autonome Nervensystem ist nicht Yin oder Yang.
Das Nervensystem übermittelt nur die Signale Yin oder Yang und ist nicht die Reaktion selbst.
Die Körperreaktionen sind mehr Yin oder mehr Yang.

Feucht/trocken

Eine feucht klingende Stimme ist ein Zeichen für zu viel Flüssigkeit im Körper sowie Feuchtigkeit in der Lunge und überanstrengte Nieren. Schwitzen, geschwollene Beine, abnehmende sexuelle Aktivität, ein vergrössertes Herz, dünnes Blut, erweiterte Kapillaren, ausgehendes Haar sind alles Ursachen, die eine „gurgelnde" Stimme und eine feuchte Aussprache zur Folge haben können.

7.21 Sprechen und Schreiben

Schauen wir uns nun den Unterschied zwischen Sprechen und Schreiben an. Welche der beiden Ausdrucksarten ist mehr Yang? Die Sprache benutzt hörbare Schwingungen, was mehr Yang ist als die mehr kurzwelligen visuellen Vorstellungen, die Deine Schrift hervorbringt. Bei der Sprache benutzt Du auch Deinen Mund, der Anfang Deines Verdauungssystems, während

Deine Finger, die Du zum Schreiben benützt, mehr eine Verlängerung Deines Nervensystems darstellt. Generell gesehen, ist Sprechen also eine mehr yange Ausdrucksweise und Schreiben mehr Yin. Tatsächlich ist es sehr, sehr schwierig, beide Talente im Griff zu haben.

Yin–Yang-Klassifizierung der Handschrift

Die Beurteilung der Kondition eines Menschen auf der Basis der Handschrift lässt sich am besten mit persönlichen Briefen und nicht mit Geschäftsbriefen durchführen. Als erstes sollte man den generellen Charakter-Eindruck der Schrift beachten. Ist sie angenehm anzusehen und klar zu lesen? Prüfe als nächstes die Details: Die Neigung der Buchstaben, ob nach vorne oder nach hinten oder ob sie gerade sind. Die Regelmässigkeit der Zwischenräume zwischen den Buchstaben, die Gleichmässigkeit der Buchstabenhöhe. Haben die geschriebenen Zeilen eine Tendenz nach unten oder nach oben.

Yin-Menschen koordinieren ihren Schreibrhythmus mit ihrer Atmung, yange Menschen mehr mit ihrem Herzschlag. (Gewöhnlich harmoniert die Sprache mit der Atmung und das Schreiben mit dem Herzschlag. Bei yinnen Menschen tendiert der Rhythmus ihrer Atmung dazu, ihre Schreibweise zu beeinflussen). Das gesprochene Wort ist yinner als das geschriebene. Eine yange Person zieht es vor zu sprechen, eine yinne gibt dem Schreiben den Vorzug.

Für yinne Menschen ist es schwierig, vor vielen Menschen zu sprechen, weil sie unsicher und zu wenig selbstbewusst sind. Sie werden es vorziehen, zu schreiben. Sehr wenige Menschen sind zu beidem in der Lage. Meist besteht eine Vorliebe, entweder zu schreiben oder zu sprechen.

Wenn wir mit Schreiben beginnen, ist zuerst der Gedanke (Yin) und auch der Wille (Yang) zu schreiben. Dies sind Ergänzungen, Vorder- und Rückseite. Der Intellekt setzt ein (beobachtet, dass keine Schreibfehler gemacht werden, versucht sich klar auszudrücken usw.) und auch der Entschluss. Dann treten Emotion (der Wunsch schön zu schreiben, künstlerisch zu sein) und je nach Text auch Sentimentalität auf.

7.22 Yu- und Bo-Punkte

Lernen wir nun etwas über die Hauptpunkte entlang dieser Meridiane. Eigentlich wäre die korrekte Übersetzung für das japanische Wort „Tsubo" nicht „Punkt", sondern „Loch". Diese Tsubo sind Plätze entlang der Meridiane, an denen Energie austritt, ähnlich der Erdenergie, die sich unterhalb der Oberfläche durch Kanäle bewegt und durch Vulkane austritt. Diese Tsubo sind tatsächlich so etwas wie Mini-Vulkane entlang unseren Meridianen.

Die Bildung der YU- und BO-Punkte

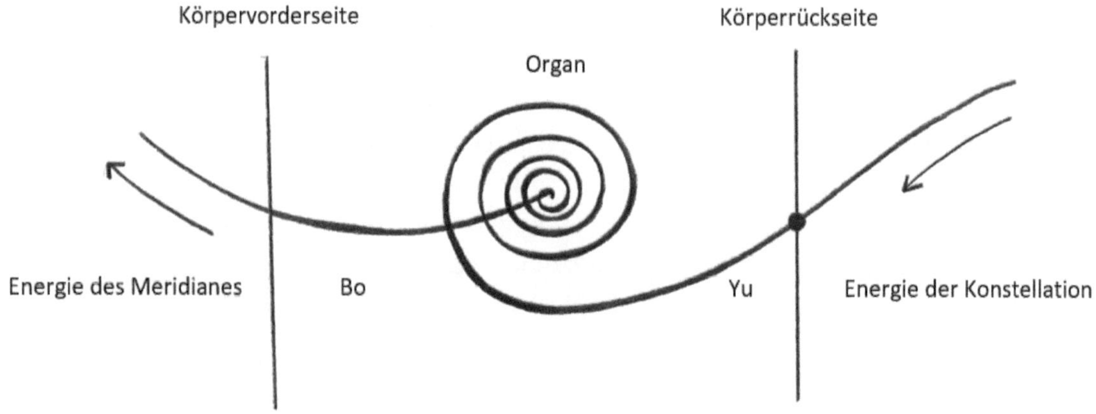

Abbildung 59: Yu- und Bo-Punkte

Dort, wo die Energie zuerst in den Körper eintritt, entlang der Wirbelsäule, gibt es zwölf Paare von Hauptpunkten, die wir YU-Punkte oder YU-Löcher nennen. YU bedeutet „eintreten" oder „eindringen". Diese Energie sammelt sich dann und wird ausgeschieden, erscheint also wieder auf der Körperoberfläche. Diese Punkte, wo sich die Energie wieder an der Oberfläche zeigt, werden BO- Punkte genannt, was „austreten" oder „auflösen" bedeutet.

Diese YU- und BO- Tsubo sind sehr wichtig. Wenn z.B. ein bestimmtes Organ Probleme hat und Du eine sehr einfache Behandlung vollziehen möchtest, kannst Du zusammen mit der grundlegenden diätetischen Annäherung mittels Handheilung das betreffende Organ an diesen YU- und BO-Punkten beeinflussen. Genauso verfährst Du, wenn Du Shiatsu-Massage schenkst. Hier kannst Du entlang des Rückgrats abwärtsgehen und dabei jeden YU-Tsubo stimulieren und so auch jedes Organ beleben. In bestimmten Fällen kannst Du auch Moxa oder Zigarrenmoxa an diesen YU-Punkten anwenden. Es gibt viele Anwendungen für diese Punkte, welche wir später studieren können.

Die zwölf YU-Punkte

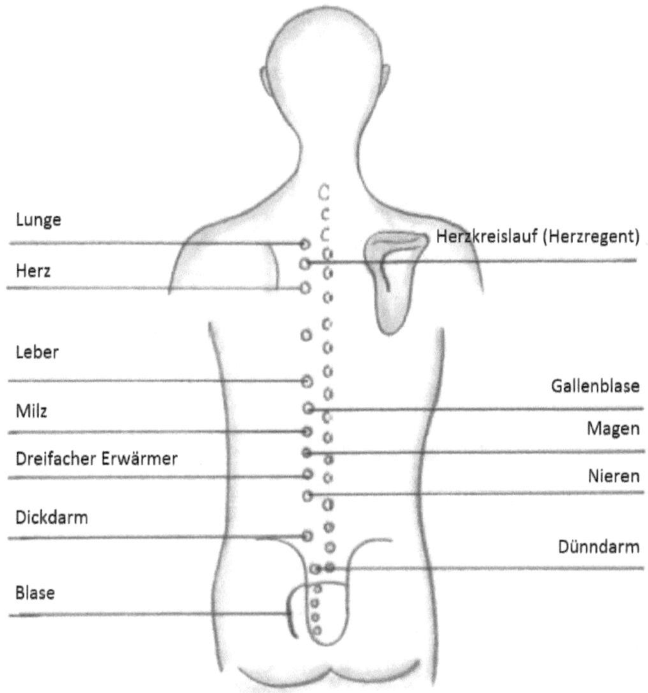

Abbildung 60: die 12 Yu-Punkte

Die zwölf BO-Punkte

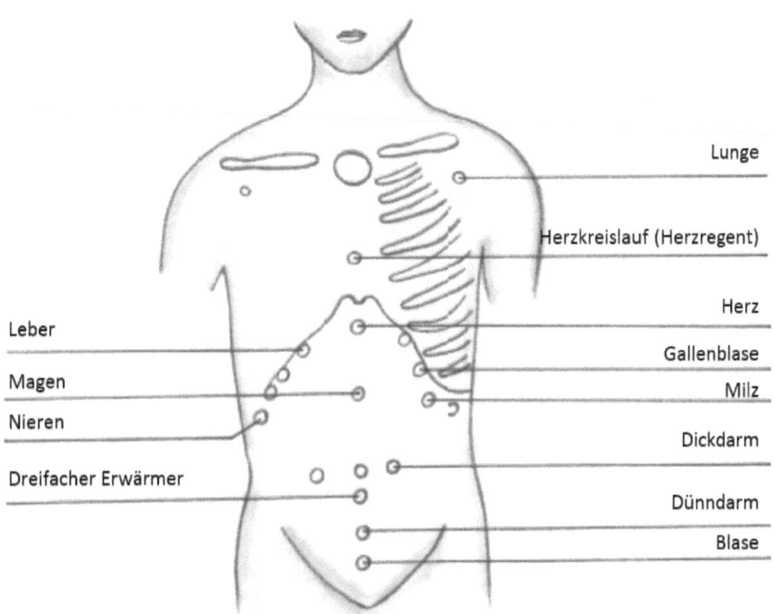

Abbildung 61: die 12 Bo-Punkte

7.23 Klassifizierung bei der mechanischen Wirkung auf den Organismus

Das menschliche Nervensystem besteht aus zwei anatomischen Unterteilungen: Dem eher yangen Zentralnervensystem und dem eher yinnen peripheren Nervensystem. Schaltstelle für ankommende Impulse aus den Rezeptoren und wegführende Impulse an die Effektoren (Wirkorgane). Das periphere Nervensystem verknüpft die peripheren Organe und Gewebe des Körpers mit dem Zentralnervensystem. Die zu ihm gehörigen Gehirn- und Rückenmarksnerven bestehen aus 12 Paar cranialen Nerven, die direkt mit dem Gehirn verbunden sind, und aus 31 Paar Spinalnerven, die ihren Ursprung im Rückenmark haben. Das autonome Nervensystem wird als eine funktionelle Einheit betrachtet, welches die unbewussten Aktivitäten des Körpers steuert, wie etwa den Herzschlag, die Atmung, die Darmperistaltik, die Körpertemperatur, die Pupillen und alle Körperreflexe. Das Nervensystem selbst wiederum ist in zwei Antagonisten (Gegenspieler) zu unterteilen: den Parasympathikus (Yin) und den Sympathikus (Yang). Wobei der Sympathikus die Muskeln anspannt und der Parasympathikus die Muskeln entspannt. Die parasympathischen Nerven entspringen im Stammhirn und dem Sakralbereich der Wirbelsäule (d.h. ganz oben und ganz unten) und begleiten auf ihrem Weg nach der Peripherie vier Paare von Gehirnnerven und drei Paare von Sakralnerven.
Die Nerven des Sympathikus verlaufen zusammen mit den entsprechenden Spinalnerven nach aussen.

Die Schulmedizin negiert, dass es zusätzlich zum physischen Körper noch eine Seele und ein Bewusstsein gibt. Ebenso lehrt die Schulmedizin, dass sich das Gedächtnis im physischen Gehirn befindet und die ganze „Steuerung" im physischen Körper vom Gehirn als Steuerungs-Zentrale erfolgt. Somit wird auch das Nerven-System komplett „mechanisch" erklärt.

Ich verstehe es so:
Der physische Körper wäre ohne Seele und ohne Bewusstsein nur ein „toter Sack voll Wasser, Blut und Fleisch", der niemals „autonom" lebensfähig wäre. Im ganzen Nervensystem gibt es nichts, das „autonom" handeln kann. Das komplette Nervensystem – egal wie oft es die Schulmedizin auch in „bewusst", „unbewusst" und „autonom" unterteilt, und egal wie viele Bezeichnungen und Wortschöpfungen sie für diese Unterteilungen erfindet – sind die Nerven, die „physischen Bahnen", um die Informationen aus der Seele – gesteuert durch das Bewusstsein – in die Körperzellen zu transportieren und zu kommunizieren. Ohne Bewusstsein kann kein Nerv „autonom" handeln. Nur die Bezeichnung „autonom" genügt nicht.

Beispiel:
Wenn einem Huhn der Kopf abgeschnitten wird, flattert das Huhn noch einen Moment lang ohne Kopf – also ohne Gehirn – weiter. Das wird dann von der Schulmedizin als Beweis interpretiert, die Nerven würden „autonom" handeln. In Wirklichkeit werden diese Bewegungen aus dem „Zellen-Gedächtnis", das wie ein Akkumulator im Auto funktioniert, gesteuert. Wenn diese Informationen aus dem „Akkumulator" – dem Zellen-Gedächtnis – „geleert" sind, hören diese Bewegungen auf. Da bleibt nichts „autonom" zurück.

Wenn ein Mensch stirbt, stirbt nur der physische Körper. Und warum stirbt der physische Körper überhaupt? Weil der physische Körper nicht „autonom" weiterleben kann, ohne dass die Energie KI von ausserhalb des Körpers in den Körper fliesst. Im ganzen physischen Körper funktioniert nichts „autonom".
Alles im physischen Körper, jeder einzelne Vorgang – ohne Ausnahme – funktioniert nur durch – das Unsterbliche – das Bewusstsein. Nur unser Wille und unser Bewusstsein sind „autonom" vom physischen Körper. Aber nichts im physischen Körper ist „autonom" gegenüber der Seele und dem Bewusstsein.

Der Begriff „Para" bedeutet „neben", im Gegensatz zu „Haupt". Nebensächlich zu Hauptsächlich. Während sympathisch als „Zuneigung" im Gegensatz zu „Abneigung" bedeutet. Der Sympathikus ist für die „Anspannung" der Muskeln zuständig und der Para-Sympathikus für die „Entspannung". So interpretiere ich den Sympathikus als „aktiv" und somit Yang und den Para- Sympathikus als „passiv" und somit Yin.

Sympathikus
Der Sympathikus versetzt den Körper in einen Zustand höherer **Aufmerksamkeit und Fluchtbereitschaft**.

Parasympathikus
Der Parasympathikus bringt den Menschen in einen **Ruhezustand** – er sorgt zum Beispiel dafür, dass die Herzfrequenz und der Blutdruck sinken und die Verdauungsaktivität steigt.

Tabelle 20: Sympathikus versus Parasympathikus

Organe	Yang – „Anspannende" Wirkung der sympathischen Reizung	Yin – „Entspannende" Wirkung der parasympathischen Reizung
Auge		
Pupille	konstringierend	dilatierend
Iris (Yang)	Erweiterung	Verengung
Wimpernmuskel	anregend	keine
Schweissdrüsen		
	keine	vermehrte Schweisssekretion (cholinergisch)
	dünnflüssiger Schweiss	dickflüssiger Schweiss
Herz		
Muskel	langsamer Herzschlag (negativ chronotrop)	rascher Herzschlag (positiv chronotrop)
	schwächerer Herzschlag (negativ inotrop)	kräftiger Herzschlag (positiv inotrop)
Kranzarterien	gefässverengend (vasokonstriktiv)	gefässerweiternd (vasodilatativ)
Blutdruck	wird gesenkt	wird erhöht
Atemwege		
Luftröhre	wird ruhig gestellt	wird angeregt
Bronchien	konstringierend	dilatierend, verminderte, flüssige Schleimsekretion
Blutgefässe	keine	leicht dilatierend
Lunge	keine	Freisetzung von Glukose

Gastrointestinal

	stärkere Produktion, dünnflüssiger Speichel	geringere Produktion, dickflüssigerer Speichel
Verdauungstrakt Wandabschnitte (Yin)	Kontraktion	Entspannung
Verdauungstrakt Sphinkter (Yang)	Kontraktion	Entspannung
	keine	verminderte Drüsensekretion, verminderte Peristaltik
Milz	hat keinen Einfluss	wird angeregt

Harnblase

	Erschlaffung des Musculus detrusor vesicae	Kontraktion des Musculus sphincter urethrae, Erschlaffung des Musculus detrusor vesicae

Blase

Detrusor	anregend	hemmend
Blasendreieck	hemmend	anregend
Blase	wird zusammengezogen	wird aufgelockert
Penis	Erektion	Ejakulation
Leber		
	vermindert die Verdauung	regt die Verdauung an

Gallenblase / Gänge

	anregend	hemmend

Nieren

	keine	verringerter Ausstoss
Harnleiter	anregend	hemmend

Blutgefässe

Abdominal	keine	verengend
Muskel	keine	verengend (adrenergisch)
	erweiternd (cholinergisch)	erweiternd (cholinergisch)
Haut	erweiternd	verengend (adrenergisch)
	erweiternd (cholinergisch)	erweiternd (cholinergisch)
Penis	erweiternd (cholinergisch)	verengend (adrenergisch)

Blut

Koagulation	keine	verstärkend
Glukose	keine	ansteigend

Grundstoffwechsel

	keine	ansteigend bis um 50 %

Nebennieren

	geringfügiger Einfluss	produzieren mehr Adrenalin
Nebennieren-sekretion	keine	ansteigend

Geistige Aktivität

	keine	ansteigend

Beim Fötus im Uterus sind alle Nerven des Körpers in ihrer Funktion „autonom", d.h. sie arbeiten „automatisch". Oder anders formuliert: die Steuerung der Nerven mit dem Willen funktioniert noch nicht. In fast allen Geweben, Organen und glatten Muskeln treten die „autonomen" Nerven paarweise auf, es gibt jeweils einen sympathischen und einen parasympathischen Nerv, die miteinander arbeiten.
Auf diese Weise ist der gesamte Körper durch ein System von antagonistischen und gleichzeitig komplementären Anteilen der nervösen Kontrolle gesteuert.

Ein weiteres Beispiel dieses Doppelsystems ist das Urinieren. Wenn sich die Blasenwand unter dem Einfluss des Sympathikus kontrahiert, entspannt sich der Sphinkter (Ringmuskel). Ein Impuls des Parasympathikus bewirkt das Gegenteil: Die Blasenwand entspannt und erweitert sich und der Sphinkter schliesst sich, der Urin wird zurückgehalten. Das System des Parasympathikus wird durch Aufnahme von konzentriertem Yin beeinflusst, insbesondere durch Medikamente und Drogen. Allgemein gilt, dass diese Stoffe die Polarität des Systems der beiden nervösen Anteile verringert, d.h. alle Reflexe und Funktionen des Körpers werden schwächer in ihrer Ausprägung.

Ein Beispiel für ein spezielles Problem ist der Uterus, dort führt die Einnahme von Medikamenten zu einem Zustand ständiger Kontraktion durch die Überstimulierung des Sympathikus. Aus dieser Situation heraus kann es leicht zu einer Fehlgeburt kommen. Der gleiche augenblickliche Effekt ist in den Augen zu beobachten, die Pupille zieht sich bei hellem Licht zusammen und erweitert sich bei Dunkelheit. Ebenso im Gefässsystem. Dort kommt es zu einer Dilatation der Blutgefässe. Bei ständigem Gebrauch von Medikamenten oder Drogen jedoch kommt es zu einer „Ermüdung" des Sympathikus, die Nerven werden „yinnisiert".
Ein Yang-Stimulans beeinflusst den Sympathikus mit dem zugehörigen System, die Haare „stehen zu Berge", die Muskeln der Follikel ziehen sich zusammen, das Herz schlägt schneller, die Pupillen erweitern sich und die Bronchien dilatieren, was zu einer beschleunigten Atmung führt. Das gegensätzliche, also Yin-Stimulans, beeinflusst das parasympathische System und erzeugt dadurch eine Verlangsamung des Herzschlags und der Atmung.

Kanadische Forscher in der Medizin haben herausgefunden, dass ein entscheidendes Moment der Krankheit eine Disharmonie des „autonomen" Nervensystems ist oder, in anderen Worten, die unzureichende Koordinierung der beiden Antagonisten. Es hat sich jedoch herausgestellt, dass nicht nur dann keine Symptome auftreten, wenn das „autonome" Nervensystem ausgewogen und empfindlich reagiert, sondern auch, wenn das System generell gedämpft und desensibilisiert ist. Was ich jedoch nicht glaube. Merkwürdigerweise, und im Widerspruch zu ihren eigenen Forschungsergebnissen, halten diese Ärzte es für sinnvoll, bei bestimmten Krankheiten Cortison oder Psycho-Pharmaka zu verabreichen, um das „autonome" Nervensystem zu dämpfen und insbesondere den Sympathikus. Unglücklicherweise haben Cortison und Psycho-Pharmaka einige sehr unangenehme Nebenwirkungen. Eine davon ist, dass Cortison, über längere Zeit angewendet, zu einer leichten Retardierung des Patienten führt.

Die Erfahrungs-Medizin macht sich die positive Seite dieser Theorie zunutze. Durch eine Natur-Medizin-Behandlung wird das System sensibilisiert und optimal koordiniert, und damit wird auch der betreffende Mensch wach und behände. Die Wirkung des „autonomen" Nervensystems kann wie folgt zusammengefasst werden. Die Wirkung des Sympathikus auf ein expandiertes Organ ist natürlicherweise eine kontrahierende, auf ein kompaktes Organ dagegen wirkt der Para-Sympathikus erweiternd oder dilatierend. Die Wirkung des Para-Sympathikus ist entgegengesetzt und komplementär, er bewirkt eine Inhibition der Hohlorgane und der Sympathikus eine Stimulierung der kompakten Organe.

7.24 Kyo und Jitsu

Kyo und Jitsu sind Begriffe aus der japanischen Medizin und bezeichnen energetische Leere (Kyo) bzw. Fülle (Jitsu). Kyo und Jitsu bedingen einander, ohne Kyo kein Jitsu und umgekehrt. Meist entspricht das Kyo eher der Ursache, das Jitsu dem Symptom von Beschwerden.
Dementsprechend zeigen sich Jitsu-Bereiche einer Person durch akute Schmerzen oder Verspannungen, während ein Kyo weniger akute, sondern eher chronische Beschwerden verursacht.
Im Shiatsu versucht man, dem System des Klienten/der Klientin Möglichkeiten zu eröffnen, sich selbst zu harmonisieren, d.h. Kyo und Jitsu auszugleichen. Können Kyo- und Jitsu-Bereiche freier „kommunizieren", findet dieser Ausgleich einfacher statt.

Yang (Jitsu oder Fülle)	Yin (Kyo oder Leere)
Die Haut ist klar und weich, weder trocken noch übermässig feucht. Sie strahlt Lebendigkeit und Energie aus. Die Hautfarbe bewegt sich zwischen hellrosa und rot.	Die Haut ist fahl, gelblich, rau und eventuell auch übermässig trocken. Die Hautfarbe ist dunkel und wirkt schmutzig. Sie kann blass oder gelb aussehen.
Die Form des Gesichts ist rund oder eckig. Der Kiefer ist breit. Das Gesicht ist fleischig.	Die Form des Gesichts ist lang und schmal und weniger fleischig als der Durchschnitt.
Die Augen strahlen eine intensive Lebenskraft aus. Die Pupillen sind klein. Der Teint ist in dem Bereich unter und über den Augen klar.	Die Augen strahlen keine Lebenskraft aus und sind recht schwach. Die Pupillen sind vergrössert oder sehr gross. Die Bereiche über und unter den Augen sind manchmal dunkel verfärbt.
Das Verdauungssystem ist stark, der Appetit gut.	Dieser Mensch hat ein schwaches Verdauungssystem und unregelmässigen Appetit.
Der Stuhlgang ist regelmässig, und der Stuhl bleibt zusammen. Der Mensch neigt zu Verstopfung, aber ein Abführmittel bringt Erleichterung.	Dieser Mensch muss häufig zur Toilette, und sein Stuhl ist weich und locker. Bei Verstopfung gibt es keine Erleichterung, auch nicht durch ein Abführmittel.
Kann jeden Abend heiss baden und sich dabei gut fühlen. Was ich aber nicht empfehle.	Nach einem heissen Bad tritt Müdigkeit auf.
Die Frau hat ihre Menstruation, die fünf bis sieben Tage lang dauert, regelmässig. Die Blutmenge ist überreichlich, und das Blut ist dick flüssig.	Ihr Menstruationszyklus ist unregelmässig mit einer kurzen Periode und dünnflüssigem Blut.

Es besteht eine Vorliebe für tierische Nahrung; für Fleisch, Geflügel, Fisch, Eier, Käse, Butter und Salz.	Es besteht eine Vorliebe für Süsses, wie Nachspeisen und Obst und für Saures, wie Zitrusfrüchte und Essig. Salz wird nicht vertragen.
Grosse Mengen an Flüssigkeit oder Alkohol zeigen keine besondere Wirkung.	Bei grossen Trinkmengen tritt ein Gefühl der Schwerfälligkeit auf, der Körper schwillt an. Die Energie schwindet, und man fühlt sich allgemein unwohl.
Können Tomaten, Auberginen und Wassermelone essen und sich dabei gut fühlen. Was ich aber nicht empfehle.	Nach dem Genuss dieser Nahrungsmittel fühlt dieser Mensch sich schwach.
Kann grünes Gemüse essen oder dessen Saft trinken, ohne eine Wirkung zu verspüren.	Der Verzehr dieser Gemüse führt zu Blähungen und Durchfall.
Kann Zigaretten rauchen, ohne eine zu starke Wirkung zu verspüren.	Rauchen wird nicht vertragen.
Liebt kalte Klimazonen und kaltes Wetter.	Es besteht eine Vorliebe für heissere Klimazonen und warmes Wetter.
Die Stimme ist stark und lebendig. Die Sprache ist deutlich. Auch, wenn über eine lange Zeit hinweg gesprochen werden muss, wie beim Unterrichten; gutes Durchhaltevermögen.	Die Stimme ist schwach und die Ausdrucksweise unklar. Der Betreffende spricht in kurzen Sätzen mit vielen Pausen.
Dieser Mensch schläft nicht viel und erholt sich schnell von Erschöpfungszuständen. Ich empfehle trotzdem genügend Schlaf.	Dieser Mensch schläft viele Stunden lang und ist immer noch müde. Er erholt sich nur langsam von seiner Müdigkeit.
Der Unterleib ist elastisch, etwas dick und federnd. Die Bereiche über und unter dem Nabel fühlen sich gleichmässig warm an. Der Nabel ist tief eingegraben.	Der Unterleib ist schlaff, und es mangelt an Elastizität. Um den Nabel herum können kalte Stellen zu finden sein. Der Nabel selbst ist nur geringfügig vertieft.
Der Puls ist stark, rhythmisch und gleichmässig.	Puls schwach, unregelmässig, allgemein langsam. Teilweise nicht spürbar.

Dieser Mensch ist von Natur aus positiv und aggressiv. Ist sehr aktiv, arbeitet schwer und erholt sich schnell. Die Bewegungen sind schnell und die Reaktionen ebenfalls, was auf ein starkes autonomes Nervensystem zurückzuführen ist.	Dieser Mensch ist von Natur aus pessimistisch. Er ermüdet sehr schnell und erholt sich ausgesprochen langsam. Bewegungen und Reaktionen sind langsam, weil das autonome Nervensystem nicht reibungslos funktioniert.
Wenn solch ein Mensch Medikamente nimmt, wie Aspirin, Antibiotika usw., erleidet das Verdauungssystem keinen grossen Schaden. Solche Medikamente empfehle ich trotzdem nicht.	Medikamenteneinnahme ruft sehr starke Reaktionen hervor. Manchmal Zustandsverschlechterung und Schäden des Verdauungssystems.
Im Alter werden die Haare dieser Menschen weiss.	Im Alter bekommen diese Menschen eine Glatze.
Die das Gesicht prägenden Formen sind kleiner und stärker in der Mitte des Gesichts angesiedelt.	Die das Gesicht prägenden Formen sind grösser. Die Augen sind runder und liegen mehr zur Aussenseite hin.

Wenn jemand sehr blass und schwach ist, dann müssen wir Energie hinzufügen. Hierfür nehmen wir unsere linke Hand und atmen abwärtsbetont, indem wir unser Hara zu unserem Zentrum machen statt unseren Kopf und unser Mittelhirn. In tatsächlich jedem Falle können wir eine Hand auf den Kopf legen. Da die Himmelskraft durch die Kopfspirale eintritt und die Erdkraft austritt, ist dies eine allgemeine Methode, die bei jedem Symptom angewendet werden kann. Indem wir unser Verständnis von Kyo- und Jitsu-Symptomen anwenden, energieaktivierenden und energieberuhigenden Effekten und natürlich Yin und Yang, kann man durch einfache Handauflegung jedes mögliche Symptom besonders wirksam behandeln. Nach einer Behandlung sollten wir den entsprechenden Bereich wieder prüfen, um festzustellen, ob eine Veränderung stattgefunden hat.

Auch diese Variante der Heilung zeigt einen winzigen Aspekt aus dem unendlichen Bereich der Naturheilkunde.

7.25 Jitsu und So

Im Fernen Osten gibt es für Vorder- und Rückseite zwei Wörter: Jitsu (Rückseite), So (Vorderseite). Jitsu (Rückseite) bedeutet innere Natur, wahre Natur (von innen her). So (Vorderseite) bedeutet nach aussen, offensichtlich (von aussen her angeregt).

Das Herz hat vier Kammern. Was ist die Yin–Yang-Ordnung von diesen vier Kammern – rechter und linker Vorhof, rechter und linker Herzkammer (Ventrikel)?

Die linke Herzkammer pumpt das Blut durch den ganzen Körper, also muss diese Yang sein. In Wirklichkeit ist die muskuläre Wand der linken Herzkammer die dickste. Der rechte Vorhof muss eine Yin-Kammer sein, weil es der Antagonismus zu der linken Herzkammer ist. Die Muskelwand dieser Kammer ist die dünnste. Ebenso ist die rechte Herzkammer mehr Yang als der linke Vorhof, sie führt das Blut auf längere Distanzen als die linke.

Das Herz	**Jitsu (ohne Blut)**	**So (mit Blut)**
Linke Seite vom Herzen	Yang	Yin
Rechte Seite vom Herzen	Yin	Yang
Rechter Vorhof	am meisten Yin	
Rechte Herzkammer	Yang	
Linker Vorhof	Yin	
Linke Herzkammer	am meisten Yang	

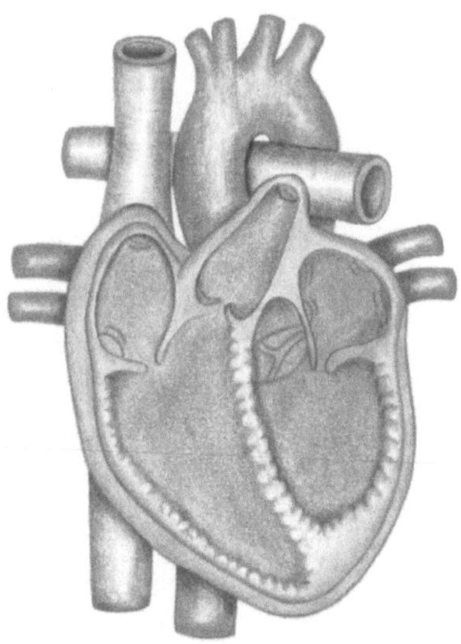

Abbildung 62: Jitsu und So am Herzen

Das Herz ist keine Pumpe. Das Blut verfügt über eigene Bewegungsenergien. Die Herz- und Kreislauftheorie der Schulmedizin, wonach das Herz das Blut durch die Adern pumpt, muss überdacht werden. Das bedeutet, dass unsere Krankenkassen (Steuerzahler) Milliarden für Herzmittel ausgeben, deren angebliche Wirkung auf der Pumpentheorie basiert. Wiederum stellt sich dann die Frage, ob der Sinn von Herztransplantationen gegeben ist unter der Annahme, dass es tatsächlich keine Herzkrankheiten im üblichen Sinne gibt. Die Tatsache, dass trotz High-Tech-Medizin die Zahl der Menschen, die an Herz- und Kreislaufkrankheiten sterben, seit Jahren dramatisch ansteigt, könnte damit zusammenhängen, dass die Pumpentheorie falsch ist. Etliche Ärzte und

Wissenschaftler denken in dieser Richtung immer mehr um. Der Wissenschaftler Martin Mendelsohn (1860–1930) hat dies bereits um 1928 durch einen etwas makabren Versuch bewiesen: Er hatte Herzen aus Leichen entnommen und sie an ein künstliches Leitungssystem angeschlossen, durch das er eine Flüssigkeit ähnlicher Konsistenz des Blutes förderte. Die Herzen fingen an zu schlagen!

Die Vorstellung, beim Herzen handle es sich um eine Druckpumpe, war nach Viktor Schauberger (1885–1958) eine falsche Annahme. Und genauso verstehe ich es auch. Diese Veränderlichkeit des Herzschlages, die stete Anpassung an das Hier und Jetzt durch unser vegetatives Nervensystem nennen wir Regulation. Es ist dies die vornehmste Aufgabe der biologischen Medizin, Regulationsfähigkeit wiederherzustellen. Selbstorganisation, die Entwicklung von der Einfachheit zur Komplexität wieder zu ermöglichen. Der Druck durch den Herzschlag ist so gering, dass er niemals die Ursache für den Blutstrom sein kann. Man sollte in diesem Zusammenhang besonders an Wale und Dinosaurier denken und nicht an den winzigen Menschen. Nach der jetzigen Theorie des Kreislaufes hätten Dinosaurier nie leben können, weil der Kopf über 6 Meter von der Erdoberfläche entfernt war, die Kapillaren viel zu dünn waren und es viel zu hohen Druck erfordert, wenn das Blut so schnell strömen muss wie gemessen.
Am interessantesten sind in diesem Zusammenhang die Kamele, die nach einem Wüstenmarsch auf einen Schlag 30 Liter Wasser saufen, weil die roten Blutkörperchen sich ganz stark ausdehnen können und das meiste Wasser aufnehmen. Wie passen die durch die Kapillaren? Sie sind genauso beweglich wie die Amöben und haben dazu ihren Rückstoss. Denken wir auch an die Mammutbäume, die grössten Lebewesen, die auch nur enge Kapillare haben, die noch durch Hoftüpfel (als Tüpfel werden in der Pflanzenanatomie dünne Stellen oder Aussparungen in der Sekundärwand von Pflanzenzellen bezeichnet, die dem Stoffaustausch zwischen benachbarten Zellen dienen) verengt sind. Sie sind über 100 Meter hoch. Sie haben auch einen Puls, der aber nur steuert oder besser synchronisiert, und nicht direkt antreibt.

Die Elektronen kreisen nicht auf Schalen-Bahnen um die Atomkerne, wie die Wissenschaften sie erklären. Auch Atome sind Wirbel in Tori-Form. Die Elektronen sind die Aussenbahnen – die Hülle des Torus – und der Kern ist der „Wirbel-Saug-Schlauch" – wie bei einem Tornado der „Saug-Schlauch" im Zentrum. Dieser „Tornado-Saug-Schlauch" saugt alles im Zentrum spiralförmig in die Höhe und gibt es oben wieder an die Aussen-Bahnen – die Tori-Hülle – ab und wird vom nächstgrösseren Wirbel als Aussenhülle im Torus aufgenommen. Ein asymmetrischer Wirbel in Torus-Form muss unten schmaler sein, damit er die oben austretende, entspannte Energie unten wieder einsaugen kann. Wenn diese Aussenhülle symmetrisch wäre, bedeutete das Ausgeglichenheit und Stillstand. Der Wirbel würde sich nicht weiterdrehen. Das ist auch der Grund, warum so schwere Objekte wie Flugzeuge überhaupt fliegen können. Weil die Oberseite der Flügel grösser ist als die Unterseite. Auch alle Vögel erzeugen durch die Flügelstellung während dem Flug diese Strömung. Sowohl Flugzeuge wie Vögel werden nicht „getragen", sondern „hochgesogen".

So funktioniert auch das physische Herz. Das physische Herz ist keine Pumpe. Das Blut wird wie bei den Wirbeln durch die Adern gesaugt. Die Erde wird nicht von der Sonne „angezogen". Die Erde wird an die Sonne „angedrückt" oder noch präziser formuliert, „angesaugt".

Viktor Schauberger hatte diese Gesetzmässigkeiten auch erkannt, obwohl er „nur" ein einfacher Förster war und kein „Akademiker". Ich vermute sogar, gerade weil er kein verbildeter Akademiker war, konnte er diese Naturgesetze erkennen und verstehen.

Wichtig ist dabei auch, dass diese Strömungen in den Aussenbahnen und im Wirbel spiralförmig sind.
Dieser Auftrieb ist eigentlich die zentrifugale Spirale Yin. Diese zentrifugale Spirale ist die eigentlich „erzeugende" Energie für alle weiteren Wirbel und somit für die gesamte Lebens-Energie. Yin ist die „erzeugende" Energie und nicht die „zerstörende" Energie. Die zentripetale Spirale ist die spiralisch rotierende Aussenhülle des Wirbels in Torus-Form. Und diese Yang-Spirale löst sich im Zentrum mit dieser spiralisch drehenden Saugwirkung nach oben wieder auf. Dieses Auflösen im saugenden Tornado-Schlauch ist die Yin-Spirale.

Es verhält sich genauso wie bei der Frage: gibt es ein selbständiges Yang oder gibt es nur ein selbständiges Yin? Yang wird nur durch Yin erzeugt, aber Yin nicht durch Yang. Im Ergebnis ist es egal, weil weder Yin alleine noch Yang alleine Erscheinungen erzeugen kann. So verstanden sind weder Yin noch Yang alleine fähig, Erscheinungen zu erzeugen. Es benötig immer den Antagonismus dazu.

Beim Blutkreislauf ist es auch so. Das Herz ist nicht entweder eine Pumpe oder ein Sauger.
Das kann sowohl als Pumpe bezeichnet werden wie auch als Sauger. Von welchem Moment an ist eine Spirale noch zentripetal und ab welchem Moment ist sie zentrifugal?

Ein Generator ist ein Elektronen-Lieferant, der Elektronen in die Leitungen „pumpt", und ein Motor ist ein Elektronen-Empfänger, der die Elektronen aus den Leitungen empfängt. Wenn wir einem Motor die Leitungen abhängen, dreht er nicht mehr, weil er keine Elektronen mehr empfangen kann. Wenn wir einem Generator die Leitungen abhängen, dreht er immer noch, weil er weiter Elektronen erzeugt...

Das Herz ist also sowohl eine Pumpe wie auch ein Sauger. Der Blutkreislauf ist eben kein geschlossenes System. Wir scheiden ununterbrochen alte Blutzellen aus und empfangen ununterbrochen neue Blutzellen durch die Nahrung. Ist das Herz nun Blut-Empfänger oder Blut-Ausscheider?
Es ist beides gleichzeitig.

Wir sollten sowieso nicht Schulmedizin gegen Naturmedizin ausspielen. Beide Bereiche haben ihre Berechtigung. Nur in der Summe ist es klar: Die echte Natur-Medizin ist zu 100 % helfend für die Patienten, während die Schulmedizin zu 90 % schädlich für die Patienten ist. Und 100 % der Schulmediziner bezeichnen sich nach aussen als zu den 10 % gehörend.

Noch etwas zum Nachdenken:
Wir haben Organe wie die Haut, die Nieren, die Leber, die Milz, die Bauchspeicheldrüse, Dünndarm, Dickdarm, unser Gehirn, u.a. In allen diesen Organen können sich Krebszellen manifestieren…
Jetzt wissen wir, dass sich Krebszellen auch im Blut (ist sowieso immer die Ursache) oder in den Knochen und anderen Teilen des Körpers manifestieren kann, die wir nicht direkt als Organe bezeichnen… Krebszellen können sich also überall im Körper manifestieren…. Ausser bei welchem Organ? Unserem Herzen! Im Herz kann kein Krebs entstehen!

7.26 Klassifizierung von körperlichen und psychischen Symptomen

Alle körperlichen und psychischen Krankheiten und Störungen können anhand ihrer Symptome und Ursachen in zwei Hauptkategorien eingeteilt werden:

1. Diejenigen, die durch übermässiges Yin, also übermässe zentrifugale und expansive Kräfte, oder zu schwaches Yang, also einen Mangel an zentripetalen, kontraktiven Kräften hervorgerufen werden.
2. Krankheiten, die durch übermässig starke Yang-Kräfte oder zu schwache Yin-Kräfte verursacht werden.

Tabelle 21: Yin–Yang-Klassifizierung von körperlichen und psychischen Symptomen

Kategorie	**Yin-Symptome**	**Yang-Symptome**
	Hinweis: Die Einteilung der Symptome ist nicht immer identisch mit der Einteilung der Ursachen	
Wasserhaushalt	aufquellen	trockene Haut
Hautfarbe	Errötung	gelbliche Haut
Ausdrucksform	seufzen, stöhnen, ächzen, klagen	jubeln, lachen, frohlocken
Schlafverhalten	ruhig	unruhig
Bewegung	schnelle, fahrige Bewegungen	langsame, ruhige Bewegungen
Temperatur	kalte Hände und Füsse	Hitzewallungen
Blutdruck	niedriger Blutdruck	hoher Blutdruck
Herzrhythmus	unregelmässiger Herzschlag	regelmässiger Herzschlag

Herzfrequenz	langsamer weicher Herzschlag, tiefer Puls	schneller harter Herzschlag, hoher Puls
Hämatome	Neigung zu Hämatomen	
Nasenbluten	Neigung zu Nasenbluten	
Muskeln	Kraftlosigkeit, Muskelhypotonie, Mysthenie	Krämpfe (Spasmus), epileptische Krämpfe
Harndrang	häufiges Wasserlassen	hat es schwer, Wasser zu lassen
Kopfschmerzen	Kopfschmerzen: vorne nach aussen	Kopfschmerzen: hinten und zentral
Hautprobleme	Hautproblem: oberer Körperteil, Kopf	Hautproblem: unterer Körperteil, Füsse
Darm	Durchfall	Verstopfung
Erektionsfähigkeit	Potenzstörungen	übertriebener Geschlechtstrieb
Gefässe	Aneurysma, Krampfadern, Hirnblutung, Veneninsuffizienz	Arteriosklerose, Thrombosen, Herzinfarkt
Zittern	Ruhetremor, Haltetremor	Zittern bei Kälte, Bewegungstremor
Lungen	Asthma, Heuschnupfen, Schleim	trockener Husten, Reizhusten
Immunsystem, Schleimhäute	Heuschnupfen, Schwellungen, laufende Nase, tränende Augen, Niesreiz	Verhärtungen, trockener Husten
Nieren, Blasen	Inkontinenz	hat es schwer, Wasser zu lassen
Augen	Kurzsichtigkeit, Grüner Star, Netzhautablösung	Weitsichtigkeit, Juckreiz, Grauer Star
Atmung	langsamere, flache, längere Atmung	schnellere, tiefere, kürzere Atmung
Verhalten	unentschieden, passiv	übereifrig
	ängstlich-nervös	aufgeregt-nervös
	weinerlich	wütend
	zerstreut, konzentrationsschwach	Alarmstufe rot
	schüchtern, introvertiert	übermütig, extravertiert
	schlechtes Gedächtnis, Vergesslichkeit, Unpünktlichkeit	sehr gutes Gedächtnis, gutes Erinnerungsvermögen, penibel, nimmt alles sehr genau
	besorgt (neigt dazu)	arrogant
	leicht verletzbar	hat eine dicke Haut

	selbstmitleidend	rechthaberisch
	ängstlich	übermässige Freude Yin
	pessimistisch	siegessicher
	zurückgezogen, introvertiert	angriffslustig, extravertiert

7.27 Introvertiert versus Extravertiert

Bei den beiden Begriffen introvertiert und extravertiert handelt es sich um Adjektivbildungen zum Begriffspaar Introversion und Extraversion, welches vom Schweizer Psychologen Carl Gustav Jung (1875–1961), dem Begründer der analytischen Psychologie, geprägt wurde. C.G. Jung bezeichnete damit zwei Pole einer Persönlichkeitseigenschaft. Während introvertierte Menschen mehr dazu neigen Yang zu sein, in sich gekehrt (Yang) sind, treten extravertierte Persönlichkeiten tendenziell eher dynamisch (Yin), aktiv (Yin) und enthusiastisch (Yin) auf, lassen sich aber auch leichter von der Meinung anderer beeinflussen (Yin). Beide Begriffe sind Konstruktionen aus dem lat. vertere = kehren, wenden, drehen, zusammen mit den lat. Vorsilben intro = hinein (Yang), nach innen (Yang), innerlich (Yang) bzw. extra = aussen (Yin), ausserhalb (Yin).

Du siehst, diese Definitionen sind in sich widersprüchlich und somit unbrauchbar. Meine Definition: Intro = nach innen = zentripetal = Yang. Extra = nach aussen = zentrifugal = Yin.

Es gibt zufriedene, glückliche, erfolgreiche und auch berühmte **introvertierte** Menschen! Und es gibt zufriedene, glückliche, erfolgreiche und auch berühmte **extravertierte** Menschen!

Laut C. G. Jung, der die InYologie nicht kannte, unterscheiden sich diese zwei Wesensarten dadurch, wie sie mit ihrer Umwelt und in ihrem Umfeld interagieren. Bei extravertierten Menschen ist die Haltung eher nach aussen gerichtet, also der Aussenwelt zugewandt, was klar zentrifugal und somit Yin ist. Introvertierte Menschen richten ihre Aufmerksamkeit mehr nach innen, was klar zentripetal und somit Yang ist. Nicht die von C.G. Jung definierten Bezeichnungen sind für mich massgebend, sondern die Energie-Form gemäss der InYologie.

Wenn ich die von C.G. Jung definierten Begriffe einfach nur austausche, stimmen sie auch mit der InYologie überein. Zudem sucht ein Yin-Mensch in seinem Verhalten seinen Antagonismus und ein Yang-Mensch ebenso.

Introvertierte Menschen werden von anderen häufig als zurückhaltend, ruhig, auch als stille Menschen wahrgenommen. Sie können aber (in einer kleineren Runde) durchaus aus sich herausgehen. Introvertierte Menschen brauchen ihren Rückzugsort, können gut alleine sein und fühlen sich in einer ruhigen Umgebung am wohlsten. Extravertierte Menschen werden als

kommunikativ, aktiv und energisch wahrgenommen, die gerne im Mittelpunkt stehen und auch das Rampenlicht nicht abschreckt. Die extravertierte Person mag es, im Mittelpunkt zu stehen, geniesst es förmlich, auf einer Feier die Blicke auf sich zu ziehen und wird auch Möglichkeiten suchen, um sich entsprechend zu präsentieren. Je mehr Menschen ihr Aufmerksamkeit widmen, umso besser. Die introvertierte Person hingegen meidet es, im Mittelpunkt zu stehen und sich zu präsentieren, es macht sie eher nervös, sie fühlt sich dabei unwohl. Introvertierte ziehen sich lieber zurück, nehmen die Position des stillen Beobachters ein oder bevorzugen den Austausch. Es kommt natürlich auch darauf an, wie stark jeweils die Introversion und Extraversion ausgeprägt sind.
Aber aus einem introvertierten wird normalerweise kein extravertierter Mensch und umgekehrt. Den Lauten gehört die Welt, so oft der allgemeine Eindruck, der wohl darauf beruht, dass die Extravertierten in der Regel die Aufmerksamkeit auf sich ziehen. Wissenschaftler gehen allerdings von Schätzungen aus, dass über ein Drittel bis die Hälfte der Weltbevölkerung introvertiert veranlagt ist.

Introvertiert ist nicht gleich schüchtern.
Nicht selten wird Introvertiertheit mit Schüchternheit gleichgesetzt. Aber ein introvertierter Mensch muss noch lange nicht schüchtern sein. Unter Schüchternheit versteht man die Unsicherheit/Ängstlichkeit im Umgang und in Begegnungen mit (nicht vertrauten) Menschen. Diese Unsicherheit resultiert häufig aus der Angst vor Ablehnung oder Versagen. Und oft ist es nicht einmal krankhafte Angst, sondern nur gesunde Vorsicht.

Während introvertierte Menschen kein sonderliches Verlangen haben, mit anderen in Kontakt zu kommen, würden schüchterne Menschen durchaus gerne mit anderen ungezwungen in Kontakt treten, trauen sich allerdings nicht bzw. tun sich damit schwer.

Wo passieren die Fehler?
Nach unten, nach oben, nach links, nach rechts existieren in Wirklichkeit nicht. Es gibt nur nach aussen zentrifugal und nach innen zentripetal.
Yin ist immer zentrifugal. Egal welche Begriffe jemand damit verknüpft.
Wenn es nicht passt, muss der Begriff angepasst werden und nicht die Energie-Form.
Wenn introvertiert als zentrifugal gilt, dann stimmt die Definition Yin.
Wenn introvertiert als zentripetal gilt, dann ist introvertiert Yang.
Und wenn es nicht passt, dann müssen die Begriffe angepasst werden und nicht die Energie-Form getauscht werden.

... wenn es um einen Angriff geht ...
Angriff nach aussen ist immer zentrifugal und somit Yin. Egal, was für Definitionen und Begriffe noch angehängt werden. Nur durch die zusätzlichen Begriffe, die noch angehängt werden, wird zentrifugal nicht plötzlich zentripetal. Ein Angriff nach aussen ist deshalb immer noch Yin. Und die treibende Kraft dahinter ist deshalb immer noch Yin. Beim Auftreffen der Yin-Kraft auf ein

Ziel wird Yin jedoch augenblicklich in Yang umgewandelt. Die erzeugende Energie ist Yin und das Auftreff-Ergebnis wird Yang.

Ist Schwäche Yin oder Yang?
Das kommt auf die Umstände und die Situation an. Yin und Yang in Bewegung sind immer relativ und nie absolut. Mit einer Ausnahme: dem universellen Yin-KI. Aber auch das ist nur ein theoretisches Moment. In der Praxis gibt es kein „NUR" das Eine ODER das Andere. In der Praxis ist es ein dauerndes Wandeln.

Noch eine Ergänzung zum Bereich „introvertiert" versus „extravertiert": Wir dürfen nicht in die Falle tappen, zu versuchen, was ist besser als das andere. Jede Vorderseite hat eine gleich grosse Rückseite. Oder Eins gewonnen = Eins zerronnen, aber auch Eins zerronnen = Eins gewonnen.

7.28 Die fernöstliche Humanmedizin und die westliche Schulmedizin

Wenn wir erkennen, dass wir fähig werden können, uns selbst zu heilen, müssen wir wieder lernen, uns selbst zu heilen, das ist unser gutes Recht. Es ist unnötig, dass wir dazu von anderen abhängig sind, wie qualifiziert sie auch immer sein mögen. Es ist ein erhebendes Gefühl zu erkennen, wie frei ich bin, indem ich meine eigene Heilkunst auf einfache Art und Weise anwende.

Die orientalische Medizin hat stets gelehrt, dass Nahrung die beste Medizin ist.
Der Shurai, ein 3'000 Jahre altes chinesisches Buch, unterscheidet fünf Grade von Ärzten, je nach Art der Medizin, die sie praktizieren. An höchster Stelle steht der Weise, ihm folgt der Nahrungsarzt, der Chirurg, der Arzt für Allgemeinmedizin, der Tierarzt.

Der meistgeachtetste Arzt, der Arztphilosoph, lehrt die harmonische Ordnung des Menschen und der Welt. Die Lehren des Nahrungsarztes werden als Präventivmedizin eingeordnet, sie wird „Medizin des langen Lebens" genannt. Der Chirurg verwendet seine besonderen Kenntnisse dazu, die Auswirkungen schwerer Verletzungen zu heilen, wobei er auch Kräuter und Nahrung als Hilfsmittel benutzt, um das Leben seiner Patienten zu verlängern. Der Arzt für Allgemeinmedizin benutzt Kräuter und wendet Techniken wie Akupunktur, Moxibustion und Massage an, um spezielle Leiden zu heilen.

Alle Heilmittel der fernöstlichen Medizin wirken nach dem Prinzip des Gleichgewichts von Yin und Yang. Diese Methode, die auf einem sich vorsichtig und allmählich verändernden Gleichgewicht beruht, ist sanft, sicher und andauernd.

Die moderne Medizin befasst sich hauptsächlich damit, Symptome zu behandeln. Jedes Jahr entstehen „neue" Krankheit(en), jedes Jahr macht ein Virus oder eine Mikrobe Schlagzeilen. Wenn eine Mikrobe wie ein Dieb zum Zeitpunkt der Krankheit entdeckt wird, nennt man sie sofort „Bakterie" und nimmt an, dass sie die Krankheitsursache ist. Der nächste Schritt ist dann, sie durch ein Medikament oder durch eine Operation zu beseitigen.

Die orientalische Medizin geht völlig anders an das Problem heran. Nichts wird aus Angst zerstört, da die Beseitigung von Symptomen nicht nur keineswegs hilft, sondern den Organismus sogar schwächt. Ein Mensch mit einer gesunden Art zu denken versucht nicht, sich von der Welt der Bakterien zu trennen. Er weiss, dass auch Viren und Mikroben ihren Zweck haben und von Vorteil für die Menschen sind. Sie sind nicht unsere Feinde, sie sind in dem enthalten, was unser Leben erhält — in der Nahrung, die wir essen, im Wasser, das wir trinken. Und einem gesunden Menschen können sie nicht schaden.

Die moderne Medizin ist hoch analytisch. Die praktizierenden Ärzte neigen gewöhnlich dazu, den Körper auf seine Bestandteile zu reduzieren. Sie versuchen, die Krankheit auf einen einzelnen Bereich abzugrenzen und konzentrieren sich dann darauf, diesen speziellen Teil des Körpers zu heilen. Wenn also Magenschmerzen auftreten, folgern die meisten Ärzte, dass allein der Magen krank ist. Manchmal „heilen" sie den kranken Bereich, indem sie ihn entfernen, wie z.B. bei Magengeschwüren. Magengeschwüre sind das Ergebnis übermässigen Essens und schlechter Verdauung und/oder von verdrängten psychischen Problemen.

Organentfernung ist ein zu einfacher Ansatz. Etwas zu zerstören, bedeutet nicht, es zu heilen. Wir können nicht einen Teil unseres Körpers entfernen, ohne dass sich das nachteilig auf das Ganze auswirkt.

Die traditionelle östliche Medizin denkt sich den Körper nicht in Teilen, sondern sie sieht die Organe als Teile des Ganzen, und Krankheit bedeutet Verschlechterung des ganzen Körpersystems. Ihre bedeutenden Praktiker denken fortwährend über die Rolle des Menschen in dieser Welt nach und wissen, dass unser Körper untrennbar vom Boden ist, der uns nährt. Zwischen der Erde, den Pflanzen, die sie hervorbringt, den Tieren und den Menschen besteht eine gegenseitige Beziehung.

Die moderne Medizin sagt, dass der Körper aus Zellen besteht und dass diese Zellen selbst krank werden. Das ist eine schöne Theorie, aber der westliche Arzt muss erst noch erkennen, dass eine Krankheit in irgendeinem Teil des Körpers stets eine Funktionsstörung des Ganzen reflektiert.

Wir sollten uns nicht selbst vormachen, dass Krankheit durch einen Feind von aussen verursacht wird.

Wir sind selbst verantwortlich für unsere Krankheit (Mea Culpa), denn Krankheit entsteht oft durch Fehler bei der Auswahl unserer Nahrung. Je nachdem was wir essen und was wir damit machen – ob wir es kauen oder nicht, es gut verdauen oder nicht –, erzeugen wir Krankheit oder Gesundheit.

Die Zellen werden durch die Substanz dieser Nahrung genährt. Wenn unsere Organe diese Substanzen aus der Nahrung nicht zur Verfügung stellen können, werden deren Zellen schwach und machen uns anfällig für Krankheit.

Das wirkliche Praktizieren von Medizin erfordert Urteilsvermögen. Wir müssen dazu in der Lage sein, unsere Nahrung und Medizin auszuwählen und dadurch unsere Freiheit zu bewahren. Fernöstliche Medizin ist insofern einzigartig, als sie von jedermann angewandt werden kann. Deshalb möchte ich hier die Prinzipien der fernöstlichen Medikation vorstellen. Viele Jahre des Studiums sind erforderlich, um die fernöstliche Kräuterheilkunde vollständig zu erlernen.

Wenn du jedoch einmal die InYologie studiert hast, ist die Orientierung klar und das Studium vereinfacht.

Wir nennen diese Medizin aus folgenden Gründen makrobiotisch:
Sie ist wirkungsvoll, sie ist relativ preiswert, weder das Individuum noch der Staat wird durch ihre Anwendung bankrott machen, sie erzeugt keine unerwünschten Nebenwirkungen, sofern sie nicht unrichtig oder aus falschen Gründen angewendet wird, ihre Herstellung, Zubereitung und Anwendung belastet nicht unsere Mitwelt, sie ist leicht herzustellen und anzuwenden. Sie benötigt keinen grossen medizinischen und personellen Aufwand. Sie bringt die Medizin zurück in den Bereich der Familie. Sie ist in Harmonie mit den Gesetzen der Naturordnung.

Viele der beschriebenen Methoden werden nur wirksam sein, wenn Du auch tatsächlich Deine Lebens- und Ernährungsweise änderst.

Wenn wir erkennen, dass wir fähig werden können, uns selbst zu heilen, müssen wir wieder lernen, uns selbst zu heilen, das ist unser gutes Recht. Es ist unnötig, dass wir dazu von anderen abhängig sind, wie qualifiziert sie auch immer sein mögen.

Es ist ein erhebendes Gefühl zu erkennen, wie frei ich bin, indem ich meine eigene Heilkunst auf einfache Art und Weise anwende. Ein Hauptgedanke ist demzufolge, einer Erkrankung vorbeugen zu wollen und dazu den Gesamtzustand des Organismus zu stärken. Ist es aber doch zur Erkrankung gekommen, gilt es, die Ursachen aufzuklären und die verloren gegangene Harmonie mit der Natur wiederherzustellen.

Die westliche Medizin sieht sich einer konkreten Krankheit gegenüber, die an bestimmten Strukturen oder biologischen Systemen festgemacht wird und diesen zugeordnet werden kann. Bei den therapeutischen Versuchen haben demzufolge chemische Präparate und chirurgische Massnahmen einen entsprechend hohen Stellenwert.

Die Traditionelle Chinesische Medizin (TCM) sieht dagegen einen konkreten Kranken. Bei ihren Bemühungen gilt es vor allem, die individuellen Bedingungen des Betroffenen zu berücksichtigen und dann unter bevorzugtem Einsatz von Akupunktur, Akupressur, Bewegungstherapie und Kräuterheilkunde eine Therapie einzuleiten. Der in unserer westlichen Sprache gebrauchte Begriff „Gesundheitszustand“ wird im chinesischen und japanischen Sprachgebrauch als „Verhältnis der Lebensenergie“ bezeichnet.

7.29 Schulmedizin versus Erfahrungsmedizin

Die „Schulmedizin“ ist eine rein symptomatische Medizin, welche ihr Wissen aus „wissenschaftlichen Studien“ erhält und nur die Symptome bekämpft.
Dazu wendet sie primär chemisch hergestellte Medikamente an.

Die "Erfahrungsmedizin“ – auch „Naturmedizin“ genannt - wendet Mittel aus der Natur, als Medikament an.

Ob ein Medikament chemisch hergestellt wird, oder aus einem Naturstoff, ist in beiden Fällen symptomatisch, weil es primär die Symptome unterdrückt.

Viele „Naturheiler“, oder „Heilpraktiker“ empfehlen zwar auch meistens Mittel aus der Natur, aber eben nur zum Symptome unterdrücken. Bei Symptom X das Mittel X und bei Symptom Y das Mittel Y.

Ganzheitlich wird die Erfahrungsmedizin erst dann, wenn die Empfehlungen vom Gesundheitsberater, beim Patienten in Eigenverantwortung in seine Haltung und Lebensweise – wie Gedanken, Gefühle und Ernährung – einfliessen. Wer die empfohlenen Haltungsänderungen nicht lebt, wird bei der Symptomunterdrückung bleiben – und keine Heilung erleben.

Darum empfehle ich als Gesundheitsberater eine klare Reihenfolge bei den Empfehlungen:

1. Mea Culpa erklären
2. sofort in die Placebo-Haltung und die Angst loslassen und in das Vertrauen in die Macht vom Grossen Geist führen.
3. Anschliessend die physischen Empfehlungen erklären

Wir Erden-Menschen bestehen – in dieser Erden-Welt – aus Drei Bereichen:
Dem Bewusstsein UND der Seele UND dem physischen Körper. Um komplett gesund zu sein, müssen wir alle Drei Bereich gesund halten.

1. Das Bewusstsein mit Natur-Wissen erweitern
2. Der Seele maximale Liebe schenken
3. Dem physischen Körper gesunde Nahrung schenken

Alle Drei Bereiche sind wichtig. Und die richtige Reihenfolge ist genau so wichtig.

7.30 Heilkunst und Kampfkunst

Es bestand immer schon eine enge Verbindung zwischen Heilkunst und Kampfkunst. Während es in der Vergangenheit selbstverständlich war, dass Kampfkunstlehrer neben ihrem Wissen und ihren Fähigkeiten in der Kampfkunst auch fundierte Kenntnisse in der Heilkunst besassen, hat sich diese Verbindung nicht in die Gegenwart hineintragen lassen. Die Zeiten haben sich also geändert, und in unseren Tagen kann eine Verbindung zwischen Kampf- und Heilkunst nur in Ausnahmefällen gesehen werden. Die Abspaltung beider Künste voneinander hat sich also schnell, aber auch unauffällig vollzogen. Eine Verbindung, die über viele Jahrhunderte hinweg entstanden war und Bestand hatte, wurde in einem Zeitraum von wenigen Jahrzehnten beinahe vollständig aufgelöst.

Es bleibt die Frage, welches die Begleitumstände oder auch fördernden Faktoren waren, die diesen Wandel unterstützt und die Trennung dabei so unauffällig haben werden lassen. Ein Grund für diese Entwicklung mag der Wandel in der Sichtweise von der Kampf-Kunst zum Kampf-Sport hin sein. Zunächst wurden Kampfkunst und medizinische Kenntnisse voneinander getrennt und in einem zweiten, weiteren Schritt auch das Wesen der Kampfkunst über weite Bereiche hinweg zerstört. Sportverbände, die Kampfkunst auf Leistungssport mit begleitendem Breitensport um der Mitgliederzahlen willen reduzieren, tun ihren Teil zu dieser Entwicklung. Sportvereine haben gelegentlich einen so genannten Vereinsarzt, der sich um die sportbedingten Verletzungen der Sportler kümmert.
Karate-Vereine, die etwas auf sich halten, machen da im besten Falle keine Ausnahme. Diese Aufgabe fällt schliesslich nicht dem „Sensei" zu. Dieser hat zwar zahlreiche nachweisbare Qualifikationen wie Trainerscheine, Ausbildungsbefähigungen, Übungsleiterscheine, Lehrermächtigungen und Ähnliches.
Sofern er dabei über Grundkenntnisse in Erster Hilfe und hinsichtlich der Verhinderung sportbedingter Störungen verfügt, ist sicherlich in aller Regel der Rahmen der üblichen Möglichkeiten abgesteckt.
Es ist bedenklich, welche Vorstellungen die sogenannten „Meister" von den psychologischen und physiologischen Bedingungen des menschlichen Körpers haben. Meist gehen die Kenntnisse nicht über die Inhalte des letzten Erste-Hilfe-Kurses zur Erlangung des Führerausweises hinaus.

Wenn man dann noch bedenkt, dass maximal 5–10 % des einmal gehörten Wissens wirklich in Erinnerung bleibt und man nur beherrscht, was man selber mindestens einmal praktisch durchgeführt hat. Der „Sensei" muss sich darüber hinaus bewusst sein, dass er mit seinen Übungen auch über die Gesundheit seiner Schüler entscheidet.

Dies ist keine Angelegenheit, die aus dem blossen „Bauch" heraus vorgenommen werden sollte. Schliesslich gehören zu einem nicht geringen Anteil zu diesen Übenden auch Kinder.

Wären die Meister dagegen Gesundheitslehrer in einem sehr allgemeinen Sinne, so könnten wahrscheinlich die meisten Praxen für Physiotherapie und auch Psychotherapie ihre Tore schliessen. Die „Heilgymnastik" ist schliesslich ein integraler Bestandteil der Körperarbeit bei einem ausgewogenen Übungsablauf im Karatedo und der anderen Budo-Künste. Leider ist im Kampfsportbereich eher das Gegenteil der Fall. Diese Dojo werden eher „Zulieferer" für die Ärzte, Krankenhäuser und andere Berufsgruppen. Wenn ein Übender verletzungs- oder krankheitsbedingt das Pensum der Trainingsgruppe nicht mehr mitgehen kann, muss er meist „mit dem Karate aufhören". Das Gegenteil jedoch könnte und sollte der Fall sein.
Mit gezielten Übungen, individuellen Programmen wäre daran zu arbeiten, dass ein körperlicher Schaden möglichst gar nicht erst eintritt, eine Verletzung möglichst folgenfrei ausheilt oder irreversible gesundheitliche Schäden ausbleiben.

Im Grunde genommen gibt es keinen körperlichen Schaden, der einem gezielten und durchdachten Üben im Karatedo entgegen spricht.

8 Physische und geistige-Nahrung

Was ist Nahrung? Alles ist Nahrung und Nahrung ist alles! Es gibt Menschen die erklären, sie seien geistige Wesen, sie bräuchten keine physische Nahrung. Manche erzählen uns, sie hätten nur von Lichtnahrung gelebt. Die meisten Menschen, die solche Dinge erzählen, sind einfach nur Blender. Also lassen wir uns nicht blenden. Das Problem dieser Blender ist, sie denken, sie seien geistige Wesen, aber sie haben nichts verstanden.

Wer immer noch Sprüche äussert wie: „Wir sind nicht unser Körper. Wir sind Bewusstsein", hat noch nicht verstanden, warum wir in einen physischen Körper inkarniert sind. Und zudem verstehen sie noch nicht, dass dieser physische Körper ein Geschenk ist, für das wir dankbar sein sollten.

Und die gleichen Besserwisser haben gleichzeitig die grösste Angst, dieser physische Körper könnte krank werden. Und die grösste Angst haben sie, diesen Körper wieder zu verlassen. Und wenn sie sich krank fühlen, empfinden sie ihren Körper überhaupt nicht als zu ihnen gehörend. Dann bitten sie Ärzte, ihren Körper wieder zu heilen – ihren Körper wieder mit ihrer Seele und ihrem Bewusstsein zu verbinden... Verlässt sie in solchen Momenten ihr – vom Körper doch schon getrenntes – Bewusstsein?

Wenn Blinde von Blinden geführt werden, fallen beide in den Abgrund. Wenn also diese „Gurus" sagen, der Körper wird überbewertet, ergo die physische Natur ihr physisches Leben sei überbewertet… wie kann man das Leben, welches uns von der Natur geschenkt wurde, überbewerten? Das ist etwa dasselbe wie: der Baum ist überbewertet, aber sein Geist ist gut.

Wer denkt: ich bin ja ein Geistwesen, ich brauche meinen Körper nicht, der hat überhaupt nichts verstanden. Wenn der physische Körper tot ist und wir durch den Tunnel ins Jenseits schweben, müssen wir ja nicht mehr physische Nahrung essen. Jetzt sind wir aber hier. Jetzt müssen wir essen. Also machen wir das Allerbeste daraus.

Wenn wir uns aus dem physischen Körper verabschiedet haben, erst dann – nicht vorher – müssen wir nicht mehr den physischen Körper pflegen. Aber bis das soweit ist, haben wir die Pflicht, auch den physischen Körper als Geschenk und nicht als Abfallsack zu verstehen.

Die alten Zen-Meister wie Dogen Zenji, Kodo Sawaki oder auch Taisen Deshimaru Roshi lehrten: „Wir sollen immer nur im HIER und JETZT leben". Ganz klar ist es so: Wir sollten nicht nur im HIER und JETZT leben. Wir leben so oder so immer im HIER und JETZT.

Solange man mit aller Kraft gegen eine Wand drückt, spürt man, wie die Wand mit gleicher Kraft „zurückdrückt". Verstärkt man den Druck, so „drückt" die Wand auch verstärkt zurück. Man hat Angst, loszulassen, weil man denkt, die Wand stürze sonst auf einen ein. Wenn man zu stark

drückt, bricht die Wand höchstens auseinander (Zerstörung). Die Lösung des Problems besteht darin, die Hände von der Wand wegzunehmen, denn dann lässt der Druck auch nach, auf uns zu wirken.
Dieses Beispiel ist ein Symbol für den Widerstand, den wir im täglichen Leben oft fälschlicherweise aufbieten. Wer die Existenzberechtigung der Wand anerkennt, braucht nicht gegen die Wand zu drücken und wird dann auch nicht von ihr belästigt. Nur wer sie wegdrücken will, spürt ihren Druck.

Es hat ja einen guten Grund, weshalb wir hier sind in der physischen Welt. In dieser Welt des verdichteten KI. Menschen, welche denken „ich sollte gar nicht hier sein", haben ein Problem mit ihrem Ego. Sonst würden diese Leute einfach dankbar sein für die Zeit, welche wir hier in der physischen Welt verbringen und lernen dürfen.

Danach, also nach unserem Aufenthalt hier in der physischen Welt, haben wir ja wieder endlos Zeit, etwas anderes zu tun. Aber JETZT im HIER und JETZT sind wir nun mal HIER im HIER und JETZT. Und noch etwas Wichtiges: Der Körper ist mehr verdichtetes KI. Also Körper besteht genauso aus KI wie Geist, aber mehr verdichtet. Leute, die lehren der Körper werde überbewertet, haben keinen Natur-Kompass.

Nicht nur die Wirkung einer Technik (Lehre) sollte geprüft werden, sondern auch, ob die Lehre mit den universellen Gesetzen übereinstimmt. Dann erst können wir sicher sein, dass wir auf dem richtigen Weg sind.

Gott hat uns unser Leben geschenkt und einen physischen Körper. Unser aller physischer Körper ist aufgebaut und zusammengesetzt aus Fleisch und Blut, Knochen, Muskeln und Organen. Also einmal der Reihe nach:

1. Unsere Organe sind aufgebaut durch unsere Zellen.
2. Unsere Zellen sind aufgebaut durch unser Blut.
3. Unser Blut ist aufgebaut durch die physische Nahrung, welche wir zu uns nehmen.

Wir sind unendliches Bewusstsein. Nun ist es aber so, dass Gott uns einen physischen Körper geschenkt hat. Wir sollten unseren physischen Körper mit der richtigen physischen Nahrung versorgen.

Zusammenfassend:

- Iss nichts, und Du wirst physisch sterben.
- Iss ungesunde Nahrung, und Du wirst physisch und geistig krank.
- Iss gesunde Nahrung, und Du wirst physisch gesund.

Ergänzung:
Nur physisch gesund zu essen genügt nicht, um auch seelisch und geistig gesund zu werden. Alle Menschen mit Krankheit-Stufe 7 (Arroganz), welche sich die „gesündeste und teuerste Nahrung" leisten können –, bleiben exklusive Kranke auf Stufe 7, wenn sie nicht auch die seelischen und geistigen Bereiche heilen.

Wenn Du Dich für den Weg entscheidest, nichts zu essen und zu sterben – Dein Bewusstsein hat diesen Weg gewählt. Wenn Du Dich für den Weg entscheidest, ungesund zu essen und krank zu werden – Dein Bewusstsein hat diesen Weg gewählt. Wenn Du Dich für den Weg entscheidest, gesund zu essen und gesund zu werden – Dein Bewusstsein hat diesen Weg gewählt.

Du musst auf nichts verzichten. Du musst keine Diät machen. Du darfst das tun. Das ist ein Geschenk vom Grossen Geist. Du kannst dazu auch sagen: Engel oder Schutzengel. Nicht? Denkst Du wirklich, die Schutzengel seien auch nur einen einzigen Moment nicht aktiv? Engel und Schutzengel wie auch der Grosse Geist sind immer aktiv. Wahre Freiheit ist nicht einfach nur, tun zu können, was wir wollen. Wahre Freiheit ist viel mehr, nicht tun zu müssen, was wir nicht wollen.

Der Geist lenkt den Körper und nicht umgekehrt. Präzisiert: Wer nichts isst, muss sterben (sein physischer Körper muss sterben). Wenn das Dein Ziel ist, iss nichts mehr von jetzt an. Wenn Dein Ziel Gesundheit ist, weisst Du, was zu tun ist.

Weder Buddha noch Jesus konnten auf dieser Welt leben und predigen ohne Nahrung. Kein biologisches, physiologisches und soziales Phänomen kann in einem Land erscheinen, in dem es keine Nahrung gibt.

Der Mensch in seiner physischen Erscheinung ist – wie alle anderen physischen Wesen – eine Umformung der Nahrung. Was aber ist Nahrung?

Alle Nahrungsmittel vegetarischen Ursprungs sind aus dem Chlorophyll hervorgegangen. Menschen wie auch Tiere, welche nicht reine Raubtiere sind, können nicht ohne Pflanzen existieren. Und auch reine Raubtiere fressen die Tiere, welche selbst Pflanzenfresser sind. Die Pflanzen absorbieren anorganische Elemente und wandeln sie in organische, in Zusammensetzung und Aufbau sehr komplizierter Nahrungsmittel um. Ein wahres Wunder!

Eine weitere Matrix-Irr-Lehre, die ich früher gelernt hatte:
Nur Pflanzen können anorganische Stoffe in organische Stoffe umwandeln. Menschen und Tiere können keine anorganischen Stoffe verstoffwechseln und müssen darum Pflanzen, welche organisch sind, essen.

Heute weiss ich:
Auch Menschen und Tiere können – wie Pflanzen auch – anorganische Stoffe in organische Stoffe umwandeln. Anorganische Stoffe können sehr wohl organische Stoffe umwandeln, dies tun viele Metallkataysatoren bei der Synthese organischer Stoffe.

Die Pflanzen sind unaufhörlich damit beschäftigt, Körner, Knollen usw. hervorzubringen, um die Tiere und Menschen zu ernähren. Menschen sind umgewandelte Pflanzen und nicht umgekehrt. Die Pflanze ist die Mutter aller Tiere und Menschen. Menschen können auf dieser Erde nicht leben ohne Pflanzen. Pflanzen jedoch können sehr gut leben ohne Menschen. Menschen sollten also deutlich mehr Dankbarkeit gegenüber Pflanzen empfinden.

Biologisch sind wir Kinder der Mutter Erde. Wir sind abhängig von den pflanzlichen Produkten, welche die Mutter Erde uns schenkt. Unser Hämoglobin ist nichts anderes als eine Umformung des Chlorophylls. Die vegetarischen Nahrungsmittel sind der Urstoff, aus dem unser Körper aufgebaut und erhalten wird. Pflanzen sind Primär-Nahrung für uns Menschen, während Fleisch nur Sekundär-Nahrung ist. Das Tierfleisch und die tierischen Produkte sind keine Urstoffe für uns, weil bereits umgewandelt. Wir sollen uns grundsätzlich von Pflanzen und ihren unmittelbaren Produkten ernähren. Das ist das biologische, grundlegende Gesetz.

Das Phänomen des Lebens entsteht nur da, wo Nahrung vorhanden ist. Deshalb sind alle Erscheinungen in Verbindungen mit dem Leben durch die Nahrung beeinflusst. Alles, was sich in dieser physischen Welt entwickelt, ob stark oder schwach, gross oder klein, klug oder dumm, Verhaltensweisen, Tendenzen, das soziale Leben, Wachstum und Verfall, Aufstieg und Niedergang eines Volkes, einer Rasse, all das wird durch Nahrung bestimmt. Alles ist Nahrung: es gibt die physische Nahrung, die seelische Nahrung und die geistige Nahrung. Als Stoffwechsel oder Metabolismus bezeichnet man die Gesamtheit der chemischen Prozesse in einem Lebewesen. Dabei wandelt der Organismus chemische Stoffe in Zwischenprodukte (Metaboliten) und Endprodukte um. Werden von aussen aufgenommene, fremde Stoffe umgesetzt, so spricht man auch von Fremdstoffmetabolismus. Der Umbau organismenfremder Stoffe in organismeneigene Stoffe wird Assimilation genannt. Das Gegenteil ist die Dissimilation (Abbau organismuseigener Stoffe). Zum Stoffwechsel gehört auch die Umwandlung schädlicher Stoffe in ausscheidbare Stoffe (Biotransformation).

Stoffwechselvorgänge werden vor allem in der Biochemie erforscht. In der Medizin und Physiologie sind sie von grosser Bedeutung (siehe auch Stoffwechselstörung). Seele und Geist sind ohne physische Substanz und müssen nicht wie der physische Körper verstoffwechselt werden.

Jeder Gedanke wird aufgenommen und weiterverarbeitet. Jede seelische Erfahrung wird aufgenommen und weiterverarbeitet. Aber nicht physisch, wie der physische Teil des Menschen. Kohlenhydrate, Proteine, Fette, Mikro- und Makronährstoffe, Enzyme – alles, was in unserem physischen Körper verstoffwechselt wird – ist Nahrung. Verstoffwechseln bedeutet Transmutation.

Energie kann niemals verbraucht werden. Energie wandelt sich nur in eine andere Energie-Form um. Energie wandelt sich von einer Substanz in die nächste. Die Kuh besteht aus Knochen, Kalzium, Magnesium, Fleisch, Hämoglobin und Proteine usw. Die Kuh frisst das grüne kalte Gras (Chlorophyll), dieses grüne, kalte, chlorophyllhaltige Gras wird verstoffwechselt und daraus wird rotes, warmes Blut (Hämoglobin) erzeugt. Stoff-Wechsel: Von kalt zu warm. Von grün zu rot. Von Yin zu Yang. Und dann wieder ausgeschieden zu braun. Als Dünger für die Felder. Genauso verhält es sich beim Menschen.

Was passiert, wenn Du zum Beispiel ein Stück Brot isst? Bei der Verdauung wird die Nahrung in ihre Bestandteile zerlegt, also Nährstoffe von Abfallprodukten getrennt. Die Nährstoffe werden über das Blut wieder dem Körper zugeführt, die Abfallprodukte werden als Kot oder Urin ausgeschieden.

Im Prinzip ist das menschliche Verdauungssystem wie ein langer Schlauch, der sich der Länge nach durch den Körper zieht. Er beginnt im Mund: wenn wir ein Stück Brot abgebissen haben, zerkleinern wir es mit den Zähnen. Der Bissen wird eingespeichelt und damit beginnt schon die Verdauung. Denn der Speichel löst eine Zersetzung oder Aufspaltung aus. Darum ist gutes und langes Kauen so wichtig. Nach dem Kauen gelangt der „Brei" durch Schlucken in die Speiseröhre und von hier aus in den Magen. Der Magen ist ein grosser Muskel, der sich ausdehnen und zusammenziehen kann. Hier wird der Brei mit Magensäften – vorwiegend Säuren – vermengt. In den Magensäften sind Enzyme enthalten, die helfen, den Brei weiter aufzuspalten sowie gefährliche Bakterien abzutöten, dabei werden aber die hilfreichen Bakterien am Leben gelassen. Vom Magen kommt die Nahrung in den Dünndarm, wo der Brei weiter in seine Bestandteile aufgespalten wird: in Nährstoffe und Abfallprodukte. Das bewirken wieder Enzyme, die aus der Bauchspeicheldrüse und der Darmwand stammen. Die Nahrung wird also zerlegt in Zucker, Fette und Eiweisskombinationen. Durch die Wand des Dünndarms – via Darmzotten gelangen diese Stoffe in das Blut und von dort aus in die Leber. Die Leber „entgiftet" – trennt – diese Substanzen zusätzlich. Sie wandelt auch Nährstoffe in energiereichen Zucker um oder speichert sie. Ausserdem wandelt sie zum Beispiel auch Alkohol bis zu einem gewissen Mass in „ungiftige" Stoffe um. Ob ein Stoff „giftig" oder „ungiftig" ist, entscheidet allein das Mass. Es gilt das Naturgesetz: „Die Quantität bestimmt die Qualität" oder wie Paracelsus lehrte: „Alles ist Gift und nichts ist Gift. Das entscheidet allein die Menge eines Stoffes." Von der Leber aus werden nun die Nährstoffe über das Blut zu allen Körperteilen transportiert – das gibt neue Energie für den Körper!

Die Stoffe, die nicht verdaut werden, sogenannte Ballaststoffe, gelangen in den Dickdarm. Hier werden Wasser und Mineralien entzogen. Der Rest verlässt als relativ fester „Abfall" in Form von Kot durch den After den Körper.

Aus diesem Nahrungsbrei wird im Darm unser Blut gebildet. Unser Blut bildet unsere Zellen, unsere Organe, Knochen, Sehnen, Bänder, Knorpel, Zähne, Haare, Hormone, Körperflüssigkeiten wie Speichel, Tränen, Schweiss usw.

Physische Nahrung
Medikamente sind auch „Nahrung", wie eine Aspirin, Blutverdünner, Testosteron, Antibiotika (Anti=gegen, Biotik=Leben) oder sogar eine Chemo- (Zell-Zerstörungs-)Therapie. Auch Medikamente wie Insulin, die in die Unterhaut, das Fettgewebe, gespritzt werden. Medikamente sind auch physische Nahrung – die z. Bsp. über die Lungen eingeatmet oder perkutan, also über die Haut aufgenommen werden. Alles gelangt immer in unseren Blutkreislauf, und alles was in unseren Blutkreislauf gelangt, ist Nahrung. Auch Impfungen sind Nahrung für den physischen Körper. Das Aluminium in den Impfstoffen muss unbedingt ausgeleitet werden, ausser man möchte die Gifte im Körper belassen, bis genug gelitten wurde. Auch Amalgam in den Zähnen ist Nahrung. Amalgam gibt über Jahrzehnte langsam Giftstoffe an den physischen Körper ab. So hast Du die freie Wahl (Bewusstsein), ob Du Dich derart vergiften möchtest. Wenn Du mit Deiner physischen Nahrung Dein Gehirn (Stichwort Zirbeldrüse), also Deine physische-Schaltzentrale so vergiftest, dass Du nicht mehr klar denken kannst und keine gute Verbindung mehr zu Deinem höheren Selbst, also zu Deinem Geist und Deiner Seele aufbauen kannst, dann bist Du nur noch ein Roboter und ein Phonograph. Du kannst dann nicht mehr selbst denken. Wie viele Roboter-Menschen kennst Du? Wieviele Menschen kennst Du, die wirklich frei, aktiv und selbständig denken?

Seelisch geistige Nahrung
Was ist nun mit der seelisch-geistigen Nahrung, wie Gedanken, Gefühle, Emotionen? Wenn wir etwas erleben, nehmen wir das auf. Wir nehmen alles in uns auf. Physische Nahrung müssen wir verstoffwechseln, geistige und seelische Nahrung hingegen sind keine Nahrung, die verstoffwechselt wird. Geistige und seelische Nahrung wird verarbeitet. Du kannst vor dem Schlafengehen System-Medien aus Kriegsgebieten schauen (in sich aufnehmen und geistig verarbeiten), wo Du siehst, wie ein Panzer mit seiner Stahlkette über einen Menschen rollt und ihn zerdrückt. Warum wird Dein Körper im Normalfall dann nicht so ruhig schlafen? Deine Seele wird Dich quälen, wenn Du solch niedrige Schwingungs-Nahrung an die Seele lieferst. Etwas schlägt Dir auf den Magen. Es bereitet Dir Kopfschmerzen. Du wirst Albträume bekommen und unter Umständen schweissgebadet und mit Herzrasen mitten in der Nacht aufwachen. Du kannst auch eine Schlaftablette oder ein Beruhigungsmittel einwerfen, dann ist die Schaltzentrale (Gehirn) zur Seele gerade so fest gedämpft, dass Du (also Dein physischer Körper) nichts mitkriegst. Aber für die Seele ist verdrängt nicht gleich vergessen. Die Seele vergisst solche Erlebnisse nicht ohne Wiedergutmachung. So ähnlich wie bei einer Operation. Die Schmerzen werden infolge der Narkose nicht via zentrale Relaisstation weiter geleitet an die Nerven.

Warum schweissgebadet? Warum mit Herzrasen? Kann es sein, dass die Seele auf den Körper einen derart starken Einfluss hat?
Ja, genauso ist es. Unser Geist lenkt den Körper und unsere Seele fühlt die Gefühle. Auch diese seelisch-geistige Nahrung müssen wir verarbeiten. Und das geschieht sehr oft im Schlaf, wo wir nicht „bewusst" verdrängen können. Warum beginnen Menschen bei extremen Stresssituationen zu zittern? Warum wird ihnen übel? Warum müssen Menschen bei extremem Stress erbrechen?

Warum haben Menschen bei Stress Durchfall? Warum beginnen Menschen zu schwitzen bei stressigen Business-Terminen?

Der Geist lenkt den Körper, und die Seele fühlt die Gefühle.

Frühere Generationen konnten die körperlichen Symptome noch besser mit den seelischen Ursachen kombinieren. Äusserungen wie: Das schlägt mir auf den Magen, mir läuft die Nase, ich habe die Schnauze voll, das bricht mir das Herz, da läuft mir die Galle über... Leber und Wut, Herz und Freude, Magen und Sorgen, Lunge und Trauer, Nieren und Angst gehören immer paarweise zusammen.

Finger abgeschnitten

Als ich noch zur Schule ging, ich war ca. 8 Jahre alt, habe ich einem Bauern geholfen, mit einer Holzspaltmaschine Brennholz zu verarbeiten. Der Bauer hatte wie immer einen Helfer dabei, der Mann war Koch in einer psychiatrischen Klinik. Er sagte mir, ich solle auf das Pedal der Holzspaltmaschine drücken, während er das Holzstück auf den Bock stellte. So haben wir stundenlang gearbeitet. Auf einmal schrie der Mann: „AUTSCH, verdammte Scheisse, mein Finger, du hast mir den Finger abgeschnitten!" Ja, ich war auf dem Pedal mit dem Fuss. Er lief davon und schrie zurück: „Such meinen Finger, der liegt da irgendwo im Holz!" Das tat ich dann und habe dem Mann den Finger gebracht. „Hier hast du deinen Finger". Die Mutter des Bauern hatte dann Mittagessen gekocht. Es gab Teigwaren mit geschnetzeltem Fleisch und Apfelmus. Ich hatte eigentlich Hunger von der Arbeit, aber ich mochte nichts essen. Meine Cardia (Magenmund) hat den Eingang verschlossen. Das war schon genug seelische Nahrung, die auf den Magen geschlagen hat. Ich habe von diesem Mann nie wieder etwas gehört.

Junge verbrannt

Ein anderes Mal, ca. zwei Jahre später, in unserem Dorf lebte eine italienische Familie, sie wollten zurück nach Italien auswandern. Ihr Sohn hatte alle Freunde hier, er war verzweifelt und hatte sich mit Benzin übergossen und angezündet. Ich habe gesehen, wie er gebrannt hat. Schlussendlich kamen die Feuerwehr und Sanitäter, die haben ihn mit lauwarmem Wasser über der Balkonbrüstung gekühlt. Seine Haut war schwarz und hing nur so runter. Das war kein schöner Anblick. Der junge Mann verstarb kurze Zeit später im Spital. Später habe ich dieses Erlebnis zu Hause erzählt. Wir haben an diesem Abend dann 30 Minuten ZEN-Meditation praktiziert. Wir haben als Kinder sehr oft 30 Minuten ZEN (Zazen)-Meditation praktiziert. Manchmal täglich. So konnte ich diesen Film, diesen seelischen Stoff, den ich aufgenommen hatte, verarbeiten und loslassen. Danach hatte ich keine schlechten Träume.

Wenn jemand denkt, er könne nur das Bewusstsein und die Seele heilen und den Körper vernachlässigen, dann wird er eben weiter einen kranken Körper haben. Das ist seine Wahl. Wenn jemand denkt, er möchte auch einen gesunden Körper haben, muss er auch die physischen Empfehlungen praktizieren. Das ist seine Wahl.

Es ist nicht entscheidend, WAS Du machst – WAS Du zu Deinem Weg erkennst. Es ist entscheidend, mit welcher Haltung Du das machst – mit welcher Haltung Du Deinen Weg gehst. Was Du in der Haltung ohne Liebe machst, ist nicht gut. Was Du in der Haltung der Liebe machst, ist immer gut.

Du isst, was Du bist. Das ist richtig.
Du bist, was Du isst. Das ist ebenfalls richtig.
Beide Lehrsätze stimmen – und wiedersprechen sich nicht.
Ich will diese Lehrsätze für Dich übersetzen.

Der Geist – Dein Bewusstsein – lenkt Deinen physischen Körper. Nur beim kranken Menschen ist die Reihenfolge umgekehrt. Dein Bewusstsein wählt die Nahrung für Deinen physischen Körper. Und Deine Nahrung bestimmt die Qualität von Deinem physischen Körper, indem sich die Nahrung in Deine Körperzellen umwandelt. Dein Geist – Dein Bewusstsein – wählt auch die geistige und seelische Nahrung und bestimmt die Qualität Deines Bewusstseins. Nur ein gesunder Geist – ein gesundes Bewusstsein – wählt gesunde Nahrung. Die Reihenfolge ist also auch klar.

FdH = Friss die Hälfte
Viele kennen die Empfehlung „FdH" = „Friss die Hälfte", wenn sie ihr Körpergewicht reduzieren wollen. Selbst Schulmediziner geben diese Empfehlung oft an ihre Patienten ab. Aber auch diese Empfehlung ist eine Matrix-Empfehlung. Wer bisher sein Übergewicht durch ungesunde Ernährung erzeugt hat, wird mit der Empfehlung „FdH" zwar sein Gewicht reduzieren können, bleibt aber immer noch ungesund, wenn die verbleibende Hälfte weiter aus Ungesundem besteht.

Meine Empfehlung ist „IdR" = „Iss das Richtige".
Und wenn Du merkst, dass Du zu viel vom Gesunden isst, dann reduziere die Menge auf 80 % von satt – aber weiter nur mit Gesundem.

Jesus hat sogar ganz klar die gesunde Ernährung gelehrt und darauf hingewiesen, wie wichtig sie ist. Da gibt es keine Zweifel. Unterschätze niemals die Kraft der Nahrung. Nahrung ist Leben!

8.1 Nahrung für Körper, Seele und Geist tiefer verstehen

So wie der Mensch als ganzes Lebewesen aus einem physischen Körper (Körper genannt) und einem spirituellen Körper (Seele genannt) und einem geistigen Körper (Bewusstsein genannt) besteht, besteht jedes Lebewesen aus diesen drei Teilen. Aber jedes Lebewesen auf einem unterschiedlichen und artgerechten Entwicklungsstand.

Wir müssen uns bewusst sein, wenn wir Nahrung essen, essen wir nicht nur den physischen Teil der Nahrung, sondern auch den seelischen und geistigen Anteil. Wenn wir also zum Beispiel

Fleisch von Tieren essen, welche leiden mussten, nehmen wir diese Seelen-Energie auch in uns auf. Ob nun die leidende Seele des Schlachtviehs „mit-gegessen" wird oder ob ein Gebet vor dem Essen das Leiden der Seele beenden kann, sollten wir tiefer studieren, solange, bis wir verstehen. Und danach auch so handeln. Wer danach nicht so handelt, hat nichts verstanden.

Es gibt dabei zwei Bereiche zu differenzieren:
Den physischen Bereich mit den Stress-Hormonen, die im Fleisch verbleiben und „mit-gegessen" werden.

Sekundär-Nahrungs-Energie

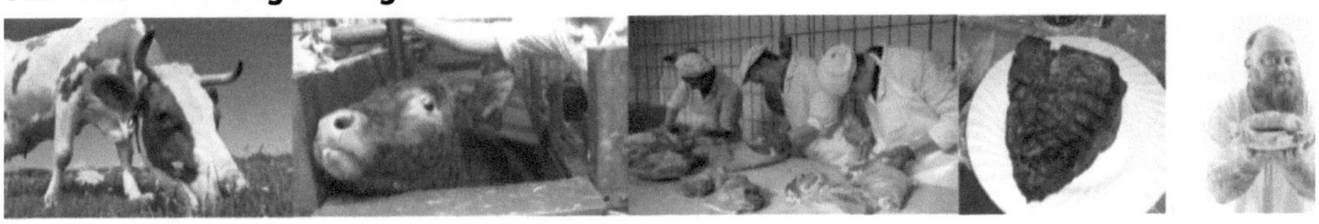

Abbildung 63: Sekundär-Nahrungs-Energie

Den spirituellen oder seelischen Bereich, den wir nicht physisch „essen". Aber die Information der Tier-Seele davon nehmen wir unbewusst, oder im Idealfall bewusst, spirituell auf. Das gilt bei Pflanzen genauso.

Primär-Nahrungs-Energie

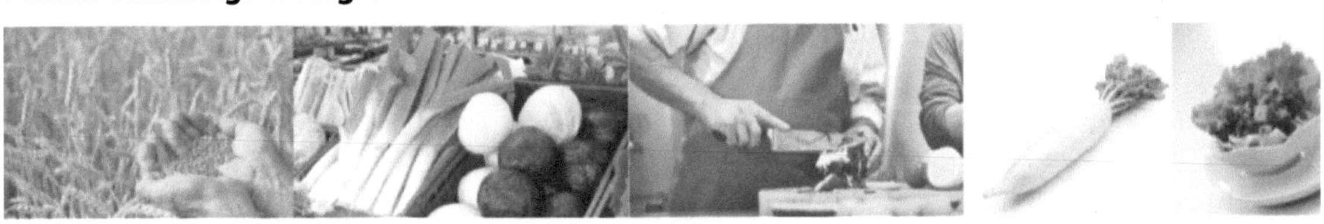

Abbildung 64: Primär-Nahrungs-Energie

Hier müssen wir auch verstehen: Entweder nehmen wir Primär-Nahrung zu uns, d.h. wir essen die Pflanzen (Chlorophyll) und bilden daraus unser Blut (Hämoglobin). Oder wir nehmen Sekundär-Nahrung zu uns, d.h., die Kuh frisst die Pflanze/Gras (Chlorophyll), die Kuh bildet daraus ihr eigenes Blut (Hämoglobin) und wir essen die Kuh. Die Kuh hat für uns die Arbeit, den Transmutationsprozess in ihrem eigenen Körper von Chlorophyll-grün zu Hämoglobin-rot gemacht. Ganz einfach von Yin zu Yang.

Die Mutter Erde schenkt sich selbst, damit das Gras unaufhörlich ernährt werde. Das Gras schenkt sich selbst, um die Menschen und die Tiere unaufhörlich zu ernähren. Die Tiere geben ihr Leben, um diese Welt jahrein, jahraus freudvoll, glücklich und interessant zu machen – oder müssen es geben, um die Gelüste der Menschen zu befriedigen. Tiere morden nicht aus Habgier oder Lust am Töten. Tiere töten nur für Nahrung oder um ihr Revier zu verteidigen. Die einzige Ausnahme ist der Mensch, er tötet und zerstört alles aus reiner Habgier und Egoismus.

Im Naturgeschehen stirbt (transformiert) alles und verwandelt sich zu neuem Leben. So sollte seinerseits der Mensch sich selbst geben, um das herrlichste Wunder dieser Schöpfung, unendliche Freiheit, ewige Glückseligkeit und absolute Gerechtigkeit, zu verwirklichen. Aber die meisten Menschen können sich nicht der Natur „hingeben" (in die Naturordnung einordnen), weil sie nicht wirklich verstehen, wer und was sie sind. Das Ego steht ihnen im Weg.

Dazu Fragen zur Seele:
Wenn wir Fleisch essen von Tieren, die leiden mussten, nehmen wir diese „schlechte" Energie auch in uns auf? Die Antwort ist Ja. Auch wenn die Menschen nicht wissen, wenn sie solches Fleisch essen, ist die Seele noch im Fleisch.

Kann man Seele aufteilen? Und wie würde das funktionieren? Astralkörper? Seele? Geist?
Wie kann ich solche Fragen stellen... Der grosse Geist schenkt sie mir… Wenn im Schlachthof hundert Kühe geschlachtet werden und daraus Würste und Fleischerzeugnisse gemacht werden, werden alle hundert Kühe in tausend Stücke geteilt oder durch den Fleischwolf gejagt. Es wird auch Fleisch vom Rind und Schwein vermischt, und daraus wird Hackfleisch gemacht. In 1 Kilogramm Hackfleisch sind also die Bestandteile von verschiedenen Rindern und verschiedenen Schweinen. Manchmal auch von Knochenteilen usw.

Auch ein Tier hat eine Seele. Nur wenn ein Tier zerteilt wird… wo ist die Seele? In einem 300-g-Steak? Wenn wir sterben, verlässt die Seele den Körper? Ja. Was ist, wenn das Fleisch eingefroren wird und verteilt auf 100 Kühltruhen bei den Menschen zuhause? In jeder Kühltruhe steckt ein Stück Seele? Wird die Seele auch eingefroren? Was ist, wenn das Fleisch in Konservenbüchsen im Gotthardmassiv in den Bergen eingebunkert wird? Wird die Seele mit eingebunkert? Wenn die Armee ihren Soldaten dieses Futter nach 20 Jahren auftischt, ist es dann Seelenloses Futter? Wo ist die Seele in diesem Stück Fleisch in der Konservenbüchse nach 20 Jahren im Bunker? Verschwindet die Seele? Was ist, wenn wir ein Stück Fleisch nicht in die Konservenbüchse verpacken, sondern dieses Stück Fleisch im Garten vergraben? Die Würmer werden dieses Stück Fleisch essen. Also, wir sind das, was wir essen. Die Würmer werden also zu diesem Stück Fleisch? Wo ist nun die Seele von diesem einen Stück 1-kg-Fleisch, welches tausende Würmer gefressen haben? Ist die Seele nun verteilt auf die tausend Würmer? Körper, Seele und Geist sind eine Einheit.

Und wie ist es in der Natur, wenn Tiere andere kleinere Tiere essen, z.B. ein Vogel einen Wurm? Der Vogel frisst ja den Wurm bei lebendigem Leibe. Der Vogel einverleibt den Wurm mit Körper, Seele und Geist. Oder die Fische im Meer, sie schlucken die anderen Fische lebendig. Der Wurm wird also von der Magensäure des Vogels zersetzt und stirbt. Der Wurm wandelt sich, verstoffwechselt sich zum Blut des Vogels. Dieses Blut bildet die Zellen des Vogels. Die Reihenfolge kennst Du bereits. Die Seele des Wurmes muss also nicht nur den Wurm verlassen, sondern auch den Körper des Vogels. Wie ist es bei den Löwen, die in Gruppen zu fünft einen Büffel bei lebendigem Leibe verspeist? Jeder kriegt ein Stück. Was passiert mit der Seele? So steht es ja in der Bibel. Die Seele verlässt den Körper. Also, diese Seele kann ja nur den Körper verlassen, den sie vorher bewohnt hatte. Zurück zum Rind. Wir essen also ein Steak. Wurde die Seele zerteilt? Wir sind das, was wir essen. Wir sind umgewandelte Nahrung.

Das sind sehr gute Fragen und darum schwierig zu beantworten. Dazu muss ich erst eine Brücke bauen, um richtig zu verstehen…

Wenn wir diese Fragen nur mit dem „analytischen Verstand" beantworten wollen, können wir diese Fragen auch nur analytisch beantworten und nicht wirklich verstehen. Das „feinstoffliche" KI der Seele und das noch „feinstofflichere" KI vom Bewusstsein, sind nicht „grobstofflich" zu „Materie" verdichtet, wie das KI vom physischen Körper und somit nicht der gleichen Wandlung oder Zersetzung unterworfen, wie das „grobstofflich" verdichtete KI des physischen Körpers. Weil die Seele und das Bewusstsein „unsterblich" sind, existiert für die Seele und das Bewusstsein kein „zeitliches Verfalldatum". Die Seele und das Bewusstsein bleiben also nicht physisch im Fleisch zurück. Was im Fleisch bleibt ist die „Information" von Seele und Bewusstsein. Information etwa so ähnlich wie die Information in der Homöopathie. Es ist im Grunde keine Substanz vorhanden. Die Schulmedizin und Wissenschaft lehrt: „Wo nichts ist, kann auch keine Wirkung sein". **Das ist die vollkommene Verneinung des Lebens.**

Das physische Gift, das wir mit unserer physischen Nahrung essen, können wir mit entsprechenden physischen Produkten – neutralisieren und so den physischen Körper entgiften. Wie können wir das „seelische Gift", die Information vom Leiden der Tiere neutralisieren? Nicht mit physischem Entgiften. Das funktioniert nicht. Seelisches Leiden und Bewusstseins-Informationen müssen wir auch auf der Ebene von Seele und Bewusstsein ausgleichen. Welche Möglichkeiten haben wir dazu? Das Bewusstsein von Mea Culpa entwickeln, Beten und Dankbarkeit empfinden und pflegen. Einem wirklich dankbaren Menschen, der den wahren Glauben besitzt, kann kein Gift – egal ob physisch oder spirituell – schaden.

Wir auf unserer Bewusstseins-Ebene müssen unterscheiden zwischen den „physischen" Naturgesetzen und den „spirituellen" Naturgesetzen. Wenn wir „Seele" und „Geist" nach den gleichen Gesetzen verstehen wollen wie den physischen Teil „Körper", können wir „Seele" und „Geist" nicht tief genug verstehen.

Auch den „Sterbe-Vorgang" dürfen wir nicht nach den „physischen" Gesetzen verstehen. Beim Sterben „stirbt" nichts, sondern es wandelt nur die Energie-Form in eine andere Energie-Form um. In Wirklichkeit lösen wir nur den verdichteten KI-Anteil wieder in einen weniger verdichteten KI-Anteil auf.

Als Spruch könnten wir sagen:
Für das Bewusstsein der Raupe ist es der Weltuntergang. Für den Menschen ist es ein Schmetterling.
Das ist eine Frage unseres Bewusstseins. Wobei ich nicht glaube, dass es für das Bewusstsein der Raupe ein Weltuntergang ist. Für das Bewusstsein der Raupe ist es ein Transformationsprozess in der Metamorphose.

Für uns ein ganz natürlicher Vorgang, wenn wir mit Wasser einen verdichteten Zustand auflösen. Wir sagen dann auch nicht, der gebackene Reis auf dem Pfannenboden stirbt. Wenn wir einen physischen Apfel physisch teilen, sind die physischen Teile anschliessend kleiner, aber die Summe aller Teile bleibt immer noch gleich gross.
Wenn wir einen Apfelkern in die Erde setzen, sagen wir ja auch nicht, der Samen stirbt und wird ein Apfelbaum. Nein, der Apfelkern transformiert sich in seine nächste Form.

Beim spirituellen Teilen gelten andere Gesetze. Wenn wir einen Gedanken teilen, haben anschliessend beide nicht nur den halben Gedanken. Beide haben den ganzen Gedanken. Das physische Teilen funktioniert anders als das spirituelle Teilen.

Seele und Geist wird auch beim Sterben nicht geteilt. Wenn wir einen Gedanken oder ein Gefühl (beides nicht materiell) teilen, wird nichts physisch geteilt. Gedanken und Gefühle bleiben immer ganz. Es gilt sogar die Lebensweisheit: Geteiltes Leid ist nur halbes Leid, und geteilte Freude ist doppelte Freude.

Frage:
Wenn wir einen Gedanken teilen, haben anschliessend beide nicht nur den halben Gedanken. Wie kann dann geteiltes Leid halbes Leid sein? Wenn ich es doch „teile“, hat doch der Andere auch diese Energie und verstärkt sie noch? Die Freude verdoppelt sich ja auch.

Antwort:
Das ist ein Irrtum. Das wäre Mathematik, „mechanische Wissenschafts-Mathematik“. Die InYologie lehrt nicht die „mechanische Wissenschafts-Mathematik“. Wenn wir einen Gedanken der Freude und Liebe „teilen“, ist das kein „mechanisches Teilen“ – keine Halbierung – wie die „wissenschaftliche Zellteilung“ im Organismus. Es ist ein „Synchronisieren“ der angesprochenen Bereiche. Das ist ein Wachstum – eine Verdoppelung – wie bei der Zell-Keimung. Wenn wir jedoch ein Leid „teilen“, wird dieses Leid gemildert – also geschwächt –, WENN der zweite Mensch kein Matrix-Gefangener ist und dem Leidtragenden – durch seine Empathie, seinem Mitgefühl und seinem Glauben – den Weg AUS dem Leid, hin IN die Freude und Liebe zeigt. Der Leidende wird dadurch weniger lang im tiefen Schwingungsbereich bleiben als ohne diese „Teilung“ – die in Wirklichkeit ja auch kein mechanisches Teilen ist, sondern ein Wegweiser von den tiefen Schwingungsbereichen in die höheren Schwingungsbereichen. So verstanden – und nur so verstanden – stimmt diese Lebensweisheit.

So ist es auch bei den „Seelen-Anteilen" beim „Schlacht-Vieh". Der Seelen-Anteil ist im Fleisch-Stück oder Leichen-Teil vorhanden, egal in welcher Grösse das Stück ist, ohne dass die Seele in Teile aufgeteilt wird. Wie ist es mit der Homöopathie? Je höher die Potenzierung ist, desto weniger der „Ur-Substanz" ist darin enthalten. Bei hohen Potenzen ist kein einziges Molekül der Ur-Substanz mehr darin enthalten. Und dennoch wirken die hohen Potenzen mit der stärksten Wirkung. Warum ist das so? Weil nicht die physischen Moleküle wirken, sondern die spirituelle Tendenz, die Botschaft. Das reine „Informations-KI", das „Bewusstsein" wirkt und ändert auch das „Körper-Bewusstsein". Wenn wir ein Stück Tier oder Pflanze essen, essen wir in Wirklichkeit nur verdichtetes KI. Aber den nicht verdichteten Anteil KI (Seele und Geist) teilen wir deshalb nicht in Teile auf.

Ich will hier etwas tiefer gehen:
Physisches teilen von „Materie" ist im Ergebnis nicht gleich wie „spirituelles Teilen". Da gelten andere Gesetze als die der „wissenschaftlichen Mathematik".

Wenn zwei Knaben jeder einen Apfel haben und diese tauschen, dann hat nachher jeder wieder nur einen Apfel. Wenn aber zwei Meister je einen Gedanken haben und diese teilen, haben nachher beide je zwei Gedanken. Das ist Mathematik auf der Ri-Stufe. Die Gedanken der beiden Meister werden sich nicht „anziehen", sondern sie werden sie „teilen", aber nicht im Sinne von „halbieren", sondern im Sinne von „den Bereich gemeinsam erkennen und verstehen". Das spirituelle „Teilen" ist völlig anders als das physische „Teilen".

Die Unterschiede von Körper, Seele, Geist sind durch unterschiedliche Frequenzen bestimmt. Aber sie sind nicht „getrennte" Bereiche. Im „physischen" Bereich sind die einzelnen Bereiche (Organe und Nerven) auch nicht vom Körper getrennt, obwohl unterschiedlich in der Funktion.

Was ist, wenn wir sterben? Können wir dann nicht mehr denken? Wenn wir nicht mehr denken können... unser Denken, unser Geist lenkt uns nach links rechts, Gas, bremsen... Wenn wir tot sind, können wir nicht mehr fahren, lenken, reden... Also, was lenkt den Geist... Das ist schon ein Rätsel, nicht wahr? Aber es sind genau solche Rätsel, über die zu meditieren es sich lohnt.

Wenn wir denken können, sind wir... bedeutet, wir wissen, dass wir leben. Wenn wir nicht mehr denken können... wissen wir, dass wir tot sind?

Dieses Rätsel lösen wir auf:
Wir können IMMER denken. Das Bewusstsein stirbt NIE! Wir können nicht mehr „atmen"... weil wir nicht mehr die Luftatmung benötigen. Wir „atmen" spirituell weiter. Wir können nicht mehr mit der Stimme kommunizieren, aber wir können telepathisch kommunizieren – und verstehen ALLES sehr genau.

Wenn wir „tot" sind – und als Seele leben – dann können wir perfekt „beamen" und benötigen keine Fahrzeuge mehr, um uns zu bewegen. Gas, Bremse etc.

Das heisst auch, dass wir mit Toten respektvoll umgehen sollten. Wir können sie nicht mehr hören. Sie uns aber umso mehr. Es gilt auch die Lebensweisheit: über Tote sollten wir nicht schlecht reden. Wir müssen nicht Richter über andere Menschen sein. Dazu gibt es die ausgleichende Gerechtigkeit im Universum, mit viel weiseren Wesen als wir Menschen es sind.

Wenn wir geboren werden, manifestiert sich die Seele im physischen Körper. Wir nehmen die Luft-Welt in uns auf. Unser erster Atemzug ist ein Einatmen. Wenn wir sterben, lösen wir uns auf. Unser gesamtes physisches Leben verläuft von Yang nach Yin. Wenn wir sterben, ist das die Geburt in die nächste Lebensphase. Wenn wir sterben, ist unser letzter Atemzug ein Ausatmen. Die Lungen leeren sich, das Ausatmen ist physisch Yin und zentrifugal. Die physischen Lungen werden Yang. In der nächsten Welt passiert wieder ein Einatmen. Der ganze physische Körper wird auch Yang, schrumpfen, sich dann zersetzen und während dem Zerfallen Yin.

Die Seele jedoch bleibt Yin. Die zerfällt ja auch nicht. Es stimmt also bist zuletzt, dass das Erden-Leben von Yang nach Yin wandelt. Das grösste Yin erleben wir, wenn sich die Yin-Seele vom physischen Yang-Körper löst...

8.2 Minderwertige Nahrung macht ess-süchtig

Während des Essens sollte immer eine ausgeglichene und freudvolle Atmosphäre dominieren. Streit, Hektik oder negative Gespräche bei Tisch behindern über Körperreflexe die Aufschliessbarkeit der Nahrung. Diese Reflexe verursachen über die Sinne eine Reduzierung von Magensaft und aller übrigen Verdauungssäfte von Mund, Darm und Bauchspeicheldrüse. Der Russe Pawlow (1849–1936) hat schon vor Jahrzehnten nachgewiesen, dass die Abgabe von Verdauungssäften auch wesentlich über optische und akustische Signale gesteuert wird. Mit diesen sogenannten „Pawlow'schen Reflexen" beschäftigt sich jeder Medizin- oder Biologiestudent schon zu Beginn seines Studiums. Umgekehrt hemmen schlechte Nachrichten die Abgabe von Verdauungssäften. Dieser Vorgang ist dem Laien hinreichend bekannt. Für das trockene Gefühl im Mund nach unangenehmen Begebenheiten prägte der Volksmund den Ausspruch: „Ihm blieb die Spucke weg" oder „Es hat mir den Appetit verdorben". Dieser Zusammenhang demonstriert die innige Verflechtung zwischen seelischen und körperlichen Störungen. Die Nahrung kann bei schlechter Stimmung nicht vollständig aufgeschlossen werden, bleibt zu lange im Magen liegen, fault, gärt und erzeugt schädliche Gase. Eiweisse (Fleisch, Wurst, Fisch, Eier) bilden giftige Fäulnisstoffe. Mit dem Blutstrom gelangen sie über das Herz in alle Zellen. Sie stammen aus der Gruppe der Leichengifte. Alle schädigen das Herz. Daneben greifen sie noch folgende Organe zusätzlich an: Das Eiweissfaulgift „Putreszin" verändert die Zellgene aller Organe. Der Faulstoff „Kadaverin" schädigt das Nervensystem. Die Fäulnisgifte „Skatol" und „Indol" wirken generell zellschädigend.

Das Eiweissfaulgift „Indikan“ greift die Leber an und wirkt krebsbegünstigend. Das Darmfaulgift „Phenol“ richtet seine negative Wirkung gegen Nerven und Nieren. Phenol verätzt die Haut. Werden nur zehn Gramm hiervon getrunken, wird der Betroffene bewusstlos, reagiert mit Krämpfen und Nierenentzündung. Eingeatmetes Phenol verursacht Ohrensausen, Ohrenklingeln (Tinnitus), Schwindel, Erbrechen und Schlaflosigkeit.

Weitere Belastungen entstehen durch übermässige Gärprozesse im Darm. Darmgärung wird ganz erheblich durch zuckerhaltige Speisen und Getränke sowie durch Süssigkeiten gefördert. Diese sorgen dafür, dass die Hauptgärungsbakterien (Escherichia coli) sich krankhaft vermehren. Die jetzt in Gang kommenden Gärungsvorgänge produzieren im Darm Fuselalkohole, Kohlendioxyd-Gas und Methan-Gas. Neben der herzbedingten Schädigung werden noch weitere Organe getroffen: Fuselalkohole und Methan-Gase greifen die Leberzellen an. Kohlendioxydvermehrung verursacht Atemnot, Blutdruckanstieg und Müdigkeit.

Zuckerhaltiges ist ein hervorragender Nährboden für krankhafte Darmpilze. Nimmt die Pilzvermehrung im Darm zu, überlasten die schädlichen Stoffwechselprodukte dieser Verpilzungen, die so genannten Mykotoxine, das Abwehrsystem. Nun gelangen diese Darmpilz-Gifte über das Herz und den Kreislauf in Organe mit geringer Widerstandskraft wie z.B. die Bronchien, Haut, Stirnhöhlen und andere. Über eine allergische Entzündung der befallenen Zellen versucht der Organismus, diese Gifte abzuleiten. Lao-Tse sagte schon: „Alles, was dir süss mundet, endet bitter.“

Die Darmgifte der übermässigen Eiweissfäulnis und Kohlenhydrat-Gärung können auch die Schleimhäute des Darmes selber angreifen. Gifte der Eiweissfäulnis wirken häufig lähmend auf das Herz und die Darmmuskulatur. Verstopfung oder schleppender Stuhlgang sowie Müdigkeit sind oft die Folge dieses Übels.

Zu starke Kohlenhydrat-Gärung im Magen-Darm-Kanal kann Durchfälle, breiigen oder zu häufigen Stuhlgang erzeugen.

Die Gifte der übermässigen Darmfäulnis und Darmgärung führen noch einen Feldzug gegen das Immunsystem. Die Körperabwehr, Immunglobuline bzw. Antikörper, weisse Blutkörperchen, Makrophagen, Phagozyten, Lymphozyten und alle übrigen Abwehrträger ertrinken und ersticken im Körpergift oder werden erst gar nicht gebildet. Die Säuren, die Gärungs- und Fäulnisstoffe lähmen ihre Aktion. Die innere Säfteentmischung zerstört den Körperschutz.

Je mehr die Nahrung zum vitalstoffarmen Futter entartet, desto schneller und nachhaltiger macht sie süchtig. Die Menschen, die diese Kost bevorzugen, haben ständig Appetit. Der Grund liegt darin, dass der Körper solange mit Heisshunger reagiert, bis er die dringend benötigten Vitamine, Spurenelemente oder Biophotonen mit der Speise erhält. Bekommt er jedoch nur Kalorien, wird er dick und ist dennoch unterernährt.

Zu den schädlichen Spritz- und Düngemitteln der Agrarindustrie gesellen sich noch Schadstoffgase der Luftverschmutzung, des Tabaks, des Alkohols, der Röntgen- und Elektrostrahlung, der Konservierungsstoffe sowie der Chemie in fast allen Bereichen des Lebens. Für die Entgiftung dieser bedrohlichen Faktoren benötigt der Organismus Vitamine und andere Vitalstoffe. Wenn er sie über die Nahrung nicht erhält, kann er nicht gesund bleiben. Dieser negative Kreislauf der Gefahren lähmt die Vitalkraft und verkürzt das Leben. Krankheit, Schmerzen, Siechtum oder Schwäche belästigt die Befallenen.

Menschen, die ihr Empfinden noch nicht verloren haben, spüren selber, welche Stoffe und Mengen den Körper ruinieren. Die verschiedenen Konstitutionen, Rassen, Temperamente und Körperbautypen reagieren unterschiedlich auf die Nahrung. Ein altes Sprichwort sagt: „Was der Schmied verträgt, das tötet den Schneider."

Wer das innewohnende Empfinden für gesunde Nahrung nicht mehr wahrnimmt und zunehmend seine Gesundheit verliert, für den ist es dann immer noch besser, Ernährungsreformer für sich denken zu lassen. So unterschiedlich sie auch in ihren Ansichten sein können, fast alle legen Wert auf Qualität und mehr Naturbelassenheit der Nahrung. Nahezu alle diese Richtungen lehnen die naturfernen, industriell erzeugten, veränderten, konservierten, gefärbten, geschönten Futterwaren und das ganze Heer der Schnell- und Billignahrung ab. Menschen, die das Billige bevorzugen, verweigern sich selbst die Achtung. Sie geraten mit der Hingabe an den Schund in die Schwingung des Minderwertigen. Viele meiner Patienten berichteten mir, dass sie seit Jahren und Jahrzehnten angeblich nach den Richtlinien ihrer Ernährungsreformer lebten – und dennoch wurden sie von schwersten Erkrankungen heimgesucht.

8.3 Die sieben Stufen des Essens

Das Essen ist die wichtigste aller Lebensfunktionen, da Leben ohne Essen nicht möglich wäre. Das Essen ist weiter der wichtigste Einzelfaktor, der dafür bestimmend ist, ob wir uns in Harmonie mit unserer Umwelt befinden und damit, ob wir gesund oder krank sind. So wie es sieben Stufen der Krankheit gibt, existieren auch sieben Stufen des Essens.

1. Das mechanische Essen:
Ein Beispiel für diese Art des Essens ist die Nahrungsaufnahme im Mutterleib – ohne Bewusstsein oder besonderes Verlangen. Manche Menschen behalten diese Art des Essens sogar als Erwachsene bei. Beispiel für diese Art des Essens kann in unserem Verhalten gesehen werden, wenn wir abends nach Hause kommen, automatisch zum Kühlschrank gehen und uns etwas zu essen nehmen; oft sogar, ohne uns vorher erst die Hände zu waschen oder unseren Mantel auszuziehen. Sogar Hunde oder andere Tiere essen bewusster. Ein Beispiel für mechanisches Essen liegt ebenfalls vor, wenn wir automatisch zu einer bestimmten Zeit – wie 12 Uhr mittags oder 6 Uhr abends – essen, auch wenn wir gar keinen Hunger haben.

2. Das sinnliche Essen:

Diese Stufe des Essens beginnt, wenn unsere Sinne kurz nach unserer Geburt anfangen, sich zu entwickeln; sie ist abhängig von unserer Vorliebe für einen bestimmten Geschmack, Geruch, bestimmte Farben und der Beschaffenheit der Nahrung. Zurzeit macht die Nahrungsmittelindustrie riesige Gewinne, da sie sich auf die Befriedigung dieser Wünsche eingestellt hat, weil sich die überwiegende Mehrheit der Bevölkerung auf dieser Stufe des Essens befindet. Diese Art des Essens wird jedoch, ebenso wie das mechanische Essen, mit der Zeit unsere Gesundheit zerstören.

3. Das sentimentale oder emotionale Essen:

Viele Menschen essen aus sentimentalen oder emotionalen Gründen, wenn sie mit Freunden zusammen ausgehen; sie tun dies aus Gründen der Geselligkeit, auch wenn sie vielleicht keinen Hunger haben. Bei festlichen Abendessen mit Musik und Kerzenlicht wird diese Weise des Essens besonders praktiziert. Wir essen ebenfalls auf diese Art, wenn wir Verwandte besuchen und dort das essen, was sie zu sich nehmen, um ihnen einen Gefallen zu tun. Etwa 99 Prozent aller Menschen von heute essen auf diesen drei Stufen, von denen jede mit der Zeit unserer Gesundheit abträglich ist.

4. Das intellektuelle Essen:

Diese Stufe des Essens gründet sich auf empfohlene Ernährungsweisen, die hauptsächlich von Ernährungswissenschaftlern und Diätetikspezialisten befürwortet werden. Zurzeit ist diese Stufe des Essens in den Vereinigten Staaten am populärsten, vor allem bei Wissenschaftlern und Universitätsprofessoren. Der grösste Teil dieser Systeme und Theorien lässt sich jedoch nicht in die Praxis umsetzen. Die Vereinigten Staaten von Amerika sind das reichste Land der Welt, sodass es deshalb einigen Menschen möglich ist, diese Art des Essens zu praktizieren; aber sogar in Amerika gibt es viele Menschen, die es sich nicht leisten können. Was nun andere Länder anbelangt, so können sich dort Millionen von Menschen nicht leisten, regelmässig Fleisch, Milch und andere teure Nahrungsmittel zu kaufen. Diese Stufe des Essens bleibt deshalb nur einer kleinen Minderheit vorbehalten und ist nicht von universellem Nutzen. Ausserdem schaden viele der in den Theorien enthaltenen Ernährungsweisen der Gesundheit des Menschen eher, als sie ihr nützen.

5. Das soziale Essen:

Auf dieser Stufe wird es klar, dass 98 Prozent der Weltbevölkerung es sich nicht leisten kann, die Theorien der Ernährungswissenschaftler zu befolgen und dass diese Art des Essens sogar für diejenigen, die sie empfehlen, zu zeitraubend und kompliziert ist. So ist es z.B. sehr unwahrscheinlich, dass die Ehefrauen von Ernährungswissenschaftlern und Diätspezialisten wirklich beim Einkaufen ihrer Lebensmittel auf deren Gehalt an Vitaminen, Proteinen und Mineralstoffen achten. Wahrscheinlich gehen sie einfach in den Supermarkt und kaufen, was sie wollen, so wie andere Frauen auch. Obwohl viele dieser Theorien grossartig klingen, sind sie im Allgemeinen für die meisten Menschen nicht praktikabel. Die soziale Stufe der Ernährung beginnt dort, wo wir das Essen im Zusammenhang mit den volkswirtschaftlichen Konsequenzen sehen.

6. Das ideologische Essen:
Beispiele für diese Stufe des Essens finden sich in den Ernährungsvorschriften vieler Religionen, wie etwa in den Ernährungsregeln, die von Moses, Buddha und anderen gelehrt wurden. Unglücklicherweise haben sie alle ihre Bedeutung verloren, da sie sich nur auf eine bestimmte Umgebung, nämlich die, in der sie entwickelt wurden, beziehen. So gibt es zum Beispiel auch in überwiegend von Juden bewohnten Stadtvierteln nur noch wenige koschere Restaurants, und nur wenige Christen ernähren sich auf ähnliche Art und Weise wie Jesus. Das gleiche gilt auch im Falle des Zen-Buddhismus. Wenn man ein Zen-Kloster besucht, stellt man fest, dass die Mönche weissen, raffinierten Reis, Zucker und andere künstlich aufbereitete Nahrungsmittel essen anstatt braunen Reis, Gemüse und andere natürliche Nahrungsmittel, die der traditionellen Ernährung entsprechen.

7. Das freie Essen:
Freies Essen heisst nicht chaotisches Essen, sondern bedeutet, dass man frei in Harmonie mit der Ordnung des Universums isst. Wenn man zum Beispiel in Länder wie Israel oder Pakistan oder nach Südamerika reist, ist es am besten, die Ernährungsgewohnheiten der Menschen, die dort schon seit Tausenden von Jahren leben, zu studieren. Ihre Grundnahrung kann dann je nach Jahreszeit und persönlichen Bedürfnissen abgeändert werden. Freies Essen bedeutet, die Möglichkeit zu haben, sich frei seiner Umgebung anpassen zu können. Auf dieser Stufe benutzen wir unseren freien Willen, um unsere Nahrung gemäss unseren freigewählten Zielen auszusuchen; daraus folgen automatisch Glück und Gesundheit. Meine Ernährungsempfehlungen stellen, wenn man sie richtig versteht und anwendet, diese Stufe des Essens dar, da sie sich auf eine flexible Anpassung an die Natur und das Universum gründet. Gleichzeitig entfallen alle Bedürfnisse der anderen Stufen des Essens.

8.4 Der Mensch ist umgewandelte Nahrung

Im Thomas-Evangelium spricht Jesus mit den Worten: „Selig ist der Löwe, den der Mensch isst, und der Löwe wird Mensch werden. Und verflucht sei der Mensch, den der Löwe frisst, und der Löwe wird Mensch werden."
Diese Lehre kann nur verstanden werden, wenn wir wissen, dass Jesus in einer Symbol-Sprache gelehrt hat. Jesus lehrt keine „Rückwärts-Inkarnation". Wenn wir seine Lehren wörtlich interpretieren, ist die Gefahr gross, dass wir ins Matrix-Wissen fallen.

Frage:
Ist der Mensch ein höher entwickeltes Wesen als der Löwe?

Antwort:
Ich verwende in diesem Lehr-Bereich den Begriff „höher" schon lange nicht mehr. Ich erkläre heute mit dem Begriff „grösser" und „weiter", weil der Begriff „höher entwickelt" in der

Evolutions-Irr-Lehre nach Charles Darwin verwendet wird. Und davon ist die InYologie weit entfernt. Dass ein Mensch einen anderen Entwicklungs-Zustand hat als ein Tier oder eine Pflanze, das denke – und erkläre – ich auch. Aber diesen Unterschied mit „höher" zu bezeichnen, tue ich nicht. Da wir Menschen nicht von anderen Spezies abstammen, sollten wir diese Vergleiche auch nicht herstellen. Jede Spezies hat eigene Entwicklungs-Prozesse zu erleben. Ein „höher" könnten wir nur vergleichen, wenn wir von anderen Arten abstammen würden. Vergleiche sind darum nur innerhalb der gleichen Spezies möglich, aber nicht Arten übergreifend. Und wie auch ich erkläre, wurde der Mensch als „Ebenbild" von „Gott", oder dem „Grossen Geist" erschaffen. Also gibt es für das Wesen Mensch kein „höher", sondern ein „weiter" und „grösser".

Jeden Tag wird die gesamte Evolution, welche drei Milliarden Jahre zurückreicht, in den täglichen Leben von unzähligen Pflanzen- und Tierarten wiederholt, die einander mit einer sehr hohen Geschwindigkeit umwandeln. Auch diese Aussage darf nur symbolisch verstanden werden und nicht wörtlich. Bei wörtlicher Interpretation müsste uns ja der Unsinn auffallen, dass wir nicht eine „Evolutions-Entwicklung" von Millionen Jahren „täglich" umwandeln können. Symbolisch verstanden ist es jedoch richtig.

Von den Protozoen zu den weiter entwickelten Lebewesen, von den einzelligen Organismen bis zum Menschen verändert sich das Leben unentwegt in seiner Komplexität und seinem Bewusstsein. In diesem Zusammenhang ist es wichtig, unterscheiden zu können zwischen Makro-Evolution und Mikro-Evolution. Kein Lebewesen „entsteht" aus einer früheren Spezies. Das wäre Makro-Evolution. Alle Lebewesen und Spezies „entstehen" – oder inkarnieren – bereits komplett und „entstehen" nicht aus einer anderen „früheren" Spezies. Die Anpassungen an die Umwelt sind dann Mikro-Evolution. Der Unterschied ist ähnlich wie zwischen Konstitution und Kondition. Die Konstitution können wir kaum noch verändern. Die Kondition jedoch relativ leicht. Um vom Menschen in ein anderes Wesen zu mutieren, müssten wir zuerst „sterben" und neu inkarnieren. Aber kein Mensch will anschliessend in ein „niedrigeres" Wesen inkarnieren. Gott oder der Grosse Geist hat den Menschen nach seinem „Ebenbild" – also ein bewusstes und „göttliches" Wesen – „erschaffen" und nicht nach einer Mikrobe oder einem Pferd. In unserer Zeit verzehren viele Menschen eine Reihe von Warmblütern, die sich in jüngerer Zeit entwickelt haben: Kühe in der Form von Rindfleisch, Schwein, als Schinken und Speck; das Fleisch von Ziegen und Schafen und auch Produkte dieser Tiere in Form von Milch, Käse und Ahnlichem. Der Mensch verzehrt auch ältere Tierarten: zahlreiche Vögel, wie Hühner, Truthähne, Enten und Fasane und ihre Eier. In manchen Gegenden werden Reptilien, wie Schlangen und Eidechsen, gegessen; in anderen Gebieten Amphibien, wie Frösche, Schildkröten, Schnecken.

Viele Tausende von Süsswasser- und Meeresfischarten sind Bestandteile der Nahrung und auch andere wirbellose Meerestiere, wie Schalentiere, Tintenfische und Kraken. Schliesslich nimmt der Mensch auch die Urformen tierischen Lebens in sich auf, jene Bakterien, Enzyme, Hefen und andere Mikroorganismen, die in vergorenen und behandelten Lebensmitteln, aber auch im Wasser und in der Luft vorkommen. Die Tatsache, dass wir fast alle der uns in der Entwicklungsgeschichte vorangegangenen Arten, entweder als Ganzes oder als Teile, essen können, legt den Schluss nahe, dass wir auch fast alle Pflanzenarten essen können. Aber nicht Wesen auf der gleichen Entwicklungs-Stufe. Kannibalismus zu praktizieren ist nicht die Nahrung für Menschen. Je weiter zurück in der Makro-Evolution, desto besser für Menschen. Je näher der Entwicklungs-Stufe Mensch, desto weniger gut verträglich für Menschen. Bei niedrigeren Wesen ist das nicht so. Das ist auch ein Hinweis zur Lehre von Jesus über den Löwen. Tiere sind in Wirklichkeit nichts anderes als umgewandelte Pflanzen. Sogar Tiere, die reine Fleischfresser sind, fressen letztendlich nur umgewandeltes Pflanzenmaterial. Insgesamt, aus einer umfassenden Sicht, haben Menschen alle Arten von Getreide und Getreideprodukten gegessen wie Reis, Weizen, Hirse, Hafer, Gerste, Roggen, Mais und Buchweizen und auch Hülsenfrüchte, wie Sojabohnen, Limabohnen, weisse Bohnen, Kichererbsen, Linsen, Erbsen und viele andere.

Von den biologisch jüngeren Pflanzen isst der Mensch verschiedene Samen, Früchte und Nüsse. Von den modernen Gemüsearten essen wir Wasserkresse, Grünkohl, Möhren, Rüben, Kartoffeln, Kürbis, Rettich, Kohl, Chinakohl, Zwiebeln, Schalotten und viele andere. Von den älteren Pflanzen essen wir Farne, Spargel und viele Pilzarten. Des Weiteren sind auch Meerespflanzen Bestandteile der menschlichen Nahrung. Dazu gehören Pflanzen wie Kombu, Wakame, Hijiki, die Speise-Rotalge, Irisches Moos und Nori. Schliesslich essen wir die primitivsten Formen pflanzlichen Lebens wie Schimmel, Hefen und dergleichen.

Der Mensch – auf Erden das am weitesten entwickelte Lebewesen – hat die grösste Auswahl an Nahrungsmitteln, die er verstoffwechseln oder transmutieren kann. Dennoch sollte auch der Mensch die natürliche Ordnung bei der Nahrungs-Wahl – in Quantität, Qualität – beachten. In unserer modernen Zeit sind denaturierte, künstlich behandelte Nahrungsmittel hinzugekommen sowie industrielle, mit chemischen Zusätzen versehene Massenprodukte.

Im Gegensatz zu anderen Lebewesen ist der Mensch imstande, die Qualität seiner Nahrung durch Anbaumethoden, Auslese, Verarbeitung, Vermischen, Haltbarmachung und Kochen zu verändern und auch durch Verfahren, wie Trocknen oder Befeuchten, Einlegen, Pressen, Erhitzen, Einfrieren, Lagern und Fermentieren, zu beeinflussen. Eine vielfältigere Ernährungsweise hat meist eine grössere biologische Entwicklung zur Folge, während eine weniger vielfältige Nahrung eine geringere genetische Vielfalt und gesellschaftliche Evolution bewirkt. Auch wird eine stärkere kulturelle Entwicklung in einer Gesellschaft mit mehr verfeinerten Kochmethoden gegeben sein, während eine Gesellschaft mit eher primitiven Kochverfahren weniger entwickelt bleibt. Wobei diese Aussage nicht falsch verstanden werden darf. Mit „verfeinerten" Kochmethoden sind nicht etwa elektrisches Kochen oder gar Mikrowellen gedacht, sondern in Bezug auf Kochdauer, Wassermenge, Gewürze usw. Natur-Feuer (Holz) ist dem Kunst-Feuer (Elektro- oder Mikrowellen) wegen der harmonischen Schwingungs-Energie weit überlegen.

Im Verlauf von Zeitaltern, während die Menschen gelernt haben, ihre Methoden der Auswahl, der Zubereitung und des Kochens der Nahrung weiter zu entwickeln, wurden weiter ntwickelte

Kulturen und Zivilisationen geschaffen. Aus den Kochmethoden eines Haushalts können wir die Geisteshaltung der Familie ersehen und aus der allgemeinen Kochweise eines Landes oder einer ethnischen Gruppe deren geistige und psychologische Orientierung ableiten. Das gilt aber nur für „natürlich" lebende Gruppen, die nicht zu stark unter „Matrix-Wissen" und Gehirnwäsche, „Mind-Control", leiden. Zusätzlich zu den Pflanzen- und Tierarten nehmen wir auch Wasser und Mineralstoffe durch unsere Nahrung und Getränke auf. Fast alle Elemente sind in unterschiedlichen Anteilen in unserem Körper vorhanden, wobei 80 Prozent unserer Organe und Gewebe aus Wasser bestehen. Diese Substanzen nehmen wir sowohl in Form von pflanzlicher und tierischer Nahrung auf wie auch in Form von Salzen (in natürlichen oder künstlichen Verbindungen). Viele Arten von Flüssigkeiten nehmen wir als Fruchtsäfte, Gemüse, gekochtes Getreide und Mehle und als Suppen und Getränke zu uns. Jeden Tag nehmen wir einen Teil unserer natürlichen Umgebung auf, einschliesslich Bestandteile des Pflanzen-, Tier- und Mineralreichs. Zudem benötigt der Mensch Luft und scheidet einen Teil seiner verwerteten Nahrung als Kohlendioxid wieder aus. Der Luftverbrauch ist proportional zur Qualität und Quantität der Nahrung. Je mehr wir essen, desto mehr Luft benötigen wir; je weniger wir essen, desto weniger Luft brauchen wir. Je mehr tierische Nahrung wir essen, desto stärker wird die Einatmung, wobei die Atmung schwer und disharmonisch wird. Je mehr pflanzliche Nahrung wir zu uns nehmen, desto harmonischer wird unsere Atmung. Wenn unsere Nahrung eine gewisse Vielfalt aufweist, wird eine bestimmte Qualität von Blut gebildet. Wenn wir andere Arten von Speisen zu uns nehmen, werden andere Qualitäten des Blutes die Folge sein.

Wie gering der Unterschied auch immer sein mag, eine kleine Prise Salz, ein paar Tropfen Sojasauce, eine Scheibe Käse, ein paar Abschnitte einer Orange, ein halber Teelöffel Zucker, eine Tasse Tee, jeder Bissen hat einen subtilen Einfluss und verändert die Qualität und das Volumen des Blutes. Mit den Veränderungen des Blutes gehen auch Veränderungen der Qualität der Zellen und Organe und Gewebe des Körpers als Ganzes einher, einschliesslich des Gehirns und des Nervensystems. Diese Veränderungen beeinflussen automatisch die körperlichen und psychologischen Funktionen sowie das gesamte Verhalten, den Ausdruck, die Gedanken und die Gefühle. Aufgrund der Veränderungen dessen, was wir als Nahrung zu uns nehmen, gibt es tägliche Veränderungen in der Art, wie sich unser Körper bewegt, in unseren Gewohnheiten wie auch Veränderungen unserer Sinneswahrnehmungen, der emotionalen Reaktionen, der intellektuellen Begriffsbildung, des gesellschaftlichen Bewusstseins und der Lebensphilosophie.

Wie ein Fernsehgerät mit minderwertigen Teilen, das die Wellen eines weit entfernten Senders nicht in Bild und Ton umzuwandeln vermag, werden wir ebenfalls nicht im Stande sein, bestimmte Wellen und Schwingungen von nahen und fernen Quellen wahrzunehmen und darauf zu reagieren, wenn unser Blut durch unsere tägliche Ernährungsweise stagniert und von einer schweren Beschaffenheit ist. Wenn unser Bewusstsein zuweilen nicht klar ist, kann dies durch veränderte Schwingungen in der Umgebung hervorgerufen sein, doch spielt das, was wir selber unserem Körper zuführen, die grössere Rolle. Ausser, unsere Wahrnehmung und Entscheidungsfähigkeit ist durch die „äusseren" Beeinflussungen wie Chemtrails, Elektro-Smog, Mind-Control,

Fernseh-Werbung, Pharma-Industrie schon so stark geschädigt, dass eine gute Nahrungs-Wahl nicht mehr möglich ist. In diesen Fällen ist die Hilfe von Weg-Weisern nötig, um wieder auf den natürlichen Weg zu finden. Dieser Prozess wird verständlich, wenn wir sehen, wie zwei Menschen unter den gleichen Bedingungen verschieden reagieren; einer vielleicht nervös, der zweite ruhig. Unsere psychologischen Reaktionen und Schwankungen sind hauptsächlich das Resultat dessen, was wir täglich essen.

Krankheit und ein unnatürlicher Tod.
Frustrationen und Leiden, schwere Unfälle und Versagen werden alle vom Einzelnen hervorgerufen als Folge unserer täglichen Ernährungs-, Denk- und Lebensweise, besonders jedoch durch unsere Ernährungsweise, über die wir fast vollkommen selber bestimmen können. Das Geheimnis, um Gesundheit und Weisheit, Freiheit und Glück – körperliches, geistiges und spirituelles Wohlergehen wie auch gesellschaftliche Harmonie und Weltfrieden zu erlangen, haben wir tagtäglich vor uns mit allem, was wir essen. Die richtige Auswahl und Zubereitung der Nahrung, das Aufnehmen und Harmonisieren mit unserer natürlichen Umgebung durch unsere Ernährungsweise haben eine Schlüsselfunktion, sowohl bei der Gestaltung des persönlichen als auch des kollektiven „Schicksals". Der Mensch kann alles essen, sollte jedoch dabei eine gewisse Ordnung und ein gewisses Mass einhalten. Die richtige Ernährung ist der Faktor, der über unsere evolutionäre Entwicklung oder unseren Verfall entscheidet.

8.5 Ernährungsformen

Wenn es um unsere Ernährung geht, werden viele ganz plötzlich zu Experten: Jeder hat seine eigenen Theorien und vertritt diese mitunter vehement. Schauen wir uns die bekanntesten Ernährungsformen an.

Karnivorismus/Omnivorismus
An erster Stelle gehören die „Karnivoren" – die eigentlich „Omnivoren" sind. Die „Omnivoren" unterscheiden sich von den „Herbivoren", die vorwiegend pflanzliche Kost bevorzugen.

Vegetarismus
Vegetarismus bezeichnet ursprünglich eine Ernährungs- und Lebensweise des Menschen, bei der neben Nahrungsmittel pflanzlichen Ursprungs nur solche Produkte verzehrt bzw. benutzt werden, die vom lebenden Tier stammen. Der Vegetarismus weist in der Praxis zahlreiche Facetten der Durchführung auf. Die meisten „Vegetarier" sind genau genommen „Ovo-Lakto-Vegetarier". Das bedeutet, dass „Vegetarier" nur auf Fleisch verzichten, aber Fisch, Eier, Milchprodukte, Honig weiter essen. Allen vegetarischen Kostformen gemeinsam ist das Meiden von Nahrungsmittel (und anderen Konsumgütern), die von getöteten Tieren stammen wie Fleisch. Im Veganismus wird auf alle Nahrungsmittel und Konsumgüter tierischen Ursprungs verzichtet. Vegetarismus beschränkt sich nicht nur auf die vegetarische Küche, sondern wird auch als Weltanschauung

und alternative Lebensweise verstanden. Dabei geht es meist um ein gesteigertes Gesundheitsstreben oder um ethische Ideale. Der Anteil der Vegetarier an der Gesamtbevölkerung liegt in der westlichen Welt noch im zweistelligen Prozentbereich – Tendenz stark steigend. Als vegetarisch werden alle Ernährungsformen bezeichnet, bei denen kein Fleisch verzehrt wird. Man unterscheidet folgende Formen:

- **Ovo-Lakto-Vegetarier:** verzehren Eier, Milchprodukte und pflanzliche Kost
- **Lakto-Vegetarier:** verzehren Milchprodukte und pflanzliche Kost

Die Gesundheit ist ein weiterer Aspekt für viele, ihren Fleischverzehr zu reduzieren, häufig einmal Fisch statt Fleisch zu essen und fleischlose Alternativen zu wählen. Momentan steigt die Zahl der „Fleischreduzierer" mehr an als die Zahl der Vegetarier.

Meine Erklärung: Vegetarier verzichten nicht auf weissen Zucker, Honig, künstliche Süssstoffe, Milchprodukte, Weissmehl-Produkte, Nachtschattengewächse, Tafelsalz und vegetarisches Fastfood usw. Vegetarier sind mehrheitlich sehr egoistisch und intolerant Andersdenkenden gegenüber; sie predigen zwar brav „mach' Liebe, nicht Krieg", aber verzichten mehrheitlich nicht auf politisch motivierte Gewaltanwendungen gegen andersdenkende Menschen! Vegetarier haben mehrheitlich kein Problem damit, Tiere wie Pferde als Arbeitsmittel vor ihre Karren zu spannen! Vegetarier haben auch kein Problem, sich per Autostopp von den Umweltverschmutzern „Auto" gratis mitnehmen zu lassen oder mit dem „ÖV" oder mit dem Fahrrad bis zum Bahnhof und Flughafen zu fahren, um dann mit dem grössten Umweltverschmutzer „Flugzeug" in die Ferien zu fliegen und sich nicht selten an der – für sie kostenlosen – „Gastfreundschaft" der „armen" Menschen im „Drittweltland" zu erfreuen.

Veganismus

Vegan lebende Menschen meiden entweder zumindest alle Nahrungsmittel tierischen Ursprungs oder aber die Nutzung von Tieren und tierischen Produkten insgesamt. Ethisch motivierte Veganer achten zumeist auch bei Kleidung und anderen Waren darauf, dass diese frei von Tierprodukten sind und ohne Tierversuche hergestellt wurden. Vegan lebende Menschen nennen als mögliche Motive für ihre Lebensweise Argumente aus den Bereichen Tierethik, Tierrechte, Tierschutz, Klimaschutz, Umweltschutz, Gesundheit, Verteilungsgerechtigkeit, Welternährungsproblematik oder religiöse und/oder herrschaftskritische Ansätze. Vegane Produkte werden auch von Menschen konsumiert, welche nicht grundsätzlich auf Produkte tierischen Ursprungs verzichten möchten, deren Konsum jedoch aus den genannten Gründen minimieren möchten. Veganer: verzehren ausschliesslich pflanzliche Kost.

Meine Erklärung: Veganer verzichten nicht auf weissen Zucker, künstliche Süssstoffe, Veganer sind mehrheitlich sehr egoistisch und intolerant Andersdenkenden gegenüber, predigen zwar brav „mach' Liebe, nicht Krieg", aber verzichten mehrheitlich nicht auf politisch motivierte Gewaltanwendungen gegen andersdenkende Menschen! Veganer haben mehrheitlich kein Problem damit, Tiere wie Pferde als Arbeitsmittel vor ihre Karren zu spannen! Veganer haben auch kein Problem, sich per Autostopp von den Umweltverschmutzern „Auto" gratis mitnehmen zu lassen oder mit dem „ÖV" oder mit dem Fahrrad bis zum Bahnhof und Flughafen zu fahren, um dann mit dem grössten Umweltverschmutzer „Flugzeug" in die Ferien zu fliegen und sich nicht selten an der – für sie kostenlosen – „Gastfreundschaft" der „armen" Menschen im „Drittweltland" zu erfreuen.

Ernährung nach den 5 Elementen (TCM)

Die Ernährung nach den fünf Elementen ist die Übertragung von Teilen der Traditionellen Chinesischen Medizin (TCM) auf die in westlichen Ländern übliche Ernährung. Sie basiert auf der Lehre der fünf Elemente: Holz, Feuer, Erde, Metall und Wasser. Sie unterscheidet sich allerdings erheblich von der chinesischen Diätetik, also der Diätetik nach den Grundsätzen der TCM. Grundlage der Ernährungslehre sind wie in der TCM insgesamt die Vorstellungen von Yin und Yang. Besteht im Körper ein harmonisches Gleichgewicht dieser Energien, ist der Mensch gesund. Die Ernährung dient dazu, diese Harmonie zu fördern und zu erhalten.

Meine Erklärung: Menschen, welche nach den Prinzipien der 5-Elemente-Ernährung leben, verzichten nicht auf weissen Zucker, Honig, künstliche Süssstoffe, Fleischerzeugnisse, Milchprodukte, Weissmehl-Produkte, Nachtschattengewächse, Tafelsalz usw.

Wichtig!

Die 5-Elemente-Lehre, wie sie heute dargestellt wird, ist eine westliche Erfindung und wurde völlig falsch übersetzt. Somit ist auch die Einteilung der Nahrungsmittel willkürlich und somit falsch. Die Grundlage ist die 5-KI-Transformations-Lehre. Die 5 Elemente sind in Wirklichkeit keine 5 Elemente, sondern 5 Wandlungsphasen. 5-Ki-Transformationen.

Ernährung nach Ayurveda

Ayurveda („Das Wissen vom Leben") ist ein seit Jahrtausenden praktiziertes Gesundheitssystem aus Indien, das verschiedene Lebensbereiche wie Lebensgestaltung, Gesundheit, Ernährung, Heilanwendungen, Körperübungen (Yoga) und Meditation umfasst. In jedem Menschen sollen dabei die Grundbausteine des Universums, die fünf Elemente Äther, Wasser, Feuer, Erde und Luft in einer bestimmten individuellen Konstellation angeordnet sein. Sie verbinden sich zu den drei Doshas (Kräfte, Energien) Vata, Pitta und Kapha, die in ihren Wechselwirkungen alle Lebensprozesse gestalten und prägen, so unter anderem auch Körperbau, Stoffwechsel und Krankheitsneigung. Die Doshas kommen beim Menschen entweder als reine Form oder als Mischform vor. Das ausgewogene Miteinander der Doshas in der jeweiligen persönlichen Konstellation soll für Gesundheit sorgen – geht das Gleichgewicht verloren, sollen demnach Krankheiten entstehen. Als generelle Empfehlung gilt der Verzehr von Reis, Milch (gekocht), Obst, Süssspeisen, Ghee und Sesam. Vermeiden sollte man jedoch Fleisch, Fisch, Eier, Käse, Konserven und Tiefkühlkost sowie fettige Speisen. Dies gilt ebenso für Kaffee, Alkohol, kohlensäurehaltige Getränke und Kakao. Die ayurvedische Ernährung setzt sich aus überwiegend vegetarischen Bestandteilen zusammen.

Meine Erklärung: Menschen, welche nach den Prinzipien der Ayurvedischen Ernährung leben, verzichten nicht auf weissen polierten Reis, weissen Zucker, Honig, künstliche Süssstoffe, Milchprodukte, Weissmehl-Produkte, Nachtschattengewächse, Tafelsalz usw.

Trennkost

Bei der Trennkost nach dem amerikanischen Arzt Dr. Howard Hay (1866–1940) sollen Eiweisse und Kohlenhydrate getrennt voneinander verzehrt werden. Dadurch soll der Säure-Basen-Haushalt des Körpers ins Gleichgewicht gebracht werden, die Verdauung verbessert, Krankheiten geheilt und Übergewicht reduziert werden. Es handelt sich um eine Diät, die von vielen als Methode zur Gewichtsreduktion angesehen wird. Nach der „Trennkostlehre“ darf generell fast alles gegessen werden, nur wenige Lebensmittel werden ausgenommen, z. B. Hülsenfrüchte. Es werden weder die Mengen noch die zugeführte Nahrungsenergie erfasst.

Meine Erklärung: Menschen, welche nach den Prinzipien der Trennkost-Ernährung leben, verzichten nicht auf weissen Zucker, Honig, künstliche Süssstoffe, Fleischerzeugnisse, Milchprodukte, Weissmehl-Produkte, Nachtschattengewächse, Tafelsalz usw.

Rohkost

Die Rohkosternährung besteht aus unerhitzter, meist fleischloser Kost. Es werden vor allem Obst, Gemüse, Nüsse, Getreide und Honig verzehrt, auch Milch- und Milchprodukte. Rohkost-Veganer lehnen Getreide ab mit der Begründung, Getreide würde den Körper verschleimen.
Rohkost-Veganer glauben, dass das Erhitzen von Lebensmitteln wichtige Vitamine und Nährstoffe zerstört. Sie essen daher nur Rohes bzw. auf maximal 42 Grad Erhitztes. Dazu gehören beispielsweise viel rohes Obst und Gemüse, Nüsse, Samen und Kräuter. Die Rohkost-Veganer sagen, sie wollen so leben wie in der Zeit, als die Menschen das Feuer noch nicht entdeckt hatten. Wer erzählt uns, wann die Menschen das Feuer entdeckt hatten?

Meine Erklärung: Rohkost-Befürworter verzichten nicht auf weissen Zucker, Honig, künstliche Süssstoffe, Fleischerzeugnisse, Milchprodukte, Weissmehl-Produkte, Nachtschattengewächse, Tafelsalz usw.

Anmerkung

„Rohköstler“ – ein Begriff, der Rohkost-Befürworter verachtet (Ich benutze diesen Begriff nicht) – sollten ihr Wissen nicht von Phonographen beziehen. Alleine Niedergaren und Rohbelassen sind schon verschiedene Verhaltensweisen. Und Nahrung zu heiss zubereiten oder sie nur erwärmen, sind auch wieder zwei unterschiedliche Verhaltensweisen. Und wer die Lehre von Jesus – nur die Original-Lehre – richtig interpretiert, wird auf Niedergaren kommen. Zudem gelten diese Angaben nur im heissen Klima, wo sich die Steine tagsüber ohne Feuer auf ca. 70 °C erwärmen. Eskimos müssen ihre Nahrung anders zubereiten als Afrikaner, Amerikaner, Europäer. Und wer sagt, dass Reis gekocht werden muss, um ihn weich zu bekommen? Das ist nur eine schnellere Variante. Und 70 °C erwärmte Nahrung – inkl. Reis – ist warm genug. Wenn diese Rohkost-Befürworter

Natur-Wissen von Weg-Meistern beziehen würden, gäbe es diese Konflikte nicht. Jesus lehrte in einer Umgebung, wo die Steine 70 °C warm wurden. Jesus lehrte nicht, – Rohkost sei die beste Ernährung. (Jesus lebte erst nach seiner Flucht aus Jerusalem auf Korsika. Seine Lehre verbreitete er im heissen Jerusalem. Wie weit diese Version stimmt, ist auch nur Phonographen-Wissen). Aber das ist doch alles sekundär. Primär wichtig ist, dass wir seine Lehre intuitiv richtig interpretieren.

Vollwertkost nach Bruker

Diese Ernährungsform ist ähnlich der „Bircher-Benner-Diät"

Der deutsche Arzt Max Otto Bruker (1909–2001) entwickelte eine „vitalstoffreiche Vollwertkost", bei der er zwischen „lebendigen" Lebensmittel und „toten" Nahrungsmittel unterschied. Zu den Lebensmittel zählte er frisches, möglichst wenig verarbeitetes Getreide, Obst, Gemüse, Nüsse, Samen, naturbelassene Fette wie Butter und kaltgepresste Öle. Seiner Meinung nach „tote" Nahrungsmittel wie Weissmehl, Zucker und industriell erzeugte Fette sollten nicht verzehrt werden, Käse, Eier und Milch wenig, Fleisch gar nicht oder wenig. Ein Drittel der Nahrung soll aus unerhitzter Frischkost bestehen, wobei Bruker vor allem einem täglich zu verzehrenden Frischkostbrei aus eingeweichtem, geschroteten Getreide mit Obst und Nüssen vorbeugende und heilende Wirkung bei Krankheiten wie Diabetes, Rheuma, Fettsucht, Herzerkrankungen u.a. nachsagte. Bei diesen Erkrankungen solle der Frischkostanteil der Ernährung erhöht werden, sodass die notwendigen Vitalstoffe ausreichend zugeführt würden.

Meine Erklärung: Vollwert-Befürworter verzichten nicht auf weissen Zucker, Honig, künstliche Süssstoffe, Fleischerzeugnisse, Milchprodukte, Weissmehl-Produkte, Nachtschattengewächse, Tafelsalz usw.

Licht-Nahrung

Lichtnahrung oder Breatharianismus bezeichnet eine esoterische Methode, bei der nach Vorstellung ihrer Anhänger die für das Leben notwendige Energie aus feinstofflicher Energie („Licht", siehe „Prana" als universelle Lebensenergie) gewonnen werden soll. Dadurch soll es möglich sein, ohne feste und flüssige Nahrung zu überleben. Gewisse Menschen behaupten, sie hätten (jetzt können wir das ja nicht mehr nachvollziehen) eine gewisse Zeit nur von Lichtnahrung gelebt. Wenn man dann genauer nachfragt, heisst es, Wasser dürfe man trinken. Dann bitte genau sein und sagen, „ich bin ein Licht-Wasser-Wesen". Wenn man noch genauer nachfragt, heisst es dann: „Klare Suppen dürfen gegessen werden". Dann bitte genau sein und sagen, „ich bin ein Licht-Wasser-Suppen-Wesen". Und wenn man noch genauer nachfragt, ob sie diese Experimente auch unter Aufsicht machen würden, dann ist dann ziemlich schnell Ende Mut.

Meine Erklärung: Gott hat den Menschen einen physischen Körper geschenkt. Wir sollten auch den physischen Körper gesund halten – und gesunde Nahrung essen. Nichts essen macht keinen Sinn!

Die meisten Menschen, die sich von der „zu materialistischen (Yang-)Welt" abwenden, wenden sich umso vehementer dem „geistigen Leben (Yin)" wie New Age, Esoterik, Geistheiler usw. zu. Sie hängen dem Mystizismus an und glauben, das sei besser als das „Materielle". Aber diese Menschen haben noch nicht verstanden, dass Körper, Seele und Geist eine EINHEIT bilden. Sie kennen das elfte Gesetz des Einzigen Prinzips der universellen Ordnung nicht. Extremes Yin produziert Yang, extremes Yang produziert Yin.

Low-Carb-Diät

Der Begriff Kohlenhydratminimierung bzw. Low-Carb (von englisch carb, Abkürzung für carbohydrates „Kohlenhydrate") bezeichnet verschiedene Ernährungsformen oder Diäten, bei denen der Anteil der Kohlenhydrate an der täglichen Nahrung reduziert wird. Motivation ist häufig eine erwünschte Gewichtsreduktion. Die täglichen Mahlzeiten bestehen hauptsächlich aus Gemüse, Milchprodukten, Fisch und Fleisch, wobei Fette und Proteine die wegfallenden Kohlenhydrate ersetzen. Die empfohlene Energiezufuhr durch Kohlenhydrate gegenüber einer typischen westlichen Ernährung mit ca. 50 % Anteil schwankt je nach Form der Low-Carb-Ernährung stark, von der ketogenen Diät, bei der der Anteil auf theoretisch „null" reduziert sein kann, bis zu Formen, welche nur geringe Reduktionen empfehlen.

Meine Erklärung: In der Low-Carb-Diät wird nicht auf künstliche Süssstoffe, Fleischerzeugnisse, Milchprodukte, Weissmehl-Produkte, Nachtschattengewächse, Tafelsalz usw. verzichtet. Eine Low-Carb-Diät sollte erklärt werden als keine raffinierten Zucker, keine Monosaccharide. Aber sicher nicht keine gesunden langkettigen Kohlenhydrate. Ausserdem sind solche hohen Mengen an Proteinen, wie in der Low-Carb-Diät empfohlen werden, ungesund. Allein 25 Studien von Dr. Campbell – Co-Autor der China-Study – hatten im Lauf der letzten 30 Jahre einhellig ergeben, dass die Krebsgefahr mit der verzehrten Proteinmenge steigt.

Paleo-Diät

Steinzeiternährung, Steinzeitdiät, Paleo-Ernährung oder Paleo-Diät ist eine Ernährungsform, die sich an der vermuteten Ernährung der Altsteinzeit orientiert; gemeint ist die Zeit vor der neolithischen Revolution (beginnend vor ca. 20'000 bis 10'000 Jahren), nach welcher Ackerbau und Viehzucht vermehrt betrieben wurden. Anders als in der kohlenhydratreduzierten Ernährung (Low-Carb) sind in der Steinzeitdiät unbegrenzte Mengen hochglykämischer Anteile wie getrocknete Datteln oder Feigen – erlaubt.

Meine Erklärung: Menschen, welche nach den Prinzipien der Paleo-Diät leben, verzichten nicht auf Honig, Fleischerzeugnisse, Nachtschattengewächse, Tafelsalz usw., dafür verzichten sie aber gänzlich auf Vollkorn-Getreide und Hülsenfrüchte. Wir sollten uns nicht ernähren wie die Menschen in der „Steinzeit". Ausserdem bezweifle ich stark die offizielle Version „Steinzeit-Ernährungs-Theorie". Wir leben im Hier und Jetzt und nicht in der „Steinzeit". Auch hier fehlt der Kompass der InYologie komplett.

Blutgruppendiät (Genotypendiät)

Die Blutgruppendiäten sind ein alternativmedizinisches Diätkonzept, das auf der Theorie des amerikanischen Naturheilkundlers Peter J. D'Adamo beruht. Vertreter der Blutgruppendiäten postulieren, dass Menschen mit unterschiedlichen Blutgruppen Lebensmittel evolutionär bedingt unterschiedlich gut vertragen. Eine entsprechende Einschränkung der Auswahl soll die Gesundheit und das Wohlbefinden verbessern und das Krankheitsrisiko senken. Vertreter der Blutgruppendiät gehen davon aus, dass sich Menschen der verschiedenen Blutgruppen zu bestimmten Zeitpunkten der Menschheitsgeschichte entwickelt haben. Der 0-Typ („der Jäger") sei danach eher ein Fleischesser; unter anderem seien manche Hülsenfrüchte, Weizen, Milch und Milchprodukte eher ungesund für ihn. Der A-Typ („der Landwirt") sei von Natur aus Vegetarier; er sollte Fleisch und Milchprodukte, aber auch manche Bohnen und Weizen meiden. Der B-Typ („der Nomade") wird als Allesesser beschrieben; er vertrage alle Lebensmittel, bis auf wenige Ausnahmen wie Hühnerfleisch, gut. Der AB-Typ („der Rätselhafte") sei Mischköstler; für ihn seien wenig Fleisch, viele Milchprodukte, Getreide und Eier, Brot und Gebäck günstig. Im Rahmen dieser Theorie geht D'Adamo davon aus, dass Menschen mit unterschiedlichen Blutgruppen auf Nahrungslektine verschieden reagieren. Er behauptet, dass die Aufnahme von Lektinen, die mit dem Antigen der eigenen Blutgruppe unverträglich sind, zu Verklumpungen der Erythrozyten und Krankheiten führt.

Meine Erklärung: Menschen, welche sich nach den Prinzipien der Blutgruppendiät ernähren, verzichten nicht auf weissen Zucker, Honig, künstliche Süssstoffe, Fleischerzeugnisse, Milchprodukte, Weissmehl-Produkte, Nachtschattengewächse, Tafelsalz usw.

Anmerkung:

Die Blutgruppe diktiert, was auf den Teller kommt. Diese Blutgruppendiät ist viel zu starr. Das ist, wie wenn wir sagen: Jemand hat schwarze Haut und stammt aus einem warmen Land. Seine Hautfarbe diktiert, was auf den Teller kommt. Und wenn die Person nun in ein nördliches kaltes Land umzieht und dort lebt, diktiert immer noch dessen Hautfarbe, was auf den Teller kommt. Die Person würde also weiterhin tropische Früchte essen und sich nicht den natürlichen Gegebenheiten anpassen. Richtiger wäre es zu sagen: Wir ernähren uns nach den Prinzipien der Naturordnung. Wir passen uns an, wenn nötig. Hier fehlt der Kompass der InYologie komplett. Bei dieser Blutgruppen-Diät habe ich noch eine Frage: Ist diese Blutgruppen-Diät vom „Evolutions-Experten" Charles Darwin erfunden worden?

Mondphasen-Diät

Bei der Mond-Diät werden neben den verschiedenen Mondphasen auch die eigenen Tierkreiszeichen beachtet. Die Vertreter gehen von der Annahme aus, dass der Körper je nach Mondphase bestimmte Lebensmittel besser verarbeiten kann.

Neumond

Die erste Phase der Mond-Diät eignet sich hervorragend, um den Körper zu entgiften und entschlacken. Schlechte und ungesunde Angewohnheiten wie Rauchen und Trinken können leichter aufgegeben werden. Ausserdem reagiert der Körper sehr wohlwollend auf Säfte und Tees. Daher wird zusätzlich ein reiner Fastentag empfohlen.

Zunehmender Mond

Jetzt heisst es: sich beim Essen zurückhalten! Denn in dieser Phase werden Nährstoffe und auch Fette besonders gut eingelagert. Wer in dieser Zeit auf seine Ernährung achtet und nicht zu spät isst, gibt dem Hüftgold angeblich weniger Chancen. Deshalb ist es ratsam, auf Fetthaltiges wie Wurst, Käse und Fleisch zu verzichten. Auch Süsses sollte speziell in dieser Zeit gänzlich vom Speiseplan gestrichen werden. Was hingegen erlaubt ist, sind Sojaprodukte, die viel Eiweiss enthalten.

Vollmond

Einen Tag vor und während des Vollmonds sollte man nur wenig essen - auf Fett am besten ganz verzichten. Denn in dieser Phase setzt der Körper schnell und gerne Fettpölsterchen an. Daher sollten auf dem Speiseplan rohes Obst und Gemüse sowie viel Flüssigkeit stehen.

Abnehmender Mond

Nicht nur der Mond, sondern auch der Körper nimmt in diesem Zeitraum ab. Die Fettverbrennung läuft auf Hochtouren, wer abnehmen möchte, sollte auf Gemüse, Eiweiss, Fisch und Vollkornprodukte setzen. Es wird empfohlen, unmittelbar die Phase nach dem Vollmond dazu zu nutzen, die Diät zu beginnen. Aus gutem Grund: Jetzt soll der Körper die meiste Energie verbrennen.

Es ist gut sich gemäss den Naturgesetzen und in Harmonie mit der Natur zu ernähren. Dabei können die Mondphasen ganz bestimmt helfen. Als Beispiel mag die Holz Ernte vom Förster Erwin Thoma dienen. Was aber nicht gut ist – und was ich nicht empfehle ist, wenn Deine Mondkalender-Diät Dir sagt, - iss jetzt heute Milchprodukte wie Hartkäse, oder Salat an einem Dezember Tag nur weil der Mondkalender das so sagt. Wenn der Mondkalender mir sagt heute ist Wurst-Tag, dann ist mir das auch Wurst.

Meine Erklärung: Menschen, welche nach den Prinzipien der Mondphasen-Diät leben, verzichten nicht auf Honig, Fleischerzeugnisse, Nachtschattengewächse, Tafelsalz usw.

Makrobiotik

Die makrobiotische Ernährung ist fettarm und ballaststoffreich und hat ihren Schwerpunkt auf vollwertigem Getreide und Gemüse. Anhänger der makrobiotischen Ernährungsweise meiden Fleisch, tierische Fette wie beispielsweise Butter oder Schmalz, Milchprodukte, Eier, künstliche Süssungsmittel und chemische Zusatzstoffe. Ihre Ernährung besteht aus Vollkorn-Getreide

(Naturreis, Hirse, Buchweizen, Weizen, Mais, Roggen), Gemüse, Bohnen, Algen (Nori, Kombu, Hiziki) und kleineren Mengen an Früchten, Samen, Nüssen und Weissfisch. Vorzugsweise sind diese Nahrungsmittel biologisch, regional angebaut und vollwertig oder nur sehr geringfügig weiterverarbeitet. Nachtschattengewächse wie Kartoffeln, Tomaten, Auberginen und Paprika werden gemieden. Lebensmittel sollten gemäss der makrobiotischen Ernährungsweise mit Utensilien aus Materialien wie Holz, Glas, Emaille oder rostfreiem Stahl zubereitet werden. Das Kochen mit Mikrowellen wird genauso gemieden.

Meine Erklärung: Die Makrobiotik, japanisch *Shokuyodo*, wurde genauso wie alle traditionellen Lehren verwässert und von Sektierern und Extremisten falsch interpretiert und noch schlimmer – falsch weiter gelehrt. Sie haben in der Folge die Makrobiotik zum „goldenen Kalb der Vegetarier oder Körnlipicker" reduziert. Viele dieser Anhänger haben so leider die Makrobiotik in Verruf gebracht, durch ihre zum Teil extreme, überhebliche, arrogante und selbstgerechte Lebensweise. Viele dieser „Makrobiotik-Rohkost-Veganer" benehmen sich oft wie selbstgerechte Öko-Terroristen. Leider sind die meisten dieser Makrobiotiker Anhänger des Sozialismus, was nichts anderes ist als Zentralismus, und das ist nichts anderes als Diktatur. Diese Leute sind physisch zu Yin, aber im Geist viel zu Yang-stur. (Irgendwie verständlich, dass Makrobiotik bei vielen Leuten auf Ablehnung stösst.)
Wenn wir die Makrobiotik richtig verstehen, ist es die beste Ernährungsform. Warum? Weil die Makrobiotik die Ernährung gemäss den Naturgesetzen und somit in Harmonie mit der Natur lehrt. Aber wenn Blinde Blinde führen, fallen beide in den Abgrund.

8.6 Die Wichtigkeit des Kauens

Kauen und Verdauen

Der Verdauungsprozess beginnt mit den Bewegungen der Sonne, der Erde und anderer Himmelskörper, die die Kraft und das Licht zur Verfügung stellen, damit unsere Nahrung wachsen kann und mit KI oder Lebensenergie erfüllt wird. Sorgfältige Anzucht, Ernte, Lagerung, traditionelle Verarbeitung und Küche beeinflussen ebenfalls die Energie und den Nährwert der Lebensmittel, machen sie leichter verdaulich und verstärken den positiven Effekt.
Im Mund aktiviert das Kauen Enzyme und regt die Speichelbildung an, was die Voraussetzung dafür ist, dass die Nahrung von den anderen Verdauungsorganen gut verarbeitet werden kann. Im Dünndarm werden die Nahrungsbestandteile schliesslich in den Körper aufgenommen und zum Blut und in andere Gefässe transportiert, wo sie Geist, Körper und Seele ernähren.

Die Verdauungsenzyme und Speichelsäfte, die durch das Kauen aktiviert werden, beinhalten:

1. Ptyalin (Amylase) ist eine klare, wässrige Enzymlösung, die von den Ohrspeicheldrüsen (Parotis) produziert wird, die direkt unter den Ohren liegen. Ptyalin macht die Nahrung basischer. Diese Basenbildung wirkt der Übersäuerung entgegen und aktiviert und energetisiert die Nahrung. Ausdauerndes Kauen erzeugt einen Energieschub oder eine Verbindung zwischen der Zunge und dem Gaumenzäpfchen (auch Uvula genannt, der kleine Fortsatz in der Mitte des Gaumens). Dies hat einen basenbildenden, mineralisierenden oder geringfügig elektrisierenden Effekt und stärkt das KI oder die Lebensenergie, die aus der Nahrung und den Nährstoffen und anderen Stoffen aufgenommen wird. Ptyalin hilft vor allem dabei, komplexe Kohlenhydrate zu verdauen, insbesondere Vollkornnahrungsmittel.
2. Schleimiger (muköser) Speichel wird von den Unterzungenspeicheldrüsen unter der Zunge produziert. Diese dickflüssige, klebrige Substanz hält die Nahrungsbestandteile zusammen (als Bolus oder Chymus bezeichnet, nachdem der Speisebrei den Magen erreicht hat) und lässt sie besser durch die Speiseröhre in den Verdauungstrakt gleiten.
3. Sowohl Ptyalin als auch schleimiger Speichel werden von den Unterkieferspeicheldrüsen (Glandula submandibularis) geliefert, die sich nahe am Unterkiefer befinden. Diese Verdauungssäfte kommen von Kanälen unter der Zunge.
4. Parotin, ein weiteres Enzym, das von der Ohrspeicheldrüse produziert wird, aktiviert den zellulären Metabolismus und hilft Gewebe und Organen dabei, sich zu regenerieren.
5. Lipase, das Enzym, das Fett abbaut, wird auch durch Kauen stimuliert. Lipase aus der Galle wird später in die Leber transportiert und im Zwölffingerdarm ausgeschüttet, um die Verdauung von Fett und Öl abzuschliessen.
6. Wenn man zu viele proteinreiche Nahrungsmittel zu sich nimmt, nimmt die Menge an Ptyalin im Mund ab. Protein wird durch Salzsäure und Pepsin im Magen und durch Enzyme aus der Bauchspeicheldrüse und dem Dünndarm im Zwölffingerdarm verstoffwechselt. Zu viel tierische Nahrung, insbesondere Milchprodukte (Milchprodukte stammen aus den Drüsen der Tiere), verhindern die Ausschüttung dieser Substanzen.
7. Speichel enthält Hydrogencarbonat (stark basisch), durch das Zellulase aktiviert wird, das Enzym in rohem Gemüse und Früchten, das Zellulose oder Ballaststoffe abbaut. Kauen ist eine wesentliche Voraussetzung für den Abbau der Zellulose. Hydrogencarbonat neutralisiert zudem überschüssige Säuren oder basische Bestandteile in der Nahrung und in Getränken.
8. Ausreichendes Kauen umgibt die Nahrung mit dem enzymreichen Speichel, der vor schädlichen Viren, Bakterien oder anderen Mikroorganismen schützt, ebenso wie vor Chemikalien, Strahlung und anderen Giftstoffen in der Nahrung.

Kauen und das Kreislaufsystem

Kauen regt den Blutfluss und das Kreislaufsystem an, insbesondere durch die Kieferbewegungen. Kauen bringt mehr Blut zu den Muskeln und verteilt es im Körper. Zudem wird das Blut basischer und wird gekräftigt.

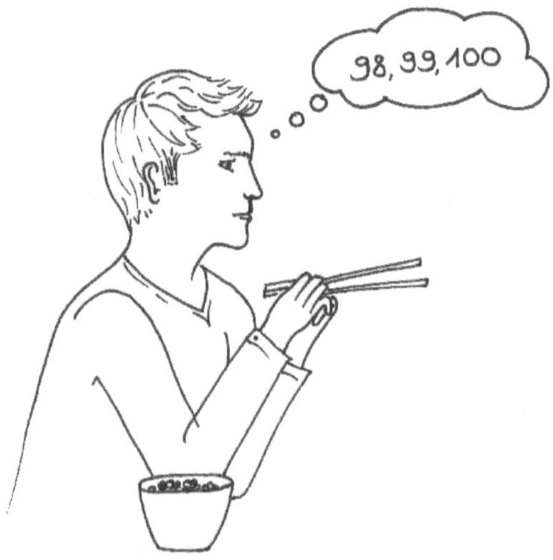

Abbildung 65: Kauen und Verdauen

Kauen und das endokrine System

Das endokrine System wird direkt durch das Enzym Ptyalin aktiviert. Es stimuliert die Mandeln, sodass der Thymus besondere Zellen, die als T-Lymphozyten bezeichnet werden, ausschüttet. Diese Zellen schützen den Körper vor Krebs und Immunschwäche. Der Hypothalamus und die Hirnanhangdrüse in der Kopfmitte werden ebenfalls durch die spiralförmigen Bewegungen des Kauens stimuliert und aktiviert. Kauen hilft, Giftstoffe zu neutralisieren. Aus Notwendigkeit heraus (Hunger), auf Reisen oder in Gesellschaft (z.B. auf einer Geburtstags- oder Familienfeier) essen wir vielleicht manchmal Nahrungsmittel, die wir sonst meiden, wie z.B. Zucker, Milchprodukte oder gentechnisch veränderte Nahrungsmittel. In diesem Fall kann Kauen dabei helfen, ihren schädlichen Einfluss zu verringern. Es gibt Geschichten von Überlebenden von Unfällen, Kriegsgefangenen oder anderen Menschen in Extremsituationen, die durch ausreichendes Kauen in der Lage waren, giftige Beeren, Kräuter oder andere Nahrungsmittel, selbst verunreinigtes Wasser, zu neutralisieren.

Die Heilkraft des Speichels

Speichel ist eines der ältesten und wirkungsvollsten Heilmittel. Verletzte oder verwundete Tiere lecken instinktiv die schmerzende Stelle. Auch Menschen stecken sofort ihren Finger in den Mund, wenn sie sich auf den Daumen geschlagen oder in den Finger geschnitten haben, und bedecken ihn mit Speichel. Der Speichel von Hunden hat eine desinfizierende Wirkung. Wenn ein Hund eine Wunde leckt, heilt sie schneller. In der chinesischen Antike wurde Speichel häufig zur Heilung und zur Verlängerung des Lebens verwendet, insbesondere von den Taoisten. Einige Texte weisen an, den eigenen Speichel zu schlucken, um die körperliche Heilung zu beschleunigen. Zusammen mit anderen Flüssigkeiten und Essenzen wurde Speichel von den Chinesen als ein hochwirksames Heilmittel für sexuelle Erkrankungen verwendet und galt als das Goldene Elixier, um das Leben zu verlängern und das Bewusstsein zu erweitern.

In der Bibel verwendete auch Jesus eine traditionelle Heilmethode, als er seinen eigenen Speichel zur Heilung verwendete. Einmal nahm er einen tauben Mann beiseite und legte seinen Finger auf sein Ohr, dann tat er Speichel auf seinen Finger und berührte damit die Zunge des Mannes (Markus 7,33). Zu einem anderen Zeitpunkt spuckte er auf den Boden, mischte Lehm mit dem Speichel und strich ihn auf die Augen eines Blinden (Johannes 9,1–7). Nachdem er sich in einem Teich gewaschen hatte, konnte der Mann sehen.

Kauen und die Meridiane

Die Meridiane oder Leitbahnen der natürlichen Energie versorgen die Chakren mit KI und verteilen dieses KI via Meridiane in jedes Gewebe und jede Zelle des menschlichen Körpers. Die Meridiane, welche mit dem Kauen verknüpft sind, sind die Meridiane von Magen, Leber, Dünndarm, Dreifachem Erwärmer, Galle und Blase. Hinzu kommen die leitenden und ableitenden Gefässe, die den gesamten Organismus anregen. Zusätzlich entspricht auch jeder Zahn einem Meridian. Und jeder Zahn wiederum korrespondiert mit einem Wirbel. Die Backenzähne, die Körner und andere komplexe und kohlenhydratreiche Nahrung zerkauen, sind mit den Meridianen der Lunge, des Herzens und des Dickdarms verbunden. Die Schneidezähne, die Gemüse und andere pflanzliche Nahrung zerbeissen, sind mit dem Nierenmeridian verbunden. Die Eckzähne schliesslich, die tierische Nahrung zerreissen, sind mit der Leber verbunden.

Kauen und die Chakren

Chakren (aus dem Sanskrit: Rad) sind senkrecht angeordnete Energiezentren, die mit den Meridianen die energetische Struktur des Menschen bilden. Kauen stimuliert und aktiviert den zentralen Energiekanal, der vom Kronen-Chakra durch das Dritte Auge die Zirbeldrüse (oder Hypophyse) zum Hals-, Herz-, Solarplexus-, Sakral-Chakra (auch Hara genannt) und Wurzelchakra verläuft. Die Spirale der Energie, die vom Himmel nach innen verläuft, regt das Gaumenzäpfchen an, während die Spirale der Energie, die von der Erde nach aussen verläuft, die Zunge anregt. Diese zwei Spiralen treffen sich an dem Ort, wo Nahrung gekaut wird, sodass der Kreislauf geschlossen und ein Fluss elektromagnetischer Energie erzeugt wird, der den gesamten Organismus energetisiert. Das sechste und fünfte Chakra unterstützen am stärksten das Kauen. Das Chakra der Zirbeldrüse, das den Ohrspeicheldrüsen, die Ptyalin produzieren, am nächsten ist, unterstützt und ordnet Sinneswahrnehmungen und steuert das höhere Bewusstsein. Die Speichelproduktion im unteren Teil des Mundes und die Bewegungen des Kiefers werden besonders durch das Kehlkopf-Chakra angeregt und beeinflussen Sprache, Kreativität und Selbstentfaltung. Wenn wir sehr gründlich kauen – 100- bis 200-mal pro Bissen –, werden die Getreide durch die Verbindung mit dem alkalischen Speichelenzym Ptyalin alkalisch und erzeugen dann eine Azidität, selbst wenn man ausschliesslich Getreide isst. Wobei trotzdem immer eine Prise Meersalz zum Kochen verwendet werden sollte. Meersalz ist basenbildend.

Speichel ist das Sekret der Speicheldrüsen. Diese Körperflüssigkeit wird vom menschlichen Organismus produziert (und nicht von der Pharma-Industrie). Die Produktionsdrüsen des Speichels befinden sich im Bereich der Mundhöhle und auch in bestimmten inneren Organen wie der Bauchspeicheldrüse. Demzufolge unterscheidet sich zum Beispiel Mundspeichel und Bauchspeichel.

Der Speichel enthält durchschnittlich 0,5 Prozent feste Bestandteile. Unter diesem sind hervorzuheben: Muzin (ein Polysacharid), diverse Proteine und ein Verdauungsenzym (dynastisches Ferment), die Alpha-Amylase (Ptyalin); sie spaltet die in der Nahrung enthaltene Stärke (Polysacharide) auf.

Der pH-Wert liegt bei Ruhesekretion zwischen 5,5 und 6, nach Stimulation durch Kaubewegungen steigt er auf etwa 7,6 bis 7,8 an, alkalisch. Die durchschnittliche Speichelproduktion liegt bei 1 bis 1,5 Liter pro Tag. Also nicht zu unterschätzen für den Stoffwechsel. Ptyalin wird auch Speichelamylase genannt. Ptyalin ist die Alpha-Amylase des Mundspeichels und spaltet Stärke in Disaccharide (Zweifachzucker), wie beispielsweise Maltose oder Dextrose, auf.

Nun kannst Du besser verstehen, weshalb ich flüssige Nahrung zum Beispiel in Form von Smoothies nicht als Hauptnahrungsmittel empfehle. Smoothies haben ihre Berechtigung, aber vergiss dabei nicht die Bedeutung des Kauens. Nicht vergessen: Gut gekaut ist halb verdaut.

8.7 Das Geheimnis der Blutbildung

Das Blut besteht aus Flüssigkeit in Form von Plasma und von Blutzellen, den eher Yang-Erythrozyten (rote Blutkörperchen), den eher Yin-Leukozyten (weisse Blutkörpechen) und den Blutplättchen. Das Plasma nimmt etwa 55 Prozent des Blutvolumens ein, während die verschiedenen Blutzellen, die von Plasma umgeben sind, die restlichen 45 Prozent ausmachen.

Erythrozyten (rote Blutkörperchen)

Der menschliche Körper enthält circa 35 Billionen rote Blutkörperchen. Der männliche Körper hat etwa fünf Millionen Erythrozyten pro Kubikmillimeter, der weibliche 4,5 Millionen. Die Zahl der roten Blutkörperchen hängt von einer Reihe von Faktoren ab. So gilt zum Beispiel, dass die Zahl der roten Blutkörperchen mit zunehmendem Alter gegenüber den 6 Millionen pro Kubikmillimeter bei der Geburt abnimmt. Dies ist einer der Gründe dafür, dass Neugeborene und Säuglinge sehr Yang sind (unser Leben verläuft von Yang nach Yin). Babys sind am meisten Yang bei der Geburt, also haben am meisten rote Blutkörperchen, und alte Menschen sind am meisten Yin, weil am nächsten beim Tod, also haben am wenigsten rote Blutkörperchen. Unser Leben verläuft also logarithmisch spiralisch von Yang nach Yin. Ausserdem steigt die Zahl der Erythrozyten im Körper mit der Höhe, in der der Mensch lebt. Menschen, die in einer Höhe von 3'000 Metern oder mehr über dem Meeresspiegel wohnen, sind im Allgemeinen mehr Yang als die, die in tieferen Lagen leben. Ihr Anteil an roten Blutkörperchen liegt bis zu 30 Prozent über dem Durchschnitt. Wenn man sich in einer aktiven Phase befindet, steigt die Zahl der Erythrozyten, während sie beim Schlafen abnimmt. Ausserdem steigt die Zahl der roten Blutkörperchen bei vermehrter Muskeltätigkeit oder bei höherer Aussentemperatur an. Ein Erythrozyt besteht zu 60 bis 80 Prozent aus Hämoglobin. Auch hier gibt es geschlechterspezifische Unterschiede. Männer haben etwa 16 Gramm Hämoglobin pro 100 Kubikzentimeter Blut, Frauen circa 14 Gramm.

Das Hämoglobin besteht aus Hämatin, einem eher yangen, eisenhaltigen Protein und zieht den Sauerstoff in den Lungen an und transportiert ihn in die Zellen.

Leukozyten (weisse Blutkörperchen)
Der menschliche Körper enthält weit weniger weisse als rote Blutkörperchen – etwa 6'000 pro Kubikmillimeter. Sie sind normalerweise grösser als die roten Blutzellen, besitzen einen Kern und bewegen sich aktiv, ähnlich wie die Amöbe. Die weissen Blutkörperchen wandern an Stellen des Körpers, an denen körperfremde Bakterien eingedrungen sind, umhüllen diese und „fressen" sie.

Ebenso sammeln sich die Leukozyten um entzündete oberflächliche Wunden. Man teilt die weissen Blutkörperchen in zwei Hauptgruppen ein: Granulozyten und Agranulozyten. Die Granulozyten wiederum werden in drei Untergruppen unterteilt: neutrophile, eosinophile und basophile, während man bei den Agranulozyten zwischen Lymphozyten und Monozyten unterscheidet.

Blut dient dazu, die organischen Gewebe zu durchströmen, um die Zellen ständig mit lebenswichtigen Substanzen zu versorgen, darunter Sauerstoff, Nährstoffe wie Enzyme, Vitamine und Spurenelemente, Hormone und andere Wirkstoffe. Zudem übernimmt das Blut den Abtransport von Stoffwechsel- und Abfallprodukten, die der Körper nicht mehr benötigt, zum Beispiel Kohlendioxid, Harnstoff und Harnsäure. Darüber hinaus reguliert das Blut die Körpertemperatur und den pH-Wert; ausserdem hält es den Wasser- und Elektrolythaushalt aufrecht. Als Teil des Immunsystems übernimmt das Blut wichtige Schutzfunktionen, beispielsweise Aufgaben bei der Abwehr von Krankheitserregern und anderen Fremdkörpern.

Die Bestandteile des Blutes
Das Blut setzt sich aus dem **Blutplasma** und festen **Blutbestandteilen (Hämatokrit)** zusammen. Blutplasma besteht zu 90 bis 95 Prozent aus Wasser. Den übrigen Teil machen gelöste Stoffe aus, unter anderem Bluteiweisse und Elektrolyte. Der Hämatokrit setzt sich aus den unterschiedlichen Blutzellen zusammen.

Dies sind:
- Rote Blutkörperchen (Erythrozyten): Sie sind für den Sauerstofftransport zuständig und enthalten den roten Blutfarbstoff (Hämoglobin).
- Weisse Blutkörperchen (Leukozyten): Diese sind ein Teil der Immunabwehr.

Die weissen Blutkörperchen werden unterteilt in:
- Neutrophile Granulozyten (50–80 Prozent der Leukozyten)
- Eosinophile Granulozyten (2–4 Prozent)
- Basophile Granulozyten (0,5–1 Prozent)
- Monozyten (2–8 Prozent)
- Lymphozyten (25– 40 Prozent)
- Blutplättchen (Thrombozyten)**:** Sie sorgen für die Blutgerinnung.

Die Erneuerung der Lymphflüssigkeit dauert circa zehn Tage, die des Blutes vier Monate, die der Knochen drei Monate, der Leber sechs Wochen, der Haut 28 Tage und die des ganzen Körpers circa sieben Jahre.

Das Lymphatische System ist ein Teil des Abwehrsystems (Immunsystem) der Wirbeltiere gegen Krankheitserreger, Fremdpartikel und krankhaft veränderte Körperbestandteile (zum Beispiel Tumorzellen). Es gliedert sich in die lymphatischen Organe und das Lymphgefässsystem. Das Lymphgefässsystem hat neben der Funktion im Abwehrsystem auch eine Bedeutung im Flüssigkeitstransport und steht in enger Beziehung zum Blutkreislauf. Als **Lymphe** wird die in den Lymphgefässen enthaltene, wässrige, hellgelbe Flüssigkeit bezeichnet, die das Zwischenglied zwischen der Gewebsflüssigkeit (Interzellularflüssigkeit) und dem Blutplasma bildet. Das Lymphsystem mit den Lymphgefässen als Leitungsbahnen ist neben dem Blutkreislauf das wichtigste Transportsystem im menschlichen Körper. Es ist auf den Transport von Nähr- und Abfallstoffen spezialisiert und entsorgt in den Lymphknoten auch Krankheitserreger wie Bakterien und Fremdkörper.

Ist das Blut für den Körper da oder ist der Körper für das Blut da?
Die Antwort ist nicht „entweder oder" – sondern „sowohl als auch". Das eine existiert nicht ohne das andere! Ohne Blut kann der Körper nicht leben. Und ohne Körper benötigen wir kein Blut.
Der ganze Organismus hat auch die Aufgabe, das Blut wiederherzustellen. Das Blut hat die Aufgabe, dem Organismus, der es bildet, zurückzugeben, was er braucht, um zu funktionieren.
Was die Frage nach dem „Was ist für was da?" noch einmal beantwortet.
In extremen Situationen zeigt sich, was geschieht, wenn der Organismus in seiner Gesamtheit, also Körper und Blut, bedroht ist: Hält die schlechte qualitative Zusammensetzung des Blutes an, tritt nach einer gewissen Zeitspanne der körperliche Tod ein.

Wenn der Körper für das Blut da ist, wofür ist denn das Blut da?
Die Antwort ist nicht „entweder oder" – sondern „sowohl als auch". Das eine existiert nicht ohne das andere! Körper, Seele und Geist sind auch nicht getrennte Wesen, sie bilden eine Einheit. Der Körper ist also nicht nur wegen des Blutes, sondern primär wegen des Geistes am Leben.

Da das Blut ein Bindeglied zwischen Geist und Körper ist, muss jede Veränderung der Qualität und der Zusammensetzung des Blutes auch eine Änderung der Verbindung mit sich bringen. Die Veränderung des Blutes kann beeinflusst werden durch Ernährung, Meditation, Musik, Emotionen, Lesen, Sehen, Gedanken, Sport etc., aber auch durch äussere Einflüsse wie beispielsweise den Klimawechsel. Dass ein kranker Organismus kein gesundes Blut mehr erzeugen kann, ist leicht nachvollziehbar. Das Blut will immer eine optimale Zusammensetzung und Wärme erreichen, und falls das nicht mehr möglich ist, tritt mit der Zeit unweigerlich der körperliche Tod ein.

Blutphysiologie
Alle Lebewesen sind in zwei Kategorien geteilt: tierisches Leben und pflanzliches Leben.

Chlorophyll und Hämoglobin. Grün und Rot. Yin und Yang. Kalt und Warm. Unbeweglich und beweglich. Die Pflanzen sind feststehend, deswegen können ihre Wurzeln in die Erde wachsen und Nahrung bekommen. Tiere und Menschen können jedoch nicht verwurzelt sein, weil sie sich bewegen. Wie bekommt dann ein Tier seine Nahrung? Durch Fressen. Und das Gefressene muss verstoffwechselt werden. Dafür sind die Verdauungsorgane zuständig. Der Darm repräsentiert die tragbare Wurzel eines Tieres.

Unter den Tieren – wie auch unter den Menschen – gibt es Vegetarier und Karnivoren. Die Pflanzen ernähren sich via Wurzeln aus der Erde, aus dem Wasser, der Luft und der Sonne. Tiere und Menschen ernähren sich von Pflanzen und Tieren. Es gibt auch bei Menschen und bei Tieren, das „entweder oder" und das „sowohl als auch". Pflanzen transmutieren sowohl anorganische Substanzen wie auch organische Substanzen. Menschen und Tiere können – wie Pflanzen auch – anorganische Stoffe in organische Stoffe umwandeln und umgekehrt auch.

Der modernen Physiologie zufolge ist die Aufgabe des Darmes Verdauung und Aufnahme der Nahrung. In Wirklichkeit arbeitet der Darm dynamischer. Die Darmzotte der Darmwand gleicht einer Amöbe. Die verdaute Nahrung dringt in die Darmzotte nicht in einem einfachen physikalischen, sondern einem biologischen Vorgang ein. In diesem biologischen Vorgang findet die physiologische Blutbildung statt. Mit anderen Worten: Die Darmzotten nehmen die verdauten Nahrungsstoffe in ihr Gefüge auf, assimilieren sie und wandeln sie schliesslich in rote Blutkörperchen um. Diese roten Blutkörperchen kreisen durch den Körper und verwandeln sich in Körperzellen (wie Leber-, Muskel-, Gehirnzellen etc.). Das ist ein klassisches Beispiel von Transmutation in der Mikro-Evolution.

Die moderne Medizin und Biologie lehrt, dass Zellen durch Zellteilung wachsen. Zum Beispiel wird sich eine Leberzelle in zwei, zwei in vier etc. teilen. Dies ist falsch. Zell-Teilung findet nie in dem lebenden Körper statt. Durch Teilung kann nichts wachsen. Durch Keimung jedoch schon. Also findet Wachstum in Lebewesen nicht durch Zell-Teilung statt, sondern durch Zell-Keimung.

Nein, das ist NICHT nur eine Frage der Terminologie.

Eine Zelle, die sich immer nur teilt, ohne vorher zu wachsen – zu keimen –, wäre ja nach der Teilung nur halb so gross wie vor der Teilung. Und nach tausend Teilungen wäre die Summe immer noch so gross wie die Urzelle. Wachstum gibt es nur durch Keimung. Die Zellen teilen sich, damit es nicht nur eine Riesen-Zelle gibt. Alles andere widerspricht den Naturgesetzen! Alle geteilten Zellen wachsen – keimen –, bevor sie sich wieder teilen. In Wirklichkeit ist es eine Zellen-Verdoppelung und nicht eine Zellen-Halbierung.

Meinen Studien zufolge sammeln sich die roten Blutkörperchen und mutieren zu verschiedenen Organen und Gewebe. Deswegen ist unser Körper eine Umwandlung der Nahrung. Auch unsere Konstitution und unser Charakter hängen von der Nahrung ab. Nahrung ist Leben.

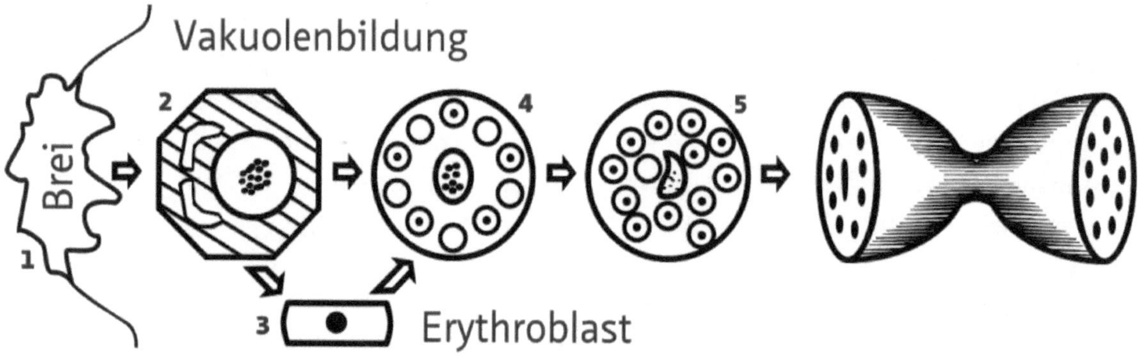

Abbildung 66: Vakuolen-Bildung

Beschreibung zur Abbildung:

1. Der Nahrungsbrei ist von Darmzotten umgeben.
2. Bildung einer Höhle mit Flüssigkeit innerhalb des Nahrungsbreies (Vakuolen-Bildung).
3. Diese Flüssigkeitshöhle wandelt sich in eine Darmzottenzelle um.
4. Diese Zelle entwickelt sich und wird ein „Mutter"-RotesBlutkörperchen (Erythroblast).
5. Schliesslich enthält dieser Erythroblast viele rote Blutkörperchen. Die roten Blutkörperchen treten in die Blutgefässe ein und kreisen durch den Körper.

Was ist dann die Funktion des roten Blutkörperchens?
Die moderne Physiologie sieht die Hauptaufgabe der roten Blutkörperchen im Transport von Sauerstoff und Kohlendioxid. Mit anderen Worten: Ein rotes Blutkörperchen bringt Sauerstoff zu einer Zelle und befördert Kohlendioxid von der Zelle zurück ins Blut. In Wirklichkeit ist es jedoch nicht so einfach.

Die wichtigste Aufgabe eines roten Blutkörperchens (die zurzeit noch nicht erkannt zu sein scheint) ist seine Entwicklung zu verschiedenen Zellgeweben wie Knochenmark, Fett- und Muskelgewebe, Leber, Milz, Nieren, Gehirn etc. Das rote Blutkörperchen ist nichts anderes als das Grundmaterial unseres Körpers.

Die Vorstellung, dass ein rotes Blutkörperchen sich in eine Körperzelle umwandelt, ist einzigartig und wurde zusammen mit dem Konzept der Umwandlung der Nahrung in rote Blutkörperchen nie zuvor in Betracht gezogen. Da diese Vorstellungen im Bereich der Wissenschaft neu sind, wird es viel Widerstand geben, bevor sie von den Wissenschaftlern angenommen werden. Meiner Überzeugung nach müssen diese Konzepte durch den Fortschritt der Wissenschaft und nicht durch die gegenwärtige akademische Meinung gerechtfertigt werden. Das echte Naturwissen wird die gesamte medizinische Welt grundlegend verändern.

Zusammenfassend gesagt, wandelt sich die verdaute Nahrung (die organisch ist) in unserem Körper in das einfache Lebewesen (ein rotes Blutkörperchen) um. Und dieses rote Blutkörperchen entwickelt sich zu einer weiter entwickelten Lebensstufe – der Körperzelle.

Frage:
Ist eine Zelle ein selbständiges Lebewesen ist? Oder nur im Verbund mit dem ganzen Organismus?

Antwort:
Das Wesen „Mensch" besteht nicht nur aus dem physischen Teil „Körper", sondern aus Bewusstsein und Seele und physischem Körper. Ohne Bewusstsein und ohne Seele, könnte der physische Teil „Körper" gar nicht leben. Aber ohne physischen Körper kann Seele und Bewusstsein leben.
Eine Hand ist ein sehr lebendiger Teil vom Körper. Aber die abgetrennte Hand alleine ist kein Lebewesen. Genauso ist eine Zelle kein selbständiges Lebewesen – sondern nur im Verbund mit dem ganzen Organismus.

Mein Verständnis der „Evolution" basiert nicht auf der Evolutions-Theorie gemäss Charles Darwin, sondern auf der Basis der InYologie, welche die Schöpfungs-Lehre erklärt. Diese fantastische Entwicklung des Lebens ist nicht eine blosse Theorie der Anthropologie. Sie findet in unserem Körper jeden Tag, jede Sekunde statt. Was für ein Wunder ist unser Leben! Unser Körper ist eine wundervolle fantastische Erscheinung.
Die Menge der roten Blutkörperchen in unserem Körper kann nicht unbestimmt sinken, weil unser Körper nicht reibungslos ohne eine bestimmte Anzahl roter Blutkörperchen funktionieren kann.
Beim Menschen liegt die Zahl der roten Blutkörperchen bei circa fünf Millionen pro Kubikmillimeter. Selten erreicht sie weniger als drei Millionen. Diese Zellen müssen das Gehirn und die Nieren mit Sauerstoff versorgen, weil diese Organe eine grosse Menge Sauerstoff verbrauchen. Falls die Zahl der roten Blutkörperchen unter drei Millionen sinkt, wird die Sauerstoffversorgung dieser Organe nicht ausreichend sein.

Die Blutbildung geschieht durch den Darm und das Verdauungssystem.

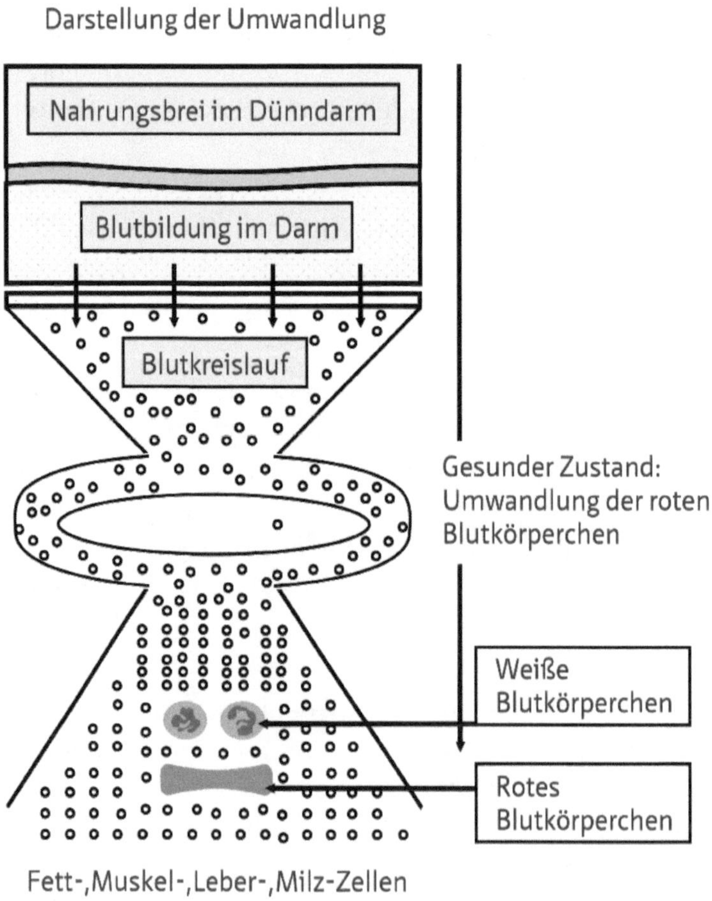

Abbildung 67: Blutbildung im Darm und Verdauungssystem

Die Blutbildung und das rote Blutkörperchen

Es gibt mehrere Gründe für die Erscheinung des Übermasses an weissen Blutkörperchen: Die Umwandlungsfähigkeit in rote Blutkörperchen ist geschwächt und/oder die Lenkungskraft der Körperzellen ist vermindert. Dies beeinträchtigt die Assimilationskraft der Körperzellen. Wenn die Körperzellen geschädigt sind, wird diese Umwandlung nicht vollendet, und die Zellen bleiben im Zwischenstadium (weisse Blutkörperchen) zwischen den Körperzellen und den roten Blutkörperchen stecken. Aus diesen beiden physiologischen Gründen vermehren sich die weissen Blutkörperchen. Rote Blutkörperchen ⇄ weisse Blutkörperchen ⇄ Körperzellen.

Studien zur physiologischen Blutbildung gemäss Professor Dr. med. Kikuo Chishima

Professor Dr. med. Kikuo Chishima (1899–1978) von der Universität in Gifu, Japan, hat nach dem Prinzip von Yin und Yang – Zellwucherung, auch Krebs genannt, biologisch und histologisch studiert. Professor Dr. med. Kieichi Morishita (1916–1987) von der Sika Schule studierte physiologisch und pathologisch dasselbe Problem nach dem gleichen Prinzip.

Der menschliche Körper scheidet jeden Tag verbrauchte Zellen, einschliesslich ein Zehntel seines Blutes, aus. Alle Deine Zellen werden durch Dein Blut ernährt, auch die Zellen Deines Denk- und

Urteilsvermögens im Gehirn, ebenso wie in der Leber und im Herz. Solange Du an Deinen alten Gewohnheiten zu essen und zu trinken (den Gewohnheiten, die der Ursprung aller Deiner Leiden oder Deines Unglücks sind) festhältst, kann die Krankheit nicht geheilt werden.

Die Untersuchungen der Professoren Chishima und Morishita in Biologie und Medizin führten zu folgenden wichtigen Entdeckungen:

1. Die Tatsache, dass unser Blut in den Därmen und nicht im Knochenmark erzeugt wird.
2.. Die roten Blutkörperchen können sich selbst in jedem Organ oder dessen Membrane in weisse Blutkörperchen oder in Fett usw. verwandeln. Ebenso ist es umgekehrt möglich.
3. Eigelb kann sich in Erythoblast und umgekehrt verwandeln.
4. Wirklicher Samen wird nur im Epididymus, nicht in den Testikeln erzeugt.
5. Es gibt keine Reproduktion der Zellen durch Teilung, nur durch „Keimung".
6. Neue Organe können aus organischer Substanz erzeugt werden.
7. Durch Zusammenballung und Vereinigung von Bakterien auf stehendem Wasser kann eine neue Prorozoa (Paramezium) gebildet werden.
8. Die Zellen eines weichen Wasserschwammes (von Nagara, Gifu) werden durch Anhäufung und Vereinigung der Zoochlorella (2. Stufe der Coacervation) gebildet.
9. Die roten Blutkörperchen können durch Beifügung einer 8-prozentigen Zuckerlösung vollkommen zerstört werden.

Schlussfolgerungen dieser Untersuchungen und ihrer Entdeckungen

Fünf fundamentale Theorien, auf denen die moderne Biologie, die Medizin, die Agrikultur, die Biochemie und alle Wissenschaften über das Leben sich aufbauen, müssen von Grund auf erneuert und verbessert werden.

1. Die Verneinung der Bio-Genese (Urzeugung).
2. Die Verneinung der Möglichkeit der Neubildung von Zellen aus organischer Substanz.
3. Die Verneinung der Vererbungsmöglichkeit der erworbenen Qualitäten.
4. Die Verneinung der Bildungsmöglichkeit produktiver Zellen aus gewöhnlichen Zellen.
5. Die Verneinung des Einflusses des Willens und der Umgebung als Evolutionsfaktoren.

Die Theorien von Pasteur, Splanzani, Virchow, Darwin und anderen, die alle auf den einfachen, mechanischen, materialistischen, atomischen und Mutationsgrundlagen aufgebaut sind, müssen revidiert werden.

Eine neue Theorie und Wissenschaft des Lebens müsste zuerst aufgestellt werden, danach die Theorien der Physiologie und der Medizin.

Alle diese in vorstellbarer Form niedergelegten Entdeckungen der beiden japanischen Professoren können dabei nützen.

8.8 Mitochondrien

Mitochondrien – die Kraftwerke der Zellen – sind kleine Zellorganellen, die unter anderem für die Produktion von ATP (Adenosintriphosphat) verantwortlich sind. ATP ist der Energieträger, den all unsere Zellen benötigen, um richtig zu funktionieren. Diese Energie, die Adenosintriphosphat oder ATP genannt wird, dient dazu, jede Funktion in unserem Körper zu unterstützen. Mitochondrien sind die Orte, an denen der Sauerstoff verarbeitet wird. Mitochondrien sind Zellen in der Zelle mit Sauerstoffwechsel. Mitochondrien sind wichtige Energiequellen für unseren Körper. Sie sind winzige Fabriken in unseren Zellen, die die Nahrung, die wir essen, und den Sauerstoff, den wir atmen, in Energie umwandeln. Pro Zelle hast Du nicht nur ein Mitochondrium, sondern Tausende, von denen jedes einzelne individuell vom Energiebedarf der Zelle abhängig ist. Wie der Körper, der sich im ständigen Ab- und Aufbau befindet (katabol und anabol), befinden sich auch Mitochondrien in einem fortwährenden Prozess, indem sie sich vermehren, verbrauchen, wachsen oder abbauen. Je grösser der Energiebedarf einer Zelle, desto mehr Mitochondrien werden gebildet und umgekehrt.
Jede Zelle enthält Hunderte oder Tausende von Mitochondrien; sie finden sich in grösseren Konzentrationen in aktiven Organen und Geweben wie Herz, Gehirn und Muskeln. Tatsächlich haben wir mehr als 100'000 Billionen Mitochondrien in unseren Körpern, und jede enthält 17'000 kleine Fliessbänder zur Herstellung von ATP. Mitochondrien sind da, wo Stoffwechsel stattfindet.

Aufbau der Mitochondrien
Mitochondrien sind etwa 1 µm (Mikrometer) lang. Die Form von Mitochondrien ist variabel, die Zellen bewegen sich im Cytoplasma und können dabei verschiedene Formen annehmen. Genau wie die Chloroplasten und der Zellkern sind Mitochondrien von zwei Zellmembranen umgeben. Durch die zwei Zellmembranen ergeben sich ein Matrixraum im Inneren des Mitochondriums und ein Intermembranraum. Die äussere Mitochondrienmembran ist für den Stoffaustausch und den Schutz des Organells zuständig. In ihr sitzen sogenannte Porine, spezielle Transmembranproteine, durch die Stoffe aufgenommen und abgegeben werden können. Die innere Mitochondrienmembran liegt in Falten, dadurch kommt es zu einer starken Oberflächenvergrösserung. Hier befinden sich die Proteine der Atmungskette. Im Matrixraum liegt die Erbinformation. Mitochondrien haben ihre eigene DNA, die mtDNA. Sie fungieren als autonomes Organell und teilen sich unabhängig vom Zellzyklus der Zelle. Die mitochondriale DNA ist ringförmig und stammt evolutionär gesehen wahrscheinlich von der Einwanderung eines Bakteriums in einen Vorgänger der eukaryotischen Zelle ab.

Funktion der Mitochondrien
Die Hauptaufgabe der Mitochondrien ist die Produktion von Energie in Form von ATP (Adenosintriphosphat); dies geschieht über die Atmungskette. Die Atmungskette besteht aus einer Reihe von Enzymen, welche in der inneren Mitochondrienmembran liegen. Diese Enzyme liegen nebeneinander und bilden eine Kette, über die Elektronen transportiert werden. Dadurch

entsteht als Nebeneffekt ein Konzentrationsgefälle von Protonen, welches von der ATP-Synthetase zur Herstellung von ATP genutzt wird.
Neben der Energieproduktion stellen die Mitochondrien durch ihre Unterteilung in verschiedene Kompartimente, Raum für den Ablauf von chemischen Auf- und Abbauprozessen, die räumlich getrennt voneinander stattfinden müssen, zur Verfügung. So befinden sich in der Mitochondrienmatrix Enzyme, die für den Zitronensäurezyklus und den Abbau von Fettsäuren wichtig sind. Darüber hinaus dienen die Mitochondrien als Kalziumspeicher. Sie können Kalziumionen für einen bestimmten Zeitraum speichern. Wird Kalzium benötigt, geben die Mitochondrien die aufgenommenen Kalziumionen wieder ab und tragen so zur Aufrechterhaltung der Zelle (Homöostase) bei. Mitochondrien entstehen durch bakterienähnliche Zweiteilung aus sich selbst. Nahrung, die in den Körper aufgenommen wird, wird zunächst verdaut und dann ins Blut aufgenommen. Dort wird sie wiederum an die Zellen verteilt, in denen sie durch Zellatmung oder Oxidation in Speicherenergie umgewandelt wird.

Da in den Mitochondrien die chemischen Funktionen der Atmungskette ablaufen, wird dort die freigesetzte Energie verwandelt, in einem Molekül namens Adenosintriphosphat (ATP) gespeichert und kann so jederzeit verwendet werden. Sind die Mitochondrien einmal verbraucht, werden sie vom Endoplasmatischen Retikulum, dem Golgi-Apparat und den Lysosomen abgebaut. Der Feinaufbau und die genauen Funktionen von Mitochondrien sind erst seit rund 60 Jahren bekannt. Damals wurden Mitochondrien erstmals mithilfe eines Elektronenmikroskops untersucht und sichtbar gemacht.

Mitochondrien finden sich ausschliesslich in den Zellen von Eukaryoten; bei prokaryotischen Zellen fehlen sie hingegen vollständig. Bei Mitochondrien handelt es sich um jene Zellorganellen, welche als Kraftwerke („Kraftwerke der Zellen") fungieren und somit für die Energieproduktion zuständig sind. Diese besonderen Organellen kommen in den meisten eukaryotischen Zellen vor. Je nach Zelltyp kann ein einzelnes, sehr grosses Mitochondrium vorliegen oder bis zu 2'000 kleine Mitochondrien. Beim Menschen enthalten die roten Blutkörperchen beispielsweise keinerlei Mitochondrien, wohingegen in den stoffwechselaktiven Leberzellen bis zu 2'000 Mitochondrien pro Zelle vorhanden sein können. Lange wurde angenommen, dass Mitochondrien einzelne, linsenförmige Organellen sind. Mittlerweile ist bekannt, dass sie ein dymamisches Netzwerk aus verzweigten Röhren bilden, das sich immer wieder umbaut. Zellen, die einen hohen Energiebedarf haben (z.B. Hepatozyten), besitzen ein sehr grosses mitochondriales Netzwerk.

Mitochondrien besitzen eine Doppelmembran. Die äussere Membran (häufig abgekürzt mit OMM für outer mitochondrial membrane) grenzt das Mitochondrium nach aussen ab und enthält Kanäle für die Durchlässigkeit von Molekülen. Die innere Membran (häufig abgekürzt mit IMM für inner mitochondrial membrane) bildet grosse Einfaltungen, die zisternenförmig das Innere des Mitochondriums ausfüllen. In der Membran der Cristae befinden sich die Enzymkomplexe der Atmungskette und die ATP-Synthase, ein Transmembranprotein, dessen Funktion die

Produktion von ATP ist. Im inneren Membranraum findet sich die mitochondriale Matrix. In der Matrix findet man die ringförmige DNA des Mitochondriums und Ribosomen.

Es sind zwei verschiedene Grundtypen der Mitochondrien bekannt:
- Sacculus-Typ (mit Cristae)
- Tubulus-Typ (in steroidproduzierenden Zellen vorherrschend)

Aufgaben der Mitochondrien

In den Mitochondrien laufen die chemischen Reaktionen der Atmungskette ab. Dadurch ist es möglich, aufgenommene Glukose mit einem hohen Effizienzgrad zur Synthese von ATP zu verwenden. ATP wird im Intermembranraum (zwischen den beiden Membranen der Doppelmembran) synthetisiert und kann von dort ins Zytosol der Zelle abgegeben werden.
Weiterhin sind die Mitochondrien an den Reaktionen des Citratzyklus und der Beta-Oxidation beteiligt. Sie besitzen Enzyme für die Synthese von bestimmten Membranlipiden (darunter auch Cholesterol) und sind der Ort für die Synthese von Eisen-Schwefel-Clustern. Mitochondrien stellen einen intrazellulären Speicher für Kalzium dar und dienen so auch der Homöostase der Zelle. Weitere Funktionen der Mitochondrien sind die Regulation des programmierten Zelltods (Apoptose) und die Produktion von ROS („reactive oxygen species"), die der Signaltransduktion dienen.

Vermehrung der Mitochondrien

Mitochondrien haben einen ähnlichen Teilungsvorgang wie Bakterien. Es findet eine Querteilung statt, dabei wird die mitochondriale DNA unter den Tochtermitochondrien gleich verteilt. Den Prozess der Bildung neuer Mitochondrien bezeichnet man als mitochondriale Biogenese.
Um zu überleben, braucht der menschliche Körper Energie. Diese wird aus der Nahrung gewonnen und gelangt dann über das Blut in die Zellen. Um dort genutzt oder gespeichert werden zu können, muss sie jedoch erst „verbrannt" werden – ähnlich wie Benzin in einem Motor. Dies ist Aufgabe der Mitochondrien, die deshalb auch als Kraftwerke des Körpers bezeichnet werden.

Mitochondriopathie

Der Begriff der Mitochondriopathie ist eine Sammelbezeichnung für verschiedene neuromuskuläre Syndrome, denen eine Funktionsstörung der mitochondrialen Atmungskette zugrunde liegt. Eine Mitochondriopathie ist eine Erkrankung bestimmter Strukturen der Körperzellen, den Mitochondrien. Diese winzigen „Zellorganellen" bezeichnet man auch als „Kraftwerke der Zelle". Sie kommen in fast allen menschlichen Zellen vor. In ihnen finden Stoffwechselvorgänge wie die sogenannte Atmungskette statt. Über diesen Prozess gewinnt der Körper zum Beispiel aus Zucker (Glukose) oder Fettsäuren etwa 90 Prozent der Körperenergie. Bei einer Mitochondriopathie sind die Eiweisse (Proteine), die an der Atmungskette beteiligt sind, nicht funktionstüchtig. Daher wird nur relativ wenig Energie gewonnen. Grund dafür ist eine Veränderung im Erbgut (Mutation). Das beeinträchtigt vor allem Organe, die viel Energie benötigen. Dazu zählen unter anderem das Gehirn oder die Augenmuskeln. Wenn Deine Mitochondrien nicht

richtig funktionieren, läuft Dein Stoffwechsel weniger effizient und kann sogar praktisch zum Stillstand kommen. Probleme treten auf, weil diese leistungsstarken Energieerzeuger SEHR empfindlich sind und leicht beschädigt werden. Wenn sie beschädigt sind, leiden wir unter geringer Energie, Müdigkeit, Gedächtnisverlust, Schmerzen, schneller Alterung und mehr.
Müdigkeit ist das häufigste Symptom für schlecht funktionierende Mitochondrien. Deshalb neigen wir dazu, uns im Alter müde zu fühlen. Alte Menschen hatten mehr Zeit sich zu vergiften als jüngere.
Mitochondrien sind wirklich wichtig, und viele Dinge können sie beschädigen, hauptsächlich der unkontrollierte oxidative Stress. Das mag kompliziert klingen, aber in Wirklichkeit sind wir alle mit „oxidativem Stress" vertraut, auch wenn einige von uns nicht wissen, was dieser Begriff bedeutet.
Oxidation ist der Rost auf unseren Autos, die braune Farbe, die auf einem Apfel erscheint, wenn er geschnitten und der Luft ausgesetzt wird, das ranzige Pflanzenöl in unseren Schränken, sogar die Falten, die sich auf unserer Haut bilden. Was die meisten von uns nicht erkennen, ist, dass unsere eigenen Gewebe rosten, unsere eigenen Fette ranzig werden und unsere Gehirne schmelzen, während wir durch unser tägliches Leben gehen. Was diesen Prozess auslöst sind „Gifte" wie zu viele Kalorien, Rauchen, Sonnenbrand, Giftstoffe, Anti-Nährstoffe wie Zucker u.v.a. Die „Gifte" führen zu Verletzungen, indem man das Gleichgewicht kippt und eine Kettenreaktion von Schäden an Zellen und Geweben auslöst, die uns den Weg zur Gewichtszunahme und chronischen Krankheit weisen.

Warum sollten wir unsere Mitochondrien stärken?
Das ATP wird von den Mitochondrien aus den bekannten Makronährstoffen „Kohlenhydrate" und „Fette" gebildet, wobei die Verbrennung von Glukose (Kohlenhydrate) für Mitochondrien als energetisch „einfacher" gilt. Allerdings entstehen bei der „Glukoseoxidation", also der Verbrennung von Glukose, mehr freie Radikale als bei der Fettverbrennung.
Deswegen wird der Alterungsprozess der Mitochondrien durch diese Art der Energiegewinnung beschleunigt. Veraltete Mitochondrien verlieren nach und nach die Fähigkeit, effektiv Fettsäuren zu verbrennen und sind so immer mehr auf Glukose zur Energiegewinnung angewiesen. Hierbei kann es zu einem Teufelskreis kommen, da der Selbstzerstörungsprozess durch die glukosebedingt entstehenden freien Radikalen immer schneller vorangetrieben wird. Die daraus resultierenden Folgen sind unter anderem starke Abhängigkeit von Zucker und Kohlenhydraten sowie wachsende Fettablagerungen. Im steigenden Alter wird die Fähigkeit des Körpers zur effektiven Energiegewinnung beeinträchtigt. Symptome und später auch Krankheit(en) wie Diabetes mellitus, Krebs, Herz-Kreislauf-Erkrankungen und Adipositas sind Erkrankungen, an denen eine mitochondriale Schädigung wesentlich beteiligt ist.

Wie vermehren wir Mitochondrien?
Erhöht sich der Energiebedarf oder sinkt die Energiezufuhr in den Zellen, wird ein spezielles Protein aktiv, das die Zelle schützt und die Energieproduktion erhöht (zusätzlich kann die Vermehrung der Mitochondrien „angeordnet" werden). Anders ausgedrückt: Eine Zelle reagiert

flexibel auf äussere Umwelteinflüsse, wie zum Beispiel Nahrungsknappheit, denn es muss immer eine gewisse minimale ATP-Produktion garantiert werden, um das Überleben des Organismus zu gewährleisten.
Der Name dieses speziellen Proteins ist AMPk. Es dient als Sensor für den aktuellen Energiestatus der Zelle. Zusammen mit Sirt1 aktiviert AMPk, das sogenante PGC1-alpha. Ein Protein, das für die Vermehrung der Mitochondrien verantwortlich ist und Gene aktiviert, die für den Fettstoffwechsel zuständig sind.

Grundvoraussetzung für gesunde Mitochondrien und ATP Bildung
Für die Produktion von ATP – also Energie – sind Enzyme, Kalzium, Magnesium und Phosphor wichtig.
Die Enzyme enthalten Eisen und können nur dann gebildet werden, wenn eine ausreichend grosse Menge davon im Körper vorhanden ist. Im Zweifelsfall kannst Du Deine Eisenwerte beim Arzt checken lassen.
Kalzium und Phosphor werden in der Regel genügend durch die Ernährung aufgenommen. Ist allerdings der Vitamin D-Wert zu niedrig, kann es zu einer Störung der Aufnahme von Kalzium und Phosphor im Darm kommen. Dies kann zu einer möglichen Unterversorgung führen.
Magnesium ist ein weiterer wichtiger Bestandteil im Energiestoffwechsel. Führe aus diesem Grund immer genügend Magnesium zu. Eine Magnesiumverbindung, die vom Körper gut aufgenommen und sehr preiswert erworben werden kann, ist Magnesiumcitrat oder besser noch eine Kombination aus Magnesiumcitrat und -bisglycinat.

Kälteexposition
Der Gedanke, durch Kälteexposition die richtigen Reize zu setzen und den Körper auf Zellebene zu trainieren, ist einer der Möglichkeiten. Die vielen hormonellen und gesundheitlichen Vorteile sind sehr überzeugend. Man hat darüber hinaus festgestellt, dass durch die Kälte PGC-1 induziert werden kann, welches über mehrere Wege die mitochondriale Biogenese und Atmung in den Muskelzellen stimuliert. Darüber hinaus spielt bei regelmässiger Kälteexposition die chemische beziehungsweise kalte Thermogenese eine grössere Rolle. Dabei handelt es sich um die Fettoxidation im braunen Fettgewebe. Dieses Fettgewebe ist besonders bei Babys ausgeprägt und bildet sich im Erwachsenenalter immer weiter zurück. Der Clou: Dieses Fettgewebe besitzt, im Gegensatz zum weissen Fettgewebe (Bauch, Po etc.), eine Vielzahl an Mitochondrien, die direkt das Fett oxidieren und dadurch Wärme erzeugen. Trotz Rückbildung hat man in vielen Studien herausfinden können, dass dieses braune Fettgewebe wieder aktiviert werden kann und somit für die Wärmeerzeugung im Körper eine grosse Rolle spielt.

Höhentraining
Das Höhentraining ist eine, gerade bei Sportmannschaften und Leistungssportlern, weitgehend bekannte Trainingsform, die sich durch eine „sauerstoffarme Trainingsumgebung" auszeichnet. Die geringe Sauerstoffsättigung sorgt dafür, dass unter anderem Veränderungen des Herz-Kreislaufsystems, Atmungssystems und des Blutsystems stattfinden. In bergigen Regionen haben

heimische Tibeter beispielsweise zehnmal so viel Stickstoffmonoxid (NO) im Blut wie Menschen, die knapp über dem Meeresspiegel leben. Diese hohe Stickstoffmonoxidanreicherung führt zu einer Verdopplung des Blutflusses im Vergleich zu deutschen Verhältnissen und zu einer optimierten Versorgung mit Sauerstoff.
Tatsächlich finden wir auch beim Höhentraining interessante Anpassungsmechanismen dieser kleinen Energiespender: Bereits nach Minuten und wenigen Stunden zeigen sie Veränderungen, die weit vor denen der Blutneubildung liegen. Sie passen sich den Umwelteinflüssen an, um so den Körper in einem physiologisch vorteilhaften Bereich zu halten. Man konnte unter anderem feststellen, dass Höhentraining die mitochondriale Fähigkeit der Fettsäuren-Oxidation steigert, also der Fettverbrennung. Wird im Höhentraining – auch Hypoxietraining – ein optimaler Belastungsbereich eingehalten, verläuft der Anpassungsprozess der Mitochondrien so, dass eine Leistungssteigerung entsteht. Wenn allerdings der Umfang und die Intensität dieser Belastung in einem nicht physiologischen Bereich abläuft, bleiben die erwarteten Effekte aus. Um diese Schwierigkeit etwas zu umgehen und dennoch in höheren Intensitäten trainieren zu können, hat man sich zur Optimierung der „Zell-Kraftwerke" ein ganz besonderes Trainingsprogramm ausgedacht, das den wunderschönen Namen „Intermittierendes Hypoxytraining" trägt.
Der Vorteil an dieser Methode ist, dass ein starker Trainingsreiz gesetzt wird, der eine Kaskade von den genannten vorteilhaften Anpassungsmassnahmen auslöst.

Ausdauertraining
Ausdauertraining fördert die Bildung neuer Mitochondrien in den Muskelfasern. Wenn wir uns an die Mechanismen der Neubildung von Mitochondrien erinnern, ist folgender Schluss nur logisch: Erhöht sich der Energiebedarf der Zelle, müssen mehr Mitochondrien gebildet werden, um die „oxidative Kapazität" zu erhöhen und genügend Energie bereitstellen zu können.

Zusammenfassung:
- Mitochondrien sind die Kraftwerke unserer Zellen.
- Sie stellen aus Fett und Kohlenhydraten ATP her.
- Die Mitochondrien sollten gepflegt werden, weil eine Einschränkung einen Leistungsabfall und diverse Krankheiten zur Folge haben.
- Mitochondrien vermehren sich, um immer genug Energie zur Verfügung stellen zu können.
- Grundvoraussetzung für gesunde Mitochondrien müssen gegeben sein (Enzyme, Kalzium, Magnesium, Phosphor).
- Es gibt viele Möglichkeiten zur Optimierung der Mitochondrien (Kälteexposition, Höhentraining, Ausdauertraining, ketogene Diät, Kalorienrestriktion, Intermittierendes Fasten, Supplemente).
- Optimierung der Mitochondrien ist auch gleich Optimierung des Immunsystems.

8.9 Freie Radikale und Antioxidantien

Die Theorie der freien Radikale baut darauf auf, dass infolge der Stoffwechselprozesse aus molekularem Sauerstoff in Zellen sogenannte freie Radikale entstehen. Diese kurzlebigen Molekülfragmente, wie beispielsweise das Hydroxyl-Radikal OH, spielen bei einer Reihe von zellbiologischen Prozessen eine wichtige Rolle und sind durch verschiedene analytische Verfahren nachweisbar. Der US-amerikanische Biogerontologe Denham Harman stellte 1956 die These auf, dass diese freien Radikale die Ursache des Alterungsprozesses sind. Mit ihrer Freisetzung schädigen die freien Radikale für die Funktion der Zelle wichtige Moleküle, wie die DNA, die RNA und eine Vielzahl von Proteinen und Lipiden. Dies führt, so die These, zu einer stetig wachsenden Ansammlung von geschädigten Zellkomponenten, was wiederum den komplexen Alterungsprozess bewirkt. Die Zellen selbst sind in der Lage, Substanzen zu produzieren, die freie Radikale unschädlich machen können, indem sie mit ihnen reagieren oder sie katalytisch zerlegen. Dazu zählen beispielsweise die Urate oder das Enzym Katalase. Auch über die Nahrung können Antioxidantien wie Ascorbinsäure, β-Carotin, Polyphenole oder Flavonoide aufgenommen werden, die in den Zellen mit den freien Radikalen reagieren können. Dennoch lassen sich beispielsweise im Harn Abbauprodukte nachweisen, die in der Folge der Schädigung der DNA oder von Lipiden entstehen.

8.10 Freie Radikale

Freie Radikale und Antioxidantien sind keine Gegner, sondern sich gegenseitig ergänzende Antagonisten. Wie komme ich zu dieser Aussage – wenn doch im Internet vorwiegend vor den freien Radikalen gewarnt wird und die Antioxidantien empfohlen werden. Das ist grundsätzlich richtig, aber zu einseitig. Freie Radikale schädigen die Zellen. Das stimmt. Aber freie Radikale sind hilfreich und nötig, um schädliche Viren und Bakterien zu bekämpfen.

Kolloidales Silber ist das beste „Breitband-Antiseptikum". Das stimmt. Aber kolloidales Silber schleust „positiv geladene Ionen" – also freie Radikale – in den Körper, um dort wirksam die schädlichen Viren, Bakterien, Pilze und andere „Schädlinge" zu neutralisieren. Da sind „freie Radikale" notwendig.

Ergänzung zu kolloidalem Silber
Bei kolloidalem Silber handelt es sich um eine sogenannte Dispersion, bei der sich kleinste Silber-Partikel in Wasser befinden. Deren Grösse liegt theoretisch unter 100 nm (Nanometer).

Silber hat in allen Formen (Ionen, Atome, Partikel) direkt oder indirekt eine keimtötende Wirkung. Die winzigen Silbermoleküle dringen durch ihre geringe Grösse in alle einzelligen Parasiten wie Bakterien, Viren und Pilze und deren Sporen ein und ersticken diese, indem sie dort ein für die Sauerstoffgewinnung zuständiges Enzym blockieren. Der Stoffwechsel der Parasiten kommt so zum Erliegen, und sie sterben ab.

Jetzt ist es wichtig zu wissen, dass anschliessend – nicht während – der „Silber-Kur" die freien Radikale wieder durch Antioxidantien neutralisiert werden sollten. Diese Balance ist wichtig. Also kein Entweder-oder, sondern Sowohl-als-auch. Entscheidend sind die richtige Reihenfolge und das richtige Mass.

Es ist kein Bakterium bekannt, welches nicht von kolloidalem Silber eliminiert wird – selbst pathogene Mikroorganismen, die bereits gegen Antibiotika resistent sind sterben ab. Auch Würmer werden angegriffen. Diese abgetöteten Parasiten werden dann vom Körper abtransportiert und ausgeschieden. Erfahrungsgemäss werden intakte Hautzellen und gesundheitsfördernde Bakterien bei der Behandlung mit kolloidalem Silber nicht geschädigt. Die Enzyme von nutzbringenden Zellen bleiben intakt und werden nicht angegriffen.

Studien erklären uns, wie kolloidales Silber gegen Eindringlinge in und auf unserem Körper vorgeht:

- Kolloidales Silber tötet Viren über die Bildung von DNS- und/oder RNA-Silberkomplexen oder Zerstörung der Nukleinsäuren ab;
- Kolloidales Silber tötet Einzeller, Plasmodien und Pilze einschliesslich deren Sporen ab und greift Würmer an, vielleicht über eine Hemmung der Phosphataufnahme und Veränderung der Durchlässigkeit der Zellmembran;
- Kolloidales Silber hemmt das Enzym Posphomannose-Isomerase bei Hefepilzen;
- Kolloidales Silber unterdrückt die Histamin- und Prostaglandin-Ausschüttung bei allergischen und entzündlichen Reaktionen;
- Kolloidales Silber puffert überschiessende Reaktionen des Immunsystems ab und lindert somit allergische und entzündliche Erscheinungen;
- Kolloidales Silber wirkt zusammenziehend auf die Wundoberfläche bei offenen Wunden und beschleunigt das Abheilen erheblich. Die Haut bleibt elastisch und reisst an mechanisch belasteten Stellen spürbar weniger ein;
- Kolloidales Silber reagiert im Körper wie ein freies Radikal und bindet überschüssige Elektronen; so unterstützt es die Entgiftung bei Schwermetallbelastung.

Kolloidales Silber wirkt nicht nur vernichtend auf lebensfeindliche Formen, es unterstützt auch die Bildung von lebensnotwendigen Gewebe!

8.11 Antioxidantien

Welches sind die stärksten Produkte, um die „freien Radikale" zu neutralisieren?
Es gibt noch viel Unwissen, Halb-Wahrheit und Unwahrheit über die „freien Radikale" und über die „Antioxidantien". In diesem Bereich ist echtes Natur-Wissen nötig.

Die Qualität und der Einfluss der Antioxidantien wird international „ORAC" genannt (Oxygen Radical Absorption Capacity) und in der Einheit Mikromol Trolox Equivalent (=Vitamin E-Standard) pro 100 Gramm gemessen (µmol TE/100 g).
Insbesondere das US-amerikanische Landwirtschaftsministerium (U.S. Department of Agriculture) hat in mehreren Untersuchungsreihen die wirkungsvollsten Antioxidantien ermittelt. Der empfohlene Tagesbedarf wird mit 3'000 bis 7'000 ORAC-Einheiten angegeben.
Die folgenden 20 Lebensmittel weisen die höchsten ORAC-Werte auf und sollen am effektivsten vor freien Radikalen schützen.

Werte in µmol TE/100 g:

1. Unverarbeitete Kakaobohnen 28'000
2. Gartenbohnen 13'727
3. Wilde Blaubeeren 13'427
4. Kidneybohnen 13'259
5. Pinto Beans 11'864
6. Blaubeeren 9'019
7. Cranberries 8'983
8. Artischockenherzen 7'904
9. Brombeeren 7'701
10. Pflaumen 7'291
11. Himbeeren 6'058
12. Erdbeeren 5'938
13. Apfel (Sorte: Red Delicious) 5'900
14. Apfel (Sorte: Granny Smith) 5'381
15. Pekannuss 5'095
16. Vogel-Kirsche 4'873
17. Pfirsich 4'844
18. Kartoffeln 4'649
19. Schwarze Bohnen 4'181
20. Apfel (Sorte: Gala) 3'903

Aber auch diese Auflistung ist mit Vorsicht zu übernehmen, weil es noch viele andere Tabellen gibt, welche nicht diese Reihenfolge aufweisen.

Lebensmittel mit vielen Antioxidantien

Blaubeeren:

Sie enthalten jede Menge Polyphenole (Anthocyane und Flavonoide). Diese sind in der Frucht für die Farbe aber auch für das Aroma zuständig und sind ebenfalls Radikalfänger, also antioxidativ. Sie wirken entzündungshemmend, zellschützend und möglicherweise präventiv auf die Entstehung von Krebs. Die Beeren sind zudem reicht an Vitamin C, E und A, die gut für die Hautzellen sind und eine Gefäss-Verkalkung vorbeugen können.

Nüsse:

Nüsse sind besonders reicht an Vitamin E, das zu den stärksten Antioxidantien zählt. Eine Hand voll Nüsse pro Tag, zum Beispiel im Müsli oder über den Salat gestreut, reduzieren den oxidativen Stress im Köper. Auch die aus Nüssen gewonnenen Öle, wie beispielsweise Walnussöl oder Leinöl, haben den positiven Effekt.

Rotwein:

Die Trauben, aus denen der Wein hergestellt wird, enthalten Polyphenole, die wichtige Radikalfänger darstellen. Verschiedene Studien konnten bereits belegen, dass Rotwein krebsvorbeugend ist. Ausserdem ist in Weintrauben das Antioxidant Fisetin, was das Langzeitgedächtnis stärken soll. Aber Achtung: Der positive Effekt für den Körper ist nur bei massvollem Verzehr wirksam.

Karotten:

Karotten enthalten viel β-Carotin (Provitamin A), das aus der Familie der Carotinoide stammt. Der Körper kann es in Vitamin A umwandeln. β-Carotin hat eine starke antioxidative Wirkung.

Zitronensaft:

Sie enthält reichlich Vitamin C und sogenannte Flavonoide, die zu den sekundären Pflanzenstoffen gehören. Zitrone ist eine milde Säure die basisch wirkt.

Mais:

In den Keimen steckt viel Vitamin E, das auch zu den Antioxidantien zählt. Eine US-Studie kam vor einigen Jahren sogar zu dem Ergebnis, dass in Popcorn mehr Antioxidantien stecken, als in vielen Obst- und Gemüsesorten.

Zwiebeln:

Zwiebeln und auch Knoblauch gehören zur Allium-Familie, welche eine besonders hohe Menge an Flavonoiden und Antioxidantien enthalten. Mehrere Studien haben gezeigt, dass ein regelmässiger Verzehr von Zwiebeln das Krebsrisiko senken und vor Herzinfarkt schützen kann.

Apfel:
In und unter der Schale des Apfels steckt jede Menge Vitamin C, das stärkt die Abwehrkräfte und hält fit. Äpfel enthalten zudem mehr als 30 Spurenelemente und Mineralstoffe (z.B. Kalium).

Brennnessel:
Sie haben viel Vitamin A, C, E und K. Wildwachsende Brennnessel liefern siebenmal mehr Vitamin C als Orangen. Die Brennnessel wirkt entwässernd und spült Giftstoffe aus dem Körper. Durch Eisen und den grünen Pflanzenstoff Chlorophyll sind Brennnessel-Blätter blutbildend und -reinigend.

Brokkoli:
Das grüne Gemüse hat gleich mehrere Vorteile für die Gesundheit. Brokkoli enthält Folsäure, Eisen, Vitamin C, Kalium, Kalzium sowie Betacarotin, das gut für die Augen ist. Ausserdem haben Studien gezeigt, dass das enthaltene Sulforaphan eine natürliche Waffe gegen Krebs ist. Wichtig: Die Inhaltsstoffe sind sehr empfindlich, deshalb solltest Du den Brokkoli nur dämpfen, dünsten oder roh essen.

Grünkohl:
Er ist reich an Vitamin C, das die Abwehrkräfte stärkt. Ausserdem versorgt Grünkohl den Körper mit Vitamin E, was gut ist für die Haut und die Augen, und mit dem Anti-Aging-Vitamin A. Das ist aber noch lange nicht alles: Grünkohl hat Mineralstoffe wie Kalzium, Eisen und Kalium und viele sekundäre Pflanzenstoffe, unter anderem Quercetin, ein Antihistamin und Antioxidans.

Hirse:
Die kleinen Körner strotzen nur so vor Eisen, Magnesium und Silizium – dadurch werden Haut, Haare und Nägel gestärkt.

Avocado:
Die Avocado besitzt mit 30 Prozent den höchsten Fettanteil aller Gemüse- und Obstsorten. Trotzdem ist sie sehr zu empfehlen, weil es sich grösstenteils um gesunde, mehrfach ungesättigte Fettsäuren handelt. Die Avocado liefert dazu B- und E-Vitamine sowie blutbildendes Eisen und hat eine antioxidative Wirkung.

Antioxidantien schützen uns vor Krankheiten. Sie müssen vor allem über die Nahrung aufgenommen werden. Antioxidantien schützen unsere Körperzellen vor schädlichen Einflüssen.
Zu Antioxidantien zählen Vitamine, Mineralstoffe und sekundäre Pflanzenstoffen. Sie müssen vor allem über die Nahrung aufgenommen werden. Unser Körper ist ständig unter Stress. Durch Umweltverschmutzung, Rauchen, Alkohol, UV-Strahlen oder eine ungesunde Ernährung können freie Radikale im Körper die Überhand nehmen. Der oxidative Stress kann eine Vielzahl an Krankheiten auslösen. Antioxidantien können dies verhindern.

Warum sind freie Radikale so gefährlich für den Körper?
Freie Radikale beeinflussen die Hautalterung und begünstigen die Entstehung von bestimmten Krankheiten. Sie greifen die Zellen an und können diese funktionsuntüchtig machen. Je mehr Zellen eines Organs auf diese Weise geschädigt werden, desto schlechter geht es dem betreffenden Organ. Krankheiten wie Krebs, Rheuma, Asthma, Alzheimer, Parkinson und Allergien können auftreten.
Nur ein Antioxidant (auch Radikalfänger genannt) kann die Kettenreaktionen der freien Radikale unterbrechen und auf diese Weise Zellschäden abwenden. Wenn genug Antioxidantien vorhanden sind, sind die Körperzellen geschützt.

Was sind Antioxidantien?
Zu den bekanntesten Antioxidantien zählen die Vitamine A, C und E, Carotinoide, die Spurenelemente Selen und Zink sowie verschiedene sekundäre Pflanzenstoffe wie Sulfide, Phytoöstrogene oder Polyphenole. Zum Teil kann der Organismus selbst Antioxidantien in Form von Enzymen herstellen. Das reicht aber nicht. Der beste Weg Antioxidantien zu sich zu nehmen ist, ausschliesslich frische und sogenannte lebendige Nahrung (Rohkost) zu verzehren.

Doch in welchen Lebensmitteln sind die besten Antioxidantien enthalten?

1. Blaubeeren
Blaubeeren enthalten reichlich Polyphenole, die für die Farbe und das Aroma zuständig sind, aber gleichzeitig auch als Radikalfänger fungieren, also antioxidativ wirken. Sie können Entzündungen hemmen und die Zellen vor Schäden bewahren, sodass ein regelmässiger Verzehr Krebs verhindern kann. Blaubeeren enthalten zudem wichtige Mineralstoffe und natürliche Vitamine wie A, C und E. Dies trägt zur Stärkung des Immunsystems bei, wirkt sich positiv auf die Hautzellen aus und soll eine Verkalkung der Gefässe vorbeugen.

2. Kaffee, Kakao und Schokolade
Dass Kaffee dem Körper Wasser entzieht, ist ein weit verbreiteter Irrtum.
Kaffee enthält Polyphenole, die Antioxidantien, die entzündungshemmend und krebsvorbeugend wirken können. Sie sind für den ein wenig bitteren Geschmack verantwortlich. Das beliebte Getränk kann also nicht nur wachmachen, sondern auch gesundheitsfördernd sein. Achte dabei auf einen massvollen Konsum. Auch ein Stück Schokolade, im Idealfall mit einem hohen Kakaoanteil, wie es bei Bitterschokolade der Fall ist, ist ab und zu gut. Grundsätzlich gilt: Je höher der Kakaoanteil ist, umso mehr sekundäre Pflanzenstoffe sind enthalten.

3. Äpfel
In und unter der Apfelschale steckt viel Vitamin C. Dies stärkt die Abwehrkräfte. Zudem enthalten Äpfel über 30 Spurenelemente und wichtige Mineralstoffe wie Kalium. Die in Äpfeln enthaltenen Antioxidantien sollen die Lebenserwartung verlängern. Daher solltest Du sie regelmässig essen.

4. Süsskartoffeln

Süsskartoffeln haben, verglichen mit gewöhnlichen Kartoffeln, viel mehr gute Eigenschaften. Die süsslich schmeckenden Knollen gehören zu den nährstoffreichsten Gemüsesorten. Sie enthalten beispielsweise Kalzium und viel Vitamin A.

5. Tomaten

In Tomaten stecken reichlich Carotinoide und Lycopin. Beides gilt als sehr starkes Antioxidans und soll Krebs vorbeugen. Bevorzuge ausgereifte dunkelrote Tomaten. Je konzentrierter die Tomate ist, beispielsweise als konzentriertes Tomatenmark, desto mehr Lycopin ist enthalten.

6. Zitrusfrüchte

Zitrusfrüchte sind Gesundheit pur. Sie enthalten eine Menge Vitamin C und Flavonoide. Nicht nur Obst, sondern auch Säfte kannst Du in Deinen Speiseplan integrieren. Dabei gilt: Je frischer der Saft ist, desto höher sind der Vitamingehalt und die antioxidative Wirkung. Ein frisch gepresster Orangensaft ist ideal.

7. Erdbeeren

Rote Beeren sind vollgepackt mit wertvollen Inhaltsstoffen bzw. Antioxidantien, beispielsweise Erdbeeren. Sie enthalten viel Vitamin C, A und E, Mineralstoffe wie Eisen, Magnesium, Zink, Kalium und Kalzium sowie die sekundären Pflanzenstoffe Polyphenole und Ellagsäure. Sie sollen vor Herz-Kreislauf-Erkrankungen und Krebserregern aus der Umwelt schützen. Ein Schälchen Beeren am Tag liefert die empfohlene Menge an Antioxidantien, die dazu beitragen soll, Krankheiten zu vermeiden. Dank der reichlich enthaltenen Ballaststoffe wird auch die Verdauung gefördert. Schwangere profitieren vom hohen Folsäuregehalt.

8. Brokkoli

Das grüne Gemüse enthält viel Vitamin C, Eisen, Folsäure, Kalium, Kalzium, Natrium, Betacarotin und Sulforaphan, der sekundäre Pflanzenstoff, der eine natürliche Waffe gegen verschiedene Krebserkrankungen ist. Da die Inhaltsstoffe sehr empfindlich sind, sollte der Brokkoli nur gedämpft oder gedünstet werden. Zu beachten ist auch grundsätzlich, dass die Zubereitung in der Mikrowelle Antioxidantien zerstört.

9. Nüsse

Nüsse und das daraus gewonnene Öl, beispielsweise Erdnuss- oder Walnussöl, sind sehr reich an Vitamin E, welches zu den stärksten Antioxidantien zählt. Sie haben entzündungshemmende Eigenschaften. Eine Handvoll Nüsse verringert den oxidativen Stress ganz erheblich. Walnüsse stehen hinsichtlich der Menge an Antioxidantien auf Platz 1.

10. Grünkohl

Das grüne Gemüse enthält reichlich Vitamin C, welches die Abwehrkräfte stärkt, Vitamin E, das gut für die Haut und Augen ist, sowie das Anti-Aging-Vitamin A. Daneben sind Ballaststoffe und wichtige Mineralstoffe wie Kalium, Kalzium und Eisen sowie viele sekundäre Pflanzenstoffe wie Quercetin enthalten. Sulforaphan ist ein weiterer Inhaltsstoff, der entzündungshemmende und antimikrobielle Eigenschaften besitzt, Krebs vorbeugen und bei rheumatoider Arthritis und Diabetes helfen soll. Grünkohl ist nicht nur ein wunderbares Gemüse für die Zubereitung von Speisen, sondern Du kannst ihn auch für gesunde Gemüse-Smoothies nutzen. Achte beim Kauf darauf, dass die Blätter tiefgrün sind und keine gelben oder welken Stellen haben.

11. Rote und lila Weintrauben

Trauben enthalten neben wertvollen Vitaminen und Mineralien wie Vitamin C und Selen Polyphenole. Diese wichtigen Radikalfänger sollen Krebs- und Herzkrankheiten verhindern. In Weintrauben steckt ausserdem das Antioxidant Fisetin, welches das Langzeitgedächtnis stärken soll. Dunkle Trauben (lila oder rot) haben im Vergleich zu grünen Weintrauben höhere Konzentrationen an sekundären Pflanzenstoffen.

Vitamin C ist das bekannteste aus der Vitaminfamilie. Es kommt in allen Obst- und Gemüsesorten vor, deshalb ist ein Mangel mit einer ausgewogenen Mischkost unwahrscheinlich. Ein Zuviel an Vitamin C scheidet der Körper einfach aus.

9 Säuren und Basen

Kohlenhydrate, Eiweisse und Fette produzieren, wenn sie in den Stoffwechsel geraten, anorganische und organische Säuren. Proteine bilden Schwefel- und Phosphorsäure; Kohlenhydrate und Fette bilden Essig- und Milchsäure. Alle diese Säuren sind giftig. Wir müssen sie so schnell wie möglich aus dem Körper ausscheiden. Wenn dies aber nun via Nieren und Dickdarm geschähe, nähmen diese Organe durch die Säuren Schaden. Glücklicherweise werden diese Säuren aber im Körper durch Mineralstoffe vorher neutralisiert. Zusammen ergeben Basen und Säuren Substanzen, die nicht länger für uns giftig sind und gefahrlos ausgeschieden werden können.

Die Familie der Mineralstoffe, die Säuren neutralisieren, sind bestimmte Salze, die Carbonate, hier mit Bas C03 bezeichnet, wobei Bas für eines der basischen bzw. alkalischen Elemente Na, Ca, K und Mg steht. Wenn Carbonate auf starke Säuren wie z.B. Schwefelsäure, Phosphorsäure, Essigsäure oder Milchsäure treffen, spaltet sich das basische Mineral als Teil des Carbonates von dem Salz ab, verbindet sich mit der Säure, und ein neues Salz entsteht.

Carbonat + Schwefelsäure = Sulfat + Wasser + Kohlendioxid. Carbonat wandelt also Schwefelsäure, eine starke Säure, zu Sulfat um, welches völlig gefahrlos durch die Nieren ausgeschieden werden kann. Auf die gleiche Weise kann irgendeine andere Säure zu einem anderen Salz umgebildet und durch die Dickdarmwand ausgeschieden werden. Kurz: Säuren, die als Endprodukt des Stoffwechsels anfallen, können nur nach Umwandlung in neutrale Salze ausgeschieden werden. Erst dann sind sie nicht mehr schädlich für Nieren und Dickdarmwand.
Die Folge dieser Umwandlung von Säure in neutrales Salz, das bleibt festzuhalten, ist eine Verminderung der Konzentration von alkalischen Elementen wie Na, Ca, Mg und K im Blut und damit in der extrazellulären Flüssigkeit. Es ist diese verminderte Konzentration von alkalischen Elementen, was als saurer Zustand der Körperflüssigkeit bezeichnet wird. Wollen wir gesund bleiben, muss unsere Körperflüssigkeit auf dem pH-Wert 7,4 gehalten werden, und wir müssen die verlorenen alkalischen Elemente wieder ersetzen, und zwar aus der Nahrung, die wir essen.

Dies ist einer der Gründe dafür, dass wir ausreichend basenbildende Lebensmittel aufnehmen müssen, um die Körperflüssigkeiten ständig alkalisch zu erhalten. Ein weiterer Grund basenbildende Nahrung zu uns zu nehmen ist, dass eine Verminderung der basenbildenden Elemente Na und Ca in der extrazellulären Flüssigkeit auch einen Schwund von K und Mg, den anderen basenbildenden Elementen in den intrazellulären Körperflüssigkeiten bewirkt.

Handelt es sich dabei um die intrazelluläre Flüssigkeit innerhalb von Nervenzellen, stellen diese Nerven ihre Arbeit ein, d.h., sie übermitteln keine Botschaften mehr. Resultat: Wir fallen ins Koma. Es ist also eine äusserste Notwendigkeit, genügend alkalische Elemente in unserer Körperflüssigkeit verfügbar zu haben, um einen pH-Wert von 7,4 aufrecht zu erhalten. Des Weiteren ist eine der Hauptursachen von Krebs – und praktisch allen degenerativen Krankheiten – der kumulative Effekt eines sauren Milieus der Körperflüssigkeit.

Keine Krankheit kann in einem basischen Milieu überleben. Dieses Wissen wurde und wird leider nicht von den System-Medien und auch nicht an den Schulen und Universitäten gelehrt. Generell wird im „Matrix-Wissen“ kein echtes „Natur-Wissen“ gelehrt. Dabei wäre die Lösung so einfach.

9.1 Entstehung von Säuren

Säuren entstehen durch Reaktion von Nichtmetalloxiden und Wasser.
Diese Reaktion findet auch statt, wenn Nichtmetalloxide wie Schwefeldioxid oder Kohlenstoffdioxid als Industrieabgase entstehen und mit der Feuchtigkeit der Atmosphäre reagieren. Die Folge ist saurer Regen. Saurer Regen ist dabei extrem schädlich für die Lebewesen und auch kalksteinhaltige Gebäude werden von ihm angegriffen. Industrieabgase müssen daher gefiltert werden.

Säuren geben Protonen (H+) ab! Sie sind somit Protonenlieferanten (-donatoren). Basen nehmen Protonen (H+) auf! Sie sind somit Protonenakzeptoren.

Eine Säure ist ein Teilchen, welches Protonen abgeben kann. **Säuren** sind also **Protonendonatoren**.
Basen sind demzufolge Teilchen, die Protonen aufnehmen können, also **Protonenakzeptoren**. Damit war es Brönsted im Gegensatz zu Arrhenius auch möglich, das basische Verhalten von Ammoniak zu erklären.
Es gibt allerdings auch Verbindungen, die weder Protonen abgeben noch aufnehmen und trotzdem ein saures oder basisches Verhalten zeigen. Das lässt sich durch das Säure-Base-Konzept von **Lewis** erklären. Er definiert **Säuren** als Teilchen mit unvollständig besetzter Elektronenschale. Sie sind also **Elektronenakzeptoren**. Basen dagegen besitzen ein freies Elektronenpaar und sind somit **Elektronendonatoren**. Dieses Konzept hilft Dir später, auch die Entstehung von Komplexen zu verstehen.

PH-Wert-Skala

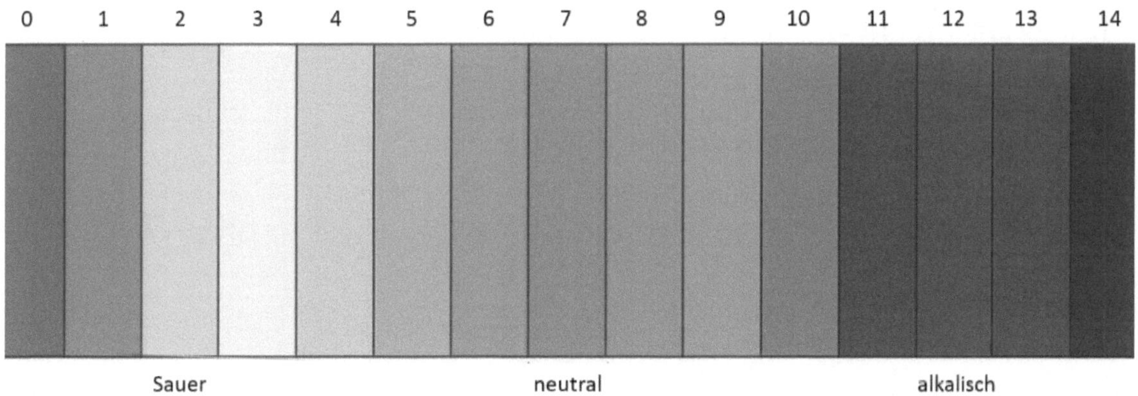

„Säuren sind chemische Verbindungen, die das Element Wasserstoff enthalten und die Fähigkeit haben, positiv geladene Wasserstoff-Ionen für eine chemische Reaktion abzugeben. Der Säuregrad ist relativ und abhängig von der Fähigkeit, Wasserstoff-Ionen abzugeben oder aufzunehmen. So wirkt Wasser, welches gemeinhin als neutral angesehen wird, als Base, wenn es mit reiner Essigsäure gemischt wird, und als Säure, wenn es mit flüssigem Ammoniak zusammen kommt.

Die meisten Säuren sind zu erkennen an saurem Geschmack, an typischer Wirkung auf bestimmte organische Farbstoffe (zu erwähnen die Rotfärbung von blauem Lackmus) und an ihren Fähigkeiten a) bestimmte Metalle (wie Zink) unter Freisetzung von Wasserstoff zu lösen und b) alkalische Substanzen zu neutralisieren.

„Basen oder Laugen sind chemische Verbindungen, die die Eigenschaft haben, eine Lösung (OH-Ionen) zu bilden." Ihre Eigenschaften sind generell denjenigen der Säuren entgegengesetzt, und sie neutralisieren Säuren, indem sie mit ihnen reagieren, um Salze zu bilden. Der Begriff „Alkali", ursprünglich verwendet für die durch das Auslaugen von Pflanzenasche erhaltenen Salze, welche vorwiegend aus Natrium- und Kaliumcarbonat bestehen, beschränkt sich heute auf die Hydroxide der alkalischen Metalle Lithium, Natrium, Kalium, Rubidium, Caesium und Francium und der Ammoniumgruppe. Alle Basen sind wasserlöslich, wie auch die meisten Verbindungen der Alkali-Metalle. Alkalimetalle sind alle einwertig und negativ geladen.

Es ist wichtig zu verstehen, dass das Säure-Base-Verhalten von Stoffen nicht einer Stoffklasse zuzuordnen ist, sondern eine Eigenschaft von Verbindungen ist! Zu Säuren und Basen gehören Verbindungen mit einer ganz bestimmten Eigenschaft bzw. Funktion. Säuren und Basen sind keine Stoffklassen! Eine Verbindung kann nur als Säure agieren, wenn der Gegenspieler, eine Base, ebenfalls vorhanden ist, um das abgegebene Proton aufzunehmen. Protonen sind keine Teilchen, die einfach frei im Reaktionsmedium vorhanden sind. Sie werden sofort von einer Base abgefangen.

Reaktionen zwischen Säuren und Basen sind stets mit Protonenübergängen verbunden. Sie werden deshalb auch Protolysen genannt. Protolysen beruhen auf dem Donator-Akzeptor-Prinzip.

Im Alltag findest Du häufig saure Lösungen. In den meisten Früchten sind die sogenannten Fruchtsäuren enthalten. In Milch entsteht Milchsäure, wenn man sie länger stehen lässt. Auch in Haushaltsreinigern sind Säuren vor allem als Kalkreiniger enthalten. Allgemein haben saure Lösungen folgende Eigenschaften: Sie leiten den elektrischen Strom. Sie färben Universalindikator rot.
Sie reagieren mit unedlen Metallen wie Zink oder Magnesium.

Zu den bekanntesten Säuren gehören:
Salzsäure, Schwefelsäure, Phosphorsäure, Salpetersäure, Flusssäure, Benzoesäure, Essigsäure, Kohlensäure. Kohlensäure begegnet Dir zum Beispiel in Erfrischungsgetränken. Wird Kohlenstoffdioxid unter Druck in das Getränk gepresst, entsteht Kohlensäure, allerdings nur zu einem sehr geringen Teil, da die Kohlensäure nicht sehr stabil ist. Auch Phosphorsäure ist in Getränken wie Cola enthalten. Die Schwefelsäure ist sehr wichtig für die chemische Industrie und begegnet uns im Alltag in Autobatterien als Batteriesäure.

Name der Säure	**Summenformel der Säure**	**Gegenion**
Salzsäure oder Chlorwasserstoff	HCL	Cl
Chlorsäure	HClO3	ClO3
Chlorige Säure	HClO2	ClO2
Flusssäure	HF	F
Schwefelsäure	H2SO4	SO42-
Schweflige Säure	H2SO3	SO32-
Phosphorsäure	H3PO4	PO43-
Salpetersäure	HNO3	NO3
Salpetrige Säure	HNO2	NO2
Kohlensäure	H2CO3	CO32-
Schwefelwasserstoff	H2S	S2-

9.2 Entstehung von Basen

Basen bilden in Wasser alkalische Lösungen. Diese Lösungen werden auch als Laugen bezeichnet.
Alkalische Lösungen haben folgende gemeinsame Eigenschaften:
Sie leiten den elektrischen Strom.
Sie färben Universalindikator blau.
Sie lassen die Haut aufquellen und zersetzen organische Stoffe.

Zu den bekanntesten Laugen gehören:
Natronlauge, Kalilauge, Kalkwasser und Ammoniak.
Kalkwasser wird im Labor als Nachweisreagenz für Kohlenstoffdioxid verwendet, und Ammoniak ist unter anderem im Fensterreiniger enthalten. Natronlauge findest Du in sehr verdünnter Form beim Bäcker. Sie wird zur Herstellung von Laugengebäck verwendet.

Allgemein entstehen Laugen durch Reaktion von Metalloxiden und Wasser.
Was war noch mal ein Proton? Genau, ein positiv geladenes Ion des Wasserstoffs, ein H+.
Eine Säure gibt bei einer chemischen Reaktion ein positiv geladenes Wasserstoff-Ion ab. Bei einer Reaktion mit Wasser entsteht dann eine saure Lösung.

Beispiel:
HCl → H+ + Cl- Das Chlorwasserstoffmolekül (HCl) gibt ein Proton ab und agiert somit als Protonendonator, also als Säure.
Betrachtet man diese Reaktion im Wasser etwas genauer, so stellt man fest, dass das Proton (Wasserstoff-Ion) vom Wassermolekül aufgenommen wird: Das Wassermolekül reagiert damit als Protonenakzeptor, also als Base. H+ + H2O → H3O+
Zusammengefasst ergibt sich folgende Reaktionsgleichung, wobei das Proton vom Chlorwasserstoffmolekül auf das Wassermolekül übertragen wurde.
Reaktionen mit einer Protonenübertragung sind Säure/Base-Reaktionen. HCl + H2O → H3O+ + Cl-

Beispiel: Das Ammoniakmolekül NH3 nimmt als Base ein Proton vom Wasser auf. Es entsteht eine alkalische Lösung, also eine Lauge. Und das Wasser gibt ein Proton ab und ist – eine Säure.
H2O + NH3 → NH4+ + OH-

Tabelle 22: Säuren

Name der Säure	Summenformel der Säure	Gegenion
Ammoniak	NH3	NH4+
Natriumhydroxid	NaOH	Na+
Kaliumhydroxid	KOH	K+
Calciumhydroxid	Ca(OH)2	Ca2+

Löst man eine bestimmte Menge einer der Basen aus Tabelle 22, z.B. NH3 oder NaOH, in einem bestimmten Volumen Wasser, erhält man eine Lauge einer bestimmten Konzentration. Jedoch wird oft auch dann vereinfacht von Base gesprochen.

Eigenschaften

Die Eigenschaften von Säuren, insbesondere die von ihnen ausgehenden Gefahren, sind sehr unterschiedlich. Als Beispiele seien hier Salpetersäure (Hauptgefahr: ätzend), Blausäure (starkes Gift) und Pikrinsäure (ein Sprengstoff) genannt.
Säuren greifen besonders unedle Metalle und Kalk an. Aber auch Kleidung, Haut und Augen (allgemein alle organischen Materialien) laufen bei Kontakt Gefahr, von der Säure zerstört zu werden.

Es gibt starke und schwache Säuren. Chlorwasserstoff ist eine starke Säure und dissoziiert in Wasser vollständig. Die wässrige Lösung nennt man Salzsäure. Essigsäure ist eine schwächere Säure und dissoziiert in Wasser nur zum Teil.
Säuren kann man mit Wasser verdünnen, dabei wird ihre Wirkung je nach Verdünnung deutlich schwächer. Das Verdünnen von konzentrierten Säuren ist eine exotherme Reaktion. Es entsteht also Wärme. Vor allem beim Verdünnen von konzentrierter Schwefelsäure kann die Säurelösung unkontrolliert wegspritzen. Daher gilt beim Verdünnen die Regel, die Säure in das Wasser zu geben, nicht umgekehrt: „Zuerst das Wasser, dann die Säure, sonst geschieht das Ungeheure." Aber auch bei korrektem Mischen ist darauf zu achten, dass die konzentrierte Säure langsam und vorsichtig dem Wasser beigefügt wird.
Es ist ein weit verbreiteter Irrtum, dass Säuren immer Flüssigkeiten sind. Bekannte Vertreter von Säuren, die rein als Feststoff vorliegen, sind Vitamin C und Citronensäure; eine gasförmige Säure ist beispielsweise Chlorwasserstoff.
Wässrige Lösungen von Säuren bewirken eine Farbveränderung von Indikatoren, zum Beispiel färben sie blaues Lackmuspapier rot.
Die „Gegenspieler der Säuren" sind die Basen (Basenlösung = Lauge). Sie können Säuren neutralisieren. Auch Basen sind ätzend und greifen viele andere Stoffe an, die mit Säuren nicht unbedingt reagieren.
In Wasser gelöst leiten Säuren den elektrischen Strom. Hierbei erfolgt eine Elektrolyse, bei der sich an der Kathode (dem Minuspol) Wasserstoff und an der Anode (dem Pluspol) der neutralisierte Stoff des Säureanions bilden, bei der Salzsäure z.B. Chlor. An der Kathode erfolgt eine Reduktion (Elektronenaufnahme), und an der Anode erfolgt eine Oxidation (Elektronenabgabe).

Die meisten Säuren sind zu erkennen an saurem Geschmack, an typischer Wirkung auf bestimmte organische Farbstoffe (zu erwähnen die Rotfärbung von blauem Lackmus) und an ihren Fähigkeiten, zum einen bestimmte Metalle (wie Zink) unter Freisetzung von Wasserstoff zu lösen und zum anderen alkalische Substanzen zu neutralisieren.

Im Falle von Wasserstoff (H) besteht das Atom aus einem einzigen Proton, das eine positive Ladung besitzt, und einem einzigen Elektron, das eine negative Ladung besitzt. Wenn das Wasserstoffatom dieses Elektron abgibt, ist nur noch das Proton übrig. Dieses wird Wasserstoff (H+) genannt. Weil das jedoch kein Normalzustand für das Wasserstoffatom ist, ist es chemisch instabil oder aktiv. Dieses Proton (H+) reizt unsere Zunge und bewirkt eine saure Geschmacksempfindung. Die chemische Lösung, die diesen sauren Geschmack auslöst, nennt man Säure. Stoffe, die sich mit positiv geladenen Protonen verbinden, nennt man Basen. Das Prinzip dabei ist, dass sich negativ geladene Ionen mit positiv geladenen Ionen verbinden. Yin zieht Yang an.

Basisch bedeutet, chemisch gesehen, Substanzen, die Verdichtung fördern. Säuren sind Substanzen, die Erweiterung, Verflüssigung und Transport fördern. Generell können wir sagen, Säuren sind Yin. Eine basische Wirkung ist Yang. Es gibt keine Basen im Sinne von „das ist eine Base". Eine Base ist ein Prozess. Es ist sehr wichtig, dies zu verstehen. Säure beziehungsweise Säurewirkung bedeutet, die Substanz fördert Verflüssigung, Transport, Erweiterung usw.

Frage:
Überall liest man – ihr müsst entsäuern, entschlacken, entgiften. Finger weg von sauren Produkten. Sind also alle Säuren schädlich?

Antwort:
Nein – sicher nicht! Wichtig zu wissen ist: Es gibt einen Unterschied zwischen sauren Produkten und säurebildenden Produkten. Säuren und auch säurebildende Produkte sind wichtig! Und oft erreichen wir über gute Säuren einen basischen Zustand.
Essigsäure, Zitronensäure, Milchsäure sind sogar sehr wichtige Säuren und helfen basisch zu werden.

Das Ergebnis ist – auch via Säuren – ein basisches Zellen-Milieu.

9.3 Ursachen chronischer Übersäuerung

Die moderne Lebensweise und das heutige Ernährungsverhalten und die häufige Verwendung vorgefertigter Nahrungsmittel bringen das Risiko der Säurebelastung mit sich. Zwar verfügt der menschliche Körper über verschiedene Mechanismen, eine Säurebelastung auszugleichen, dennoch kommt es häufig zu einer oftmals dauerhaften Säureüberlastung. Eine chronische Übersäuerung ist ein Prozess, der sich über Jahre entwickelt und vorwiegend durch unseren häufig zu hohen Konsum von Fleisch, Alkohol und Nikotin auf der einen Seite und die zu geringe Zufuhr von Obst und Gemüse andererseits verursacht wird. Insgesamt wirken folgende Faktoren negativ auf den Säure-Basen-Haushalt:

- Angst
- Stress

- Falsche Ernährung
- Fluorid Zahnpasta
- Schwermetallbelastung
- Zu geringe Flüssigkeitszufuhr
- Bewegungsmangel
- Sport (Milchsäure)
- Entzündungsprozesse
- Rauchen (nicht bei Bio-Naturtabak)
- Die meisten Medikamente
- Gestörte Darmfunktion und/oder Darmflora
- Beim Gewicht verlieren sprich abnehmen
- last but not least – beim Entgiften

Ob ein Nahrungsmittel säurebildend oder basenbildend ist, kann man nicht schmecken. Ausschlaggebend sind die Stoffwechselprodukte, die bei der Verwertung der Nahrung entstehen. Sie können sauer oder basisch sein. Festgestellt wird dies durch die Messung des pH-Wertes des Urins. Nahrungsmittel, die den Säuregehalt des Urins anheben, gelten als säurebildend.

Säurebildende Nahrungsmittel sind:
Eiweisshaltige Nahrungsmittel wie alle Fleisch- und Fischsorten, Käse, Wurst, Eier, Weissmehlprodukte: Beim Abbau eiweisshaltiger Nahrungsmittel, insbesondere der Aminosäuren Methionin und Cystein, entstehen Säuren.
Zuckerhaltige Nahrungsmittel wie Süsswaren, Kuchen, Limonaden und Cola-Getränke mit hohem Zuckergehalt: Säuren entstehen durch die Gärung, die bei der Zufuhr von zu viel Zucker stattfindet.
Hochprozentiger Alkohol bildet beim Abbau Säure.
Koffeinhaltige Getränke wie Kaffee, Schwarztee, Cola: Koffein erhöht die Bildung biogener Amine, bei deren Abbau Säure entsteht. Ausserdem sind die Röststoffe ebenfalls Säurelieferanten. Kaffee ist eine Besonderheit. Er hat einen hohen Gehalt an Kalium und ist deshalb eigentlich basenspendend. Bei einem Konsum von mehr als 2 Tassen pro Tag wirkt er sich aber säuernd auf den Urin aus. Welche Mechanismen hier zugrunde liegen, weiss man bisher nicht. Es wird vermutet, dass dies auf eine Stressreaktion des Körpers beruhen könnte.

Zusatzstoffe in Nahrungsmittel, insbesondere Phosphate, die in fast allen vorgefertigten Nahrungsmitteln enthalten sind u.a. bei Emulgatoren, Stabilisatoren, Konservierungsmitteln, Gerinnungshemmern etc.: Auch hier entsteht beim Abbau Säure.
Welche Nahrungsmittel wie viel Säure bilden, kannst Du sehr gut in den Tabellen zur Säurebelastung von Nahrungsmitteln nachlesen.

Fleisch ist heute zu einem Hauptnahrungsmittel in den Industrieländern geworden. Die allgemeine Empfehlung von 2 bis 3 fleischhaltigen Gerichten in der Woche wird von den meisten

Menschen deutlich überschritten. Gleichzeitig ist der Verzehr von Obst und Gemüse viel zu gering. Die Empfehlung der Deutschen Gesellschaft für Ernährung, 5-mal am Tag Obst und/oder Gemüse zu verzehren, wird nur selten eingehalten. Auch Süsses steht hoch im Kurs.

Ein besonderes Problem stellt der hochprozentige Alkohol dar. Nicht nur bilden sich saure Stoffwechselprodukte, er entzieht dem Körper auch sehr viel Wasser. Bei der Ausscheidung über die Nieren werden dann auch vermehrt basische Mineralsalze wie Magnesium, Kalium und Kalzium ausgeschwemmt und gehen dem Körper als Puffersubstanzen verloren. Ausserdem schädigt Alkohol die Leber.

Ein weiteres nicht zu unterschätzendes Problem ist die in den Industriestaaten vorherrschende Verwendung vorgefertigter Nahrungsmittel. Solchen Nahrungsmitteln werden mechanisch, chemisch oder durch Erhitzen Bestandteile wie z.B. Vitamine, Mineralstoffe oder Ballaststoffe entzogen. Das führt zu einer Mangelversorgung basisch wirkender Substanzen. Ausserdem wirken viele Nahrungsmittelzusätze säurebildend. Und nicht zuletzt wirken sich Gewohnheiten, wie der vermehrte Konsum von „Fast-Food", äusserst negativ auf die Säure-Basen-Bilanz aus.

Damit die Nieren saure Stoffwechselverbindungen mit dem Urin ausscheiden können, ist eine ausreichende Zufuhr von Flüssigkeit wichtig. Das sollte vorwiegend über die Zufuhr von Flüssigkeit geschehen, die der Übersäuerung entgegenwirken, wie stilles Mineralwasser, Fruchtschorlen ohne Zucker und Kräutertee. Leider wird aber gerade die täglich empfohlene Trinkmenge von 2 Litern oft unterschritten. Ausserdem trinken viele Menschen lieber kohlesäurehaltige und stark gezuckerte Getränke, die eine zusätzliche Säurebelastung bedeuten.

Ein weiterer wichtiger Aspekt bei der chronischen Übersäuerung ist der Bewegungsmangel. Bei körperlicher Bewegung wird vermehrt und tiefer geatmet. Dadurch kommt es zu einer verbesserten Versorgung mit Sauerstoff. Gleichzeitig wird aber auch vermehrt saures Kohlendioxid abgeatmet. Ausserdem kommen wir bei sportlicher Bewegung ins Schwitzen und die Tätigkeit des Darms wird angeregt. Das fördert die Abgabe von sauren Bestandteilen über den Schweiss und den Darm. Bewegungsmangel wirkt auf diese Weise mehrfach säuernd auf den Organismus.

Hektik, Dauerbelastung und Stress sind für den Körper ebenfalls belastend. Bei Stress werden vermehrt die Hormone Adrenalin und Noradrenalin ausgeschüttet. Bei deren Verarbeitung entstehen Säuren, die zu einer Übersäuerung beitragen.

Bei Entzündungsprozessen entstehen im Körper vermehrt Säuren. Deswegen haben Entzündungsprozesse bzw. chronische entzündliche Erkrankungen wie z.B. Rheuma einen negativen Einfluss auf die Säure-Basen-Bilanz.

Eine gesunde Atemfunktion ist für die Säure-Basen-Balance wichtig. Problematisch ist deshalb auch das Rauchen. Tabakgenuss schädigt die Lunge auf vielfältige Weise und führt zu einer

Abnahme der Lungenfunktion. Dadurch wird die Abatmung von saurem Kohlendioxid eingeschränkt. Rauchen unterstützt so die Entstehung einer chronischen Übersäuerung.

Medikamente, bei deren Abbau Säuren entstehen, können den Körper ebenfalls belasten. Dazu gehört z.B. die Acetylsalizylsäure (ASS), das sowohl schmerzlindernd als auch „blutverdünnend" wirkt. ASS wird in der Vorbeugung von instabiler Angina pectoris, Herzinfarkt, Schlaganfall und anderen gefässbedingten Erkrankungen, z.B. bei der peripheren arteriellen Verschlusskrankheit (pAVK) oder bei Arteriosklerose, eingesetzt.

Der Darm spielt bei der Ausscheidung von Säuren eine wichtige Rolle. Eine gesunde Darmfunktion hängt von vielen Faktoren ab, wie z.B. einer ausgewogenen Nahrungszusammensetzung, gesunder Durchblutung, der richtigen Aufnahme von Nahrungsbestandteilen durch die Darmzotten, der Verweildauer des Speisebreis im Darm bzw. der Darmbeweglichkeit und einer gesunden Darmflora. Wird der Speisebrei durch einen trägen Darm zu langsam fortbewegt oder ist die Darmflora gestört, so kommt es zu Fäulnisbildung und Gärung des Speisebreis, was wiederum eine Übersäuerung mit sich bringt. Eine gestörte Darmfunktion ist deshalb für die Säure-Basen-Bilanz problematisch. Bei Erkrankungen oder Problemen im Magen-Darmbereich solltest Du einen Arzt aufsuchen und dabei auch die Problematik der Säurebelastung ansprechen.

9.4 Wie Säuren und Basen in Nahrungsmitteln bestimmt werden

Theoretisch wird an dem Verhältnis der darin enthaltenen säurebildenden und basenbildenden Elemente bestimmt, ob ein Nahrungsmittel säure oder basenbildend ist. In der praktischen Wirklichkeit jedoch wird diese Bestimmung im Reagenzglas durchgeführt, und zwar in einem als Titration bekannten Verfahren.

Dabei wird das zu bestimmende Nahrungsmittel zuerst zu Asche verbrannt. Durch diesen Vorgang des Verbrennens der Nahrung wird Verdauung simuliert und uns ein Bild davon verschafft, ob die Nahrung säure oder basenbildend ist. Als nächstes wird eine Standardmenge reinsten Wassers, sagen wir einen Liter, zu 100 g von dieser Asche gegeben, um eine Lösung zu bekommen. Und diese Lösung wird nun geprüft, ob sie sauer oder alkalisch ist. Sobald wir wissen, ob sie sauer oder alkalisch ist, können wir die Konzentration bzw. den Grad der Azidität bzw. der Alkalinität der Asche-Lösung messen.
Da eine saure Lösung eine alkalische Lösung neutralisieren bzw. ausgleichen wird und umgekehrt, können sie beide benutzt werden, um sich gegenseitig zu messen. Angenommen, die Asche einer vorgegebenen Nahrung ergibt bei Lösung in reinem Wasser eine saure Lösung. Wir wissen nun zwar, dass die Lösung säurehaltig ist, doch die Stärke dieser Säure ist uns noch unbekannt. Um nun die Säurestärke einer unbekannten Lösung zu ermitteln, wird dieser unbekannten Säure eine alkalische Lösung, deren Stärke genau bekannt ist, beigegeben, und zwar so lange, bis die beiden sich aufheben und die Lösung neutral geworden ist.

Dabei achten wir darauf, wie viele Milliliter der bekannten alkalischen Lösung wir hinzufügen. Die Menge an alkalischer Lösung, die zur Neutralisierung der unbekannten Säure erforderlich ist, ist somit ein guter Massstab für die ursprüngliche Lösung aus Asche und Wasser und damit auch für die säurebildende Kraft des Nahrungsmittels, mit dessen Asche die Lösung bereitet worden war.

Auf die gleiche Weise, nämlich indem wir darauf achten, wie viele Milliliter einer sauren Lösung bekannter Stärke zur Neutralisierung einer unbekannten, alkalischen Lösung nötig sind, können wir die Stärke einer unbekannten, alkalischen Asche messen und damit die basenbildende Kraft des Nahrungsmittels, von dem die Asche stammt.

Eine chemische Methode, den Säure- oder Basen-Gehalt zu bestimmen wäre, die Ionen im Produkt nach ihrer Ladung in positiv geladene Ionen und negativ geladene Ionen zu bestimmen. Je mehr positiv geladene Ionen, desto saurer das Produkt, und je mehr negativ geladene Ionen, desto basischer das Produkt.

9.5 Das Vier-Bereiche-Gleichgewicht

Säurebildende Nahrungsmittel können je nach ihrem Gehalt an Natrium (Na), Kalium (K), Kalzium (Ca), Magnesium (Mg), Phosphor (P) und Schwefel (S) Yin oder Yang zugeordnet werden. Basenbildende Nahrungsmittel können in derselben Weise nach Yin oder Yang klassifiziert werden.

- Yin-säurebildende Nahrung ist reich an P und S, doch arm an Na.
- Yang-säurebildende Nahrung ist reich an P, S und Na.
- Yin-basenbildende Nahrung ist reich an K und Ca, doch arm an P und S.
- Yang-basenbildende Nahrung ist reich an Na und Mg, doch arm an P und S.

So können alle Nahrungsmittel in vier Sektionen eingeteilt werden:

Wie Du die Vier-Räder-Karte liest
Chemikalien, Arzneimittel, Rauschdrogen, weissen Zucker, Süsswaren, Softdrinks, kommerziell hergestellter Essig, Saccharin und alle raffinierten Nahrungsmittel werden als säurebildend eingeteilt.

Tabelle 23: Vier-Räder-Karte

Sektion I **Yin-säurebildende Nahrung**	**Sektion II** **Yin-basenbildende Nahrung**
Zucker, Honig, Zuckerwaren, Alkohol, Bohnen, Nüsse, die meisten Medikamente	Bohnenkaffee, Kräutertee, Bancha-Tee, Samen, Grüngemüse
Sektion III **Yang-säurebildende Nahrung**	**Sektion IV** **Yang-basenbildende Nahrung**
Fleisch, Fisch, Eier, Getreide (ungekocht)	Rettich-Pickles, Sojasauce, Miso, gesalzene Umeboshi, Meersalz, Steinsalz

Die Begründung dafür ist folgende: Diesen Nahrungsmitteln fehlen Mineralstoffe, insbesondere basenbildende. Wenn diese Nahrung eingenommen wird, kann der Körper daher die dadurch entstehenden Säuren nicht neutralisieren, es sei denn, er verwendet dafür die im Körper gespeicherten basenbildenden Mineralstoffe. Anders gesagt, da diese Nahrungsmittel selbst keine basenbildenden Mineralstoffe mitbringen, wird ihre Verdauung die im Körper gespeicherten basenbildenden Mineralstoffe aufzehren. Darum werden diese Nahrungsmittel als säurebildend eingestuft, selbst wenn sie womöglich gar keine säurebildenden Mineralstoffe enthalten. Aus dem gleichen Grund halte ich auch modernen Tofu für säurebildend, denn Tofu wird aus raffinierten Sojabohnen hergestellt und hat keine basenbildenden Elemente. Beim traditionell hergestellten Tofu ist es anders.

Mahlzeiten ausgleichen

Unter einer ausgeglichenen Mahlzeit ist zu verstehen, dass sie bezüglich der Yin- und Yang-Faktoren und der Säure- und BasenKomponenten ausgeglichen ist. In Abbildung 68 kann Nahrung unter diesem Gesichtspunkt ausgewählt werden, indem man die Sektionen diagonal anwendet.

Eine mögliche Empfehlung kann Getreide (Yang-säurebildend) als Hauptnahrung sein. In der Kombination mit Gemüse (Yin-basenbildend) und Salz (Yangbasenbildend) wird die vom Getreide gebildete Säure ausgeglichen. Normalerweise halten Getreide, Gemüse (inbegriffen Meeresalgen und Bohnen) und Salz (eingeschlossen Sojasauce, Miso, salzige Pickles) die Säure- und Basen-Faktoren im Blut im Gleichgewicht.

Sektion I - Yin- säurebildend

die meisten Chemikalien
Arzneimittel
Rauschdrogen
Zucker, Honig, Süssstoffe
Softdrinks, Fruchstäfte
Essig, Wein
Wodka, Whisky
Sake, Bier
Sojabohnen, Grünerbsen
Tofu
weisse Bohnen
Nierenbohnen

Maiskeimoel
Olivenoel
Sesamoel
Erdnussmus
Cashews
Erdnüsse
Mandeln
Kastanien

Sektion II - Yin- basenbildende

Senf
Ingwer
Pfeffer
Curcuma
Curry
Zimt

Zitronen, Trauben
Rosinen, Bananen
Pfirsiche
Korinthen
Birnen, Pflaumen
Orangen
Wassermelonen
Äpfel, Kirschen
Erdbeeren

Kartoffeln
Auberginen
Tomaten
Shiitake
Taro
Gurken
Süsskartoffeln
Pilze
Broccoli
Sellerie, Kohl
Kürbis, Zwiebeln

Mutter - Milch

reich an P und S | reich an K und Ca

reich an P,S und Na | reich an Na und Mg

Kuh - Milch

Kichererbsen
Azukobohnen
Pasta
Mais, Hafer
Gerste, Roggen
Weizen
Vollreis
Buchweizen

Schalentiere
Aal, Karpfen
Weissfisch
Käse
Fleisch, Geflügel
Thon, Lachs
Eier

Sektion III - Yang- säurebildend

Kuzu
Ginseng
Mu Tee
Getreidekaffee

Hirse
Sauerkraut
Gomasio
Soyou /Tamari
Miso / Tekka
Umeboshi
Meersalz

Lotuswurzel
Meeresalgen
Löwenzahnwurzel
Schwarzwurzel
Klettenwurzel
Jinejo

Sektion IV - Yang- basenbildende

Abbildung 68: 4-Räder-Gleichgewicht

9.6 Müdigkeit und Azidität

Einer der Hauptgründe für Müdigkeit ist erhöhter Säuregehalt im Organismus. Überanstrengung, Überessen, insbesondere Überkonsum von säurebildendenden Nahrungsmitteln wie Einfachzucker (auch Honig), Fleisch und raffiniertem Getreide, Verstopfung, Durchfall, Nierenbeschwerden und Leberprobleme, all das führt zu Gewebeazidität. Dieser saure Zustand ruft Müdigkeit hervor. Warum?

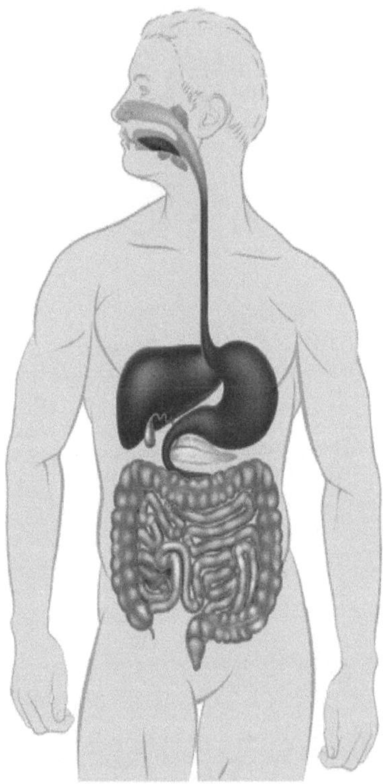

Speichel – Der Speichel ist eine alkalische Flüssigkeit, Yang, die hauptsächlich in die Kohlenhydratverdauung eingreift.

Magensaft – der Magensaft ist sauer, Yin, und hauptsächlich an der Verdauung von Fetten und Eiweissen beteiligt.

Bauchspeicheldrüse – Diese Verdauungssäfte sind alkalisch, Yang, und bewirken die Verdauung von Fetten, Eiweissen und Kohlenhydraten.

Darmsäfte – Diese Säfte sind sauer, Yin, und verdauen und zerlegen die restlichen Kohlenhydrate, Eiweisse und Fette. Die Nahrungsmoleküle gehen in die Blutbahn über, welche schwach alkalisch ist. Unser Blut hat einen pH-Wert von circa 7,35–7,45.

Abbildung 69: Stoffwechselprozesse

Durch die verschiedenen intrazellulären Stoffwechselprozesse wird fortwährend Kohlendioxid produziert. Der in der Nahrung enthaltene Kohlenstoff (C) verändert sich, um sich mit Sauerstoff zur Bildung von Kohlendioxid zu verbinden. Dieses diffundiert sodann in die extrazelluläre Flüssigkeit.

Das Blut wird weitertransportiert in die Lunge, wo es in die Alveolen diffundiert, und wird schliesslich durch die Lungenventilation an die Atmosphäre abgegeben. Doch sind mehrere Minuten erforderlich für diese Reise des Kohlendioxids aus den Zellen in die Atmosphäre. Da das Kohlendioxid nicht unmittelbar ausgeschieden wird, befindet sich immer durchschnittlich 1,2

Milliliter von gelöstem Kohlendioxid in den extrazellulären Flüssigkeiten. Dieses Kohlendioxid verbindet sich mit Wasser und bildet damit Kohlensäure (H_2CO_3), die Yin ist.

Steigt der Gehalt an Kohlendioxid (Yang), steigt auch die Menge an Kohlensäure (Yin). Das Wasserstoff-Ion der Kohlensäure hat eine direkte Auswirkung auf das Atemzentrum, indem das sogenannte Nachhirn, die Medulla oblongata oder das verlängerte Mark, die Atemfrequenz erhöht (Yin regt Yang an). Das gilt allerdings nur, wenn das Blut alkalisch ist. Erhöht sich als Folge von Überanstrengung, Überkonsum von Einfachzucker und tierischem Eiweiss und somit schlechter Blutzirkulation der Kohlendioxidspiegel zu sehr, erhöht die Kohlensäure den Grad der Blutazidität (Yin). Diese Blutazidität schädigt das Atemzentrum in der Medulla oblongata und bewirkt eine Reduzierung der Atemfrequenz. Diese Reduzierung bedeutet, dass weniger Sauerstoff inhaliert wird und somit auch weniger Sauerstoff für den Zellstoffwechsel zur Verfügung steht. Resultat ist Müdigkeit.

9.7 Säure–Base und die Mentalität

Ein saurer Zustand hemmt die Nerventätigkeit, und ein alkalischer Zustand stimuliert sie. Wessen Blutkondition alkalisch ist, der kann gut denken und handeln (entscheiden). Andererseits kann jemand, dessen Blutkondition sauer ist, nicht gut denken oder schnell, klar oder entschlossen handeln. Auch deshalb ist es sehr wichtig, allzeit für eine alkalische Blutkondition zu sorgen, nicht nur für körperliche Gesundheit, sondern auch für geistige Präsenz. Die Ernährung ist eine grosse Hilfe zur Aufrechterhaltung der Alkalinität des Blutes. Doch damit erwirkt man noch keine befriedigenden Ergebnisse von einem Tag auf den anderen. Ein längerer Zeitraum ist erforderlich, damit sich die Wirkung spürbar zeigen kann. Ich habe lange nach einer schnellen Methode zur Umwandlung von saurer zu alkalischer Kondition gesucht. Schliesslich fand ich eine in religiösen Ritualen. Die japanische Shinto-Religion empfiehlt nachdrücklich die Durchführung des Misogi-Rituals, wobei man ein kaltes Bad oder eine kalte Dusche in einem Fluss, einem Wasserfall oder dem Meer nimmt. Um einen Säure-Base-Ausgleich zu schaffen ist es empfehlenswert, abwechselnd heiss und kalt zu duschen. Versuche es selbst, es wird Dir bessergehen, körperlich und geistig. Ausserdem gibt uns eine kalte Dusche ungeheure Willenskraft und hohe Urteilsfähigkeit. Der Grund dafür liegt in der Tatsache, dass eine kalte Dusche das Blut alkalisch macht, während heisse Duschen (Bäder) es sauer machen. Das ist ein gutes Ritual. Dazu gehört zwingend eine Warnung:
Praktiziere dieses Misogi-Ritual niemals direkt, ohne dass Du Deinen Organismus langsam und stufengerecht an diese radikale Methode gewöhnt hast. Das kann sonst gefährlich für Deinen Kreislauf werden. Nach einer fachgerechten Gewöhnung – mit der Übung, Dein KI richtig fliessen zu lassen – ist es jedoch sehr zu empfehlen.

Die katholische und andere christliche Religionen haben die Taufzeremonie, und Shinto hat die Misogi-Zeremonie. Indem sie unser Blut alkalisch machen, sind diese Zeremonien ausgezeichnete Methoden zur Verbesserung unserer Denkfähigkeit und unserer Stimmung. Ich empfehle jedem, der Probleme in seinem Leben, in seiner Familie hat, der zu viel Stress hat oder der sein Urteilsvermögen verbessern möchte, um ein scharfes Bild vom Leben zu gewinnen und zu erkennen, kalte Duschen zu nehmen. Das kalte Wasser hilft Dir zu erwachen. Warmes Wasser lässt Dich bequem weiterschlafen. Die beste Zeit dafür ist früh am Morgen. Es ist nötig, das etwa zehn Tage fortgesetzt zu tun, bevor irgendwelche Anzeichen für eine Verbesserung im Denken erkennbar sind. So verhält es sich mit allen Dingen, die guten Resultate bringen sollen. Wenn Du kalt duschst, beginnst Du nicht beim Kopf. Sondern von unten die Beine hoch – Vorderseite, rechte Schulter, Rücken, linke Seite – im Uhrzeigersinn drehend – dann als letztes zum Kopf. Wer ein schwaches Herz hat, sollte sorgfältig achtgeben und es sachte angehen lassen.

9.8 Mythen & Fakten

Aussage:
Ich will den Kaffee basisch machen, damit er gesünder wird. Um Kaffee basisch zuzubereiten, müssen Sie nur das Kaffeewasser basisch machen. Ein altes Hausmittel zum Neutralisieren von Säuren ist Kaisernatron. Brühen Sie Ihren Kaffee auf, geben Sie auf einen Liter eine halbe Tablette Kaisernatron.

Antwort:
Kaffee wirkt auf zwei verschiedene Arten. Im Magen regt er die Produktion der Magensäure an. Lokal wirkt Kaffee also säurebildend. Im Organismus wirkt Kaffee basenbildend.
Ich empfehle diesen „Natron-Hype" nicht. Wenn Natron – dann dort, wo es wirken soll – im Darm. Wenn Du Natron-Wasser trinkst, schwächst Du damit nur die Magensäure. Und genau das empfehle ich Dir als Naturheilpraktiker nicht! Du kannst sagen: Jetzt esse ich eine Tafel Schokolade – danach trinke ich ein Glas Natron-Wasser, um die säurebildende Wirkung vom Zucker auszugleichen. Du schwächst damit nur die Magensäure, das heisst, Du machst einen tieferen pH-Wert in der Magensäure. Fatal, wenn solche Halbwahrheiten und Unwahrheiten geteilt werden in diesen Fake-News wie „Locus". Ich empfehle Dir gute Bücher über die Gesundheit zu lesen und nicht solche Fake-News zu teilen. By the way – auch wenn Du Deinen Kaffee zusätzlich basisch machst, hebt es immer noch nicht die schädliche Wirkung vom Purinalkaloid – Koffein auf. Hier zur Info zusätzlich: Koffein ist die am häufigsten konsumierte pharmakologisch aktive Substanz! Denk mal nach, wieso Koffein überall beigemischt wird.

Aussage:
Ich weiss aber, dass: „Säurehaltiges wirkt basisch, Basisches wirkt säurebildend ..."

Antwort:
Das stimmt so nicht und ist sogar falsch! Es gibt basische Nahrung wie Meeresalgen, welche basisch wirken. Es gibt saure Nahrung (gewisse Früchte), welche sauer wirken. Es gibt basische

Nahrung (Zucker), welche sauer wirken. Es gibt saure Nahrung (Zitrone), welche basisch wirken. Noch detaillierter ist es: Yin–Yang und Säure–Base, das Gleichgewicht der vier Bereiche.

9.9 Die Zitronensäure

Zitronensäure wird im Allgemeinen als eine natürliche und somit vollkommen harmlose Substanz angesehen. Das wäre sie eigentlich auch, fände sie nicht als konzentrierte Säure in unzähligen Lebensmitteln und Getränken Verwendung. In dieser isolierten Form ist die Zitronensäure extrem gesundheitsgefährdend. Sie erhöht u.a. die Aufnahme von Aluminium in den Körper, fördert schädliche Oxidationsprozesse, greift die Zellmembranen an und schädigt den Zahnschmelz.

Die Abbildung sonnengereifter Zitronen findet sich auf unzähligen Etiketten von Wasch-, Spül- und Putzmitteln, Entkalkern, Raumdüften und vielen weiteren Produkten. Die Illustration soll dem Verbraucher suggerieren, dass es sich hier um eine natürliche Frische handelt - um die Frische aus der Zitrone.
Schaut man sich weiterhin die Etiketten von Fertigprodukten genauer an, so wird man nahezu überall fündig. Der Begriff „Zitronensäure", oder auch „Citronensäure" geschrieben, ist fast auf jeder Zutatenliste zu finden.

Zitronensäure täuscht Verbraucher
Sowohl die bildhaft dargestellte Zitrone auf den Etiketten von Haushaltsprodukten als auch die Deklaration von Zitronensäure auf der Zutatenliste von Fertigprodukten wird von vielen Verbrauchern instinktiv mit der Zitronen-Frucht in Verbindung gebracht.
So vermitteln diese Produkte den Anschein von Natürlichkeit, der das Kaufverhalten der Kunden entsprechend positiv beeinflusst.
Der Lebensmittelzusatzstoff wird normalerweise als E 330 gekennzeichnet. Da E-Nummern jedoch bei vielen Konsumenten bereits ein schlechtes Image haben, wird als Kennzeichnung häufig nur noch der Begriff „Zitronensäure" verwendet.
Auch über diesen Weg werden die Verbraucher ganz bewusst getäuscht.

Zitronensäure - Liebling der Lebensmittelindustrie
Die Verwendung von Zitronensäure in der Lebensmittelindustrie hat enorme Ausmasse angenommen, denn sie zählt mittlerweile zu den wichtigsten Zusatzstoffen im Bereich der Lebensmittelherstellung.
Das ist auch nicht verwunderlich, da Zitronensäure über einige technologisch wichtige Eigenschaften verfügt. So überzeugt sie die Hersteller von Fertigprodukten durch ihre Funktion als Konservierungsstoff und Komplexbildner ebenso wie als Säuerungsmittel, Säureregulator sowie Schmelzsalz.

Zitronensäure als Konservierungsstoff

Zitronensäure reduziert Oxidationsprozesse, die durch Sauerstoff- oder Lichteinflüsse den Verderb von Lebensmitteln beschleunigen. Gleichzeitig verhindert Zitronensäure auch Geruchs-, Farb- und Geschmacksveränderungen, die ebenfalls durch Oxidationsprozesse hervorgerufen werden. Auf diese Weise fungiert Zitronensäure als ideales Konservierungsmittel.

Zitronensäure als Komplexbildner

Komplexbildner haben generell die Fähigkeit, Metalle an sich zu binden. Hierzu zählen Schwermetalle, wie z.B. Blei, ebenso wie das Leichtmetall Aluminium. Daher macht Zitronensäure in ihrer Eigenschaft als Komplexbildner die in Lebensmitteln enthaltenen Spuren gesundheitsschädigender Metalle ungefährlich. Das klingt zunächst sehr positiv. Diese Eigenschaft der Zitronensäure ist allerdings eher mit Vorsicht zu geniessen, wenn man bedenkt, dass Zitronensäure in der Lage ist, die Blut-Hirnschranke zu überwinden. So kann sie gemeinsam mit den Metallen ins Gehirn gelangen.

Zitronensäure als Säuerungsmittel und Säureregulator

Zitronensäure findet zudem überall dort Verwendung, wo das Endprodukt mit einem fruchtigen Geschmack überzeugen soll.
Daher steht sie auf nahezu jeder Zutatenliste von Fruchtsäften, Limonaden, Eistees, Süsswaren, Gummibärchen, Speiseeis, Marmeladen, Dosenfrüchten sowie vielen anderen Produkten.
Als Säureregulator hält Zitronensäure den gewünschten pH-Wert eines Lebensmittels konstant. Da sich Bakterien in einem abweichenden pH-Bereich schnell vermehren, trägt Zitronensäure auch durch diese Eigenschaft zu einem haltbaren Lebensmittel bei.
Ein gleichbleibender pH-Wert verbessert zudem die Wirkung anderer im Produkt enthaltener Konservierungsstoffe.

Zitronensäure als Schmelzsalz

Schmelzsalze werden für die Herstellung von Schmelzkäse benötigt. Sie sorgen dafür, dass sich beim Erhitzen des festen Käses das enthaltene Eiweiss, das Fett und das Wasser zu einer homogenen Masse vermengen und diese Konsistenz auch beibehalten.
Dies erklärt, warum Zitronensäure auch im Schmelzkäse, Streichkäse oder Hüttenkäse enthalten ist.
Der Bedarf an Zitronensäure steigt.
Wie Du siehst, ist Zitronensäure aus unterschiedlichen Gründen in unzähligen Fertigprodukten und Haushaltswaren zu finden. Hierbei handelt es sich selbstredend nicht um jene Säure sonnengereifter Früchte, in der die Zitronensäure in ihrer natürlichen Form vorkommt.
Stattdessen wird für die Herstellung dieser Produkte heute ausschliesslich ein spezielles biotechnologisches Verfahren angewandt, das weiter unten noch genau beschrieben wird.
Die Vorteile dieses Verfahrens liegen für die Hersteller einerseits in der unbeschränkten Produktionsmöglichkeit und andererseits in dem sehr geringen Kostenaufwand.

Die nicht von der Hand zu weisenden Nachteile der solcherart hergestellten Zitronensäure gehen natürlich, wie sollte es auch anders sein, wieder ausschliesslich zu Lasten der Verbraucher. Doch auch dazu später mehr.

Natürliche Zitronensäure

Man könnte meinen, dass die natürliche Form der Zitronensäure ausschliesslich in Zitrusfrüchten wie Zitronen, Limetten, Orangen, Mandarinen sowie Grapefruits enthalten ist.
Das ist jedoch nicht ganz richtig, denn auch in Beeren, Kiwis, Tomaten und einigen anderen Lebensmitteln kommt Zitronensäure vor, wenn auch in weitaus geringeren Mengen.
Interessanterweise wird auch im menschlichen Organismus ständig Zitronensäure gebildet. Sie entsteht im Rahmen des sogenannten Zitronensäurezyklus als Zwischenprodukt.
Dieser Prozess, auch Citrat-Zyklus genannt, beschreibt eine komplexe Folge biochemischer Reaktionen, die in den Mitochondrien der Zellen ablaufen und dem Zweck der Energiegewinnung dienen. Am Ende dieses Prozesses wird die Zitronensäure dann zu Kohlendioxid und Wasserstoff abgebaut.

Isolierte Zitronensäure

Bis zum Ende des 19. Jahrhunderts wurde Zitronensäure noch ausschliesslich aus unreifen Zitronen gewonnen. Hierzu wurden die Früchte ausgepresst und die Zitronensäure in einem komplizierten Verfahren isoliert. Dieses Herstellungsverfahren war ebenso aufwendig wie kostspielig. Daher wurde auch nur wenig Gebrauch davon gemacht.
Als ein Wissenschaftler schliesslich entdeckte, dass auch Schimmelpilze im Rahmen ihres Stoffwechsels Zitronensäure herstellen, wurde die Gewinnung von Zitronensäure aus Früchten schnell bedeutungslos.

Zitronensäure: Gentechnik im Spiel

Zitronensäure war der erste Zusatzstoff überhaupt, der im grossen Stil industriell hergestellt wurde. Das Patent zur Herstellung von Zitronensäure durch den Schimmelpilz „Aspergillus Niger" wurde erstmals 1913 in den USA beantragt.
Und noch heute werden als Produktionsorganismen ausschliesslich diese Schimmelpilzkulturen eingesetzt, da sie sich am besten für die Zitronensäureproduktion eignen.
Allerdings wurde die Produktion als solche längst verändert, denn anfangs produzierten die Pilze natürlich nur die Menge an Zitronensäure, die ihrem natürlichen Stoffwechsel entsprach.
Mit der Entwicklung eines revolutionären neuen Marktes, dem der heutigen Fertigprodukte, wuchs auch der Bedarf an Zitronensäure stetig, sodass die Produktionsmenge im gleichen Mass erhöht werden musste.
Da Pilze auf natürlichem Weg nicht in der Lage sind, derart grosse Mengen an Zitronensäure zu produzieren, wurden kurzerhand die entsprechenden Regelkreisläufe im Stoffwechsel der Pilze mit Hilfe von gentechnologischen Massnahmen so manipuliert, dass die Zitronensäure-Ausbeute gesteigert werden konnte.

Abgesehen davon wachsen Schimmelpilze auf einer zuckerhaltigen Nährlösung aus Melasse oder Glucose, deren Ursprungspflanzen (z.B. Zuckerrüben, Mais etc.) ebenfalls bereits gentechnisch verändert sein können.
In den USA und in China werden schon lange überwiegend transgene, also gentechnisch veränderte, Pilzstämme verwendet.

Antibiotika in Zitronensäure?
Auch die Tatsache, dass die Nährlösung, auf der die Schimmelpilze gedeihen, häufig Antibiotika enthält, ist wenig appetitlich. Diese Medikation soll sicherstellen, dass die Pilze nicht von etwaigen Bakterien befallen werden.
Überreste der Antibiotika können dann natürlich auch in die zitronensäurehaltigen Nahrungsmittel und Getränke gelangen. Eine ständige Aufnahme geringer Antibiotika-Mengen kann mit der Zeit zu einer Resistenz führen, die im Krankheitsfall gravierende Folgen haben könnte.
Manche Konsequenzen eines häufigen Verzehrs zitronensäurehaltiger Produkte zeigen sich auch recht schnell, wie beispielsweise die Zerstörung des Zahnschmelzes.

Zitronensäure als Zahnschmelzfresser
Der Zahnschmelz besteht überwiegend aus einer Verbindung von Calcium und Phosphat. Sie verleiht den Zähnen ihre Härte und Widerstandskraft. Leider ist diese Verbindung säurelöslich, sodass Zitronensäure den Zahnschmelz erheblich schädigen kann.
Die Säure greift die Zähne bereits unmittelbar nach dem Verzehr an. Der meist hohe Zuckergehalt zitronensäurehaltiger Produkte verstärkt die Wirkung der Säure noch, da beim Zuckerabbau durch die Bakterien der Mundhöhle ebenfalls Säuren entstehen.
Je länger Zitronensäure auf den Zahnschmelz einwirken kann, umso grösser ist die Gefahr einer irreparablen Zahnschädigung. Daher sollte nach dem Verzehr säurehaltiger Produkte der Mundraum gründlich mit Wasser ausgespült werden.
Die Zähne von Kindern und Jugendlichen sind besonders gefährdet, da sie häufig regelmässig und in grösseren Mengen Weingummis, Bonbons, Lutscher, Eistee, Cola, Softdrinks etc. zu sich nehmen. So wundert es nicht, dass die Zähne vieler Kinder in einem bedauerlichen Zustand sind.
Ein Zahn lässt sich im Notfall noch reparieren. Das Gehirn jedoch kaum. Eine weitere Eigenschaft der Zitronensäure – ihre enge „Freundschaft" mit Aluminium – betrifft jedoch gerade dieses und begünstigt damit so manche Krankheit, die sich erst im Alter zeigt.

Beste Freunde: Zitronensäure und Aluminium
Zitronensäure kann in ihrer Eigenschaft als Komplexbildner sowohl Mineralien wie Magnesium, Calcium, Kalium etc. als auch gefährliche Metalle wie z.B. Blei oder Aluminium an sich binden. Diese miteinander verbundenen Moleküle werden dann als Citrate bezeichnet.
Geht Aluminium eine Verbindung mit Zitronensäure ein, handelt es sich demnach um ein Aluminiumcitrat. Aluminium kann sowohl über die Nahrung aufgenommen werden als auch über die Haut in den Körper gelangen, wie beispielsweise durch die Verwendung bestimmter Deos.

Aluminium ist generell sehr gesundheitsschädlich. Wenn sich das Metall jedoch mit Zitronensäure zu einem Aluminiumcitrat verbindet, erhöht sich seine gefährliche Wirkung deutlich. Das konnten nachfolgende Studien anschaulich belegen.

Zitronensäure fördert die Aufnahme von Aluminium

In einer dieser Studien haben Wissenschaftler anhand unterschiedlicher Aluminiumverbindungen überprüft, welche dieser Verbindungen am besten vom Körper der Versuchstiere aufgenommen werden konnte.

Hierbei zeigte sich, dass sich die Aluminium-Aufnahme durch die Verwendung von Aluminiumcitrat, im Vergleich zu den anderen Aluminiumverbindungen, um weit mehr als das Doppelte erhöhte.

Das bedeutet, dass ein regelmässiger Verzehr zitronensäurehaltiger Produkte die Aufnahme von Aluminium im Körper enorm fördert.

Eine weitere Studie zeigte die zellschädigende Wirkung von Aluminiumcitraten. Hier wurde festgestellt, dass die Kombination der beiden Substanzen die oxidative Schädigung der Zellmembranen beschleunigt.

Zitronensäure schädigt Zellmembranen

Bei diesem Prozess gelangen freie Radikale in die Zellmembranen und lösen eine Kettenreaktion aus, die schliesslich zur Zellschädigung führt.

Normalerweise verhindern körpereigene Antioxidantien wie z.B. die Superoxid-Dismutase (SOD) und Katalasen den Angriff auf die Zellmembranen. Doch genau diese wichtigen Radikalfänger werden von dem Aluminium-Zitronensäure-Komplex in ihrer Aktivität gehemmt.

Zu diesem Ergebnis kam eine Studie, in der genau diese Auswirkung im Grosshirn und in der Leber beobachtet wurde.

Aluminium ist überall

Aluminium ist ein Metall, mit dem wir heutzutage ständig konfrontiert werden, ohne es bewusst wahrzunehmen.

Obwohl der Begriff „Alufolie" bereits deutlich auf das Metall hinweist, bringen es nur wenige Menschen tatsächlich damit in Verbindung. Auch die Aludeckel auf Joghurt- und Sahnebechern oder die in Alupapier verpackte Butter halten die meisten Verbraucher ebenso wenig vom Kauf ab wie die, besonders bei Jugendlichen, sehr beliebten und allseits bekannten Alu-Getränkedosen.

Wenn Du Dir die Zutatenliste dieser Produkte etwas genauer anschaust, wirst Du feststellen, dass darin sehr häufig auch Zitronensäure enthalten ist. Die Säure trägt dazu bei, dass das Aluminium sich leichter löst und so wesentlich schneller in das Lebensmittel oder Getränk übergehen kann.

Über die erwähnten Lebensmittel und Getränke hinaus ist Aluminium auch in Zahncremes, Deos, Medikamenten, Impfstoffen sowie im Leitungswasser zu finden.

Wie Du siehst, ist es nicht schwer, seinen Körper regelmässig mit Aluminium zu belasten.

Zitronensäure gelangt ins Gehirn

Zitronensäure ist zusätzlich ebenso wie Glutamat in der Lage, die Blut-Hirnschranke zu durchbrechen. Warum das so ist, erklärt sich durch den Fakt, dass sowohl Zitronensäure als auch Glutamat natürlicherweise im Körper vorkommen.
Wieso sollte die Blut-Hirnschranke, deren Aufgabe es ist, Gifte und andere Schadstoffe daran zu hindern, ins Gehirn zu gelangen, diesen körpereigenen Substanzen den Zutritt verwehren?
Die Zitronensäure wird im Gehirn mit Hilfe eines speziellen Enzyms abgebaut. Daher ist die Aufnahme der Zitronensäure zunächst nicht problematisch.

Parkinson und Alzheimer durch Aluminiumcitrate?

Wirklich gefährlich wird es allerdings, wenn die Zitronensäure eine Verbindung mit Aluminium eingegangen ist. Dann kann dieses Metall gemeinsam mit der Zitronensäure natürlich ebenfalls ins Gehirn gelangen.
Während die Zitronensäure hier abgebaut wird, verbleibt das Aluminium zurück und lagert sich dort ein.
Aluminium wirkt hochgiftig auf die Nervenzellen und richtet verheerende Schäden an. Es ist kein Zufall, dass neurodegenerative Erkrankungen wie Parkinson oder Alzheimer mit Aluminium in Verbindung gebracht werden, zumal bei den entsprechenden Patienten immer wieder erhöhte Aluminiumwerte im Gehirn festgestellt wurden.

Zitronensäure aus Früchten

Die natürliche Zitronensäure aus Früchten unterscheidet sich aus chemischer Sicht zwar nicht von einer synthetisch hergestellten Säure. Dennoch sind beide Säuren in ganzheitlicher Hinsicht keineswegs vergleichbar.
Die in Früchten enthaltene Zitronensäure gelangt nicht isoliert, sondern in ihrem natürlichen Verbund in den Körper. So liefert die Frucht neben der Zitronensäure gleichzeitig viele Vitamine, Mineralien und sekundäre Pflanzenstoffe, die eine Fülle gesundheitsfördernder Wirkungen besitzen.
Eine industriell produzierte Zitronensäure hat hingegen nichts von alledem vorzuweisen. Stattdessen handelt es sich hier um ein isoliertes Säurekonzentrat, das der Gesundheit in keinerlei Hinsicht dienlich ist. Ganz im Gegenteil.
Lass Dich daher nicht davon abhalten, auch weiterhin sonnengereifte Zitrusfrüchte zu verzehren. Wenn Du sie nicht im Übermass geniesst, brauchst Du Dich um Deine Gesundheit auch nicht zu sorgen.

Meide isolierte Zitronensäure

Ungeachtet all der beschriebenen Fakten gilt Zitronensäure nach wie vor als unbedenklicher Lebensmittelzusatzstoff, der auch für die Verwendung von Lebensmitteln aus biologischem Anbau zugelassen ist. Selbst in Babynahrung und Baby-Tees ist der Einsatz von Zitronensäure erlaubt, sodass Du hier besonders aufmerksam die Zutatenliste lesen solltest.

9.10 Sauer macht lustig

Am Beispiel eines Artikels zeige ich Dir gerne, in welchem Ausmass manipuliert wird.

Titel: Unser Geschmacksinn und Schutzsinn

Aussage Schulmedizin: Warum verzieht man bei Saurem das Gesicht? Ein herzhafter Biss in eine Zitrone – und unser Gesicht verzieht sich unwillkürlich zur schiefen Grimasse. Doch warum ist das so? Sauer macht lustig. Das behauptet zumindest der Volksmund.

Aussage Schulmedizin: In der heutigen Essenskultur sind leicht säuerliche Nahrungsmittel wie Joghurt, Limonaden oder viele Zitrusfrüchte sehr beliebt. Dabei ist der Geschmackseindruck „sauer" eigentlich ein Alarmsignal für den Körper.

Meine Anmerkung: Sauer ist eine der fünf ganz natürlichen Geschmacks-Empfindungen. Sauer ist also nur in Ausnahmesituationen ein Alarmzeichen und niemals so verallgemeinernd.

Aussage Schulmedizin: Er steht meist für gefährliche Nahrung.

Meine Anmerkung: Das ist ein Blödsinn und falsch dazu.

Aussage Schulmedizin: Saure Früchte beispielsweise sind im Allgemeinen unreif und damit unbekömmlich.

Meine Anmerkung: Das ist ein weiterer Blödsinn und falsch dazu. Zitronen, Grapefruit und viele Beeren wie Johannisbeeren, Stachelbeeren u.v.a. sind auch im reifen Zustand sauer und überhaupt nicht gefährlich. Sauerkraut ist sauer und sogar gewollt sauer. Sauer ist Yin (zentrifugal, ausdehnend), steht sogar für sehr gesunde Nahrung.

Aussage Schulmedizin: Anderes wird sauer, wenn es vergoren, also mit potenziell gefährlichen Mikroorganismen durchsetzt ist.

Meine Anmerkung: Seit wann sind Mikroorganismen zur milchsauren Vergärung gefährlich? Die sind sogar notwendig für diesen – gesunden – Prozess.

Aussage Schulmedizin: Ein ähnlicher Reflex wird auch durch bitteren Geschmack ausgelöst. Viele Giftstoffe, etwa aus Pflanzen, sind sehr bitter.

Meine Anmerkung: Löwenzahn, Chicorée, Artischocke, Ingwer, Tausendgüldenkraut u.v.a. sind Pflanzen mit einem hohen Bitterstoffgehalt. Nicht nur sehr gesund, sondern – sind Heilmittel!

Aussage Schulmedizin: Hier reagiert der Körper ebenfalls mit einem Abscheu-Programm – eine Reaktion, die vermutlich bereits sehr früh in der Evolution entstanden ist.

Meine Anmerkung: In welcher Evolution? In der Evolutionslüge von Darwin? Auch Bitterstoffe sind sehr gesund für die Verdauung. Bitter ist Yang (zentripetal, zusammenziehend).

Aussage Schulmedizin: Warum das Verziehen des Mundes oder sogar des ganzen Gesichts bei verdächtigen Geschmacksnoten Teil des körpereigenen Abscheu-Programms ist, ist allerdings bisher nicht umfassend geklärt. Bei sozial, also in Gruppen lebenden Tieren und damit auch dem Menschen könnte die auffallende Mimik eine gewisse Signalwirkung haben. Das typische Verziehen des Gesichts ist für andere gut zu erkennen und warnt sie möglicherweise davor, ebenfalls die Dinge in den Mund zu stecken, die der Artgenosse gerade zu sich genommen hat.

Meine Anmerkung: Auch diese Aussagen sind in dieser Form genauso falsch wie beim Geschmack sauer. Löwenzahnwurzeln z.B. sind auch sehr bitter, aber trotzdem gesund. Wir können dies jedoch mit der InYologie (Lehre von Yin und Yang) erklären. Wie reagiert der Körper auf starkes Yin? Mit Yang. Zum Beispiel, wenn Du Dich unter eine eiskalte (Yin) Dusche stellst, ziehen sich alle Blutgefässe zusammen (Zusammenziehung ist Yang) und der Blutdruck steigt (Reaktion Yang).

Aussage Schulmedizin: Abscheu bei Saurem, Belohnung bei Süssem.

Meine Anmerkung: Prima. Ja, – das hätten die Nahrungsmittelkonzerne und die Pharma-Industrie gerne. Abscheu vor saurem Sauerkraut und Belohnung mit Schokolade. Oder eher Belohnung für die Kassen der Pharma-Industrie.

Aussage Schulmedizin: In gewissem Sinn kontrolliert der Geschmackssinn also unser Verhalten – und zwar höchst effektiv.

Meine Anmerkung: Auch das ist falsch. Nicht unser Geschmackssinn kontrolliert oder steuert unser Verhalten. Unser Bewusstsein, unser Geist lenkt unseren Körper. Sicher nicht umgekehrt. Aber nur bei Menschen, welche noch so gesund sind, dass sie noch selbständig denken können und sich nicht durch die System-Medizin steuern lassen.

Aussage Schulmedizin: Es ist zum Beispiel sehr schwierig, beim Biss in eine Zitrone nicht das Gesicht zu verziehen.

Meine Anmerkung: Das ist eine Sache der Gewöhnung. Das ändert sich zum positiven nach der ersten wunderbaren Zitronenkur.

Aussage Schulmedizin: Das liegt daran, dass die Gehirnstrukturen, die dieses Verhalten erzeugen, von der Evolution geformt und bereits vor der Geburt in jedem von uns fix und fertig angelegt sind.

Meine Anmerkung: Das ist vollkommener Quatsch. Gemäss Schulmedizin und Wissenschaft sind diese Gehirnstrukturen fix und fertig angelegt, und da kann man auch nichts machen. Typische Matrix-Manipulations-Aussagen.

Aussage Schulmedizin: Das sieht man auch daran, dass schon Neugeborene spucken, schreien und das Gesicht verziehen, wenn man ihnen einen Tropfen einer sauren oder bitteren Substanz auf die Zunge träufelt.

Meine Anmerkung: Dasselbe sagen sie auch über Vitamin D3. Gib ja nie einem Säugling Vitamin D3, er könnte sonst spucken, schreien und das Gesicht verziehen. Gib doch dem Säugling lieber gleich Zucker und eine Start-ins-Leben-Impfung (mit Quecksilber, Aluminium u.v.a.). Dafür kriegt er dann später eine Chemotherapie – ein Gemisch aus tödlichem Senfgas und einen Platz im Sanatorium oder auch gleich im Krematorium.

Hier eine Ergänzung zum Thema Säuren: Drei Säuren sind für den Menschen wichtig.

Die Zitronensäure (Zitronensaft): ist eine milde Säure, die basisch wirkt im Darm.

Die Essigsäure (Apfelessig): ist eine milde Säure, die basisch wirkt im Darm.

Die rechtsdrehende Milchsäure (Sauerkraut): ist eine milde Säure, die basisch wirkt im Darm.

Aussage Schulmedizin: Handelt es sich dagegen um eine Zuckerlösung, fällt die Reaktion völlig anders aus: Der Säugling wird genüsslich schmatzen.

Meine Anmerkung: Was gemäss Nahrungsmittel- und Füllstoff-Verbrecher-Konzerne beweisen würde, dass sogar raffinierter Zucker und Süssgetränke gesund sind, weil nicht sauer, sondern süss. Jeder kann frei wählen, ob er den Säugling mit Zucker vergiften möchten oder eben nicht.

Aussage Schulmedizin: Denn der Geschmackssinn kann nicht nur vor Unbekömmlichem

warnen, sondern auch den Verzehr von Nahrungsmitteln fördern, wenn diese besonders wichtige Nährstoffe oder Mineralien enthalten.
Meine Anmerkung: Ja, aber nur bei Menschen, welche noch so gesund sind, dass sie noch selbständig denken können und sich nicht durch die System-Medizin steuern lassen.
Aussage Schulmedizin: Sobald unsere Geschmackszellen an das Gehirn melden, dass so etwas in unserem Essen ist, setzt es bestimmte Botenstoffe frei, die ein Lustgefühl auslösen. Es belohnt uns also dafür, dass wir Schokoriegel und Chips essen – weil Zucker und Salz biologisch notwendig für uns sind.
Meine Anmerkung: Nein, nicht unser Körper „belohnt" uns für dieses Verhalten, sondern wir „belohnen" die System-Mediziner mit diesem uns anerzogenen Matrix-Verhalten.
...Sauer macht lustig... ...aber erst nach 3 Tagen...
Wichtig ist: immer aktiv, – frei und selbständig – zu denken. Nicht einfach irgendwelchen Müll übernehmen und den Roboter und Phonographen spielen.

9.11 Welche Säuren und Basen gibt es?

Im Alltag trifft man oft auf Flüssigkeiten, deren Namen schon verraten, ob sie eine Säure oder Base (=Lauge) sind: Zitronensäure, Salpetersäure, Waschlauge etc.

9.12 Milchsäure

Es gibt links- und rechtsdrehende Milchsäure. Die Bezeichnung rührt daher, dass sich bei der Bestrahlung der Milchsäure mit polarisiertem Licht der Lichtstrahl entweder nach links oder nach rechts dreht. Rechtsdrehende Milchsäure wird mit L(+), linksdrehende Milchsäure mit D(-) gekennzeichnet.

Früher stand linksdrehende Milchsäure im Verdacht, vom Körper schlechter verwertet zu werden. Doch dies wurde inzwischen widerlegt. Der menschliche Körper produziert selbst beide Milchsäurearten und kann beide verwerten. Allerdings sollten Säuglinge und Kleinkinder in den ersten zwölf Monaten sowie Menschen, bei denen ein grosser Teil des Dünndarms entfernt werden musste, mit linksdrehender Milchsäure vorsichtig sein. Sie können den Stoff nicht gut abbauen, was zu einer Übersäuerung des Blutes führen kann. Für gesunde Kinder über zwölf Monate sowie Jugendliche und Erwachsene ist der Verzehr jedoch gesundheitlich unproblematisch.

Ob in fermentierten Lebensmitteln die links- oder rechtsdrehende Milchsäure überwiegt, hängt von der verwendeten Bakterienkultur ab. Streptococcus- und Bifidobakterien sorgen für rechtsdrehende, die Lactobacillus bulgaricus für linksdrehende Milchsäure. Bei Lactobacillus acidophilus entsteht eine Mischung beider Milchsäurearten.

9.13 Zitronensäure

Carl Wilhelm Scheele isolierte 1784 erstmals Citronensäure aus Zitronensaft – daher der Name. Allerdings dürfte Citronensäure schon den ersten Alchemisten bekannt gewesen sein, wenn auch unter anderem Namen. Bereits im 9. Jahrhundert soll der arabische Alchemist Dschābir ibn Hayyān (Geber) Citronensäure entdeckt haben.

9.14 Essigsäure

Die europäische und die asiatische Küche nutzen Essig seit vielen Jahrhunderten als Würzmittel zur Säuerung und zur Konservierung von Lebensmitteln. Auch die Verwendung als Ingredienz kosmetischer Mittel im alten Ägypten ist belegt. In Europa geht die Verwendung als Lebensmittel bis in die Antike zurück. Posca, ein Getränk aus Essigwasser, war ein nichtalkoholisches Getränk im Römischen Reich. Der antibakteriell wirkende Essig erlaubte den Genuss von möglicherweise mikrobiologisch belastetem Wasser. Bekannt war damals bereits die chemische Verwendung der Essigsäure. Im dritten Jahrhundert vor Christus beschrieb der griechische Philosoph und Naturforscher Theophrastos von Eresos die Einwirkung von Essig auf Blei zur Herstellung von Bleiweiss, ein im Altertum bedeutendes Weisspigment. Noch zu Ende des 18. und Beginn des 19. Jahrhunderts herrschte die Meinung, Essigsäure sei die einzige pflanzliche Säure und alle anderen beständen aus ihren zusammengesetzten Formen. Carl Wilhelm Scheele widerlegte dies 1786 durch die Isolierung der Gallussäure. Es brauchte jedoch lange, bis sich die Erkenntnis allgemein durchsetzte. 1814 ermittelte Jöns Jakob Berzelius die Zusammensetzung der Essigsäure. Im 18. Jahrhundert galt die Anwendung von „Pestessig“ oder Vierräuberessig, ein Kräuterauszug auf Essigbasis, als Schutz vor ansteckenden Krankheiten. Vor dem Kontakt mit Kranken sollten damit der Mund und die Nase ausgespült und die Hände gewaschen werden.

Fermentation von Wein

Wie bei dem bekannten Aceto balsamico in der italienischen Region Modena gewannen die Hersteller den Essig traditionell aus Wein, der offen stehengelassen wurde und dabei vergor. Das im Mittelalter in Frankreich entwickelte Orléans-Verfahren (Offene Gärung) gewann den Essig aus Wein, der in grosse und flache Bottiche gefüllt und offen hingestellt wurde. Taufliegen, auch als Frucht- oder Essigfliegen bekannt, trugen Essigsäurebakterien ein, die eine Kahmhaut auf der Weinoberfläche bildeten, die sogenannte Essigmutter. Nach diesem Verfahren werden noch hochwertige Weinessige hergestellt.

Eine Weiterentwicklung erfolgte im 19. Jahrhundert durch das Schüzenbach-Verfahren, auch Schnellessig- oder Fesselverfahren genannt, und dem Rundpumpverfahren mit den ersten Oberflächenfermentern. Eine Weiterentwicklung war das Grossraumbildnerverfahren. Dabei wurde beim Fessel-, Generator- oder Spanbildnerverfahren die wein- bzw. alkoholhaltige

Lösung durch grosse Holzgeneratoren gerieselt, die beispielsweise mit Buchenspänen gefüllt waren und als natürlicher Träger für die Ansiedlung der Bakterien dienten. Die von der Reaktionswärme angetriebene Luftzirkulation gewährleistete die Sauerstoffzufuhr über eine Belüftung am Boden der Behälter. Ähnliche Verfahren zur Herstellung von Essig sind bis in die heutige Zeit im Einsatz.
Der französische Wissenschaftler Louis Pasteur entdeckte 1856 die Rolle der Bakterien bei der Essigherstellung. 1868 arbeitete er erstmals selektive Wachstumsbedingungen für die Essigsäurebakterien aus und setzte diese ein. Damit legte er den Grundstein für die kontrollierte Herstellung von Essig in Form von Weinessig mit einem Essigsäureanteil von etwa 6 %. Das Verfahren und die Ausbeute verbesserten sich erst 1949 durch die Einführung eines Submersverfahrens in Form des „Frings-Acetators", benannt nach dem Unternehmen Heinrich Frings GmbH & Co KG in Bonn, das massgeblich an der Entwicklung beteiligt war. Das Submersverfahren ist die häufigste Produktionsform für biogene Essigsäure.

Trockene Destillation von Holz
Perstorp-Anlage zur Holzverkokung und Aufkonzentration von Holzessig um 1884: Um 1800 begann die Herstellung von Essigsäure aus Holzessig nach Lowitz. Dabei lieferte Buchenholz etwa 6 % der Trockenmasse an Essigsäure. Der Holzessig, der billiger herzustellen war als der durch Fermentation gewonnene Essig, reagierte mit Kalk zu Calciumacetat, dem Graukalk. Aus diesem konnte durch Reaktion mit Mineralsäuren Essigsäure in hoher Konzentration gewonnen werden, die durch Destillation weiter aufkonzentriert wurde. Die deutsche Industrie stellte zu Beginn des 20. Jahrhunderts nach diesem Verfahren etwa 35'000 Jahrestonnen Essigsäure her.

9.15 Fruchtsäuren

Fruchtsäuren sind die in Obst vorkommenden organischen Hydroxycarbonsäuren und Dicarbonsäuren. Viele Fruchtsäuren sind α-Hydroxycarbonsäuren und einige Dicarbonsäuren. Manche zählen zu beiden Gruppen. Zu den Fruchtsäuren gehören Äpfelsäure, Citronensäure, Fumarsäure, Gluconsäure, Glycolsäure, Mandelsäure, Milchsäure, Oxalsäure, Salicylsäure, α-Hydroxycaprylsäure und Weinsäure.

Der Begriff „Fruchtsäuren" bezog sich ursprünglich nur auf in Früchten und Pflanzen vorkommende α-Hydroxycarbonsäuren, wie Äpfelsäure, Citronensäure, Glycolsäure, Milchsäure und Weinsäure. Später wurde der Begriff auch auf Dicarbonsäuren (Oxalsäure, Fumarsäure) ausgeweitet, da diese ebenfalls in Früchten gefunden wurden. Ein Spezialfall ist die aromatische β-Hydroxycarbonsäure namens Salicylsäure, die zu den Phenolsäuren zählt. Sie kommt in vielen Pflanzen vor, zeigt aber trotz ähnlicher Anwendungen auch grosse Unterschiede in der Wirkung, z.B. auf die menschliche Haut.

Fruchtsäuren kommen natürlich in vielen Pflanzen, überwiegend in deren Früchten, vor. Sie haben zusammen mit den Zuckern massgeblichen Einfluss auf den Geschmack von Obst. Der Gesamtgehalt an organischen Säuren im Obst liegt bei etwa ein bis drei Prozent. Im Stoffwechsel aller Organismen stellen die Anionen der Säuren wichtige Stoffwechselintermediate dar. Für die grosstechnische Verwendung werden Fruchtsäuren durch biotechnologische Verfahren wie Fermentation oder enzymatische Oxidation synthetisiert.
Fruchtsäuren und deren Salze dienen in grossen Mengen als Säuerungsmittel von Lebensmitteln. Citronensäure wird zu Konservierungszwecken eingesetzt. Die Salze werden im menschlichen Darm nur langsam resorbiert und wirken daher als osmotische Abführmittel.
Fruchtsäuren werden auch in der Kosmetik (z.B. chemisches Peeling) und Akne-Therapie verwendet. Für die Salicylsäure ist bekannt, dass sie im dermatologischen Einsatz neben der keratolytischen auch eine antimikrobielle Wirkung besitzt.

Vorkommen in Früchten (Gehalt)

Die folgende Tabelle listet das Vorkommen von allen organischen Säuren sowie ausgewählter Fruchtsäuren in verschiedenen Früchten:

Tabelle 24: Fruchtsäuren

Frucht	Σ Organische Säuren	Äpfelsäure	Citronensäure	Oxalsäure	Salicylsäure	Andere Säuren
Ananas	0,7 g	95 mg	630 mg	–	2,1 mg	–
Apfel	0,6 g	550 mg	16 mg	0,5 mg	0,31 mg	–
Aprikose	1,4 g	1'000 mg	400 mg	7 mg	3 mg	–
Banane	0,6 g	360 mg	270 mg	–	–	–
Birne	0,3 g	170 mg	140 mg	6,2 mg	–	–
Brombeere	1,7 g	900 mg	18 mg	12 mg	–	810 mg
Erdbeere	1,0 g	140 mg	870 mg	16 mg	1,4 mg	–
Grapefruit	1,6 g	180 mg	1'370 mg	–	0,68 mg	–
Heidelbeere	1,4 g	850 mg	525 mg	–	–	120,2 mg
Himbeere	2,1 g	400 mg	1'720 mg	16 mg	5,1 mg	–
Johannisbeere, rot	2,4 g	290 mg	2'070 mg	10 mg	5,1 mg	–
Süsskirsche	1,0 g	940 mg	13 mg	7,2 mg	0,85 mg	–
Kiwi	1,5 g	500 mg	990 mg	Spuren	0,32 mg	–
Mango	0,4 g	75 mg	295 mg	35 mg	0,11 mg	80 mg
Mirabelle	0,9 g	890 mg	–	11 mg	–	–
Orange	1,2 g	160 mg	1'060 mg	–	2,4 mg	–
Quitte	0,9 g	930 mg	–	–	–	–
Pfirsich	0,6 g	330 mg	240 mg	–	0,58 mg	–
Pflaume	1,3 g	1'220 mg	35 mg	12 mg	0,14 mg	–
Stachelbeere	1,4 g	720 mg	720 mg	19 mg	–	120 mg
Weintraube	0,6 g	540 mg	25 mg	8 mg	1,4 mg	530 mg
Zitrone	4,9 g	–	4'920 mg	–	0,18 mg	–

Die Mengenangaben beziehen sich auf den Gehalt *in 100 g essbarem Anteil.*

9.16 Durchschnittliche pH-Werte einiger gebräuchlicher Lösungen

Tabelle 25: Durchschnittliche pH-Werte einiger gebräuchlicher Lösungen

Substanz	pH-Wert	Art
Batteriesäure	< 1	
Magensäure (nüchterner Magen)	1,0 – 1,5	
Zitronensaft	2,4	
Cola	2,0 – 3,0	
Essig	2,5	
Fruchtsaft der Schattenmorelle	2,7	
Orangen- und Apfelsaft	3,5	
Wein	4,0	
Saure Milch	4,5	sauer
Bier	4,5 – 5,0	
Saurer Regen (aus verschmutzter Luft)	< 5,0	
Kaffee	5,0	
Tee	5,5	
Hautoberfläche des übersäuerten Menschen	5,5	
Regen (Niederschlag mit gelöstem CO_2)	5,6	
Mineralwasser	6,0	
Milch	6,5	
Menschlicher Speichel	6,5 – 7,4	sauer bis alkalisch
Reines Wasser (CO_2-frei)	7,0	neutral
Hautoberfläche des gesunden Menschen	7,1	alkalisch
Blut	7,4	alkalisch
Meerwasser	7,5 – 8,4	
Pankreassaft (Bauchspeicheldrüse)	8,3	
Seife	9,0 – 10,0	
Haushalts-Ammoniak	11,5	
Bleichmittel	12,5	
Beton	12,6	
Natronlauge	13,5 – 14	

9.17 Säure–Base im Körper

Der pH-Norm- und Gesundbereich im Blut liegt zwischen 7,35 und 7,45. In anderen Organen herrscht ein anderes abwechselndes pH-Gleichgewicht für eine optimale Funktion. Typisch für den Magen ist ein pH-Wert von 1,0 bis 4,0, der Darm dagegen liegt bei pH 7,0 bis 8,0.

Jedes Organ drückt dies mit „seiner Sprache" aus:

- Die Knochen entkalken, was besonders im Alter die Bruchhäufigkeit steigern kann.
- Das Herz kann mit Rhythmusstörungen reagieren, schlägt weniger kräftig und wirft weniger Blut aus, dadurch wird der gesamte Organismus weniger mit Sauerstoff und anderen Nährstoffen versorgt.
- Die Muskulatur kann sich abbauen.
- Im Blut kann der Kaliumgehalt ansteigen, was wiederum die Herzaktion beeinträchtigen kann.
- An den Zähnen kommt es leichter zu Karies.

Saure Nieren und basische Galle

Jedes Organ hat „seinen" pH-Wert, bei dem es optimal funktioniert. Die Nieren, die Leber, das Blut, die Haut und die Lungen verfügen über eigene Puffersysteme.

Körperflüssigkeit, Organ	pH-Wert
Blut	7,34 – 7,45
Urin	5 – 8
Magensaft	1 – 4
Galle	6,5 – 8,2
Stuhl	7
Speichel	6,5 – 7,2
Haut	5,5
Schweiss	4,5
Scheide	3,8 – 4,5
Sperma	6,4
Körperzellen	7,0 – 7,3
Bindegewebe	7,1
Pankreassaft	8,5

Das **Blut** hat einen konstanten, leicht alkalischen pH-Wert von 7,4. Bei diesem Wert funktioniert der Transport von Sauerstoff am besten.

Die **Bauchspeicheldrüse** sondert Pankreassaft ab, der einen pH-Wert von etwa 8,5 aufweist und somit basisch ist. Bauchspeicheldrüsensekret dient dazu, Nahrung, die im Magen durch die Magensäure angesäuert wurde, im Zwölffingerdarm zu neutralisieren.

Die **Haut** besitzt mit einem pH-Wert von etwa 5,5 ein saures Milieu. Dieser natürliche Säureschutzmantel hemmt das Wachstum von Bakterien und Pilzen.

Der säuerliche Spitzenreiter im Körper ist der **Magen**: Hier liegt der pH-Wert zwischen 1,0 und 2,0 im nüchternen Zustand. Verantwortlich dafür ist die im Magen gebildete Salzsäure, die Krankheitserreger aus der Nahrung abtötet und für die Verdauung benötigt wird. Wie gelingt es dem Magen, sich vor dieser extremen Säure zu schützen? Die Belegzellen der Magenschleimhaut produzieren eine starke Puffersubstanz: das Natriumhydrogencarbonat. Für seine Bildung sind bestimmte Transmitter zuständig. Dazu gehören u.a. auch solche, die für die Weiterleitung des Schmerzes verantwortlich sind, die Prostaglandine. Es gibt Prostaglandine für den Schmerz, die Entzündung, die Atmung, die Geburt und für den Magenschutz. Zahlreiche Schmerzmittel wie Acetylsalicylsäure oder Ibuprofen hemmen Prostaglandine und sind dabei nicht wählerisch. Sie verhindern auch die Bildung der Prostaglandine, die den Magen schützen. Dies erklärt auch, warum zahlreiche Schmerzmittel „auf den Magen" gehen. Die Schmerzmittel bilden nicht mehr Säure, sondern hemmen den Schutzfaktor im Magenschleim.

Der **Darm** hat einen basischen pH-Wert von etwa 8,0.

Der **Speichel** ist mit einem pH-Wert von 7,0 bis 7,2 neutral bis schwach basisch.

Im **Urin** kann der pH-Wert abhängig von der Tageszeit, der aufgenommenen Nahrung, eingenommenen Medikamenten oder vorhandenen Erkrankungen zwischen 5,0 und 8,0 schwanken. Der Urin ist jedoch meist kein Spiegel des pH-Wertes in den Zellen. Er gibt zumindest mit einfachen Urintests nicht preis, über wie viele Basenreserven der Körper verfügt.

9.18 Säure–Base und die Haut

Von Seiten der Schulmedizin, System-Medien und Werbe-Konzernen wird erzählt: Die Haut des Menschen weise im natürlichen Zustand einen pH-Wert von ca. 5,5 auf, sei also sauer. Unter „natürlich" wird dabei das verstanden, was in westlichen Industrienationen an der Tagesordnung ist. Diese Lüge wird Säureschutzmantel genannt. Man trifft praktisch niemanden mehr, auf den das nicht zutrifft, aber heisst das, dass es auch natürlicherweise so sein sollte? Natürlich nicht!
Heute hat ja jeder Warzen irgendwo am Körper. Das ist ja normal. Es ist heute ebenso „normal", Kreuzschmerzen und Verdauungsbeschwerden zu haben, aber das wird wohl kein vernünftiger Mensch als „natürlich" bezeichnen, eher als „zivilisatorisch". Die Haut ist nur sauer, weil der Körper übersäuert ist und sich nicht mehr anders entsäuern kann als über die Haut!
Dass eine Warze ein Vorzeichen von Krebs ist, interessiert kaum jemanden. Wenn wir unter diesem Gesichtspunkt die Übersäuerung des Körpers betrachten, heisst das, dass sich im Körper eines „Zivilisatose"-Patienten ein Vielfaches an Säure verursachenden Schlackenstoffen befindet, mehr als es sein dürfte.

Anders erklärt, schon eine geringe und daher meist unterschätzte Veränderung des pH-Wertes ist ein Zeichen für starke Übersäuerung und Verschlackung. Dieser ungesunde Zustand wird noch verschlimmert durch die Tatsache, dass man in der Regel nur den pH-Wert des Blutes misst, aber nicht den Säuregehalt von Haut, Haaren oder des Bindegewebes, wo die Schlackenstoffe zuerst abgelagert werden und daher am stärksten konzentriert auftreten.
Das Blut versucht nämlich, sich selbst so lange wie möglich frei von Säuren zu halten, weil sonst bald gar nichts mehr funktionieren würde.
Man kann schnell selbst feststellen, dass der pH-Wert der Haut – wie auch der Säuregehalt aller anderen Körperflüssigkeiten – sich nach der Umstellung auf gesunde Ernährung und vor allem ausreichenden Konsum guten Wassers nahezu neutralisieren.

Du bekommst viel weniger schnell Sonnenbrand, wenn Du eben nicht saure Haut hast. Du brauchst dann keine mit Chemikalien verseuchten Sonnencremes. Du kannst dann die Sonne und Vitamin D3 (Cholecalciferol) wieder über die Haut aufnehmen. Bei im Einklang mit der Natur lebenden Urvölkern gibt es diesen Mythos des „Säureschutzmantels" nicht.

Frage:
Welche Bakterien und Pilze lassen sich schon mit einer Säure abtöten, die nicht stärker ist als der „saure Regen?"

Antwort:
Nur ganz wenige, speziell angepasste Mikroben sind so empfindlich, dass ihnen die schwache Säure der Haut etwas anhaben könnte. Die anderen freuen sich eher noch über ein leicht saures Milieu, ironischerweise gerade die sogenannten pathologischen Mikroben, also die, die angeblich unsere Krankheiten „verursachen".

Die Mikrobe ist nichts, das Milieu ist alles!

Daher sind Basenbäder für die Haut so wohltuend. Die gute alte Seife aus Pflanzenfett ist viel besser – und bei weitem billiger – als die „pH-hautneutrale Pflegeserie" (schon eine Lüge in sich: pH 5 ist sicher nicht neutral, sondern sauer). Wenn wir saure Haut wieder neutral machen möchten, dann mit dem Antagonismus einer Säure, mit einer Base.
Auch das Einreiben der Haut mit basischen Lotionen ist sehr hilfreich. Nicht nur bei Hautkrankheiten, sondern generell zum Entsäuern, denn was mit der Haut in Kontakt kommt, wird in unser Blut aufgenommen und verstoffwechselt.

Die Geschichte vom Säureschutzmantel ist etwas für Apotheker und Ärztezeitungen oder ähnliche Organe der Pharma-Industriellen. Der Mensch übersäuert nur, wenn er Zivilisationskost (Zucker, Honig, chemische Süssstoffe, Milchprodukte, Fleischerzeugnisse, Weissmehlprodukte, Hybridweizen, Koffeinhaltiges, Alkohol etc.) konsumiert.

9.19 Säure–Base und der Darm

Darm und Leber sind zentrale Organe in unserem Stoffwechsel und Säure-Basen-Haushalt. Der Darm ist unser grösstes Immunorgan und besitzt mehr Nervenzellen als das Rückenmark. Die Anzahl der stoffwechselaktiven Darmbakterien übersteigt die Anzahl unserer Körperzellen. Die Leber als zentrales Stoffwechselorgan ist das wichtigste Entsäuerungsorgan.
Ein gesunder Dickdarm hat durch die Stoffwechselaktivität von Bifidobakterien und Laktobazillen einen leicht sauren pH-Wert. Während das Gewebe bei vielen Menschen zu sauer ist, ist der Dickdarm jedoch meist zu basisch. In einem basischen Dickdarm entstehen bei der Eiweissverdauung verstärkt leberbelastende Stoffwechselgifte, und ungesunde Darmkeime (Fäulnisbakterien) gewinnen die Oberhand. Vor allem eine fleischreiche, ballaststoffarme Ernährung, aber auch starke Basenmittel auf Carbonat-Basis unterstützen diesen Vorgang und bringen den Darm aus der Balance. Eine zentrale Rolle spielt dabei das Ammoniak, das im Körper etwa 1'000-mal giftiger wirkt als Alkohol. Ammoniak ist ein Eiweissabbauprodukt, das den Energiestoffwechsel und den Abbau von Stoffwechselsäuren in der Leber blockiert. In einem basischen Dickdarm wird Ammoniak als Gas komplett resorbiert und belastet die Leber, das wichtigste Organ im Säure-Basen- und Energie-Haushalt. Die Leber leidet unter einem „Ammoniak-Kater". Betroffene fühlen sich müde, niedergeschlagen und energielos – ähnlich wie bei einem milden Alkohol-Kater. Wie kann die Säure-Basen-Balance wiederhergestellt werden, ohne das Darmmilieu zu stören?

Die „gute" Milchsäure unterstützt den Darm
Die rechtsdrehende L-(+)-Milchsäure hilft, ein gesundes, leicht saures Dickdarmmilieu wiederherzustellen. In einem sauren Dickdarm wird Ammoniak als ungiftiges Salz über den Stuhl ausgeschieden und belastet die Leber nicht. Die Leber kann wieder besser entsäuern und Energie

erzeugen. Die Milchsäure wird auch von Darmbakterien zum Krebshemmstoff Butyrat abgebaut. Auch Ballaststoffe, z.B. aus Akazienfaser und Gemüse, nähren die gesunden Darmbakterien und unterstützen so die Wirkung der Milchsäure.

Bei chronischen Erkrankungen und Gewebeübersäuerung ist das venöse Blut meist zu basisch, während die Bicarbonat-Pufferreserven im Blut erschöpft sind. Die tiefere Ursache liegt in einer verminderten Zellatmung (mitochondriale Dysfunktion). Nach dem bekannten Krebsarzt Dr. Dr. Seeger kann die rechtsdrehende Milchsäure die Zellatmung um bis zu 350 % steigern.
Zusätzlich gelangt das basische Salz der Milchsäure (Laktat) in die Zellen und dient dort als Puffer. Milchsäure wirkt also mehrfach regulierend im Säure-Basen-Haushalt (Darmmilieu, Leberentlastung, Blut und Zelle) und bringt den Stoffwechsel in Schwung.

Gleichzeitig dient Laktat auch als Signalmolekül für rote Blutkörperchen und Gewebe. Unter regelmässiger Milchsäure-Belastung (durch die Ernährung oder durch Sport) werden als „Trainingseffekt" verstärkt Laktat-Transporter in die Zellhülle der roten Blutkörperchen eingebaut. Sie können dadurch besser Milchsäure aus der Umgebung aufnehmen und zu den Geweben transportieren, die Laktat verbrauchen. Durch den Abtransport wird das Gewebe „entsäuert". Die Laktat-Transporter haben unter einer verstärkten Säurebelastung den grössten Stellenwert in der pH-Regulation, weil sie ihre Transportleistung bei Bedarf deutlich steigern können. Von dem verbesserten Transport profitieren auch Herzmuskel und Gehirn, da diese Laktat als Energiequelle nutzen können. Dies ist einer der Gründe, weshalb die geistige Leistungsfähigkeit nach Sport oft besonders gut ist.
Du siehst also, dass nicht nur eine basenbildende Ernährung, Entspannung und Bewegung wichtig für den Säure-Basen-Haushalt sind, sondern die Grundlage ein gesunder Darm ist. Dabei helfen rechtsdrehende Milchsäure (Laktat), verträgliche Ballaststoffe und gegebenenfalls auch Probiotika zum Wiederaufbau der Darmflora. Das entlastet die Leber, die dann Säuren gut abbauen kann. Darm und Körper sind im Basen-Gleichgewicht, wenn der pH-Wert des Stuhls leicht sauer ist und der pH-Wert des Urins zwischen leicht sauer und basisch schwankt.

9.20 Säure–Base und die Nieren

Die Nieren produzieren Urin. Unter normalen Ruhebedingungen erhalten die Nieren 25 % des Herzzeitvolumens, obwohl sie nur 0,5 % der Körpermasse ausmachen. Jede Minute fliessen ca. 1'300 ml Blut durch die Nierenarterien in die Nieren hinein und 1'298–1'298 ml über die Nierenvenen wieder hinaus. Die fehlenden 1–2 ml verlassen die Nieren als Urin über die Harnleiter.
Wir haben das innere Milieu, das wir haben, weil wir die Nieren haben, die wir haben.

Besonders zur Prophylaxe oder unterstützenden Therapie von Osteoporose, Bindegewebserkrankungen, Nierenerkrankungen oder Allergien kann eine Korrektur des Säure-Basen-Haushaltes sinnvoll sein. Ein Organ leidet unter einem Basenmangel besonders: die Niere. Zahlreiche

Studien belegen, dass sich eine Minderung der Nierenleistung, eine sogenannte Niereninsuffizienz, durch eine Auffüllung der Basenspeicher im Sinne einer Gabe von Puffersubstanzen wie Citraten oder Natriumhydrogencarbonat in magensaftresistenter Form verzögern bzw. aufhalten lässt.

9.21 Säure–Base und der Magen

Der Magen liegt im oberen Bauchbereich, etwas links von der Körpermitte. Seine Form und Grösse ist individuell unterschiedlich und hängt vom Füllungszustand, der Körperlage und dem Lebensalter ab. Bei mässiger Füllung ist er 20–30 Zentimeter lang und kann 1,2–1,6 Liter Inhalt fassen.

Der Magen wird in mehrere Abschnitte unterteilt. An der Eintrittsstelle der Speiseröhre in den Magen befindet sich der Magenmund. Daran schliesst sich als eine sackartige Erweiterung des Verdauungsschlauches der eigentliche Magen an. Form und Grösse des Magens hängt von den Füllungsverhältnissen ab. Im Stehen hat er etwa Hakenform und sein tiefster Punkt liegt etwas unterhalb des Nabels.

Auf den Magenmund folgen zunächst eine blindsackartige Erweiterung, der Magengrund, und schliesslich der Magenkörper. Es folgt der Übergang zum Dünndarm. Er beginnt mit einem weiten Vorraum und ist gleichzeitig auch die tiefste Stelle des Magens. Der Vorraum geht in den Pförtnerkanal (Pylorus oder Pförtner) über, der eine natürliche Engstelle bildet. In diesem Bereich ist die Muskulatur der Magenwand stark verdickt und daher sehr kräftig. Dadurch entsteht ein enger, abschliessender Übergang vom Magen zum Zwölffingerdarm (Duodenum).
Gegenüber anderen Abschnitten des Verdauungskanals zeichnet sich der Magen durch eine besonders dicke Schleimhaut aus. Sie bedeckt die gesamte Magenoberfläche und enthält viele Drüsen.
Kräftige Muskelschichten aus längs, ringförmig sowie schräg verlaufenden Muskelfasern bilden die Magenwand. Sie erzeugen wellenförmige Bewegungen (Peristaltik) und dienen der Durchmischung und dem Transport des Speisebreies zum Dünndarm.
Die Hauptaufgabe des Magens ist es, die Nahrung vorübergehend zu speichern, um diese dann gleichmässig in kleinen Mengen an den Darm zur weiteren Verdauung weiterzugeben. Der Magen ermöglicht es, den Nahrungsbedarf mit wenigen grösseren Mahlzeiten zu decken. Ohne Magen müsste der Mensch die Nahrung über den Tag verteilt in vielen kleinen Portionen einnehmen. Wie lange der Speisebrei im Magen bleibt, hängt von der Zusammensetzung der Nahrung ab: Leicht Verdauliches, wie z.B. Obst und Gemüse, bleibt nur etwa 1–2 Stunden, schwer verdauliche, fetthaltige Nahrung verbleibt etwa 5–8 Stunden.

Die Muskelbewegungen des Magens durchmischen den Speisebrei und befördern ihn schliesslich weiter in den Darm. Sie können sich durch Glucksen und Rumoren („Magenknurren") auch äusserlich bemerkbar machen.

Darüber hinaus tötet der Magen Krankheitserreger ab. Dazu bilden sogenannte Belegzellen in der Magenwand Salzsäure, die den pH-Wert auf einen Wert zwischen 2 und 3 senkt und die meisten Bakterien unschädlich macht. Damit der Magen sich durch die Salzsäure nicht selbst verdaut, bilden Nebenzellen eine Schleimschicht, die die Schleimhaut überzieht und vor der Säure schützt. Der Körper speichert und desinfiziert nicht nur im Magen, sondern beginnt dort auch mit der Verdauung. Dazu wird von den Hauptzellen das Enzym Pepsin gebildet, das die über die Nahrung aufgenommenen Eiweisse in verdauliche Stücke spaltet. Kohlenhydrate und Fette passieren den Magen dagegen nahezu ungehindert.

Zusammen bildet das Drüsensystem aus Haupt-, Beleg- und Nebenzellen täglich ungefähr 2 Liter Salzsäure und Pepsin, die zusammen den Magensaft bilden. Die Produktion des Magensaftes beginnt, sobald die Nahrung mit der Schleimhaut in Kontakt kommt und den Magen dehnt. Aber auch Reize vor dem Essen, wie z.B. Essensgeruch, können die Magensaftbildung bereits anregen. Hat die Nahrung den Magen erreicht, führen die Dehnung des Magengrunds und angedaute Proteine zu einer verstärkten Freisetzung von Magensaft. Die Menge hängt von der Zusammensetzung der Speisen ab: Gewürzhaltige Nahrung, Alkohol, Nikotin und Koffein fördern die Ausschüttung. Ist ein Teil der Nahrung im Dünndarm angelangt, wird die Magensäureproduktion wieder verringert.

Der Magensaft

oder die Magensäure ist eine mehr oder weniger dickflüssige und klare Flüssigkeit von stark saurer Reaktion. Die Reaktion rührt von der im Magensaft enthaltenen Salzsäure her, die einen wichtigen Bestandteil des Magensafts bildet. Die Salzsäure liegt allerdings in stark verdünnter Form vor, Konzentration in reinem Zustand zwischen 0,5 und ca. 1,0 % freier HCl. Reine Magensäure zeigt somit die typischen Eigenschaften von reiner Salzsäure gleicher Konzentration bezüglich Aussehen, Geruch und chemischer Reaktivität.

Der Magensaft enthält neben der Salzsäure vor allem Schleim, das Eiweiss spaltende Enzym Pepsin und den intrinsischen Faktor (Mucoprotein, welches für die Resorption von Vitamin B12 im Krummdarm nötig ist). Daneben ist auch noch das Labferment enthalten, welches die Eiweissspaltung und Verdauung unterstützt (Milcheiweissgerinnung). Magensäure weist einen pH-Wert von nahezu 1 bei nüchternem Magen auf und einen von 2–4, wenn er voll ist. Sie dient dem Aufschluss der Nahrung (hydrolytische Spaltung von Proteinen in Oligopeptide oder einzelne Aminosäuren) und hat eine bakterizide Wirkung.

Die Magensäure setzt sich extrazellulär aus Protonen und vom Magenepithel sezernierten Chloridionen zusammen. Die Chloridionen werden in den Belegzellen der Magenschleimhaut produziert, die dort in Kanälen und Kanälchen eingesenkt liegen. Reize zur vermehrten Sekretion von Chloridionen sind unter anderem die Stimulation des Parasympathikus (kann auch optisch durch den sogenannten Pawlow'schen Reflex ausgelöst werden), Histamin- und Gastrinfreisetzung.

Die Epithelzellen der Magenschleimhaut verhindern, dass der Magensaft Zellmembranen und damit den Magen selbst zersetzt und verdaut.

Man unterscheidet bei der Magensekretion generell zwischen drei verschiedenen Phasen:

- Cephale Phase („Kopfphase"): Durch Stimulierung des Nervus vagus (denken, sehen und riechen von Nahrung).
- Gastrische Phase („Magenphase"): Durch Dehnung des Magens und chemische Reizung durch Eiweisse, Gewürze etc.
- Intestinale Phase („Darmphase"): Durch hormonelle Blockierung der Bildung von Magensäure (wenn der Speisebrei das Duodenum erreicht hat).

Fliesst die Magensäure in die Speiseröhre (Reflux), macht sich dies durch Sodbrennen bemerkbar. Ein häufiger Reflux führt zu einer Metaplasie des Epithels der Speiseröhre, was die Entstehung von Speiseröhrenkrebs fördern kann.
Der reine Magensaft kann als Reflux z.B. bei Menschen mit PEJ-Sonde (perkutane endoskopische Jejunostomie) beobachtbar werden.

Der Magensphinkter
Die Cardia – eigentlich Cardia ventriculi oder Pars cardiaca, eingedeutscht auch Kardia – ist jener Bereich des Magens, in dem die zweischichtige Speiseröhrenmuskulatur in die dreischichtige Magenmuskulatur übergeht. Sie wird auch als Mageneingang oder Magenmund bezeichnet und stellt den Eingangsbereich des Magens dar. Mit der Öffnung der Cardia bzw. ihrem Verschluss nach Durchtritt des Speisebissens (Bolus) ist der Schluckakt beendet. Eine kurzzeitige Öffnung der Kardia ermöglicht andererseits das Rülpsen und Erbrechen.

Im Gegensatz zu den muskulären Grundlagen der Cardia als funktioneller Einheit stellt der Übergang vom Plattenepithel der Speiseröhre zum Zylinderepithel des Magens keine konstante Grenze dar. So ist auch der Bereich mit den sogenannten Kardiadrüsen (einer Untergruppe der Magendrüsen) bei vielen Säugetieren ohne Beziehung zum Mageneingang.

Äussere und innere Einflüsse können den Spannungszustand (Tonus) der Kardia erhöhen oder vermindern:

- Tonussteigernd wirken ein erhöhter pH-Wert des Mageninhalts (weniger Magensäure), ein erhöhter Anteil an Eiweiss in der Mahlzeit sowie die gastrointestinalen Peptidhormone Gastrin, Motilin und Substanz P (ein Neuropeptid aus elf Aminosäuren).
- Tonusmindernd wirken fettreiche Mahlzeiten, Pfefferminzöl, die Genussmittel Schokolade und Kaffee sowie Alkohol und Nikotin.

Bei Übergewicht kann auch ein an und für sich ausreichender Spannungszustand des Schliessmuskels durch den erhöhten Druck in der Bauchhöhle vor allem im Liegen zu dessen „Sprengung" führen.

Was ist der Tonus?

Es gibt einen passiven Tonus, einen aktiven Tonus und einen Ruhetonus. Alle Muskeln haben einen gewissen Ruhetonus. Dieser Tonus charakterisiert im Allgemeinen eine Kraft, in diesem Beispiel die Kraft, welche der Muskel einer von aussen auf ihn einwirkenden Kraft entgegensetzt. Auch ein nicht aktiver, also ruhender, Muskel setzt einer dehnenden Kraft eine Spannung entgegen.

Nochmal zusammenfassend:

Tonussteigernd heisst, wenn die Muskelspannung verstärkt ist – und tonusmindernd heisst, wenn die Muskelspannung geschwächt ist. Durch Zerstörung der den Muskel versorgenden Nerven oder durch Gifte, die die Nerv-Muskel-Schnittstelle blockieren, kann es zu einem vollständigen Verlust des Muskeltonus kommen. Diesen Zustand bezeichnet man als Paralyse oder Atonie.

Den Zustand eines verminderten Muskeltonus nennt man Muskelhypotonie. Ein erhöhter Tonus wird als Muskelhypertonie bezeichnet, die sich auch in der extremen Form eines Krampfes (Spasmus) zeigen kann.

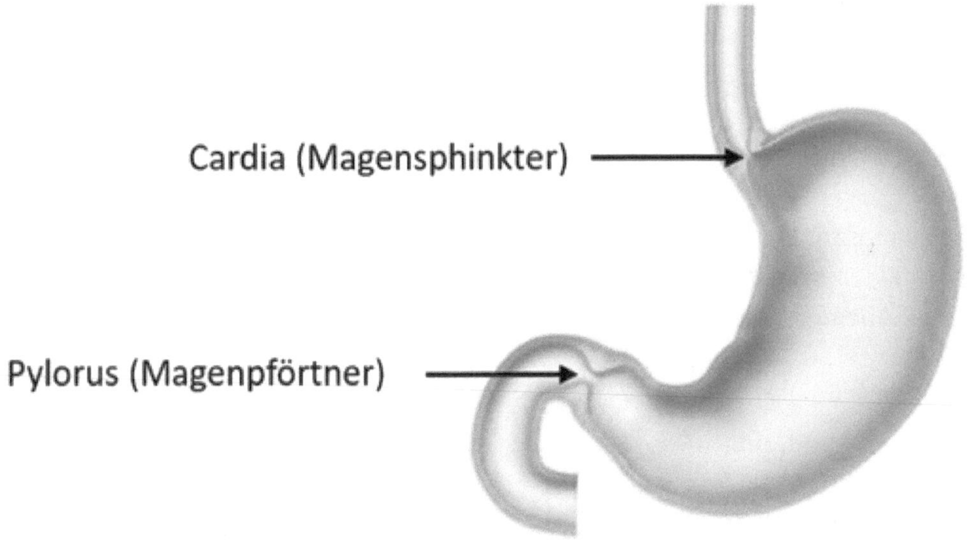

Abbildung 70: Der Magen: Cardia und Pylorus

Oben auf dem Bild siehst Du die Pars Cardiac, die Kardia, also der Magensphinkter oder der sogenannte Mageneingang, er verschliesst gegen oben. Unten siehst Du den Pylorus, also den Magenpförtner, oder den sogenannten Magenausgang – wie im Hotel der Pförtner, welcher die Türen öffnet und schliesst.

Der Magenpförtner

Der Pylorus oder Magenpförtner ist die ringförmig angeordnete glatte Muskulatur, die sich zwischen dem Antrum des Magens (Antrum pyloricum) und dem Zwölffingerdarm (Duodenum) befindet. Der Pylorus ist in Ruhe geschlossen. Er hat die Aufgabe, den Weitertransport des Nahrungsbreis vom Magen in den Darm zu regulieren.

Wenn der Nahrungsbrei in das Antrum des Magens gelangt, dann erfolgt eine Reizauslösung über den Nervus vagus. Dies löst eine peristaltische Kontraktionswelle aus.
Durch kurzzeitige Öffnung des Pylorus gelangt ein kleiner Anteil (Bolus) des Mageninhaltes (Chymus) in den Zwölffingerdarm. Der die Öffnung auslösende Pylorusreflex ist ein viszero-viszeraler Reflex, welcher den Muskel bei alkalischem Chymus im Zwölffingerdarm schliesst und ihn bei saurem oder fettem Chymus öffnet. Gastrische Motilität bewirkt eine Leerung des Magens, während postprandiale Motilität darauf gerichtet ist, Nahrung zwischen den Mahlzeiten zurückzuhalten, um eine kontinuierliche Abgabe zu gewähren. Die gastrische Motilität spielt eine Schlüsselrolle bei den die Nahrungsaufnahme regulierenden Empfindungen von Sattheit, Hunger und Völlegefühl.

Eine Verengung mit funktionellem Verschluss wird als Pylorusstenose bezeichnet. Sie ist vorwiegend nerval bedingt und tritt ausschliesslich bei Kindern auf.
Öffnet sich der Pylorus nicht regelmässig, staut sich Mageninhalt im Magen – es kommt zu einer Stase (Stillstand). Durch die nunmehr in höherer Konzentration vorliegende Magensäure kommt es zu einer Schädigung der Magenschleimhaut, was die Entstehung eines Magengeschwürs (Ulcus ventriculi) begünstigt.
Schliesst sich der Pylorus nicht, gelangt Inhalt des Zwölffingerdarms in den Magen (Reflux), was ebenfalls zu einer Andauung der Magenschleimhaut und zu Magengeschwüren führen kann.

9.22 Säure–Base und die Knochen

Fallen im Blut zu viele Säuren an, die nicht mehr über die Puffersysteme ausgeglichen werden können, wird das Depot an neutralisierendem Phosphat angezapft, um den geforderten pH-Wert zu halten. Das ausgelöste, quasi übrig gebliebene Kalzium wird ausgeschieden und ist für die Knochenstabilität verloren.

Damit Stoffwechselprozesse ungestört ablaufen können, sollten wie bei allen Prozessen in der Natur bestimmte ideale Bedingungen vorherrschen. Wenn das nicht zutrifft, treten vermehrt Störungen auf. Ein bekanntes Beispiel ist die Übersäuerung des Waldbodens, die zu Schäden an den Bäumen führt. Oder der saure Regen, der unseren Gewässern zu schaffen macht. In unserem Körper ist das nicht anders: Von zentraler Bedeutung ist das richtige und ausgewogene Verhältnis von Säuren und Basen. Eine Übersäuerung des Organismus wird als die Basis vieler Krankheit(en) gesehen.

Dank spezieller Puffersysteme kann unser Körper (in der Regel) den Säure-Basen-Haushalt im Gleichgewicht halten. Er schafft z.B. einen Ausgleich, wenn wir beispielsweise zu viel säurebildende und zu wenig basenbildende Nahrungsmittel essen. Ein Puffer fängt im Idealfall die überschüssige Säure oder Base ab, ein Puffer sorgt also für eine stabile Säure-Basen-Balance.

Der Körper setzt drei wichtige Mechanismen ein, um das Gleichgewicht je nach Umgebung zu puffern:

- Überschüssige Säure wird über die Nieren ausgeschieden.
- pH-Puffer im Blut sorgen dafür, dass bei plötzlichen Säureschwankungen der Körper intakt bleibt.
- Durch das Ausatmen von Kohlendioxid wird der pH-Wert reguliert.

Diese Puffer arbeiten aber nicht endlos und müssen immer wieder regeneriert werden. Für diese Regeneration sorgt der Körper perfekt, wenn er gesund ernährt wird und wenn er ausreichend Bewegung bekommt.
Wenn nicht, gibt es quasi hinter den schnell wirkenden Puffersystemen noch die langsam wirkenden, die eine langfristige Übersäuerung auffangen. Genau das aber kann die Knochen angreifen.

Neben den körpereigenen Regulationsmechanismen hat die Ernährung den stärksten Einfluss auf die Balance von Säuren und Basen. Säuren entstehen insbesondere dann, wenn man beispielsweise Fleisch, Wurst, Käse oder Getreideprodukte gegessen hat.
Aber sauer ist nicht gleich sauer. Ein Beispiel: Es entsteht kein Säureüberschuss im Körper, wenn man Zitronen isst. Ob ein Nahrungsmittel im Körper sauer wirkt, kann man nicht schmecken. Denn der Geschmack sagt meistens wenig darüber aus, wie das Nahrungsmittel im Stoffwechsel des Körpers verarbeitet wird.
Unsere Mahlzeiten setzen sich in der Regel aus drei Viertel sauren und nur zu einem Viertel basischen Bestandteilen zusammen. Das entspricht genau dem umgekehrten Verhältnis, wie es für einen reibungslosen Ablauf der Stoffwechselvorgänge erforderlich ist. Eine Ernährung mit überwiegend basischen Lebensmitteln, vor allem mit frischem Obst, Salat und Gemüse, trägt langfristig angewendet zu einer Entsäuerung des Organismus bei. Es ist also wichtig, den Speiseplan so umzustellen, dass er vielseitig und ausgewogen ist.

9.23 Säure–Base und die Atmung

Sauerstoff ist unser bei weitem wichtigster Energielieferant. Mit seiner Hilfe verbrennen wir die Kalorien aus den Mahlzeiten. Ohne eine gesunde Versorgung mit Sauerstoff und das Ausatmen flüchtiger Säuren (Kohlendioxid) erlahmt der Stoffwechsel und wir übersäuern. Das Einatmen ist also unsere wichtigste Energieversorgung, das Ausatmen die wichtigste Entsäuerungsmassnahme. Ohne Atmen überleben wir daher keine fünf Minuten, ohne Essen dagegen Wochen.

(Fixe Säuren wie z.B. Phosphorsäure kann man übrigens nicht abatmen. Die Atmung kann eine gesunde Ernährung also nicht ersetzen, sondern beides ergänzt sich.)
Stress verändert unser Atemverhalten: Wir werden flach- und kurzatmig. Besonders bei gestressten Personen kann daher eine Änderung der Atemtechnik einen sehr grossen Effekt haben. Die Bauchatmung ist die gesündeste Art der Atmung. Sie verbraucht weniger Energie als die Brustatmung, senkt den Blutdruck und fördert die Entspannung. Ausserdem erfolgt eine drastische Verbesserung der Sauerstoffaufnahme, da das Lungenvolumen um das Zwei- bis Dreifache ansteigt und kleinste Bereiche der Lunge optimal belüftet werden. Auch die inneren Organe profitieren von einer tiefen Bauchatmung: Sie werden massiert und die Verdauung so gefördert.
Nimm Dir also mindestens einmal am Tag 5 Minuten Zeit, lege Dich flach hin und atme bewusst tief in den Bauch ein, zum Beispiel vor dem Einschlafen.

9.24 Säure–Base und die Schwangerschaft

Im wahrsten Sinne des Wortes haben Schwangere mit Stoffwechselstörungen zu kämpfen. Der weibliche Organismus scheidet normalerweise mit dem Blut regelmässig einen wesentlichen Teil der ständig anfallenden Stoffwechselsäuren aus. Da diese Ausscheidungsfunktion nun über viele Monate fehlt, ist die Kapazität zur Säureausscheidung vermindert. Teilweise hat der Körper Alkali-Depots angelegt, die jetzt mobilisiert werden. Dadurch werden jedoch anderen Organen Nährstoffe entzogen. Die Gebärmutterschleimhaut kann als Zwischenlager für Säuren genutzt werden. Ist die Kapazität erschöpft, ist der Organismus gezwungen, sich beispielsweise in den Mineraldepots der Kopfhaut zu bedienen. Die Folge kann Haarausfall sein.
Am Säureüberschuss leiden auch Gewebe, die Sehnen und Muskeln, Knochen und Zähne. Nicht umsonst heisst das Sprichwort „Jedes Kind kostet der Mutter einen Zahn". Gerade in der Schwangerschaft ist jedoch eine Ernährungsumstellung nicht einfach. Das Genuss- und Essverhalten der Schwangeren ändert sich. Der schon legendäre Heisshunger auf saure Gurken ist nur ein Beispiel dafür.

9.25 Säure–Base und Stress

Stress ist ein ständig präsentes Thema. Durch den zunehmenden Leistungs- und den damit verbundenen Zeitdruck leiden viele Menschen unter Stress.
In diesem Zusammenhang liest man auch häufig von Disstress und Eustress.

Disstress
Dieser Art von Stress wird auch als negativer Stress bezeichnet. „Dis" ist eine lateinische Vorsilbe und steht für „schlecht". Disstress ist also der negative Stress mit all seinen negativen körperlichen, geistigen und seelischen Folgen für den Betroffenen. Disstress über einen längeren Zeitraum kann schliesslich zu chronischer Übersäuerung führen. Disstress wird vor allem durch

den von aussen kommenden, aber auch selbst auferlegten Leistungs- und Zeitdruck verursacht. Diese Art von Stress wird von den betroffenen Personen immer als Belastung wahrgenommen.

Eustress

Dieser Begriff ist auch von einer griechischen Vorsilbe abgeleitet: „Eu" steht für „gut". Diese Art von Stress wird in der Regel nicht als Belastung empfunden.
Wenn man beispielsweise eine Tätigkeit innerhalb einer bestimmten Zeit erledigen muss und man diese Tätigkeit aber mit Begeisterung und Freude macht, dann wird dieser Zeitdruck nicht so als Stress empfunden. Nichtsdestotrotz ist es auch eine Art von Stress, in diesem Fall eben Eustress.

Symptome von Stress

Die Symptome von gesundheitsschädlichem Stress geben sich oft nicht so leicht zu erkennen, häufig äussert sich Stress in einer Übersäuerung. Die sogenannte Azidose äussert sich selbst in vielerlei Symptomen, deren Folgen aber gravierend sein können und zum Beispiel zu chronischen Krankheiten führen kann. Wie wirkt sich Stress auf den Säure-Basen-Haushalt aus?
Stress übersäuert den Körper. Wenn Du längere Zeit unter Stress stehst, dann schüttet Dein Körper vermehrt „Stress-Hormone" aus. Dazu gehören Adrenalin, Noradrenalin und Cortisol. Der Hormonhaushalt verändert sich, und beim Abbau dieser Stresshormone entstehen zusätzlich Säuren.
Grossen Einfluss nimmt dauerhafter Stress auch auf die Atmung. Achte mal darauf: Wenn Du gestresst bist, dann atmest Du flach und oft hastig. Dies wiederum führt dazu, dass nicht genügend Sauerstoff ins Blut gelangt. Sauerstoff braucht unser Körper aber, um die entstandenen sauren Abfallprodukte abzutransportieren. Ausserdem benötigen die Zellen im Körper Sauerstoff zur Energiebereitstellung. Wenn der Sauerstoff infolge der veränderten Atmung im Blut also weniger wird, dann reichern sich Säuren an, die Energiebereitstellung wird heruntergeschraubt und gleichzeitig die Produktion von Milchsäure erhöht. In der Sportmedizin spricht man dann vom anaeroben Bereich. Was im Training manchmal nützlich sein kann, ist im Alltag und auf Dauer gesundheitsschädlich.

Ursachen erkennen! Du fühlst Dich müde? Schlapp? Energielos? Oder gar krank? Viele Menschen bringen diese Symptome nicht mit einer Übersäuerung in Verbindung. Wer aber ständig unter Strom steht, der stellt nicht nur seinen Geist auf eine harte Probe, sondern auch den Körper.
Stress und Übersäuerung beeinträchtigen merklich unser Wohlbefinden. Die moderne Ernährungs- und Lebensweise trägt viel zu einer Übersäuerung bei. Stress im Job, aber auch Freizeitstress können Abgeschlagenheit, ständige Müdigkeit und Schlafstörungen bedingen. Stress lässt sich aber häufig nicht vermeiden und ist in der heutigen Gesellschaft fast allgegenwärtig. Deswegen kämpfen auch so viele Menschen mit einem gestörten Säure-Basen-Haushalt.

Kranke beschäftigen sich meist ununterbrochen mit ihrem körperlichen Übel. Damit halten sie es jedoch fest, denn die Krankheit erhält immer wieder geistig-seelische Zuwendung und „Nahrung". Das ist der schlimmste Fehler. Wenn sich das Leben so grundlegend um das Thema Nummer eins dreht, die Krankheit, so synchronisiert diese Geisteshaltung sich auch nur mit üblen und kranken Schwingungen. Die Folge hiervon ist, dass Stress und Angsthormone vermehrt und positive, aufbauende Hormone vermindert gebildet werden. Eine einzige kurze angstvolle Situation schüttet binnen einer Sekunde Nebennierenhormone in die Blutbahn und peitscht damit das Herz an, steigert den Blutdruck und setzt vermehrt Blutzucker frei. Das ganze Stoffwechselgeschehen schaltet auf Alarm und Stress. Wenn schon ein kurzer, angstvoller Augenblick genügt, solch gravierende Reaktionen im Körper zu erzeugen, kann man sich leicht vorstellen, um wieviel nachhaltiger der Organismus strapaziert wird, wenn angstvolle Situationen Monate oder Jahre anhalten. Langfristige Angst- oder Stresszustände erzeugen über die Gedanken eine anhaltende Anpeitschung der Nebennieren. Die aus diesem Grunde ununterbrochen ausgeschütteten wichtigen Hormone der inneren Nebennieren sind Adrenalin und Noradrenalin, die der äusseren Rinden der Nebennieren sind Kortison und Aldosteron.
Bei kurzfristigen Ängsten setzt der Körper meist Adrenalin frei. Adrenalin treibt den Puls hoch, das Herz wirft vermehrt Blut in den Körper, und hierdurch steigt der Blutdruck. Adrenalin entleert die Zuckerspeicher in der Leber, und der Blutzucker steigt. Die Körperlogik verschafft den Zellen mit dieser Reaktion vermehrt Energie für ihre kräftezehrende Stressreaktion. Bei langanhaltenden Angstsituationen schüttet der Körper eher Noradrenalin und Kortison aus. Auch dabei kommt es zum Blutdruckanstieg. Noradrenalin mobilisiert zwar keinen erhöhten Blutzucker, verlangsamt jedoch den Pulsschlag und verengt die Gefässe. Obwohl nicht mehr Blut durch das Herz in den Körper geworfen wird (im Gegensatz zu Adrenalin), steigt dennoch der Blutdruck. Dieser Hochdruck entsteht durch die verengten Gefässe. Noradrenalin steigert zudem bei Disponierten den zweiten, den sogenannten diastolischen Blutdruckwert. Bei langanhaltenden Ängsten können akute Höhepunkte oder Panikattacken immer wieder auch zum Überwiegen der Adrenalin-Ausschüttungen führen.

Das bei langfristigen Angst- und Stress-Situationen zu viel ausgeschüttete Kortison der Nebennieren erzeugt Muskelschwäche, Knochenschwund, Körperfettvermehrung, Magenbeschwerden, Bluthochdruck und Rückgang der Sexualfunktion. Das durch Angst und Stress vermehrt freigesetzte Aldosteronhormon der Nebenniere hat grossen Einfluss auf die Nierenfunktion. Die Nieren halten bei Aldosteronhormonvermehrung zu viel Kochsalz zurück, können jedoch das Kalium nicht festhalten. Nun wird zu viel Kalium mit dem Urin ausgeschieden. Kalium ist jedoch äusserst wichtig für den Körper. Die Hauptaktion dieses Minerals liegt „innerhalb" der Zellen, wo es besonders auf die Ribosomen, die Regler des Eiweissstoffwechsels, und die Mitochondrien wirkt. Die im Zellinneren beherbergten Mitochondrien sind für die Zellatmung und die Energiegewinnung verantwortlich.
Der vermehrte Verlust von Kalium lässt im Körper einen Mangelzustand entstehen. Kaliummangel führt zum Nachlassen der Herzmuskelkraft und somit zur körperlichen Schwäche, die Betroffenen klagen oft über bleischwere Beine oder Herzrhythmusstörungen und werden bei

Anstrengung schnell kurzatmig. Die angstbedingte Aldosteronvermehrung hält zu viel Kochsalz zurück. Kochsalz bindet das Wasser „ausserhalb" der Zellen, und solche Personen speichern nun zu viel Wasser in ihrem Körper.

Wichtige Ergänzung:
Es gibt die Zellen, bestehend aus den Mitochondrien im Zellkern und den Zellwänden und der Zell-Flüssigkeit innerhalb der Zellen und der Zell-Flüssigkeit ausserhalb der Zellwände.
Und von dieser Zell-Flüssigkeit ausserhalb der Zellenwände – bestehend aus Wasser und Salzen – reden wir, wenn wir von zu viel oder zu wenig Wasser im Körper reden. Ich denke, auch dieses Zell-Salz-Wasser „zwischen" den Zellen gehört zu den Zellen. Ein Organismus besteht ja nicht aus einer isolierten Zelle. Und eine isolierte Zelle ohne umgebende Zellflüssigkeit – das Milieu – kann nicht überleben – und somit auch kein Organismus. Wir dürfen also nicht eine Trennung zwischen Zellen und Organismus herbeireden. Und wir können in der Praxis nichts am Organismus verändern, ohne dass die Zellen mitbetroffen sind – und umgekehrt auch nicht.

Den Organismus von den Zellen zu trennen ist reine Theorie!

9.26 Säure-Base und Angst

Angst wirkt genauso wie Stress säurebildend. Angst ist keines der natürlichen Grund-Gefühle. Das wurde uns erst in der Matrix-Irr-Lehre so gelehrt. Das natürliche Grund-Gefühl ist Vorsicht, und nicht Angst. Wer die Matrix-Irr-Lehre verstanden hat, versteht auch die Gründe, warum ausgerechnet die Angst als eines der natürlichen Grund-Gefühle in unsere Köpfe implantiert wurde. Dass die Dämonen, oder Satanisten, einen überdurchschnittlich hoch entwickelten Intellekt besitzen, gleichzeitig aber eine weit unterdurchschnittliche – bis gar keine – Empathie mehr, dürfte weniger bekannt sein. Angst ist die mächtigste Waffe der Dämonen, oder Satanisten, um die Matrix-Gefangenen kontrollieren und steuern zu können.

Angst wird nur vom Intellekt erzeugt und nicht von der Seele. Angst ist übersteigerte Vorsicht. Lebewesen in der freien Natur empfinden keine Angst. Angst entsteht erst, wenn der Intellekt eine Situation künstlich in einen Zustand steigert, dass aus Vorsicht Angst entsteht. Solange ein Tier oder ein Mensch die Möglichkeit zur Flucht – erzeugt durch das Gefühl Vorsicht – hat, entsteht keine Angst. Erst wenn uns diese Flucht-Möglichkeit – durch eine vom Intellekt provozierte Situation – entzogen wird, steigert sich die Vorsicht in Angst. Die Frage ist also: Qui bono?

Meine Erklärung über Angst begründe ich mit der InYologie:
Und mit meiner Erklärung widerspreche ich auch der Phonographen-Irr-Lehre, die lehrt, dass Angst Yin sei und Mut Yang. Aus Erfahrung weiss ich: Angst ist Yang und Mut ist Yin. Je mehr Du in der Angst bist, desto langsamer schwingt Deine Energie, sie wird dichter.

Aber wenn Du Deinen Geist und Dein Herz offenhältst und Du tust, was Du für richtig empfindest, manifestiert sich das schnell als energetischer Zustand – als ein hoch schwingender Zustand.

Der Antagonismus zu Liebe ist weder Angst noch Hass. Das ist auch Matrix-Irr-Lehre. Der Antagonismus zu Liebe ist fehlende Liebe. Warum? Weil die Liebe keinen Antagonismus benötigt. Die Liebe ist in sich komplett! Der Antagonismus von Angst ist Vertrauen.

Nun gilt es zu beachten, dass Angst in gesunder Stärke – also Vorsicht – den Menschen nicht schadet, sondern ein wertvoller Helfer für das seelische Gleichgewicht und körperliche Unversehrtheit ist. Wenn das Gefühl der Angst mit weniger als 20 Prozent der Energie versorgt wird, fehlt uns im Alltag das Gefühl, Gefahren richtig einzuschätzen zu können. Der Instinkt zur angemessenen Abwehr oder sogar zur Flucht wird uns dann fehlen.

Mental verstanden ist Angst Yang und Vertrauen Yin. Physisch verstanden ist Angst Yin und schwächt somit, und Vertrauen ist Yang und stabilisiert. Aber primär entscheidend ist das Bewusstsein und nachrangig die Körperreaktion darauf.

Niedere Frequenzbereiche sind Yang. Höhere Schwingungsbereiche sind Yin.
Angst existiert nur in den tiefen Schwingungsbereichen. In den hohen Schwingungsbereichen existiert keine Angst. Die tiefen Schwingungsbereiche sind Yang und die hohen Schwingungsbereiche sind Yin.
Angst, Hass, Misstrauen sind Yang und existieren nur in den tiefen Schwingungsbereichen. In den hohen Schwingungsbereichen existieren Liebe, Freude und Vertrauen.

Ist Glaube Yin oder Yang? Sind nun die Menschen heute zu Yin oder zu Yang? Yin ist die schwache Haltung. Falsch. Das ist nur im winzigen physischen Teil so. Im unbegrenzt grossen spirituellen Teil – und nur davon reden wir hier, wenn wir von Glauben und KI senden sprechen – ist Yin eine sehr starke Haltung. Aber die Menschen sind auch physisch schwach. Vor allem sind sie psychisch schwach, weil zu Yang im Denken. Die Menschen heute sind physisch zu Yang? Nein, zu Yang im Denken. Viele Menschen sind mehrheitlich stark chaotisch. Aber in der Tendenz mental zu Yang (stur) und physisch zu Yin. Nochmal zum Wiederholen: Mental verstanden ist Angst Yang und Vertrauen Yin. Physisch verstanden ist Angst Yin und schwächt somit – und Vertrauen ist Yang und stabilisiert.

Primär entscheidend ist das Bewusstsein und nachrangig die Körperreaktion darauf!
Der Intellekt-Verstand ist nicht Geist-Verstand. Der Wille ist Geist-Verstand. Zu emotionalen Empfindungen ist der Geist-Verstand nicht fähig. Der Geist-Verstand kann keine Emotionen empfinden. Emotionen empfindet die Seele. Ohne Geist-Verstand können wir sehr intensive Emotionen empfinden. Der Geist-Verstand ist der Informations-Lieferant für die Seele. Entscheiden sollte nicht der Geist-Verstand, sondern der Seelen-Verstand. Gefühle gehören zu der

Seele und nicht zum Intellekt. Gefühle werden von der Seele empfunden und nicht vom Geist und nicht vom Körper.

Frage:
Ist das nicht ein Widerspruch? Wie kann die Seele ohne Informationen durch den Geist-Verstand Emotionen empfinden... wenn er doch der Informations-Lieferant ist?
Reicht der Seele der Intellekt-Verstand, deshalb kann sie ohne Geist-Verstand Emotionen empfinden?

Antwort:
Genau deshalb ist es wichtig, die Bedeutung des Wortes EINHEIT zu verstehen! Die Seele reagiert nicht auf den Intellekt-Verstand. Die Seele ist immun zum Intellekt-Verstand und reagiert nur auf den Geist-Verstand! Wer den Unterschied von „Geist-Verstand" und „Intellekt-Verstand" nicht kennt, erlebt Verwirrung. Wenn Du „Geist-Verstand" nicht mit „Intellekt-Verstand" gleichsetzt, kannst Du die Lehre besser verstehen. Die Seele kann Gefühle auch ohne Geist-Verstand empfinden, aber ohne Geist-Verstand nicht richtig verstehen. Es würde die Seele in Verwirrung bringen. Wir dürfen Seele und Geist nie trennen, um besser verstehen zu wollen. Das führt nur in die Irre.

Wenn wir Körper, Geist und Seele als Einheit verstehen, führt das zu Klarheit.
Wer immer nur mit dem Intellekt denkt, wird Wissenschaftler und denkt auch, das Gedächtnis sei im Gehirn – wo denn sonst? Wer die Seele nur mit dem Intellekt verstehen will, kommt zum Ergebnis, dass es eine Seele gar nicht gibt. Und wer immer nur mit dem Intellekt denkt, wird empathielos – ohne Gefühle zu empfinden –, weil er die Botschaften der Seele nicht mehr empfängt und darum denkt, die Seele sei nur ein Hirngespinst. Aber die Seele kann niemand immer ignorieren. Irgendwann meldet sich die Seele, und dann meldet die Seele, wie verletzt sie ist. Dann kommt das grosse Seelen-Leiden zu diesen Menschen... Darum ist es so wichtig, dass wir auch die Seele mit guter Seelen-Nahrung gesund halten sollten und den Geist mit guter Geist-Nahrung gesund halten sollten.

Spass wird vom Intellekt erzeugt und wird auch nur vom Intellekt verstanden. Freude wird vom Herz erzeugt und auch nur vom Herz empfunden. Spass verkaufen ist wie Salzwasser gegen den Durst verkaufen. Es macht nur durstiger und das Geld-Konto leer. Freude jedoch ist wie reines Wasser trinken. Es löscht den Durst und kostet kein Geld. Das Herz-Chakra-Feld ist ca. 10-mal grösser als alle anderen Chakra-Felder. Das Herz ist auch das einzige Organ im Körper, das nicht von Krebs befallen werden kann.

Die Quantität bestimmt die Qualität.
Die Wirkung darf nicht unterschätzt werden, weil sie nicht linear wirkt, sondern exponentiell.

Je mehr Terrornachrichten verbreitet werden, desto mehr Angst entsteht in den Köpfen. Viele Menschen, viele Köpfe, viel Angst. Teuflisch raffiniert, dieses System.

Je mehr gute Nachrichten verbreitet werden, desto mehr Harmonie entsteht in den Köpfen. Viele Menschen, viele Köpfe, viel Harmonie. Überlege Dir gut, welche Energie Du unterstützt und teilst.

Jede Energieform synchronisiert sich mit der Energieform von derselben Frequenz. Folglich benötigen die satanistischen Wesenheiten die passende – in diesem Fall Angst-Energie –, die sie absorbieren können. Diese Energie entspricht dem Schwingungsmuster niedriger Emotionen der Menschen, wie Angst, Frustration, Depression.

Warum senden die System-Medien zum grössten Teil nur negative und Schreckens-und Angst-Nachrichten, die zudem nach der Richtung der Manipulatoren nachgerichtet sind? Um die Menschen in Angst und Übersäuerung zu halten.

Deshalb braucht es Menschen mit starkem Herz-KI, gesunde Menschen mit klarem, aufrechtem, ehrlichem Verstand. Ich teile Natur-Wissen, um den Menschen zu helfen, sie zu unterstützen und die eine Welt-Familie Mensch wieder näher zu vereinen.

9.27 Symptome einer Übersäuerung

Symptome einer chronischen Übersäuerung sind Antriebsschwäche, rasches Ermüden, Appetitlosigkeit, Muskel- und Gelenkbeschwerden und Probleme der Haut. Unter einer chronischen Übersäuerung leidet der gesamte Organismus. Jedes Organ drückt dies auf eigene Weise aus. Wir fühlen uns matt, leiden häufiger unter Müdigkeit. Auch ohne Belastung kommt es zu Schmerzen in den Gelenken. Der Nacken verspannt sich und die Haut neigt zu Juckreiz oder Unreinheiten. Diese Beschwerden können Anzeichen einer andauernden schleichenden Überbelastung des Organismus mit Säure sein.

Folgen einer latenten Azidose

Organ	Auswirkung
Knochen	Die Knochen entmineralisieren, was besonders im Alter die Bruchhäufigkeit steigern kann.
Muskulatur	Die Muskulatur kann sich abbauen (Sarkopenie) oder an Flexibilität verlieren. Dadurch entstehen leichter Verletzungen.
Blut	Im Blut kann der Kaliumgehalt ansteigen, was wiederum das Herz beeinträchtigen kann.
Kopf	Der Kopf kann mit Migräne und Spannungskopfschmerz reagieren.

Haut	Die Haut kann trocken und rissig werden, ausserdem zu Akne, Ekzemen, Pilzen und Cellulite neigen.
Haare	Das Haar kann ausfallen, glanzlos und brüchig werden.
Nägel	Die Nägel können brechen.
Aufmerksamkeit	Die Aufmerksamkeit kann leiden, es kann zu Stimmungsschwankungen und Antriebsschwäche kommen.
Galle	In der Gallenblase können sich Steine bilden.
Gelenke	An den Gelenken kann es zu Rheuma, Arthritis und Gicht kommen.
Herz	Das Herz kann mit Rhythmusstörungen reagieren, schlägt weniger kräftig und wirft weniger Blut aus. Dadurch wird der gesamte Organismus weniger mit Sauerstoff und anderen Nährstoffen versorgt.

10 Zellwucherung auch Krebs genannt

Die zeitgenössischen Naturwissenschaften, besonders die Biologie und die Medizin, haben jetzt einen Wendepunkt erreicht. Einige Wissenschaftler meinen: „Die Revolution der Naturwissenschaften wird in der zweiten Hälfte des 20. Jahrhunderts stattfinden, zusammen mit der geschichtlichen Erforschung und dem Nachdenken über den Fortschritt der Naturwissenschaft". Ich stimme dieser Auffassung zu.

Die moderne Medizin hat jedoch viele Paradoxe und Dogmen in ihren Theorien. Diese Paradoxe kommen zumeist von der Annahme des Grundkonzeptes, das der deutsche Physiker Virchow aufstellte: „Omnis cellula e cellula" (Alle Zellen stammen nur von Zellen). Dieses hielt man allgemein für eine „goldene Regel" in den biologischen und medizinischen Wissenschaften.
Wissenschaft ist ein Studium des Verhältnisses zwischen Ursache und Wirkung. Virchows Konzept verhindert jedoch weiterführendes Denken darüber, was die Ursache oder den Ursprung der Zelle betrifft. Mit diesem Konzept wird die medizinische Wissenschaft niemals Fortschritte machen oder sich entwickeln. Es ist eine krebsartige Theorie. Diese unwissenschaftliche Theorie hat viel Aberglauben auf medizinischem Gebiet verursacht.

Krebs ist ein Beispiel von solchem Aberglauben. Wenn wir die Ursache und den Mechanismus von Krebs kennen, brauchen wir ihn nicht zu fürchten. Die moderne Wissenschaft hat Angst vor dem Krebs geradeso, wie primitive Angst vor elektrischem Licht haben. Der wirkliche Krebs ist nicht in unserem Körper, sondern in der Geisteshaltung des Wissenschaftlers, der strikt glaubt, dass alle Zellen aus anderen Zellen entstehen. (Zelldoktrin: „Omnis cellula e cellula" von Prof. Rudolf Virchow aus dem Jahr 1858.)

Das Krebsproblem in unserer Zivilisation ist nützlich, weil es eine Revolution in der modernen Medizin vorantreiben wird. Falls die moderne Medizin ihre Richtung nicht ändert, wird Krebs eine verhängnisvolle Krankheit werden, nicht nur für die Menschen, sondern auch für die moderne Medizin, die ihre bösartigen Einwirkungen auf die ganze Gesellschaft verbreitet hat, deswegen hat der Krebs in diesem Jahrhundert eine historische Mission: Die moderne Medizin zu korrigieren. Die moderne Medizin wird niemals das Unheil des Krebses beenden, der zum Verbrecher gestempelt ist und explosiv wird, wenn er gewaltsam behandelt wird. Er ist jedoch ein treuer Diener, wenn wir ihn sanft behandeln und seinen Charakter kennen. Ich versuche hier die Wahrheit über den Krebs vom historischen und makroskopischen Gesichtspunkt zu schreiben, damit Du verstehen kannst, dass Krebs nicht unser Feind, sondern unser Wohltäter ist, weil er uns lehrt, wie man gesund und glücklich lebt.

10.1 Seelischer Krebs versus physischer Krebs

... seelischer „Krebs"... interessanter Gedanke... Ja, das ist es.
Der physische „Krebs" wuchert im Organismus und zerstört die gesunden Körper-Zellen.
Seelischer „Krebs" wuchert in der Seele in Form von Egoismus, Rücksichtslosigkeit, Empathielosigkeit, Neid, Hass, Rachegefühle und zerstört die gesunden Gefühle, das gesunde Empfinden.
Der seelische „Krebs" ist sogar noch gefährlicher als der physische Krebs.

Der physische „Krebs" kann bis in die tödliche Chemotherapie führen. Der seelische „Krebs" führt im Ergebnis zum Suizid.
Den physischen Krebs können wir mit gesunder physischer Nahrung heilen. Den seelischen Krebs können wir mit gesunder Seelen-Nahrung heilen.

Lassen wir uns nicht in die Irre führen.
„Krebs" ist eine Bezeichnung für ein Symptom – ein Ergebnis aus einer Ursache – und nicht die Ursache selbst. Wir sollten nicht die Symptome bekämpfen, sondern die Ursache – welche zu diesen Symptomen geführt hat – korrigieren oder wandeln. Richtig verstanden ist der physische „Krebs" ein Zuviel an säurebildender Nahrung – geistig, seelisch und physisch. Auch „Krebs" – kann nicht in einem basischen Milieu existieren. Und beim seelischen „Krebs" ist die Ursache, sich zu viel in den tiefen – satanischen – Schwingungsbereichen aufgehalten zu haben.

Wer „Krebs" so versteht, kennt auch den Weg zur Heilung.

10.2 Das Grundproblem von Krebs

Der modernen Medizin zufolge ist dies die Definition des Krebses: Es sind bösartige Zellen, die plötzlich aus irgendeinem Grund von normalen Zellen mutieren und mit verringerter Kontrolle über Wachstum und Funktion in Erscheinung treten. Durch bedrohliches Wachstum und Metastase beeinflussen sie den Wirt ernst und ungünstig.

Durch diese Definition von Krebs ergeben sich mehrere Fragen: Erstens, warum haben sich solche Zellen gebildet? Wenn wir diese Fragen beantworten können, sind wir in der Lage, Krebs vorzubeugen oder zu heilen. Länger als ein halbes Jahrhundert haben Mediziner der ganzen Welt diese Fragen eifrig untersucht. Leider haben wir von ihnen noch keine ausreichenden Antworten bekommen. Daran sind weder die unzureichenden Anstrengungen der Wissenschaftler noch die Kürzung der finanziellen Forschungsunterstützung schuld. Verantwortlich dafür sind die Ideen und Auffassungen der Wissenschaftler, die Krebsforschungen durchführen. Mit anderen Worten, ihre Ideen oder Vorstellungen von „Was ist Leben", „Was ist eine Zelle", „Was ist der Ursprung einer Zelle", „Wie wächst eine Zelle" sind unrichtig. Ich bedaure, dass alle Wissenschaftler nach der Ursache von Krebs in der falschen Richtung suchen, und dass deswegen ihre

Bemühungen vergeblich sein werden. Die erwähnte Definition von Krebs wurde von den Schülern Virchows, die seine Doktrin „Alle Zellen stammen nur von Zellen" blindlings annahmen, als Voraussetzung übernommen. Da diese Theorie völlig falsch ist, fehlt ihr wissenschaftliches Denken, und sie stimmt nicht mit der Realität überein. Zum Beispiel „aus irgendeinem Grund", dies ist ein Ausdruck, der die Unkenntnis der Ursache zugibt. Deswegen ist dies nicht eine Definition von Krebs. „Plötzlich" ist ein weiterer Ausdruck von Unwissenheit.

Wenn wir die Ursache kennen, können wir der Auswirkung zuvorkommen. Die Lösung des Krebsproblems durch die Anwendung einer solchen Definition gleicht der Suche nach Fischen in den Bäumen.

Man erzählt uns, dass ein Drittel bis die Hälfte allen Krebses geheilt werden könnte, wenn die Patienten im Frühstadium einen Spezialisten für eine sofortige Behandlung aufsuchen würden. Was das Frühstadium jedoch ist, ist nicht klar. Könnte dies eine Entschuldigung der Ärzte sein, die Krebs nicht heilen können?

Wenn Patienten im Frühstadium zur Kontrolle gehen, d.h., sie sind noch nicht ganz am Ende mit ihren Selbstheilungskräften, dann überleben sie nicht nur die krankhafte Zellwucherung, auch Krebs genannt, sondern auch die hochgiftige Chemo-Therapie.

Es gibt drei Behandlungen für Krebs in der Schulmedizin:

1. Chirurgie
2. Chemotherapie
3. Strahlenbehandlung

1. Chirurgie:

Die Chirurgie basiert auf der Idee, dass die Entfernung der Symptome eine Heilung ist. Mit dieser Idee begehen sie zwei Irrtümer. Erstens sind die Krebssymptome (Zellen) das Ergebnis, aber nicht die Ursache. Deswegen wird die Entfernung von Krebszellen den Krebs nicht heilen. Es ist nur eine vorübergehende Heilung. Zweitens ist jede Krankheit, Krebs eingeschlossen, eine Krankheit des ganzen Körpers. Deswegen wird die Entfernung von Krebszellen an einem Teil des Körpers Anlass geben zum Wachstum von Krebszellen an einem anderen. Ich meine, dass, falls Krebs durch Chirurgie geheilt wer den kann, er ohne sie leichter geheilt werden kann, weil die Operation den Körper gegenüber Krebs schwächt.

2. Chemotherapie:

Es gibt diverse Antikrebsmedikamente. Ich bezweifle ihre Wirksamkeit. Mit der Idee des „Antikrebses" bin ich nicht einverstanden. Da Krebszellen ein Teil unseres Körpers sind, wird die Zerstörung solcher Zellen mittels Medikamente unvermeidlich auch unsere normalen Zellen zerstören. Oft führt eine frühe Behandlung zu einem frühen Tod. Es müssen viele Fälle existieren, in denen Krebs auf natürliche Weise ohne ernste Medikamentenbehandlung geheilt wurde, wenn die Frühsymptome nicht bemerkt wurden.

3. Strahlenbehandlung:
Dies ist eine sehr gefährliche Behandlung. Die Bestrahlung ist ein wichtiger krebserzeugender Faktor. Die Krebszellen werden durch die Bestrahlung zerstört, aber die normalen Zellen, die der schwachen Bestrahlung ausgesetzt sind, werden in Krebszellen verwandelt.

10.3 Pharma-Rhetorik entlarven

Ich habe Krebs bekommen. So ähnlich wie, ich habe von meiner Firma ein neues Auto bekommen oder einen neuen Computer. Warum hast Du ein neues Auto oder einen neuen Computer oder neue Arbeitswerkzeuge bekommen? Doch nur aufgrund Deines Verhaltens. Ohne Aktion keine Reaktion. Genauso ist es bei Zellen. Aktion – Reaktion. Wenn es kalt ist, frieren wir. Wir können frieren oder uns warm anziehen. Wenn wir essen, bilden wir Zellen. Wenn wir nichts essen, bilden wir keine Zellen. So einfach ist das. Wer im Frühling die Felder nicht bestellt, wird im Herbst nichts ernten können.

Wir bekommen keinen Krebs. Von wem bekommen wir Krebs? „Bekommen" kommt von etwas empfangen, etwas erhalten, etwas erlangen. Von wem erhalten wir Krebs?
Wir bilden Zellen. Wir bilden einen Herzinfarkt. Wir bilden gute Gedanken. Wir bilden schlechte Gedanken. Wir fahren Auto. Wir selbst. Wir fahren gut oder schlecht Auto. Wir sind gute Köche oder schlechte Köche.
Und wir bekommen schon mal gar keine Symptome einfach so ohne Grund. Wer Dir so etwas erzählt, möchte Dir einen alten Hut verkaufen. Warum? Damit Du nicht den Grund erfährst und weiterhin abhängig bist. Sonst könntest Du der Sache auf den Grund gehen und Dir selbst helfen.

Wir bilden selbst alle Zellen, gesunde und kranke Krebszellen. Genauso, wie wir (also unser Körper) eine Brandblase bildet, wenn wir unsere Hand auf die heisse Herdplatte legen. Von wem hast Du diese Brandblase bekommen? Von der Herdplatte? Nein, ich selbst habe meine Hand auf die heisse Herdplatte gelegt. Wer übernimmt die Verantwortung? Die Herdplatte? Nein. OK. Also nimm einfach die Hand von der heissen Herdplatte – ergo iss keinen Müll mehr und höre auf, Deinen Körper zu vergiften. Ist es so einfach? Nimm Deine Hand von der Platte. Einfach? Sehr einfach. Die Natur ist zu uns immer ehrlich und einfach.
Unser Organismus bildet Krebs-Zellen. Unser Organismus bekommt nicht einfach Krebs, auf einmal vom Himmel wie vom Blitz getroffen. Und wenn ich sage „unser" Organismus, denke ich, dass wir selber – unser Bewusstsein – unserem Körper die Nahrung wählen.

Plötzlich hatte er/sie Krebs. Die Aussage „plötzlich" kann auch nur jemand machen, der entweder die Naturordnung nicht versteht oder manipuliert oder beides zusammen. Wenn Du im Sommer einen Spaziergang machst, und auf einmal – ganz plötzlich – kommt von oben ein Platzregen. Also ein ganz plötzlicher Regen platzt aus dem Himmel. Dann kannst Du sagen, es hat plötzlich einfach so aus heiterem Himmel begonnen zu regnen. Nun, ist das wirklich so? Wir wissen alle, dass hinter jedem Regenguss ein Mechanismus (eine Ordnung) steht. Das ist also nur die Wahrnehmung, das Bewusstsein des Einzelnen. Genauso verhält es sich bei Krebs. Übrigens steht Krebs hier stellvertretend für alle anderen Krankheit(en).

Kurzer Rhetorik-Ausflug:
Oft hört man, dass die Leute sagen: Ach, das ist doch Wortklauberei oder die Worte auf die Goldwaage gelegt. Ja, denn Worte haben Macht.
Wollen wir nun der Sache auf den Grund gehen und genau sein oder wollen wir einfach weiterfahren wie bisher?

Die Pharma-Lobby und ihre ausführenden Ärzte benutzen die Matrix-Krebs-Rhetorik und sagen: „Wir müssen den Krebs bekämpfen, also attackieren, diese Killerzellen killen…".

Zu allererst ist es nur ein Name. Wer hat den Krebs erfunden? Niemand? Wer gab und gibt allen Krankheit(en) diese Namen? Warum gibt es jedes Jahr mehr Krankheits-Namen und Patente?

Wer ist auf dieser Welt daran interessiert, dass es keine Krankheit(en) und kranke Menschen gibt? Ehrliche Gesundheitsberater, welche den Menschen helfen wollen.
Und wer ist auf dieser Welt interessiert daran, dass es möglichst viele Krankheit(en) und kranke Menschen gibt? Die Pharma-Konzerne. Denn davon leben sie. Der Marktplatz der Pharma-Industrie ist der menschliche Körper, aber nur, solange er krank ist. Aha. Hast du das noch nicht gewusst? Doch?! Warum änderst Du nichts?

Es sind die gleichen satanischen Gruppen, welche diese Gifte bewusst in die Nahrung implantieren...
dann diese Gifte „Karzinogene" taufen... dann vor diesen „Karzinogenen" warnen und die Menschen in Angst versetzen... dann die Schulmedizin als die einzig richtige Behandlung empfehlen... dann finanziell massiv davon profitieren. Diese teuflische Strategie will ich enttarnen.

Der Glaube an Virchows Konzept, dass eine Zelle von einer anderen kommt, ist das grosse Hindernis für ein Studium des wahren Ursprungs der Krebszellen. Falls diese Theorie wahr ist, muss eine Krebszelle von einer anderen Krebszelle stammen. Als Ergebnis dieses Denkens wurden drei Theorien aufgestellt, die den Ursprung von Krebszellen betreffen:

Mythos: Viren

Behauptung der Schulmedizin:

Krebs entsteht nicht durch einen Auslöser allein. Für gewöhnlich sind mehrere Faktoren beteiligt, die nicht immer leicht zu identifizieren sind. So kann jemand besonders giftigen Auslösern „ausgeliefert" sein, ohne zu erkranken. Auf der anderen Seite leiden Menschen an Krebs, ohne dass die Ursache oder Verstärker identifiziert werden können. Einige wenige Stoffe gelten aber nachgewiesen als Verstärker für die Wahrscheinlichkeit einer Krebserkrankung. Dazu gehören auch die hier vorgestellten acht Viren. Besseres Wissen über diese Viren kann verhindern, dass es zu einer Krebserkrankung kommt.

Folgende Viren konnten als Verstärker eines Krebsrisikos identifiziert werden:

Hepatitis-B
Hepatitis-C
Hepatitis-8 (Kaposi-Sarkom-Herpes)
Humane Papillomviren
Epstein-Barr-Virus
Humanes T-Zell-Leukämie-Virus Typ 1
Humanes Immundifferenzvirus (HIV)
Merkelzell-Polyoma-Virus

Meine Antwort:

Krebs wird nicht durch Viren übertragen. Diese Behauptung wird von den Pharma-Kartellen postuliert, damit sie den Menschen ihre giftigen Impfstoffe verabreichen können. Man sollte gemäss Pharma-Kartell präventiv gegen den Krebs impfen. Man sollte präventiv die Brüste amputieren. Ein Beispiel von unzähligen ist die instrumentalisierte Hollywood-Satanistenbraut Angelina Jolie – welche sich medienwirksam präventiv die Brüste hat entfernen lassen.

10.4 Fake-News über Krebs

Mythos: plötzliche Zellmutation

Die Hypothese der plötzlichen Mutation einer normalen Zelle in eine Krebszelle.

Diese Theorie wird von dem grössten Teil der modernen Medizin vertreten. Sie kann jedoch nicht den Mechanismus der Mutation von einer normalen Zelle zu einer Krebszelle erklären. Daher die Verwendung des Wortes „plötzlich". Das Konzept der plötzlichen Mutation ist eine Zuflucht, durch die Virchows Konzept (eine Zelle stammt nur von einer anderen) überleben kann. Wie ich vorher schon sagte, ist Wissenschaft die Untersuchung des Gesetzes oder der Beziehung, die zwischen Ursache und Wirkung besteht. Das Konzept der plötzlichen Mutation ist ein Ausdruck dafür, dass man seine wissenschaftliche Absicht aufgegeben hat, weil „plötzlich" ein anderes Wort für „unbekannte Ursache", „zufällig" oder „ohne eine vernünftige definierbare Ursache" ist. Deswegen müssen die Worte „plötzliche Mutation" in den Abfalleimer geworfen werden, falls man versuchen sollte, mit seiner wissenschaftlichen Theorie ehrlich zu sein.

Mythos: Verbranntes erzeugt Krebs

Nicht nur, weil beim Grillen oft zu viel Fleisch und Alkohol konsumiert wird, sondern auch, weil dabei gesundheitsschädliche Stoffe gebildet werden. Wie etwa Benzpyren, Acrylamid und heterozyklische aromatische Amine (HAA), die als potenzielle Krebsauslöser gelten.
Das Deutsche Krebsforschungszentrum rät zum „Schmoren und anderen Zubereitungsarten, die mit weniger Hitze auskommen". Denn man habe, so die Krebsexperten weiter, in einer Studie bei fleissigen Grillgutkonsumenten eine hohe Rate von Adenomen gefunden – gutartige Geschwülste aus Schleimhaut oder Drüsengewebe, auch Polypen genannt. Und diese gelten den Krebsforschern als Vorstufe zum Darmkrebs.

Meine Antwort:

Wer Naturwissen hat weiss das Krebs immer Yin ist – massgeblich ausgelöst durch zu viel Yin-säurebildende Produkte. Dass die verkohlten Brandschäden an Steak und Bratwurst das Krebsrisiko verringern können unterschreibe ich nicht. Fleischerzeugnisse wie Würste enthalten oft Zusätze wie Zucker. Pflanzliche Substanzen helfen zum Entschärfen von Benzpyren, wie etwa das vor allem in Kapern und Liebstöckel vorkommende Quercetin. Wer jedoch sein Kotelett mit Maiskeimöl einreibt, erzielt genau den umgekehrten Effekt, dass nämlich Benzpyren gelöst wird und im Darm als oxidativer Brandherd mit hohem Krebspotenzial aktiv wird.
Als besonders wirkungsvoll erweist sich eine Rosmarin-Thymian-Marinade, sie reduzierte den Wert der problematischen HAA um 87 Prozent. Ähnliche Erfolge erzielte ein Mix aus Oregano, Thymian und Knoblauch, aber auch Senf, Salbei und Basilikum besitzen ein enormes antioxidatives Potential.
Der Befürchtung vieler Grillfreunde, dass durch die Marinade der typische Fleischgeschmack verloren geht, lässt sich schnell entkräften. Denn hauptverantwortlich für den Geschmack von aromatischen Kräutern wie Rosmarin und Thymian sind ihre ätherischen Öle – und die verdampfen in der Grillhitze nahezu rückstandslos in der Luft.

Anmerkung zu Schwermetallbelastung in Fisch:

Wer Fische auf den Grill legt, kann laut chinesischen Wissenschaftlern davon ausgehen, dass er beim anschliessenden Verzehr weitaus schwächer mit Quecksilber belastet wird als beim Besuch im Sushi-Restaurant. Der Grund: Die hohen Grilltemperaturen und die damit einhergehenden Veränderungen in Chemie und Gewebestruktur schlagen auf die Bioverfügbarkeit des Schwermetalls.
Allerdings gehen sie zu auch zu Lasten der Bioverfügbarkeit von Spurenelementen wie Kupfer und Zink, und die als Herz- und Kreislaufschutz geltenden Omega-3-Fettsäuren gehen über glühender Kohle ebenfalls in grossem Umfang verloren. Man kann eben nicht alles haben. Gepökelte Waren wie etwa Kasseler, Speck, Leberkäse, Bockwürstchen und Fleischwürste sind hingegen in jedem Falle untauglich für den Grill. Denn sie werden in der Regel mit Nitritsalzen konserviert, und die verwandeln sich über glühender Kohle zu krebserregenden Nitrosaminen.

Mythos: Gen-Defekt

Erkrankt ein Mensch an Krebs, hat sich die Erbsubstanz einzelner Zellen verändert. Krebs sei also eine Erkrankung der Gene.

Im menschlichen Körper teilen sich jeden Tag Millionen von Zellen. Bei so vielen Teilungsprozessen geschehen auch häufig fehlerhafte Veränderungen. Der Körper hat jedoch Kontrollmechanismen, um diese Fehler zu erkennen und auszuschalten. Wenn also eine bösartige Zelle entsteht, ist der Körper in der Regel in der Lage, diese kranke Zelle mittels seiner Immunabwehr zu erkennen und abzutöten. Andernfalls würden alle Menschen bereits in ganz jungen Jahren an Krebs erkranken.

Meine Antwort:

Diese Aussagen sind doppelt manipulativ:

„Im menschlichen Körper teilen sich jeden Tag Millionen von Zellen. Bei so vielen Teilungsprozessen geschehen auch häufig fehlerhafte Veränderungen."

Das impliziert, weil so viele Zellteilungen stattfinden – heisst das – da kann die Natur auch mal einen Fehler machen. Da müssen wir mit Schulmedizin eingreifen. Die Wahrheit ist – nicht die Menge der Zellteilungen lässt Zellen krank werden, sondern die falsche Nahrung lässt Zellen krank werden.

„Der Körper hat jedoch Kontrollmechanismen, um diese Fehler zu erkennen und auszuschalten."

Auch diese Aussage stimmt so nicht. Der Körper hat keine Kontrollmechanismen – das wäre viel zu mechanisch gesehen. Ich nenne dieses Regulationssystem die Homöostase im Körper.

„Wenn also eine bösartige Zelle entsteht, ist der Körper in der Regel in der Lage diese kranke Zelle mittels seiner Immunabwehr zu erkennen und abzutöten."

Es gibt keine bösartigen Zellen – im Folgesatz wird die erste Aussage der bösartigen Zelle berichtigt. Es gibt gesunde Zellen und es gibt kranke Zellen. Diese kranken Zellen sind genauso wenig böse wie Rheumaschmerzen. Diese kranken Zellen sind durch ein krankes Bewusstsein entstanden, welches kranke Nahrung ausgewählt hat und welches die gesunden Zellen krank macht.

Ebenso wenig ist unser Immunsystem ein Mörder oder Vollstrecker, welche kranke Zellen tötet. Sondern er transmutiert sie wieder in gesunde Zellen und scheidet die Abfallstoffe aus.

„Andernfalls würden alle Menschen bereits in ganz jungen Jahren an Krebs erkranken."

Wenn unser Organismus nicht mehr in der Lage ist Gesundheit herzustellen – dann werden wir krank. Und wenn das schon in jungen Jahren der Fall ist, dann werden wir bereits in jungen Jahren krank.

Mythos: Sonnenlicht erzeugt Hautkrebs

Die Haut wird täglich strapaziert durch Umwelteinflüsse, Sonnen- und UV-Strahlungen. Die Symptome eines Sonnenbrandes – gerötete und brennende Haut – verschwinden nach wenigen Tagen wieder. Doch ungeschehen ist das heftige Sonnenbad dennoch nicht. Die Erbsubstanz der

Haut hat ein Gedächtnis; je mehr Sonnenbrände sich ansammeln, desto mehr steigt das Risiko, dass sich später im Lauf des Lebens ein Hautkrebs entwickelt. Wiederholte Sonnenbrände in den ersten 20 Lebensjahren erhöhen das Hautkrebsrisiko markant.

Meine Antwort:
Ultraviolettes Licht (UV-Licht) wird in unserer heutigen Zeit als die natürliche Gefahrenquelle schlechthin bezeichnet.
Diese Falschaussage ist bereits so sehr in unserem täglichen Leben zementiert, dass sich kaum jemand darüber Gedanken macht. Von der Kindheit an wird uns weisgemacht, UV-Licht erzeuge Hautkrebs. Deshalb solle man sich (im Sommer) möglichst nie ungeschützt der Sonnenstrahlung aussetzen. Zu diesem Zweck werden demgemäss unübersehbare Mengen von so genannten Sonnenschutzmitteln verkauft. Und damit gleichzeitig auch die so lebenswichtige Aufnahme von Vitamin D3 vermindert bis verhindert.
Und um die Augen vor der „mörderischen Strahlung" zu schützen, verpasst man den Menschen getönte Sonnenbrillen. Und gleichzeitig den natürlichen Schutz vor Kurzsichtigkeit.

Als eindrucksvolles Beispiel am Horizont, dient hier das (von der Industrie so geliebte) „böse" Ozonloch, durch dessen Vorhandensein die UV-Bestrahlung der Erde immens gesteigert würde. Im schlimmsten Fall handelt es sich jedoch geradenmal um 3 % verstärkte UV-Strahlung. Eine normale Bergwanderung hingegen – nicht einmal in den Alpen – bringt eine bis zu 50 % höhere UV-„Belastung" mit sich. Bereits 500 Meter über dem Erdboden ist man einer 10 % höheren UV-Strahlung ausgesetzt. Auf der Erde liegt die UV-Strahlung am Äquator sogar etwa 5'000 % höher als an den Polen.

Diese (angebliche) von Menschen durch den Einsatz von FCKW verursachte Ausdünnung der Ozonschicht bewirke – so heisst es –, dass insbesondere in Australien, das noch im Bereich dieses Ozonloches liegt, erhöhte Hautkrebshäufigkeit festzustellen sei.
Bisher fehlt jedoch jeder wissenschaftlich abgesicherte Nachweis dafür, dass es sich bei dem sogenannten Ozonloch um eine durch Menschen hervorgerufene atmosphärische Störung handelt und nicht um ein ganz natürliches Phänomen unseres Planeten im Sonnensystem.
Um uns immer wieder an die „gefährliche Strahlung" zu erinnern, zeigt man uns auch regelmässig Bilder von Australien mit Warnschildern vor den UV-Strahlen. Und das in Verbindung mit Computersimulationen eines angeblichen Ozonloches über der Antarktis. Ich vermeide es hier ausdrücklich, von einer „schützenden" Ozonschicht zu sprechen, denn vor was soll sie uns denn schützen? Vor dem „bösen" UV-Licht?
Sollte man hier nicht besser von der verhindernden Ozonschicht reden?

Unbestritten ist der Anstieg der Hautkrebshäufigkeit. Inzwischen ist man sich auch einigermassen einig, dass zwischen Hautkrebs und UV-Strahlung ein Zusammenhang bestehe.
Man glaubt heute, dass Hautkrebs durch eine Schädigung der DNS infolge hoher UV-Dosen entstehe.

Doch schaut man sich einmal an, warum hier ein Zusammenhang bestehen soll, dann stellt man fest, dass dieser Zusammenhang nur mittelbar besteht, dass hier die UV-Strahlung nur als Vorwand für die menschliche Unvernunft genommen wird.
Der normale Mitteleuropäer – und das trifft inzwischen auf die Bewohner aller sogenannter Industriestaaten zu –, verbringt die meiste Zeit des Tages abgeschirmt von jeglichem Sonnenlicht. Das beginnt mit dem Arbeitsplatz – meist unter Kunstlicht – und endet mit der Heimkehr ins traute Heim. Der Aufenthalt in der natürlichen Sonnenstrahlung beträgt häufig nicht einmal Minuten pro Tag.
Diese Menschen, die tagein, tagaus ihrem Beruf nachgehen, fliegen in ihrem (wohlverdienten) Urlaub in den Süden ans Meer. Es ist im Laufe der Zeit ein gewisser Nachholbedarf entstanden. Und was sollen die Nachbarn oder die Arbeitskollegen wohl denken, wenn man aus dem Urlaub ohne die standesgemässe Urlaubsbräune zurückkommt? Also wird im Urlaub jede Minute genutzt, um am Strand nackt in der Sonne zu braten. Man kann es an jedem Sonnenstrand sehen.

Ist es da verwunderlich, wenn der Körper, der beim normalen Mitteleuropäer sowieso schon von Natur aus einen schwächeren Pigmentschutz der Haut besitzt als der von Menschen südlicher Regionen, auf die ungewohnte Überdosis Licht hilflos reagiert?

Zu der Überdosis Licht kommt schliesslich noch die Belastung der Haut durch alle möglichen Hautschädigungsmittel, z. B. Hautcremes, Deodorants, Reinigungsmittel, Giftstoffe in der Kleidung und in der Mitwelt.
Unser Körper ist durch den tagtäglichen Lichtentzug total geschwächt und sein Immunsystem fast auf dem Nullpunkt angelangt. Infektionskrankheiten aufgrund des geschwächten Immunsystems dürfen uns nicht verwundern, sie müssen sich zwangsläufig einstellen.

Eine vernünftige, langsame Anpassung des Körpers an die für ihn erhöhte UV-Strahlung wäre nicht nur vollkommen unschädlich und brächte zusätzlich den Nutzen der Erholung, sondern auch – was viel wichtiger ist – eine Stabilisierung des Immunsystems. Doch die zwei bis drei Wochen, die für den Urlaub zur Verfügung stehen, reichen dazu nicht aus. Eine Anpassung dauert länger. Schliesslich hat die Anpassung an den Sonnenentzug ja auch länger gedauert, doch daran denkt niemand.
In zwei bis drei Wochen soll all das nachgeholt werden, was man zuhause im Laufe des Jahres versäumt hat.
Hinzu kommen im Urlaub meist noch ein erhöhter Alkoholkonsum und ein „freieres" Leben. Der geschwächte Körper wird also nicht nur mit einer massiven Dosis Sonnenlicht bombardiert, sondern erhält auch kaum Gelegenheit, diese Überdosis verarbeiten zu können. Wen wundert es, wenn darunter so mancher Körper zusammenbricht? Nicht umsonst sagt so mancher Urlaubsheimkehrer, dass er sich nun erst einmal vom Urlaub erholen müsse…

Das Hautkrebsrisiko ist bei Personen, die den Aufenthalt im Freien – vor allem zum Sonnenbaden – nutzen, am niedrigsten. Büroangestellte hingegen, die den ganzen Tag unter (der schädlichen) Leuchtstoffröhren-Bestrahlung arbeiten, haben ein doppelt so hohes Hautkrebsrisiko.
Nach neueren Untersuchungen hat sich herausgestellt, dass die meisten sogenannten Sonnenschutzmittel Substanzen enthalten, die als UV-Strahlungs-Abblocker eingesetzt werden, in den Hautzellen jedoch genetische Schäden an der DNS auslösen können.
Das heisst mit anderen Worten: Die meisten Sonnenschutzmittel können bei der Anwendung in der Sonne sogar die Bildung von Hautkrebszellen fördern! Das ist das genaue Gegenteil von dem, was sie tun sollen.

UV-Strahlen in Überdosis sind ebenso schädlich wie alles, was man in übergrosser Menge zu sich nimmt. Es entsteht nicht nur ein Sonnenbrand, sondern auch in übergrossen Mengen Histamin. Dadurch wird die Entzündungs- und Allergiebereitschaft unseres Gewebes erhöht.
Wer würde beispielsweise behaupten wollen, dass Sauerstoff gesundheitsgefährdend ist? Und doch kann Sauerstoff in einer Überdosierung neugeborene Säuglinge erblinden lassen.
Es kommt also immer auf die Dosierung an.

Für die meisten Wellenlängen der elektromagnetischen Strahlung ist die Erdatmosphäre fast undurchdringlich. Ausnahmen sind der Bereich des sichtbaren Lichtes (das optische Fenster und der Bereich der Radiofrequenzstrahlung, das Radiofenster).
Unser gesamtes irdisches Leben hat sich im Laufe von Jahrmillionen durch den ständigen Einfluss von natürlichem Sonnenlicht entwickelt. Auch der Mensch war im Laufe seiner Entwicklung immer der UV-Strahlung ausgesetzt. Dies sind jedoch Fakten, die heute oftmals gerne verschwiegen werden.
Wäre die UV-Strahlung nicht gewesen, es gäbe weder menschliches noch tierisches oder pflanzliches Leben auf unserem Planeten. Der Einfluss der UV-Strahlung hat die Entwicklung von Leben erst möglich gemacht. In der Anfangszeit konnte erstes Leben nur entstehen durch die harte UV-Strahlung, die ungehindert durch die damalige Atmosphäre auf die sogenannte Ursuppe prasselte.

Unsere heutige Atmosphäre filtert das meiste der schädlichen Anteile der UV-Wellen heraus. Dazu muss man wissen, dass sich das UV-Licht aus UV-A, UV-B und UV-C-Strahlung zusammensetzt.
Während die UV-A-Strahlung für die Bräunung der Haut verantwortlich ist, fördert die UV-B-Strahlung die Bildung von Vitamin D3 (Calciferole) im Körper sowie die Resorption von Kalzium und anderen Mineralien. Die UV-C-Strahlung ist der gefährliche Teil des UV-Lichtes. Sie ist tödlich für Bakterien, Viren und andere Infektionserreger. Sie wird heute auch u.a. zum Desinfizieren von medizinischen Geräten verwendet. Diese Strahlung wird jedoch fast vollständig von der irdischen Ozonschicht in der oberen Atmosphäre herausgefiltert. Weniger als ein Prozent dieser Strahlung erreicht die Erdoberfläche.

Die Haut besitzt in ihren Pigmentzellen besondere braunschwarze Farbstoffmoleküle, das Melanin. Melanine entstehen durch enzymatische Oxidation der Aminosäure Tyrosin.
Sie bewirken bei Mensch und Tier die Färbung der Haut und ihrer Haare, Federn sowie der Regenbogen- und Aderhaut der Augen. Lokale Melanin-Ansammlungen sind z.B. Leberflecke und Sommersprossen.
Diese Moleküle befinden sich jedoch nicht nur in der Haut, sondern auch im Innenohr, in der Iris und in der Netzhaut der Augen. Melanin nimmt die Lichtphotonen des gesamten Spektrums auf – vom hohen UV-C-Bereich bis in den infraroten Bereich hinein – und wandelt diese Energie zur Organisation biochemischer Vorgänge um.

Über unsere Augen wird das Licht direkt vom Gehirn aufgenommen. Hierbei fungiert die Epiphyse u.a. als Lichtmessinstrument des Körpers.
Beim Menschen ist die ovale, pinienzapfenähnliche, am Mittelhirn gelegene, 8–14 mm lange Epiphyse um das achte Lebensjahr herum am stärksten entwickelt.
Über ihre genaue Funktion liegen bisher nicht gänzlich abgeklärte Befunde und Theorien vor (sie hemmt z.B. die vorzeitige Genitalienreifung bis zur Pubertät). Neben der Hypophyse ist sie die zweite übergeordnete Drüse des Körpers. Die Hypophyse (Hirnanhangdrüse) ist eine Hormondrüse der Wirbeltiere, die an der Basis des Zwischenhirns hängt.
Sie ist beim Menschen walzenförmig (etwa 14 mm lang) und ragt in eine Höhlung des Keilbeins hinein.
Auch ihre Bedeutung ist bisher noch nicht voll geklärt. Während der Schwangerschaft gehen aus ihr die Schwangerschaftszellen hervor, die Prolaktin produzieren. Andere Zellen synthetisieren u.a. das Wachstumshormon Somatotropin.
Der Hypophysen-Hinterlappen (Neuro-Hypophyse) enthält zahlreiche Nervenfasern, die Neurosekret aus den Nervenzellkörpern im Hypothalamus enthalten.

Die Epiphyse liegt zwischen den beiden Gehirnhälften hinter und oberhalb der Hypophyse und ist etwa erbsengross. Sie produziert unter vielem anderen auch lichtabhängig das hochwirksame Hormon Melatonin, das die Funktion der menschlichen inneren Uhr steuert.
Weiterhin bewirkt es u.a. eine Aufhellung der Haut und die jahreszeitliche Keimdrüsenaktivität.

Mit der Ausschüttung des Melatonins werden die täglichen Rhythmen von Schlaf, Körpertemperatur, Hormonsekretion usw. beeinflusst.
Dem normalen Durchschnittsbürger ist es zwar weniger bekannt, dafür aber jedem Arzt: Die menschliche innere Uhr ist nicht etwa auf unseren irdischen 24-Stunden-Tag-Nacht-Rhythmus geeicht, sondern auf einen 25-Stunden-Rhythmus.
Wie man inzwischen – u.a. aufgrund von geologischen Untersuchungen – recht gut nachweisen konnte, gab es auf unserer Erde niemals seit ihrem Bestehen längere Tage, die auf die menschliche Entwicklung hätten Einfluss nehmen können; im Gegenteil:

Je weiter wir in die Frühzeit der Erde zurückgehen, umso kürzer waren die Tage. Für diese Diskrepanz im Zeitablauf eine Erklärung suchen zu wollen, führt jedoch unweigerlich in den Bereich der Spekulation.

Damit unsere innere Uhr nun an den 24-Stunden-Rhythmus angepasst wird, muss sie unablässig und pausenlos korrigiert werden. Dies wird mithilfe der körpereigenen Melatonin-Ausschüttung bewirkt.
Trotz allem wird „nur" der grösste Teil des Körpers zeitlich korrigiert. Ein Teil jedoch lebt auch weiterhin nach dem 25-Stunden-Rhythmus.
Wir kennen dieses Phänomen als Biorhythmus (Biorhythmik). Das ist die Erscheinung, dass bei Organismen manche Lebensvorgänge in einem bestimmten tages- oder jahreszeitlichen Rhythmus ablaufen (beispielsweise Winterschlaf bei Tieren, Eisprung usw.).
Davon abgeleitet ist die – wissenschaftlich bisher nicht überzeugend fundierte – Theorie, nach der das Leben des Menschen vom Tag der Geburt an in wellenförmigen (sinusförmigen) Schwingungen von 23 (physische Aktivität), 28 (Gefühlsleben) und 33 (intellektuelle Leistungen) Tagen verlaufe.

Auf einer Biorhythmus-Kurve werden meist die beiden Rhythmen (der 24-Stunden- und der 25-Stunden-Rhythmus) grafisch dargestellt.
Fallen beide Kurven deckungsgleich zusammen, erlebt man eine Phase der grössten Energie. An Tagen, bei denen die beiden Kurven am meisten auseinander klaffen, ist man abgeschlafft und lustlos.
Das lässt sich damit erklären, dass an solchen Tagen die eigentliche biologische Ruhezeit (nach dem 25-Stunden-Rhythmus) des menschlichen Körpers in die – tatsächliche – helle Wachperiode fällt.
Die meisten Menschen verbringen sehr viel Zeit bei künstlicher Beleuchtung, unter Fehlbeleuchtung. Verlassen sie das Haus, tragen sie oftmals, wenn auch meist nur im Sommer, eine Sonnenbrille. Hinzu kommt, dass mehr als 60 % der Menschen in den Industrieländern Brillenträger sind. Brillen verhindern jedoch sehr wirkungsvoll, dass die lebenswichtigen UV-Strahlen die Augen erreichen, d.h., sie werden so gut wie nicht aufgenommen (Ausnahmen bestehen bei speziellen UV-durchlässigen Brillengläsern).
Am negativsten wirkt sich die Benutzung von Kontaktlinsen aus, die eine totale Abschottung der Augen vor den lebenswichtigen UV-Strahlen vornehmen.
Die Zellen in den Augen (die Hornhaut und die Netzhaut) brauchen die direkte Energie der Sonne, um sich stimulieren und ihre Funktion regulieren zu können. Es kann hier Zellteilung nur dann stattfinden, wenn eine UV-Bestrahlung – in niedrigen Dosen – stattfindet. Fällt diese Bestrahlung weg, so können sich diese Zellen nicht mehr teilen, sie sterben ab.
Wen wundert es dann, dass wir immer schlechter sehen? Wir schädigen uns selbst, wenn wir die Sonne aussperren. Viele Menschen, die Kontaktlinsen, Brillen oder Sonnenbrillen tragen, werden mit der Zeit lichtempfindlich. Das liegt einzig daran, weil die Linsen die UV-A-Strahlung und weitere Teile des Lichtspektrums herausfiltern.

Dass Leuchtstoffröhren ungesund für die Augen sind, hat sich langsam herumgesprochen. Dass Leuchtstoffröhren Strahlungen abgeben, welche Arteriosklerose verbessert, ebenfalls.
Arteriosklerose ist eine chronisch fortschreitende, degenerative Erkrankung besonders der inneren Arterienwandschicht. Durch Eindringen von Blutplättchen in die Zellzwischenräume der innersten Gefässwandschicht, gefolgt von fettähnlichen Ablagerungen, entstehen adenomatöse Veränderungen, die zum Zelluntergang und schliesslich zu einer starken Vermehrung der Bindegewebsfasern in dieser Wandschicht führen (= Sklerose). Hierdurch verhärtet sich die Arterienwand und büsst ihre natürliche Elastizität ein. Herdförmige Ablagerungen, insbesondere von Cholesterinkristallen, die auch in den Bereich der mittleren Gefässwandschicht eindringen, lösen dann starke, entzündliche Reaktionen und einen weiteren Gewebszerfall aus. Schliesslich kommt es zu Kalkablagerungen. Die Herde brechen auf, und es entstehen Geschwüre, auf denen sich Blutgerinnsel niederschlagen.
Der vollständige Verschluss einer Arterie, beispielsweise durch Thrombenbildung, führt zum Absterben des betroffenen Gewebes.

- UV-Licht senkt die Cholesterinwerte.
- UV-Licht hilft gegen Hautkrankheiten.
- UV-Licht hilft gegen Infektionskrankheiten.
- UV-Licht fördert die Produktion von männlichen und weiblichen Geschlechtshormonen.
- UV-Licht verhindert Karies.
- UV-Licht aktiviert wichtige Hauthormone, beispielsweise das Solitrol (eine Form des Vitamin D3).

Stresshormone werden durch UV-Licht zügig abgebaut.
Stress ist eine tückische Sache, die sich mit der berühmten Schlange vergleichen lässt, welche sich in den eigenen Schwanz beisst:
Stress verengt das Sehfeld und ist somit für eine verminderte Informationsverarbeitung und schlechtere Lernfähigkeit verantwortlich (derselbe Effekt wird durch Lärm hervorgerufen).
Als Folge davon benötigen viele Leute eine Brille.
Und diese wiederum verhindert die Aufnahme von UV-Licht, womit die Stresshormone abgebaut werden können…

UV-Licht ist imstande, linksdrehendes Wasser in rechtsdrehendes zu verwandeln. Rechtsdrehende (+) und linksdrehende (-) Moleküle sind chemisch identisch, sie haben jedoch eine räumlich spiegelverkehrte Struktur.
Dadurch drehen sie die Polarisationsebene von Licht nach rechts bzw. nach links. Da unser Körper aus rechtsdrehenden Molekülen aufgebaut ist, empfindet er jedes linksdrehende Molekül als Fremdkörper. Linksdrehende Milchsäure wird beispielsweise vom Körper nicht aufgenommen, während rechtsdrehende völlig verarbeitet wird.

Um linksdrehendes (unbekömmliches) in rechtsdrehendes (bekömmliches) Wasser zu verwandeln, reicht bereits eine nur kurzzeitige Bestrahlung mit Sonnenlicht (UV-Licht) völlig aus. Dies haben Forschungen des EFODON e.V. ergeben.
Es ist also nicht nötig, teure und komplizierte Maschinen zu konstruieren und zu kaufen, die etwa das Wasser „wiederbeleben" oder „levitieren" sollen.

Es ist wie so oft im Leben: Warum den einfachen Weg gehen, wenn es auch kompliziertere Wege gibt…
Jetzt verstehen wir, warum vor UV-Licht als gefährliche Quelle gewarnt wird. Bleibt noch die Frage: Qui Bono?

Wer verdient am UV-Entzug?
Die Behandlungen mit UV-Licht wurden gegen Ende der Dreissigerjahre eingestellt, als das Penicillin entdeckt wurde (1938) und die Wissenschaft das neue Gebiet der Antibiotika für sich entdeckte.
Unsere so hochgelobte Zivilisation hat es mit ihrem „Fortschritt" geschafft, die Grundelemente des Lebens, alles das, was wir zum Überleben brauchen, zu vergiften und zu verseuchen: die Luft, die Nahrung, das Wasser und – das Licht.
Wer wundert sich darüber, dass immer mehr Menschen krank werden?
Man muss sich unwillkürlich fragen – weil es sich bei den anderen „teuflischen" Themen (Aids-Lüge, Katalysator-Gifte, FCKW-Verbot, die Recycling-Lüge, Mikrowellen-Bestrahlung usw. usw.) ganz genauso verhält:
Wer verdient daran, dass wir unsere Gesundheit ruinieren?

Ist es die übermächtige Pharma-Industrie (mit ihren Medikamenten und den sogenannten Sonnenschutzmitteln)? Sind es die Ärzte (die auf eine kranke Kundschaft angewiesen sind, wenn sie nicht arbeitslos werden wollen)?
Wer auch immer daran verdient, es geschieht in trauter Eintracht gegen die „bösen" UV-Strahlen. Und natürlich gegen unsere Gesundheit.

Ob hier nicht eine Methodik dahintersteht, wenn Strahlungen, die für uns lebenswichtig sind, verteufelt werden, wir dagegen tagtäglich mit immer höheren Dosierungen von gesundheitsschädigenden Strahlen bombardiert werden?
Beispiel Mikrowellenstrahlen: Vom Mikrowellenherd über Radaranlagen und gewisse drahtlose Telefone bis zur Bestrahlung durch TV-Satelliten, Chemtrails usw.

Wie man inzwischen weiss, ist die Dauer-Bestrahlung durch Mikrowellen (Sende-Wellen!) nicht nur die Hauptursache für die berühmt-berüchtigten Waldschäden, sondern führt beim Menschen u.a. zu Gehirnschäden („Verblödung"). Nachgewiesen ist, dass es von Benommenheitsgefühlen über Kopfschmerzen bis zur Blindheit kommen kann. Es gibt Untersuchungen, wonach Dauerbestrahlungen durch Funkwellen (das sind hochfrequente Strahlungen im

Mikrowellenbereich) erwiesenermassen u.a. das zentrale Nerven- und Immunsystem angreifen. Sie schädigen die Erbanlagen und können Blutkrebs erzeugen. Trotzdem werden ungebremst immer weitere Sendetürme errichtet. Parallel dazu ist eine geradezu massive Werbung für drahtlose Telefone („Handys") zu beobachten und – die Werbung zeigt Erfolg: sie werden gekauft!
Dass man sich mit der Benutzung eines solchen Gerätes selbst schädigt, wird bei der Werbung (natürlich) verschwiegen.

Warum steht auf solchen Geräten eigentlich nicht eine Warnung wie auf den Zigarettenpackungen: „Die EG-Gesundheitsminister: Wer mit diesem Gerät telefoniert, gefährdet die Gesundheit" und „Wer das Telefonieren aufgibt, verringert das Risiko schwerer Erkrankungen"?
In skandinavischen Krankenhäusern dürfen Mobiltelefone nicht mehr benutzt werden. In Flugzeugen ist deren Benutzung auch verboten.
Selbst BMW erlaubt den Betrieb von Funktelefonen nur über Aussenantennen, jedoch nicht etwa, um die Gesundheit der Fahrer zu schützen, sondern wegen der empfindlichen Fahrzeugelektronik, die damit gestört wird.

Das Heimtückische an Mikrowellen ist, dass sie in schwächster Intensität die grössten Auswirkungen auf den menschlichen Organismus (und natürlich auf den tierischen und pflanzlichen) haben.
Das verhält sich ganz ähnlich wie bei den homöopathischen Heilmitteln, die auch in der stärksten Verdünnung die grösste Wirkung zeigen.

Stärkere Strahlungsdosierungen verkraftet der Körper – aber nicht auf Dauer! –, indem er sie erkennt und abblockt. Schwache Dosierungen jedoch greifen direkt in die körpereigene Zellkommunikation ein und stören diese nachhaltig.
Die Lebensvorgänge werden durch elektromagnetische Signale gesteuert, deren Intensität noch weit unterhalb der „Rauschgrenze der Elektronik" liegt.
Die elektromagnetischen Impulse aus unseren technischen Quellen befinden sich nun genau auf solchen Frequenzen, auf denen die Steuerung der (unwillkürlichen) Lebensvorgänge durch natürliche Impulse erfolgt.

Die Anhäufung der technischen Mikrowellenstrahlung ist heute in einer ganzen Anzahl von Grossstädten bereits zu einem echten Problem geworden, was vorsichtshalber gerne verschwiegen wird: Der ständige Strahlenhintergrund aus künstlichen Quellen hat inzwischen eine etwa hundert- bis zweihundertmillionenfache Grösse erreicht wie der natürliche Hintergrund an elektromagnetischen Wellen von der Sonne. Jeder kann sich selbst ausrechnen, wie lange das gut geht.

Nur am Rande sei erwähnt, dass es mit unseren heutigen technischen Möglichkeiten inzwischen machbar ist, auf solche (Sende-) Strahlungen zusätzlich unterschwellige Informationen aufzumodulieren, denen wir – insbesondere unser Gehirn – völlig hilflos ausgesetzt sind.
Diese Technik ist inzwischen ausgereift und wird schon in der Praxis – u.a. durch Geheimdienste und Militär – voll eingesetzt. Man muss sich unwillkürlich fragen, ob wir nun alle „nur" Masochisten sind, potenzielle Selbstmörder oder ob hier ein „System galoppierenden Irrsinns" – oder was sonst? – dahintersteckt? Darüber sollten wir uns einmal Gedanken machen.

Übrigens:
Antibiotika heisst wörtlich übersetzt: gegen das Leben gerichtete Substanzen.
Und das sind sie wirklich, auch gegen menschliches Leben.

10.5 Krebs – Die Ursache

Lassen wir uns nicht in die Irre führen. „Krebs" ist eine Bezeichnung für ein Symptom – ein Ergebnis aus einer Ursache – und nicht die Ursache selbst. Wir sollten nicht die Symptome bekämpfen, sondern die Ursache – welche zu diesen Symptomen geführt hat – korrigieren oder wandeln. Richtig verstanden ist der physische „Krebs" ein Zuviel an säurebildender Nahrung – geistig, seelisch und physisch. Auch „Krebs" – kann nicht in einem basischen Milieu existieren. Bei seelischem „Krebs" ist die Ursache, ein sich zu viel in den tiefen – satanischen – Schwingungsbereichen aufhalten. Wer „Krebs" so versteht, kennt auch den Weg zur Heilung. Der physische Krebs wuchert im Organismus und zerstört die gesunden Körper-Zellen. Seelischer Krebs wuchert in der Seele in Form von Egoismus, Rücksichtslosigkeit, Empathielosigkeit, Neid, Hass, Rachegefühle und zerstört die gesunden Gefühle, das gesunde Empfinden. Der seelische Krebs ist sogar noch gefährlicher als der physische Krebs. Der physische Krebs kann bis in die tödliche Chemotherapie führen. Der seelische Krebs führt im Ergebnis zum Suizid.

Den physischen Krebs können wir mit gesunder physischer Nahrung heilen. Den seelischen Krebs können wir mit gesunder Seelen-Nahrung heilen.

Allgemein erklärt beruht die Ursache von Krebs auf der Anhäufung von Lebensbedingungen, die krankmachende Wirkungen auf die Körperzellen ausgeübt haben. Von diesem Standpunkt aus ist die Ursache von Krebs die schlechte Funktion des Atmungssystems innerhalb der Zellen, das im Stoffwechsel der Zelle endet: dieser hängt von der fermentierenden Oxidation der Zelle ab. Alle Lebensbedingungen, die einen solchen Zellenstoffwechsel erzeugen, sollten als Krebsursache in Betracht gezogen werden. Synthetische Chemikalien, Bestrahlungen und Versäuerung des Blutes schwächen die Konstitution des Körpers und sind ein Teil der Faktoren, die solche Lebensbedingungen ausmachen. Deshalb ist die Heilung von Krebs die Aussonderung oder Korrelation solcher Lebensbedingungen.

Die Probleme von Krebs und anderen degenerativen Krankheiten lassen sich nicht von den Problemen der modernen Zivilisation als Ganzes trennen.

Die Epidemie degenerativer Krankheiten, der Niedergang traditioneller menschlicher Werte und die Zerrüttung der Gesellschaft an sich sind allesamt Hinweise darauf, dass mit dem modernen Leben grundsätzlich was falsch ist.

Ein materieller Blickwinkel

Zum gegenwärtigen Zeitpunkt neigen wir dazu, die Entwicklung der Zivilisation unter dem Aspekt unseres fortschreitenden, materiellen Wohlstands zu sehen; gleichzeitig sehen wir die Bedeutung der Entwicklung von menschlichem Bewusstsein und menschlichem Geist völlig unter Wert. Doch diese Sichtweise steht in keinem Verhältnis zu der wirklichen Natur unseres Daseins. Die eigentliche Welt der Materie ist winzig, nahezu bedeutungslos, im Vergleich zu den unermesslichen Strömen von Raum und Energie, die sie einhüllen und woraus sie sich körperlich manifestiert hat.

Die materielle Welt ist nicht allein vergleichsweise unendlich winzig, dazu kommt, wie die moderne Atomphysik festgestellt hat, je mehr wir diese materielle Welt analysieren und auseinandernehmen, desto mehr finden wir heraus, sie hat überhaupt keine konkrete Existenz. Mit anderen Worten, die Suche nach einer kleinsten Einheit der Materie, die mit der Feststellung des Demokrit, die Wirklichkeit könne in „Atome und Raum" gegliedert werden, begann, ist zu Ende im 20. Jahrhundert durch die Entdeckung, dass subatomare Partikel nichts weiter als hochgradig aufgeladene Träger fliessender Energie sind.

Unsere Sinne jedoch, die ja begrenzt sind, verleiten uns zu der irrigen Annahme, dass die Dinge eine feste oder unveränderliche Natur besitzen. Dabei sind ja z.B. alle Zellen, alle Gewebe, die Haut und alle Organe, woraus der menschliche Körper sich zusammensetzt, in fortwährenden Veränderungen begriffen. Man hat errechnet, dass rote Blutkörperchen im Blutstrom etwa 120 Tage lang leben. Um nun eine relativ konstante Anzahl davon ständig aufrechtzuerhalten, werden jede Minute sage und schreibe 200'000'000 neue Zellen gebildet, und gleichzeitig wird dieselbe Anzahl Zellen nach und nach zerstört. Daraus folgt: Was wir für unser heutiges „Selbst" halten, ist ganz und gar verschieden von unserem gestrigen „Selbst" und unserem morgigen „Selbst". Das dürfte Eltern einleuchten, die ihre Kinder haben gross werden sehen. Doch unsere Entwicklung endet ja nicht mit Erlangung der körperlichen Reife: unser Bewusstsein und unsere Urteilsfähigkeit ändern und entwickeln sich auch das ganze Leben hindurch.

In Wirklichkeit gibt es nichts Statisches, Festes oder Dauerndes; dennoch nimmt der moderne Mensch häufig eine immer gleichbleibende, unflexible Haltung ein und erfährt als Folge davon immer wieder Frustration und Enttäuschung, wenn er mit der Vergänglichkeit des Lebens konfrontiert wird. Wir alle kennen ja die Geschichten von Leuten, die ihr Leben damit zubrachten, ein Vermögen anzuhäufen, nur um schliesslich in Verzweiflung zu verfallen bei der Entdeckung, dass ihre grundlegenden Bedürfnisse unerfüllt geblieben sind.

Kommerzielle Ausrichtung

Künstlichkeit und Qualitätsverfall sowie erfolgreiche Produktion von Konsumgütern gründet sich heute weitgehend darauf, sie massenweise auf den Markt zu bringen. Um erfolgreich zu sein, muss ein Produkt in irgendeiner Form die Sinne anregen oder erfreuen. An und für sich ist die Befriedigung der Sinne ja nicht zwangsläufig destruktiv.

Jeder hat das Recht, seine Grundbedürfnisse zu befriedigen. Schlimm wird es erst, wenn sinnliche Befriedigung zum Leitmotiv einer Gesellschaft wird. Das führt dazu, dass eine Gesellschaft degeneriert, denn der Bereich der Sinne ist ja so begrenzt im Vergleich zu unserer ursprünglichen Leistungsfähigkeit von Vorstellung, Verständnis, Mitgefühl, Einsicht und Liebe.

Ein gutes Beispiel ist die Qualität der Nahrungsmittel. Früher schätzten die meisten Leute Vollkornbrot, Naturreis und andere vollwertige Naturnahrung, schlicht und natürlich in Geschmack und Struktur. Heute, um die Sinne anzuregen, wird Naturreis gewöhnlich raffiniert und poliert zu nährstoffarmem, weissem Reis, ist Urkorn-Vollkornweizenbrot von kuchenartigem Weissbrot abgelöst worden.

Gleichzeitig ist eine riesige Industrie entstanden, um die Wirkung auf die Sinne zu steigern, nämlich durch Hinzufügen von künstlichen Farbstoffen, Geschmackszusätzen und Strukturmitteln zu unseren alltäglichen Nahrungsmitteln. Über die letzten 40 Jahre hin hat sich dieser Trend auf viele notwendige Bereiche des täglichen Lebens ausgeweitet, darunter Kleidung und Haushaltswaren, Möbel und Bettzeug, Küchenutensilien und anderes. Es ist jedoch vielen aufgefallen, dass die Anwendung künstlicher Technologie bei der Produktion von Konsumgütern oft zur Verminderung bei der Qualität führt.

Alles in allem sind wir auf dem Weg zu einer ganz und gar künstlichen Art zu leben – wir haben uns immer weiter entfernt von unserem Ursprung in der natürlichen Welt. Doch es gäbe keinerlei menschliches Leben ohne das Sonnensystem oder die Erde oder ohne Luft, Wasser und Vegetation. Indem wir unsere Art zu leben gegen die Natur ausrichten, sind wir in Wahrheit dabei, uns selber zu bekämpfen und letztlich zu zerstören.

Krebs ist nur eines der Resultate dieser Gesamtorientierung. Doch anstatt die umfassenderen, umweltbedingten, gesellschaftlichen und diätetischen Ursachen von Krebs in Betracht zu ziehen, bewegt sich die meiste Forschung gegenwärtig in die entgegengesetzte Richtung und sieht die Krankheit vornehmlich als eine isolierte, zelluläre Störung, und die meisten Therapien konzentrieren sich lediglich darauf, den Krebstumor zu entfernen bzw. zu zerstören und ignorieren dabei völlig die Gesamtkörper-Verfassung, die doch für die Krebs-Entwicklung verantwortlich ist.

Entgiften können wir, indem das Gift aus allen Teilen des Körpers auf eine Stelle beschränkt (lokalisiert) wird. Deshalb können die anderen Organe und der Körper als Ganzes weiterhin ganz normal arbeiten, während sich gleichzeitig der Krebs entwickelt. So gesehen ist Krebs keine Krankheit von bestimmten Zellen bestimmter Organe. Krebs ist ein Mittel des Selbstschutzes für einen insgesamt erkrankten Organismus.

Anders gesagt, aus ganzheitlicher Sicht stellt Krebs sich als Angriff dar auf den betreffenden Teil des Körpers, um Balance zu erzielen. Ohne die lokalisierende Funktion eines Tumors könnte die betreffende Person einer übermässig toxischen Verfassung viel eher erliegen.
Es ist wichtig, dass wir das erkennen: Krebs ist die natürliche Bemühung des Körpers, eine funktionierende Harmonie aufrechtzuerhalten.
Jetzt sind wir an der Stelle, wo wir die entscheidende Frage stellen: „Was hat diesen vergifteten Zustand geschaffen?" Bei der Betrachtung dieser Frage können wir nicht die Schlüsselrolle unserer täglichen Nahrung beider Bestimmung unseres physiologischen Zustands übergehen. Wie oben er wähnt, hat sich über die vergangenen 50 Jahre die Art und Weise der Nahrungsmittel, die wir zu uns nehmen, drastisch verändert, und zwar in Zusammensetzung, Qualität, Verarbeitung und Proportion. Mit dem Aufkommen von Überfluss sind schwere Nahrungsmittel wie fettes Fleisch, Milchprodukte und Zucker in grossen Mengen umfassend verfügbar geworden. Einfache, unraffinierte Nahrungsmittel sind in überwältigender Weise von solchen Sachen wie Weissbrot, Orangensaft, Pommes frites, Cola, behandeltem Käse und Fleischerzeugnissen verdrängt worden und von einer weiten Palette von chemischen Zusatzstoffen, Drogen und Medikamenten.
Bemerkenswert ist, sowie diese Nahrungsmittel immer weitere Verbreitung erfuhren, ist die Häufigkeit vieler Krebsarten in rascher Folge angestiegen. Alles und jedes dieser Nahrungsmittel schafft möglicherweise eine chronisch vergiftete Kondition des Blutes und kann von daher für die Entstehung von Krebs verantwortlich sein. Wenn wir die physiologische Qualität von Blut, Zellen, Lymphe und anderen Körperflüssigkeiten durch angemessene Ernährung positiv beeinflussen, können wir diese vergiftete Kondition umkehren, und die durch den Krebszustand verkörperte Lokalisierung wird unnötig. Praktisch heisst das, potentieller Krebs kann vermieden werden, und vorhandener Krebs kann rückgebildet werden, vorausgesetzt, bei der täglichen Nahrungszufuhr – körperliche und seelische Nahrung – findet die richtige Veränderung statt.
Das heisst konkret, wenn wir die traditionellen Ernährungsmodelle über das vergangene Jahrtausend hin studieren, stellen wir fest, dass menschliche Ernährung generell aus vollem, ganzem Getreide, Bohnen und frischem Gemüse bestand, ergänzt mit saisonalen Früchten, Nüssen und Samen, geringen Mengen magerem Fleisch und in manchen Regionen essbaren Algen (Meeresgemüse) und fermentierten Sojabohnenprodukten. Zusammen mit der richtigen Art und Weise der Auswahl, Zusammenstellung und Zubereitung erzeugen diese Nahrungsmittel nicht die chronisch toxische Kondition, die dem Krebs zugrunde liegt.
Krebs entsteht lange vor der Bildung eines malignen Tumors: Er hat seine Wurzeln in der Qualität jener äusseren Faktoren, die wir auswählen und konsumieren. Wird der Krebs schliesslich entdeckt, wird sein äusserer Ursprung allerdings gewöhnlich übersehen, und die Krankheit wird als geheilt angesehen, sobald der Tumor oder die Tumore beseitigt oder zerstört sind. Doch wird die Ursache nicht verändert, wächst der Krebs häufig immer weiter, oder aber er kehrt wieder, entweder an derselben Stelle oder woanders. Das fällt dann gewöhnlich auf bei der nächsten Behandlungsrunde, die wiederum die Ursache ignoriert. Diese Art der Herangehensweise repräsentiert einen oft aussichtslosen Versuch, allein die Symptome der Krankheit erfolgreich zu bekämpfen.

Deshalb müssen wir über das unmittelbare Symptom hinausblicken und uns umfassendere Faktoren anschauen, wie des Patienten gesamte Blutqualität, die Art Nahrung, deren Verzehr diese Blutqualität geschaffen hat sowie die Mentalität und die Lebensart, die den Patienten zu der Auswahl dieser speziellen Nahrung verleitet hat. Genauso wichtig ist, über den einzelnen Patienten hinaus und in den Bereich der Gesellschaft insgesamt zu blicken. Faktoren wie die Ausrichtung der Lebensmittelindustrie, die Qualität der modernen Landwirtschaft und unsere zunehmend unnatürliche und sitzende Lebensweise spielen eine grosse Rolle bei dem Problem Krebs.

Dr. George Karagiannis vom Albert Einstein College für Medizin der Yeshiva Universität in New York hat herausgefunden, dass die Anzahl der Passagen für die Durchlässigkeit von Krebszellen sich bei 20 Patientinnen, welche zwei gängige chemotherapeutische Präparate erhielten, signifikant erhöhte.

10.6 Der Mechanismus des Wachstums der Krebszellen

Was ist die Ursache der plötzlichen Mutation von normalen Zellen zu bösartigen? Das ist das nächste Problem, dem die orthodoxe Medizin gegenübersteht. Allgemein gesagt gibt es in der modernen Medizin drei Faktoren für solche Ursachen:

1. Chemische Faktoren -- Teer, chemische Färbemittel etc.
2. Physikalische Faktoren – Strahlen
3. Biologische Faktoren – Krebsviren

1. Chemische Faktoren:
Es wurde beobachtet, dass innerhalb gewisser Berufe eine Tendenz zu Krebs besteht; z. B. Arbeiter, die mit Teerkohle hantieren, entwickeln oft Krebs an ihren Händen oder Sexualorganen. Deswegen betrachtet man Teer als krebserzeugend.
„Zigarettenrauchen ist die Ursache von Lungenkrebs." Das ist dieselbe Art von Konzept. „Tod verursacht durch Lungenkrebs", stellte die WHO (Weltgesundheitsorganisation) im Septemberbericht 1965 fest, „steigt jedes Jahr weiter an". Er verdoppelte sich in Europa in zehn Jahren. Die Todesrate durch Lungenkrebs ist bei Männern sechsmal so hoch wie bei Frauen. So wird das Rauchen als ein wichtigerer Faktor als die Luftverschmutzung angesehen, weil Männer mehr rauchen als Frauen. Zigarettenrauchen mag ein Fakt bei Lungenkrebs sein, aber es wäre einseitig , Rauchen als die Ursache von Krebs anzusehen.

Die Todesrate durch Lungenkrebs verdoppelte sich innerhalb von zehn Jahren, aber der Zigarettenverbrauch wird sich nicht verdoppelt haben. Wenn man den tierischen Fett- oder Eiweissverbrauch in unserer Ernährung erhöht, wird die Todesrate mehr als doppelt so hoch ansteigen, selbst wenn der Zigarettenverbrauch gleich bleibt.

Die modernen Wissenschaftler neigen dazu, nur die äusseren Faktoren zu bedenken, und vernachlässigen die Faktoren innerhalb des Körpers. Der wichtigste entscheidende Faktor innerhalb des Körpers ist unsere Nahrung. Die moderne industrialisierte Handelsware enthält viele Gifte und krebserzeugende Stoffe. Lies bitte Poisons In Your Foods von William Langgood oder Silent Spring von Rachel Carson. Sogar Medikamente verursachen manchmal Krebs. Stickstoffsenf z.B. wurde als Antikrebsdroge verwendet, aber es hatte auch die Wirkung, Krebs zu erzeugen.

2. Bestrahlungsfaktoren:
Ein Bericht stellte fest, dass ein Patient, der wegen eines Hautausschlages mit Röntgenstrahlen behandelt worden war, genau dort Krebs entwickelte, wo die Bestrahlung vorgenommen worden war. In diesem Fall erschien der Krebs auf den Beinen, und eine Amputation war notwendig. Was für eine Tragödie! Krebs- und Leukämiefälle bei Neugeborenen sind in neuester Zeit angestiegen. Dieser Zustand mag durch zu häufige Röntgenuntersuchungen bei werdenden Müttern entstanden sein.
Es gibt noch andere Faktoren, wie ultraviolette Strahlen, Hitze, Verletzungen etc., die Krebs verursachen können. Der physikalische, physiologische Zustand und die Ernährung sind jedoch die wichtigsten Faktoren; Personen, deren Körper gut funktionieren, erkranken selten an Krebs.

3. Biologische Faktoren:
Mitte des 19. Jahrhunderts wurde Krebs als ansteckend angesehen. Da das Konzept der Bakterien als Krankheitsursache am meisten anerkannt war, wurde Krebs als bakterielle Krankheit angesehen. Es scheint wirklich natürlich zu sein, so zu denken, weil gewisse Krebsarten sich in bestimmten Gebieten oder Familien entwickelten.

Das Konzept der ansteckenden Krankheit basiert auf der Theorie, dass „eine Zelle nur von einer anderen stammt". Nehmen wir z.B. den Fall der Tuberkulose an: Falls man Tuberkulosebazillen in einer kranken Lunge findet, gibt es für den Bazillus zwei Entstehungsweisen. Die eine besteht darin, dass der Tuberkulosebazillus von einem Nicht-Tuberkulosebazillus stammt; die andere darin, dass der Tuberkulosebazillus von einem anderen Tuberkulosebazillus kommen könnte. Diese letzte Idee führt zu weiterer Spekulation: Dieser Tuberkulosebazillus ist die Folge einer Infektion mit Tuberkulosebazillen. Dies ist der Gedankengang der Ansteckungstheorie. Jedoch hat niemand jemals bewiesen, dass der Tuberkulosebazillus durch die Luftröhren in den Körper kam, sich in der Lunge festsetzte, wuchs und schliesslich Tuberkulose verursachte. Es ist fast unmöglich, dieses zu beweisen.

Wichtiger ist es, dass wir die Tatsache beachten, dass eine Zelle (besonders ein rotes Blutkörperchen) sich unter bakteriell reinen Bedingungen zu einer Bakterie umwandelt. Deswegen können wir annehmen, dass es eine umgekehrte Beziehung zwischen Virus, Bakterie und Zelle gibt.

Virus ⟷ Bakterie ⟷ Zelle

Bei diesem Konzept sollte man die ätiologische (verursachende) Bakterie als eine zerfallene Zelle betrachten, die sich bei der kranken Zelle befindet. Mit anderen Worten, die kranke, zerfallene Lungenzelle erzeugt den Tuberkulosebazillus. Dieser Tuberkulosebazillus (Ergebnis) kann eine andere Zelle (Ursache) in Mitleidenschaft ziehen und ähnliche Gewebezerstörungen fördern. Auf diese Weise entsteht Tuberkulose. Deshalb ist der Tuberkulosebazillus ein Ergebnis der Krankheit; dieser wird aber wiederum eine weitere Entwicklung der Krankheit verursachen.

Die Theorie des krebsverursachenden Virus muss vom selben Standpunkt noch einmal überdacht werden. Solche Viren wurden sogar in gesunden Menschen gefunden. Kurz: Virus, Bakterie und Zelle sind eins, deswegen kann eine Zelle verschiedene Viren oder Bakterien erzeugen, deren Beschaffenheit von dem Zustand der Zelle abhängt.
Die chemischen, physikalischen oder biologischen Faktoren sind als Krebsursachen sekundär. Die Hauptursache von Krebs ist innerhalb unseres Körpers, der Körperzelle und unseres physiologischen Zustandes. Die äusseren Faktoren (biologisch, chemisch, physikalisch) lösen den Krebs aus. Es muss jedoch erkannt werden, dass diese äusseren Faktoren innere, wie Körperzellen und physiologische Zustände – in Mitleidenschaft ziehen. Schliesslich werden solche Körperzellen und physiologische Zustände verschlimmert, was dann zur Entwicklung von Krebs führt.

Wie wächst Krebs?
Die moderne Medizin hat niemals das Konzept angezweifelt, dass Krebs durch Zellteilung wächst. Man glaubt dem Konzept, dass Zellen sich nur durch Zellteilung entwickeln. Dieses aufgestellte Konzept ist der hindernde Faktor bei der Entwicklung von allen Krankheit(en).

Viele Proben von malignen Tumoren oder Krebs zeigen nicht nur typische Tumorzellen, sondern auch verschmolzene rote Blutkörperchen, die das Monera formen – den Zustand vor der Bildung der Körperzellenstruktur. Das Kapillargefässende im tumorösen Gewebe ist genauso offen wie das des gesunden Gewebes. Die roten Blutkörperchen, die in die Lücke zwischen den Tumorzellen eindringen, verschmelzen miteinander und bilden das „Rote-Blutkörperchen-Monera". Durch die Lenkungskraft der tumorösen Zellen wandelt sich dieses Monera zu der neuen Körperzelle (die dieselbe Art Mutterzelle ist) um. Deswegen gibt es keinen Unterschied zwischen dem Blutmonera und der Tumorzelle. Es gibt nur den vorübergehenden Zustand des Monera zur Zelle.

Gemäss der Theorie von Prof. Dr. med. Kikuo Chishima und Dr. med. Keiichi Morishita ist ein rotes Blutkörperchen, das in der Darmwand erzeugt wurde, eine unreife Körperzelle. In den Zwischenräumen des Gewebes wandelt sich das rote Blutkörperchen zu rotem Blutmonera um; und eine weitere Umwandlung wird fortgeführt, bis die Bildung von Fett, Muskel Lebergewebe etc. vollendet ist. Der wichtige Faktor, der die Umwandlung des Monera zur Körperzelle beeinflusst, ist die biologische Bildungskraft, die in der Umgebung der Körperzellen existiert. Da das rote Blutkörperchen eine unreife Körperzelle ist, hat es keinen spezifischen Charakter. Ihre zu jeder Körperzelle fähige Umwandlung hängt von der Bildungskraft ab, die durch die umgebenden Zellen gegeben wird.

Die Erscheinung der Zellteilung (Mitose) ist sehr schwer in einer Probe vom Krebs aus dem Körper zu erkennen. Sie geschieht jedoch im Reagenzglas. Das wird wie folgt erklärt: Im Reagenzglas ist die Zelle durch unzureichende Ernährung gefährdet. Die Zelle teilt sich dann selbst, um ihre Oberfläche und die Wirksamkeit der Ernährung (die Fähigkeit, Nährstoffe zu erhalten) zu vergrössern. Mit anderen Worten, die Zellteilung in einem Reagenzglas ist das Ergebnis der Anpassungsfähigkeit der Zellen. Unter physiologischen Bedingungen wächst die Krebszelle durch den Vorgang der Verschmelzung und nicht durch Zellteilung.

Professor Otto Halpern (1899–1982), ein Mitglied der französischen Akademie der Medizin, schockierte die Krebsforscher der Welt, indem er sagte, dass Krebszellen nicht durch Teilung, sondern durch Verschmelzung wachsen. Seine Theorie wäre jedoch vollendeter, wenn er das Konzept der Umwandlung des roten Blutkörperchens von Prof. Dr. med. Kikuo Chishima zur Krebszelle hinzufügte.

Heilung = Vollständige Wiederherstellung des ursprünglichen Zustandes (Restitutio ad integrum). Die Naturmedizin hat schon lange die wahren Ursachen von Krebs erkannt.
Krebs war nie unheilbar. Das ist eine weitere Erfindung der Matrix-Angst-Industrie, um die Menschen abhängig zu machen.

Die deutsche Bezeichnung von bestimmten Tumoren und Geschwüren mit „Krebs" stammt aus dem Altgriechischen, wo durch karkínos ebenfalls sowohl das Tier (Krebs bzw. Krabbe) als auch die Krankheit (Krebsgeschwür, Karzinom) benannt wurde. Als Bezeichnung für Geschwüre taucht der Name zuerst im Corpus Hippocraticum auf. Im 2. Jahrhundert n. Chr. erläutert Galenos die Herkunft des Namens nach der Ähnlichkeit von geschwollenen Adern eines äusserlichen Tumors mit Krebsbeinen:

„… und an der Brust sahen wir häufig Tumoren, die der Gestalt eines Krebses sehr ähnlich waren. So wie die Beine des Tieres an beiden Seiten des Körpers liegen, so verlassen die Venen den Tumor, der seiner Form nach dem Krebskörper gleicht." – Galenos von Pergamon.

Aristoteles bezeichnete als Krebs oberflächlich feststellbare, in benachbarte Organe infiltrierende und einwachsende Geschwüre (etwa fortgeschrittener Hautkrebs oder Brustkrebs).
Die Bezeichnung „Krebs" (lateinisch cancer) findet sich beispielsweise auch für Geschwüre bei Geschlechtskrankheiten („Schanker") und im Wort „Wasserkrebs" für Noma.
Im Mittelalter galt der Brustbereich dem Tierkreiszeichen Krebs zugehörig (vgl. Homo signorum).

Wie erkläre ich den Menschen so einfach wie möglich, was Krebs ist:

Solange wir übermässig Nährstoffe, Chemikalien und Stoffe, die für den Organismus giftig sind, zu uns nehmen, müssen diese wieder ausgeschieden werden, um die normale Funktion des Organismus nicht zu beeinflussen. Wenn wir mehr dieser Stoffe aufnehmen, ob gewollt durch die tägliche Nahrung oder ungewollt durch Umweltgifte, als der Stoffwechsel ausscheiden kann, wird das Zuviel an „Gift" im Gewebe und den Organen eingelagert.

Alle Symptome (auch Krankheiten genannt) sind Versuche des Körpers, angesammelte „Gifte" auszuscheiden, und wenn das nicht mehr genügend möglich ist, werden die „Gifte" deponiert und isoliert. Symptome sind nicht Krankheit(en). Im Gegenteil, der Körper sendet nur eine Botschaft, was wir korrigieren sollten. Und das ist gesund.

Krebs ist lediglich das Endstadium eines langen Prozesses. Krebs ist ein Versuch des Körpers, aufgenommene und angesammelte Gifte zu isolieren, die durch jahrelangen Konsum von moderner, unnatürlicher Nahrung (Giftstoffe) und das Leben in einer künstlichen Umgebung in den Organismus gelangt sind.

Wer den Mechanismus seines Flugzeuges nicht kennt, kann kein guter Pilot sein – man kann sich ihm nicht anvertrauen. An solche Personen oder Techniken zu glauben, ist Aberglaube. Es ist die Geisteshaltung von Primitiven, Kindern oder Sklaven. Ein solcher Glaube oder solches Vertrauen endet oft in einer Tragödie. Er entspringt nicht der Vernunft, sondern dem Gefühl und ist oft nur ein anderes Wort für Unwissen.

Die Medizin auf ihren ersten sechs Stufen kann Aberglaube, Akrobatik oder Unwissen sein, wenn die Ausübenden nicht das Wissen vom Geist haben. Es gibt viele Ärzte, die zahlreiche pharmakologische oder physiologische Erscheinungen nicht erklären können. Warum verändert Adrenalin die Herztätigkeit? – Warum wird Arsen seit den Tagen des Hippokrates als so ausserordentlich wirksam
angesehen? – Warum setzt Aspirin die Körpertemperatur herab? – Warum schlägt das Herz? – Wie kommt die Blutsenkung zustande? (Ein einfacher Nachweis, der oft angewandt wird) – Wie funktioniert der Antagonismus des sympathischen und parasympathischen Nervensystems? – Wie kommen die gegensätzlichen Erscheinungen, hervorgerufen durch diese beiden Systeme, bei Herz und Magen zustande? – usw.

All das ist geheimnisvoll, trotzdem setzen viele Vertrauen in diese empirische Medizin. Man kann das nur als Aberglauben bezeichnen. Die rein empirische Medizin, die sich einzig mit den Forschungen über Medikamente oder Gift befasst und begnügt, tappt im Dunkeln. Eine solche experimentelle symptomatische Medizin ist rudimentär, ein moderner Aberglaube!

10.7 Warum Zellwucherung immer Yin ist

Die Frage nach dem Symptom der Zellwucherung (Krebs) wird immer wieder gestellt. Ist Zellwucherung (auch Krebs genannt) Yin oder Yang?

Natürlich immer Yin (zentrifugal)! Eine Wucherung, ein Tumor, ist immer zentrifugal, eine Geschwulst, ein Gewächs (Wachstum ist immer Yin und zentrifugal). Das ist ganz einfach, wenn Du die InYologie verstehst. Ich kenne viele sogenannte „Meister", die behaupten, es gäbe auch Formen von Yang-Zellwucherung, auch Krebs genannt. Die genannten „Meister" haben die InYologie im Ansatz nicht verstanden. Alle Entwicklung verläuft von Yang-zentripetal nach Yin-zentrifugal!

Etymologisch bedeutet „Wucher" so viel wie Ertrag, vor allem auch reicher Ertrag.
Wucher bedeutet, die Zwangslage seines Nächsten auszunutzen, weil es für solche, die ihrer Schulden nicht mehr Herr wurden, den Ruin bedeutete.
Der Wortstamm „Wucherung" kommt von Wucher, wegführen, von wegrennen, von Wegkrümmung, von Weigerung, von weigern. Wegführen... hier will der Körper etwas wegführen, nach aussen führen. Er will uns mit dem Symptom zeigen, hier ist ein „Zuviel" von etwas. Alle Krankheiten sind immer Alarmglocken.

Wenn der physische Körper für uns die Alarmglocken läuten lässt und uns diese in Form von Symptomen zeigt, sollten wir diese nicht einfach ignorieren. Wenn Dein Körper das Symptom Fieber macht... ja, der Körper macht Fieber, er bekommt nicht Fieber, er macht es selbst. Also wenn der Körper das Symptom Fieber macht, würde uns nie in den Sinn kommen einfach weiter zu arbeiten. Nein, wir legen uns ins Bett und hören auf den Körper, was er uns sagen will. Nämlich: leg dich zur Ruhe und bringe dich wieder in Balance.

Ein Mensch aus einem sehr heissen Land, der Yin ist, vertauscht sein Vaterland mit einem sehr kalten Land (Yin). Im Anfang zieht sich seine Haut infolge der Kälte zusammen, auch seine Zellen und Gewebe (Yin erzeugt Yang). Nach einigen Jahren hat er sich an die Kälte gewöhnt, er friert nicht mehr so sehr, er ist weniger Yin. Er kann die Kälte ertragen.

Sein Widerstand gegen die Kälte ist gewachsen, d.h., Yin erzeugt Yang. Er hat sein früheres Frieren vollkommen verloren.
Die Konduktivität der Elektrizität ist ein rein physikalisches Beispiel, während das Frieren physiologisch ist.
Die physiologische oder biologische Reaktion ist im Allgemeinen das Gegenteil der physikalischen Reaktion. Warum? Weil wir das System Sympathikus (Ortho- und Parasympathikus) haben. Es reagiert auf andere Stimulanzien, wie der physikalische Körper, z.B. die Kälte Yin aktiviert den Konstriktor Parasympathikus.

Darum haben wir die erste zusammenziehende Reaktion der Haut und der Gewebe. Der rein physikalische Körper hat kein System Sympathikus, darum wird er einfach nur Yin, wenn er mit einem Yin-Faktor zusammentrifft, und Yang, wenn er mit einem Yang-Faktor zusammenkommt. Ja, das ist wahr. Wäre der Faktor Yin, der auftritt, ausserordentlich stark oder stark genug, um den Parasympathikus unwirksam zu machen, würde die Vorherrschaft des Sympathikus erscheinen, die vollkommene Ausbreitung von Yin. Das ist dort der Fall, „wo die Quantität die Qualität tötet".

Physikalisch gesehen ist das Licht Yang, während die Finsternis Yin ist. Werden Deine Augen sehr starkem Licht ausgesetzt, so wird der Sympathikus, der die Pupille bei starkem Licht erweitert, überreizt und ausser Tätigkeit gesetzt. Infolge davon schliesst die Vorherrschaft des Konstriktors die Pupille bis zum Äussersten. Die Verminderung des Lichtes hat zur Folge, dass der Sympathikus seine Aktivität wieder erhält, d.h. den Yang-Faktor (Tendenz Yin), indem er die Pupille erweitert, bis das Gleichgewicht zwischen dem Parasympathikus und dem Sympathikus eintritt. Wird die Verminderung des Lichtes über diesen Punkt des Gleichgewichts hinaus fortgesetzt, so wird die Kraft des Parasympathikus, die durch die zunehmende Finsternis beherrscht wird, geschwächt. Dies setzt sich bis zur vollkommenen Untätigkeit des Parasympathikus fort. Der vollkommene Verlust der konstriktiven Kraft Yang ist der Tod. Ein anderes widersprechendes Beispiel: Kennst Du ein Rezept, das eine Wassermelone mit folgenden Zutaten: Eis, Eisschrank, Zucker, Salz oder Normaltemperatur wohlschmeckender macht? Man muss der Wassermelone Salz zugeben, keinen Zucker. Warum? Die Wassermelone ist Yin, sie wächst nur im Sommer (Yang) in einem heissen und trockenen Klima (Yang) (Yang erzeugt Yin). Da ihr Geschmack süss, also Yin ist, darf man sie nicht mit Eis, auch nicht im Eisschrank, noch mehr Yin machen. Die Kälte ist noch mehr Yin als die natürliche Süsse der Wassermelone und überdeckt oder tötet den Geschmack. Der Zucker ist noch weniger gut. Er übertönt die natürliche Süsse der Frucht. Gibt man aber etwas Salz zu, so erhöht sich die natürliche Süsse durch den Kontrast und neutralisiert das Übermass von Yin der Frucht. Wassermelone (Yin + Kälte), Yin = Verminderung der Süsse (Yin).

10.8 Die Lüge über die Tumorbildung

Tatsächlich fällt das konventionelle Denkgebäude über Tumorbildung schon an einem ganz grundlegenden Punkt in sich zusammen: an der Behauptung, die Tumorzellen würden sich von selbst vermehren. Körperzellen, wie wir sie überall im Körper finden, also Leberzellen, Hautzellen, Knochenzellen, Lungenzellen usw. sind Arbeitszellen, die wir gut mit Arbeitsbienen in einem Bienenvolk oder Arbeitsameisen in einem Ameisenstaat vergleichen können. Weder kann eine Arbeitsbiene Eier legen und damit für die Reproduktion von Bienen sorgen, noch können Arbeitsameisen etwas Ähnliches für ihr Volk tun. Die Reproduktion von Bienen obliegt ausschliesslich der Bienenkönigin, die Reproduktion von Ameisen ausschliesslich der Ameisenkönigin. Aus Arbeitsbienen werden nie und nimmer Bienenköniginnen, und genauso ist es bei Leberzellen, Knochenzellen und all den Milliarden weiterer Arbeits-Zellen des Körpers. Die

Zellproduktion findet im Körper nicht „vor Ort" statt, also nicht in der Leber, nicht in der Haut, nicht in den Knochen. Die Zellproduktion findet so gut wie ausschliesslich im Rückenmark statt, nur zu besonderen Zwecken unterstützt durch Aktivitäten im Knochenmark der Oberschenkel und für die Fortpflanzungszellen in den Fortpflanzungs-Organen.
Das bedeutet, dass im Rückenmark immer dann Leberzellen hergestellt werden, wenn in der Leber Zellen ersetzt werden müssen. Sie werden vom Rückenmark über die Lymphbahnen zur Leber transportiert und dort mit den vorhandenen, gesunden Leberzellen verbunden, sozusagen „verkabelt", zu einem Arbeits- und Informations-Verbund zusammengeschlossen. Eine Zellteilung solcher Arbeitszellen ist durch eine entsprechende Programmierung der DNS im Inneren des Zellkerns ausgeschlossen. In der Leber werden keine neuen Leberzellen produziert. Analog sieht das in den Nieren, Lungen, im Darm und im Magen, in allen Geweben, in den Nervenbahnen usw. aus. Keine Zelle auf dieser Ebene kann sich selbst reproduzieren.
Demnach werden auch die Hilfszellen, die wir Tumorzellen nennen, im Rückenmark produziert und nicht „vor Ort". Demnach kann auch kein Tumor „von selbst" wachsen. Auch die Hilfszellen werden im Rückenmark hergestellt und über die Lymphbahnen an die Stelle transportiert, wo der Tumor sitzt. Dies gilt auch für die Trophoblasten. Und so wie der Wieder-Abbau der Trophoblasten erfolgt auch der Wieder-Abbau der Tumor-Hilfszellen, sobald sie ihre Funktion erfüllt haben.
Du liest richtig: Tumorzellen werden auch wieder abgebaut, und zwar entsprechend einem Programm, das mit der Handhabung der Trophoblasten grosse Ähnlichkeit hat. Der chemische Mechanismus dieses Abbaus beruht auf dem gezielten Einsatz des Enzyms Chymotrypsin.Das gilt für Trophoblasten wie für Tumorzellen. Damit kommen wir zur innersten Kernfrage: Warum, unter welchen Umständen, stellt der Körper im Rückenmark Hilfszellen (Trophoblasten oder Tumorzellen) her, und warum bringt er sie an ganz bestimmte Stellen im Körper?

Warum tritt ein Tumor nur an bestimmten Körperstellen auf. Warum kennen wir keinen Herzmuskel-Tumor, keinen Oberschenkel-Tumor, keinen Oberarmtumor, keinen Fingersehnen-Tumor, keinen Kniegelenk-Tumor?

Wenn wir genauer hinsehen, merken wir, dass es an den Körperstellen, die der Mensch zur physischen Flucht im Gefahrenfall braucht, nie zu einer Tumorbildung kommt. Der gesamte Bewegungsapparat mit Fuss- und Beinmuskulatur, mit Bauch- und Rückenmuskulatur, mit Arm- und Handmuskulatur, mit Nackenmuskulatur und allen dazugehörigen Knochen, Sehnen, Gelenken und Nervenbahnen kennt keinen Krebstumor. Diese „Instrumente" des Körpers werden im Falle einer akuten Gefahr (Kampf, Verteidigung, Angriff, Jagd, Flucht vor Brand, vor einem Feind, vor einem Unwetter usw.) dringend gebraucht. Wir wissen, dass all diese Körperteile in solchen Fällen in höchstem Masse aktiviert und mit einem massiven Mass an Energie versorgt werden, sodass sie in kurzer Zeit Höchstleistungen vollbringen können. Auch das Herz mit seinen Muskeln und Hauptblutbahnen gehört dazu.
Wo liegen die Tumore in aller Regel? Sie liegen in Organen, die bei genau den eben geschilderten Alarm-Zuständen kurzfristig stillgelegt werden: in der Leber, im Verdauungstrakt, den

Nieren, der Blase, der Prostata, der weiblichen Brust, den Geschlechtsteilen bei Männern wie Frauen und in dem mit der Steuerung solcher Teile betrauten Gehirnteil.

Was bedeutet es, dass Tumore sich gerade in diesen Körperteilen bilden? Wenn wir Tumore als eine Ansammlung von Hilfszellen verstehen, müssen wir uns fragen, in welcher Weise diese mit der vorübergehenden Stilllegung von Organen oder der Einschränkung deren Tätigkeit in Zusammenhang stehen.
Hier kommen Begriffe wie Stress, Alarm, Gefahr ins Spiel. Ich mag das Wort „Stress" nicht, weil es bei uns zum Sammelbegriff und zum Modewort geworden ist. Jeder Teenager, ja jedes Grundschulkind operiert schon damit, und man findet es „in", unter „Stress" zu stehen. Für unser Thema sind die Begriffe „Gefahr" und „Alarm" viel treffender. Versuchen wir, die zu einer Tumorbildung führenden Ereignisse anhand eines Vergleichs zu verstehen.
Stelle Dir eine mitteleuropäische Kleinstadt im Mittelalter vor. Die Männer sind weitgehend auf ihren Feldern oder Weiden beschäftigt, soweit sie nicht Handwerker sind und in ihren Betrieben oder auf Baustellen arbeiten. Die Frauen sind meist im Haushalt tätig, mit Ausnahme der Bauernfrauen, die entweder mit auf den Feldern sind oder in den Viehställen. Die Kinder gehen zur Schule oder in die Lehre bei ihren Lehrmeistern in den Werkstätten. Das wäre – ganz grob geschildert – das Bild in Zeiten des Friedens.
Plötzlich sieht man am Horizont Rauch aufsteigen, und kurz danach meldet ein im Galopp anreitender Bote, dass sich eine Heerschar nähert, die bereits Nachbarorte umzingelt, geplündert und gebrandschatzt hat. Schnell rennen die Bauern von ihren Feldern in die Stadt, wer kann, nimmt noch Vieh und Gerätschaften mit, und dann machen sie die Stadttore dicht und verschanzen sich hinter der Stadtmauer. Alle kampffähigen Männer in der Stadt greifen zu ihren Waffen und unterstellen sich der militärischen Führung, um gegen den Angreifer gewappnet zu sein.
Jede normale Tätigkeit ruht, so also die Feldarbeit, die Arbeit der Handwerker einschliesslich Bäcker, Müller, Metzger, Schneider und Schuster, die Schule wird unterbrochen, nur die lebensnotwendigen Tätigkeiten werden aufrecht erhalten. Die Bevölkerung reorganisiert sich also, indem alles auf die Verteidigung umgeschichtet wird, was normalerweise der Produktivität und dem Erhalt des Erworbenen dient. Die gut organisierte Stadt verfügt für solche Fälle nicht nur über Verteidigungs-Einrichtungen, sondern auch über Notvorräte und Trinkwasser-Reserven, die es der Bevölkerung erlauben, einer längeren Belagerung zu trotzen. Die interne Verteilung der Notrationen unterliegt jetzt weitgehend den Frauen und den halberwachsenen Kindern.
Abgesehen von den Notvorräten und deren rationierter Verteilung gibt es aber ein ganz anderes Problem, von dem weit weniger gesprochen wird: Die Entsorgung, also das Wegbringen von Abfällen, die ja weiterhin entstehen. Nicht nur, dass jeder Mensch in der Stadt immer wieder „einmal muss", produzieren auch die vermehrt innerhalb der Stadtmauern gehaltenen Tiere ständig Mist, und die Küchen- und Essensreste (wie Knochen usw.) müssen entsorgt werden. Wenn das nicht geht, weil die Deponie, die Misthaufen und die Kläranlage ausserhalb der Stadtmauern liegen, dann muss alles provisorisch erst mal innerhalb gelagert werden. Dafür braucht man Einrichtungen: provisorische Sammelbehälter, Kübel, Müllbeutel.

Soweit unser Vergleich. Wenden wir diese Situation auf den menschlichen Körper an, dann können wir (trotz der Fehlerhaftigkeit aller derartigen Vergleiche) zwischen der umzingelten Stadt einerseits und dem menschlichen Körper andererseits jede Menge Parallelen ziehen: Für die Pharmaindustrie ist die Krebsbehandlung ein Milliardengeschäft. Deshalb haben alternative Behandlungsmethoden gegen diese Lobby keine Chance. Der Leidtragende ist der Patient.

10.9 Eine Pharma-Konzern-Diktatur

Es ist merkwürdig, dass es in einem „demokratischen" Land verboten ist, einen Kranken mit anderen Methoden zu heilen, wenn die durch die offizielle Medizin legalisierte Heilmethode versagt hat.

Das ist ungerecht. Gibt es denn keine Freiheit in diesem „demokratischen Land?"
Das ist es eben. Die Demokratie, die per Diktat befiehlt, wer was zu tun oder zu lassen hat. Wie geht das denn auf? Eine Demokratie, die per Diktat befiehlt?

Die westliche Diktatur, Entschuldigung, Demokratie ist ebenfalls auf der Gewalt aufgebaut.

Die „Zivilisierten" sind die Nachkommen der Barbaren. Sie sind ausgesucht und ausgesondert durch die grosse Maschine, die man natürliche „Zuchtwahl" nennt. Sie lebten tausend und abertausend Jahre auf dieser grossen Halbinsel Europa, diesem dunklen Land oder „Land der Nacht", das kalt und düster und dem Hungertod geweiht ist und doch nur ein Teil des grossen Kontinents Asien, des „Landes der Sonne", ist. Sie sind notwendigerweise das Volk geworden, das am meisten Yang ist, tapfer, einfach, grausam.

Jetzt haben wir gut verstanden, warum es in der Medizin keine Freiheit gibt und warum im Lande der „Zivilisierten" auch in der Medizin keine Ordnung herrscht. Ganz richtig, aber dann ist es erst recht lächerlich, dass man die Ärzte entschuldigt, wenn sie nicht fähig sind, die eine oder andere Krankheit zu heilen. Sie haben kein Gewissen. Hätten sie eins, müssten sie auf ihr Monopol verzichten. Sonst werden sie zu Mördern der ganzen Menschheit. Können sie andere Krankheiten heilen? Sie können es nicht. Warum erfindet man immer neue Medikamente und Impfstoffe im Überfluss? Darum wendet man heute in Europa auch die technisch so einfache, alltägliche und doch tausendfach wirksame Akupunktur an. Aber wenn sie auch heilt, ist sie doch nicht von dauernder Wirkung.

Man muss zusehen, wie die Kranken sterben, anstatt sie zu retten, und das durch die Fehler einer unwissenden, aber allmächtigen Medizin, die das Monopol besitzt. Man muss also zum Mörder gegen sein Gewissen werden. Die Regierung und der Befehl des medizinischen Monopols, sie sind doppelte Mörder, weil sie den Kranken verbieten, ihr Heil bei denen zu suchen, die sie retten könnten, und die dem Helfenden jede medizinische Tätigkeit verbietet. Das ist eben Demokratie.

Unser Leben ist jeden Tag und bei jedem Schritt in Todesgefahr. Sieh Dir diese Kuchen an, diese Backwaren, betrachte die Schlachthöfe, die Discounter, alle verkaufen sie Produkte, die den Tod hervorrufen und die in zahlreichen Nahrungsmittelfabriken hergestellt sind. Fast alle Konserven enthalten Sterilisierungsmittel, Mittel, die sie haltbar machen oder Farbstoffe.

Butter und Käse werden mit einem schrecklichen Produkt, Auramin, gefärbt. Die Würste sind auch gefärbt. Alle Erbsen- und Bohnenkonserven, ja selbst die Tomaten.

Und die Fruchtsäfte, die überall in den Cafés und in den Restaurants getrunken werden?
Die sind erst recht gefärbt mit chemischen krebserzeugenden Mitteln. Mit Enzianblau, Metylblau, Kristallviolett, Malcitgrün, Naphtalingelb, Tatagin, Ronsocem-3R (die schöne Farbe der Kirschenkonserven) und was es noch für Anilinfarben gibt.
Oft ist es nicht einmal richtiger Fruchtsaft!
Nein, wenn es wirklich Fruchtsaft wäre, würde er, wenn man ihn in eine Flasche oder ein Glas giesst, drei verschiedene Zonen bilden. Die erste bestände aus leicht gefärbtem Fruchtfleisch, die zweite wäre durchscheinend und die dritte hätte wieder stark gefärbtes Fruchtfleisch. Aber der Fruchtsaft, den wir in Flaschen kaufen, ist immer ganz gleichmässig gefärbt. In dieser Zusammensetzung sind nur 10 % wirklicher Fruchtsaft, der Rest ist ein Gemenge von Wasser, Duft- und Farbstoffen, von Zucker und „Carboxinmethyl-Zellulose“ (Öl, dem man Brom zugesetzt hat), die letzteren verhindern, dass das schwere Fruchtfleisch absinkt.

Ist es denn erlaubt, dass man in der Nahrungsmittelindustrie chemische Produkte verwendet?
Natürlich.

10.10 Metastasierung

Krebszellen können überall dort im Körper anwachsen, wohin sie durch das Blut oder die Lymphe gespült werden. Grundsätzlich können sich also in allen Gewebearten Metastasen bilden. Allerdings gibt es einige Organe, in denen sehr selten Metastasen entstehen. Dazu zählt an erster Stelle das Herz – vermutlich, weil dort das Blut so schnell durchfliesst, dass die Krebszellen gar nicht andocken können. Sehr selten sind Metastasen auch in der Milz.

1. Eine entgleiste Zelle trickst den Kontrollmechanismus des Körpers aus und vermehrt sich. Diese Krebszellen zerstören das Gewebe in ihrer Umgebung.
2. Die Krebszellen finden Anschluss an die grossen Strombahnen im Körper – entweder an das Lymph- oder das Blutsystem. So können sie sich im Körper verteilen.
3. Die Krebszellen (zum Beispiel aus dem Darm) siedeln sich an einem anderen Ort im Körper an (zum Beispiel in der Lunge).
4. Die Krebszellen wachsen in das fremde Organgewebe hinein: Sie müssen dort erneut Barrieren überwinden, um zum Beispiel als Darmzelle in das fremde Lungengewebe eindringen zu können.

5. Die Krebszellen fangen im fremden Organ an zu wachsen. Eine defekte Zelle, die ursprünglich zum Beispiel aus dem Darm stammt und deshalb nach wie vor den Bauplan einer defekten Darmzelle hat, vermehrt sich nun in der Lunge weiter. Sie behält auch im Lungengewebe die Eigenschaften ihres Ursprungstumors.

„Metastasen" sind nicht gefährlicher als der „Krebs". „Metastasen" werden automatisch mit dem Krebs verschwinden. Solche Diagnosen führen Dich nur in die Angst zurück – und ändern nichts an der Heilung.

10.11 Der Tumor ist nur das Symptom

Die Arten eines Krebses kann man bestimmen und in Gruppen einteilen. Sie sind genau so zahlreich, wie es unterschiedlich weiche, feste, harte Gewächse an Bäumen verschiedenen Holzes gibt. Was hilft es, wenn die fachärztliche, histologische Bestimmung zeigt, es handelt sich um einen verhornenden oder nichtverhornenden „Plattenepithelkrebs"? Um ein blumenkohlartig wachsendes „Adeno-Karzinom", um ein hartes zirrhöses Karzinom oder um eine verschleimende Krebsgeschwulst? Egal ob sie weich, mittelfest oder hart sind: Es bleiben Krebsgeschwülste. Je mehr Bindegewebsanteile sich in einem Krebs befinden, umso härter wird er. Aber alle diese Festlegungen des Tumor-Charakters ändern nichts an den Grundaussagen. Die Grundaussagen für diese Tumore sind: Erst die geschwächte Lebenskraft ermöglicht ihr Wachstum. Nicht der Tumor ist dann die Ursache des schlechten körperlichen Zustandes, sondern die schlechte Körperverfassung erschafft den Tumor.

Weil die Lebenskraft bei alten Menschen und Bäumen geringer ist, werden sie auch bevorzugt von solchen Geschwülsten befallen.

Auch bei Menschen kann die Situation entstehen, dass nur ein kleiner, umschriebener Körperbezirk vom Lebensstrom schlecht versorgt oder abgeschnitten wird. Sich hierauf bildende Tumore neigen zur Spontanheilung, wenn das Organ seine Lebenskraft zurückerhält. Solche Tumore metastasieren auch kaum, denn das übrige Körpergewebe zeigt genügend Kraft und Abwehr. Entfernt der Chirurg solch einen Tumor und der Mensch regeneriert sein Organ durch positive Gedanken und gesundes Leben, so setzt gewöhnlich die Heilung ein und es kommt zu keinem Rückfall.

Anders bei bereits „metastasiertem", also Tochtergeschwülste bildendem Krebs. Hier zeigt sich: Weite Teile des Körpers haben ihre Lebenskraft verloren. Ärzte werden solch einen Menschen auch nicht mehr operieren. Gelingt es nicht, die Lebenskraft in die energieleeren Bezirke zurückzubringen, vergrössern sich die Tumore. Je mehr Tumormasse, desto geringer die Lebenskraft.

Vielleicht hilft es mehr, sich mit dem ursprünglichen menschlichen Gewebe zu befassen als mit dem Tumor. Die Beschäftigung mit dem Tumor hat uns seit weit über 100 Jahren nicht weitergebracht. Wenn ich glaube, dass nicht der Tumor, der Krebs, den Körper schwächt und tötet, sondern erst der geschwächte Körper die Bausteine für das fremde Tumorgewebe liefert, so erwarte ich nicht, dass alle das glauben. Aber alle, die es nicht glauben, sollen prüfen und beobachten. Wenn sich Ursache und Wirkung drehen, der Kranke nicht an seinem Krebstumor, sondern mit seinem Tumor stirbt, müssen sich Ärzte, Heilpraktiker und andere Heilberufe verstärkt mit der Gesundheit befassen. Diese Sicht nimmt den Kranken sowie ihren Behandlern einen Teil der Angst und Eile. Eine positive Einstellung auf die Gesundheit befreit auch von dem Tabu: unheilbar. Dieses kleine Wort „unheilbar" raubt dem betreffenden Menschen die Lebensfreude, jagt ihm Furcht und Schrecken ein, treibt die Nebennieren zur Ausschüttung des Stresshormons Adrenalin, und diese Faktoren lassen die ohnehin geschwächte Lebenskraft noch weiter absinken. Das sind keine guten Bedingungen für eine Heilung. Mit jeder Untersuchung, jeder Erwägung einer Operation oder einer Chemotherapie kriecht die Angst erneut in den Kranken. Die Grübelei „Was kommt danach?", „Wird die Therapie anschlagen?" entfacht immer wieder die Angst. Angst wird nun ein ständiger Begleiter des Patienten. Diese Angst soll nicht in den Kranken einziehen, sie muss aus seinem Inneren herausgetrieben werden. Wenn Angst und Schrecken schon Gesunde in die Krankheit treiben, so können diese negativen Energien bei Schwerkranken das letzte bisschen Lebenskraft zerstören.

Krebszellen sind kerngesund

Da die Gedanken jedem Geschehen vorausgehen, stehen vor der Krankheit negative und vor der Gesundheit positive Gedanken.

Unser Bewusstsein wählt entweder gesunde Nahrung für einen gesunden Körper oder ungesunde Nahrung für einen kranken Körper.

Es gilt nun festzustellen, welche Faktoren die Lebenskraft schwächen. Diese sind unter anderem (und kennst Du bereits):

- negative Gedanken
- Bewegungsarmut
- widernatürliche Ernährung, Zucker, Honig, Milchprodukte, Weissmehlerzeugnisse, Fleischerzeugnisse (Massentier-Folter-Fleisch), industriell entwertete Nahrung
- Süchte (Alkohol, Chemie-Tabak, Pharmaka)
- Pestizide, Herbizide, Halogene wie Fluoride u.v.m., Chemie aller Art
- Elektrosmog und Strahlungen

Sie alle greifen die Lebenssonne an, sie zerstören erstrangig die Herzkraft. Diese heruntergedrückte Herzkraft kann den Körper nicht mehr mit dem notwendigen Blutstrom versorgen. Die Energie sinkt, das Gewebe versauert, wird widerstandslos und zerfällt schliesslich. Die Zerfallsprodukte ernähren die Zellen, die wir so fürchten, die Krebszellen.

Auch der Krebs ist ein natürliches Gebilde von Zellen. Diese gefürchtete Formgebung von Gewebe trifft jedoch die naturferne Menschheit immer häufiger. Ist diese tumoröse Masse nicht ein Ebenbild der massenhaften Ansammlung von naturzerstörerischen Menschen, ist er ein Gleichnis? Krebszellen werden von Medizinern als kranke Zellen beschrieben. Diese Anhäufungen von krankem Gewebe, die krankhaften „bösartigen" Tumore versuchen sie so früh wie möglich zu diagnostizieren und so oder so aus dem Körper zu entfernen. Krank heisst geschwächt, lebensuntüchtig. Jeder Arzt und jeder Laie erlebt jedoch, dass Krebszellen nicht krank, sondern überaus gesund sind. Ganz im Gegensatz zu den angeblich normalen Körperzellen weisen sie eine übergesunde Robustheit auf. Wären sie nicht so stabil, gäbe es kein Krebsproblem. Eine wirklich kranke, also schwache Zelle hätte wenig Chancen, eine radioaktive Bestrahlung, oft in Kombination mit Chemo, zu überleben. Krebszellen besitzen jedoch eine unglaubliche Widerstandskraft. Selbst wenn ein Tumor nach Strahlen- und Chemotherapie gelegentlich auch schon mal kleiner wird, so kann er sich sofort wieder erholen und weiter wachsen. Krebszellen sind nicht nur supergesund, sondern auch unsterblich. Krebszellen trotzen jeder Therapie, die darauf ausgerichtet ist, sie zu zerstören. Selbst die vereinigten Kräfte der tödlichsten Waffen gegen Gewebe, Stahl, Chemo und radioaktive Punktstrahlung können den Krebstumor kaum in die Knie zwingen. Dafür aber gesunde, helfende Zellen schwächen und töten.

Dieser Mehrfrontenkrieg gegen den Krebs schädigt jedoch das gesunde Gewebe. Seit Jahrzehnten ist bekannt, dass Radioaktivität, Chemiegifte und synthetische Hormone Krebs erzeugen, radikale Operationen das Immunsystem und die Lebenskraft mindern. Gelangt ein chemisches Gift über Injektionen, Infusionen oder Tabletten in den Körper, so schwemmt es der Blutstrom in und über das Herz in alle Gefässe. Das in die feinen Gefässe abgepresste Blutplasma befördert diese Gifte in jede abgelegenste Zelle. Auch bei einer örtlich begrenzten Röntgenbestrahlung wird das pausenlos durchpulsierende Blut ebenfalls mitbestrahlt und Arterien, Venen, Lymphbahnen, Organe, Knochenmark und Zellen werden mit radioaktivem Blut durchseucht. Nicht selten kapituliert bei dieser Prozedur das gesunde Gewebe, die Krebszellen sind dagegen zäh und nahezu unüberwindbar.

Selbst wenn es gelingt, alle vorhandenen Krebszellen des Tumors zu zerstören, das Problem ist hiermit nicht gelöst. Das wirkliche Dilemma liegt im Nachwachsen neuer Krebszellen. Das eigentliche Übel ist das ungeordnete, chaotische Wachstum von Krebszellen. Solche Zellen haben auch ihre Spezialisierung verloren. Es handelt sich nicht um abnorme Zellen. Es sind junge, ursprüngliche, einfache und unkomplizierte Zellen. Sie besitzen die schon beschriebene Stufe in der ersten Phase des Lebensbeginnes, der einfachen befruchteten Eizelle im Mutterleib. Auch diese noch primitiven Zellen verdoppeln sich immer wieder, bis plötzlich der Impuls zur Spezialisierung eingegeben wird. Diese Spezialisierung zur Nieren-, Leber-, Knochen-, Haut-, Magen-, Darm-, Nerven-, Augen-, Drüsenzelle und anderen haben weder die ersten frühen Zellen in der Gebärmutter noch die letzten des Lebens, die Krebszellen.

Dem „gesunden" Gewebe fehlt Energie

Spezialisten für Tumorleiden, sogenannte Onkologen, haben schon lange ein interessantes Phänomen beobachtet: Das Problem liegt nicht im Wachstum der Krebsgeschwulst. Das grosse Übel ist in den umliegenden „normalen" Zellen beherbergt. Diese angeblich normalen Zellen wehren sich gar nicht gegen die primitiven Urzellen der Krebsansiedlung. Es sieht so aus, als wenn sie sehnsüchtig darauf warten, von den Tumorzellen aufgenommen zu werden. Spezialisten nennen diesen Vorgang „Rekrutierung". Kann sich überhaupt eine normale Körperzelle in eine Krebszelle verwandeln, wie Krebsspezialisten meinen? Bislang ist nicht beobachtet worden, dass z.B. aus einer Leber- eine Magenzelle, aus einer Knochen- eine Nervenzelle wird usw. Wieso kann sich dann eine hoch spezialisierte Nieren- in eine einfache Tumorzelle verwandeln? Ist es nicht vielmehr so, dass Krebszellen gar keine Körperzellen, sondern eigenständige, einzelne, umherschweifende Urzellen sind, die aus dem absolut energieschwachen, absterbenden Körpergewebe ihre eiweisshaltige Nahrung ziehen und sich dann grenzenlos vermehren? Zwei Gründe sprechen hierfür. Der erste: Krebszellen sind, solange sie mit Nährlösung versorgt werden, unsterblich. Heeflick hat nachgewiesen, dass menschliche Fibroblasten, also Bindegewebszellen, sich nicht mehr als 50-mal teilen. Danach ist ihr Leben beendet.

1945 starb eine Frau mit Gebärmutterkrebs. Diese Frau hiess Hela. Die Hela-Zellen wurden aus einer Gewebeprobe aus einem Cervixtumor der afroamerikanischen Patientin Henrietta Lacks etabliert. Die „Hela-Zellen" wachsen seit 1945 weltweit in Labors in Nährflüssigkeiten tonnenweise unaufhörlich weiter. Dieses Geschehen der Unsterblichkeit der Krebszelle spricht vielmehr für eine höhere Ordnung, eine Symbiose zwischen normaler Organzelle und einfacher Krebszelle. Wenn die Organzelle ihre Energie und Lebenskraft soweit verloren hat, dass sie ihre natürliche Aufgabe nicht mehr erfüllen kann, ergibt sie sich der ewigen Zelle. Warum sollte sich sonst eine lebenstüchtige Zelle wehrlos ergeben? Im Vollbesitz ihrer Kraft kämpft sie immer um ihr Überleben, wie sie das z.B. bei anderen Krankheiten auch praktiziert. Wenn aber Krebszellen den schwachen, ausgedienten Körperzellen nur zu einem schnellen Ende verhelfen, warum sollte der Körper die naturgewollte Umwandlung verhindern? Dies ist sicher auch der Grund dafür, dass das Immunsystem nichts gegen Krebsgeschwülste unternimmt. Erst wenn es gelingt, die Lebenskraft des schwachen Organgewebes zu stärken, kann der Tumor aus diesen starken Körpergeweben keine Energie für sein Wachstum mehr aufnehmen, weil das Organ diese Energie für sich selbst und seine eigentlichen Aufgaben reserviert. Bleibt die Energiezufuhr für den Tumor aus, so muss auch er wieder zerfallen. Diese Botschaft hiesse, die Medizin muss sich nicht um das Symptom, den Tumor, sondern die Ursache, das scheinbar gesunde, aber letztlich energielose, lebensschwache Gewebe kümmern.

Gespensterjagd?

Die seit weit über 100 Jahren betriebenen Krebsforschungen haben die Tumore nicht beseitigt, im Gegenteil. Inzwischen gilt der Krebs bei einem Drittel der Europäer als Todesursache. Den Krebs, also das Symptom zu jagen und dabei den Wirt, den energieschwachen Körper zu vernachlässigen, gleicht einer Gespensterjagd. Auch Gespenster, nicht materielle Überbleibsel längst Verstorbener, sind nicht greifbar. Sie eignen sich allerdings vorzüglich dazu, als Schlossgespenst erlebnishungrigen Touristen das Geld für nichts abzunehmen und sie das Fürchten zu lehren. Furcht jedoch ist die schlechteste Therapie für energieschwache Körper.

Nicht nur Laien, auch Mediziner und Biologen stehen den gängigen Krebstherapien der etablierten Medizin skeptisch, teilweise ablehnend gegenüber. Die wenig ermutigenden Ergebnisse der Krebsmedizin stärken diese Vorbehalte ununterbrochen. Komplizierte Erklärungen über Krebs, die kaum noch jemand versteht oder nachvollziehen kann, können nicht darüber hinwegtäuschen, dass die Medizin mehr Rätsel zum Thema Krebs auftürmt als löst. Schon Rudolf Virchow, der Pionier der Zellularpathologie, beklagte sich vor über 130 Jahren darüber, dass kein Mediziner eine nachvollziehbare Erklärung über Krebs geben könne. Diese Erkenntnis Virchows hat heute noch Gültigkeit. Das geringe Wissen und die mangelhaften Therapien bei Krebs werden noch einmal durch die pikante Tatsache herausgestellt, dass Legionen von bedeutenden Krebsforschern ein Opfer des Karzinoms wurden. Das, was sie ein Leben lang bei Kranken abwenden wollten, gelang ihnen nicht einmal bei der eigenen Person. Nur vier prominente Zeitzeugen seien stellvertretend für die vielen genannt: Der Internist Armand Trousseau (1801–1867), eine Pariser Koryphäe, beobachtete, dass ungeklärte, wandernde Thrombosen (Blutgerinnsel in Gefässen) oft erste hinweisende Zeichen eines Bauchspeicheldrüsenkrebses sind. Diese Beobachtung hielt weltweit als „Trousseau'sches Syndrom" in die medizinische Fachliteratur Einzug und wird heute noch gelehrt. Als Trousseau diese von ihm entdeckte wandernde Entzündung und Gerinnselbildung (Thrombophlebitis) bei sich selber wahrnahm, hatte sich der Krebs bereits in seinem gesamten Bauch ausgebreitet.

Gemessen an dem Krebswissen und der Zahl der Krebstoten sind die üblichen Massnahmen und Versprechungen weit übertrieben. Obwohl die Krebsforschung nur mit dem Intellekt, dem Verstand, betrieben wird, verwundert es immer wieder, wieviel Unlogik in dieses Geschehen einfliesst und sich auch über Jahrzehnte auf breiter Basis halten kann. Wenn ein Laie an Krebs erkrankt und sein Leiden erst im Spätstadium bemerkt, könnte man dies auf mangelnde Kenntnis und fehlenden Sachverstand zurückführen. Wenn aber die besten medizinischen Kapazitäten diesem Krebs selber zum Opfer fallen, ihn bei der eigenen Person fast immer im Spätstadium bemerken, kommen Zweifel auf. Wie wollen diese Fachleute etwas bei ihren Patienten im Frühstadium erkennen, verhindern oder heilen, was ihnen trotz ihrer Erfahrung nicht einmal bei sich selbst möglich ist? Wenn solche Koryphäen an anderen Krankheiten erkranken, haben sie überhaupt keine Mühe mit der frühen Diagnose. Liegt die Lösung dieses Rätsels nicht im falschen Verständnis des Leidens, welches es immer wieder schafft, uns auf die falsche Fährte zu führen?

Eine solche Täuschung wird deutlich, wenn bekannte Begleiterscheinungen der Krebserkrankung immer wieder dem Tumor in die Schuhe geschoben werden. Ein bekanntes Phänomen ist die sogenannte „Tumor-Kachexie". Folgendes ist hiermit gemeint: Ein gut genährter Mensch – und die meisten Tumorkranken waren überernährt und zu dick – magert rapide ab, wenn er vom Krebs befallen wird.

Nach allgemein schulmedizinisch gängiger Lehrmeinung stirbt ein Krebskranker dann, wenn sein Tumor oder die Summe seiner Metastasen einen Durchmesser von zehn Zentimetern erreicht hat. Solch ein Tumor hat ein Gewicht von ca. 500 Gramm. Wie soll es nun möglich sein, dass 500 g einfache Urzellen bis zur Hälfte des Körpergewichtes abbauen können und diese riesigen Mengen Körpereiweiss zum Aufbau von nur 500 g einfacher Zellen benötigen? Diese einfachen Zellen haben wir ja auch in der Frühphase des werdenden Lebens, im Embryo, und dabei wächst das Kind ununterbrochen und nimmt zu an Gewicht.

10.12 Kachexie

Das Wort Kachexie – ein alter medizinischer Ausdruck – ist eine Ableitung vom griechischen kakos, schlecht, und hexis, Zustand, und bezeichnete ursprünglich einen Gesundheitszustand, der durch Fehlernährung entsteht. In heutigen medizinischen Wörterbüchern ist zu lesen, dass Kachexie als chronische Krankheit in Form einer fortgeschrittenen Malignität (Bösartigkeit, z.B. einer Zellwucherung), einer fortgeschrittenen Lungentuberkulose usw. auftreten kann. Nach dreihundert qualvollen Jahren entdeckt die medizinische Wissenschaft heute ansatzweise wieder, was offensichtlich auf der Hand liegt: Hinter den unterschiedlichsten Krankheitssymptomen mit unaussprechlichen Namen steht der Zucker.

Die Mangelernährung/Kachexie wird als wesentliche Todesursache bei Krebspatienten festgestellt. Sie hat einen signifikanten Einfluss auf die Lebensqualität während und nach der Therapie. Je früher die Kachexie diagnostiziert wird, desto besser ist die Prognose. Die Kachexie beruht auf komplexen ineinandergreifenden Stoffwechselprozessen. Bedingt durch Mediatoren der Tumorzelle wird eine Erhöhung des Energieverbrauchs hervorgerufen. In der Regel ist während des Prozesses die Energieaufnahme vermindert. Das führt zur Dysbalance im Energiehaushalt und hat meist einen Verlust an Körpergewicht (Fettgewebe, Muskel- und Organmasse) zur Folge.

Der Auszehrung fallen hauptsächlich Personen zum Opfer, die Tumore der Verdauungsorgane aufweisen. Der Magen-Darm-Kanal und die Bauchspeicheldrüse sind die prominentesten Vertreter. Krebse anderer Organe, z.B. Brustkrebs, Gebärmutterkrebs, Prostatakrebs, Lungenkrebs, die also mit der Nahrungsverwertung nichts zu tun haben, produzieren kaum Magerkeit. Und wenn, dann sind diese „Krebse" im Endstadium oder die Verdauungsorgane wurden inzwischen auch befallen.

Aber worauf ist nun die nicht zu leugnende Tatsache der Kachexie, der Krebsauszehrung, zurückzuführen? Wenn nach den bereits aufgeführten Betrachtungen ein Krebs der Verdauungsorgane sichtbar wird, dann ist die Energie in diesen Organen so weit abgefallen, dass sie mit der Verstoffwechselung, dem Umbau der Nahrung in Körpereiweiss, nicht mehr nachkommen kann. Würde nun jedoch der Tumor diese zig Kilogramm von Körpereiweissen für sich verbrauchen, dann müsste der Stoffwechsel des Krebskranken enorm gesteigert sein. Das Gegenteil jedoch ist der Fall, er ist niedrig. Die Kranken bemerken es: sie sind müde, schlapp, lustlos, hinfällig, kraftlos und depressiv. Der Krebskranke wird mager, weil seine Zellen es nicht mehr schaffen, Nahrung in Körpereiweiss umzuwandeln und in das Gewebe einzubauen, nicht, weil er sie im Tumor verbraucht.
Es gibt auch andere Krankheiten, die Magerkeit produzieren. Eine davon ist die Überfunktion der Schilddrüse. Während bei den Krebskranken langsam die Energie abfällt, ist sie bei der Überfunktion der Schilddrüse auf krankhafte Weise gesteigert: alle Körperfunktionen laufen rasanter ab. Das Herz schlägt schneller, der Blutumlauf beschleunigt sich, der Appetit wird grösser, der Grundumsatz des gesamten Stoffwechsels schnellt bei der Überfunktion der Schilddrüse hoch. Doch diese Kranken sind nervös und hektisch, ständig werden sie angetrieben und kommen nicht zur Ruhe. Trotz guten Appetits verlieren sie Gewicht. Im Gegensatz zu Krebskranken bekommen sie genug Bausteine für ihre Zellen durch den Magen-Darm-Kanal geliefert, aber durch die enorme Verbrennung der krankhaft gesteigerten Stoffwechsel-Aktivitäten verbrennen sie mehr Eiweisse, als sie neue aufnehmen und verlieren Gewicht. Diese übergrosse Energiemobilisierung schützt sie sogar vor Krebs. Es ist eine bekannte medizinische Tatsache, dass Personen mit Überfunktion der Schilddrüse nur äusserst selten von bösartigen Tumoren heimgesucht werden.

Beim Krebskranken dagegen fehlt die Energie. Diese innere Energie liefert die Kraft, die alles formt und zusammenhält. Fehlt diese Kraft, so müssen die zusammenhängenden Zellen zerfallen. Dieser Zerfall wird beim fortgeschritteneren Krebs auf eindrucksvolle Weise seit Jahrzehnten durch eine einfache Blutsenkung dokumentiert. Die Aussagen dieser simplen und verbreiteten Laboruntersuchung werden von Therapeuten allgemein ernst genommen.

Eine enorm krankhaft gesteigerte Blutsenkung ist auch höchst verdächtig auf Krebs. Bei logischer Überlegung kann diese Methode eine weitere Erklärung für den Zusammenhang von Energiemangel und Krebs liefern. Die Erklärung ist ebenso einfach wie die Durchführung einer Untersuchung der Blutkörperchen-Senkungsgeschwindigkeit. Der Behandler füllt eine kleine Spritze mit 0,4 ml 3,8%iger Natriumzitrat-Lösung. Danach sticht er mit dieser Spritze längs in eine Vene des Armes ein und saugt noch 1,6 ml Blut hinzu. Das Natriumzitrat sorgt dafür, dass das Blut nicht gerinnt. Diese insgesamt 2 ml Flüssigkeit werden durch vorsichtiges Schwenken gemischt und in eine geeichte Westergren-Blutsenkungspipette bis zur Marke 0 angesaugt. In der nun senkrecht stehenden Pipette sinken die roten Blutkörperchen nach unten. Dabei wird der obere Teil der Pipette von durchsichtigem, wässrigem Plasma ausgefüllt. Abgelesen wird

nach der ersten und nach der zweiten Stunde. Bei Gesunden sinken die roten Blutkörperchen in den ersten zwei Stunden nicht mehr als zehn Millimeter. Eine Blutsenkung mit höheren Werten deutet auf akute oder chronische Entzündungen hin.
Die höchsten Werte jedoch oft über einhundert Millimeter – finden sich bei Krebserkrankungen der Organe sowie des Blutes. Nicht selten gehen diese hohen Blutsenkungen der Tumorbildung lange Zeit voraus, aber es wird noch nichts gefunden. Der Grund für das schnellere Absinken der roten Blutkörperchen ist ein einfacher: Alle entzündlichen Erkrankungen führen zum beschleunigten und vermehrten Zerfall des betroffenen Gewebes. Die sich auflösenden Zellverbände bestehen aus Eiweissen. Diese abgestossenen Eiweisse gelangen in grossen Mengen in das Blutplasma. Der Vorgang beweist jedoch, dass die Lymphknoten, die ja Gewebetrümmer abbauen, sowie die grösste Lymphdrüse, die Milz, nicht mehr filtern. Durch ihre Verstopfung mit massenhaft hängenbleibendem Müll sind sie restlos überfordert.

Um das Drama abzumildern, erbarmen sich die roten Blutkörperchen. Sie erweitern ihre Membranen und lassen die Eiweisse in sich hinein. Dadurch erhöht sich ihr Gewicht. Durch das grössere Gewicht sacken sie schneller nach unten. Ist die Entzündung des befallenen Organes oder Körperabschnittes rückläufig oder ausgeheilt, so normalisiert sich auch die Blutsenkung, die roten Blutzellen werden leichter und sacken nun langsamer zu Boden. Das in diesem Zusammenhang höchst interessante, aber paradoxe Phänomen zeigt sich an den ausserordentlich hohen Blutsenkungsgeschwindigkeiten bei bösartigen Tumorkrankheiten. Die Medizin kennt die Symptomatik und lehrt, dass dies mit dem unbehandelten Tumorgeschehen zusammenhänge. Aber ist das logisch? Der Tumor zerfällt fast nie ohne Behandlung! Das Gegenteil ist der Fall, er wächst und wird immer grösser. Wenn er dem Kranken den Gefallen erweisen würde, seine Zellen wieder loszulassen, wäre er vom Krebs erlöst.

Wenn aber nun die übergrossen Mengen der krankhaft zerfallenen Eiweisse, die sogenannten Dys- oder Paraproteine nicht aus dem Tumor stammen können, woher kommen sie dann?

Bei den Paraproteinen handelt es sich um Eiweisskörper – meist funktionslose Immunglobuline (Antikörper) oder deren einzelne Bestandteile – im Blut oder Urin, die bei der Elektrophorese gefunden werden können. Sie können einen diagnostischen Hinweis auf bestimmte Blutkrankheiten wie das Multiple Myelom, die lymphatische Leukämie oder eine Monoklonale Gammopathie liefern.

Als einzige Möglichkeit bleibt nur noch der bereits geschilderte Zusammenhang: Die zerfallenden Eiweisse stammen aus dem lebensschwachen und daher zunehmend absterbenden Organzellen. Die neue Sicht hieran ist die: Nicht der Tumor lässt das Organgewebe sterben, sondern das absterbende Organ erschafft den Tumor. Der Energiemangel ist für das Verlöschen der Lebenskraft des Organes verantwortlich. Im betroffenen Organ, nicht selten auch im gesamten Körper, fehlt die innewohnende Kraft, die es einer spezifizierten Organzelle ermöglicht, ihre komplizierte Aufgabe zu erfüllen.

Es liegt auf der Hand, dass eine unkomplizierte, höchst simple und einfache Urzelle, die Krebszelle, für ihren Bestand mit weit weniger Energie auskommt. In ihrer Einfachheit hat sie seit Urzeiten gelernt, aus einfachsten zerfallenen Eiweissen die Bausteine für ihren zügellosen Fortbestand zu beziehen. Diesen Krebszellen fehlt jedoch der Geist für eine Spezialisierung. Keine Kraft sagt ihnen: Aufhören zu wachsen! Keine Energie ist da, die das Überschiessende zähmt, die ihr klarmacht, dass ohne Grenzen kein friedliches Nebeneinander möglich ist. Keine Kraft gibt ihr Schönheit und Form. Diese innere, höhere Kraft fehlt den Urzellen, den Krebszellen. Sie können nur egoistische und hässliche Klumpen bilden. Diese Klumpen haben nur ein Ziel: zu wuchern, solange sie Energie für ihre einfachen Aufbaustoffe aus zerfallenem Gewebe erhalten.

Sind Tumore giftig?
Oft wird in der Fachliteratur darauf hingewiesen, dass der Krebs ein parasitäres Dasein führt. Aber Parasiten sind nicht dumm. Sie töten ihren Wirt nicht. Mit der Tötung des Wirtes wäre auch das Leben des Parasiten beendet. Da aber der Tod des Krebskranken gleichzeitig das Überleben des Tumors beendet, müssen wir beim Krebs bezüglich der parasitären Einstufung mehr als zurückhaltend sein.

Ein weiteres kennzeichnendes Symptom der Krebskranken ist die ausgeprägte Blutarmut – die sogenannte „hypochrome Anämie". Hierbei ist der rote Blutfarbstoff (Hämoglobin) noch stärker vermindert als die roten Blutkörperchen (Erythrozyten). Kranke mit dieser Blutarmut haben meist ein gelb-grau-blasses Aussehen oder Einrisse an den Mundwinkeln, auch Zungenrötungen, in fortgeschrittenen Fällen platte oder nach innen eingedrückte Fingernägel. Die Medizin bietet für dieses Geschehen zwei Erklärungen an:

1. Ein Tumor zerstört Gefässe und hieraus sickern Blutungen. Chronische Sickerblutungen können zur Anämie führen. Solche Tumore sollen sich hauptsächlich im Magen-Darm-Trakt oder in den Nieren-Blasen-Harnwegen befinden. Der Behandler kann durch chemische Reagenzien die für das Auge meist unsichtbaren Blutungen im Urin oder Stuhl nachweisen. Aber blutet wirklich der Tumor? Er wird ebenfalls durch Gefässe aus dem Blutstrom mit „seiner Nahrung" versorgt. Warum sollten die primitiven Krebszellen ausbluten? Das in der Nähe liegende „normale" Gewebe ist ebenso häufig Blutungsquelle wie krankes Zahnfleisch. Ist das Gefässsystem des Menschen arteriosklerotisch oder aus anderen Gründen verengt oder verstopft, kann auch die Blutversorgung des Tumors ungenügend sein. In diesem Falle können Teile des Tumors absterben und sogenanntes nekrotisches Gewebe bilden. Grössere und lang anhaltende Blutungen treten bei diesem Vorgang nicht auf.

2. Den Hauptgrund für Blutarmut bei Krebskranken führen Mediziner auf eine toxische (giftbedingte) Knochenmarksschädigung zurück. Das Knochenmark als Bildungsstätte des Blutes soll durch die Tumorgifte so gelähmt werden, dass es seiner Aufgabe der Blutbildung nicht mehr nachkommen kann. Wie soll das funktionieren? Dafür hätte der bösartige Tumor zwei Bedingungen zu erfüllen. Einerseits müssten die Tumorzellen giftig sein. Das sind sie

jedoch nicht, sie sind zwar anders als die ursprünglichen Organzellen und sie enthalten bis zu fünfzehnmal mehr Eiweisse als Organgewebe gleicher Grösse. Eiweiss wird zum Leichengift, wenn es zerfällt. Aber leider zerfällt der Tumor nicht, im Gegenteil, er wächst. Die von den Medizinern als Grund für die Knochenmarkslähmung und Anämie angeführten Gifte können somit keinesfalls aus dem Tumor stammen. Sind jedoch die Körpergewebe oder Organe energieschwach, so können sie die Zellen nicht mehr an sich binden. Die sich nun rasant zersetzenden Körpereiweisse fallen in grosser Menge an, werden zum Leichengift und lähmen so auch noch die Entgiftungsorgane.

10.13 Krebs – die naturheilkundliche Antwort

Krebs ist nicht das Resultat irgendeines externen Faktors, auf den wir keinerlei Einfluss ausüben können. Nein, Krebs ist vielmehr bloss das Produkt unseres eigenen täglichen Verhaltens, einschliesslich des Denkens.

Der wichtigste Faktor bei der Krebsheilung ist das Verstehen des Mechanismus vom Krebswachstum. Ohne dieses Wissen ist Krebs eine unheilbare Krankheit. Im Gegensatz zum Volksglauben ist Krebs keine furchtbare Krankheit, solange man die Ursache und den Mechanismus von Krebs kennt.

Krebs ist eine chronische Krankheit und eine Krankheit des ganzen Körpers. Es mag lange dauern, ihn zu heilen, aber er kann geheilt werden, falls nicht eine falsche Medikamentenbehandlung stattgefunden hat.
Es gibt viele Wege, Krebs zu heilen. Krebsspezialisten werden dann sagen: „Es war zunächst nicht Krebs", weil sie den Mechanismus des Krebswachstums nicht kennen. Da sie den Mechanismus und die Ursache von Krebs nicht kennen, machen sie ihn zu einer unheilbaren Krankheit. Dieser Begriff „unheilbar" ist eine Fata Morgana der modernen Medizin. Das ist besonders zutreffend für die Krebsspezialisten. Sie erzeugen eine öffentliche Angst vor Krebs. Eine solche Krebsphobie ist eine iatrogene Krankheit.
Die gegenwärtigen Behandlungsweisen bei Krebs (Chirurgie, chemische Therapie und Bestrahlungstherapie) sind nicht geeignet, weil sie auf einem falschen Konzept basieren. „Krebs kann geheilt werden, wenn er im Frühstadium behandelt wird" wird als Slogan von der modernen Medizin gebraucht. Diese Behandlung ist jedoch schlechter als die natürliche Behandlung, eine Heilkraft, die uns von der Natur gegeben ist.

Da die moderne Medizin glaubt, dass eine Krebszelle durch Zellteilung wächst, versucht sie, eine Chemikalie zu finden, die die Zellteilung im Reagenzglas stoppt. Da sie jedoch sehr giftig ist, wird diese Chemikalie unsere Naturheilkraft schädigen, wenn sie in unserem Körper verwendet wird. Mit anderen Worten, wir müssen unsere natürliche Heilkraft zerstören, um die sogenannte Zellteilung zu stoppen, die in Wirklichkeit nicht existiert. Das ist der Grund, warum Krebs unheilbar ist. Selbst wenn wir mit dem Konzept dieser Wissenschaftler einverstanden wären, hinge die Wirksamkeit einer solchen Krebsdroge davon ab, ob die Krebszelle stärker als die normale Körperzelle ist oder nicht. Unglücklicherweise ist die Krebszelle gewöhnlich stärker als die normale Körperzelle.

Wie ich vorher schon erwähnte, ist die Krebszelle eine Art Körperzelle, die sich aus einem roten Blutkörperchen umgewandelt hat. Dieses rote Blutkörperchen ist so unentwickelt, dass es sich, je nachdem, wie die Bildungskraft der es umgebenden Zellen beschaffen ist, in jede beliebige Körperzelle umwandeln kann. Wenn ein rotes Blutkörperchen eng mit einer Krebszelle in Berührung kommt, erhält es die starke Bildungskraft von dieser und wandelt sich so in eine andere Krebszelle um. Die Kraft der Krebszelle ist so stark, dass das Wachstum der Krebszelle doppelt so gross wie das einer normalen Zelle ist. Deswegen ist die Verwendung von Chemikalien zwecks Beendung der eingebildeten „Krebszellenteilung" Unsinn. Chemikalien, die stark genug sind, um auf Krebszellen eine Wirkung auszuüben, zerstören genauso die normalen Körperzellen.

Es gibt viele interessante Krebsbehandlungen, die von der japanischen und der chinesischen Volksmedizin verschrieben werden. Perlgerste, Trapanüsse, der Schwamm des Wisteriabaumes, schwarze Bohnen, Klettenwurzelsamen etc. werden als Hilfsmittel zur Krebsheilung angesehen. Es muss noch mehr Pflanzen geben, die der Krebsheilung dienen. Die heilende Kraft ist jedoch immer geschwächt, wenn diese Pflanzen kultiviert werden. Wilde Pflanzen haben eine viel stärkere Heilungskraft als kultivierte. Wenn man solche Pflanzen verschreibt, muss eine sorgfältige Einschätzung der individuellen Konstitution des Patienten und des Stadiums des fortgeschrittenen Krebses vorangegangen sein.

Allgemeine Überlegungen

Wenn Krebs sich entwickelt, tritt Appetitverlust und ein allgemeiner anämischer Zustand ein. Mit meiner Theorie können diese Symptome durch das Folgende erklärt werden: Der Appetitverlust, bei dem der Kranke fast nichts isst, ist günstig, weil das physiologische Ergebnis des Fastens die Körperzellen (besonders die Krebszellen) dazu veranlasst, sich zurück in rote Blutkörperchen umzuwandeln. Deshalb ist Appetitverlust ein Symptom dafür, dass unsere natürliche Heilkraft tätig ist. Ein allgemeiner anämischer Zustand kann auch sehr leicht mit meiner Theorie des Krebszellenwachstums verstanden werden. Die modernen Krebsspezialisten raten jedoch dazu, mehr Fleisch zu essen, um die roten Blutkörperchen zu vermehren. Das jedoch wird den Krebszustand verschlechtern. Wir müssen erkennen, dass rote Blutkörperchen, die aus Fleisch entstanden sind, gute Materialien für die Entwicklung von Krebszellen sind, wenn der Keim des Krebses schon gepflanzt ist.

Krebszellen werden von roten Blutkörperchen schneller umgebildet als normale Zellen; daher sind sie nicht gut gebildet. Mit anderen Worten, sie sind plump und schwach. Deswegen können sie leichter zu roten Blutkörperchen zurückverwandelt werden, als es normale Körperzellen können. Das ist der Grund für meine vorige Behauptung, dass Krebs nicht eine fürchterliche Krankheit ist.

Das Grundkonzept zur Krebsheilung sollte der Versuch sein, unsere natürliche Heilkraft zu verbessern, die die umgekehrte Umwandlung von Krebszellen zu roten Blutkörperchen fördert.

Fasten als Krebsheilmittel verlangt jedoch eine besorgte und vorsichtige Erwägung. Fasten reduziert offenbar Krebszellen, aber zur selben Zeit vermindert es auch die Vitalität.
Deswegen muss man sich, wenn man Fasten als Heilmittel betrachtet, des Unterschiedes im Verhältnis zwischen der Reduktion der Krebszellen und der Reduktion der Vitalität bewusst sein. Beim Fasten muss man so vorsichtig sein, dass die Reduktion der Vitalität nicht grösser ist als die der Krebszellen. Deswegen empfehle ich Fasten bei Krebs nur in Form von kurzen, wiederholten Fastenstössen, damit die Vitalität erhalten bleibt.
Die 5-Bereiche zur ganzheitlichen Gesundheit gelten hier wie überall: 1. Bewusstsein, 2. alles Ungesunde weglassen, 3. richtig Entgiften, 4. richtige Ernährung und Supplemente, 5. Bewegung und Aktivieren.

Man sollte die drei Hauptbehandlungsweisen bei Krebs (Chirurgie, chemische Therapie und Bestrahlungstherapie) durch geistige, diätetische und physikalische Behandlung ersetzen.

10.14 Keine Angst vor Tumoren

Untersuchen wir nun ein Krankheitsphänomen, welches die Menschen, aber auch die Ärzte in den Bann zieht. Gerade dieses Leiden verbreitet nur noch Angst und Schrecken. Das Übel wird als „bösartig" gebrandmarkt. Noch schwerer begreifbar wird seine Erklärung durch die zweite Wortsilbe „artig". Trennt man den Begriff bösartig, so erhält man als erste Silbe „bös". Bös heisst so viel wie schlecht, teuflisch, des Teufels. Die zweite Silbe ergibt das Wort „artig". Artig kommt von „Art", heisst aber auch: gesittet, folgsam, gut. Eine in aller Augen tödliche, fürchterliche Krankheit kann als „böse" angesehen werden. Aber wenn dieses Geschehen gleichzeitig mit dem zweiten Wortteil als folgsam, als gesittet, als gut, als artig eingestuft wird, ist mit diesem Wort schon die erste Verwirrung in die Köpfe gepflanzt worden. Die einzige Krankheit, die den Begriff bösartig erhielt, ist der Krebs. Hat solch ein Krebstumor eine bestimmte Grösse erreicht, bildet er Wurzeln mit krebsartigen Tentakeln. Fachleute nennen diese übergreifende Ausbreitung „infiltrierendes Wachstum".

Zwei grosse Grundarten des Krebses sorgen für Panik. Die erste, weitaus grösste Gruppe befällt die Schleimhäute des Körpers. Schleimhäute befinden sich z.B. in Mund.

Rachen, Kehlkopf, Speiseröhre, Bronchien, Magen, Darm, Blase, Gebärmutter, Drüsen und in anderen Körperbereichen. Fachleute bezeichnen einen Krebs der Schleimhäute als „Karzinom".

Die zweite Gruppe der Krebse befällt das Bindegewebe. Bösartige Geschwülste des Bindegewebes treten wesentlich seltener auf als Krebse der Schleimhäute. Zum Bindegewebe gehören Nerven, Knochen, Knorpel, Haut, Muskeln, Sehnen und Fett. Bindegewebe bindet die Organe an ihren angestammten Platz, umhüllt sie, grenzt sie von anderen Körperbezirken ab. Krebse des Bindegewebes erhielten den Namen „Sarkom".

Schon vor vielen Jahrzehnten, in meiner Kindheit, hatte ich immer wieder, Jahr für Jahr gelesen, dass die Wissenschaft bald das Mittel haben werde, welches den Krebs besiegt. Seitdem hatten wir Jahr für Jahr mehr Krebstote, auf das Heilmittel warten wir immer noch. Geblieben jedoch sind die Berichte, dass man guten Mutes in die Zukunft blicke, dass diese oder jene Therapie erfolgversprechend für die Zukunft erscheine, dass ein therapeutischer Durchbruch bald kommen werde. Derartige Formulierungen bei Krebs haben immer eine übereinstimmende Eigenschaft: Sie beziehen sich auf die Zukunft. Die Menschen der Gegenwart haben nichts von solchen Prophezeiungen. Ob die der Zukunft hiervon profitieren werden, ist nicht sicher.

Seit weit über 100 Jahren wird der Krebs weltweit von Ärzten, Biologen, Wissenschaftlern erforscht. Die Ergebnisse dieser Forschungen sind, gemessen an den jährlich steigenden Krebserkrankungen, ernüchternd. Wenn jedoch die besten Köpfe in weit über 100 Jahren riesige Arsenale mit Einzelfakten füllten, das Übel aber grinsend, beinahe schadenfroh, sich immer mehr breit macht, spricht das dafür, dass der Krebs diesen Wettlauf gewonnen hat. Oder führte das Tumorleiden vielleicht die Beteiligten in die Irre? Ist der Krebs gar ein Trugbild? Jagt man nur Gespenster? Aber der Krebs zeigt sich doch, die harten, Ableger produzierenden Tumore sind für Chirurgen, Ärzte, Pathologen, Röntgenologen ein sichtbarer Beweis: Hier befindet sich krankhaftes, zerstörerisches Gewebe, welches in einem gesunden Körper nichts zu suchen hat.

Wenn diese Ansicht stimmt, haben die Fachleute recht, dann ist der Krebs kein „Gespenst". Aber wie verhält es sich, wenn das „krankhafte, zerstörerische Gewebe" gar nicht krankhaft und zerstörerisch ist? Solch eine Behauptung wäre provokativ, würde von Ärzten und Kranken als anmassend, unwissenschaftlich, laienhaft, dumm, überheblich oder unqualifiziert eingestuft.

Stell Dir vor, jemand müsste zeitlebens in einer Höhle leben und der Blick nach aussen wäre versperrt. Vorbeiziehende Menschen und Tiere werfen ihre Schatten an die Höhlenwand, die Wesen selber wären für den Höhlenmenschen jedoch nicht im Original zu sehen. Was würde der Höhlenbewohner folgern? Für ihn wären die sich bewegenden Schatten Realität.

Die Geschichte ist reich an Beispielen, dass solche „Schatten" als Realität galten. Claudius Ptolemäus (87–165 n.Chr.) lehrte, dass die Erde der Mittelpunkt der Welt sei. Erst nahezu eineinhalbtausend Jahre später stürzte diese Lehre zusammen. Kopernikus (1473–1543) erkannte, dass sich die Erde um die Sonne bewegt. Ein Jahrhundert später setzte sich Galileo Galilei (1564–1642) für die Lehre von Kopernikus ein. Das zwang ihn vor ein Inquisitionsgericht, und er musste diese Lehre widerrufen. Nach einem Prozess in Rom verurteilte man Galilei zu lebenslänglichem

Arrest. Erst 143 Jahre später wurde das auf dem Index gelandete Werk des Galilei von der Verbotsliste gestrichen. Es ist bis heute nicht gesichert, wann endlich die Lehre, dass die Erde eine Scheibe sei, ausgedient hatte.

Menschen und Wissenschaftler der damaligen Zeit sahen mit eigenen Augen: Im Osten geht die Sonne auf und sie bewegt sich von Minute zu Minute mehr nach Westen, um auch dort zu versinken. Selbst in der Dunkelheit, am nächtlichen Sternenhimmel, vollzog sich die gleiche Rechtsdrehung der Sterne und Sternbilder. Das war für sie Realität. Aber diese subjektive Realität entsprach nicht der objektiven Wahrheit. Der Fehler dieses Denkens lag in der Selbstbezogenheit. Dieser kleine Unterschied, dass sich die Himmelskörper auch dann nach rechts bewegen, wenn sie feststehen und die Erde sich links herumdreht, auf diesen einfachen Gedanken sind die Menschen anderthalb Jahrtausende lang nicht gekommen.

Das einseitige Denken ist ein menschliches Problem. Wenn der Mensch ein Problem nicht lösen kann, muss er schauen und fragen: Wie funktioniert es in der Natur? Wenn er noch schauen kann, erhält er auf fast alle seine scheinbar unlösbaren Fragen eine Antwort.

In der Natur existieren, genauso wie beim Menschen, krankhafte Zustände, besonders wenn der Mensch die Natur aus dem Gleichgewicht bringt, die natürlichen Gegebenheiten künstlich verändert, die Natur stört oder zerstört. Der von der Natur abhängige Mensch hat sich durch die sogenannte Zivilisation so weit von ihr entfernt, wurde derart naturentwurzelt, dass er ohne Not das zerstört, was ihm das Leben garantiert. Niemand wird etwas zerstören, was er innig liebt. Wenn er die Natur nicht liebt, was dann? Das Geld, den Besitz, sein Ego? Doch diese zerstören langsam aber sicher sein Wesen, seine Gesundheit. Eine zerstörte, kranke Lebensgrundlage muss auch eine Entartung der von ihr Abhängigen nach sich ziehen. Wenn der Mensch rigoros in die Natur eingreift, verändert er die Lebensbedingungen von Pflanze, Mensch und Tier. Bescheidenere Lebensformen passen sich an und überleben, Anspruchsvolle erleiden Mangelzustände, erkranken, verkümmern oder sterben.

Untersuchungen haben gezeigt, dass gestörte Bodenverhältnisse für Pflanzen krankhafte Veränderungen an Früchten und Blättern nach sich ziehen.

Wenden wir uns nun unserem Hauptthema zu. Welche Geschwülste zeigen sich in der Natur? Was offenbaren uns Tumore an Pflanzen? Das geeignetste Naturobjekt für diese Studien sind Bäume. Bäume werden alt, Gräser und Kleinpflanzen besitzen eine geringere Lebenserwartung. Da sie im Winter oft zurückfallen oder gänzlich verschwinden, sind sie zur langfristigen Beobachtung ungeeignet. Gräser und kleine Pflanzen verschwinden von selber, wenn ihr Bodenmilieu sich ändert. Ihren Platz nehmen dann solche Pflanzen ein, denen die vorherrschende Beschaffenheit des Bodens gut bekommt. Dieser Artenwechsel ist für das menschliche Auge undramatisch. Der Betrachter bewundert die Vielfalt und macht sich keine weiteren Gedanken.

Alte Bäume hingegen besitzen nicht die Leichtigkeit und Wendigkeit von kleinen Pflanzen. Fest verwurzelt müssen sie ihr „Schicksal" verkraften. Dass der Wald inzwischen sehr krank ist, ist eine Binsenweisheit und wird seit Jahrzehnten von Fachleuten Jahr für Jahr in Berichten veröffentlicht. Abgesehen von anderen Baumkrankheiten zeigen Bäume drei Arten von krankhaften Wucherungen:

Als erste Form der Wucherungen präsentiert der Baum mehr oder weniger dicke Geschwülste von Stamm und Rinde. Gelegentlich, wenn auch seltener, sind Äste betroffen. Der Förster spricht hier von einem Baumkrebs, von Wucherungen. Aber solch ein betroffener Baum lebt weiter, er stirbt nicht. Also ist diese Art der unübersehbaren Tumorbildung für den Baum keine tödliche, „bösartige" Krankheit. Es handelt sich auch nicht um andere Zellen, solch ein „Baumtumor" besteht wie der übrige Baum aus Holz.

Die Art ist geblieben, nur die Form änderte sich. Somit ist dieser „Baumkrebs" für den Baum eine gutartige Veränderung.

Bei der zweiten Form von Baumwucherungen erkennen wir an einer einzelnen Stelle eines Baumstammes ein Gewächs. Ein Baumpilz, also schmarotzende, andersartige Zellen, wachsen aus seinem Stamm. Ihre Nahrung beziehen diese Parasiten aus seiner Masse. Dort, wo das fremde pflanzliche Gewächs auftaucht, ist das darunterliegende Baumholz krank. Die Lebenskraft an dieser Stelle lässt soweit nach, dass das Holz zerfällt. Diese zerfallenden Fasern bilden den Humus für den Pilz, für das neue Baumgewächs. Es kann nur auf dem Milieu des untergehenden Holzes gedeihen. Gesundes Holz liefert dem Baumpilz keine Nährstoffe. Nicht der Pilz, das Gewächs, zerstört den Baum, sondern die kranke, örtlich begrenzte Stelle liefert mit ihren Zerfallsprodukten den Dünger für das parasitäre Wachstum. Klimatische Veränderungen, weniger oder mehr Regen, Denaturierung des Bodens können den Baum schwächen. Mitunter schneidet ein Baumchirurg die kranke Stelle heraus und versiegelt diese. Gelingt die Wiederherstellung der örtlichen Schwachstelle nicht, schreitet der Verfall der Lebenskraft des Baumes weiter fort und die Gewächse vermehren sich, siedeln sich auch an anderen Stellen des Stammes an.

Damit sind wir bei der dritten Form tumoröser Veränderungen von Bäumen. Der gesamte Baumstamm zeigt an vielen Stellen Metastasen, Tochtergeschwülste. Der Baum ist dann durch und durch geschwächt. Obwohl er noch lebt und Blätter bildet, hat er so wenig Widerstandskraft, dass er sich nicht mehr gegen Parasiten wehren kann. Seine pflanzlichen Zellen besitzen so wenig Lebensströme, so geringe Biophotonenstrahlung, dass zu Lebzeiten schon die langsam verlöschenden Energien der Bäume die Teile frei geben, die nun einer niederen Form von Leben, dem Parasiten, seine Lebensgrundlage bereitstellen. Das Lebensprinzip „fressen und gefressen werden" vollzieht sich auch im Reich der Pflanzen. Der Pilz ist nicht der Verursacher der Krankheit, des Todes eines Baumes. Aber der Pilz ist das Symptom von Krankheit und nahendem Tod. Ein befallener Baum stirbt nicht an seinem Gewächs, sondern mit seinem Gewächs. Solche Bäume fallen auch bevorzugt Stürmen zum Opfer. Und dann erkennt der Fachmann, dass sie innen krank, morsch oder hohl waren. Solange er stand, sahen wir aussen keine Veränderung. Erst die Bruchstelle des Stammes legt das Innere, das Verborgene offen.

Durch Herausschneiden der Baumparasiten wird der kranke Zustand des Baumes nicht beseitigt. Beseitigung von Krankheitsfolgen lassen die verantwortliche Ursache unangetastet. Entfernte Baumpilze lassen ihr Mycel, ihre Wurzeln, verstärkt in die Rinde wachsen, und es bilden sich noch mehr Pilze. Besonders deutlich zeigt sich diese Gesetzmässigkeit, wenn ein Baum plötzlich seiner Lebenskraft beraubt wird. Aus gesunden Bäumen, die gefällt wurden und einige Wochen oder Monate liegen, spriessen auf einmal die Pilze, weichere oder härtere Exemplare, die im gesunden, noch lebenden Zustand nicht vorhanden waren. Dieser Vorgang zeigt überdeutlich, dass der Parasit nicht die Ursache, sondern immer die Folge der verlöschenden Lebenskraft eines Baumes ist. Es leuchtet jedem ein, dass keine noch so gelungene operative Entfernung dieses oft stattlichen Gebildes den abgesägten Baum zum Leben erwecken könnte.

10.15 Krebs und das Milieu intern

Der französische Chirurg Alexis Carrel (1873–1944) hielt ein Hühnerherz 28 Jahre lang in einer alkalischen Lösung am Leben. Das gelang ihm, weil er die Lösung jeden Tag erneuerte. Er hielt ein bestimmtes Verhältnis der Elemente ein, sodass die Lösung immer ganz leicht alkalisch war. Ferner wurden die sauren Nebenprodukte aus dem Zellstoffwechsel durch das tägliche Auswechseln der Lösung beseitigt. Das Hühnerherz starb ab, als Carrel aufhörte, die Lösung zu erneuern. Nach der modernen Physiologie gilt das auch für Menschen, wie ich zuvor erwähnt habe. Unsere Körperzellen sind von Flüssigkeiten umgeben, welche leicht alkalisch sein sollten, um das Leben zu erhalten. Wenn Du Sport machst, erlebst Du, wie Du ausser Atem gerätst und erschöpft bist und unter Umständen sich gewisse Muskeln verkrampfen. Das ist die Folge von Produktion und Ansammlung der Milchsäure, welche ihrerseits durch unvollständige Verbrennung von Glukose entsteht. Anders gesagt, in Situationen starker Belastung bekommt der Körper nicht genügend Sauerstoff, um Glukose umzuwandeln. In solchen Momenten dürfte der pH-Wert des Blutes bei etwa 7,26–7,27 liegen statt des normalen 7,35–7,45. Das ist ein zu saurer Zustand des Blutes. Diese Art der Azidität wird durch das Puffersystem des Körpers aufgefangen, welches starke Säuren in schwache Säuren verwandelt und sie in Form von Kohlendioxid (C02) ausscheidet. Kohlendioxid ist ein Teil des Atems, den wir ausatmen.

Wird die Kondition unserer extrazellulären Flüssigkeiten und insbesondere des Blutes sauer, wird unser körperlicher Zustand zuerst Müdigkeit, Anfälligkeit gegenüber Erkältungen usw. erkennen lassen. Nimmt der Säuregehalt dieser Flüssigkeiten noch weiter zu, dann werden sich Schmerzen und Beschwerden wie etwa Kopfweh, Brustschmerzen, Magenschmerzen usw. einstellen. Wenn das Blut eine mehr und mehr saure Kondition entwickelt, dann deponiert unser Körper unweigerlich diese überschüssigen sauren Substanzen in bestimmten Bereichen des Körpers, um das Blut in die Lage zu versetzen, eine alkalische Kondition zu behalten. Setzt sich diese Entwicklung fort, nehmen jene Bereiche an Azidität zu und einige Zellen sterben ab. Sodann verwandeln sich diese toten Zellen selbst in Säuren. Doch manch andere Zelle passt sich möglicherweise an diese neue Umgebung an. Anders gesagt, anstatt abzusterben – wie das normale Zellen in einer sauren Umgebung tun – überleben einige Zellen, indem sie zu anormalen Zellen werden. Diese anormalen Zellen werden dann bösartige Zellen genannt. Bösartige Zellen korrespondieren nicht mit den Gehirnfunktionen und auch nicht mit unserem eigenen DNS-Gedächtnis-Code. Deshalb wachsen bösartige Zellen ohne Einschränkung und ohne Ordnung. Das ist Krebs.

Einer der üblichsten Wege, eine saure Kondition in den Körperflüssigkelten zu erzeugen, führt über Überkonsum von Fett oder Zucker (Zucker wandelt sich im Organismus um in Fett). Da Fett nicht wasserlöslich ist, schwimmen, wenn ständig übermässig fettige Nahrung konsumiert wird, Klumpen von unaufgelöstem Fett in den Arterien bis in die Kapillaren. Diese Fettklumpen verstopfen die Kapillaren und stoppen die Versorgung mit Nährsubstanzen und Sauerstoff. Dieses Ende der Versorgung mit Nährsubstanzen und Sauerstoff bewirkt den Tod der Zellen am Ende der verstopften Kapillaren. Die toten Zellen verwandeln sich zu Säuren. Die saure Kondition der Körperflüssigkeiten veranlasst normale Zellen, zu bösartigen Zellen zu werden, wie oben erklärt. Brust- und Dickdarmkrebs werden überwiegend durch Konsum von zu viel Fett in Kombination mit Zucker verursacht. Überkonsum von Protein bewirkt ebenfalls eine saure Kondition, weil überschüssiges Eiweiss aufgespalten und zu Harnstoff abgebaut wird. Dieser Harnstoff veranlasst die Nieren, zu viel Wasser auszuscheiden, und zwar zusammen mit basenbildenden Mineralstoffen. Also bewirkt Überkonsum von Protein eine saure Blutkondition.

Andere Nahrungsmittel, welche eine saure Kondition der Körperflüssigkeiten hervorrufen, sind Zucker, weisser Reis, Weissmehl, chemische Zusatzstoffe, Arzneimittel und synthetische Medikamente. Alle diese Nahrungs- und Arzneimittel bewirken saure Kondition auf zweierlei Art und Weise. Einerseits enthalten sie säurebildende Elemente, andererseits bringt nicht eines von ihnen ausgleichende alkalische Elemente mit. Sie produzieren also nicht nur Säuren, sie verbrauchen auch die körpereigenen basenbildenden Elemente, um die von ihnen selbst gebildeten Säuren zu neutralisieren.

Physiologische Konditionen, wie etwa schwache Nieren und Verstopfung, sorgen ebenfalls für eine saure Beschaffenheit der Körperflüssigkeiten. Körperliche Aktivitäten erzeugen ständig Säuren, wie Schwefelsäure, Essigsäure und Milchsäure. Sind die Nieren schwach und die basenbildenden Stoffe zu gering, können diese Säuren nicht neutralisiert werden und somit nicht ausgeschieden werden, und sie verursachen saure Körperflüssigkeiten. Im Falle der Verstopfung verwest der Stuhl im Dickdarm und erhöht so den Säuregrad im Körper. Ich denke, das ist der Anfang von Dickdarmkrebs.

Warum aber veranlasst eine saure Kondition in den Körperflüssigkeiten Zellen „bösartig" zu werden? Azidität in den extrazellulären Flüssigkeiten tötet Nervenzellen, welche mit dem Gehirn verbunden sind, und Azidität in den intrazellulären Flüssigkeiten schädigt die Zellkerne, welche das Zellwachstum steuern.

Somit entwickelt sich Krebs über die folgenden Stadien:

1. Verzehr von vielen säurebildenden Nahrungsmitteln, also fettigen, eiweissreichen, raffinierten Nahrungsmitteln, von karzinogenen Substanzen wie Nitriten und chemisch behandelten Nahrungsmitteln ganz allgemein. Röntgenstrahlen tragen schon in diesem Stadium das Nötige dazu bei.
2. Zunehmende Verstopfung.
3. Zunahme der Azidität im Blut. Dass bewirkt eine Zunahme der weissen Blutkörperchen und eine Abnahme der roten Blutkörperchen, was der Anfang von Leukämie ist.
4. Zunahme der Azidität in den extrazellulären Flüssigkeiten.
5. Zunahme der Azidität in den intrazellulären Flüssigkeiten.
6. Entstehung „bösartiger" Zellen. Das ist das Stadium, welches man Ausbruch des Krebses nennt.
7. Fortgesetzter Konsum vieler Yin-Nahrungsmittel.
8. Durch hohe Dosen von Bestrahlung sowie chemische und medikamentöse Behandlung. Dieses Stadium nennt man fortgeschrittenes Stadium von Krebs.

Krebserzeugende Nahrungsmittel sind Kombinationen aus den folgenden:
Extrem Yin und säurebildend, wie etwa:

1. Zucker, Honig, Fruchtzucker (alle Einfachzucker)
2. Künstliche Süssstoffe (Aspartam)
3. Milchprodukte – Milch, Joghurt, Rahm, Weichkäse usw.
4. Fruchtsäfte und tropische Früchte
5. Chemische Zusätze, Farbstoffe und Konservierungsmittel
6. Industriell hergestellte, behandelte oder raffinierte Nahrung
7. Raffinierte Weissmehlprodukte (vor allem auch Weizen)
8. Pestizide und die meisten Umweltgifte (Stichwort: Natur-Umwelt-Lebewesen-Killer Glyphosat)
9. Mit Quecksilber vergiftete Fische (Stichwort: Thunfisch u.a.)
10. Schwermetalle: Aluminium, Strontium, Barium, Amalgam, Fluorid u.v.a. (Stichwort: Impfungen, Zahnpasta, Chemtrails u.v.a.)

Yang, säurebildend, wie etwa:

1. Alles Fleisch – Huhn, Rind, Schwein und Fisch
2. Hartkäse mit viel Tafelsalz

Die Natur zeigt die beiden gegensätzlichen und sich doch ergänzenden Kräfte deutlich überall in Pflanzen, Tieren und Dingen. Die alten chinesischen Weisen nannten diese Manifestationen Yin und Yang. Die moderne Wissenschaft nennt sie positiv und negativ, plus und minus, Proton und Elektron, Ausdehnung und Zusammenziehung, Induktion und Deduktion, Frau und Mann, weiblich und männlich und Säure und Base.

Woher kommen Säuren und Basen? Welches ist ihr Ursprung? Wenn Du dies verstehst, kannst Du ein völlig anderes Bild von dieser Welt erblicken. Ein Zen-Koan lautet: „Welches ist der Klang einer Hand?" Zwei Hände erzeugen Klang. Klatschen kann nicht von nur einer Hand erzeugt werden. Zen-Studenten müssen darauf eine Antwort finden. Genauso kannst Du auch den Ursprung von Säuren und Basen nicht sehen. Alles, was Du siehst oder schmeckst ist, dass sich alles entweder als Säure oder als Base zeigt. Der Ursprung von Säuren und Basen ist dort, wo keine Säure und keine Base existiert, das heisst: wo kein Klang, kein Licht, keine Bewegung, keine Farbe, nicht heiss, nicht kalt, nicht sauer, nicht alkalisch, nicht links, nicht rechts, nicht alt, nicht jung, kein Leid, keine Freude... existiert. Buddhisten nennen es Ku, Taoisten nennen es Mu, Shintoisten nennen es Kami. Das ist der Ursprung von Säuren und Basen. Nahrungsmittel sind die Träger dieser beiden Kräfte, und indem wir Nahrungsmittel essen, erzeugen wir gegensätzliche und sich ergänzende Zellen, Muskeln, Nerven, Hormone, Enzyme, Gene, Organe und Gedanken. Weil unser Leben die Manifestation zweier sich ergänzenden Kräfte ist, bergen unsere Handlungen, unsere Lebensführung und unsere Gedanken immer Antagonismus und Widerspruch. Doch ist da Antagonismus, sollte auch Komplementarität da sein. Deshalb ist die wichtigste Lektion, die man von Säuren und Basen lernen kann, einen Gegensatz zu akzeptieren, wann immer man ihm begegnet, und ihn zur Ergänzung, zur Vervollkommnung im eigenen Leben hinzuwenden.

Wir werden immer wieder mit Aussagen konfrontiert wie: „Das hat alles nichts mit der Ernährung zu tun. Das ist wissenschaftlich nicht bewiesen."

Lösen wir diese Differenzen auf:
Frage: Wie können Körperzellen und in der Folge Organe gebildet werden ohne Blut?
Wie können Körperzellen und in der Folge Organe „übersäuern" ohne „saures" Blut?

Solange das Blut ausreichend basisch ist, werden auch die Zellen und Organe nicht übersäuern. Die Natur benötigt niemals zuerst „wissenschaftlichen Beweise", um zu wissen, ob und wie sie perfekt funktioniert. Die Natur orientiert sich niemals an einer „wissenschaftlichen Theorie", sondern immer nur am „göttlichen Ordnungs-Prinzip". **Vergiss das nie wieder!**

Noch einen Schritt weiter zurück:
Solange der „Nahrungsbrei" in der Bilanz nicht zu „sauer" ist, wird auch das Blut nicht „sauer" sein.
Das Verhältnis muss in der Bilanz 80 % basenbildend und 20 % säurebildend sein. Dann kommt es zu keiner Übersäuerung im Nahrungsbrei >>> Blut >>> Zellen >>> Organe >>> Mensch.
Dies ist der wahre Ausgleich von Säuren und Basen!

10.16 Ganzheitlichkeit verstehen

Ein untrügliches Zeichen für Schädigung des Milieus ist die Demontage der Ganzheit. Ein aus der Ganzheit herausgerissener Mensch verliert auch seine körperliche Ganzheit: die Gesundheit. Die körperlichen Störungen dieses falschen Geistes übermitteln dem Kranken: „Du lebst nicht in der Harmonie, Du verhältst Dich naturwidrig, Du kennst Deine wahren Bedürfnisse nicht." Nicht selten hindern einschneidende körperliche Symptome den Kranken daran, seinen verhängnisvollen Lebensstil fortzusetzen: Dem leberkranken Säufer bereitet plötzlich der Alkohol Übelkeit und Schwindel. Dem an Darm und Bauchspeicheldrüse geschädigten Schlemmer verderben nach den Mahlzeiten Bauchgase und Blähungen die Stimmung. Völlegefühle oder Durchfälle hindern ihn, seine Exzesse fortzusetzen.

Jeder Kranke bleibt mit all seinen Symptomen eine Ganzheit. Seine Symptome gehören zu ihm. Sie sind ein körperliches Druckmittel, eine ständige Mahnung, seine Harmonie wiederherzustellen. Gelingt dies dem Symptom, tritt Gesundung ein und das Symptom ist nicht mehr notwendig und schwindet. Mit einer symptomatischen Therapie trennen wir die Beschwerde vorübergehend vom Kranken. Aus diesem Grunde ist die langfristige, gewaltsame Unterdrückung von Krankheitssymptomen gefährlich. Der Kranke verspürt so eine geringere Motivation, die Ursache seines Leidens zu erkennen. Je länger die Ursache weiter besteht, desto mehr verfestigt sich die Krankheit. Dieses fest verwurzelte Leiden wird immer schwerer heilbar. Ausserdem tritt noch folgender Umstand hinzu: Eine lang dauernde Unterdrückung von Krankheitssymptomen durch drastische Mittel beschleunigt fast immer den körperlichen Abstieg. Die Neben- bzw. Giftwirkungen dieser Präparate schwächen andere, bislang oft noch gesunde Organe oder Funktionen. Weil nun mehrere Bastionen der Gesundheit nach und nach zusammenbrechen, siegt der körperliche Verfall über die Gesundheit.

Funktionelle oder organische Leiden beherrschen immer mehr Menschen. Schmerzen oder Behinderungen erzwingen Ruhepausen. Der Kranke kann nicht mehr alles tun, was er will. Ein Teil seines Lebensablaufes wird ihm durch seine Krankheit diktiert. Seine Beschwerden hindern ihn, seinen Willen durchzusetzen. Der Migräneanfall treibt den Patienten für Stunden oder Tage in das abgedunkelte Schlafzimmer in die Ruhe. Oft ist die Migräne die Folge einer vorherigen seelischen oder körperlichen Verausgabung. Dieses Symptom bewahrt den Energiegeschwächten davor, sich weiter zu verzehren. Im Migräneanfall verspüren die Befallenen nicht nur ein berstendes Gewitter im Kopf, sondern auch grosse körperliche Schwäche. Somit spricht die Krankheit durch ihre Symptome und sagt dem Befallenen: „Dein Körper ist leer, dein Kopf ist zu voll. Schaffe endlich Harmonie zwischen Kopf und Körper, zwischen Verstand und Herz."
Dass Migränekranke oft kopflastig sind, haben Mediziner längst erkannt. Sie weisen darauf hin, dass Menschen, die hiervon geplagt werden, meist ausserordentlich intelligent sind. Ein wirksames, rechtzeitig eingenommenes Migränemittel nähme dem Geplagten zwar die Schmerzen, gestatte es ihm jedoch, weiter sein energiezehrendes Leben fortzusetzen. Diese

Anstrengungen würden seine ohnehin schwache Kraftbilanz noch mehr herabsetzen und die Ursache für einen noch schwereren Migräneanfall heraufbeschwören.

Eine Kerze, die doppelt so hell brennt, leuchtet nur halb so lange

So haben Krankheiten nicht nur negative, sondern auch positive Seiten. Sie verhindern nicht selten einen zu grossen Energieabfluss und zwingen den Kranken, seine Kräfte nicht zu vergeuden. Aber gerade der Krebs ist nach unseren Erfahrungen das Produkt zu grosser Verausgabung mit nachfolgender mangelnder Lebensenergie. Bei den meisten Krebskranken ist ein herausragendes Phänomen auffällig: Bis zum Auftreten ihrer Tumorkrankheit waren diese Menschen gesund, zumindest selten ernstlich krank. Kommt ein älterer, fast nie kranker Mensch mit nicht gekannten Beschwerden zum Behandler, wird dieser ihn besonders gewissenhaft untersuchen, denn er kennt die lauernde Gefahr einer heimtückischen Krankheit bei „leerer Anamnese". Die „Anamnese" ist die Krankheitsgeschichte des zurückliegenden Lebens. Eine leere Anamnese heisst, dass bislang keine besonderen, krankheitsrelevanten Vorkommnisse aufgetreten sind.

Wie ist nun diese leere Krankenvorgeschichte bei so vielen Krebskranken zu erklären? Über dieses Phänomen wird diskutiert. Die meisten Fachleute erklären diese Besonderheit damit, dass durch das lebenslängliche Ausbleiben von Krankheiten das Immunsystem ungenügend trainiert wurde und dieses untrainierte, schlaffe Immunsystem dem Krebs ungenügenden Widerstand entgegengesetzt hat und eine Geschwulstentstehung nicht mehr aufhalten konnte. Diese Ansicht teile ich nicht. Nach meinen Beobachtungen denke ich, Krebskranke hatten während ihres Lebens ein ungewöhnlich starkes Immunsystem. Für diese Beobachtung sprechen folgende Fakten: Der Mensch wird im Laufe seines Lebens mit derartig vielen Gesundheitsgefahren, Viren, Bakterien, Verletzungen körperlicher sowie seelischer Art konfrontiert, dass er bei einem schwachen Immunsystem oft und schnell erkrankt. Ein starkes Immunsystem lässt gar keine Erkrankung aufkommen, weil es im Ansatz alle Keime oder Gifte vernichtet. Bei starker Immunkraft sind die Krankheiten nur von kurzer Dauer. Der eine Patient hat die Grippe nach drei Tagen besiegt, der andere benötigt hierfür drei Wochen. Wieder andere bekommen sie gar nicht.

Wenn nun ein Mensch zeitlebens fast immer gesund gewesen ist, so ist das doch der beste Beweis für ein superstarkes Immunsystem. Wieso erkranken solche Menschen dann später gehäuft an Krebs, wo doch ein starkes Abwehrsystem vor Krebs schützt? Die Antwort ist denkbar einfach: Was lebenslänglich, über fünf, sechs oder sieben Jahrzehnte auf Hochtouren läuft, ermüdet oder ermattet plötzlich. Eine Kerze, die doppelt so hell brennt, brennt nur halb so lange. Ein Motor, der immer auf höchsten Touren gefahren wird, bringt zwar mehr Leistung, doch er verbraucht mehr Treibstoff, verschleisst eher und hält nicht so lange wie ein gleicher Motor, der nie auf das Äusserste belastet wurde.

Menschen mit guter Immunkraft laufen daher auch Gefahr, sich ihre Energien nicht richtig einzuteilen. Voll mit Energie neigen sie dazu, sich zu übernehmen. Sie arbeiten zu viel, machen sich zu viel Stress, sie schlafen zu wenig, gönnen sich nicht genügend Ruhe und Erholung. Daneben neigen sie auch noch zum Genussmittelkonsum, wie zum sorglosen Essen und Trinken. Sie können ja alles vertragen. „Warum nicht", meinen sie, und so halten sie ihre stabile Gesundheit für den besten Beweis dafür, doch ihr Leben richtig gestaltet zu haben, und machen weiter so. Dabei denken sie kaum daran, dass sie mit ihrem hochtourigen Energieverbrauch die Lebensbatterie zu schnell verbrauchen.

Das Immunsystem hat viele Helfer

Eine Mittlerfunktion zwischen Immunsystem und Organen kommen den Hormondrüsen und dem Nervensystem zu. Diese beiden Funktionseinheiten steuern und regulieren Körperabläufe und Abwehr in kranken und gesunden Tagen.

Die granulierten weissen Blutkörperchen produzieren z.B. bei Entzündungen oder Hautverbrennungen das Hormon „Histamin". Dieses Histamin erweitert sofort die kleinsten Gefässe, die Kapillaren. Hiermit wird die Durchlässigkeit für Gewebswasser und weisse Blutkörperchen gesteigert. Der hierdurch stark erhöhte Eintritt von Gewebswasser in das Entzündungsgebiet lässt das Gewebe anschwellen. Der Körper verfolgt dabei das Ziel, die aggressiven, entzündlichen Stoffe zu verdünnen und hiermit das Gewebe zu schonen. Im angeschwollenen Gewebe steigt der Flüssigkeitsdruck. Dieser erhöhte Gewebsdruck reizt die sensiblen Nerven. Im entzündlichen Bereich entstehen Schmerzen. Sie übermitteln die Botschaft, mit diesem Körperteil sorgsam umzugehen. Mit der Weitstellung der kleinen Gefässe im Entzündungsherd bewirkt das Gewebshormon Histamin auch eine Erweiterung der Herzkranzgefässe. So werden auch dem Herzen mit dem vermehrten Blutstrom grössere Energiemengen zugeführt. Der gestärkte Kreislauf wirft nun die in allen Körperwinkeln abrufbereiten weissen Blutkörperchen massenhaft zur Abwehr in die Entzündung. Gleichzeitig verengt Histamin die grossen Gefässe. Hiermit erzeugt es einen höheren Blutdruck. Dieser erhöht noch einmal die Zirkulation zur besseren Entzündungsbekämpfung.

Im gleichen Moment, da das Hormon Histamin die kleinen Gefässe erweitert und die grossen verengt, entwickelt sich im Entzündungsgebiet Hitze. Mit diesem zusätzlichen Feuer will der geniale Körper die störenden Elemente in der Entzündung verbrennen. Der verstärkte Blutzufluss rötet das Gewebe. Wer also an einer Stelle des Körpers Schmerz, Schwellung, Röte und Hitze wahrnimmt, der weiss, dass sich hier eine krankhafte Entzündung gebildet hat. Der Körper ist in der Lage, gleichzeitig Gefässe zu verengen und zu erweitern. Diese für den Organismus vergleichsweise leichte Übung regelt er über sein Nervensystem. Millionen von feinsten Nervenverzweigungen lassen ihre winzigen Fäden wie Messfühler in die Muskulatur der Blutgefässe wachsen. Sie registrieren die Zirkulation, die Wärme, die Kälte, die Blutbestandteile, aber auch Emotionen und psychische Befindlichkeiten. Dem entsprechend regeln sie die für den Körper jeweils günstigste Weit- oder Engstellung der Blutbahn.

Trinkt ein Mensch z.B. Bohnenkaffee, so versucht der Organismus, die schädlichen Mengen des aufputschenden Koffeins wieder loszuwerden. Dafür erweitert er die Gefässe in der Niere, und eine Harnflut setzt ein. Gleichzeitig erhöht sich der Puls, das Herz schlägt schneller und wirft mehr Blut in den Kreislauf. Der Mensch wird durch diesen Vorgang angeregt, munter, die Nieren werden besser durchflutet. Der Körper jedoch trachtet nur danach, mit diesen Symptomen sein mit Koffein überladenes Blut wieder zu reinigen. Die überwachenden sympathischen Nerven, die hier als verzweigte Netze die Gefässdurchmesser weit oder eng stellen, sind alle miteinander verknüpft. Solche knotenartigen Nervenverbindungen werden Ganglien genannt. Sie treten überall im Körper auf. Sie regulieren eigenständig, ohne das Gehirn damit zu belasten. Sie mildern einerseits schädliche Botschaften ab und sorgen über die Nerven für mehr Ruhe, andererseits registrieren sie unterschwellige Störungen und verstärken ihre Botschaft. Somit sorgen sie für die angemessene und ausreichende Reaktion der von den Nervenknoten ausgehenden, feinen Nervenfäden. Diese geben ihre Befehle an Gefässe, Gewebe, Hormondrüsen, Herz und Organe.

Die bislang vorgestellten, eindrucksvollen Tätigkeiten des Körpers demonstrieren nur einen verschwindend kleinen Teil der inneren Abläufe. Jedes Organ besitzt ein geniales System, um hiermit das Leben zu erhalten und inneren Notlagen zu begegnen. Dabei haben wir es immer mit einer grossen Menge von Lebewesen in dem einen Staat, unserem Körper, zu tun. Diese Lebewesen verfolgen alle das gemeinsame idealistische Ziel, dem Körper in jeder Situation zu dienen.

Die innere Genialität wird Dir klar, wenn sie in einfacher, verständlicher Sprache an Dich herangetragen wird. Dabei bleibt zwangsläufig das eine oder andere Detail auf der Strecke. Das schadet aber nicht, wenn Du den überragenden Geist einer Ganzheit erkennen kannst. Eventuell erscheint Dir zwar das eine oder andere kompliziert, aber trotz dieser vordergründigen Kompliziertheit verlaufen die Körpertätigkeiten so einfach wie nur möglich. Was dabei kompliziert erscheint, ist nur die unendliche Vielfalt. Das Wasserversorgungssystem bringt nur das Wasser in seinen Rohren zu den Menschen. Das Versorgungssystem des Körpers versorgt mit seinen „Rohren" den Körper nicht nur mit Wasser. Diese „Rohre" schleusen gleichzeitig seine Nahrung, seine gelösten Eiweisse, die Mineralien, die Hormone, die Polizisten des Immunsystems an und in seine Zellen. Diese „Rohre" entsorgen gleichzeitig die Abfälle der Zellen, des Gewebes, der Krankheitsstoffe und führen sie zur weiteren Verarbeitung an die zuständigen Organe. In einem Arbeitsgang erledigt das Herz gleichzeitig vier verschiedene Funktionen. Sämtliche Venen transportieren das dunkelrote, verbrauchte, mit Kohlendioxid beladene Blut in immer grössere Venen. Letztlich bleiben nur zwei grosse Venen übrig, und diese geben ihre Fracht an den oberen Teil des rechten Herzens, den sogenannten Herzvorhof ab. Der pumpt es in die rechte Kammer und diese „wirft" es zur Erneuerung in die Lungen.

11 Matrix-Wissen versus Natur-Wissen

Die „Matrix“ bedeutet „Schablone oder Gedanken-Gefängnis“. Es gibt so viele Definitionen über „Wissen“. Dabei ist es ganz einfach, diese unterschiedlichen „Wissen“ zu unterscheiden. Das „Bücher-Wissen“, das „Schul-Wissen“, das „Matrix-Wissen“ wird vom „Intellekt“ verstanden und ist immer nur Theorie. Das „Natur-Wissen“ jedoch ist „Lebens-Erfahrung“ und wird „im Leben erfahren“ und wird vom „Bewusstsein“ „er-lebt“ und ist Praxis.

Gewaltige Illusionen, die Dich in der Matrix gefangen halten. Es gibt mindestens zwei Arten von Wissen. Das „Natur-Wissen“ und das „Matrix-Wissen“. Das Natur-Wissen ist den selbsternannten „Eliten“ oder „Leittieren“ vorbehalten. Diese Herrscher-Eliten haben ja das Natur-Wissen nur von Weg-Meistern erhalten. Aber leider dann für egoistische Zwecke missbraucht. Das Matrix-Wissen wurde für die Unterschichten, oder „Herdentiere“, entwickelt. Denn echtes Wissen bedeutet Freiheit, Unabhängigkeit und Macht.

Das Natur-Wissen hatten früher alle Menschen. Dann haben die Herrschenden das Matrix-Gefängnis erschaffen und so das Natur-Wissen – den beherrschten – Menschen vorenthalten. Und jetzt befreien sich immer mehr Menschen aus diesem Gefängnis und erhalten – durch die Weg-Meister gelehrt – dieses Natur-Wissen auch wieder. Das ist ein Ergebnis dieser universellen Wandlung.
Weg-Meister haben dieses Natur-Wissen immer schon von den Eingeweihten und aufgestiegenen Weg-Meister erhalten. Nur wurden auch die Lehren der Weg-Meister zensuriert und unterdrückt, so dass die Matrix-Gefangenen davon nichts wussten. Die „Lebens-Erfahrung“ ist „Seelen-Wissen“ und ist Praxis. Das „Intellekt-Wissen“ ist nur Theorie und isoliert, ohne praktischen Wert. Darum sollte die „Lebens-Erfahrung“ hierarchisch immer über dem „Intellekt-Wissen“ – und seinen Diplomen – sein.

Wenn Du diese Zeilen liest, denke darüber nach: Die selbsternannten Eliten lassen ihre Kinder niemals Marionetten-Medien schauen, sie schicken ihre Kinder auf teure Elite- und Sonderschulen. Sie lassen ihre Kinder niemals solche Mengen an schlechter Nahrung essen. Weisst Du, warum? Weil sie Zugang zum Natur-Wissen haben. Die Marionetten-Medien und Fastfood Junk ist für die Masse der Schlaf-Schafe.

Falls Du wirklich frei leben willst (Wirklichkeit hat viel mit Wirken zu tun), dann musst Du erst einmal erkennen, was Dich davon abhält, dies zu tun. Was hält Dich davon ab?

Wenn Menschen geboren werden, wird ihnen sofort nach der Geburt vom System eine Versicherungsnummer zugeteilt, und sie erhalten eine vom System genehmigte Geburtsurkunde. Der Mensch wird dadurch zur „Person“ erklärt und gehört danach dem System. Eine „Person“ ist somit ab Geburt nicht mehr frei, wie es ein „Mensch“ von Natur aus immer ist.

Die „Matrix" bedeutet „Schablone oder Gedanken-Gefängnis" und ist eine Kombination aus Philosophien, Ideen, Anstalten, Sozialstrukturen und NWO-Agenda, die unsere Augen verdeckt halten sollen und uns daran hindern, unser Leben als das zu sehen, was es wirklich ist.
Die meisten Menschen sind so tief in der Matrix gefangen, dass sie denken, dies sei die wahre Wirklichkeit.

Die gerade herrschende Geschichtsschreibung ist die Geschichtsschreibung der gerade Herrschenden. Auch die Bibel wurde unzählige Male umgeschrieben. So gibt es auch Bibel-Versionen für Eingeweihte und Bibel-Versionen für die Matrix-Gefangenen.
In der Bibel für die Matrix-Herde wurde Jesus ans Kreuz genagelt und starb am Kreuz für alle Matrix-Gefangenen.
Auch hier muss die Frage gestellt werden: Qui Bono? Wem nützt welche Version?

Unser Geist ist viel mächtiger, als den meisten Menschen bewusst ist. Und die Herrschenden haben grösste Angst davor, dass es uns bewusst wird.
Ebenso wurde die Schöpfungs-Lehre durch die Evolutions-Irr-Lehre nach Darwin ersetzt. Auch die Urknall-Theorie soll die Matrix-Gefangenen davon abhalten, selber zu verstehen, wie das Universum und das Leben funktioniert.

Die Eingeweihten jedoch wussten schon immer, dass sich das Universum nicht seit dem Urknall immer nur ausdehnt, weil es diesen Urknall überhaupt nie gegeben hat.
Auch die Distanzen zwischen den Galaxien und innerhalb der Galaxien sind niemals so unendlich weit weg, wie den Matrix-Gefangenen suggeriert wird. Es soll die Matrix-Herde nur davon abhalten, das „unfassbar Grosse" selber verstehen zu wollen. Die Unendlichkeit und die Ewigkeit können wir mit unserem Bewusstsein mindestens so gut verstehen, wie die „Experten", die es für uns beschreiben und definieren wollen.

Wir lernen in den System-Schulen und System-Universitäten alles Künstliche, aber nichts über das Leben selbst. Wir lernen niemals die Wahrheit über die Gesundheit. Sonst könnte sich ja jeder selber gesund halten und heilen, wenn er mal aus dem Gleichgewicht geraten ist. Kann man mit gesunden Menschen Trilliarden an Gewinnen machen? Kann man gesunde Menschen manipulieren und unter Mind-Control, sprich Gedankenkontrolle stellen? Kann man gesunde Menschen so fremd-suggerieren, dass sie in ein fremdes Land einmarschieren und fremde Menschen, Familien und Kinder auf grausamste Art und Weise töten? Kann man gesunde Menschen dazu bringen, sich an einen „Hunko", einen Drohne-PC-Tisch zu setzen und mit ferngesteuerten Drohnen Tausende von Bomben runter zu lassen?

Warum tun Menschen solche Dinge? Weil sie im „Tiefschlaf" sind, unter Mind-Control.
Menschen, die mit sich und der Welt, der Natur im Reinen sind, die lassen sich doch nicht so manipulieren und in den Krieg senden. Da sagt ein reicher Mann zum armen Mann, du ziehst für mich in den Krieg und tötest andere Menschen.

Ein gesunder Mensch würde sofort sagen, du hast wohl nicht mehr alle Tassen im Schrank. Das werde ich ganz sicher nicht tun. Schick doch deine Kinder das zu tun. Oder marschier selber in den Krieg, um zu töten und dein Karma so krass zu belasten. Oder noch besser, lass es ganz sein!

Wir können also nur schlussfolgern, dass diese Menschen alle unter Mind-Control stehen. Sie verstehen nichts vom gesunden Leben. Gesunde Menschen sind frei und weniger leicht manipulierbar. Sie sind in der Balance von Yin und Yang, und sie sind alle geistig wach.

Um die Realität zu ändern, genügt es nicht, nur daran zu denken oder ein Gefühl dafür zu empfinden. Folgende Bedingungen sind dazu zwingend nötig:

1. Nur daran zu denken genügt nicht, wir müssen es GLAUBEN! Und das ohne Zweifel!
2. Zusätzlich müssen wir – zwingend zum daran GLAUBEN – es auch FÜHLEN (empfinden)!
3. Beides – GLAUBEN UND FÜHLEN – muss MITEINANDER (kongruent) sein und darf sich nicht widersprechen!

Erst wenn diese Bedingungen gleichzeitig erfüllt sind, WIRD ES SO SEIN!
ABER auch dann müssen wir noch wissen, dass wir es nicht nur einmal machen, sondern solange, bis das „Universum" oder das „universelle Bewusstsein" oder der „Grosse Geist" oder „Gott" auch glaubt, dass wir genau DAS wünschen.
Wenn Du ausbrechen willst, dann musst Du erst lernen, wovon und woraus Du Dich befreien musst.

Wir werden uns jetzt (mit „wir" sind die Menschen dieses Planeten gemeint) zunehmend vom Matrix-Wissen verabschieden und durch echtes Wissen ersetzen.

- Die Urknall-Theorie ist Matrix-Wissen und falsch.
- Die Theorie vom Tod ist Matrix-Wissen und falsch.
- Die Erdanziehungs-Theorie (Gravitation) ist Matrix-Wissen und falsch.
- Die Theorie vom linearen Wachstum ist Matrix-Wissen und falsch.
- Die Theorie der Zell-Teilung („omnis cellula e cellula") ist Matrix-Wissen und falsch.
- Die Theorie der Krebs-Zellen-Bildung durch Viren ist Matrix-Wissen und falsch.
- Die Theorie über die Vitamine ist Matrix-Wissen und falsch.
- Die Theorie über Cholesterin ist Matrix-Wissen und falsch.
- Die Theorie über UV-Strahlen ist Matrix-Wissen und falsch.
- Die Theorie über Milchprodukte und Kalzium ist Matrix-Wissen und falsch.
- Die Massenhypnose und der Glaube an das Zins-Schuld-Geld-System ist Matrix-Wissen und falsch.
- Die Theorie über die von Menschen verursachte Erderwärmung ist Matrix-Wissen und falsch.

Die Liste ist noch sehr lang ...

Die durch Menschen mit ihrem Individual-Verkehr, Autofahren verursachte Klimaerwärmung lässt die Gletscher und Pole schmelzen. In der Folge werden die Meeresspiegel steigen und grosse Landflächen überschwemmen... Das ist Matrix-Wissen!

Wer Natur-Wissen versteht, weiss, dass gefrorenes Wasser (auch Eis genannt) ein grösseres Volumen besitzt als geschmolzenes Wasser. Also werden die Meeresspiegel beim Pole schmelzen nicht ansteigen, sondern gleichbleiben. Zudem sind nur ca. 10 % vom Eis über der Wasseroberfläche. Das ist Natur-Wissen!

Jeder Mensch darf natürlich glauben, was er will. Das, was jemand glaubt, ist auch seine Wirklichkeit. Und wenn er mit seinem Weltbild zufrieden ist, dann lasse ihm sein Weltbild. Investiere Deine Energie nicht da hin, um beratungsresistente Meinungen und Haltungen zu korrigieren.

Es gibt zwei Haupt-Gruppen von Menschen:

1. Die Gruppe im Matrix-Gefängnis, die sich nicht befreien kann oder nicht befreien will
2. Die Gruppe ausserhalb des Matrix-Gefängnisses, die sich schon befreit hat.

Die 1. Gruppe wird in dieser Wandlung mit in den Abgrund rasen und die 2. Gruppe wird eine schöne Zeit erleben.

Die Wahl, zu welcher Gruppe jemand gehört, trifft Jeder und Jede selber. Mit welcher Haltung Du mit Deinen Mit-Menschen umgehst, entscheidest auch Du selber. Willst Du ein Nasenring-Führer sein oder ein Wegweiser-Meister. Auch hier ist es entscheidend, wie wir mit Menschen umgehen. Die Trennung von Geheim-Wissen und Matrix-Wissen gab es schon in ganz frühen Zeiten. Auch die Pharaonen und Könige trennten sorgfältig, wer welches Wissen erfahren durfte. Gemäss der Matrix-Irr-Lehre entscheidet nicht die Natur darüber, ob eine Theorie stimmt, sondern eine Ideologie.

Was geschieht mit den Schlafschafen ...

Die Bezeichnung „Schlafschafe" ist ja nur eine andere Bezeichnung für „Matrix-Gefangene". Und wenn Matrix-Gefangene erwachen – sich also bewusst werden, dass sie in einem geistigen Gefängnis waren, wo sie nicht selbständig denken konnten, sondern unter Fremd-Suggestion denken mussten – wird das zuerst ihr bekanntes und gewohntes Weltbild zerstören. Das sind schlimme und schwierige Momente. Sie werden eine Zeit lang orientierungslos umherirren und jede vernünftig klingende „Lehre" akzeptieren, bevor sie Vertrauen in die Naturordnung finden. Nach und nach werden sie jedoch auch Natur-Wissen erhalten und fähig werden, selbständig zu denken und selbständig zu handeln. Sie werden Mea Culpa verstehen, lernen der Naturordnung zu vertrauen und dann auch ihren Weg finden...

Jesus wurde ja ermordet (ans Kreuz genagelt), weil er die „Suchenden" echtes Natur-Wissen lehrte. Dieses Natur-Wissen wurde die letzten 2'500 Jahre unterdrückt. Aber vor dieser Zeit gab es eine Zeit, wo dieses Wissen allen Menschen zugänglich war. Und jetzt in dieser Wandlung wird dieses Natur-Wissen allen ernsthaft Suchenden erneut zugänglich gemacht und offenbart. Alle anderen werden leider im Matrix-Gefängnis bleiben. Nur die ernsthaft und mit Herz-Energie Suchenden werden dieses Wissen tief verstehen.

Die Entmachtung des Individuums durch das System hat Methode. Dieser Verdacht beschleicht früher oder später jeden, der einfach nicht begreifen kann, wieso die Menschheit seit Jahrtausenden in puncto Frieden, Gerechtigkeit, Gesundheit und Glück nicht wirklich weiterkommt, obwohl die allermeisten von uns das tiefe, sehnsüchtige Wissen in uns tragen, dass die Welt eigentlich ein Paradies war, sein könnte und wieder werden wird. Aber der Fortschritt beschränkt sich seit „ewigen Zeiten" auf eine Technik, die den Planeten zerstört und alles immer lauter, hässlicher und dunkler macht.

Mehr und mehr Menschen wachen auf. Mehr und mehr Menschen verständigen sich. Mehr und mehr Menschen stehen miteinander–zueinander, statt auseinander–gegeneinander. Die kritische Masse, die sich nie bilden sollte, ist im Begriff sich zu formieren. Dafür danken wir allen Menschen (eine Minderheit) dieser Welt, die sich jahrelang dafür eingesetzt haben, die deshalb schwere Zeiten auf sich genommen haben, die den Mut nie verloren haben und nicht unterzukriegen waren.

Die Minderheit, von der ich spreche, ist genügend gross, wenn sie aus der Quadratwurzel von 1 % besteht. Beispiel: Für eine Stadt von 1'000'000 Menschen genügen 100 Menschen.

Warum ist das so? Weil die Mehrheit von 1'000'000 Menschen nie alle gleichzeitig und ohne Zweifel die gleichen Gedanken in den gleichen Bereich investieren. 100 erwachte Menschen jedoch können das. Dazu ist es aber notwendig, dass diese Minderheit gleichzeitig die gleichen Gedanken ins „Meer aller Möglichkeiten" – auch kollektives Bewusstsein genannt – senden, um die gewünschte Wirkung zu erreichen. Sonst bleiben diese Gedanken individuell begrenzt, ohne die gewünschte Wirkung.
Es ist immer und in allen Bereichen die Minderheit, welche die Geschehnisse bestimmt.

Frage:
Es braucht 1000 Menschen damit eine Stadt von 1'000'000 Menschen erwacht. Sind die 1000 pro Stadt noch nicht erreicht für die grosse Wandlung?

Antwort:
Diese 1'000 müssten gleichzeitig meditieren und zudem auch die gleiche Botschaft senden.
Nur so entsteht dieses wirksame Gruppen-KI. Wenn diese Bedingungen nicht erfüllt sind, bleiben es 1'000 zerstreute Einzel-KI. Ich alleine kann mit meinem Herz-KI meine Liebsten - sofort und an jedem Ort - erreichen und die gefühlte Wirkung erzielen. Aber meine Liebsten sind nicht 1'000'000.

Ich alleine kann mit meinem Herz-KI meine Liebsten - sofort und an jedem Ort - erreichen und die gefühlte Wirkung erzielen. Aber meine Liebsten sind nicht 1'000'000.

Gregg Braden hat diesen Versuch schon mehrfach mit 1'000 Menschen praktiziert und die Wirkung messen können. Es funktioniert schon. Aber eben nur, wenn die Bedingungen erfüllt sind.

Ich alleine muss ja nicht alle Menschen befreien. Meine Minderheit genügt, um einer kleinen Mehrheit den richtigen Weg zu lehren. Und von diesen Schülern wird auch wieder nur eine winzige Minderheit die Weg-Meister-Stufe erreichen... um selber die Lehre weiter lehren... Das genügt schon seit immer.

Die Wirkung darf nicht unterschätzt werden, weil sie nicht linear wirkt, sondern exponentiell.

Meine Haltung und Interpretation dazu:
Je mehr Terrornachrichten verbreitet werden, desto mehr Angst entsteht in den Köpfen. Viele Menschen, viele Köpfe, viel Angst. Ganz schön raffiniert, dieses System.
Je mehr gute Nachrichten verbreitet werden, desto mehr Harmonie entsteht in den Köpfen. Viele Menschen, viele Köpfe, viel Harmonie. Überlege Dir gut, welche Energie Du unterstützt und teilst.

Jede Energie synchronisiert sich mit Energie von derselben Frequenz. Folglich benötigen die satanistischen Wesenheiten die passende (in diesem Fall Angst) Energie, die sie absorbieren können.
Diese Energie ist dem Schwingungsmuster niedriger Emotionen der Menschen zu entsprechen, wie Angst, Frustration, Depression.

Warum senden die Marionetten-Medien zum grössten Teil nur negative und Schreckens-Nachrichten (die sowieso nachgerichtet sind)? Deshalb braucht es Menschen mit starkem Herz-KI, gesunde Menschen mit klarem, aufrechtem, ehrlichem Verstand. Wir teilen Natur-Wissen, um den Menschen zu helfen, sie zu unterstützen und die eine „Welt-Familie Mensch" wieder zu vereinen.

Wir sollten klar unterscheiden zwischen den verschiedenen Arten von Gesetzen. Es gibt die Natur-Gesetze und es gibt von Menschen beschlossene „Gesetze". Die Natur-Gesetze sind die einzig wahren Gesetze. Die von Menschen beschlossenen „juristischen Gesetze" sind nur „Spielregeln".

Die Natur-Gesetze können von Menschen nicht verändert werden und auch nicht per Diktat ausser Kraft gesetzt werden. Die Natur-Gesetze haben für alle Menschen die gleiche Gültigkeit.

Die von Menschen beschlossenen „Spielregeln" jedoch werden, je nach der gerade herrschenden Gruppe von Menschen, beliebig neu hinzugefügt, abgeändert oder für ungültig erklärt. Die „Spielregeln" jedoch gelten nicht für alle Menschen. Entscheidend ist dabei, ob es

Systemangehörende (Herrschende mit Gewaltenmonopol und Immunität vor Strafverfolgung) sind oder Nicht-Systemangehörende (Be-Herrschte, gegen die das Gewaltenmonopol angewendet wird und die keine Immunität vor Strafverfolgung geniessen).

Wer mit seinem Gewissen den Natur-Gesetzen gehorcht, ist immer auf dem richtigen Weg. Wer mit seinem Gewissen den „juristischen Spielregeln" gehorcht, wird in den Abgrund fallen.

Wer die Freiheit opfert, um Sicherheit zu erhalten, wird am Ende beides verlieren. Vertrauen in die Naturordnung jedoch besiegt die Angst vor dem Abgrund.

Wenn eine überschaubare Gruppe von Menschen dauerhaft über die grosse Masse Macht ausüben will, ist die Stabilität des Systems nur dann zu erreichen, wenn man die wichtigste Ressource kontrolliert: Wissen!

Was das Volk nicht weiss, noch nicht einmal erahnt, kann es auch nicht auf die Barrikaden bringen. Nach diesem simplen Prinzip herrschen die sogenannten Eliten nun schon seit Tausenden von Jahren über ihre jeweiligen Untertanen. Dabei spielt es keine Rolle, ob ein System sich „Demokratie" nennt oder nicht. Immer sind es nur sehr wenige, die bestimmen, was offiziell überhaupt gewusst wird. Vor allem auf dem Feld der Sozialforschung hat die Elite gegenüber dem Bürger einen enormen Wissensvorsprung. Die Machthaber kennen das Wesen „Mensch" heute derart genau, dass sie ihn bis in die kleinsten Teile zerlegen und manipulieren können und das auch tun.

Wie kann es sein, dass 2016 nur acht Personen so vermögend sind wie 3,7 Milliarden, sprich die ärmste Hälfte des Planeten, und dennoch alles so läuft, als gäbe es diese Information nicht.
Das Machtsystem hat es geschafft, nahezu unsichtbar zu werden und zu herrschen. Es ist auf allen Ebenen aktiv. Mit der Informationsrevolution werden die Karten neu gemischt. Der Staat bzw. die, die ihn zusammenstellen, haben das Monopol auf veröffentlichtes Wissen verloren.

Jetzt werden viele fragen: „Wann kommt diese Wandlung? Wann ist es soweit?" Und viele werden fragen: „Wer macht diese Wandlung?" Also, die Wandlung macht weder die Wissenschaft und Pharma-Industrie, noch die Politiker. Die Regierungen können ein Gesetz (Spielregeln) erlassen, wie Impf-Pflicht und Zwangs-Vergiftungen, aber die Naturordnung können sie nicht per Gesetz ändern. Auch keine „Ausserirdischen" (wir Menschen sind sowieso alle Ausser-Irdische Wesen, wir kommen von ausserhalb der Erde und inkarnieren hier als Gäste für eine kurze Dauer) können Dein Leben für Dich ändern.

Das kannst nur Du. Du selbst musst die Veränderung sein, die Du Dir wünschst. Genau von dem Moment an, wo ein Mensch sich aus dieser Angst befreit hat, ist die Macht der Herrschenden über diesen Menschen zu Ende. Für jeden Menschen, der sich komplett aus dem Matrix-Gefängnis befreien konnte, ist diese Wandlung bereits geschehen. Alle anderen warten noch darauf.

Satanisten denken und handeln anders... und solange sie noch eine Chance wittern zu überleben, werden sie ihr ganzes Arsenal aktivieren, um auch dieses Kapitel ihrer NWO noch zu verwirklichen.
Und in dieser – frühen – Phase zu denken, die sind schon eliminiert, wäre brandgefährlich. Die sind erst dann eliminiert, wenn sie tatsächlich eliminiert sind.

Viele fragen mich immer wieder: „Wer wird gewinnen?" Antwort: Die Dunkelheit kann nicht stärker sein als das Licht. Wenn wir die Türe von einem dunklen Raum zu einem hellen Raum öffnen, wird der dunkle Raum heller, aber der helle Raum wird nicht dunkler. Also vertraue nicht auf die Macht der Dämonen, vertraue auf die Macht der Engel. Wenn Du Deine physischen Augen schliesst, wird es für die physischen Augen dunkel. Wenn Du Deine spirituellen Augen öffnest, wird es selbst in der finstersten Nacht hell. Oder hast Du schon mal erlebt, dass Du im Traum, wo es physisch total dunkel ist, nichts gesehen hast?

Lao-Tse, einer der grossen Weisen, lehrte schon vor über 2'500 Jahren:

„Wer biegsam und doch fest ist, wird sich entwickeln.
Wer schwach und tätig ist, wird berühmt.
Wer schwach und gehorsam ist, wird alles verlieren.
Wer fest und tätig ist, wird unterliegen."

Meine Interpretation von diesem Konzentrat des grossen Meisters Lao-Tse:
Wer Yin (nachgiebig) in seiner Erscheinung ist, und Yang (stark) im Grunde seines Wesens, wird sich unendlich entwickeln. Wer schwach (Yin) in der Erscheinung, aber tätig und energisch (Yang) sich nach aussen zeigt, gewinnt Ansehen. Wer demütig (Yin) scheint, aber im Grunde schwach (Yin) ist, wird alles verlieren. Wer hart (Yang) nach aussen und im Inneren sehr gewaltsam (Yang) und tätig (Yang) ist, wird früher oder später unterliegen, ohne Ausnahme.
Darum sei Yang in der physischen Haltung und Yin im spirituellen Bewusstsein.

11.1 Aus der Matrix befreien

Meine Aufgabe sehe ich darin, den Suchenden den Weg aus diesem Matrix-Gefängnis hinaus zu zeigen.

1. Erkennen, was diese Matrix überhaupt ist.
2. Erkennen, wie diese Matrix funktioniert.
3. Erkennen, wie ich mich aus diesem Matrix-Gefängnis befreien kann.
4. Erkennen, wie ich meinen Weg ausserhalb der Matrix finde.
5. Erkennen, wer ich wirklich bin.
6. Erkennen, welche Macht meine Gedanken und Gefühle haben.
7. Erkennen, wie ich meine wahren Wünsche verwirklichen kann.

8. Erkennen, was wirklich wichtig ist für mein Leben.
9. Erkennen, was unwichtig ist für mein Leben.
10. Erkennen, was meine Aufgabe ist und mein Plan in diesem Leben.
    - Bereichere Dein Leben mit Dingen, die WICHTIG sind für Dein Leben.
    - Entferne Dinge aus Deinem Leben, die UNWICHTIG sind für Dein Leben.
    - Finde Deine wahre AUFGABE.

Der Weg zur Bewusstwerdung

Die „Matrix" ist eine Kombination aus Philosophien, Ideen, Anstalten, Sozialstrukturen und NWO-Agenda, die unsere Augen verdeckt halten sollen und uns daran hindern, unser Leben als das zu sehen, was es wirklich ist. Die meisten Menschen sind so tief in der Matrix gefangen, dass sie denken, dies sei die wahre Wirklichkeit.

Du kannst eine Strafe dafür bekommen, in den Wald zu pinkeln oder dafür, dass Du ohne Shirt herumläufst. Deine Telefonate können jederzeit gespeichert werden. Deine Internet-Anfragen werden überwacht. Deine E-Mails können jederzeit von Geheimdiensten gelesen werden. Sagst Du ein falsches Wort über „wichtige Politiker", dann kann es passieren, dass am nächsten Tag der Geheimdienst an Deine Tür klopft.

Wir sind also überhaupt nicht frei. Wir sind nur innerhalb eines sehr schmalen Spielraums von Verhalten frei, welches uns vom System verordnet wurde, die unseren Planeten leiten.

Sich befreien

Der beste Weg, um sich von dem Einfluss, den die Matrix auf unsere Wahrnehmung des Selbst hat, zu befreien, ist zu meditieren. Je ruhiger wir werden, desto mehr werden wir mit dem Herzen sehen.

Finden wir unsere Seele. Studieren wir und philosophieren wir. Lernen wir selbständig zu denken. Recherchieren wir unabhängig. Folgen wir unseren Träumen, unserem Herzen und unserer Leidenschaft. Lesen wir Bücher von wahren Meistern, lesen wir Artikel von Blogs und Internetseiten, die uns neue Perspektiven geben. Erkennen wir uns wieder selbst. Tun wir Dinge, die uns lebendig fühlen lassen. Wenn wir uns selbst entdecken, dann werden wir beginnen, den Schleier der Täuschung zu sehen und sind nicht mehr länger mental oder spirituell in der Matrix oder ihren Ideologien versklavt.

Studiere vor allem anderen und um jeden Preis die Ordnung des Universums.

Wir müssen unsere Urteilskraft entschleiern.

KU soku ze Shiki >>> Shiki soku ze KU bedeutet nicht, alles gleichzeitig und nichts.
KU soku ze Shiki bedeutet: Aus dem Nichts entstehen alle Erscheinungen >>> alle Erscheinungen wandeln sich ins Nichts.

Wobei noch zu bemerken ist:
Das Tao, das Du beschreiben (oder zeichnen) kannst, ist nicht das wahre Tao.
Du sollst Dir kein Bildnis von Gott machen, denn es wäre nicht Gott.

Wir können zwar mit Worten beschreiben, was Gott nicht ist, aber wie können nicht mit Worten beschreiben, was und wie Gott ist. Jenseits der „Grenze" zu den spirituellen Welten sind physische Analysen wertlos.

Mit der „5-Sinne-Wirklichkeit" weise ich darauf hin, dass die meisten Menschen in der Matrix der 5 physischen Sinne (hören, sehen, riechen, schmecken, tasten) gefangen sind. Wir sollten diese Matrix verlassen und wieder lernen, mit dem 6. und 7. Sinn, also dem Herzen (sog. Bauchgefühl und Intuition) zu denken. Diese Matrix ist ein von den Systemen bewusst erzeugtes Gefängnis, um die Menschen besser kontrollieren und steuern zu können.

Es gibt zwei Arten von Wissen. Das „Natur-Wissen" für die selbsternannten „Eliten" und das „System-Wissen" für das „Menschen-Vieh". Wir alle (die Herde) wurden nur mit „System-Wissen" erzogen. Das Natur-Wissen müssen wir uns selber erwerben.

Zum Glück gibt es das Natur-Wissen nicht nur bei den selbsternannten „Eliten" – welche dieses wertvolle Wissen den Matrix-Gefangenen mit allen Mitteln verweigern – sondern auch bei den eingeweihten Meistern und in ihren Einweihungs-Schulen. Dank diesen eingeweihten Meistern – oder Weg-Meistern – haben alle ehrlich Suchenden auch Zugang zu diesem Natur-Wissen.

Ich habe von (m)einem Meister gelernt, der zu den wenigen Menschen gehört, die nicht Meinungen erzählen, sondern Natur-Wissen schenken.

Niemand sollte sich durch das sozialistische „Neusprech" und ihre „Tarn-Bezeichnungen" in die Irre führen lassen: Das Täuschungs-Schema „Links" und „Rechts" dient nur der Vernebelung des Prinzips „Teile und Herrsche". Entscheidend sind nicht die Gruppen „Links-Rechts" innerhalb des Systems, sondern ob es Systemangehörende (Herrschende mit Gewaltenmonopol und Immunität vor Strafverfolgung) sind, oder Nicht-Systemangehörende (Be-Herrschte, gegen die das Gewaltenmonopol angewendet wird und die keine Immunität vor Strafverfolgung geniessen).

Das System
Die Tragik der Soldaten ist, dass sie Leute vernichten sollen, die sie nicht kennen und die sie nicht hassen. Und das auf Befehl von Leuten, die einander kennen und hassen, aber diese nicht selber ermorden, sondern vom „Menschen-Vieh" – wie Henry Kissinger die Wehrpflichtigen genannt haben soll – ermorden lassen.

System-Ungehorsam
Das Problem ist nicht „System-Ungehorsam". Das Problem ist „System-Gehorsam".

Viel schlimmer als jeder noch so verbrecherische Befehl der Befehlsgeber, ist der von Angst und/ oder Gier gesteuerte Gehorsam der Befehlsempfänger. Ohne diesen Gehorsam wären alle diese Befehle nur Wünsche ohne Wirkung.

Mehr und mehr Menschen wachen auf. Mehr und mehr Menschen verständigen sich. Mehr und mehr Menschen stehen miteinander–zueinander, statt auseinander–gegeneinander. Die kritische Masse, die sich nie bilden sollte, ist im Begriff sich zu formieren. Dafür danken wir allen Menschen dieser Welt, die sich jahrelang dafür eingesetzt haben, die darum schwere Zeiten auf sich genommen haben, die den Mut nie verloren haben und nicht unterzukriegen waren.

Die universelle Wandlung

Immer mehr Menschen haben – dank dem Internet – von dieser bevorstehenden grossen Wandlung, die da kommen wird, gehört und gelesen.

Dass aber erst wenige diese Wandlung wirklich verstanden haben, zeigt die Tatsache, dass immer wieder fixe Jahreszahlen genannt werden, wann der Zenit dieser Wandlung erreicht sein wird. Oder sie warten auf einen „ausserirdischen Retter", der diese Wandlung für sie vollzieht und fragen: „Wann kommt dieser ausserirdische Retter und wie erkennen wir ihn?"

Leider haben noch wenige verstanden, dass sie selber bestimmen, wann diese universelle Wandlung ihren Zenit erreicht und wie es danach weitergeht.

Es ist die innere Haltung von jedem einzelnen Menschen, die den Zeitpunkt und das Wie weiter bestimmen.

In diese Bereiche, wo wir unsere Aufmerksam bewusst und willentlich investieren, in diese Bereiche fliesst unsere Energie und diese Bereiche werden stärker. Umgekehrt ist es genauso. In die Bereiche, wo wir unsere Aufmerksamkeit nicht mehr investieren, diese Bereiche werden schwächer werden. Die wenigsten Menschen sind sich der Macht ihrer Gedanken, ihrer Gefühle und ihres Glaubens wirklich bewusst.

Die Frage ist also, wie und in welcher Qualität ändere ich meine innere Haltung? Wie ist die richtige Haltung?

Auch die so oft gestellte Matrix-Frage: Gibt es „ausserirdische Wesen"? Wer sich aus dem Matrix-Gefängnis befreien konnte, weiss, dass jeder Mensch ein „ausserirdisches Wesen" ist. Schon alleine die Tatsache, dass unser Bewusstsein nicht im Gehirn sein kann und unsere Seele nicht im physischen Körper sein kann, beweist doch, dass die wichtigsten Teile von uns – das Bewusstsein und die Seele – nicht im physischen Körper und nicht von dieser Erde – und somit „ausserirdisch" – sind. Unsere wahre „Heimat" ist „ausserirdisch".

Im Matrix-Gefängnis lernen die Menschen, nur mit dem Intellekt zu denken, zu arbeiten und zu leben.

Mit dem Herzen denken, fühlen und helfen lernen sie dort nicht. Die Lehre von der unbegrenzten Macht des Bewusstseins wird ihnen nicht vermittelt.

Sie verstehen nicht, wie der Kampf „Dämonen versus. Engel" funktioniert und wie welche Seite gewinnen kann. Sie hoffen und warten auf den Retter von aussen, der sie rettet.

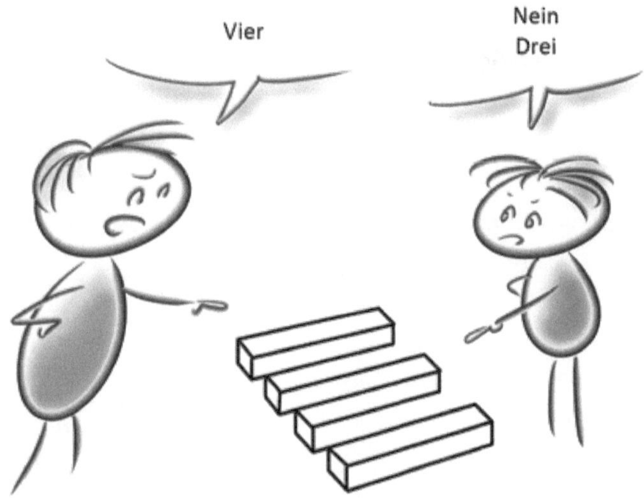

Abbildung 71: Wirklichkeit versus Wirklichkeit

Es gibt keinen Unterschied zwischen - Wirklichkeit und Wirklichkeit. Es gibt nur Unterschiede im Verstehen. Es gibt keinen Unterschied zwischen dem Ich und dem Selbst.

Es gibt die Welt der Menschen welche sich von Dämomen führen lassen. Denn nur für die Dämonen und ihre Opfer ist die Welt so zerstört. Ein Weg-Meister wird niemals die Welt der Dämonen zur wahren Welt erklären.

Für uns, die wir vom Grossen Geist geführt werden, ist die Welt auch jetzt nicht so, sondern „Wunder-Schön". Entscheidend ist der Glaube und die Haltung im Leben, wie wir „Die Welt" wahrnehmen und erleben. Denk an die Geschichte mit den zwei Wölfen... und an das Naturgesetz: In die Bereiche, in die wir unsere Aufmerksamkeit lenken, fliesst unsere Energie - und diese „Welt" wird stärker - und in die Bereiche, in die wir unsere Aufmerksamkeit und Energie entziehen, diese „Welt" wird schwächer.

Das sollten wir Weg-Meister lehren. Das verstehen der Naturgesetze hilft Dir auf beeindruckende Art und Weise, die Welt der Menschen mit Engeln - die Welt mit Schöpferwesen - die Menschen - und ihren Helfern - die Engel zu erkennen und zu verstehen.
So kann ich beide Weltbilder erklären - und jeder Mensch sieht so direkt, in welcher dieser „Welten" er leben will.

11.2 Das Gewalten-Monopol

In der Natur gibt es kein Monopol auf Gewalt. Aber die Herrschenden beanspruchen für sich das Monopol, Gewalt ausüben zu dürfen. Und dazu erteilen sie sich selber auch noch komplette Immunität vor Strafe. Das Gewalten-Monopol mit Justiz, Polizei, Militär, Gefängnissen, Psychiatrie usw. ist ausschliesslich bei den Herrschenden (Oligarchen, Konzernen) und nicht föderalistisch auf die betroffenen Sippen verteilt.
Immunität vor Strafverfolgung gibt es nur bei den Herrschenden, aber nicht bei den Be-Herrschten. Mit enormen Konsequenzen – aber für beide Seiten komplett unterschiedlichen – Konsequenzen.

Auch die Bibel wurde von den Herrschenden umgeschrieben, sodass die Gebote zu ihren Gunsten manipuliert wurden.

In den 10 Geboten heisst es nun: Du sollst nicht töten.
Bisher habe ich noch von keinem Theologen oder von „Experten der Rhetorik" gelesen, dass dieses Gebot ein manipuliertes Matrix-Gebot ist. Warum steht nicht mehr geschrieben: **Menschen sollen nicht töten?** Es steht nun geschrieben, **Du** sollst nicht töten! Und so glauben die Matrix-Gefangenen, die von den Herrschenden manipulierten Gebote seien Gebote von Gott. Und wenn einer der Be-Herrschten – ohne Erlaubnis der Herrschenden – tötet, wird er von den Herrschenden bestraft. In schweren Fällen sogar getötet. Die Herrschenden jedoch beanspruchen für sich, dass sie töten dürfen – und das, ohne dafür bestraft werden zu können.
So dürfen die Herrschenden befehlen, dass die Be-Herrschten in den obligatorischen Kriegsdienst müssen, den sie auch gleich in Verteidigungsdienst umdefinieren. Sie erklären diese Handlungen zu einem Dienst – ohne zu sagen, dass es ein Dienen nur zu Gunsten der Herrschenden ist. Denn in solchen Kriegs-Diensten werden nur die Vermögen und Machtansprüche der Herrschenden geschützt.

Die Herrschenden erklären nun, dass die Be-Herrschten – im Auftrag der Herrschenden – töten dürfen, ja töten müssen. So erheben sich die Herrschenden selber über die Gebote, wie sie in der manipulierten Bibel für die Matrix-Gefangenen definiert wurden. Die Frage nach deren Legitimation wird zu keinem Zeitpunkt gestellt. Es genügt, dass es so in der Bibel geschrieben wurde. Ebenso verhält es sich mit der „Erb-Sünde". Seit „dem Sündenfall" von Adam und Eva, wird den religiösen Menschen eingeimpft, dass sie eine Erb-Sünde zu tragen haben. Kein Priester und kein Bibel-Gelehrter hat in den vielen Hunderten von Jahren den Menschen gelehrt, dass Sünden nicht vererbt werden können. Im Gegenteil, so können sie die „Gläubigen" dazu erziehen, „Schulden" zu bezahlen aufgrund dieser vererbten Sünden. Und dass es ausgerechnet ein Apfel sein muss, der zum Sündenfall erklärt wird, ist auch speziell. Der Apfel ist – als Symbol – die perfekte Torus-Form. Aber in seiner symmetrischen Form auch statisch. Durch den Biss in den Apfel wird der Apfel – symbolisch – asymmetrisch. Und Asymmetrie bedeutet die Möglichkeit zur Wandlung. Und weil die Herrschenden Wandlungen, die sie nicht kontrollieren und steuern

können, nicht akzeptieren dürfen, haben sie genau den Biss in den Apfel zur Sünde erklärt. Zudem wird das Gewalten-Monopol mit Justiz, Polizei, Militär, Gefängnissen, Psychiatrie usw. nur dazu eingesetzt, um die Macht der Herrschenden zu erhalten und auszubauen.
So erlauben die Herrschenden den Matrix-Gefangenen, alle paar Jahre zur „Wahl" gehen zu dürfen, um dort ihre Stimme in eine „Urne" zu legen, und für die nächsten 4 Jahre ihre Stimme dort abzugeben. Und mit dieser „Stimm-Abgabe" legitimieren sie auch gleich die Herrschenden, für die Herde – die Matrix-Gefangenen – zu entscheiden.

11.3 Fremdgesteuerte Glaubenssätze

Wir sollten unterscheiden zwischen echter Auto-Suggestion – was ich empfehle – und Fremd-Suggestion, was ich nicht empfehle. Zuerst das Prinzip verstehen, was Auto-Suggestion ist und wie sie funktioniert, und erst dann bewusst anwenden. Ebenso das Prinzip von Fremd-Suggestion verstehen, und danach bewusst nicht anwenden.

Ich empfehle dringend Rhetorik zu studieren und das Prinzip von Rhetorik verstehen. Dann können wir entscheiden, ob wir Rhetorik anwenden wollen, um rhetorische Manipulationen (Neusprech und Fremd-Suggestion) zu erkennen – was ich empfehle, und rhetorische Manipulation anwenden, um das Gegenüber zu überlisten – was ich nicht empfehle.
NLP ist Fremd-Suggestion. Wir benötigen kein NLP. Wir agieren mit Natur-Wissen. NLP ist für Nasenring-Führer notwendig. Weg-Meister benutzen Natur-Wissen. Wenn Du Dir selber suggerierst, ist das Auto-Suggestion und keine Fremd-Suggestion. Das ist ein entscheidender Unterschied. Ein Heilpraktiker sollte ein Weg-Meister – Wegweiser-Meister – sein und kein Nasenring-Führer – kein Guru – sein. Zwischen einem Schüler und seinem Guru gibt es eine künstliche Hierarchie. Zwischen einem Schüler und seinem Weg-Meister gibt es eine natürliche Hierarchie. Der Guru sorgt dafür, dass die Schüler immer unter ihm bleiben. Der Weg-Meister hilft dem Schüler auch nach oben zu kommen.

Das ist der gleiche Unterschied wie Auto-Suggestion versus Fremd-Suggestion. Und wie mit der Anwendung der Rhetorik. Die Menschen sollen eben gerade nicht einzelne Sätze auswendig lernen. Egal ob mit Fremd-Suggestion oder mit Auto-Suggestion. Bevor Menschen sich einzelne Lehrsätze suggerieren, ist es entscheidend, dass sie das Prinzip tief genug verstehen. Erst wenn jemand das Prinzip tief versteht, macht Auto-Suggestion Sinn.

Mit dem Glaubenssatz von den „unheilbaren Krankheiten" ergebe ich mich wehrlos dem unabänderlichen „Schicksal", ohne zu erkennen, dass dieser Glaubenssatz von den Herrschenden implantiert wurde und eine Fremd-Suggestion ist. Mit dem Glaubenssatz „Diese Krankheit ist von den Genen bestimmt" ergebe ich mich wehrlos dem unabänderlichen „Schicksal", ohne zu erkennen, dass dieser Glaubenssatz von den Herrschenden implantiert wurde und eine Fremd-Suggestion ist. Mit dem Glaubenssatz „Nur ein Arzt kann mich heilen" ergebe ich mich wehrlos den Ärzten und der Pharma-Industrie, ohne zu erkennen, dass dieser Glaubenssatz von den Herrschenden implantiert wurde und eine Fremd-Suggestion ist.

Wir können sämtliche dieser fremdverordneten Glaubenssätze studieren und werden immer feststellen, dass alle diese fremdverordneten Glaubenssätze für die Be-Herrschten gelten sollen, die Herrschenden sich aber selber nie daran halten. Die „Herde" jedoch soll so „gebildet" werden, dass sie sich daran hält. Es werden massenhaft fremdgesteuerte Glaubenssätze implantiert wie: dass die Regierung den Menschen helfen will, damit es ihnen besser geht, dass die Schulmedizin den Patienten helfen will, damit sie gesund bleiben, dass die obligatorische Schule nötig ist, damit die Kinder das „Richtige" lernen, dass das Militär, die Polizei, die Justiz, die Psychiatrie usw. nur das Beste für die – ohne diese Elite unselbständige – Herde will.

Die „weissen Kittel" der Ärzte, die „schwarzen Roben" der Richter sind ja nicht zufällig so gewählt. Eine Versicherung ist doch nur dann profitabel für die Versicherer, wenn sie vorher den Menschen Angst einreden, wie schlimm es sei, dieses „etwas" zu verlieren. Und nur durch diese „Verlust-Angst" kaufen die Menschen diese Versicherung. Und versichert wird nur das, was kein wirtschaftliches Risiko für den Versicherer bedeutet. Alles andere wird abgelehnt oder wenn doch, dann zu massiv überteuerten Prämien versichert.

Die Frage sollte nicht sein: Wer hat diese fremdgesteuerten Glaubenssätze und Spielregeln verordnet, sondern vielmehr: Wer nutzt dieses „Angebot" an Glaubenssätzen für sich selber und warum tut er das?

Wenn ich aber weiss, dass jeder Glaubenssatz wieder verändert werden kann, dann muss ich mir überlegen, wie ich die fremdgesteuerten Glaubenssätze so verändern kann, dass sie mir tatsächlich helfen, mein Leben so zu leben, wie ich mir das wünsche.

Der fremdgesteuerte Glaubenssatz „Eine Krankheit ist unheilbar" kann ich wandeln in „Es gibt keine unheilbaren Krankheiten". Der Glaubenssatz „Diese Krankheit ist von den Genen bestimmt" kann ich wandeln in „Der Geist lenkt den Körper und die Gene."
Der Glaubenssatz „Nur ein Arzt kann mich heilen" kann ich wandeln in „Die Natur hat mir Selbst-Heilungskräfte geschenkt".

Wenn ich zudem weiss – und verstehe –, dass der Geist den Körper lenkt und nicht umgekehrt. Wenn ich zudem das Naturgesetz kenne – und verstehe: Was Du GLAUBST, wie Dein Bewusstsein und Deine Haltung ist, so ist auch Deine Wirklichkeit. Wenn Du zweifelst, bestimmen eben diese Zweifel Deine Wirklichkeit, denn dann glaubst Du Deinen Zweifeln. Dein Bewusstsein mit den von Dir gewünschten Bereichen in Resonanz bringen – in Erfüllung bringen… und so die von Dir gewünschte Erfüllung mit Dankbarkeit fühlen und erleben. Wer den wahren Glauben hat, dem wird nichts unmöglich sein!

Selbstheilung durch die Kraft der Gedanken ist möglich! Denn die Gedanken und geistigen Fähigkeiten eines Menschen können viel mehr erreichen, als man uns glauben macht. Ja, im Grunde sind viele andere Bemühungen erst dann von Erfolg gekrönt, wenn der Mensch voller Zuversicht ist und auf diese Weise seine Selbstheilungskräfte mobilisiert. Nicht umsonst heisst es: Der Glaube versetzt Berge. Und so kann die Einstellung eines Menschen diesen auch heilen – selbst von schlimmsten Krankheiten. Doch ist es alles andere als einfach, seine persönliche Einstellung und die eigenen Gedanken zu ändern. Wir berichten von Menschen, die es – meist in Extremsituationen – geschafft haben!

Ideen gehen jeder Erfindung voraus. Gedanken schaffen auf diese Weise Materie. Und genauso können Gedanken auch den Körper beeinflussen – in die negative, aber auch in die positive Richtung – ihn also krank machen oder ihn heilen. Daher gibt es immer wieder Geschichten über Selbstheilungen, allein durch mentale Fähigkeiten und über die Heilkraft der Gedanken.

Doch weise ich auch immer wieder auf die seelischen Aspekte einer jeden Krankheit hin und darauf, dass zum Gesundsein und zum ganzheitlichen Heilprozess immer auch die Seele gehört. Denn sie ist es, die auf ganz besondere Art und Weise die Selbstheilungskräfte aktivieren kann. Leider geht dies oft unter – und nicht selten erleben wir, wie Menschen wirklich alles perfekt umsetzen: Die Ernährung, ein Sportprogramm, die richtigen Nahrungsergänzungen, Massagen, Entgiftungskuren, acht genau bemessene Stunden Schlaf und nichts als die beste Naturkosmetik, und trotzdem unglücklich sind. Nur eines wird vergessen und einfach beiseite geschoben: Das eigene seelische Innenleben und das Gedankenkonstrukt, das man sich aufgebaut hat und an das man glaubt.

Doch was nützt es, alle äusserlichen Details zu berücksichtigen, wenn man in Wirklichkeit unglücklich ist? Unglücklich, weil man sich mit dem Partner nicht versteht, unglücklich, weil man nicht wertgeschätzt wird, weil man sich ausgenutzt fühlt, sich im Job langweilt oder gemobbt wird und eigentlich etwas ganz anderes tun würde, kurz: weil man nicht wirklich das Leben lebt, für das man tatsächlich geschaffen ist.

Häufig ist es sogar so, dass man selbst gar nicht merkt, wie unglücklich man eigentlich ist. Denn mit Hilfe von reichlich Ablenkung (TV, Internet, Konsum, Arbeit, Drogen oder anderen Zerstreuungen) wird alles, was nicht passt, erfolgreich verdrängt. Andernfalls müsste man sich ja mit den Missständen des eigenen Lebens beschäftigen und – was das Schlimmste ist – etwas ändern. Das aber ist unbequem. Lieber das Unglück, das man jetzt schon so gut kennt, behalten, als eine Reise ins Neue und Ungewisse antreten. Es könnte schliesslich noch schlimmer kommen…

Und der Körper macht was. Er wird krank – um den Menschen wach zu rütteln.
Natürlich ist es nicht NUR die unzufriedene Seele und die ungünstigen Lebensumstände, die zu Krankheiten führen und die Selbstheilungskräfte schwächen. Meist spielen mehrere Faktoren mit, wozu auch die Ernährung und die allgemeine Lebensweise gehören. Doch ist die Seele

IMMER mitbeteiligt, und es ist sehr oft die Seele, die verhindert, dass man wieder gesund wird – so lange man sich nicht ändert.

11.4 Phonographen und Robotergehirne

In meinen Büchern verwende ich immer wieder den Begriff „Phonograph".
Phonograph ist eine alte Bezeichnung für Plattenspieler. Gilt heute auch für neuere Medien wie CD und Film. Ein Phonograph ist ein Mensch, der nicht selbständig denkt und nicht selbständig versteht, sondern alles nur nachplappert, wie eine Schallplatte auf dem Phonographen, was der Interpret vorher aufgenommen hatte. Ein Phonograph ist ein Roboter. Ein Phonographen-Papagei. Ein Phonographen-Meister ist einer, der seine Schüler lehrt, blind zu übernehmen. Ein Phonographen-Meister hat eine künstliche Autorität – Kraft seines Amtes. Ein Phonograph ist einer, der alles blind übernimmt und weitergibt.

Es gibt leider nicht wenige „sogenannte Meister", welche nur wegen des Geldes oder ihres persönlichen Egos unterrichten (nach unten richten), aber die Lehre nicht wirklich verstehen und bis heute nicht in der Lage sind, diese Unterscheidungen in ihrer wirklichen Form weiter zu geben. Diese behaupten unbeirrt und selbstgerecht, ihre Sicht der Dinge sei die einzig richtige, und Schüler, welche sich schon mit der anderen Einteilung befasst haben, zurechtweisen.
Wie Jesus schon lehrte: Wenn Blinde von Blinden geführt werden, fallen beide in den Abgrund. Warum ist das so? Die Menschen begannen, die Dinge um sich herum als getrennt (dualistisch) zu betrachten und nicht mehr universell (monistisch)! Und ihr Leben wurde fortan schwierig. (Das ist der Auszug aus dem Paradies). Es gab (und gibt) zu jeder Zeit Menschen, die die wahren Gründe erkannten (und erkennen) und zu jeder Zeit die übrigen Menschen warnten (und warnen), und sie lehrten, wie die richtige Lebensweise sein soll. Wer Ohren hat zu hören, der möge hören, wer Augen hat zu sehen, der möge sehen...

...Aber die Menschen brauchen ja einen Lehrer, damit sie selber auch Meister werden. Wer von vornerein alles ablehnt, kann ja nicht Meister werden.

Ja, sicher benötigen die ehrlich Suchenden einen Weg-Meister, der ihnen den richtigen Weg zeigt und „die Lehre vom Leben" erklärt... Aber ebenso sicher benötigen diese Suchenden keine jesuitisch geprägten Nasenring-Führer. Genau vor diesen Manipulatoren – auch Erfinder vom Matrix-Gefängnis – soll ein Weg-Meister warnen!

Glück finden wir nicht, wenn wir es suchen, sondern wenn wir zulassen, dass es uns findet.
Die Ungerechtigkeit kann das Prinzip nie besiegen; das Prinzip besiegt niemals das Gesetz; das Gesetz kann die Kraft nicht besiegen; die Kraft besiegt niemals den Geist.
Wenn ein Phonographen-Meister lehrt: „Sei immer nur Du selbst", wird der Schüler vom Phonographen-Meister selbstbewusst denken und leben: „Sei immer nur Du selbst".

Wenn ein solcher Schüler später selber Phonographen-Meister wird, lehrt er seinen Schülern: „Sei immer nur Du selbst". Wenn ein Weg-Meister diese Lehre hört – wird er darüber meditieren... dann wird er seinen Schülern lehren: „Wenn Dir ein Phonographen-Meister lehrt: ‚Sei immer nur Du selbst', dann meditiere darüber, wie Du selbst gerade bist. Und wenn Du bemerkst, dass Du gerade ein egozentrisches Arschloch bist, dann versuche sofort ein anderes Du selbst zu werden."

Jetzt studiere und arbeite ich schon so intensiv und lange auf dem WEG... Alle wahren Weg-Meister tun das. Nur wer ist schon ein wahrer Weg-Meister ...

Ein Phonograph hat gelernt – und gibt es so weiter: „Freitag der 13 ist ein Unglückstag".
So war es Judas, der Jesus verrät. Judas kam als 13. zum letzten Abendmahl, und Jesus wurde daraufhin an einem Freitag gekreuzigt. Auch in der nordischen Mythologie finden sich Hinweise auf die 13 als Unglückszahl.

Das ist ja interessant. Wie ist es wirklich? Mehr dazu jetzt – über die wahre Bedeutung der Zahl 13.

11.5 Die Zahl 13 und ihre wahre Bedeutung

Mikro-Kosmos = Makro-Kosmos. Alle Welten sind Fraktale von einem unendlich grossen Hologramm.
So gibt es 7 Welten, die im Mikro-Kosmos existieren, wie 7 Welten im Makro-Kosmos. Hier in der Erden-Welt leben wir Menschen genau in der Mitte in diesen je 7 Welten. So erkläre ich mir auch die 12 Dimensionen nach Burkard Heim. 2x6 Dimensionen und wir genau in der Mitte. Eigentlich sind es 13 Dimensionen.

Warum wohl hatte Jesus 12 Jünger... mit ihm als Meister sind es...
Warum ist die Matrix-Lehre voll mit 12er Einheiten – die Uhr-Einteilung, die Winkelgrade, die Geometrie usw. Mit dieser Winkelgrad-Einteilung im Kreis, schliesst sich der Kreis zwar perfekt, aber er dreht sich nur wie im Leerlauf im Kreis.

Ein Kreis hat keine Entwicklung. Fügen wir noch eine Zahl hinzu, schliesst sich der Kreis nicht mehr so perfekt und es entsteht... genau, eine Spirale. Und in einer Spirale ist eine Entwicklung möglich. Aber die Matrix-Menschen sollen ja Entwicklungen nicht verstehen. Auch in der Mathematik für Matrix-Gefangene ist eine Formel immer nur dann korrekt, wenn die Summe 0 ergibt, was Stillstand bedeutet. In der Natur gibt es keinen Stillstand. Darum rechnen Eingeweihte auch anders.

Die 13 wird sogar zur Unglücks-Zahl erklärt, wie Freitag der 13., keine Hotelzimmer mit der 13. Aber das gilt nur in der Matrix-Irr-Lehre. Bei den Eingeweihten der „alten" Weisen, den Maya's und auch bei den Freimaurern in den hohen Graden ist das nicht so. Die kennen die Zahl 13 sehr gut und verstehen auch die Bedeutung der 13 sehr tief. Dabei ist die 13 sehr wichtig, um „das Leben" tief zu verstehen.

Wenn wir die 13 dreizehnmal logarithmisch verdoppeln, entspricht der Durchmesser vom Menschen-Kopf dem Durchmesser der Erde. Und wenn wir den Durchmesser vom Menschenkopf 13-mal logarithmisch teilen, entspricht der Durchmesser vom Menschen-Kopf dem Durchmesser der einzelnen Körperzelle. Das ist Naturwissen!

11.6 Das politische System

Du denkst, Deine Stimme zählt tatsächlich? Das wäre nur der Fall, wenn Du in einer direkten Demokratie leben würdest und die vom Volk gewählten PolitikerInnen den Volkswillen auch tatsächlich respektieren würden. Aber in der Praxis werden die Gesetze und Strategien vom System so geformt, dass sie die Interessen von Konzernen und der Wirtschaftselite repräsentieren, anstatt die Wünsche und das Wohlergehen der Staatsbürger. Wenn jemand von Goldman Sachs zu Obama hergeht, und sagt „Hier ist ein Scheck über 100 Millionen Dollar. Viel Glück mit deiner Wahlkampagne in diesem Jahr". Sind wir dann wirklich naiv genug, um zu glauben, dass Gesetze nicht im Sinne dieser Geschäfte konstruiert werden? Der Tag, an dem Du wählen gehst, das ist der Tag, an dem Du Deine Stimme in die Urne (gute Bezeichnung) legst und für die nächsten 4 Jahre nichts mehr zu entscheiden hast. Unsere Führer dienen den 1 %, werden von diesen 1 % finanziert und sind die Marionetten dieser 1 %. Mit Deiner Familie in das nächstgelegene Wahllokal zu gehen, um sich zwischen den beiden Köpfen des zweiköpfigen Drachen zu entscheiden, von welchem der beiden Du versklavt werden willst, das macht keinen Unterschied. Wir werden von gierigen, Macht-hungrigen Soziopathen geleitet, die diesen Planeten zerstören, in Kriege ziehen für Profit und die die Gott-gegebenen Rechte der Bevölkerung unterdrücken. Auch die wichtige Rhetorik wird bewusst nur den selbsternannten „Eliten" gelehrt. Das „Menschen-Vieh" soll die Feinheiten der Rhetorik nicht bemerken. Damit die Matrix-Gefangenen brav im Matrix-Gefängnis bleiben, wurde auch das obligatorische Schulsystem eingeführt.

11.7 Die obligatorische Schulpflicht

Oder die Aufzucht von orientierungslosen Weisungsempfängern.
Programme werden auf uns geladen, wir werden in das öffentliche „Bildungs"-System gezwungen und werden daraufhin gehirngewaschen, dass wir mit den System-Erwartungen konformgehen.

Die Schule lehrt uns, wie wir etwas auswendig lernen, es wiederholen, es wiedergeben. Die Einstellung, die man benötigt, damit wir ein Leben lang für die Träume von Anderen arbeiten können. Da „Schreiben" als Fach gerade weiter aus Schulen verschwindet, liegt nahe, dass bald mehr auf Auswendiglernen von „Wissen" und weniger auf Kreativität und Verständnis gesetzt wird.

Die Schule lehrt uns nicht unsere Wünsche, Visionen und unseren Weg zu finden, unsere eigenen Talente zu entwickeln oder unsere eigene Identität zu entwickeln. Sie bereitet uns einfach nur darauf vor, für jemand Anderen zu arbeiten.

Die Kompetenz eines Menschen besteht nicht aus Schulbildung, sondern durch das Verstehen der Naturgesetze. Darum wird in den System-Schulen ja bewusst kein Natur-Wissen gelehrt. Die Jesuiten wissen schon seit Jahrhunderten um die Naturgesetze und das Natur-Wissen. Es sind auch die Jesuiten, welche den Lehrsatz – sinngemäss – geprägt haben: Gib uns ein Kind die ersten sechs Jahre, und wir bestimmen sein ganzes Leben.
Es ist ein Irrtum zu glauben, dass Geld die Menschen beherrsche. Wer die Fantasie der Menschen beherrscht, beherrscht die Menschen. Und die Fantasie der Menschen kann nur beherrscht werden, wenn die Menschen vorher zu orientierungslosen Weisungsempfängern erzogen werden.

Und eine dieser Anstalten, in den diese orientierungslosen Weisungsempfänger gezüchtet werden, sind die obligatorischen Schulen. In diesen Gefängnissen – Schule, oder Bildungsstätte genannt – wird den Kindern eingetrichtert, dass Lernen mit dem intellektuellen Verstand zu geschehen hat und die Herz-Energie abgeschafft wird. Ein weiteres Macht-Instrument für die Erziehung ist die Einführung der Schulhaus-Glocken. Die Schulhaus-Glocken sind ein massiver und hoch wirksamer „Psycho-Trigger". So lernen die Kinder, dass zum Lernen Pünktlichkeit zwingend sei und dass Lernen in klar begrenzen Zeit-Einheiten zu geschehen hat. Wer erst nach dem Glocken-Signal zum Lernen erscheint, wird bestraft. Und immer im Stunden-Takt wird zur Pause – Freiheit – geläutet, und ein weiteres Läuten zeigt an, dass die gewährte Freiheit zu Ende ist und wieder gelernt werden muss. Ein sehr wirksames Mittel, um die Aufzucht von willenlosen Weisungsempfängern zu erreichen. Die Schule lehrt Dir, wie Du Dir etwas auswendig merkst, es wiederholst, das wieder hochkotzt.

Die Künste sind es, die zu kritischem Denken anregen, zum Organisieren des Gedankenprozesses und Kreativität. Alle anderen, nicht-philosophischen Fächer befassen sich wenig damit, was man über das jeweilige Thema weiss. Sie geben den Schülern nur ein paar Multiple-Choice-Tests in jedem Semester, um zu sehen, ob sie brav das wiederholen, was ihnen beigebracht wurde.

Bildungs-Gefängnisse (auch Schulen und Universitäten genannt) wurden vom System nur dazu erschaffen: Gehe durch die Schulzeit, bleibe in den gesetzten Grenzen, lerne auswendig und wiederhole, bekomme gute Noten, einen Abschluss, und schnapp Dir dann einen „Job", bei dem Du Dein Leben lang bei einem „Arbeitgeber" als „Arbeitnehmer" angestellt bist.

Eines Tages kam Thomas Alpha Edison von der Schule nach Hause und gab seiner Mutter einen Brief. Er sagte ihr: „Mein Lehrer hat mir diesen Brief gegeben und sagte, ich solle ihn nur meiner Mutter zu lesen geben" Die Mutter hatte die Augen voller Tränen, als sie dem Kind laut vorlas: „Ihr Sohn ist ein Genie. Diese Schule hat keine Lehrer, die gut genug sind, ihn zu unterrichten. Bitte unterrichten Sie ihn selber."

Viele Jahre nach dem Tod der Mutter, Edison war inzwischen einer der grössten Erfinder des Jahrhunderts, durchsuchte er eines Tages alte Familiensachen. Plötzlich stiess er in einer Schreibtischschublade auf ein zusammengefaltetes Blatt Papier. Er nahm es und öffnete es. Auf dem Blatt stand geschrieben: „Ihr Sohn ist geistig behindert. Wir wollen ihn nicht mehr in unserer Schule haben." Edison weinte stundenlang, weil er nun wusste, warum ihn seine Mutter damals von der Schule genommen hatte und ihm erklärte, die Lehrer dort seien nicht gut genug für ihn. Und dann schrieb er in sein Tagebuch: „Thomas Alpha Edison war ein geistig behindertes KInd. Durch seine heldenhafte Mutter wurde er zum grössten Genie des Jahrhunderts."

Ein anderes Beispiel von John Lennon erzählt: „Als ich 5 Jahre alt war, erzählte mir meine Mutter, dass Glücklichsein der wahre Schlüssel zu einem erfüllten Leben ist. Mit 6 wurde ich in der Schule gefragt, was ich einmal werden möchte, wenn ich gross bin. Ich sagte: Glücklich sein. Die Lehrerin meinte, ich hätte die Frage falsch verstanden. Ich jedoch wusste, sie hatte das Leben falsch verstanden."

Die Schule lehrt Dir nicht Deine Wünsche, Visionen und Deinen Weg zu finden, Deine eigenen Talente zu entwickeln oder Deine eigene Identität zu entwickeln. Sie bereitet Dich einfach nur darauf vor, für jemand Anderen zu arbeiten.

In diesen Schulen wird von den Herrschenden auch der „Humanistische" Glaubenssatz an die Be-Herrschten gelehrt: Tue keinem Anderen etwas an, das Du nicht willst, dass es Andere Dir antun. Damit schützen sich die Herrschenden davor, dass sich die Unterdrückten – trotzt erlittenem Unrecht – gegen die Unterdrücker und Ausbeuter wehren. Selber halten sich die Herrschenden aber nicht an diese Forderung.

11.8 Das Teile- und Herrsche-Prinzip

Fragt uns jemand: „Wer bist Du?" Wir antworten vermutlich mit: „Ich bin ein Geschäftsmann mit einem Abschluss in Wirtschaft." Wir verwechseln den Menschen mit der formlosen Person. Unsere eigene Seele mit unserer sozialen Etikette, da wir uns mit der Matrix identifizieren.
Das, was wir glauben, unsere Herkunft, unser politischer Standpunkt, unsere Religion, unser Job-Titel, unsere Ernährung, unsere Kultur – all diese Dinge, die wir gelehrt bekommen haben – sie wurden uns vom System beigebracht. Und wir schleppen diese Dinge höchstwahrscheinlich mit uns herum als Teil unserer Eigenidentität.

Unsere Seele kümmert sich nicht um irgendwelche dieser Titel, Namen, Etiketten oder kulturellen Ansichten. Genauso wenig tut dies der Grosse Geist oder das Universum. Eine der Hauptaspekte des Lebens in einer Matrix ist, dass es ein massives Verwirrtsein der Eigenidentität gibt und das Gefühl der Trennung von unserem wahren Selbst. Wer bin ich? Wir fühlen uns, als wenn etwas fehlt, weil – anstatt unsere Seele zu nähren – uns beigebracht wurde, ein neues Etikett anzunehmen bei dem Versuch, uns selbst etwas Bedeutung und Wert zu geben. Die Matrix hat nicht nur die Art und Weise übernommen wie wir leben, sie beginnt auch damit, unseren eigenen Sinn der Individualität zu unterwandern.

Kaum eine Maxime zur Sicherung der eigenen Macht hat, seit seiner theoretischen Ausarbeitung von Niccolò Machiavelli im Jahre 1532, so gut funktioniert wie das Prinzip „Teile und Herrsche". Unter diesem Motto gelang es grossen Imperien über viele Jahrhunderte zu überleben. Auch wenn das Römische Reich und das britische Empire längst untergegangen sind, so dient es auch als Herrschaftspraxis des heute grössten Imperiums – des Westens.

Ein Staat, so schreibt schon Platon im alten Griechenland, steht zu jedem Zeitpunkt seiner Existenz auf zwei grundlegenden Pfeilern. Die eine Gruppe herrscht, die andere steht in Opposition zu dieser Herrschaft. Wahlweise ist das einfache Staatsvolk, in der Sprache Platons „der Pöbel", entweder unentschieden, wem es sich anschliessen möchte, oder es hat sich bereits in seiner Mehrheit für eine der beiden Seiten entschieden.
In einem demokratisch verfassten Staat, wie wir ihn in der heutigen Moderne kennen, ist dieses alt-philosophische Rollenbild leicht verschoben. Denn theoretisch entscheidet der „Pöbel" mittels Abstimmungen und Wahlen, wer zu herrschen hat und wer nicht.
Da die Herrscherschicht der Moderne deswegen viel leichter abzusetzen ist, muss die Gruppe, die sich in Opposition zum eigenen Machtanspruch befindet, umso gründlicher voneinander getrennt und ineinander verfeindet werden, während sich die Herrscherschichten um Verbrüderung bemühen. Denn auch in einer Demokratie besteht für die Herrscher stets die Gefahr, dass sich zuerst die Opposition vereint und sich schliesslich der „Pöbel" der neuen Gruppe, die Machtanspruch erhebt, anschliesst. In diesem Falle wäre die thronende Gruppe aus Führern, Eliten und gewählten Volksvertretern kaum mehr zu retten. Die letzte Möglichkeit wäre die Anwendung von Gewalt, was in einem verfassungsgebenden und mehrheitlich in Opposition stehendem Staatsgebilde aber kaum mehr möglich wäre. Kurzum, die Herrscherschicht wäre verloren.
Für die Nutzniesser der Herrschaft gilt es also gründlich vorzugehen, um derartige Entwicklungen zu vermeiden.

Um sowohl die ausländischen Imperien zurückzudrängen als auch die inländische Opposition zu trennen und in Streitereien und Ideologiekonflikte verfallen zu lassen, muss das Prinzip „Teile und Herrsche" sehr gründlich angewendet werden. Denn das Imperium ist gross, die Mittel der „Mundtotmachung" geringer ausgeprägt wie zu Zeiten früherer Imperien, und der „Pöbel" ist – anders als viele eventuell glauben möchten – intelligenter geworden.

Doch mit Intelligenz kommt auch ein entscheidender Vorteil zutage: Arroganz.
Denn wer sich nicht mehr nur für einen einfachen Bauern hält, der weder Lesen noch Schreiben kann wie in früheren Jahrhunderten, sondern für einen einigermassen gebildeten Familienvater der Mittelschicht hält, der sich gerne etwas auf seinen Bildungsabschluss einbildet, der verteidigt seine Weltanschauung nicht nur gegen die Herrscherschicht – in unserem Falle die Regierung und die dazugehörigen Eliten in Partei und Parlament –, sondern vor allem gegen die Opposition und eben jene Teile des „Pöbels", die nicht vollumfänglich seiner Meinung entsprechen.
Mit der in der Moderne auftauchenden Intellektuellisierung der einfachen Bevölkerung taucht also auch eine unsägliche Eitelkeit auf, die verhindert, dass sich „links" und „rechts", „liberal" und „etatistisch" gegen die Herrscher vereinen, um sich gegen die bewusst von der Elite begangenen Machtmissbräuche, wie Überwachung, Krieg und Verarmung, zu wehren.

Die Aufrechterhaltung dieser Teilung der Bevölkerung und damit der Sicherung der eigenen Macht funktioniert mittels Medien, zivilgesellschaftlichen Organisationen, dem Einschleusen von Oppositionellen, die selbst – wenn auch ganz unbewusst – nur allzu gerne zur allgemeinen Teilung beitragen, und vielen weiteren Operationen. So funktioniert „Teile und Herrsche" im westlichen Imperium bereits seit Jahrzehnten hervorragend.

Du bist kein Europäer – kein Muslim – kein Geschäftsmann – Humanitärer – Deutscher – Christ – Konservativer oder Bürger der Mittelschicht.
All dies sind unnatürliche Bezeichnungen, die Dir zugeschrieben wurden, und sie existieren nicht wirklich in Anbetracht Deines natürlichen Zustandes, des reinen Seins.

Fragst Du jemanden: „Wer bist du?"
Dir wird vermutlich geantwortet mit: „Ich bin ein Geschäftsmann mit einem Abschluss in Wirtschaft."
Sie verwechseln den Menschen mit der formlosen Person. Ihre eigene Seele mit ihrer sozialen Etikette, da sie sich mit der Matrix identifizieren.

Deine Herkunft, Dein politischer Standpunkt, Deine Religion, Dein Job-Titel, Deine Ernährung, Deine Kultur – all diese Dinge, rnt hast – sie wurden Dir vom System beigebracht. Und Du schleppst diese Dinge höchstwahrscheinlich mit Dir herum als Teil Deiner Eigenidentität.

Deine Seele kümmert sich nicht um irgendwelche dieser Titel, Namen, Etiketten oder kulturellen Ansichten. Genauso wenig tut dies der Grosse Geist oder das Universum.

Eine der Hauptaspekte des Lebens in einer Matrix ist, dass es ein massives Verwirrtsein der Eigenidentität gibt und das Gefühl der Trennung von Deinem wahren Selbst.

Wer bin ich? Du fühlst Dich, als wenn etwas fehlt, weil – anstatt Deine Seele zu nähren – Dir beigebracht wurde, ein neues Etikett anzunehmen bei dem Versuch, Dir selbst etwas Bedeutung und Wert zu geben.

Niemand sollte sich durch das sozialistische „Neusprech" und ihre „Tarn-Bezeichnungen" in die Irre führen lassen: Das Täuschungs-Schema „Links" und „Rechts" dient nur der Vernebelung des Prinzips „Teile und Herrsche". Entscheidend sind nicht die Gruppen „Links-Rechts" innerhalb des Systems, sondern ob es Systemangehörende (Herrschende mit Gewaltenmonopol und Immunität vor Strafverfolgung) sind oder Nicht-Systemangehörende (Be-Herrschte, gegen die das Gewaltenmonopol angewendet wird und die keine Immunität vor Strafverfolgung geniessen.) Sozialismus ist immer Zentralismus, und Zentralismus ist nur ein anderes Wort für Diktatur.

Zentralismus bedeutet, dass die ganze Macht zentralisiert ist, und nicht föderalistisch auf die betroffenen Sippen verteilt werden darf. Zentralismus ist unvereinbar mit Föderalismus. Es ist darum gut verständlich, dass es genau die SozialistInnen/ZentralistInnen sind, welche unter dem Deckmantel „Anti-Diskriminierung" dieses „in Gruppen teilen, um dann die einzelnen Gruppen noch besser be-herrschen zu können" mit dem „Links-Rechts-Teile-Schema" erhalten möchten. Noch klarer und richtiger als die Bezeichnung Sozialisten ist die Bezeichnung „Zentralisten". Weil mit dem Wort „sozial" – social und lateinisch socialis, zu „gesellschaftlich" zu „gemeinnützig, hilfsbereit, barmherzig" – suggeriert wird. Und diese Eigenschaften haben Zentralisten nun wirklich nicht. Im Gegenteil.

Echte Liberale lieben und unterstützen Freiheit und den Föderalismus. Also das Gegenteil von den Zentralisten. Der Liberalismus (lateinisch liber „frei", liberalis „die Freiheit") ist eine Grundhaltung, die eine freiheitliche politische, ökonomische und soziale Ordnung anstrebt. Aus liberalen Bürgerbewegungen gingen in vielen Ländern überhaupt erst Nationalstaaten und demokratische Systeme aus den zentralistischen Diktaturen hervor. Leitziel des Liberalismus ist die Freiheit des Individuums vornehmlich gegenüber staatlicher Regierungsgewalt. Er richtet sich gegen Staatsgläubigkeit, Kollektivismus, Willkür und den Missbrauch von Macht bzw. Herrschaft.
Also genau das Gegenteil vom linken Zentralismus.

11.9 Die Ursachen der Ungerechtigkeiten in dieser Welt

- Das Gewalten-Monopol mit Justiz, Polizei, Militär, Gefängnissen, Psychiatrie usw. ist ausschliesslich bei den Herrschenden (Oligarchen/Konzerne) und nicht föderalistisch auf die betroffenen Sippen verteilt.
- Immunität vor Strafverfolgung gibt es nur bei den Herrschenden, aber nicht bei den Be-Herrschten.

- Natur-Ressourcen wie Luft, Wasser, Boden, Wald, Pflanzen, Tiere, Menschen dürfen in Privat-Eigentum sein ... oder sogar darauf Patente erhoben werden, anstatt für alle Menschen zur freien Nutzung frei zugänglich zu sein.
- Dass es einigen wenigen Menschen erlaubt ist, virtuelles Geld zu schaffen und dafür Zinsen zu verlangen (Zinsgeldsystem-Verbrechen). Den Systemen zu erlauben, den arbeitenden Menschen Geld zu stehlen, indem sie diesen Diebstahl einfach „Steuern" nennen.
- Dass es zweierlei Wissen gibt. Das Matrix-Wissen und das Natur-Wissen. Das – manipulierte – Matrix-Wissen ist für die Herde vorgesehen, und das Natur-Wissen ist den selbsternannten „Eliten" vorbehalten.

Das Natur-Wissen sollte für alle Menschen frei zugänglich sein. Die Medien haben ihre Unabhängigkeit und Kontrollfunktion verkauft an die sozialistischen Illuminati. Die Medien sind sehr wichtig, um die Herde zu manipulieren und das Natur-Wissen zu unterdrücken, um die Herde im Matrix-Gefängnis zu halten.

11.10 Gutmenschen

Der Neu-Sprech-Begriff „Gutmensch" wurde mittlerweile zu einem Schimpfwort mutiert.
Ein Gutmensch ist jemand, der sich eine ideale Welt erträumt, in der er sich einredet zu leben oder leben zu können. Gutmenschen verhalten sich dabei schizophren, indem sie jeden, der nicht ihre Ansichten teilt, zum Bösen in Menschengestalt erklären. Gutmenschen verhalten sich dabei wie die Gefolgsleute von Führern, wie Hitler oder Stalin, nur dass sie nicht einer einzigen Person hinterherlaufen, sondern einer fixen Idee, die sie selbst im Angesicht von eindeutigen Beweisen und Argumenten nicht willens sind aufzugeben. Gutmenschen sind dabei auch durchaus pathologisch und folgen alle den Idealen ihrer fixen Idee, welche sie als ihre eigene Meinung ausgeben. Ein Gutmensch denkt von sich, dass er ein Humanist sei und dass er die Eigenschaften wie Fürsorge, Nächstenliebe, persönlicher Verzicht zu Gunsten der Schwächeren usw. selber lebt. Gutmenschen denken von sich, dass sie mit ihrem Verhalten die Krone der Schöpfung seien. In der Praxis sind Gutmenschen gegenüber Andersdenkenden weitaus intoleranter, als sie vorgeben zu leben.

Jedes freie Tier in der Natur beschützt seine Familienangehörigen besser, als es diese Gutmenschen je tun. Jedes freilebende Tier verteidigt sein Revier gegen fremde Eindringlinge. Jedes freilebende Tier verteidigt sein Leben und das seiner Angehörigen gegen Angriffe von Fremden. Gutmenschen sind auch nur Matrix-Gefangene, die – fremdgesteuert – die Interessen der Herrschenden erfüllen. Warum sonst sollten Gutmenschen die Schwachen künstlich stärker machen und gleichzeitig die natürlich Stärkeren schwächen. In der freien Natur müssen die Führenden stärker sein als die Geführten. Und genau das tun die Herrschenden mit den Gutmenschen, indem sie diese so führen.

Daran ändert auch der Pazifist, der mit erhobener Faust und dem Gewehr in der anderen Hand für den Frieden protestiert und kämpft, nichts. Diese Pazifisten kämpfen nur gegen das gerade herrschende System, aber nicht für die Freiheit der Menschen. Solche Pazifisten denken, sie könnten Blut mit Blut reinwaschen. Wer mit Gewalt – auch mit Akzeptanz von Toten für die „gerechte Sache" – für den Frieden kämpft, hat noch nicht verstanden, was Freiheit wirklich ist. So verlangen diese Gutmenschen, dass die Gesellschaft ihre Revier-Grenzen öffnet, um sogenannt Schwächere in ihr Revier hineinzulassen ohne Rücksicht darauf, dass die Menschen durch – diese unkontrollierte Zahl – von Einwanderern selber massiv geschwächt werden. Auch hier muss die Frage gestellt werden: Qui Bono? Wer profitiert davon?

Gutmenschen sind Instrumentalisierte des momentan herrschenden Systems.

11.11 Eugenik/Vererbungslehre

Wenn von der Gesundheit der Kinder die Rede ist, werden oft schwierige Theorien angeführt wie Vererbung oder Eugenik. Das ist durchaus anfechtbar. Zunächst einmal ist die Vererbungslehre lediglich eine Theorie, eine Hypothese, die weder ganz genau stimmt noch auf einem festen Prinzip beruht. Noch sind es nur Vermutungen oder Annahmen, die bis heute keineswegs bewiesen sind als entscheidende Grundsätze; das Gleiche gilt auch für die Darwin'sche Evolutionstheorie, die ebenfalls nicht über das hypothetische Stadium hinaus anzusehen ist. Der Malthusianismus (die Bevölkerung wächst tendenziell schneller als der Bodenertrag) hat auch in einer bestimmten Epoche die Welt beherrscht. Genau wie diese Theorie auf der Welt in Vergessenheit geriet, werden auch die Evolutionstheorie und die Vererbungslehre bald begraben sein, weil sie auf keinem konkreten, grundlegenden Prinzip basieren. Ist es da nicht gefährlich, auf der Grundlage solcher windigen Theorien Schlussfolgerungen für Leben oder Gesundheit zu ziehen?

Nun wird versucht, unheilbar Kranke aus dem Blickwinkel der Eugenik per Gesetz zur Sterilisation zu bewegen. Vom Standpunkt der „Naturordnung" betrachtet ist das ein Akt von vorsätzlicher Tötung, Mord oder Völkermord. Man will ein Gesetz verabschieden, das der Existenz von Geisteskranken und Epileptikern ein Ende bereiten soll, weil die moderne Medizin, die die Nahrung als Ursprung des Lebens ignoriert und die Krankheit nur symptomatisch erforscht, nicht in der Lage ist, diese Menschen zu heilen.

Welch grausames, entsetzliches und beschämendes Verbrechen geschieht da aufgrund von Unwissenheit! Wenn Politik und Erziehung von solchen Vorstellungen durchdrungen sind, beginnt für die Welt das Zeitalter der Finsternis. Die Vererbungslehre besagt, dass man den besten Partner aussuchen soll, um zu heiraten, damit man die besten Kinder bekommt. Würde die Welt dem folgen, dann müssten die genetisch Minderwertigen ihre Partner untereinander suchen. Diese Methode ist zu sehr egoistisch und völlig unangebracht. Demzufolge sind Vererbungslehre und Eugenik viel gefährlicher als Faschismus oder Ultra-Patriotismus.

Andererseits behauptet die Vererbungslehre, dass die Anlagen des Menschen vererbbar sind, d.h., dass kranke Eltern durch Vererbung kranke Kinder zur Welt bringen. Das jedoch hat Mendel nicht gesagt, sondern es ist eine falsche Behauptung, die seine Nachfolger später aufgestellt haben. Zum Beweis: Bekommen nicht gesunde Eltern kranke Kinder oder umgekehrt, gibt es nicht kranke Eltern, die ein gesundes Kind gebären und es gesund grossziehen? Wenn die krankhaften Veranlagungen vererbbar wären, wäre Gott sehr ungerecht. Wie absurd wäre es, wenn das unschuldige Kind sein Leben lang seiner Eltern wegen leiden müsste! Ich bin ganz und gar davon überzeugt, dass Gott absolut gerecht ist und objektiv ist, im wahrsten Sinne des Wortes. Gott hat uns ein Leben gegeben, und der Normalzustand dieses Lebens sollte Gesundheit sein. Gott gibt jedermann Gesundheit – ohne Unterschiede. Lassen wir doch unseren Blick über die grossartige Natur und alles Lebendige dieser Erde schweifen: All die Lebewesen, die nicht versuchen, die Natur zu beherrschen, die keine künstlichen, unnatürlichen Dinge erfinden, leben sie nicht völlig harmonisch in und mit der Natur in ihrer Umgebung? Allein der Mensch, der gegen die Natur verstösst und sie sich untertan macht, hat die vollkommene Gesundheit – ein Leben in Glück und Freiheit durch Anpassung an die Natur – verloren. Wissenschaftler behaupten, dass bestimmte Krankheiten durch Vererbung übertragen werden. Das ist reiner Dogmatismus, denn in Wirklichkeit gibt es keinerlei Beweis dafür. Es kommt noch ärger: Sie sagen, selbst Myopa (Kurzsichtigkeit) sei erblich bedingt. Und dennoch kann die Wissenschaft es physiologisch nicht beweisen. Wie unbedacht und schmählich ist das, welcher unvernünftigen Einstellung entspricht es zu behaupten, dass eine Sache, deren Ursprung man nicht kennt, die Ursache für unheilbare Krankheiten ist!

Wenn wir vermuten, dass Krankheiten vererbt werden, müssen wir uns da nicht schämen, dass wir sie nicht heilen können? Wie kann man nur so unverfroren sein, zu behaupten: „Da kann ich nichts tun, das ist erblich bedingt", oder schlimmer noch: „Verabschieden Sie endlich das Gesetz über die Sterilisation!" Ist diese hartherzige Person, die es wagt, solche Worte zu gebrauchen, noch ein menschliches Wesen? Oder vielmehr ein arroganter Mensch, der sich einbildet, ebenso viel zu wissen wie Gott?

Wenn nämlich, logisch (formal-logisch-analytisch) betrachtet, die krankhafte Veranlagung erblich wäre, müsste das für die gesunde ja auch gelten. Warum werden dann aber kranke Kinder von gesunden Müttern geboren? Wenn sich das wirklich so verhalten würde (Konjunktiv), müsste man ja binnen kürzestem den Grund dafür finden. Gleichwohl erläutert die moderne Medizin nur ganz knapp, dass bei allen kranken Babys die Krankheit angeboren ist. Was hat es denn nun auf sich mit dieser angeborenen Veranlagung? Ist es Vererbung?

Wenn man den Grund nicht kennt, soll man das auch eingestehen und die Nase nicht so hochtragen. Wenn man den Grund nicht versteht, muss man ihn eben noch ernsthafter studieren. Ich warte geduldig auf den Zeitpunkt, dass jemand mir den Mechanismus der Vererbungslehre erklären „wird".

Die Eugenik lehrt: „Das Kind bekommt seine Anlagen von seinen Eltern durch die Vererbung. Es ist unbestritten, dass die Vererbung nach den Regeln der Eugenik funktioniert (kräftige Kinder stammen von kräftigen Eltern). Hat man ein behindertes Kind, sei es geistig, sei es körperlich, dann liegt es daran, dass die Eltern behindert sind oder es behinderte Eltern in früheren Generationen gegeben hat." Soweit die moderne Medizin. Nur, das stimmt nicht, selbst nach der Vererbungslehre nicht. Die geistige oder charakterliche Vererbung ist nicht bewiesen. Auch bestimmte Begabungen oder Talente sowie Gewohnheiten sind nicht erblich bedingt. Es ist doch offensichtlich, dass Auberginen nicht auf den Ranken der Melonen wachsen. Obwohl es erwiesen ist, dass menschliche Eltern keine kleinen Hunde gebären können. Wie kann man dennoch daraus schliessen, dass tuberkulöse Eltern keine gesunden Kinder bekommen? Es ist noch gar nicht lange her, da hiess es nämlich, Tuberkulose, Lepra und andere Krankheiten seien erblich bedingt. Heute verneint man das. Mit der angeborenen Veranlagung wird es sich genauso verhalten, und ihre Vererbung wird man bald leugnen. Was wäre das für ein trauriges, beschwerliches, elendes Leben, wenn alles schon entschieden wäre, dass das Kind eines Weisen weise, das Kind eines Diebes schlecht, dass Kind eines Magenkranken auch immer magenkrank werden würde (Postulat).

Kluge Leute können geistesgestört werden, Diebe können zu grossen Weisen oder Priestern, ja Heiligen werden, Kurzsichtige können weitsichtig werden, warum sollen dann nicht Kinder eine andere Veranlagung, eine andere Mentalität, einen anderen Geist als ihre Eltern haben können?

Wir können glücklich sein bei dem Gedanken, dass ein Gelehrter ein dummes Kind, ein Verbrecher einen Heiligen und ein Blinder ein Kind mit vollkommen gesunden Augen zeugen kann. Bedeutet das, dass alle Babys immer gesund auf die Welt kommen und immun gegen alle Krankheiten sind? Wo wäre da die ausgleichende Gerechtigkeit von Gott für früher begangene Verbrechen? Und wie könnten Menschen aus den Fehlern – die sich als Krankheit zeigen können – lernen? Es gibt keine Gesundheit, wenn es keine Krankheit gibt. Wie sollten wir Dankbarkeit für Gesundheit empfinden – und diese erhalten wollen – wenn wir die Krankheit nicht kennen würden?

Das ist die gewaltige göttliche Vorsehung. Heisst das, alle Menschen fangen im gleichen Bereich an? Nein, nicht alle Menschen fangen im gleichen Bereich an. Das wäre sonst völlig ungerecht und die ausgleichende Gerechtigkeit würde nicht existieren, wenn das Karma keine Konsequenzen hätte.
Wir müssen lernen und verstehen, was Gesundheit und Krankheit bedeuten und wie wir sie erschaffen können. Der Mensch kann weder ein weiser Mann noch ein Eingeweihter noch ein herausragender Priester werden, ohne sich selbst dafür anzustrengen. Gott lässt nicht zu, dass man ein weiser oder herausragender Mensch aufgrund von Vererbung wird, sondern nur aufgrund seines Karma und durch die Gesundheit. Mit der Krankheit verhält es sich ebenso, denn jeder „fabriziert" sich selbst - weil wir Schöpferwesen sind. Jedem geschieht immer nach seinem Glauben.

Es wäre ungerecht, die ganze Verantwortung – und noch schlimmer, die ganze Schuld – für die „Geburtsschäden" eines Lebewesens nur der Mutter zu übertragen. Wir kennen den Unterschied von Konstitution und Kondition. Nur für die Kondition ab der „Zeugung" und in den ersten Lebensjahren tragen Mutter UND Vater die Verantwortung für das Kind.
Und sobald das Kind selber denken und entscheiden kann, ist das – nun erwachsene Lebewesen Mensch – selber verantwortlich für seinen weiteren Lebensweg. Die Eltern haben ab dann nur noch beratende Funktion, aber nicht mehr die Entscheidungen und somit nicht mehr die Verantwortung.
Es liegt auch am Karma und an der ausgleichenden Gerechtigkeit, in welchem Bereich wir im irdischen Leben starten. Das erklärt auch, warum es Menschen gibt, die mehr leiden müssen, als andere. Ein „krankes" Kind kann auch eine Aufgabe für die Eltern übernehmen, um den Eltern das Bewusstsein zu erweitern. Wie wir uns in diesem irdischen Leben dann entwickeln, das hängt dann entscheidend vom Bewusstsein – und daraus folgend – von der Ernährung ab.

Konfuzius sagte: *„Es ist Unsinn, sich in Fragen der Wahrheit darauf zu berufen, dass man etwas glauben müsse, denn etwas wird nicht dadurch wahr, dass man daran glaubt."*

Frage:
Widerspricht hier Konfuzius etwa der Lehre von Jesus: „Alles geschieht dir nach deinem Glauben"?

Antwort:
Nein. Konfuzius widerspricht nicht der Lehre von Jesus. Konfuzius wird hier nur ungenügend genau zitiert. Konfuzius lehrt hier den Unterschied von Schein-Glaube (Meinung) zu wahrem Glaube.
Jesus, der im Thomas-Evangelium sagt: „Erkennt, was in eurem Blickfeld liegt, und das, was für euch verborgen ist, wird für euch klar werden; denn es gibt nichts Verborgenes, das nicht offenbar werden wird."

11.12 Evolutions-Theorie versus Schöpfungs-Lehre

Keine Lebensform entsteht aus einer anderen Lebensform. Jede Spezies inkarniert oder reinkarniert immer komplett. Wie ist es dann möglich, dass sich eine Lebensform entwickeln kann? Ohne Evolution würde ja jede Spezies auf dem momentanen Entwicklungsstand stehen bleiben.

Die Theorie Darwins ist eine von 1'000 Hypothesen, die im Gegensatz zur InYologie stehen.
Verglichen mit der östlichen Entstehungsgeschichte, die ein Bericht über die Beschaffenheit des Universums ist, ist die Darwin'sche Hypothese ein Hirngespinst. Sie ist keineswegs bewiesen. Sie enthält viele Widersprüche. Sie kann weder das Phänomen der Mutation erklären noch

weiss sie, was das Leben ist, noch kennt sie den Mechanismus der Veränderung, der Entwicklung und der „Rückentwicklung". Der Gedanke der Evolution ist vollkommen imaginär, ist einfältig, primitiv,
relativistisch und vorkopernikanisch. Gemäss der InYologie gibt es keinen Fortschritt, der nicht von einem Rückschritt begleitet wäre.

Wir müssen unterscheiden zwischen „Mikro-Evolution" und „Makro-Evolution". Mikro-Evolution gibt es innerhalb der Arten. Makro-Evolution gibt es nur gemäss Schöpfungslehre. Alle Arten sind immer komplett „fertig" in der Erscheinung. Innerhalb einer Spezies oder Art gibt es Mikro-Evolution, aber keine Makro-Evolution. Innerhalb der Spezies Vögel gibt es Transmutationen. Aber es gibt keine Transmutation von Vögeln zu Hunden. Keine Arten-übergreifenden Mutationen. Dann gibt es „Hybrid-Wesen", wie Kreuzungen von Pferden mit Eseln oder umgekehrt, und das Ergebnis sind „Maultiere" oder „Maulesel". Aber Maultiere und Maulesel sind nicht fortpflanzungsfähig!

Bei Pflanzen gibt es auch Mikro-Evolution, aber keine Makro-Evolution.
So ist es möglich, unterschiedliche Äpfel untereinander zu kreuzen, und es entstehen neue Apfel-Sorten. Das ist aber nur innerhalb der Arten möglich. Auch bei Pflanzen sind Arten-übergreifende Transmutationen nicht möglich. Wir können keine Äpfel mit Lauch oder Karotten kreuzen.

Innerhalb der Elemente ist die Transmutation von einem Element in das nächste Element und die Verbindung der Elemente untereinander ein normaler und natürlicher Wandlungs-Prozess. Aber eine Transmutation von Elementen in Pflanzen oder Pflanzen in Tiere oder Tiere in Menschen oder umgekehrt ist nicht möglich.
Makro-Evolution gibt es nur gemäss Schöpfungslehre. So sind Transmutationen als Formenwandlung in Form von Hologrammen möglich.

Im Universum existiert immer ALLES gleichzeitig. Das ganze Universum enthält immer ALLES. „Gott" oder „der Grosse Geist" oder „die Schöpfung" hat den Menschen nach seinem Ebenbild erschaffen. Das bedeutet: Wir Menschen SIND „Gott" oder „der Grosse Geist" oder „Bewusstsein". Wir Menschen können unser Bewusstsein mit ALLEM im Universum in Resonanz bringen und mit ALLEM synchronisieren. So können wir wählen, mit WAS wir uns synchronisieren wollen. Wählen kann nur das Bewusstsein.

Es gibt keine Evolution ohne vorherige Involution.
Immer, bevor „etwas Neues" möglich wird, muss vorher „etwas Altes" aufgelöst werden, um es in das „Neue" zu verwandeln. Bevor wir wahre Freude empfinden und annehmen können, müssen wir vorher den Schmerz kennen – und diesen Schmerz vorher durch Involution auflösen und loslassen. Bevor wir die Gesundheit wirklich würdigen und geniessen können, müssen wir vorher die Krankheit kennen, sie dann auflösen und loslassen. Erst die Involution, erst danach

die Evolution. Eine Seele, die reinkarniert, kann sich nur weiterentwickeln und verbessern (was Evolution genannt wird), wenn die Seele vorher durch Involution „gestorben" ist und in der „Welt der Seelen" von den aufgestiegenen Meistern und Engeln Hilfe bekommen hat, wie sie erneut – verbessert – reinkarniert. Das ist Evolution.

Warum gibt es die Möglichkeit der Re-Inkarnation?

Meine Antwort: Es gibt eine universelle Ordnung. Und in dieser universellen Ordnung gibt es auch eine universelle Gerechtigkeit. Die Dämonen – unter ihnen auch inkarnierte Dämonen – wollen uns via Matrix-Irr-Lehre weismachen, dass es keine – den juristischen Richtern übergeordnete – Gerechtigkeit gäbe. Welch ein Irrtum! Alles was wir in unserem Leben tun, wird zu unserem Karma.

Unser Karma wird vom Grossen Geist „aufgezeichnet" und bleibt im universellen Gedächtnis „gespeichert". Für alles „Gute", das wir im Leben getan haben, werden wir belohnt werden. Und für alle „Schuld", die wir angehäuft haben, müssen wir angemessen bezahlen. Wenn das nicht so wäre, dann wäre diese universelle Gerechtigkeit ja ungerecht und es würde tatsächlich keine Rolle spielen, wie wir uns im Leben verhalten. Aber es gibt diese universelle Gerechtigkeit und es ist entscheidend, wie wir uns im Leben verhalten. Was wir säen, werden wir ernten. Da der Grosse Geist uns liebt, wird er uns keine Lasten auferlegen, die wir nicht tragen können. Immer nur so viel, dass wir daraus lernen können und unsere Seele von der Schuld reinigen und unser Bewusstsein weiter entwickeln können.
Durch die Reinkarnation hat die Seele die Möglichkeit, sich von vergangenen Sünden zu reinigen. Die Seele reinkarniert in einen Körper, der dem vorherigen Leben angemessen – aber nicht identisch – ist. Das erklärt auch die Entwicklung durch Evolution. Aber primär geht es um die Entwicklung von Seele und Bewusstsein. Mit welchen Menschen und Situationen die re-inkarnierte Seele zusammenkommt, ist also nicht zufällig.

Selbst Michio Kushi (1926–2014) hatte die logarithmische Spirale von Meister George Ohsawa (1893–1966) falsch interpretiert, weil er sie blind übernommen und wie ein Phonograph weiter gelehrt hatte. Michio Kushi hatte diese Spirale falsch interpretiert und darum die Evolutionstheorie als richtig gelehrt.
Ich jedoch habe die Lehre von George Ohsawa selbst so intensiv studiert… bis ich sie selbst tief verstanden habe.

Wenn Du nachfolgende Erklärung verstehst, wirst Du erkennen, was der Unterschied ist von der Evolutions-Lehre, wie Du sie möglicherweise bisher verstanden hast, und der Schöpfungs-Lehre, wie ich sie verstehe.

Jede physische Erscheinung hat ihren Ursprung in der unsichtbaren Welt.

Jeder Gedanke, jedes Gefühl, jede Emotion, die in uns entsteht, kleidet sich nach einer gewissen Zeit in eine bestimmte Form und hinterlässt sichtbare Spuren auf unserem Gesicht und

unserem Körper. Unsere Gedanken wirken zuerst auf die geheimsten Schwingungen unseres Wesens, auf unsere Ausströmungen, dann auf die Farbe unserer Haut, auf unseren Duft und schliesslich auf die Form unseres Körpers. Auf diese Weise wurde unser heutiger Körper durch unsere früheren Leben geformt und festgelegt. Der Schüler von einem eingeweihten Meister weiss, dass er der Bildhauer seines Körpers ist, arbeitet durch seine Gedanken und Gefühle daran, aus ihm einen Tempel zu machen mit harmonischen Formen und Proportionen. Das, was sichtbar, materiell und greifbar ist, ist nur eine Form, eine Hülle. Es ist eine Offenbarung von anderen Kräften, anderen Elementen und Substanzen, die unsichtbar und ungreifbar sind. Nun ist diese Wahrheit wenig bekannt. Die Wissenschaft glaubt nicht, was die erleuchteten Meister uns lehren. Seit es die Menschen gibt (also seit immer) sagen die Eingeweihten das Gleiche, es gibt nichts auf der Erde, auf der konkreten stofflichen Ebene, was nicht durch andere, feinstoffliche Kräfte gebildet wurde. Bis jetzt glaubt die Wissenschaft das nicht. Vielleicht ändert sich das jetzt bald.
Aber in der Vergangenheit, mehrere Jahrhunderte lang, dachte sie, dass alles, was feinstofflich und für die physischen Augen unsichtbar ist, wie unsere Gedanken, unsere Gefühle und sogar das, was wir Seele und Geist nennen, Sekrete, Herausbildungen, Manifestationen, Produkte der Materie, des physischen Körpers seien. Dabei ist genau das Gegenteil der Fall.

Wenn man jetzt an eine solche Philosophie glaubt, dann sind die Konsequenzen verheerend. Die Philosophen, Denker und Schriftsteller haben nicht gesehen, dass das auf die Dauer Störungen und katastrophale Ereignisse hervorbringen wird. Es werden so unverständliche Dinge passieren. Das haben sie nicht vorausgesehen. Sie denken sogar von sich selber, sie seien der physische Körper - dadurch, dass sie sich mit dem physischen Körper identifizieren, nachdem der physische Körper nicht unsterblich ist. Deswegen erleiden diese Menschen die gleichen Auswirkungen, die gleichen Zerstückelungen, die gleichen Schwächen, weil sie sich mit dem physischen Körper verbinden und identifizieren. Auch das haben sie nicht verstanden. Würden sie verstehen, dass wir nicht der physische Körper sind und dass der physische Körper eine Erscheinung, eine Konkretisierung ist. Er ist unser Esel, unser Auto, unser Pferd, unsere Hülle, unser Ausdrucksmittel.

Aber wir sind etwas so Subtiles, so Grosses, so Intelligentes, so Mächtiges, so Unsterbliches, dass die Menschen, wenn sie sich mit dieser Frage beschäftigen würden, sich zu entdecken, sich wiederzufinden, wenn sie sich auf sich selbst konzentrieren würden, auf die Realität ihres Selbst, anstatt sich mit dem physischen Körper zu identifizieren, sie würden verstehen, dass sie göttlich sind.
Nur ist dieses Wissen leider nicht verbreitet. Aus diesem Grund werden die Menschen immer verletzlicher, immer schwächer, immer kränker. Schade, dass sie das wahre Wissen nicht kennen. Ja, wenn man sich mit solchen Dingen beschäftigt, dann sind das Schlüssel, die uns erlauben, unglaubliche Dinge in der Natur zu verstehen. Und mit diesen Dingen befasst man sich nicht.

Der Baum und die Pflanze sind so intelligent. Um die Kerne da hinein zu bringen... die Pflanze weiss, dass sie da nicht hindurchgehen. Auch die Kerne sind zuerst in einem ätherischen Zustand, dann gasförmig, und dann kondensieren sie und werden flüssig, und danach verdichten sie sich zu einem festen Kern im Inneren.

Alles in der Natur und im Leben wandelt sich so. Alle Erscheinungen sind zuerst unsichtbar, ungreifbar, sehr feinstofflich, wie zum Beispiel die Wolken, die sich bilden und danach wieder verschwinden.
Erst ist alles ungreifbar und doch Realität. Und danach kondensiert und verdichtet es sich. Das enthüllt uns auch die Schnecke. Die Wissenschaftler haben sich nicht mit den Schnecken beschäftigt, sie essen sie nur. Man muss wissen, dass die Schnecke uns enthüllt, wie wir entstanden sind, wie wir uns verdichtet haben... Wie hat sie dieses harte Schneckenhaus geformt? Es war zuerst auch nicht hart...

Wenn ich zu den Wissenschaftlern sagen würde: „Ihr könnt weder lesen noch schreiben", da wären sie gekränkt, weil sie doch an Universitäten studiert haben und Diplome besitzen. Also, sie können natürlich Zeitungen und Papier-Bücher lesen und schreiben, na ja, sie schreiben... Ich denke: „Nein, ihr könnt weder lesen noch schreiben".

Und hier ist der Beweis: Sie lesen die von Menschen geschriebenen Dummheiten, Ungereimtheiten, Unwahrheiten, das können sie lesen, aber das, was die universelle Intelligenz geschrieben hat, dieses unsterbliche, unzerstörbare Buch der Natur, können sie nicht lesen. Und schreiben? Sie kritzeln wohl etwas, aber sie können nicht schreiben. Warum? Weil sie mit ihrem Stift, in dem Tinte ist, etwas in ein Buch schreiben, das vier Seiten hat, und danach ein Monster dabei herauskommt. Das zeigt, dass sie nicht schreiben können. Diese Sache geht sehr weit...

Die erleuchteten Meister schenken uns Methoden, Mittel und Formeln, wie wir arbeiten, uns verbinden, wie wir uns selber wiederfinden und erkennen können. Warum bestanden die Eingeweihten in der Antike darauf: „Erkenne Dich selbst und Du wirst das Universum erkennen."
Wenn ihr jetzt jemanden fragt: „Kennst du dich?" – „Ja, sicher kenne ich mich!" Ja, er kennt seine Schwächen, seine Laster und seine Krankheiten und einige seiner kleinen Tugenden. Aber das ist es nicht, was die Eingeweihten darunter verstehen, das ist nicht der Mensch. „Dich selbst", das bedeutet, dass das, was Du kannst, nicht Du selbst bist, das ist nur die Persönlichkeit, der physische Teil, der tierische Teil. Du bist eine Gottheit, eine Quintessenz, Du bist ein Funke, eine Flamme. Du bist nicht das, was Du denkst zu sein. Man kennt sich also nicht, wenn man sagt: „Ich kenne mich!"

Wir müssen wieder lernen, wie wir uns selber erkennen können. Und da die Erkenntnis nichts anderes ist als eine Verschmelzung, eine Vereinigung, in Einklang mit dem Universum zu schwingen, auf der gleichen Wellenlänge mit dem Objekt oder dem Subjekt der Person. Das ist die Erkenntnis. Das wahre Erkennen ist das Zusammenwachsen, sich zu verbinden, zu schwingen. Wie

es heisst: „Adam erkannte Eva." Wie hat er sie erkannt? Er hat sich mit ihr vereinigt. Die wahre Erkenntnis befindet sich in den Ohren. Und warum? Weil die universelle Intelligenz die Dinge sehr intelligent eingerichtet hat. Um die Töne zu erkennen, um Musik und Geräusche zu erkennen, müssen bestimmte Tasten, bestimmte Saiten, die dort in den Ohren liegen, mit der gleichen Wellenlänge in Einklang schwingen. Das ist, sich mit einem Bereich – mit der gleichen Frequenz – zu synchronisieren, um ihn wahrnehmen zu können.
In dem Moment erkennen wir diesen Ton, diese Musik. Erst jetzt nehmen wir Notiz von ihr. Andernfalls, wenn es uns nicht gelingt im Einklang zu schwingen, erhalten wir keine Kenntnis davon.

Ein ähnliches Phänomen ist die Gravitation.
Die Berechnungen der Gravitation sind nur möglich, weil die Messungen immer einen statischen Zustand messen und berechnen. In der Natur gibt es aber keinen statischen Zustand und darum auch keine permanente Gravitation. Die Gravitation setzt einen statischen Zustand mit „vorher" und „nachher" voraus. Nur so ist diese Differenz „Gravitation" zu erklären. In der Natur gibt es aber nur das Hier und Jetzt. In der Natur wandelt sich alles ewig und ohne Unterbrechung. Eine dynamische Messung und Berechnung in „Echtzeit" würde in der SUMME Null ergeben.
Die Levitation ist der „Normalfall" und die Gravitation ist der „Sonderfall". Ein schwingender „Sender" auf einen statischen „Empfänger" ergibt eine Differenz und somit Gravitation. Schwingende „Sender" – in Wellenform – auf schwingende „Empfänger" – auch in Wellenform – jedoch ergibt in der mathematischen Summe Null. Aber nur in der physikalischen Welt. In der spirituellen Welt existiert die Levitation schon immer.
Die Gravitation ist in Wirklichkeit verdichtetes KI. Der Antagonismus ist die Levitation. Die Levitation neutralisiert die Gravitation und hebt sie auf. Darum ist es möglich, dass physikalische Erscheinungen, die ja verdichtetes KI sind, frei in der physikalischen Luft schweben können. Spirituelle Erscheinungen wie Seelen konnten das in der spirituellen Sphäre schon immer.

Weitere solche Phänomene, die von den Wissenschaften noch nicht anerkannt werden, sind „Freie Energie" und „Transmutation". Mit den gleichen Argumenten kann auch die von den Wissenschaftlern immer noch nicht anerkannte „Freie Energie" und die „Transmutation" im Universum erklärt werden.
Es wird nicht mehr lange dauern, bis wir unseren Energiebedarf an diesen Kreislauf anschliessen und beziehen. Aber das ist ein anderer Bereich, den ich später erklären will.

Wir verbrachten unser embryonales Leben in einer Welt des Wassers in der Gebärmutter, einer kleinen, dunklen Welt. Hier schufen wir unseren physikalischen Körper, den aus Zellen zusammengesetzten Körper, um uns für das nächste, kommende Leben vorzubereiten. Wir haben die Gebärmutter verlassen, Plazenta und Nabelschnur, die uns ernährt haben, zurückgelassen und sind in eine neue, von Luft umgebene Welt eingetreten.

Dieser weit grössere Raum, in dem wir unsere Kindheit und später das Erwachsenenleben verbringen, umfasst die gesamte Erdoberfläche. In dieser Welt herrscht der stetige Wechsel zwischen hell und dunkel, Tag und Nacht, Sommer und Winter. In dieser Welt setzen wir die Entwicklung unseres emotionalen, intellektuellen, gesellschaftlichen, ideologischen und universalen Bewusstseins unaufhörlich weiter fort, zusammen mit der dauernden Verfeinerung unserer körperlichen Eigenschaften. Wir entwickeln den energetischen Körper – unsere elektromagnetische Konstitution, die mit den verschiedenen Schwingungen und Bewusstseinswellen umgehen kann.

Als Menschen haben wir unsere – spirituellen – Wurzeln im Himmel. Und die KI-Energie, die uns belebt, kommt von unten durch die Chakren, um in die Meridiane und die Milliarden von Zellen zu verzweigen und sich im 4. Chakra – dem Herz-Chakra – und dem 7. Chakra – dem Kronen-Chakra – zu öffnen, um sich mit der Seele und dem Bewusstsein zu verbinden.

Jede Zelle ist vom Geist erfüllt und wird dauernd durch die Energie und Schwingung des Himmels und der Erde genährt. Sind alle diese Zellen aktiviert, sind auch wir vollkommen spiritualisiert. Wenn wir reden, handeln, denken, jemanden oder etwas berühren, strahlt spirituelle Energie von uns ab. Wir lassen dann immer KI fliessen. Deswegen ist es wichtig, jederzeit die richtige Art von Schwingungs- und spiritueller Energie auszuwählen. Neben der richtigen Ernährung sollten wir stets die beste Umgebung, Landschaft, Kultur und Gesellschaft von anderen Menschen suchen.

Wenn unser Seelen-Bewusstsein – in der Erfahrung der Erdenwelt – genügend gereift ist, vollzieht unser Leben den Übergang von der Welt der Luft zur Welt der Spiritualität und der Seelen und lässt beim „Tod" den physischen Körper zurück. In der gleichen Weise, wie wir früher den Übergang von der Welt des Wassers zur Welt der Luft vollzogen hatten. Die spirituelle Welt der Seelen, in die wir eintreten, ist räumlich wesentlich grösser und auch erheblich heller als die Welt der Luft. Die räumliche Dimension der spirituellen Welt der Seelen umfasst das ganze Universum und wird als eine Einheit erfahren.

Wenn es uns gelingt, uns in der Welt der Luft richtig zu ernähren und unsere körperliche, geistige und spirituelle Erfahrung soweit zur Reife zu bringen, dass wir in die nächste Welt, die spirituelle Welt der Seelen hineingeboren werden können, wird unser „Tod" ein natürlicher und spiritueller Übergang sein.

11.13 Die Evolution der Geschichte ist Makro-Evolution.

Die Spirale der Geschichte, wie sie von den meisten Wissenschaftlern anerkannt wird, bezeichne ich als Matrix-Irr-Lehre.

Diejenigen, die schon etwas weiter sind im Studium der InYologie, wissen, dass die Menschen in der Makro-Evolution am meisten Yin sind. Der Mensch besteht ja nur zu einem winzigen Anteil aus dem physischen Körper und lebt wie kein anderes Lebewesen gleichzeitig in der physischen Welt und in der spirituellen Welt. Der Mensch ist physisch Yang, aber spirituell am meisten Yin von allen Lebewesen auf der Erde.

Diese zweidimensionalen Spiralen sind logarithmische Spiralen, die immer von der Peripherie hin zum Zentrum verlaufen. Warum zeigen diese Wissenschaftler – und ihre Phonographen – nur eine Yang-Spirale, die nie im Zentrum ankommt? Nie wird gezeigt, wie die Spirale weiterläuft, wenn sie im Zentrum angekommen ist... Und wenn ich mich – nur geistig – mit dieser Spirale mitbewege, ist doch die Gegenwart immer dort, wo ich mich gerade auf dieser Reise befinde. Aussen – der Teil der „hinter" mir liegt, müsste doch zur „Vergangenheit" erklärt werden, und der Teil, der noch „vor" mir liegt, müsste die „Zukunft" darstellen. In diesen Grafiken ist jedoch die Entwicklung immer einwärtsdrehend. Also immer nur zentripetal. Selbst die Teile, welche in der Grafik zur Zukunft erklärt werden.
Und warum werden selbst im Zeitalter der 3D-Technik solche Spiralen immer nur zweidimensional gezeichnet? Und die Erklärungen dazu sind zum grossen Teil nichtssagend bis leere Worthülsen.
Diese Darstellungen und Erklärungen wiederspiegeln nicht die Naturordnung.

Meine Interpretation – und wie ich sie in diesem Buch meinerseits weiter an die ehrlich Suchenden schenken will: Eine lange Zeit der Dunkelheit im tiefen Schwingungsbereich durchdrang das Bewusstsein der Mehrheit der Menschen über viele hunderte Jahre lang. Diese Phase ist jetzt zu Ende. Wir befinden uns heute an der Grenze zwischen zwei Epochen, die der Dunkelheit und die der Neuen Ära, in die wir jetzt eintreten. Die Erde wird bald von ausserordentlich schnellen Wellen „kosmischer Elektrizität" überflutet werden. Eine allmähliche Verbesserung findet bereits in den Gedanken, Gefühlen und Taten vieler Menschen statt. Aber jeder Mensch wird bald dem göttlichen Licht unterworfen sein, das sie reinigen und auf das Neue Zeitalter vorbereiten wird. So werden sich Menschen zu einem höheren Grad des Bewusstseins erheben, der für seinen Eintritt in das „neue Leben" unerlässlich ist. Das ist das, was wir Weg-Meister unter „Aufstieg" verstehen.

Dieses Licht, das die Welt verändern wird, indem es eine ganz neue Moral bringt. Diese gewaltige Welle kommt aus dem Universum und wird die ganze Erde bestrahlen. Alle, die sich dagegen wehren, werden in den Abgrund stürzen...

Obwohl sich die Menschen auf diesem Planeten nicht alle im selben Entwicklungsstadium befinden, wird die neue Welle von jedem von uns wahrgenommen werden. Und diese Transformation wird nicht nur die Erde berühren, sondern alle Lebewesen im ganzen Sonnensystem.

Denke daran, Deine Energie folgt immer Deiner Aufmerksamkeit. Darum überlege gut, in welche Schwingungssbereiche Du Deine Aufmerksamkeit lenkst. Das Beste und Einzige, was wir Menschen jetzt tun sollten ist, sich dem Grossen Geist zuzuwenden und sich bewusst zu werden, unsere Schwingungsebene zu erhöhen, um sich in Harmonie mit der mächtigen Welle zu finden, die ihn jetzt umfassen wird.

Das Licht, von dem ich spreche, das auf unseren Planeten fliessen wird, wird alles reinigen und regenerieren. Die „Materie" wird verfeinert werden, unsere Herzen werden befreit von Angst, von Schwierigkeiten, von Ungewissheit. Alles wird verbessert und erhöht. Die negativen Gedanken, Gefühle und Handlungen werden aufgelöst werden.
Das gegenwärtige Leben von der Mehrheit der Menschen ist eine Sklaverei, ein Gefängnis. Ich sage Dir Folgendes: Verlasse dieses Gefängnis! Es ist schade, so viel Irreführung zu sehen, so viel Leid, so viel Unfähigkeit zu verstehen, wo das wahre Glück zu finden ist. Die Weltordnung, die bis jetzt herrschte, wird zusammenbrechen und verschwinden. Nichts wird von dieser Zivilisation übrigbleiben. Die ganze Erde wird erschüttert sein und von dieser irrenden Machtstruktur, die die Menschen im Gefängnis der Unwissenheit hält, wird keine Spur mehr übrigbleiben.

Erdbeben sind nicht nur mechanische Phänomene. Erbeben und Natur-Katastrophen dienen auch dazu, den Intellekt und das Herz der Menschen zu erwecken, damit sie sich von ihren Fehlern und ihren Dummheiten befreien können und verstehen, dass sie nicht die einzigen Lebewesen im Universum sind. Unser Sonnensystem durchquert nun eine Region in der Galaxie, in der eine zerstörerische Macht ihre Spuren hinterlassen hat. Diese Überquerung dieser tiefen Schwingungsungsbereiche war eine Vergiftungsquelle. Nicht nur für die Bewohner der Erde, sondern für alle Bewohner der anderen Planeten in unserem Sonnensystem. Nur die Sonne ist vom Einfluss dieser feindlichen Umgebung nicht betroffen. Diese neue Region wird „die dreizehnte Zone" genannt.

Aber viele Menschen werden leider nur durch Leiden und Schwierigkeiten das höhere Bewusstsein erreichen. Denn es gibt nur wenige Menschen, die aus den Erfahrungen der Meister lernen. Die meisten müssen diese Erfahrungen selber auch noch machen. Einige der schrecklichen Vorhersagen von Propheten und Visionären, die prophezeit wurden, beziehen sich auf die Epoche, die sich jetzt öffnet. Es wird in dieser Umbruchs-Phase Überschwemmungen, Hurrikane und Erdbeben geben, die alle satanische Machtausübung hinwegfegen werden. Blut wird reichlich fliessen. Es wird Revolutionen geben. Gewaltige Explosionen werden in vielen Regionen der Erde grossen Schaden anrichten. Es ist auch möglich, dass ein „Polsprung" geschehen wird. Sodass dort, wo jetzt Erde ist, Wasser kommen und dort wo jetzt Wasser ist, neue Erde kommen wird. Aber das ist nicht sicher... nur möglich.

In ihrem sinnlosen Stolz werden einige bis zum Ende hoffen, auf der Erde ein Leben fortzusetzen, das die Göttliche Ordnung verurteilt, aber jeder wird zu Ende bringen, indem er versteht, dass die Richtung der Welt nicht ihnen gehört.
Diejenigen, die sich weigern, sich mit dieser Neuordnung zu harmonisieren, werden den Vorteil dieser guten Bedingungen nicht erhalten, die in diesen Bereichen angeboten werden. Sie werden in der Evolution zurückbleiben und müssen Tausende von Jahren auf das Kommen einer neuen aufsteigenden Welle warten.

Unser Planet war Tausende von Jahren in der dunklen Region eingeschlossen. Aber jetzt sind wir beim Ausgang dieses Raumes der Dunkelheit und wir sind im Begriff, eine spirituellere Region zu erreichen, in der mehr höher entwickelte Wesen leben. Die Erde folgt nun einer aufsteigenden Bewegung und jeder sollte sich mit den Strömungen des Aufstiegs harmonisieren. Wir sollten uns jetzt ganz bewusst in den höheren Schwingungsbereichen aufhalten.
Die Erde wird bald von aussergewöhnlichen schnellen Wellen kosmischer Energie überflutet werden. In ein paar Jahren werden Wesen, die böse sind und andere in die Irre führen, nicht in der Lage sein, ihre Intensität zu unterstützen. Sie werden also vom kosmischen Licht absorbiert werden.
Unsere Mutter, die Erde, wird Menschen loswerden, die das neue Leben nicht akzeptieren. Sie wird sie wie beschädigte Früchte ablegen. Sie werden bald nicht in der Lage sein, auf diesem Planeten wiedergeboren zu werden, sondern wie Verbrecher eingeschlossen. Nur diejenigen, die Liebe in sich besitzen, werden bleiben.

Die Menschen ahnen nicht, welchen Gefahren sie ausgesetzt sind. Sie verfolgen weiterhin vergebliche Ziele und suchen Vergnügen. Im Gegenteil, die der neuen Rasse werden sich der Würde ihrer Rolle bewusst sein und die Freiheit jedes Einzelnen respektieren. Nach der Wandlung werden die Menschen aufhören zu sündigen und werden wieder den Weg der Tugend finden. Das Klima unseres Planeten wird überall angenehm sein und brutale Variationen werden nicht mehr existieren. Die Luft wird wieder rein, das gleiche gilt für Wasser. Die Parasiten werden verschwinden. Die Menschen werden sich an ihre früheren Inkarnationen erinnern und sie werden das Vergnügen spüren bemerkt zu haben, dass sie schliesslich von ihrem vorherigen Zustand befreit sind.

In der gleichen Weise, wie man die Parasiten und die toten Blätter am Weinstock loswird, so handeln die entwickelten Wesen, um die Menschen darauf vorzubereiten, dem Gott der Liebe zu dienen.
Dank der Idee der Brüderlichkeit wird die Erde ein gesegneter Ort. Aber zuvor werden grosse Leiden gesendet werden, um das Bewusstsein zu erwecken. Sünden, die seit Tausenden von Jahren angesammelt wurden, müssen eingelöst werden. Die feurige Welle, die von oben ausgeht, wird dazu beitragen, das Karma der Völker zu liquidieren. Die Befreiung kann nicht länger aufgeschoben werden. Die Menschheit muss sich auf grosse Prüfungen vorbereiten, die unausweichlich sind und dem Egoismus ein Ende bereiten.

Unter der Erde bereitet sich etwas Aussergewöhnliches vor. Eine Revolution, die grandios und völlig unvorstellbar ist, wird sich bald in der Natur manifestieren. Gott hat beschlossen, die Erde zu reinigen, und Er wird es tun! Es ist das Ende einer Epoche. Eine neue Ordnung wird das Alte ersetzen, eine Ordnung, in der die Liebe auf Erden herrschen wird. Die Erde, das Sonnensystem, alle werden unter der Macht der Liebe in eine neue Richtung geführt. Die Matrix-Gefangenen betrachten die Liebe immer noch als eine lächerliche Kraft. Geld und Macht werden weiterhin verehrt, als ob der Lauf des Lebens davon abhängig wäre. Aber in Wirklichkeit ist die Liebe die grösste aller Kräfte!

In der neuen Ära werden alle Lebewesen der Macht Liebe unterworfen sein, und alle werden ihr dienen. Sie werden sich ausschliesslich aus Produkten des pflanzlichen Bereichs ernähren. Ihre Ideen werden die Kraft haben, frei zu zirkulieren wie die Luft und das Licht unserer Tage.

Der Niedergang der mächtigsten Organisationen der Erde geht rasant weiter. Mehrere katholische Priester sprechen nun von der Ausübung von satanischen Riten im Vatikan. Diese Praktiken enthalten die Beschwörung von ätherischen Dämonen, die normalerweise nicht in unserer Dimension existieren. Diese Wesen kann man entweder für weisse oder schwarze Magie beschwören. Bei den schwarzmagischen Praktiken werden solche Wesen durch zeremonielle Magie beschworen, um bestimmte Ziele zu erreichen oder Macht zu erlangen. Dämonen dienen jenen, die nur leben, um zu pervertieren und zu zerstören. Die schlimmste Form von schwarzer Magie ist die wissenschaftliche Perversion von okkulter Macht für die Verwirklichung von egoistischen Begierden. Diese Praktiken sind nicht neu, sondern wurden kontinuierlich seit der Zeit der alten Babylonier weiter praktiziert.
Alle grossen Organisationen, angefangen von Regierungen bis hin zu grossen Unternehmen und Banken, praktizieren diese Magie. Die okkulten Verbindungen verlaufen pyramidenförmig nach oben bis zum Vatikan und noch darüber hinaus. Viele Bischöfe im Vatikan glauben heute gar nicht mehr an Jesus Christus und die Bibel, sondern praktizieren die Freimaurerei und die babylonischen okkulten Mysterien. Der pensionierte amerikanische Bischof Jon Shelby Spong sagte zum Beispiel, dass Religion mit der Kontrolle der Bevölkerung zu tun hat. Im katholischen Christentum soll Schuld erzeugt werden.

Der Vatikan soll auch hinter der Zerstörung der antiken Bibliothek von Alexandria stehen. Durch die Zerstörung von unglaublich wertvollen Informationen und Wissen der alten Welt wurde es erst möglich, eine Mission zur Indoktrinierung der Welt mit verfälschten Lehren zu starten. Auch in Nord- und Südamerika wurde das gleiche vollzogen: Die eingeborenen Völker und Stämme wurden brutal ihrer historischen Geschichte beraubt und missioniert. Das alte überlieferte Wissen ihrer Vorfahren wurde zerstört oder versteckt. Die ganze höchst brisante historische Geschichte der alten Welt sollte somit verborgen werden. Das hat zum Beispiel mit der Existenz von menschlichen Riesen in der Vergangenheit oder uralten fortschrittlichen Hochzivilisationen zu tun, die vor vielen tausend Jahren auf der Erde existiert hatten.

Schon George Orwell schrieb: „Wer die Vergangenheit kontrolliert, kontrolliert die Zukunft. Wer die Gegenwart kontrolliert, kontrolliert die Vergangenheit!"

Die natürliche Spiritualität früherer Generationen wurde durch dogmatische Religionen ersetzt, die eine Art Gedankenkontrolle über die Menschheit ausüben. All diese Dogmen brechen nun in sich zusammen und sogar die materialistisch eingestellte Wissenschaft muss durch neue Forschungsergebnisse nun eingestehen, dass das materielle Universum nicht die wahre Realität ist. Das war den Menschen früher sehr wohl bewusst.

Die Federal Reserve Bank wird entmachtet werden. Die antiken Schriftrollen der Bibliothek von Alexandria, die eine völlig andere historische Geschichte der Welt beinhalten, die vor der Menschheit verborgen wurde, wird öffentlich bekannt werden. Diese wichtigen Informationen befinden sich mit hoher Wahrscheinlichkeit heute in den Katakomben des Vatikans unter Verschluss. Das stellt eine weitere Form der Kontrolle der Herrschenden dar. Das alles soll bald wieder zugänglich gemacht werden.

Auch die Methoden der Geldwechsler, die Zentralbanker und die FED, die enorm viel Geld von der Weltbevölkerung gestohlen haben, um ihre eigenen dunklen Ziele und den „Tiefen Staat" damit zu finanzieren. Damit wurden Politiker bestochen, Leute zum Schweigen gebracht und schwarze Projekte finanziert, die geheime Technologien damit entwickelt haben, die vor der Welt versteckt werden und nur dazu benutzt wurden, die Massen zu kontrollieren. Die FED befindet sich seitdem im Besitz der europäischen Rothschild-Blutlinie und ihren Mitverschworenen amerikanischen Bankiersfamilien, den Rockefellers, Morgans, Harrimans, Browns und Warburgs. Die Leitung der FED war in den letzten Jahren von Alan Greenspan und Ben Bernanke abhängig. Heute gibt die FED immer noch vor, eine staatliche Bank zu sein, obwohl sie ein privates Unternehmen ist, das von Bankern geführt wird. Die FED wird daher nicht staatlich kontrolliert und reguliert, und es ist nicht bekannt, welche Operationen sie ausführt. Sie druckt wertlose Papierscheine und nennt es „Geld". Es handelt sich jedoch um Schuldscheine, die an die Vereinigten Staaten von Amerika verliehen werden, um die Bevölkerung mit Zinsen zu belasten und den Dollar zu einem legalen Zahlungsmittel zu machen. Daher ist der US-Dollar kein Geld, sondern ganz im Gegenteil, eine Banknote bzw. ein Versprechen, diese Schuldscheine mit Zinsen zurückzubezahlen. Diese Zinsen werden in Form von staatlichen Einkommenssteuern beglichen.
Die Betreiber dieses gigantischen Betruges sollen der Weltbevölkerung bis zu 25'000 Billionen US-Dollar geraubt haben. Das ist genug, um jedes humanitäre Projekt der Welt zu finanzieren und die Armut abzuschaffen. Damit ist jetzt Schluss. In den ganzen Vereinigten Staaten werden vom FBI und anderen staatlichen Organisationen Anklagen vorbereitet und eine grosse Reinigung wird stattfinden, die alle diese Verbrecher hinter Schloss und Riegel bringen wird. Die Geldwechsler werden symbolisch aus dem Tempel vertrieben, wie auch Jesus es gemacht hat. Nach diesen Leiden werden diejenigen, die gerettet werden, das Goldene Zeitalter, die Harmonie und die unbegrenzte Schönheit kennen. Behalte also Deinen Frieden und Deinen Glauben,

wenn die Zeit für Leid und Schrecken gekommen ist, denn es steht geschrieben, dass kein Haar vom Kopf des Gerechten fallen wird.

Dazu noch einmal zur Erinnerung:
Denke immer daran, Deine Energie folgt immer Deiner Aufmerksamkeit. Darum überlege gut, in welche Schwingungsbereiche Du Deine Aufmerksamkeit lenkst, um von dieser höheren Energie aus dem Matrix-Gefängnis befreit zu werden.

Sei also nicht entmutigt, folge einfach Deiner Arbeit der persönlichen Entwicklung. Du hast noch keine Ahnung von der grandiosen Zukunft, die Dich erwartet. Eine neue Erde wird bald den Tag sehen.

In einigen Jahrzehnten wird die Arbeit weniger anspruchsvoll sein und jeder wird die Zeit haben, spirituelle, intellektuelle und künstlerische Aktivitäten zu tun. Die Frage der Beziehung zwischen Mann und Frau wird schliesslich in Harmonie gelöst werden. Die Beziehungen der Paare beruhen auf gegenseitigem Respekt und Wertschätzung. Jeder befreite Mensch hat die Möglichkeit, seinen Wünschen zu folgen.

Die Menschen werden durch die verschiedenen Ebenen des Weltraums im intergalaktischen Raum reisen. Sie werden schnell in der Lage sein, die Welt vom Grossen Geist zu kennen, mit dem Universum zu verschmelzen.

Es wird keine Konflikte mit persönlichen Interessen mehr geben. Das einzige Streben eines jeden wird darin bestehen, sich dem Gesetz der Liebe anzupassen. Die Erde wird ein günstiges Terrain sein. Die Kräfte der Finsternis werden sich zurückziehen und die Erde wird von ihnen befreit werden. Menschen, die sehen, dass es keinen anderen Weg gibt, werden sich auf den Weg des neuen Lebens begeben. Auf den Weg der Erlösung.

Die bisherigen Religionen werden verschwinden. Alle Gläubigen werden sich vereinigen und sich mit einem Prinzip vereinbaren müssen: dem Prinzip der Liebe als Grundlage allen Glaubens, was auch immer es sein mag. Liebe ist die gemeinsame Basis! Das Licht, das Gute und die Gerechtigkeit werden siegen. Bisher geheim gehaltene Technologien werden jetzt zum Nutzen der ganzen Menschheit freigegeben. Es handelt sich bei diesen geheim gehaltenen Technologien um medizinische Geräte, die dazu fähig sind, alle Krankheiten zu heilen und den Körper zu verjüngen. Natürlich kommt es auch zur Freigabe von Maschinen, die Freie Energie produzieren werden. Mit diesen Methoden können auch alle Wüsten der Erde wieder begrünt werden.

Diese Technologien werden von höher entwickelten Wesen kommen, die der Menschheit in dieser kritischen Zeit helfen werden. All diese Maschinen werden auf der Erde nachgebaut. Ein Teil dieser Technik wird auch aus der Antarktis stammen, wo man vor kurzer Zeit durch Satelliten uralte, ausserirdische Technologie unter der kilometerdicken Eisschicht entdeckt hat.

Engel-Wesen helfen aber nur, wenn sie dabei helfen können, ein ehrenwertes Ziel zu verwirklichen.

Die blinde Baba, Alois Irlmair und andere Seher sind nicht die einzigen Propheten, die vieles vorausgesagt haben. Nur müssen wir diese Prophezeiungen – wie vom Seher von Ravensburg, Alois Irlmaier u.a. – auch richtig interpretieren.
Sonst lassen wir uns erneut in die Irre führen. Bei der richtigen Interpretation müssen wir auch die Zeitlinien-Korrekturen richtig interpretieren.

Die Prophezeiungen

1. Zuerst kommt ein Wohlstand wie noch nie!
2. Dann folgt ein Glaubensabfall wie noch nie zuvor.
3. Darauf eine Sittenverderbnis wie noch nie.
4. Alsdann kommt eine grosse Zahl fremder Leute ins Land.
5. Es herrscht eine grosse Inflation. Das Geld verliert mehr und mehr an Wert.
6. Bald darauf folgt die Revolution.
7. Dann überfallen die Russen über Nacht den Westen.

Es ist ja bisher alles so geschehen, wie diese Seher es prognostiziert haben.
Nur die letzten Prophezeiungen werden nicht mehr so ablaufen, weil inzwischen die Wandlung gewandelt hat. Das erkläre ich doch schon seit Längerem...

Bisher wurden alle diese Kriege – vom 30-jährigen Krieg über die Kriege von Napoleon, 1. WK, 2. WK – alle von den Dämonen und den Blutlinien geführt und gewonnen. Aber diesmal werden nicht primär die Unschuldigen und Ausgebeuteten leiden – dieses von den Satanisten gewünschte Armageddon wird es so nicht geben –, sondern diesmal werden die Satanisten selber eliminiert werden.

Diese Spirale der Wandlung ist Ende 2017 – nach deutlich mehr als tausend Jahren Erdenzeit-Rechnung – im Maximum vom zentripetalen Yang-KI angekommen. Bis Ende 2017 hatten die „physikalischen" – materiellen – Gesetze die Führung über die Menschen. Seit Anfang 2018 öffnet sich diese Spirale wieder mit Yin-KI... und das auch wieder exponentiell schnell... nur jetzt mit Zentrifugal-KI...
Jetzt übernehmen die mentalen – spirituellen – Gesetze die Führung über die Menschen.

Ich wiederhole es noch einmal:
Es sind nicht diese grossartigen Menschen, welche diese grossartige Wandlung beeinflussen oder gar erzeugen. Im Gegenteil, es ist diese grossartige Wandlung, welche diese grossartigen Menschen beeinflusst und zu diesen Handlungen befähigt.

11.14 Demographische Entwicklung

Der weisse Mann und die weisse Frau werden weltweit zu einer immer kleineren Minderheit. Um 1900 war jeder dritte Erdenbürger Europäer. Ein Viertel der Menschheit lebte damals auf unserem Kontinent. Heute ist es noch ein Achtel. Um 2050 werden es vielleicht noch sieben Prozent sein. Auch in Nord- und Südamerika sowie Australien werden europäisch stämmige Menschen auf längere Sicht zur Minderheit. An der Expansion der Menschheit sind die Europäer nicht mehr beteiligt. Also stirbt der weisse Mann aus? Er stirbt nicht aus, aber er wird aus der dominierenden Position, die er noch vor hundert Jahren innehatte, verdrängt. Die ethnische Gruppe der Weissen tritt in den Hintergrund. Und dieser Prozess ist unabänderlich? Die Frage ist, ob die Menschen ihn ändern wollen. Noch können wir Europäer und unsere überseeischen Cousins eine Zeit lang von unseren technischen Vorsprüngen profitieren. Unsere Volkswirtschaften sind hoch entwickelt, und im internationalen Vergleich haben wir eine enorme Kapitalakkumulation. Das alles kaschiert den demografischen Niedergang für eine gewisse Zeit. Allmählich werden wir jedoch in eine Phase relativer Ruhe eintreten. Diese Phase sollten wir zur dringend erforderlichen Regeneration nutzen.

Was die Europäer in den vergangenen 500 Jahren auf die Beine gestellt haben:
Sie nahmen nahezu die gesamte Welt in Besitz – physisch, zivilisatorisch und kulturell. Das war eine Art Verbrennungsprozess, der nicht immer so hätte weitergehen können. Dem Aufstieg folgt der Niedergang. Das ist ein Naturgesetz.

Peter Scholl-Latour schreibt in seinem Buch „Die Angst des weissen Mannes": Der fünfhundertjährige Siegeszug des weissen Mannes ist Geschichte. Die ehemals koloniale Welt ist im Aufbruch begriffen – demographisch, wirtschaftlich, politisch. Dabei wendet sie sich vom Westen ab, sucht neue Leitbilder, besinnt sich auf eigene Stärken und Traditionen. Die Massstäbe der Welt werden zurechtgerückt, die Verlierer von einst sind die Gewinner von morgen.

Was sagt die InYologie zur demographischen Entwicklung?
Wer die InYologie versteht, kennt auch das Naturgesetz: Die Ersten werden die Letzten sein – und die Letzten werden die Ersten sein. Wer suggeriert, dass farbige Menschen generell schlechtere Menschen seien als Menschen mit weisser Hautfarbe, ist im besten Fall nur ein Phonograph oder ein Rassist und im schlechtesten Fall ein Satanist. Ein Weg-Meister lehrt solchen Unsinn nicht. Wer die InYologie noch grösser versteht – wie ein Weg-Meister – weiss dazu auch noch, dass diese Wandlung primär eine spirituelle Wandlung ist. Und spirituell ist nun mal Yin im Vergleich zum „physischen" Yang. Wenn also in dieser Wandlung Yin dominieren wird, ist das ein Glück für alle Menschen, die Liebe, Freiheit, Vertrauen lieben und leben.

Mein Weg-Weiser zu diesem Bereich:
Liebe (Yin) wird über Hass (Yang) gewinnen. Freiheit (Yin) wird über Gefangenschaft (Yang) gewinnen. Vertrauen (Yin) wird über Angst (Yang) gewinnen.

11.15 Die Theorie der Überbevölkerung

Als Weltbevölkerung bezeichnet man die Anzahl der Menschen, die auf der Erde leben respektive zu einem bestimmten Zeitpunkt gelebt haben (oder laut Hochrechnungen leben werden). Die Disziplinen Demografie und Bevölkerungsgeografie untersuchen den Stand, die historische Entwicklung, die räumliche Verteilung sowie die Dynamik der Weltbevölkerung und erstellen Prognosen.
Die Weltbevölkerung umfasste im Oktober 2018 rund 7,63 Milliarden Menschen.[Die UNO rechnet für den Zeitraum 2015 bis 2020 mit einem Bevölkerungswachstum von rund 78 Millionen Menschen pro Jahr. Die Vereinten Nationen erwarten 2050 etwa 9,7 Milliarden Menschen auf dem Globus.

Für das Jahr 2100 werden 10,9 Milliarden Menschen prognostiziert. Nach dem Weltbevölkerungsbericht des Bevölkerungsfonds der Vereinten Nationen wurde die Sieben-Milliarden-Menschen-Marke am 31. Oktober 2011 überschritten. Die Festlegung auf einen Tag ist dabei als symbolischer Akt zu verstehen, weil diese Schätzung der Weltbevölkerung mit einer Unsicherheit von bis zu ±5 % behaftet ist. Mit dem Überschreiten der Acht-Milliarden-Menschen-Marke wird im Laufe des Jahres 2023 gerechnet.
Die Grösse der Weltbevölkerung vor 2000 Jahren wird auf 170 bis 400 Millionen geschätzt, die UNO geht von 300 Mio. aus. Das Römische Reich soll zu Beginn unserer Zeitrechnung 57 Mio. Menschen gezählt haben, das Chinesische Reich 75 Mio. Einwohner. Vor 1000 Jahren lebten 250 bis 350 Mio. Menschen, die UNO nimmt 310 Mio. an.
Vor 500 Jahren betrug die Weltbevölkerung 425 bis 540 Mio., die UNO geht von 500 Mio. aus. Das weltweite Wachstum stieg im 18. Jahrhundert dauerhaft über 0,5 % im Jahr und Mitte des 20. Jahrhunderts für einige Jahrzehnte sogar über 2 %, so dass man von einer Bevölkerungsexplosion sprechen kann.
Nach dem Jahr 1700 setzte ein rapides Bevölkerungswachstum ein und erstmals in der Menschheitsgeschichte lag die Verdopplungzeit im Bereich von Jahrhunderten und schliesslich Jahrzehnten. Um das Jahr 1804 überschritt die Weltbevölkerung eine Milliarde Menschen. Innerhalb des 20. Jahrhunderts hat sich die Weltbevölkerung etwa verdreieinhalbfacht:

- 1927: 2 Milliarden
- 1960 (nach 33 Jahren): 3 Milliarden
- 1974 (nach 14 Jahren): 4 Milliarden
- 1987 (nach 13 Jahren): 5 Milliarden
- 1999 (nach 12 Jahren): 6 Milliarden
- 2011 (nach 12 Jahren): 7 Milliarden Menschen

2023 wird mit dem Erreichen einer Weltbevölkerung von 8 Milliarden Menschen gerechnet. Bei einem Bevölkerungswachstum von jährlich rund 80 Millionen Menschen steigt die Zahl der Erdenbürger jeden Tag um fast 220.000 und in jeder Minute um über 150 Menschen.

Seit Ende der 1960er Jahre nimmt das jährliche Wachstum prozentual wieder ab: von damals 2,1 % auf 1,15 % im Jahr 2009. Seit Ende der 1980er Jahre nimmt das jährliche Weltbevölkerungswachstum auch in absoluten Zahlen ab: von damals 87 Millionen auf 78 Millionen in den 2010er Jahren.

Verstehst Du, warum so viele Menschen wirklich denken und glauben, dass es auf der Erde bald zu viele Menschen gibt?

Die meisten Menschen können Exponentialkurven nicht richtig interpretieren. Und noch weniger Menschen, kennen die Naturgesetze.

Wie interpretierst Du diese Grafik?

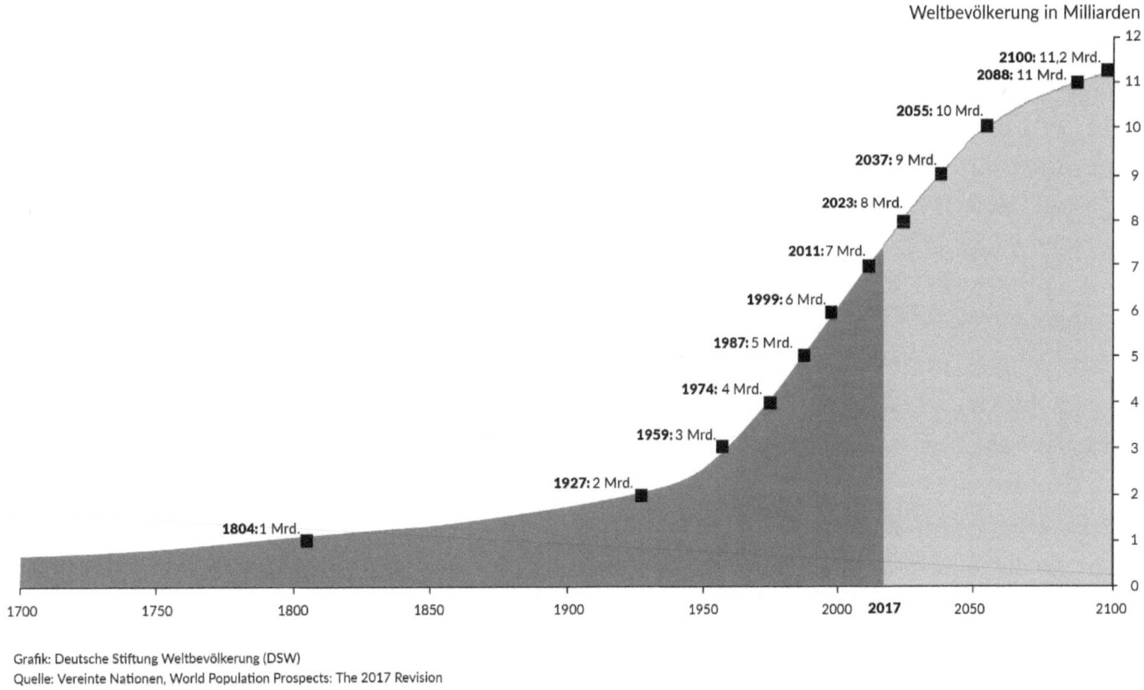

Abbildung 72 die logarithmische Entwicklung

Die Kern-Aussage dieser exponential Kurve ist, **dass jede Entwicklung - auch die Exponential-Entwicklung - nicht ewig nur steigt, sondern genau wie jede Entwicklung gemäss der InYologie in seinen Antagonismus wandelt.**

Die meisten Menschen verstehen die Naturgesetze nicht. Die meisten Menschen denken, im Jahr 2100 leben 11 Mia Menschen auf der Erde und im Jahr 2500 leben 50 Mia Menschen auf der Erde.

Im Jahr 2100 - also in ca. 80 Jahren - werden ca. 11 Mia Menschen auf der Erde leben. Aber das ist auch gleichzeitig der Zenit dieser Spirale. Und für 11 Mia Menschen gibt es mehr als genug Platz und mehr als genug Nahrungsmittel und mehr als genug Energie.

Wichtig zu wissen – und zu verstehen – ist, dass eine exponentielle Wandlung für den Weg von der Peripherie hin zum Zentrum – oder Zenit - nicht annähernd den gleichen Zeitrahmen benötigt, um vom Zentrum an die Peripherie zu wechseln. Die Wandlung hin zum Zenit –oder Zentrum, kann X-tausendmal so lange dauern, wie die Wandlung in den Antagonismus.

Wobei das „Energie-Potential" in beiden Wandlungsphasen gleich gross ist. Die Wandlung von Yang nach Yin – und die Wandlung von Yin nach Yang – enthält das gleich grosse „Energie-Potential". Nur der Zeitrahmen zum Ausgleich ist unterschiedlich lang.

Ebenso wichtig ist zu wissen – und zu verstehen – dass „die Zeit" sehr relativ ist.
Beispiel: Wenn die Wandlung hin zum Zentrum x-tausend Jahre dauert, kann die Wandlung vom Zentrum an die Peripherie innerhalb von wenigen Jahren - oder auch nur Monate, oder Tage - geschehen. Ein Beispiel sind Wirbelstürme. Ein Wirbelsturm entwickelt sich über eine längere Zeit zentripetal… bis er sein Zentrum gebildet hat, um dann in sehr schneller zentrifugaler Kraft die „Saug-Schlauch-Bewegung" vom Boden in die Luft erreicht.

Ein anderes Beispiel: Jemand kann über viele Jahre lang in den tiefen Schwingungsbereichen leben, die Naturordnung dabei komplett missachten und ein Leben als Verbrecher, Satanist, Dämon, leben und dabei rücksichtslos und anmassend denken, mir ist egal, was noch kommen mag, ich habe mein Leben so genossen und nur die Vorteile erlebt.

So ein Wesen vergisst dabei sein Karma und die ausgleichende Gerechtigkeit. Es kann sein, dass so ein Wesen – ich nenne diese Wesen bewusst nicht Menschen – die ausgleichende Gerechtigkeit in einem Bereich erleben wird, wo die Zeit nicht existiert. Nur wenige Augenblicke können so lang werden, wie sein ganzes bisheriges Leben. Wenn man zwei Stunden lang mit einem Mädchen zusammensitzt, meint man, es wäre eine Minute. Sitzt man jedoch eine Minute auf einem heissen Ofen, meint man, es wären zwei Stunden. Das ist die Relativität der Zeit. Aber nur die physische Relativität der Zeit. In den spirituellen Bereichen wo die physische Zeit überhaupt nicht existiert, kann so ein Augenblick eine „gefühlte Ewigkeit" dauern. Da gilt es gut zu bedenken, in welchen Schwingungsbereichen wir leben sollten.

11.16 Die hermetischen Gesetze mit dem Kompass der InYologie verstehen

1. Das Prinzip der Geistigkeit

Das hermetische Gesetz lehrt:

Dieses Prinzip beinhaltet: „Alles ist Geist." Es erläutert, dass das All, also die substantielle Realität, die sich in allen äusseren Erscheinungen manifestiert, die wir unter der Bezeichnung „Materielles Universum", „Phänomene des Lebens", „Materie", „Energie" kennen, eigentlich Geist ist – der selbst nicht erkannt und nicht definiert werden kann, aber den man sich als einen universellen, unendlichen, lebendigen Geist vorstellen kann. Es erläutert weiterhin, dass die „Phänomene" der Welt und des Universums nur Geistesschöpfungen des Alls sind, die den Gesetzen der geschaffenen Dinge unterliegen, dass das Universum sowohl als Ganzes als auch in seinen Teilen im Geist des Alls existiert, und dass wir in diesem Geist „leben, handeln und wir selbst sind". Indem dieses Axiom die geistige Natur des Universums postuliert, liefert es die Erklärung für sämtliche geistige und psychische Phänomene, die grosse öffentliche Aufmerksamkeit erlangen, doch jeglicher wissenschaftlicher Erklärung trotzen und sonst unverständlich blieben.

Die InYologie lehrt:

Der Geist ist hierarchisch über den physischen Erscheinungen. Der Geist „erschafft" die Erscheinungen ja selber, also kann weder der Geist noch das ganze Universum den Gesetzen der geschaffenen Dinge (die Erscheinungen) unterliegen. Umgekehrt ist richtig.

2. Das Prinzip der Entsprechung

Das hermetische Gesetz lehrt:

Dieses Prinzip beinhaltet, dass es eine Beziehung zwischen den Gesetzen und Phänomenen der unterschiedlichen Ebenen des Daseins und des Lebens gibt. Das alte hermetische Axiom fasst diese Wahrheit in die Worte: „Wie oben, so unten, wie unten, so oben."

Wer dieses Prinzip versteht, vermag unverständliche Paradoxe aufzulösen und verborgene Geheimnisse der Natur zu lüften. Es gibt Ebenen des Lebens, über die wir nichts wissen, doch wenn wir das Prinzip der Analogie auf sie anwenden, reicht unser Verständnis viel weiter als vorher. Das Prinzip manifestiert sich auf den verschiedenen Ebenen des materiellen, geistigen und spirituellen Universums, es ist also ein universelles Gesetz.

Die InYologie lehrt:

Diese Erklärung ist dualistisch und somit im Widerspruch zur Naturordnung. Ein Naturgesetz lehrt: Jede Vorderseite hat eine gleich grosse Rückseite. Aber Vorderseite und Rückseite sind keine Analogie. Vorderseite und Rückseite sind Antagonismen. Also gegensätzliche Ergänzungen und keine Analogie.

3. Das Prinzip der Schwingung

Das hermetische Gesetz lehrt:

Dieses Prinzip beinhaltet die Wahrheiten: „Alles ist in Bewegung", „alles schwingt", „nichts befindet sich im Ruhezustand", alles von der modernen Wissenschaft akzeptierte Tatsachen, die mit jeder neuen Entdeckung bestätigt werden. Die Weisen des alten Ägypten haben dieses hermetische Prinzip vor Tausenden von Jahren gefunden. Es erklärt die Unterschiede zwischen den Manifestationen der Materie, der Energie, der Seele und sogar des Geistes, also Folge einer ungleichen Schwingungsverteilung. Alles schwingt, angefangen von dem All, das der reine Geist ist, bis hin zu den alltäglichsten Erscheinungsformen der Materie, je stärker die Schwingung ist, desto höher ist die Stellung der Erscheinungsform auf der Stufenleiter des Daseins. Der Geist schwingt unendlich schnell, sodass er sich praktisch in Ruhe befindet, so wie ein Rad, das sich sehr schnell dreht, stillzustehen scheint. Am anderen Ende der Stufenleiter befinden sich die alltäglichen Erscheinungsformen der Materie. Deren Schwingungen sind so langsam, dass sie nicht wahrnehmbar sind. Zwischen diesen beiden entgegengesetzten Polen gibt es Millionen und Abermillionen von unterschiedlichen Schwingungsgraden. Von den Elementarteilchen wie Elektronen über die Atome und Moleküle bis hin zu den Welten und Universen befindet sich alles in Bewegung, in Schwingung. Das gilt auch für die Energie und die Kraft, die nur unterschiedliche Schwingungsgrade darstellen, ausserdem für die geistige Ebene, deren Schwingungen den Zustand bestimmen, und selbst für die spirituelle Ebene.

Die InYologie lehrt:

Dieses hermetische Gesetz entspricht genau dem Naturgesetz. Ausser die Bezeichnung „Universen". UNI-versum gibt es per Definition nicht im Plural.

4. Das Prinzip der Polarität

Das hermetische Gesetz lehrt:

„Alles ist zweifach, alles hat zwei Pole, alles hat sein Paar von Gegensätzlichkeiten, gleich und ungleich ist dasselbe, Gegensätze sind identisch in der Natur, nur verschieden im Grad. Extreme berühren sich, alle Wahrheiten sind nur halbe Wahrheiten, alle Widersprüche können miteinander in Einklang gebracht werden."

Dieses Prinzip beinhaltet die Wahrheiten: „Alles ist zweifach", „alles besitzt zwei Pole", „alles hat zwei Extreme", Sätze, die alte hermetische Axiome sind. Sie erklären die alten Paradoxa, über die sich die Menschen seit jeher wundern: „These und Antithese sind ihrer Natur nach identisch, nur im Grad verschieden", „Gegensätze sind ähnlich und unterscheiden sich nur im Grad".

Die InYologie lehrt:

Diese Aussagen widersprechen vollkommen den Naturgesetzen. Diese Aussagen sind vollkommen dualistisch und somit kein Naturgesetz. Das Naturgesetz dazu lehrt: Es gibt nichts Identisches in der Natur.

Das hermetische Gesetz lehrt:
„Entgegengesetzte Pole können in Einklang kommen", „Extreme berühren sich".

Die InYologie lehrt:
Diese Aussagen entsprechen den Naturgesetzen.

Das hermetische Gesetz lehrt:
„Alles existiert und existiert gleichzeitig nicht", „Alle Wahrheiten sind nur Halbwahrheiten", „Jede Wahrheit ist zur Hälfte falsch", „Jede Sache besitzt zwei Seiten" etc.

Die InYologie lehrt:
Diese Aussagen widersprechen vollkommen den Naturgesetzen. Diese Aussagen sind vollkommen dualistisch und somit kein Naturgesetz.
Das hermetische Gesetz lehrt:
Das Prinzip der Polarität erklärt, dass alles zwei Pole besitzt, zwei entgegengesetzte Aspekte, und dass „Gegensätze" eigentlich nur die durch Abstufungen verbundenen beiden Extreme derselben Sache sind. Z.B.: Wärme und Kälte sind, obschon Gegensätze, eigentlich ein und dieselbe Sache, sie unterscheiden sich nur in ihrem Grad. Versuche an Deinem Thermometer festzustellen, wo „warm" endet und „kalt" beginnt! Es gibt kein „absolutes Warm" und kein „absolutes Kalt", die beiden Begriffe „warm" und „kalt" geben einfach nur einen unterschiedlichen Grad derselben Sache an, und eben diese Sache, die sich als „warm" und „kalt" manifestiert, ist auch nur eine Form der Schwingung. So sind „warm" und „kalt" nur die „beiden Pole" dessen, was wir „Wärme" nennen, und ihre Begleiterscheinungen sind Manifestationen des Prinzips der Polarität. Dasselbe Prinzip gilt für „Licht" und „Dunkelheit", die eigentlich ein- und dieselbe Sache, doch graduell unterschiedlich weit von den beiden Polen des Phänomens entfernt sind. Wann endet die „Nacht" und wann beginnt der „Tag"? Was ist der Unterschied zwischen „gross und klein"? Zwischen „einfach und schwierig"? Zwischen „weiss und schwarz"? Zwischen „scharf und stumpf"? Zwischen „ruhig und unruhig"? Zwischen „hoch und tief"? Zwischen „positiv und negativ"?

Die InYologie lehrt:
Diese Aussagen entsprechen dem Naturgesetz, das lehrt: In den relativen Welten ist alles relativ und nicht absolut. Alles was einen Anfang hat, hat auch ein Ende. Nur in der absoluten Welt gibt es keine Relativität.

5. Das Prinzip des Rhythmus

Das hermetische Gesetz lehrt:
„Alles fliesst aus und ein, alles hat seine Gezeiten, alle Dinge steigen und fallen, das Schwingen des Pendels zeigt sich in allem. Das Mass des Schwunges nach rechts ist das Mass des Schwunges nach links, Rhythmus kompensiert." Dieses Prinzip beinhaltet die Wahrheit, dass sich in allem eine gemässigte Hin- und Herbewegung zeigt, ein Aufwallen und Abfliessen, ein Ausschlag nach

vorne und nach hinten, eine Bewegung ähnlich wie die eines Pendels, etwas, das den Gezeiten, das Flut und Ebbe ähnelt. Diese Pendelbewegung vollzieht sich zwischen den beiden Polen, deren Existenz in dem eben erläuterten Polaritätsprinzip festgelegt ist. Es gibt immer Aktion und Reaktion, Fortschritt und Rückschritt, einen Hoch- und einen Tiefpunkt. Das gilt für alle Bestandteile des Universums, die Sonnen und Welten, die Menschen und Tiere, den Geist, die Energie und die Materie. Dieses Gesetz zeigt sich in der Entstehung und im Untergang von Welten, im Fortschritt und Niedergang von Nationen, im Leben aller Kreaturen und schliesslich in den Gefühlen des Menschen. Letzteres war für die Hermetiker der wichtigste Anwendungsbereich des Prinzips. Dieses Prinzip und das Prinzip der Polarität wurden zusammen mit den Methoden, wie diese unterlaufen und neutralisiert werden können, von den Hermetikern auf das Genaueste studiert. Ihre Verwendung ist grundlegend für die hermetische Alchemie zur Erforschung und Steuerung der Gefühle.

Die InYologie lehrt:
Diese Aussagen entsprechen den Naturgesetzen.

6. Das Prinzip von Ursache und Wirkung
Das hermetische Gesetz lehrt:
„Jede Ursache hat ihre Wirkung, jede Wirkung ihre Ursache, alles geschieht gesetzmässig, Zufall ist nur der Name für ein uns unbekanntes Gesetz. Es gibt viele Ebenen der Ursächlichkeit, aber nichts entgeht dem Gesetz." Dieses Prinzip beinhaltet die Tatsache, dass es eine Ursache für jede Wirkung gibt und eine Wirkung zu jeder Ursache. Es erklärt: „Alles geschieht gemäss dem Gesetz". „Nichts geschieht ohne Grund". Ausserdem beinhaltet es, dass der Zufall nicht existiert, und dass, da es verschiedene Ebenen von Ursache und Wirkung gibt, von denen die jeweils höhere Ebene die jeweils niedrigere Ebene bestimmt, nichts gänzlich dem Gesetz entgehen kann. Die Hermetiker kennen aber, bis zu einem gewissen Punkt, die Kunst, sich über die gewöhnliche Kausalitätsebene zu erheben. Indem sie sich geistig auf eine höhere Ebene erheben, werden sie zur Ursache, statt der Wirkung unterworfen zu sein.
Die gewöhnlichen Menschen lassen sich fügsam leiten, sie gehorchen allen Einflüssen, denen sie ausgesetzt sind, dem Willen und den Wünschen derjenigen, die mehr Macht besitzen als sie, ihren Erbanlagen, dem, was man sie glauben macht – und allen anderen äusseren Einflüssen, von denen sie gelenkt werden wie Bauern auf dem Schachbrett des Lebens. Die Weisen hingegen erheben sich auf die nächsthöhere Ebene und haben Macht über ihre Gefühle, ihren Charakter, ihre Eigenschaften und verborgenen Kräfte und auch über ihre Umgebung. Sie werden zu Weisen, anstatt zu Bauern. Sie spielen selbst das Spiel des Lebens, statt zum Spielball der Anderen und der äusseren Einflüsse zu werden. Sie machen sich das Prinzip zunutze, statt zu seinen Werkzeugen zu werden.

Die InYologie lehrt:
Die Beschreibung stimmt exakt mit dem Naturgesetz überein.

Die InYologie lehrt:
Es ist immer die Minderheit, die die Erscheinungen auf allen Ebenen regiert.

7. Das Prinzip des Geschlechts

Das hermetische Gesetz lehrt:
„Geschlecht ist in allem, alles hat männliche und weibliche Prinzipien, Geschlecht offenbart sich auf allen Ebenen." Dieses Prinzip beinhaltet die Wahrheit, dass alles ein Geschlecht hat, das maskuline und das feminine Prinzip sind ständig aktiv. Das gilt nicht nur für die körperliche, sondern auch für die geistige und sogar die spirituelle Ebene. Auf der körperlichen Ebene manifestiert sich das Prinzip in Form des Geschlechts, auf der höheren Ebene nimmt es höhere Formen an, doch es bleibt im Grunde immer dasselbe. Ohne Geschlecht ist kein körperlicher, geistiger oder spiritueller Schöpfungsvorgang möglich. Seine Gesetze bringen Licht in viele Bereiche, in denen die Menschen bisher im Dunkeln tappten. Das Prinzip des Geschlechts ist dazu da, Neues zu schaffen und Altes zu regenerieren. Jede Sache und jedes Individuum enthält beide Elemente, das maskuline und das feminine oder das grosse Prinzip selbst. Zu jedem maskulinen Element gehört ein feminines Element, das feminine Prinzip enthält immer das maskuline Prinzip.

Die InYologie lehrt:
Diese Aussagen entsprechen den Naturgesetzen UND widersprechen dem ganzen GenderInnen-VerbrecherInnen-Wahnsinn mit ihren unzähligen Geschlechts-Formen!

Ja, für eine „Inkarnation" oder auch „Re-Inkarnation" als Mensch in dieser „Erden-Welt der Luft" benötigt es in der Regel das weibliche und das männliche Wesen, das wir als Frau und Mann definieren. Die InYologie stimmt also genau. Der „Inkarnations-Prozess" verläuft im Detail so, wie ich es Dir im Beitrag über die Evolutionstheorie versus Schöpfungslehre erklärt habe. So ist es möglich, dass unser Bewusstsein wählt oder entscheidet, dass wir als Mensch auf einem Planeten wie unsere Erde inkarnieren oder re-inkarnieren wollen oder sollen. Bei dieser Entscheidung helfen uns die Engel und Dämonen. Der Zeitraum, WANN wir inkarnieren oder re-inkarnieren, ist nach Erden-Zeitrechnung sehr unterschiedlich. Das kann in irdischer Zeitrechnung Jahre, Jahrzehnte, Jahrhunderte lang dauern oder sofort geschehen. Für unser Bewusstsein, welches diese Entscheidung trifft, sind die irdische Zeitrechnung und das räumliche Verständnis nicht existent und darum immer im Hier und Jetzt.

12 Bewusstsein

Wir „sind" unendliches Bewusstsein. Das ist zu ungenau und muss ich korrigieren. Die Wortwahl muss sehr präzise sein, damit die Lehre stimmt. In diesem Bereich werden sehr viel Unsinn und Halb-Wahrheiten erzählt. Ich habe schon unzählige solcher Behauptungen gelesen und gehört. Nur fehlt bei all diesen Behauptungen die Erklärung des Prinzips dazu. Alle diese Definitionen stehen ohne weiterführende Erklärungen da. Behauptungen ohne Naturgesetz dazu bleiben Behauptungen.

Richtig ist: Wir „haben" alle unendliches Bewusstsein. Warum korrigiere ich dieses Wort? Weil wir mehr sind als Bewusstsein und mehr als die Summe der Einzelteile. In dieser Erden-Welt sind wir Körper, Seele und Geist. In der spirituellen Welt leben wir ohne physischen Körper. Da sind wir Geist und Seele – oder Bewusstsein mit einem spirituellen Seelen-Körper.

Wir können auch sagen, wir „sind" Bewusstsein, wenn wir Geist und Seele und Körper als EIN Bewusstsein verstehen. Ich kann damit gut leben. Nur meine Formulierung ist das nicht. Ich unterscheide sogar zwischen dem kollektiven Bewusstsein und dem individuellen Bewusstsein. Das individuelle Bewusstsein ist ein Teil vom kollektiven Bewusstsein.

Es wird landläufig unterschieden zwischen „Bewusstsein" und „Unterbewusstsein".
Das „Bewusstsein" ist das „wache Bewusstsein", und das „nicht wache Bewusstsein" ist das „Unterbewusstsein". Du siehst, wie verwirrend bis manchmal sogar widersinnig solche Unterscheidungen sind. Niemand kann diese Begriffe klar genug erklären. Ich bringe Klarheit in diesen Begriffs-Wirrwarr.

Die Unterscheidung „Bewusstsein", „Unterbewusstsein", „Überbewusstsein", „tieferes Bewusstsein", „höheres Bewusstsein" verwende ich nicht. Für mich gehören alle genannten Bereiche zum Bewusstsein. Auch unterscheide ich nicht zwischen „Traum", „Fantasie", „Wirklichkeit". Für mich gehören Traum und Fantasie auch zur Wirklichkeit. Ich ordne diese Begriffe nur in verschiedene Bewusstseins-Bereiche. Was ich aber deutlich unterscheide, ist Matrix-Wissen und Natur-Wissen.

Also hier noch einmal meine Gedanken, wie ich diese Bewusstseins-Unterschiede erklären kann: Das sogenannte „bewusste Bewusstsein" nenne ich das „intellektuelle Bewusstsein". Das sogenannte „Unterbewusstsein" nenne ich das „spirituelle Bewusstsein" – oder das Dritte Auge. Das sog. Unterbewusstsein ist das spirituelle Bewusstsein und das sog. wache Bewusstsein ist der Intellekt. Vergleichbar mit dem bewusst gesteuerten Nervensystem und dem „autonomen" oder vegetativen Nervensystem. Der Intellekt ist der bewusste Wille, und das spirituelle Bewusstsein ist das Bewusstsein, das in der Meditation wirksam ist und direkt – also sog. „unbewusst" – mit der Seele kommuniziert.

Im „Unterbewusstsein" können wir absolut auch „bewusst" denken. Nur anders als im „bewussten" Denken. Es wird nicht durch den Intellekt gesteuert. Das ist wie bei einer Rechnung, wenn der System-Lehrer sagt: „Schalte Dein Gehirn ein, nutze Deinen Verstand." Das ist richtig. In der Mathematik müssen wir den Intellekt einschalten, sonst stimmt die Lösung mathematisch nicht korrekt. Vielleicht wäre es besser zu sagen, schalte Dein Gehirn aus, nutze eben nicht Deinen Verstand, sondern meditiere über den Sinn oder Unsinn dieser Rechnung. Wenn Du zur Erkenntnis kommst, diese Rechnung ist Unsinn und widerspricht sogar der Naturordnung, dann kannst Du Dich davon entfernen. Mache lieber einen Spaziergang.

Mathematik mit dem spirituellen-Bewusstsein verstanden

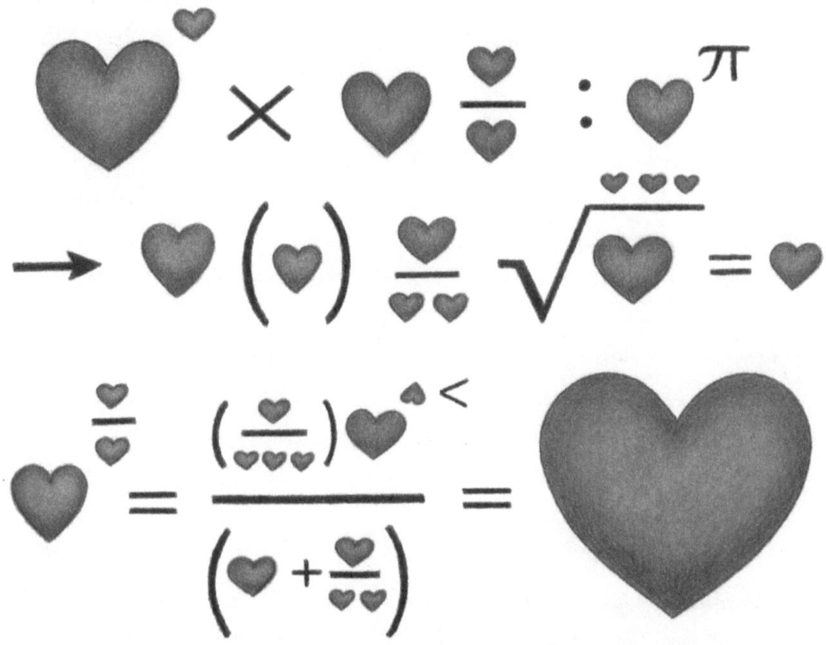

Abbildung 73: Mathematik mit dem spirituellen-Bewusstsein verstanden

Diese Mathematik überfordert den Intellekt, aber mit dem Herzen ist sie direkt zu verstehen. Du kannst die Liebe noch so oft teilen... im Ergebnis wird sie nur grösser.

Aber diese Unterscheidungen machen nur Sinn im Zusammenhang mit der Seele. Ohne Seele sind diese Unterscheidungen bedeutungslos. Die Seele empfindet das, was das Bewusstsein der Seele signalisiert.
Die Signale vom Intellekt – vom „wachen" Bewusstsein – gesteuert haben ein anderes Seelen-Empfinden als die Signale vom Geist – dem „Unterbewusstsein" – gesteuert. Und Entscheidungen, die vom Intellekt gesteuert sind, haben ein deutlich anderes Ergebnis, als Entscheidungen, die vom „Unterbewusstsein" – und somit via Herz – direkt gesteuert sind. Das spirituelle Herz ist ja nichts anderes als die Seele.

Ich verstehe es so, dass alle Gedanken schon als Möglichkeit existieren... und wir uns nur jeweils mit einem bestimmten Bereich im Meer aller Möglichkeiten verbinden – synchronisieren – können. Wenn ein Gedanke neu wäre im Sinne von erstmals gedacht, dann enthielte das Meer aller Möglichkeiten – nur eine andere Beschreibung für das Universum – ja nicht schon alle Möglichkeiten. Das wäre ein Widerspruch per Definition.

Es geht kein Wissen je verloren. Das Gedächtnis ist ja auch nicht im Gehirn. Das Gedächtnis ist im Universum, im „Meer aller Möglichkeiten", für ewig gespeichert. Es gibt nichts „Neues" im Universum. Auch kein „neues Wissen". Das ganze Wissen war immer schon im Meer aller Möglichkeiten vorhanden – und wird es immer sein. Wir können Wissen nur „neu" entdecken, aber nicht „neu" erfinden. Ich erkläre seit Jahren, dass es nur „altes" Wissen gibt, das „neu" entdeckt und „neu" verstanden werden kann. Warum sind wir hier? Warum gibt es die Erde? Was ist die Erde? Warum gibt es das eine Universum?
Was ist, wenn es keine Erde geben würde? Was ist, wenn es kein Universum geben würde? Was ist, wenn es überhaupt nichts geben würde und nichts existieren würde? Was ist nichts? Was wäre, wenn nichts je existiert hätte? Warum „existiert" das Universum? Warum gibt es die Sonnen, Sterne, den Mond? Warum gibt es Galaxien und das Planetensystem? Warum gibt es Wasser? Warum Luft? Warum Wärme und Kälte? Warum Raum und Zeit?

Wer bin Ich und wer sind Wir... was ist individuelles Bewusstsein und was ist kollektives Bewusstsein? Was ist individuelle Wirklichkeit und was ist kollektive Wirklichkeit? Was passiert, wenn ein Mensch gute Gedanken hat? Was passiert, wenn tausend Menschen gute Gedanken haben? Hast Du schon einmal von kollektivem Bewusstsein gehört? Der Unterschied vom individuellen Bewusstsein und dem unendlichen Bewusstsein ist in der Wahl-Freiheit zu finden. Was ist kollektives Bewusstsein? Das kollektive Bewusstsein ist das komplette Wissen im ganzen Universum – während das individuelle Bewusstsein – während dem physischen Erden-Leben – nur einen kleinen Bereich davon nutzt. Aber jedem Individuum steht immer auch das ganze kollektive Bewusstsein offen zur Verfügung. Nur nutzen die meisten Menschen sehr wenig davon.

Das Karma beeinflusst sogar stark, wie unser individuelles Bewusstsein „funktioniert". Zum Glück ist unser Karma nicht fatalistisch (unveränderbar) bestimmt. Wir können unser Karma zu jeder Zeit ändern.

Die Unterschiede von Körper, Seele, Geist sind durch unterschiedliche Frequenzen bestimmt. Aber sie sind nicht „getrennte" Bereiche. Im „physischen" Bereich sind die einzelnen Bereiche (Organe und Nerven) auch nicht vom Körper getrennt, obwohl unterschiedlich in der Funktion. Mein Weg-Meister lehrte... „Namen und Bezeichnungen sind nicht entscheidend".

Mein Verständnis geht nun schon viel tiefer. Als Wegweiser möge die folgende Weisheit dienen: Mit dem Netz fängt man Fische, nimm die Fische und vergiss das Netz. Mit der Falle fängt man Hasen, nimm den Hasen und vergiss die Falle. Mit Worten drückt man Gedanken aus, nimm die

Gedanken und vergiss die Worte. Wo finde ich einen Menschen, der die Worte vergisst, aufdass ich mit ihm reden kann?

Jesus lehrte:
Wenn die Zwei in meinem Namen zusammenkommen... Da sind nicht das Bewusstsein und das Unterbewusstsein gemeint. Wie ich es interpretiere: Mit „die Zwei" sind die Gedanken und die Gefühle gemeint. Und für den wahren Glauben gehören die Gedanken und die Gefühle zwingend zusammen zu Eins.

In diesem Zitat von Jesus geht es um den wahren Glauben: wenn die Zwei – Gedanken und Gefühle – Eins werden. Im obigen Zitat lehrt Jesus das Gesetz von Antagonismus. Nicht dualistisch trennen, sondern dynamisch-monistisch verbinden zum Ganzen. Also nicht Tag oder Nacht, nicht kalt oder heiss, nicht Yin oder Yang. Sondern Yin und Yang, kalt und heiss, Tag und Nacht.

Ein Beispiel:
Der Unterschied von individueller Nahrung und der unendlichen Nahrung ist in der Wahl-Freiheit zu finden. Im „Meer aller Möglichkeiten" ist das kollektive Bewusstsein enthalten. In der Natur sind alle Nahrungsmittel enthalten. Wir können unser individuelles Bewusstsein mit einem Bereich im Meer aller Möglichkeiten synchronisieren. Wir können aus dem Meer der unendlichen Nahrung Teile wählen, die wir essen. Die Zeit ist je nach Situation relativ. Für einen Menschen, der auf einer heissen Herdplatte sitzt, ist eine Minute um Faktor X länger als für einen Menschen, der in den Ferien im Wasser sitzt. So sind Zeit und Raum generell relativ.

Was ist der Unterschied zwischen dieser Erdenwelt und der absoluten Welt im Universum? Wichtig ist bei diesem Verständnis: Alles geschieht immer im Hier und Jetzt. In der Theorie können wir zwischen Vergangenheit, Gegenwart, Zukunft unterscheiden. In der Praxis funktioniert das nicht. In der Praxis gibt es immer nur das Hier und Jetzt. Bewusstsein ist nicht „nur" im „absoluten" Bereich, weil der „absolute" Bereich alle anderen Bereiche enthält. So verstanden gibt es diesen „absoluten" Bereich, die „absolute Welt" gar nicht. So verstanden sind alle „relativen" Welten identisch mit der „absoluten" Welt. Das sind künstliche Differenzierungen der Autoren. In Wirklichkeit gibt es IMMER und in JEDER dieser künstlichen „Teil-Welten" nur das „absolute HIER UND JETZT". Alles andere sind künstliche Differenzierungen.

Immer noch zu viele Menschen lassen sich von der Matrix-Irr-Lehre in die Irre leiten. Der Mensch ist von Beginn seines Lebens an darauf festgelegt, zu glauben, dass die Welt, in der er lebt, eine absolute materielle Wirklichkeit darstellt. So wird er erwachsen, aber nicht erwachen, sondern lebt in einer Art Tiefschlaf unter der Einwirkung dieser Konditionierung, und er baut sein gesamtes Leben unter diesem Gesichtspunkt auf. Die Glaubenssätze moderner Wissenschaften haben jedoch eine vollständig andere Wirklichkeit enthüllt als bisher behauptet. Die moderne Wissenschaft täuscht uns darin zu glauben, dass sie sich in einem Zustand unbegrenzter, permanenter Entwicklung befindet. In Wirklichkeit ist die Wissenschaft auf die relative, materielle

Welt beschränkt und weiss nichts über die wichtigsten Prinzipien der metaphysischen Welt: Frieden, Gerechtigkeit, Leben, Freiheit, Gedächtnis, Geist, Wille, Urteilskraft, Glück, Wahrheit...

Was ist mit Seele? Ist Seele auch Bewusstsein? Ja. Was ist mit Körper? Ist Körper auch Bewusstsein? Ja. Fehlen da nicht die Artikel „der“, „die“, „das“? Ja. In diesem bestimmten Teil-Bereich der InYologie verzichte ich bewusst auf die Artikel: „der“, „die“, „das“, die Seele, der Körper, das Bewusstsein. Weil diese bestimmenden Artikel die Freiheit von Bewusstsein und Seele zu stark begrenzen.

Was ist, wenn wir schlafen? Sind wir dann unbewusst? Welcher Teil nimmt bewusst wahr? Warum wahr und nicht unwahr? Wahr hat viel mit Wahrheit zu tun. Wie wir wissen, verläuft jede Entwicklung logarithmisch spiralisch. Wie ist das, wenn wir aus dem Schlaf erwachen? Erwachen wir exponentiell schnell? Kein „ich merke, ich erwache“. Wie können wir das mit dem Erwachen erklären? Das sind gute Fragen und deshalb nicht einfach zu beantworten. Gute Fragen verdienen gute Antworten.

Es gibt unterschiedliche Traumarten. Im „normalen“ Tiefschlaf haben wir ja auch kein Zeitgefühl.
Bei einem „Wahr-Traum“ ist das anders. Ein „Wahr-Traum“ ist eine intuitive Eingebung. Da wissen wir ohne Zweifel, dass diese Eingebung zu 100 % stimmt.

Wenn wir in einer Knie-Operation in Vollnarkose gelegt werden, die Chirurgen können an unserem Körper, in unser Fleisch schneiden, an den Knochen schlossern und hämmern, bohren und fräsen, und wir spüren davon bewusst nichts. Wir empfinden keine Schmerzen. Wir empfinden körperlich keine Schmerzen. Uns wird ja geholfen. Wir sind froh und dankbar, dass wir danach wieder ohne Krücken gehen können. Was wird also mit dem Narkosemittel eingeschläfert oder taub gegen Schmerzen gemacht? Unser Körper, unsere Seele oder unser Geist? Wir lernen, unsere Seele schmerzt. Die Schmerzen des Körpers sind nur eine Matrix-Irr-Lehre.

Wir können dem „Grossen Geist“ oder Gott durch unseren Glauben, durch unsere Haltung, durch unsere Handlungen zeigen, was wir glauben. Und genau das bekommen wir als unsere Wirklichkeit geschenkt. Das Wunderbare daran ist doch, dass wir unsere Wirklichkeit mit zunehmendem Wissen verändern können.

Die wohl wichtigste Lehre von Jesus ist, die er uns lehrte: **Es geschieht Dir alles nach Deinem Glauben.**
Aber das ist wirklich sehr schwierig zu verstehen.

Frage:
Kannst Du eine „nicht-physikalische“ Bezeichnung, Beschreibung an Stelle der „absoluten Kraft Yin“ nennen? Die Bezeichnungen „Yin, zentrifugal, Ausdehnung usw.“ darfst Du nicht

verwenden, weil die wären ja physikalisch. Auch die Bezeichnung „Bewusstsein" solltest Du nicht nennen, obwohl das auch richtig ist. Welche Kraft ist so stark wie das absolute Yin? Eine andere, nicht-physikalische Bezeichnung dafür?

Antwort:
Da gibt es Möglichkeiten: Taikyoku, Nirvana, Gott, Unendlichkeit. Diese Definitionen sind natürlich alle auch richtig. Aber für das Thema „Bewusstsein" dachte ich an einen Begriff, der zum Bewusstsein gehört und einen Bewusstseins-Zustand beschreibt, ohne den Begriff Bewusstsein selbst zu nennen. Es sollte eine Yin-Kraft beschreiben, die zum Bewusstsein gehört. Ich denke da an LIEBE. Denn LIEBE ist die grösste Kraft im Universum. Alle genannten Begriffe sind auch nur andere Worte für LIEBE.

Ist Liebe Yin oder Yang? Liebe ist die stärkste Kraft im Universum. Liebe muss also Yin sein.
Zur gleichen Zeit hält die Liebe aber auch das ganze Universum zusammen und am Leben. Also erschafft Liebe auch die Yang-Kraft.

Dazu eine kleine Geschichte:
Ein skrupelloser General hatte die ganze Bevölkerung eingeschüchtert, sodass sich niemand getraute, dem General gegenüber zu treten. Ein Zen-Meister jedoch zeigte keine Angst. Der General: „Weisst du nicht, wer ich bin? Ich kann dich töten, ohne mit der Wimper zu zucken." Der Zen-Meister: „Und du weisst nicht, wer ich bin? Mich kannst du töten, ohne dass ich mit der Wimper zucke." Der General verneigte sich und befahl seinen Untertanen: „Kommt, wir ziehen weiter!"

12.1 Wie sich das Bewusstsein entwickelt

Die Entwicklung aller Bewusstseinsstufen beruht auf der Intuition, die jeder Mensch besitzt. Die Intuition kann durch eine engstirnige oder einseitige Erziehung leicht unterdrückt oder durch eine unangemessene Ernährung getrübt werden. Aber die Anlage zur Entwicklung aller Bewusstseinsstufen ist auch schon bei jedem Kind vorhanden. Kinder kennen intuitiv den Lebenszweck, der darin besteht, glücklich auf dieser Erde zu spielen und ungehindert mit vielen anderen Menschen gemeinsam ihre Träume zu verwirklichen. Alle Lebewesen – ausser den verbildeten Menschen – wissen, dass der Hauptzweck des Lebens darin besteht, es zu geniessen.

Da ihr körperlicher Zustand normalerweise anpassungsfähig und rein ist, fühlen sich Kinder von den grösseren Strömungen des Lebens nicht isoliert. Sie besitzen einen intuitiven Glauben an das Leben und eine anscheinend grenzenlose Fähigkeit zur schöpferischen Phantasie, zur Freiheit, zur Kreativität und zum Abenteuer. Kinder sind nicht durch die Zeit eingeengt. Kinder vergessen oft die Zeit. Sie spüren instinktiv, dass die Zukunft unbegrenzt ist und sind dazu imstande, jeden Augenblick zu geniessen. Jeder Augenblick ist eine Ewigkeit. Die Ewigkeit ist zentrifugal und Yin. Kinder können ein inneres Glücksgefühl und eine innere Zufriedenheit entwickeln, die auf ihrem Glauben an die Ordnung des Lebens und der Natur sowie auf ihrer Fähigkeit beruhen, ihre Träume ungehindert zu verwirklichen und das zu werden, was immer sie im Leben werden wollen.

Wir sollten nicht unser Leben träumen, sondern unsere Träume leben. Wirklich reich ist, wer mehr Träume hat, als die „Wirklichkeit" – Schein-Wirklichkeit – zerstören kann.

In der festen Überzeugung, dass alles, was sie tun wollen, möglich und erreichbar ist, sagen Kinder oft: „Wenn ich gross bin, will ich ein Feuerwehrmann, ein Arzt usw. werden". Gleichzeitig schlüpfen Kinder beim Spielen ungezwungen in die verschiedensten Rollen, die Erwachsene widersprüchlich fänden. Einen Augenblick sind sie Polizisten, im nächsten Räuber. Sie können sich ohne ein Gefühl des Widerspruchs von einem Helden in einen Bösewicht verwandeln und wieder umgekehrt. Kinder sind von Natur aus keine Dualisten. Sie werden erst in den Schulen zu Dualisten geformt.

Alle sagten, das geht nicht. Dann kam ein Kind, das wusste das nicht und machte es.
Viele spirituelle Lehrer heben diese Attribute als Merkmale eines Zustandes hervor, in dem die intuitiven Kräfte mit nur wenig künstlicher Störung wirken können. So sprach zum Beispiel Jesus im Thomas-Evangelium: „Nicht soll aufhören der, welcher sucht, zu suchen bis er findet, und wenn er findet, wird er verwirrt sein, und wenn er verwirrt ist, wird er sich wundern und wird herrschen über das All."

Jesus sprach: „Der betagte Mensch wird nicht zögern, ein kleines Kind von sieben Tagen zu fragen nach dem Ort des Lebens, und er wird leben. Denn viele Erste werden Letzte werden, und sie werden ein Einziger sein."

Kinder besitzen von Natur aus diesen Sinn für das Staunen: Sie können Wunder und Wonne an einer Blume, einem Hund, an sich selbst, an einem alten Spielzeug oder am Meer, am Himmel, an den Bergen, Feldern und Bäumen entdecken.

Wenn Jesus also zu den Erwachsenen lehrt: „Werdet wieder wie die Kinder", meint Jesus sicher nicht, dass wir uns wieder „kindisch" wie Kinder benehmen sollen. Wir sollten seine Lehre richtig verstehen. Was Jesus uns lehren will, dass wir uns wieder aus dem Matrix-Gefängnis befreien sollen und wieder die Naturordnung intuitiv so verstehen, wie die Kinder sie verstehen, bevor sie durch das Bildungssystem in den Schulen verbildet wurden.

Frage:
An einer anderen Stelle des Thomas-Evangeliums heisst es: Jesus sah kleine Kinder saugen. Er sprach zu seinen Jüngern: „Diese Kleinen, die saugen, gleichen denen, die eingehen ins Reich." Sie sprachen zu ihm: „Werden wir, indem wir klein sind, eingehen in das Reich?" Jesus sprach zu

ihnen: „Wenn ihr die Zwei zu Eins macht und wenn ihr macht das Innere (Yang) wie das Äussere (Yin), und das Äussere (Yin) wie das Innere (Yang), und das Obere (Yin) wie das Untere (Yang), und wo ihr macht das Männliche (Yang) und das Weibliche (Yin) zu einem Einzigen (Harmonie), damit nicht das Männliche männlich und das Weibliche weiblich ist, wenn ihr macht Augen statt eines Auges und Hände statt einer Hand und Füsse statt eines Fusses und Bilder statt eines Bildes, dann werdet ihr eingehen in das Reich."

Antwort:
Ob Jesus das genau so gelehrt hat, oder ob diese Formulierungen von den Übersetzern so formuliert wurden, weil sie seine Lehre nicht verstanden haben, oder damit wir seine Lehre nicht verstehen sollen... Aber ich kann über den Worten – dem Transportmittel – die Lehre selbst verstehen.
Wenn Du diesen Lehrsatz nicht mit dem Intellekt zu verstehen suchst, sondern mit dem Geist-Bewusstsein, dann wirst Du diesen Lehrsatz grösser verstehen. Wenn Du das „Einzige Prinzip" im „Einzigen Naturgesetz" wirklich verstehst, benötigst Du auch nicht mehr so viele separate Naturgesetze mehr, um das Leben zu verstehen. Aber auf dem Weg vom Suchenden über die verschiedenen Meisterstufen bis hin zum Weg-Meister sind diese Zwischen-Stufen sehr hilfreich.

Wie wir gesehen haben, besitzen Kinder die Flexibilität, anscheinend gegensätzliche Eigenschaften zu vereinen und im Laufe ihres Spiels ungezwungen von einer Rolle in eine andere zu schlüpfen. Dies sind die Merkmale, die Jesus beschreibt.

Das Bewusstseinsniveau eines Kindes erweitert sich fortwährend sein ganzes Leben lang. Die Sinneswahrnehmung und das körperliche oder mechanische Koordinationsvermögen verbessern sich ständig, während ein Kind Gegenstände zu gebrauchen lernt und andere motorische Fähigkeiten entwickelt. Unterdessen werden die Gemütsreaktionen im Laufe der Kindheit subtiler und ständig erweitert, wenn die Fähigkeit zu lieben und geliebt zu werden, zu geben und zu empfangen und sich selbst und Anderen gegenüber Achtung zu entwickeln wächst. In der Pubertät und im Jugendalter beginnen Kinder ihr Emotionsfeld zu erweitern, da ihr Interesse am anderen Geschlecht erwacht und sich entwickelt. Die emotionale Sensibilität vertieft und erweitert sich fortwährend das ganze Leben hindurch. Die intellektuellen Fähigkeiten entwickeln sich in der Kindheit rasch. Kinder lernen, sich Dinge auszurechnen, Probleme zu lösen, lesen, schreiben und ihre sprachlichen Fähigkeiten zu entwickeln und auszubauen. Sie beginnen zu verstehen, wie die Dinge zusammenhängen, und gewinnen die Einsicht, woher die Dinge kommen und wie Situationen entstehen. Sie erkennen auch, dass bestimmte Handlungen bestimmte Ergebnisse hervorrufen und gegenteilige Handlungen zu gegenteiligen Ergebnissen führen. Die Fähigkeit, Begriffe zu bilden, sachlich begründete Entscheidungen zu treffen und die Gedanken richtig zu ordnen, entwickelt sich rasch während der Kindheit und der Jugend. Wenn auch in diesen frühen Entwicklungsjahren der Grundstein für das intellektuelle Bewusstsein gelegt wird, so kommen doch das ganze Leben hindurch neue Kenntnisse, Informationen und Einsichten hinzu.

Unser Weltbild wird durch neue Dimensionen des Verständnisses, die sich uns eröffnen, fortwährend erweitert. Heranwachsende Kinder werden zunehmend der Welt ausserhalb der Familie gewahr. Sie schliessen sich mit Freunden und Klassenkameraden zusammen, und treten als Individuen wie auch als Angehörige verschiedener Gruppen mit einem grösseren Teil der Gesellschaft in Verbindung. Ihr grundlegender Sinn für die Beziehung zu anderen Menschen liegt in erster Linie in ihren familiären Erlebnissen im zarten Kindesalter begründet, auch wenn sich das soziale Bewusstsein erweitert und ein Interesse an der Menschheit und der Welt in ihrer Gesamtheit einschliesst.

Gedanken:
Die „Vergangenheit" existiert im Jetzt. Die „Gegenwart" existiert im Jetzt. Die „Zukunft" existiert im Jetzt.

Engel und Dämonen sind nicht unsere Führer. Sie sind unsere Diener. Der Mensch bewohnt gleichzeitig mit seinem Körper die sichtbare Welt und mit seiner Seele die Welt des vollkommenen Bewusstseins.

Die geistige und körperliche Welt ist nicht getrennt. „Gedächtnis", „Erkenntnis" und „Intelligenz" sind nur drei verschiedene Justierpositionen eines einzigen Objektives. Intuition.

Wer Vergangenheit, Gegenwart und Zukunft als drei verschiedene Zeiten und Räume begreift – hat nicht verstanden! Es gibt nur das Hier und Jetzt!

Selbst wenn wir über die sogenannte Vergangenheit nachdenken, können wir das nur im Hier und Jetzt tun. Und wenn wir über die sogenannte Zukunft nachdenken, wird sie nur im Hier und Jetzt Wirklichkeit sein. Das Hier und Jetzt ist der ewige Augenblick.

Auch die Gegenwart wandelt sich unaufhörlich. Jeder Wandlungszustand ist immer nur im Hier und Jetzt und nie gestern oder morgen. Auch das Gestern gibt es nur in der Gegenwart. Auch die Zukunft gibt es nur in der Gegenwart. Es gibt nur das Hier und Jetzt.

Die Entwicklung des Bewusstseins
Der Weg zur Bewusstwerdung. Du BIST nicht Dein Körper, ABER Dein Körper gehört – in dieser Erden-Lebensphase – zu 100 % ZU Dir. Du BIST nicht Dein Name, ABER Dein Name gehört – in dieser Erden-Lebensphase – zu 100 % ZU Dir. Du BIST nicht Deine Berufung, ABER Deine Berufung gehört – in dieser Erden-Lebensphase – zu 100 % ZU Dir. Du bist nicht Deine Gedanken. Deswegen ist es nicht richtiger, einfach Deinen Körper abzulehnen, weil Du nicht Dein Körper BIST, sonst gibt es keinen Grund, Deinen Körper gesund zu halten. Während dieser Erden-Erfahrung bist DU auch für Deinen Körper verantwortlich und darfst diese Verantwortung nicht delegieren.

Noch genauer:
Du bist nicht Dein Körper. Bist Du Deine Haare? Nein. Aber sie sind ein Teil von Dir. Bist Du Deine Hände? Nein. Aber sie sind ein Teil von Dir. Bist Du Dein Atem? Nein, aber er ist ein Teil von Deinem physischen Körper. Bist Du Deine Gedanken? Genau. Du hast also die einzelnen Teile Deines Körpers gefühlt. Und dann den Körper als Ganzes. Siehst Du, dass da eine Unterscheidung, eine Trennung besteht? Eine Trennung zwischen Dir als Beobachter und Deinem Körper als beobachtetes Subjekt? So wie Du von „hier drinnen" die Getränkedose, das Brot und Deine Haare als etwas „dort draussen" erkannt hast, hast Du jetzt gesehen, dass da eine Distanz zwischen Dir und Deinem Körper besteht. Eine Distanz im Betrachten. Im Anschauen. Schau nochmals ganz genau! (Pause) Und?

Du bist also nicht der Körper, sondern der Beobachter, und Du hast diesen Körper. Der ganze Körper ist also ein Teil von Dir. Es stimmt zwar, dass es sich so anfühlt, wie wenn wir unser Körper wären. Aber wenn Du genau hinschaust, stimmt es nicht. Dann ist unser ganzer Körper eben ein Teil von uns.
Nicht zuletzt hat Dein Körper als Eizelle und Spermium sehr klein angefangen und ist auch heute bloss die Summe dessen, was Du gegessen hast. Einfach ein Haufen Nahrung. Und doch bist Du da. Als Beobachter Deines Körpers.

Wir sind Bewusstsein!
Der Intellekt versteht alles, was ihm erscheint, als Trennung. Vom Intellekt aus gesehen, befinden wir uns in einer Gesellschaft der Trennung. Aber das Jetzt-Bewusstsein nimmt alles als Eins wahr. Denn das ist es, was Bewusstsein wirklich ist. Was denken wir also, wer wir sind? Wir denken, wir sind Menschen. Um die Wirklichkeit wahrzunehmen und unser Leben zu leben mit Hilfe dieser beiden Perspektiven, macht einen wichtigen Unterschied aus, wie wir uns selbst und das Leben betrachten.

Frage:
Was denkst du über: Dual-Seelen? Sie sagen Johny Cash und Jun waren eine Dual-Seele. Also eine Seele in zwei Körper.

Antwort:
Dual bedeutet Doppelt, oder Zwei. Und Eine Seele kann nicht gleichzeitig doppelt vorhanden sein.
Im ganzen Universum gibt es Nichts Identisches. Was es gibt, sind „Seelen-Verwandschaften".
Aber auch diese „Verwandschaften" sind nur Wortschöpfungen und keine Verdoppelungen.
Ich interpretiere „Seelen-Verwandte", als zwei Seelen die sich sehr gut „verstehen", sehr gut „spüren". Wir sagen dazu auch: Wir funktionieren auf derselben Wellenlänge.
Jonny Cash hat seine Ehefrau June intensiv geliebt und verehrt- und vermutlich auch umgekehrt.

12.2 Urteilsfähigkeit

Gleich nach der Geburt können wir etwa 10 Stunden lang nichts Physisches beurteilen. Dann erwacht das physikalische, das niedrigste Urteil und verlässt gleichzeitig umgekehrt proportional das spirituelle Urteil. Alles wandelt sich von Yang nach Yin.

Nach einigen Tagen beginnt das physische Sinnesurteil zu arbeiten und zwei Pole unserer relativen Welt wahrzunehmen: Wärme (Yang) und Kälte (Yin). Es entwickelt sich von Tag zu Tag und unterscheidet nach und nach die ganze Stufenfolge und alle Grade, die zwischen den Extremen liegen: Farbe, Form, Temperatur, angenehmer oder unangenehmer Geschmack, Zuneigung oder Abneigung, und alles innerhalb einiger Wochen. Nach einigen Monaten nehmen wir auch die Gefühle mit dem „wachen Bewusstsein" wahr. (Die Gefühle sind immer und in jedem Entwicklungsstadium vorhanden.)
Wir unterscheiden, was uns anzieht und abstösst, und was uns Furcht oder Schmerz bereitet. Auf der vierten Stufe entwickelt das Urteil in uns das wirkliche Begreifen der Gegensätze gut und böse, schön und hässlich, nützlich und unnütz, bekömmlich und giftig, gerecht und ungerecht sowie aller natürlichen oder wissenschaftlichen, physiologischen und psychologischen Begriffe. Auf der fünften Stufe wird das Urteil sozial. Es entdeckt einen weiteren Horizont als vorher: die Wirtschaft und die Moral. Auf der sechsten Stufe schliesslich entwickeln sich die Ideen (Dualismus, Materialismus, Spiritualismus, Lebensbejahung oder -verneinung). Auf der siebenten, der vorläufig letzten Stufe in dieser Erdenwelt, gelangt unser Urteil zu einer Schau der Ordnung des Universums, die uns erlaubt, alle Gegensätze zu vereinen und die erhabene, weltumfassende Einheit aufzurichten.

Dies ist nach meiner Auffassung in grossen Zügen die natürliche Entwicklung unseres Urteilsvermögens. Das Urteilsvermögen ist uns angeboren wie das Gedächtnis und das Bewusstsein. Es bildet die Grundlage unserer Anpassungsfähigkeit. Seine Entwicklung ist die Verwirklichung unseres Selbst oder des Lebens selbst. Diese Verwirklichung kann gestört, verzerrt, unterbrochen werden durch den Einfluss der biologischen, physiologischen und sozialen Verhältnisse während unserer Kindheit. Das sind der Beginn unseres Unglücks und die Ursache dafür, dass manche Menschen glauben, auf ihrem Lebensgang „aufgehalten" zu werden.

Die ersten der vier Stufen der Entwicklung sind egozentrisch. Es gibt viele Menschen, die sich für Pazifisten halten, die aber in Wirklichkeit sentimental und einfältig sind, denn ihr Urteilsvermögen steht auf der dritten Stufe. Die echten Pazifisten und Friedensbringer müssen die siebente Urteilsstufe besitzen. Die Pazifisten der ersten Art lieben den Krieg nicht. Sie fürchten sich vor ihm. Das ist der Grund für ihren Pazifismus. Sie wissen nichts von der Ursache des Krieges. Ohne die Ursachen eines Problems zu kennen, kann man es nicht lösen. Wir können keine Probleme auf der gleichen Bewusstseins-Stufe lösen, auf der sie erzeugt wurden.

Den Krieg braucht man nicht zu fürchten, man soll aber seinen eigenen Egoismus, seine Sentimentalität, seinen Mangel an Mut fürchten, denn diese können Ursache für den Krieg sein. Das gilt für alle, Grosse und Kleine, Menschenfreunde und Fromme, die sich nicht an das Prinzip des „vivere parvo" halten.

Es gibt einige Völker, die sich bemühen, die höchste Urteilskraft zu erlangen, indem sie berühmte Männer der Geschichte nachahmen. Aber augenscheinlich ist die Nachahmung ein Irrtum. Solch ein Volk ist scheinbar sehr fromm. Wenn Du sehen willst, was aus einem solchen Volk wird, besuche Indien, das Land des grossen Buddhas.

Du wirst dort sehen, wie in den Strassen von Kalkutta ein armer Angestellter einem Bettler einen Pfennig gibt, ein Kaufmann jeden Morgen hundert oder mehrere hundert Pfennige an den Eingang seines Geschäftes legt. Die Bettler kommen, nehmen jeder einen Pfennig und gehen wortlos weiter. „Danke" zu sagen ist verboten, da nach dem Buddhismus oder Hinduismus die Reichen die Pflicht haben zu geben und die Bettler zu nehmen. Das ist eine Art Segensgruss. Wenn der Bettler jeden Morgen ein Dutzend Geschäfte besucht, hat er nicht mehr nötig zu arbeiten, um zu essen. Er braucht auch keine Kleidung zu kaufen, da man ihm von Zeit zu Zeit welche schenkt, noch braucht er einen Haushalt oder eine Wohnung. Man kann irgendwo schlafen, auf einem Gehweg, in einem Garten.

Tatsache ist, dass es viele wohltätige Millionäre in Indien gibt. Sie beschäftigen sich mit der „Verteilung" ihres Vermögens, das sie bis zu ihrem 50. Lebensjahr erworben haben, und zwar nicht aus Eitelkeit oder Heuchelei, sondern infolge ihrer religiösen Erziehung. Die Bettler sind also die Daseinsberechtigung der wohltätigen Millionäre und umgekehrt, und Reiche wie Arme die Daseinsberechtigung der berufsmässigen Religionsvertreter. Es gibt arme Beamte oder Angestellte, die jahraus, jahrein jeden Morgen an ein oder mehrere hundert Bettler Essen verteilen als Abgaben von Nachbarn und Reichen – eine soziale Industrie! Sie sind seit Jahrhunderten Vertreter des buddhistischen Geistes, beeinflusst von den unzähligen „religiösen" Schmarotzern.

„Je schöner das Antlitz, desto hässlicher der Rücken".
Das ist die Kehrseite Indiens, der Mutter der grossen Religionen. Das ist das Ende eines Landes, das nach dem altruistischen Prinzip aufgebaut worden war. Aber man darf nicht vergessen: „Je grösser und breiter die Vorderseite, umso grösser und breiter ist die Rückseite". Das heisst, dass es neben diesen sogenannten „Menschenfreunden" auch einige wahrhafte Wohltäter gibt.

Auf keinen Fall kann man von Jugend auf schon die höchste Urteilskraft besitzen. Man muss zuerst das niedrigste Urteil entwickeln. Und deshalb muss man Hitze, Kälte, Hunger und die grössten Beschwerden ertragen, nicht nur in der Kindheit, sondern während des ganzen Lebens (vivre parvo!) und mit fortschreitendem Alter immer mehr. Das heisst: ein ziemlich bewegtes Leben führen, ein Leben voller Schwierigkeiten und Traurigkeit. Man soll lieben und verraten werden. Ein Leben an den Grenzen der Verzweiflung. Das nennen wir Lebenserfahrung erhalten. Ohne ein solches Leben gelebt zu haben, ohne entsprechende Lebenserfahrung, kann man nicht und soll man nicht seine begriffliche Urteilsfähigkeit entwickeln.

Darauf folgt das soziale und ideologische Leben, durch das hindurch man dann sein Urteilsvermögen bis zur höchsten Einsicht entwickelt. Und das höchste Urteilsvermögen muss unaufhörlich gefestigt, entwickelt, erweitert werden durch Übung in den niederen Stufen. Denn „je grösser und breiter die Rückseite, desto grösser und breiter die Vorderseite".

Die sieben Stufen des Urteilsvermögens sind ja nicht gesondert oder bestehen unabhängig voneinander. Sie sind verschiedene Erscheinungsformen desselben Urteils. Sie sind Stämme, Wurzeln, Zweige, Blätter, Blüten und Früchte eines grossen Baumes, der sich „Urteil" nennt. Damit Zweige sich entwickeln, Blüten und Früchte in Mengen ansetzen und hoch in den Himmel wachsen, müssen Wurzeln, grobe und feine, tief unten in der schwarzen Erde gebildet werden. Die nachahmende Wohltätigkeit ist eine künstliche Blüte oder Frucht. Die Lotosblüte, die Blume des Buddhas, ist schön und edel, vornehm und rein. Aber ihre Wurzeln sind mit dem schmutzigsten Schlamm des Sumpfbodens bedeckt, der diese schönen Blüten hervorbringt und ernährt.

Es gibt viele Leute, die die Lotosblüten lieben und bewundern, aber sie übersehen oder verabscheuen den schmutzigen Schlamm des Sumpfbodens. Das sind Sentimentale oder Heuchler, von enger und oberflächlicher Gemütsart. Es gibt Leute, die ein frommes, reines, menschenfreundliches Leben lieben. Aber wenn sie sich in Klöster und Berges-Einsamkeit zurückziehen, sind sie nichts als Egoisten oder Gefühlsschwelger. Es gibt Redliche und Unredliche in dieser Welt. Jene bemühen sich, ein frommes, sittliches, menschenfreundliches Leben zu führen, redlich um jeden Preis und bei jedem Schritt. Für diese ist die fernöstliche Medizin nicht bestimmt.

Sie ist einzig und allein für die Unredlichen bestimmt, die das Gesetz der Natur verletzen und die Ordnung des Lebens nicht begreifen, für die „unheilbar" Kranken, für die Schwachen und Armen. Auch in der Religion gibt es entgegengesetzte Richtungen: die eine für die Redlichen, Starken, Frommen, Selbstvertrauenden, die andere für die Unredlichen, Elenden, Armen, Schwachen und „Unheilbaren" – die Religion „Yin und Yang". Der Hinayana-Buddhismus, der sittlich und fromm ist, ist Yang, der Mahayana-Buddhismus, philosophisch und nicht-religiös, ist Yin.

Die symptomatische, vorbeugende, wissenschaftliche, lebensverlängernde oder soziale Medizin ist Yang. Die philosophische oder höchste Medizin ist Yin. Alle grossen Lehrer wie Jesus, Buddha, Mahavira wandten sich an Menschen aller Berufe, Altersstufen, Klassen, an Redliche und Unredliche, Denker und Sklaven. Darum waren sie gezwungen, in einfacher, bilderreicher und leicht verständlicher Sprache zu reden. Sie gebrauchten oft Allegorien und Gleichnisse. Man muss also unterscheiden zwischen den Worten, die besonders für die Redlichen und denen, die für die Unredlichen bestimmt waren.

Dieses Gedächtnis ist aber ein Geheimnis. Sein Ursprung, sein Mechanismus, sein Überwacher sind unbekannt. Wer ist imstande, das Gedächtnis zu erschaffen? Auf welche Weise wird es erschaffen und warum? Ist Gedächtnis Yin oder Yang? Es muss Yin sein.

Der Empirismus, die induktive formelle Logik und die heutige Erziehung haben auf solche Fragen keine Antwort. Das Gedächtnis ist das Leben selbst. Es ist das Unendliche. Das Unendliche aber kann nicht aus Endlichem bestehen. Da die wirklichkeitsgemässe Schau des Lebens und des Universums das Wissen vom Unendlichen, Ewigen, Absoluten selbst ist, so ist sie nichts anderes als eine Tätigkeit des Gedächtnisses. Der Empirismus, die formelle Logik und die Erziehung kennen weder das Unendliche noch das Leben. Ist es ihnen möglich, eine Schau des Unendlichen zu vermitteln durch Ableitung aus Endlichkeiten? Was ist nun aber diese Fähigkeit des Schauens? Sie ist auch wieder eine Tätigkeit des Gedächtnisses.
Wir haben noch andere geheimnisvolle Fähigkeiten: Die Wahrnehmung, die Fassungskraft, die Begriffsbildung, die übersinnliche oder aussersinnliche Wahrnehmung „extra-sensory perception" oder „E.S.P." (nach Prof. Joseph Banks Rhine (1895–1980) von der Duke-Universität). Wenn die Wissenschaft nicht weiss, wie sie sie erklären und sie gebrauchen soll, hat sie nicht das Recht, auf ihren Theorien zu bestehen. Diese geheimnisvollen Fähigkeiten sind nämlich identisch mit dem unendlichen Gedächtnis. Das Gedächtnis ist das grösste und wichtigste Geheimnis, das es gibt.

Die InYologie zeigt, wie man das Gedächtnis entwickelt. Sie ist also von grossem Nutzen für Studenten und Kinder und vor allem für Denker, also für freie und glückliche Menschen. Grosse Menschen sind ausnahmslos grosse Denker – und grosse Denker haben ausnahmslos ein gutes Gedächtnis. Heute nimmt das Gedächtnis der Menschen immer mehr ab durch unter anderem Schwermetall vergiftete Gehirne. Mehr dazu in meinem Buch: „Die Geheimnisse der Gesundheit". Wenn Du prüfen willst was ich sage, so brauchst Du nur meine Empfehlungen zu Bewusstsein und Ernährung zu befolgen. Wenn Du ein zehnjähriges Kind danach ernährst, so wirst Du erleben, dass sein Gedächtnis sich entwickelt und dass seine Schulleistungen sich erheblich bessern.

Unsere Sinnesorgane empfangen verschiedenartige Wellen aus der physischen und spirituellen Welt und schicken sie zum Nervenzentrum, dem Sensorium im Gehirn. Das Bewusstsein wird nicht im physischen Gehirn erzeugt! Es gibt Wissenschaftler, die haben überhaupt kein physisches Gehirn und können ganz „normal" arbeiten und einen IQ von über 125 haben. Ihr Wissen holen sie direkt aus dem universellen Gedächtnis, ohne die „normale" Übersetzung über das physische Gehirn. Das Gehirn ist nur die „Übersetzungs-Zentrale", welches die Informationen des Gedächtnisses – also des Geistes und der Seele – in den Körper übersetzt, damit sich die Körperfunktionen von der Seele und dem Bewusstsein lenken lassen können. Es ist ein Teil des Gedächtnisses, die Spiritualität, oder das Unendliche selbst. Und dieses Gedächtnis bringt die früheren Wellen wieder zum Bewusstsein und übermittelt, wenn nötig, einen Befehl an das Kleinhirn, das ihn an ein Organ weitergibt.

Das höchste Zentrum, das Unendliche selbst, das mit Hilfe seiner beiden zusammenwirkenden „Hände" alles erschafft, belebt, auflöst und wieder neu erschafft, weist alles in Vergangenheit, Gegenwart und Zukunft, da es allgegenwärtig, allmächtig und allwissend ist. Das Unendliche bewahrt alles und schaut alles, da ja alles in seiner Hand ist, von dem anfangslosen Anfang an bis heute und bis in eine Zukunft ohne Ende.

Im Japanischen nennt man eigenartigerweise den Kopf „Atma". Im Sanskrit und auch im Russischen ist „atman" eine Bezeichnung für Brahma, das Unendliche. Im Russischen bedeutet „ataman" das Oberhaupt. Der denkende, verstehende, befehlende Kopf wird also mit dem Unendlichen gleichgesetzt! Wobei in diesem Zusammenhang „Kopf" nicht nur als der physische Kopf zu verstehen ist. Welche Weisheit liegt darin!

Man sagt wohl: „In meinem Herzensgrund", „in der Tiefe meines Selbst", „das Himmelreich ist in Dir".
Ursprünglich bedeuteten „Herz", „Selbst", „Himmelreich" das Leben oder das Unendliche oder Höchste. Ich erinnere Dich daran, dass das „Herz-KI" die stärkste Kraft im ganzen Menschen ist. Und die Herz-Energie ist direkt mit der Seele verbunden.

Später übersetzten kurzsichtige, farbenblinde Religionsvertreter, die nichts vom Unendlichen wussten, es wörtlich und verfälschten so die ursprüngliche Bedeutung.

Unser „Herz" ist die Verbindung zum Unendlichen. Das „Gedächtnis", das Auffassungsvermögen, die Urteilsfähigkeit, sind Verbindungen zum Leben selbst. Die Physiologie und Psychologie aber wollen das denkende und urteilende Zentrum anatomisch in den Kopf verlegen. Das Geheimnis unseres Denkens ist für diese Wissenschaftler noch nicht geklärt. Ich jedoch erkläre Dir: das Denken geschieht im Bewusstsein und das Gedächtnis ist nicht im Gehirn, sondern im Universum.

Das Unendliche ist umfassend und unbegrenzt in Raum und Zeit und umschliesst daher alles unendlich – Vergangenheit und Zukunft ebenso wie Gegenwart. Man könnte einen Vergleich zu dem Verfasser eines Romans ziehen: Dieser kennt die Geschichte in allen Einzelheiten, da er ihr Urheber ist. Auch wir können uns an alles erinnern, nachdem wir sie gelesen haben. Wenn der Verfasser und ich dieselbe Erinnerung, dasselbe Gedächtnis haben, sind wir eins. Das setzt allerdings voraus, dass der Autor und ich uns mit dem gleichen Bewusstseins-Bereich in Resonanz synchronisiert haben. Wenn das nämlich nicht der Fall ist, dann verstehen wir nur die gelesenen Worte, aber nicht den tieferen Sinn, welcher mit den Worten transportiert wird.

Der Mensch ist ein „Empfänger" und „Sender" zugleich. Der physische Körper besteht aus Milliarden von Zellen. Diese Milliarden Zellen kommunizieren ununterbrochen mit dem Bewusstsein und der Seele. So erklärt es sich, warum wir denken können und das Unendliche mit allem, was darin ist, verstehen. Deshalb können wir unendlich zahlreiche Erinnerungen haben. Deshalb können wir uns gegenseitig verstehen. Unser Gehirn (=Unendlichkeit) ist umfassend und der ganzen Menschheit, eingeschlossen alle organischen und anorganischen Wesen, gemein. Deshalb kann man jede beliebige Sprache lernen. Deshalb kann man Dinge, die nicht vor Augen liegen, sondern Tausende von Kilometern entfernt sind, im Traum oder im Wachen erkennen. Ebenso sieht man, was in Zukunft geschehen wird. Unser Denken ist das Unendliche, es ist allgegenwärtig, allwissend und allmächtig.

Hierdurch sind Wunder möglich. Das Gedächtnis oder das Herz oder der Kopf, der denkt und urteilt, befindet sich nicht in dem kleinen Gehäuse, „Kopf" genannt, sondern umgekehrt: Wir befinden uns in dem Kopf Unendlichkeit.

Lao-Tse, Buddha, Mahavira lehrten diesen Empfänger handhaben und hatten es damals nicht nötig, von Herstellungstechnik und Material zu sprechen, da es zu ihrer Zeit weder Kapitalismus noch freien Warenaustausch gab, auch keine Chemie, die gegen das Naturgesetz verstösst.

12.3 Bewusstsein erzeugt Materie

Bewusstsein erzeugt Materie, Wesen und Erscheinungen. Sie ist in vielschichtiger Form, die Beziehung zwischen einem unendlich winzigen Teil von Taikyoku und einem anderen. Der eine ist mit Yang-Aktivität geladen, der andere mit Yin-Aktivität. Sie ziehen sich gegenseitig an – und stossen sich auch wieder ab – und das unaufhörlich, ohne Ende. Wesen und Materie sind Zusammenwirkungen dieser Aktivitäten, mehr oder weniger beständig, die sich wieder zersetzen.

Was uns als Materie erscheint, sind verdichtete Schwingungen, die in dem Moment, in dem wir ihnen unsere Aufmerksamkeit schenken, für diesen Moment mal so tun, als würden sie kurz anhalten und sich so verhalten, als wären sie Teilchen, damit unser Verstand sie erfassen kann. Wir sind zum Ursprung der Bewegung zurückgegangen, wir haben gesehen, dass er zugleich Ursprung unserer Erkenntnis und der Polarisation der beiden Aktivitäten Yin und Yang ist. Gleichzeitig haben wir begriffen, dass Kraft ebenso wie Materie nur Zusammenwirkungen dieser beiden Aktivitäten sind. So kannst Du verstehen, warum die grossen Meister sagen: „Es gibt keine Materie."

Demjenigen, der objektiv ist, wird es nicht zusammenhängend erscheinen, jemandem, der subjektiv ist, zusammenhängend, und wer oberhalb von Subjektivität und Objektivität ist, dem erscheint Taikyoku so, wie es ist.

Um das Bild von Taikyoku sehen zu können, muss man die Augen des Körpers schliessen und die Augen der Seele öffnen. Die alten Chinesen erfanden zwei verschiedene Verben, die dem Verb „sehen" entsprechen, um das physiologische Sehvermögen von dem spirituellen Sehvermögen der Augen zu unterscheiden, und zwei verschiedene Begriffe für die beiden Arten Auge: körperlich und spirituell. Für die Erforschung des Seins sind diese letzteren Augen erforderlich. Der nach dem wahren Sein, nach dem wahren Universum Suchende ist ein wenig wie ein Fotograf. Je näher die Augen dem Objekt kommen, umso mehr engen sie das Feld ein, in so grosser Nähe wie möglich und mit dem stärksten Objektiv erhalten sie von dem Objekt ein ganz und gar unzusammenhängendes Bild.

Je weiter sie zurücktreten, umso mehr vergrössern sie das Feld. Aus unendlicher Entfernung, so dies möglich wäre, erhalten sie ein vollkommenes Bild von dem Objekt in seiner Ganzheit – Vergangenheit und Gegenwart und Zukunft – mit all seinem Umfeld – in der Gegenwart – vom wahren Universum. Und auf der Grundlage dieses Bildes können sie mit geeigneten Instrumenten alle die Einzelheiten, die sie aus der Nähe aufgenommen hatten, untersuchen. Daher darf man nicht auf der subjektiven oder der objektiven Vorstellung beharren.

Die Erfindung neuer Methoden in der analytischen oder mikroskopischen Fototechnik bringt nur einen Unterschied im Massstab, in der Grösse. Keine Fortschritte werden erzielt in der Erkenntnis von der Natur des Objektes, Ursache seiner Eigenschaften.

In der Theorie des Seins der InYologie ist der Ursprung des Lebens voll und ganz gelöst, wie wir gesehen haben. Wir sind umgeben von Materie. Unser ganzes Leben spielt sich in ihr ab. Ständig hantieren wir mit Gegenständen, wie Smartphones, Fahrzeugen, Kleidung, Lebensmitteln, Maschinen usw. Der Umgang mit Materie ist eine Selbstverständlichkeit. Sie bildet unsere Wirklichkeit. Wir sehen und fühlen Materie, ja sogar unser physischer Körper besteht aus Atomen und Molekülen. Diese Allgegenwärtigkeit von Materie und unser selbstverständlicher Umgang mit ihr verleiten uns zu der Annahme, es mit einer objektiven Wirklichkeit zu tun zu haben. Wir meinen, Materie sei etwas Festes, etwas, auf das wir uns verlassen können. Wir alle wissen, dass Materie aus Atomen besteht, die aus Protonen, Neutronen und Elektronen aufgebaut sind. Die Protonen und Neutronen im Atomkern bestehen wiederum aus noch kleineren Elementarteilchen, den Quarks. Zusammen mit den Leptonen und den Eichbosonen gelten sie heute als die fundamentalen Bausteine, aus denen alle Materie aufgebaut ist. Wir neigen leicht dazu, uns diese Elementarteilchen als feste Kugeln vorzustellen, so ähnlich wie Murmeln, nur eben besonders klein. Aber stimmt das? Was ist das wahre Wesen der Materie? Was ist dieser Stoff, aus dem alles sinnlich Wahrnehmbare gemacht ist? Mit diesen Fragen setzen sich Physiker seit Jahrhunderten auseinander. Je tiefer sie in das Geheimnis der Materie vordringen, desto mehr erkennen sie, dass sie nichts endgültig Greifbares finden.

Das bedeutet, man hat ein grundlegend anderes Weltbild. Am Anfang ist alles Eins und es fängt an, sich zu differenzieren. Und alles Eins bedeutet: Ich mit eingeschlossen. Ich kann mich als Subjekt nicht herauslösen. Auch diese Vorstellung: „Ich schaue die Welt an und beschreibe sie" ist nicht mehr gültig.

Das ist eine komplett andere Sicht auf unsere physische Wirklichkeit, als wir aus unserem Alltag gewohnt sind. Dürr überwindet die Subjekt-Objekt-Trennung, in dem er sagt: „Ich kann mich als

Subjekt nicht herauslösen." Am Anfang ist alles Eins, woraus alles Weitere hervorgeht, also auch wir. Die Welt der Trennung in unzählige Einzelobjekte stellt sich für den Physiker als pure Illusion dar. Albert Einstein formulierte das mit den Worten: „Wirklichkeit ist eine Illusion, allerdings eine sehr hartnäckige."

Aber nicht nur die Subjekt-Objekt-Trennung ist eine Illusion, sondern auch die Subjekt-Subjekt-Trennung, also auch die Trennung von Ich und Du. Wir alle sind auf geistiger Ebene miteinander verbunden, auch wenn uns das im Alltag nicht ständig bewusst ist.

Das ist die Schlussfolgerung aus dieser Physik: „Wir sind alle zusammen verbunden".
Welche spirituellen Erkenntnisse können wir aus diesen physikalischen Schlussfolgerungen ziehen?
Die im Alltag scheinbar so feste Materie entpuppt sich bei genauerer Betrachtung als ganz und gar nicht fest. Im Gegenteil, sie verflüchtigt sich immer zu Bestandteilen. In letzter physikalischer Konsequenz ist Materie nur eine Form von verdichteter Energie, wie es Einstein in seiner berühmten Formel $E=mc^2$ ausdrückte. Das Feste an ihr ist offensichtlich eine Täuschung. Die Sichtweise der Physik steht also in diametralem Widerspruch zu unserer Alltagswahrnehmung. Hier kann die Physik für den spirituellen Menschen besonders hilfreich sein: Sie befreit seinen Geist aus dem Gefängnis der materiellen Illusion.
Sie ruft uns wieder in Erinnerung, dass wir Geist sind und nicht Materie. Durch diese veränderte Sichtweise wird der Blick auf die wahre Wirklichkeit, die hinter der scheinbaren Wirklichkeit verborgen liegt, wieder frei.

Versuche einmal, Deine Umwelt aus diesem Blickwinkel zu sehen. Wenn Du Dich aus der Illusion befreist, siehst Du das Leben mit anderen Augen. Es wird leichter und befreiter. Der Zwang des Materiellen nimmt ab und Dein Geist kann wieder aufblühen, denn er unterliegt nicht den Gesetzen der Materie. Er ist ewig, zeitlos und frei, wenn Du ihn nicht in falschen Vorstellungen einkerkerst.

Die Menschen wissen nicht, dass die Gedanken und Gefühle so wirksam und stark sind und dass, wenn sie nicht harmonisch und lichtvoll sind, und wenn sie nicht göttlich und uneigennützig sind, sie dann stören und zerstören; dass sie Unordnung in den Organismus bringen, die Organe beeinträchtigen, sodass die Organe immer mehr durcheinandergebracht werden, dass sie krank und unausgeglichen werden. Und die Menschen wissen nicht, dass die Krankheiten, die Störungen, die Unglücke und Leiden auf Gedanken, Gefühle und Wünsche zurückzuführen sind, sowie auf Dinge, die nicht wirklich göttlich und erhaben sind!

Wenn sie das eines Tages begreifen, werden sie Massnahmen ergreifen, und dann wird alles wieder gut, alles wird wiederhergestellt.

12.4 Die Macht des Bewusstseins

Die Fähigkeit, sich auf die Vergangenheit einzustellen, ist das Gedächtnis, sich auf die Zukunft einzustellen, ist die Intelligenz, sich auf die Gegenwart einzustellen, ist die Erkenntnis. Wer Vergangenheit, Gegenwart und Zukunft als drei verschiedene Zeiten und Räume begreift – hat nicht verstanden! Es gibt nur das Hier und Jetzt!

„Gedächtnis", „Erkenntnis" und „Intelligenz" sind nur drei verschiedene Justierpositionen eines einzigen Objektives. Unser „Unterbewusstsein" sieht, hört und fühlt viel mehr, als wir „bewusst" denken! Deshalb sollten wir nicht über Krankheiten reden oder an Krankheiten denken. Zu Gedanken kann man auch Vorstellungen sagen. Jede Vorstellung, die sich genügend stark eingeprägt hat, strebt danach, sich zu verwirklichen und verwirklicht sich, soweit ihr keine Naturgesetze entgegenstehen.

Heilen wir uns selbst und erschaffen unsere Realität durch die Kraft des Bewusstseins.
Jeder Mensch beeinflusst sich ununterbrochen selbst von der Geburt bis zum Tod. Immerzu erleben wir Gedanken und Gefühle, die uns prägen. Und trotzdem gehen wir sehr leichtfertig mit diesen Schöpfungskräften um! Dies kann verhängnisvolle Konsequenzen haben. Konsequenzen, deren wahre Ursache wir meistens nicht erkennen und darum die Schuld bei Anderen suchen.

Suggestionen
Ich unterscheide zwischen Auto-Suggestion und Fremd-Suggestion.
Suggestionen greifen in jedem Moment in unser Leben ein. Man bedenke, dass ALLE Einflüsse, die von aussen her auf unser Unbewusstes einzuwirken versuchen, Fremdsuggestionen sind. Wir erhalten bei jedem gesprochenen Satz mit jemandem, mit fast jedem Blick, jeder Geste, jeder Nachricht in den Medien, jeder Anzeige in der Zeitung, jedem Werbespot, jedem Gespräch, mit jedem Ratschlag, jeder Empfehlung und eigentlich mit jeder Begegnung Fremdsuggestion.

- Jeder Mensch betreibt Suggestion und Autosuggestion
- Jeder beeinflusst damit sich und seine Umwelt
- Jeder ist selbst der Denker und Gestalter seiner inneren Welt
- Jeder kann seine Gedanken zu seinen Gunsten beeinflussen

Unser Leben ist das Produkt unserer Gedanken.
Es ist besser, nicht zu wissen, woher ein Übel kommt, es aber dennoch mit den richtigen Gedanken zu vertreiben, als es zu wissen und es doch nicht loszuwerden. Zahlreiche Menschen sind nur deshalb seelisch oder physisch krank, weil sie sich vorstellen, physisch oder seelisch krank zu sein.

1. Im Kampf zwischen Wille und Vorstellungskraft siegt ausnahmslos die Vorstellung
2. Die Vorstellung ist lenkbar, lenkbar durch Suggestion
3. Nicht der Wille ist somit der Antrieb unseres Handelns, sondern die Vorstellungskraft!

Beispiel:
Jeder kann über einen 30 cm breiten Balken spazieren, wenn er am Boden liegt. Was aber, wenn der Balken in der Höhe zwei Kirchtürme verbindet? Warum spaziert da keiner mehr? Man muss doch angeblich nur wollen! Jeder weiss ganz genau: Je mehr er das dort oben will, wo er es sich nicht vorstellen kann, umso eher stürzt er ab. Und das ist in allen anderen Fällen unseres Lebens genauso, nur wollen wir es nicht glauben und versuchen immer wieder und immer wieder, „den Willen zu erziehen", statt uns endlich um die Instanz zu kümmern, die den Fortgang des Geschehens entscheidet: die Vorstellungskraft.

Da pochen wir stolz auf unseren freien Willen und glauben Handlungsfreiheit zu haben in den Dingen, die wir tun und sind in Wirklichkeit nur Marionetten in der Hand unserer Vorstellungskraft. Wir hören erst auf, Marionetten zu sein, wenn wir gelernt haben, unsere Vorstellungskraft zu meistern.
Um unsere Vorstellungskraft zu lenken sind nur zweierlei nötig: Erstens müssen wir wissen – aber das wissen die Wenigsten –, dass so etwas überhaupt möglich ist, und zweitens müssen wir die Methode kennen, mit der wir dies verwirklichen können. Diese Methode ist die Autosuggestion.

Eine der besten Übungen besteht darin, sich lebenslang, täglich nach dem Erwachen und vor dem Schlafen etwa 20-mal halblaut das Gewünschte vorzusprechen: Halblaut soll der Satz – zumindest bei Anfängern – gesprochen werden, damit er über den Gehörsinn im Unterbewusstsein verankert wird.
Es ist völlig gleichgültig, ob wir daran glauben oder nicht. Auch, was wir dabei bewusst denken, ist völlig egal, solange unsere Lippen den Satz laut genug formulieren. Der Satz soll über die Ohren wieder zurückwirken. Ich empfehle, den Satz möglichst ohne Anstrengung, fast wie ein Mantra zu sprechen.
Bei akuten Schmerzen oder Beschwerden, gleich ob körperlicher oder seelischer Natur, empfehle ich, die Hand auf die betroffene Stelle oder die Stirn zu legen und möglichst schnell zu wiederholen: bis die Symptome abklingen. Wer schon sicher ist im Glauben, muss seine Glaubenssätze nicht mehr sprechen, sondern nur noch denken und fühlen.

Diese Selbstbehandlung können wir bei Bedarf wiederholen. Bei regelmässiger Anwendung wird sich der Erfolg immer schneller einstellen und die Symptome immer seltener erscheinen, bis sie schliesslich ganz verschwunden sind. Das ist die Macht der Vorstellungskraft über den Willen.

Beim Grossteil aller Leiden ist der seelische Anteil einer Krankheit dem physischen Anteil überlagert und besteht oft auch nach Ausheilung der physischen Erkrankung noch weiter.

Da alle Lebensvorgänge vom Bewusstsein gesteuert werden, lässt sich durch bewusste Autosuggestion die Wirkung des Bewusstseins in Richtung einer Heilung beeinflussen.

Wir sollten also gut auf unsere Gedanken achten, denn sie können uns an die schönsten Plätze der Welt bringen. Aber bei falscher Anwendung können sie uns in den Abgrund hinunterstürzen lassen.

Alles was im Äusseren ist, ist eine Spiegelung unserer Innenwelt. Alles ist auf mysteriöse und geheimnisvolle Weise miteinander verbunden. Alles ist mit allem verbunden. Es gibt nur eine Ganzheit, und die Trennung ist eine Illusion. Die Welt ist voller Muster. Die Synchronizität ist der spürbar nachvollziehbare Beweis dieser grossartigen Wirklichkeit.

Alles, was wir denken oder tun, hinterlässt eine Spur im Universum.
Wir „telegraphieren" unbewusst unsere Gedanken und Gefühle in unser Umfeld. Alles ist mit allem verbunden durch „Kraftfelder". Alles, Vergangenheit, Gegenwart und Zukunft ist miteinander verbunden. Es gibt kein Getrenntsein zwischen uns und irgendjemandem oder irgendetwas. Jede einzelne unserer Regungen, so klein sie auch sein mögen, wird irgendwann von uns allen gespürt werden. Wir sind letztlich alle miteinander verbunden.

Es gibt keine „Zufälle", und keine Unglücksfälle.
Alles, was uns zufällt, hat eine Bedeutung. Und das, was uns zufällt, hängt direkt mit den Schwingungen und Energien zusammen, die wir mit unseren Gedanken erzeugen. Es ist auch kein „Zufall", in welchem Moment ein Ereignis sich in unserem Leben manifestiert. Dass Menschen und Dinge genau im richtigen Zeitpunkt erschienen, das ist Synchronizität. Wenn das Ereignis nur ein paar Sekunden früher oder später eingetroffen wäre, dann wäre das Ergebnis ein anderes. Alles war im richtigen Zeitpunkt am richtigen Ort. Das war nicht Glück oder „Zufall". Du warst einfach in perfekter Harmonie mit dem Geschehen.

Wenn wir uns komplett „synchronisiert" haben mit der Sache, die wir möchten, dann werden wir sie auch erhalten, dann wird sie uns „zufallen". So können wir auch die Leute treffen, welche unserer Schwingung entsprechen. Personen, die eingestimmt sind auf unsere Frequenz. Wenn unsere Energie übereinstimmt mit der Schwingung dessen, was wir suchen, dann wird es uns begegnen. Dann, wenn wir es wahrhaftig glauben. Das Universum, die göttliche Matrix wird einen Weg finden, uns das zukommen zu lassen, was wir uns wünschen. Und zwar dann, wenn wir es ehrlich und ohne Zweifel glauben.

Bewusstsein erschafft Realität
Unser Bewusstsein gestaltet unsere Umwelt. Wir sind fähig, mit der Kraft unseres Geistes Materie zu verändern. Aus der Quantenphysik wissen wir, dass, wenn unser Geist ein Objekt auch nur beobachtet, der Geist den Zustand des Objekts mit beeinflusst. Diese Tatsache ist bekannt unter dem Begriff „Beobachtereffekt". Als den Beobachtereffekt bezeichnet man die direkte Beteiligung des Bewusstseins, welcher aus beliebigen Möglichkeiten erst überhaupt eine Wirklichkeit entstehen lässt.

Das sind keine faulen Zaubertricks, das ist die Wirklichkeit, wie sie auch Quantenphysiker erklären.
Einfach ausgedrückt bedeutet das, dass Absicht und Bewusstsein, sprich die Erwartung der Forscher, Mediziner, Beobachter und alle Anwender, das Ergebnis eines jeden Experiments massgeblich mit beeinflussen. Der menschliche Geist ist aber nicht nur an der Veränderung der Gegenwart beteiligt, er formt auch die „Zukunft" und „Vergangenheit" mit, er ist mitverantwortlich für die Gestaltung der zukünftigen Welt und unseren „Erinnerungen".

Unser Geist ist holographisch, und jeder Teil des Geistes hat die Kenntnis vom Ganzen. In der gleichen Weise, wie in jeder Zelle unseres Körpers Informationen über unseren ganzen Körper gespeichert sind, hat auch unser Geist Zugang zu den Informationen zum grossen Universum, von dem er ein Teil ist.
So wie aus einer einzigen Zelle der ganze Organismus erschaffen werden kann, kann unser Geist „Welten" erschaffen. Mit unserem Geist können wir „zufällig" verfügbare Ereignisse realisieren, unseren Wünschen entsprechend. „Zufälliges" Geschehen, das sich zu unserem Vorteil entfalten kann, wird sich mit unseren Gedanken synchronisieren, besonders, wenn wir uns darauf konzentrieren.
Wir sind fähig, dies zu tun, aber die meisten Leute glauben nicht, dass sie es können.

Synchronizität wird häufiger von jenen Leuten erlebt, die daran glauben. Wenn jemand von einem Ereignis sagt, dass es Zufall oder einfach Glück war, dann sendet er ein schwächendes Signal ans Universum. Das Universum hört auf das, was unser Geist und unsere Seele sagen. Und wenn jemand Gedanken des Unglaubens aussendet, dann sendet er damit dem göttlichen Bewusstsein die Realisierung des gewünschten Ereignisses. Der Glaube, das Gesetz der Anziehung und die geistige Kraft sind die Auslöser für Synchronizität. Wenn wir nicht die nötige Überzeugung haben, können wir diese wunderbaren Fähigkeiten nicht aktivieren. Wir müssen unseren Geist dazu bringen, unser Leben in der gewünschten Art zu gestalten. Jedem geschieht nach seinem Glauben. Was Du GLAUBST, wie Dein Bewusstsein und Deine Haltung ist, so ist auch Deine Realität. Wenn Du zweifelst, bestimmen diese Zweifel Deine Realität, denn dann glaubst Du Deinen Zweifeln.

Nochmal, weil es so wichtig ist
Jedem geschieht nach seinem Glauben. Was Du GLAUBST, wie Dein Bewusstsein und Deine Haltung ist, so ist auch Deine Wirklichkeit. Wenn Du zweifelst, bestimmen diese Zweifel Deine Wirklichkeit, denn dann glaubst Du Deinen Zweifeln. Du kannst Dein Bewusstsein mit den von Dir gewünschten Bereichen in Resonanz bringen… und so die von Dir gewünschte Wirklichkeit erleben... Mit dem wahren GLAUBEN ist Dir nichts unmöglich.

„Friede sei mit Dir", ist auch die Botschaft, welche Jesus seinen Hilfesuchenden immer mit gegeben hat. Und wenn Du aufmerksam zuhörst, merkst Du auch, dass Jesus nicht sagte: Ich wünsche Dir Frieden. Er sagte: „Friede sei mit Dir" - Friede ist bereits mit Dir.

Du solltest Du den Begriff „Realität" durch den Begriff „Wirklichkeit" ersetzen.
Wichtig zu verstehen: Realität ist Fremd-Suggestion und Wirklichkeit ist eigene Erfahrung.

Die Macht und Wirkung vom wahren Glauben können „Experten" sehr wohl als Realität definieren.
Und wenn dieses Naturgesetz richtig erklärt wird, stimmt es auch als Realität.
Nur bedenken diese „Meister" nicht, dass wir nicht stellvertretend Glauben können.
Den wahren Glauben können wir nur selber erleben und das ist Wirklichkeit.

oder anders formuliert:
Realität ist Phonographen-Wissen und Wirklichkeit ist Lebens-Erfahrung, oder Natur-Wissen.

Es geht darum, Synchronizität im eigenen Leben nutzbar zu machen
Man spricht von Synchronizität, wenn zwei oder mehrere Ereignisse gleichzeitig auftreten, die nicht in einer äusseren kausalen Beziehung (Ursache-Wirkung-Beziehung) stehen, die aber einen inneren Zusammenhang haben. Synchronizität sollten wir nicht einfach mit Glück oder Zufall erklären, sondern als Botschaften verstehen, mit denen wir arbeiten können. Mit Synchronizität müssen wir nicht hart arbeiten, um etwas geschehen zu lassen. Die Ereignisse geschehen wie von selbst. Es ist kein Kraftaufwand nötig. Synchronizität sind wie Spiegel, die das reflektieren, was wir im Inneren glauben.

Wenn wir an das Gesetz der Synchronizität glauben, dann verbinden wir uns mit den Kräften des göttlichen Bewusstseins und helfen, Synchronizität und „Zufälle" zu erschaffen, von denen wir profitieren können.

Ein Geheimnis der Synchronizität liegt in der bewussten Wahrnehmung. Wenn wir fähig sind bewusst wahrzunehmen, dann können wir mehr sehen und fühlen als andere. Der grösste Teil des Wissens unseres Bewusstseins kann nicht durch unseren bewussten Geist wahrgenommen werden, denn es ist viel zu gross. Unser Bewusstsein offenbart uns alles, was wir brauchen, um die Welt(en) zu verstehen, sofern wir dazu bereit sind, dieses Wissen zu erhalten.

„Zufälle" können auch gegen uns arbeiten
Hast Du auch schon von Murphys Gesetz gehört?
„Alles, was schiefgehen kann, wird auch schiefgehen, und das zum schlechtestmöglichen Zeitpunkt."

Synchronizität kann sich auch in einem negativen Sinn auswirken, und ein bedeutungsvolles Zusammentreffen kann auch sehr unangenehm sein. Wenn wir sagen oder denken: „Ich werde zu spät sein" oder „ich werde kein Glück haben", dann wird das Gesetz der Synchronizität genau das bewirken. Wenn wir erwarten, dass etwas Schlechtes geschieht, dann synchronisieren wir uns mit Negativität.

Wenn wir schon festgestellt haben, dass viele „schlechte" Dinge gleichzeitig oder kurz hintereinander geschahen, dann kann das sein, weil wir bewusst oder teilbewusst etwas wollten oder unterstützten, dass unser Ich nicht wirklich möchte.

Wir haben ein eingeschränktes Verständnis von Zufälligkeit. In den „Matrix-Wissenschaften" ist man der Auffassung, wenn etwas nicht quantifiziert und berechnet werden kann, dass es dann nicht real ist.
Der erwachte und befreite Mensch weiss aber, dass die „Wissenschaft" nicht alles erklären kann. Unser Geist kann Dinge wahrnehmen, die von unseren fünf physischen Sinnen nicht erfasst werden können. Es gibt Realitäten, die man nicht sehen, riechen, schmecken, hören oder ertasten kann. Unser Geist kann frei durch Raum und Zeit reisen. Es ist für einen Menschen nicht von Vorteil, wenn er das, was er nicht mit dem materiell ausgerichteten Verstand erklären kann, einfach als „Zufall" auffasst.

Bestimmt haben wir schon einmal etwas erlebt, von dem wir sagen würden, dass es ein glücklicher Zufall war, dass wir Glück gehabt haben. Aber nur, weil wir selbst keinen Grund oder keinen Zusammenhang erkennen können, heisst das nicht, dass es keinen Zusammenhang gibt. Es gibt IMMER einen Zusammenhang, einen Grund. Was nicht dasselbe ist wie eine Ursache. Zufall ist nur eine Illusion.

C. G. Jung beschrieb Synchronizität folgendermassen:
„Die Gleichzeitigkeit eines gewissen psychischen Zustandes mit einem oder mehreren äusseren Ereignissen, welche als sinngemässe Parallelen zu dem momentanen subjektiven Zustand erscheinen."

Es geht dabei um „eine psychisch bedingte Relativität von Zeit und Raum" (Jung). Ein anderer Begriff, den Jung verwendete, ist das „kollektive Unterbewusstsein". Er versteht darunter einen Speicher von Erfahrungen aus der gesamten Menschheitsgeschichte, mit dem unser „Unterbewusstsein" verbunden ist. So sind wir also alle durch dieses kollektive „Unterbewusstsein" miteinander verbunden. „Unterbewusstsein", Geist und „Materie" sind miteinander verbunden.

Physisch sind wir voneinander getrennt, und äusserlich sehen wir verschieden aus. Aber wir sind alle aus dem gleichen „Stoff" (ich nenne diesen „Stoff" KI) gemacht und über die feinstofflichen Felder miteinander verbunden.
Alles was existiert: Menschen, Tiere, Bäume, Berge sind aus derselben „Ursubstanz" (ich nenne diese „Ursubstanz" KI) gebildet, welche eingebettet ist in die höher-dimensionale Welt. Und deshalb sind wir alle miteinander verbunden.

Aus der Quantenphysik kennt man den Begriff der Verschränkung von Materieteilchen. Zwei oder mehr Teilchen können eine nichtlokale Verbindung miteinander eingehen, die man Verschränkung nennt. Wenn man Würfel verschränken könnte, dann würde man beim werfen der

Würfel zwar absolut zufällige, aber bei beiden Würfeln immer die gleiche Zahl bekommen. Wenn man in einem solchen Fall bei einem Teilchen eine „Quanten"-Eigenschaft ändert, dann wird bei den an der Verschränkung mitbeteiligten Teilchen augenblicklich die entsprechende Eigenschaft ebenfalls geändert, unabhängig von der Distanz, in der sich die Teilchen befinden.

Eine solche verzögerungsfreie Mit-Veränderung einer Eigenschaft wurde in Experimenten schon über sehr grosse Distanzen nachgewiesen. Und damit auch bewiesen, dass eine Art Informations-Übertragung mit Überlichtgeschwindigkeit möglich ist. So wie die an einer Verschränkung beteiligten Elementarteilchen ein System bilden, in welchem alle Beteiligten fest miteinander verbunden sind, obwohl sie physisch getrennte Wege gehen können, so bildet alles Existierende in einem umfassenderen Sinne auch ein System, deren Teile ein „gemeinsames „Schicksal" haben, weil sie über die „Ursubstanz" miteinander verbunden sind. Dieses „System" wird von einigen Gott genannt (ich nenne das „der Grosse Geist"). Wir sind alle Teile von Gott. Es gibt nichts ausserhalb von Gott.

Das System, in das wir eingebettet sind, kann uns Nachrichten übermitteln. Eine der Möglichkeiten, mit der das „System", das Universum, das universelle Bewusstsein uns eine Botschaft senden kann, ist das Prinzip der Synchronizität.

Achten wir auf die unsichtbaren Kräfte, die in unser Leben hineinwirken, die uns helfen, den optimalen Weg zu gehen. Achten wir auf die kleinen, scheinbar unbedeutenden Hinweise und Zeichen, achten wir auf die Synchronizität! Bewusst auf die Zeichen zu achten, genau hinzuhören und bereit zu sein, kann verblüffende Synchronizität zeigen. Halten wir Ausschau nach Zeichen und Gelegenheiten… die „Zufälle" werden uns den Weg zeigen oder uns Hinweise geben, wenn wir den falschen Weg eingeschlagen haben. Wenn wir immer wieder und mehrfach bestätigende Synchronizität erleben, dann heisst das auch, dass wir in perfekter Resonanz mit dem Universum sind. Je tiefer wir uns mit dem Universum oder unserem Höheren Selbst verbinden, umso häufiger werden wir Synchronizität in der Form von uns „wohlgesinnten Zufällen" erleben. Synchronizität gewahr zu werden ist auch ein Zeichen des spirituellen Erwachens.

Intuition

Intuition kann als innere Synchronizität aufgefasst werden. Sie taucht plötzlich auf und fühlt sich real an. Mit der Intuition sendet uns das Universum eine Botschaft zu. Es ist wichtig, ihr zu vertrauen, ihren Hinweisen zu folgen. Und weil das Universum weder Raum noch Zeit kennt, kann eine solche Botschaft auch die Zukunft betreffen, sie kann uns unsere Zukunft voraussagen. Und wir können Einblicke in die verborgenen Strukturen des Lebens erhalten.

Intuition wird oft als „Innenschau" erklärt. Das ist falsch. Intuition ist nicht „Innenschau", auch wenn die Matrix-Irr-Lehre genau das „wörtlich" lehrt. Intuitionen sind „Eingebungen", oder Botschaften von „Aussen", oder von „Engel-Wesen", in unser Bewusstsein. Und genau davon sollten wir uns den richtigen Weg zeigen lassen.

Frage:
Mir gefällt die Erklärung über den Kontakt mit Seelen im Jenseits, welche lautet: Das was Du als Kontakt mit Seelen im Jenseits empfindest kann auch Intuition sein - Intuition die mir geschenkt wird.
Das heisst im Grunde: Wir haben ein Team von Helferwesen die uns auf dem Weg helfen, weil sie auch auf dem Weg waren oder noch immer sind. So wie wenn wir mal wieder selber Engelwesen sind nur als Seelen können wir auch anderen hier auf der Erde helfen. Können wir das so sagen?

Antwort:
So kannst Du die universelle Wandlung auch formulieren. Intuition wird uns immer geschenkt. Intuition können wir nicht kaufen und nicht erzwingen. Intuition wird uns immer geschenkt! Ohne Intuition könnten wir den richtigen Weg kaum finden.

Frage:
Also wir sollten noch besser auf unsere Rhetorik achten und nicht mehr sagen: „Wenn" es Engelwesen gibt usw. Wir sollten wissen das es so ist und das es schon geschehen ist. WIr dürfen einfach nicht mehr abbestellen.

Antwort:
Denkst Du, dass die Existenz der Engel-Wesen davon abhängig ist, ob wir an sie glauben - oder sogar, dass wir sie „abbestellen" können? Nein, Engel-Wesen existieren unabhängig davon, ob wir an sie glauben oder nicht. Und abbestellen können wir sie auch nicht. ABER wer nicht an Engel-Wesen glaubt, für den existieren sie tatsächlich nicht. Aber eben nur für diese Ungläubigen nicht – aber auch das nur das solange, bis auch sie glauben können.

Vertrauen
Der Intuition vertrauen heisst auch, der Synchronizität vertrauen. Synchronizität beginnt in unserem Kopf. Wir müssen loslassen und dem Leben seinen Lauf lassen. Wir müssen nicht versuchen, weit im Voraus zu planen. Wenn wir uns nicht dauernd mit unserem Kopf und unserem Ego in die Abläufe einmischen, sondern der Intuition und der sich im Äusseren manifestierenden Synchronizität Raum geben und ihnen folgen, dann wird alles wie von selbst zur richtigen Zeit am richtigen Ort geschehen.

Achtsamkeit
Freude ist Liebe in Aktion! Oh das klingt ja wunderbar, werden jetzt viele sagen. Wo ist der Fehler bei diesem Satz? Ja, ich sage ganz bewusst Fehler. Fehler kommt von fehlen. Es fehlt eine Erklärung dazu, damit wir gross verstehen. Wir sollten achtsam sein und nicht einfach nur wie Phonographen etwas nachplappern. Freude ist Liebe in Aktion – ohne weitere Erklärungen – ist sogar gefährlich und kann auf Irr-Wege führen. Diesen Satz sollten wir nicht einfach so zu übernehmen, ohne grösser zu verstehen. Weil die meisten Menschen Freude und Spass nicht unterscheiden. Spass wird vom Intellekt erzeugt und wird auch nur vom Intellekt verstanden. Freude

wird vom Herz erzeugt und auch nur vom Herz empfunden. Die Haltung bei blossem Spass ist völlig anders als bei echter Herzens-Freude. Das ist wie der Unterschied von Sex und Erotik. Ein völlig anderes Empfinden.

Liebe ist die stärkste Energieform im ganzen Universum. Und da Energie immer in Aktion ist, muss auch Liebe zwingend in Aktion sein. Liebe ist auch ein Gefühl. Und Liebe ohne Aktion würde nicht existieren und wir könnten diese Liebe nicht empfinden.

Es ist weniger das Wissen als vielmehr das Empfinden, das den Unterschied ausmacht. Darum sage ich: Das, was Du EMPFINDEST – FÜHLST – wird Deine Wirklichkeit. Das geht weit über den Intellekt hinaus. Wenn ich phonographisch sagen würde: das geht weit über den Intellekt NACH OBEN, verstehst Du nicht wirklich. Wenn ich sage: das geht weit über den Intellekt HINAUS, verstehst Du sofort richtig. Ich empfinde es so: Herzens-Freude schenken ist Liebe in Aktion!

12.5 Die „Sinne" – Wahrnehmungsfähigkeit der Menschen

Wie viele Sinne hat der Mensch? Was sind „Sinne"?
Auf die allgemeine Definition, „die Fähigkeit, Empfindungen wahrzunehmen", sollten sich die meisten Wissenschaftler und Laien einigen können. Doch damit endet auch schon die Übereinstimmung.

Die mehrheitsfähige Lehr-Meinung beschränkt die Wahrnehmung der Menschen auf 5 Sinne:

1. Hören, die auditive Wahrnehmung mit den Ohren
2. Riechen, die olfaktorische Wahrnehmung mit der Nase
3. Schmecken, die gustatorische Wahrnehmung mit der Zunge
4. Sehen, die visuelle Wahrnehmung mit den Augen
5. Tasten, die taktile Wahrnehmung mit der Haut

Wer Natur-Wissen kennt, weiss, dass der Mensch noch weitere „Sinne", Fähigkeiten der Wahrnehmung besitzt:

6. Gleichgewichtswahrnehmung, die Balance des Körpers
7. Muskelsinn, die automatische Koordination der Muskelbewegungen; erlaubt uns z.B. mit geschlossenen Augen den Finger zur Nase zu führen, mit der Hand sicher zu greifen
8. Temperarturempfinden
9. Schmerzempfinden
10. Reflexe, Abwehr-Reflexe
11. Instinkt, den richtigen Weg zu finden, die richtige Nahrung zu wählen
12. Intuition, Eingebung, Bewusstsein
13. Gefühle der Seele, Liebe

12.6 Einheit von Körper, Seele und Geist

Es wird heutzutage viel darüber gesprochen, dass der physische Körper (Yang), Seele (Yin) und Geist (sehr Yin) eine Einheit bilden. Hier erkläre ich, dass es Erscheinungen in ganz unterschiedlichen Verdichtungsgraden gibt: Yang ist relativ stark verdichtetes KI, sehr Yang ist noch mehr verdichtetes KI. Yin ist weniger verdichtetes KI, sehr Yin ist noch weniger verdichtetes KI.

Aber die meisten Menschen, die sich von der „zu materialistischen (Yang) Welt abwenden, wenden sich umso vehementer dem „geistigen Leben (Yin)", wie New Age, Esoterik, Geistheiler usw., zu. Sie hängen dem Mystizismus an und glauben, das ist besser als das „Materielle".
Aber diese Menschen haben noch nicht verstanden, dass Körper, Seele und Geist eine EINHEIT bilden. Sie kennen das Naturgesetz des einzigen Prinzips der universellen Ordnung nicht: Extremes Yin produziert Yang, extremes Yang produziert Yin.

Man sollte nicht Kategorien bilden und das eine für besser als das andere ansehen. Beides ist nötig. Es ist jedoch auch hier eine Frage des Masses, ob ein Zustand harmonisch und ausgewogen (im Gleichgewicht) ist oder nicht. Man sollte nicht aufgrund von Kategorien etwas lieber haben als das andere. Körper, Seele und Geist bilden eine Einheit! Körper ohne Seele und Geist (KI) ist tot. KI IST Leben.

Ist Geist Yin oder Yang?
Kann man Geist töten? Kann man den Körper töten?
Der physische Körper wird mit Sicherheit „sterben" und sich in seine Elemente wandeln, das spirituelle Herz (die Seele) kann „sterben", indem es sich vom physischen Körper trennt, aber dadurch nicht tot wird, sondern ewig lebt. Seele und Geist (Bewusstsein) ist unsterblich. Wobei der physische Körper auch nur in seine Elemente zerfällt, oder transmutiert. Aber der physische Körper hat ja keine eigenen Gefühle und kein eigenes Bewusstsein. Darum empfindet der Körper nicht, dass er zerfällt.

Welche „Bereiche oder Zonen" sind die „Schnittstelle" oder „Grenze" zwischen dem physischen Bereich und dem spirituellen Bereich des Menschen? „Organe" ist nicht die richtige Bezeichnung für diese „Schnittstelle". Die Symbole „Fahrzeug" und „Halter" suggerieren ja eine Trennung, die es so in der Einheit gar nicht gibt. Darum Vorsicht mit Symbolen. Und dennoch gibt es diese Bereiche in der Einheit.

Die Haut, die Meridiane, die Aura enthalten „Phasengrenzen". Diese „Phasengrenzen" sind jedoch keine physischen Grenzen. Es sind „nahtlose" Übergänge von einem Bereich in den anderen. Bleiben aber miteinander verbunden.

Wann genau ist ein Mensch „gestorben" und wann „lebt" er noch? Wenn wir im Zeitpunkt des „Sterbens" den ganzen Körper mit einem Massenspektrometer in seiner Zusammensetzung scannen würden... einen Moment vor dem „Tod" und einen Moment nach dem „Tod", würden wir auf das Mü genau die gleichen Teile scannen. Und doch ist er im ersten Scan noch nicht tot, im zweiten Scan aber tot. Was genau ist der Unterschied?

Es ist das KI. Solange KI durch die Meridiane fliesst und die Körperzellen mit „Yin–Yang-KI" versorgt, lebt der Mensch MIT dem physischen Körper. Wenn kein KI mehr die physischen Körperzellen mit Yin–Yang-Energie versorgt, lebt „der Mensch" oder das „Wesen" oder „Ich" ohne physischen Körper als „Seele-Geist-Wesen" weiter... bis ich erneut in einen „Körper" inkarniere oder re-inkarniere oder als „Seele-Geist-Wesen" weiterlebe.

Bewusstsein besteht auch aus KI. Es gibt ein „Körper-Bewusstsein" und ein „Seelen-Bewusstsein" und ein „Geist-Bewusstsein". Und jenseits dieser – künstlichen – Trennungen gibt es das universelle Bewusstsein, das „wir" alle haben.

Hier ist es wichtig zu wissen, dass ein Körper umgewandelte Energie (KI), umgewandelte Nahrung (KI) ist (Schöpfungs- oder Naturgesetz). Es ist also wichtig, welche Nahrung und wie viel davon wir umwandeln. Der physische Körper ohne Seele und ohne Geist ist ein „toter" Körper. Geist und Seele können sich beim in der Erden-Welt lebenden Menschen zwar spirituell durch Gefühle und Gedanken manifestieren, aber die Wirkungen dieser Manifestation nur im physischen Körper zeigen.

Wenn nun – in der Erden-Welt – also auch der physische Körper nötig ist, um den Geist zu „verstehen", sollte man bedenken, dass „Geist" mit einem gesunden Körper harmonischer in Erscheinung treten kann als in einem kranken. Deshalb ist es wichtig, dass wir darauf achten, dass unser Körper gesund ist. Wenn wir das verstehen und akzeptieren, geht es darum zu verstehen, wie wir einen gesunden Geist und somit einen gesunden Körper bilden können.

Es gibt verschiedene Wege, um unsere Gesundheit zu beeinflussen. Zum Beispiel der Weg über die Ernährung oder den Weg über den Geist. Das Essen können wir weitgehend selber auswählen. Deshalb ist es der einfachste und leichteste Weg, um Veränderungen zu bewirken, aber auch der längste Weg. Auf der geistigen Ebene ist Zazen (sitzendes ZEN oder ZEN-Meditation) der direkteste und härteste Weg, aber der kürzeste und direkteste Weg. Auf beiden Wegen ist ein gesunder Geist die Voraussetzung. Dort, wo dieses Wissen mangelhaft ist, sollte ein erfahrener Weg-Meister temporär die Leitung übernehmen.

Eine von vielen möglichen Manifestationen oder Erscheinungsweisen der Seelen oder „Gespenster": Sie können uns zum Beispiel in Form von einer „Eingebung", einer „Vision", einer „Intuition", einer „Szene" oder „Geschichte" oder einem „Aha-Erlebnis" erscheinen und kontaktieren... in dieser Weise erscheinen nur „helfende" Seelen-Wesen. Während „Hilfe suchende" Seelen meistens im Raum schwebend vor unserem „Dritten Auge" erscheinen und darum von Anderen mit ihren physischen Augen nicht gesehen werden können.

- Geist und Intuition sind identisch, darum ist Geist nicht mehr Yang oder Yin als Intuition.
- Geist ist (physikalisch) die „feinstofflichere", also die am meisten Yin-Form von KI. „Energetisch" ist Geist die am meisten konzentrierteste, also die am meisten Yang-Form von KI.

Und jetzt noch präziser:
- Geist ist weder physikalisch noch feinstofflich. Warum? Geist ist weder „physikalisch" noch „stofflich" und auch nicht „feinstofflich" und hat auch keinen Energie-Körper.

Trotzdem stimmt die Aussage, dass Geist am wenigsten verdichtete Energie ist, und darum am stärksten Yin ist. Seele ist feinstofflich, weil Seele einen Seelen-Körper hat und mehr verdichtet ist als Geist, aber deutlich weniger verdichtet als feststoffliche (auch Materie genannte) Energie.

Unser Körper ist endlich und wird schlussendlich sterben. Er wird sich wieder umwandeln, Asche zu Asche, Staub zu Staub. Diese Mineralien-Asche wird die Böden nähren und die Meere und wird neue Nahrung hervorbringen.

Geist (Yin) kann sich ohne Körper (Yang) manifestieren. Körper (Yang) kann sich nicht ohne Geist (Yin) manifestieren. Kann die Seele (weniger Yin) ohne Geist existieren? Was ist der Unterschied zwischen Geist und Seele und Astralkörper?

Solche Fragen stellt nicht jeder. Kann nicht jeder stellen, weil selten jemand darüber so tief nachdenkt, um einen Unterschied zu erkennen. Die meisten Menschen stellen sich selber – und schon gar nicht anderen – diese Fragen. Sie übernehmen in der Regel einfach die „Mehrheits-Meinung" dazu, ohne selber tief darüber zu meditieren. Auch selbsternannte Gurus, „Experten", werden Dir diese Fragen nicht richtig beantworten können – und schon gar nicht richtig begründen können. Dazu braucht es Weg-Meister, die selbst Natur-Wissen gross genug verstanden haben.

Ja, „Geist" – oder „Bewusstsein" – kann problemlos ohne physischen „Körper" leben und sich auch problemlos „manifestieren" – oder in „Erscheinung" treten. Warum ist das so? Das muss sogar so sein. Das ist in der Naturordnung so vorgesehen, weil „Geist" – „Bewusstsein" – nie stirbt, also immer lebt. „Geist", „Bewusstsein", „KI" ist sogar Voraussetzung für jede weitere „Lebensform".

Ein physischer „Körper" kann nicht ohne „Geist" – ohne „Bewusstsein" – existieren und sich somit auch nicht „erschaffen" oder „manifestieren". Warum ist das so? Ohne „Geist", „Bewusstsein", „KI" – nur drei verschiedene Bezeichnungen für ein und dasselbe – kann kein „Leben" oder keine „Lebensform" existieren.

Auch eine „Seele" kann nicht ohne „Geist" leben oder sich „manifestieren", in „Erscheinung" treten. Warum ist das so? Ohne „Geist" kann kein „Leben" oder keine „Lebensform" existieren. Auch keine „Seele".

Jetzt bleibt die Frage zu beantworten nach dem Unterschied von „Geist“, „Bewusstsein“, „Seele“, „Körper“. Die reine „Ur-Energie“ im ganzen Universum hat viele unterschiedliche Namen, Bezeichnungen und Beschreibungen. Aber diese „Ur-Energie“ ist – unabhängig der Namen – immer dieselbe. Ich nenne sie KI. „Geist“, „Seele“, „Körper“ differenzieren sich nur in der unterschiedlichen Verdichtung von KI.

Für „Geist“ oder „Bewusstsein“ ist das ganze Universum sein „Körper“. Die „Seele(n)“ haben einen individuellen „Körper“, der „Astral-Körper“ oder „Aura“ genannt wird. Aber das sind nur Namen, für „etwas“ das nicht mit Worten beschrieben werden kann. Der physische „Körper“ ist das, was die meisten Menschen als „Körper“ bezeichnen und unter „Körper“ verstehen. Wenn wir noch tiefer in diese Bereiche dringen, werden wir auch die unterschiedlichen „Zustände“ von „Bewusstsein“ erfahren. Auch die richtige Zuordnung von Bezeichnungen wie „Denken“, „Gedächtnis“, „fühlen“, „Gefühle“, „Empathie“, „Empfindungen“, „Sinne“, „Telepathie“, „Intuition“, „Instinkt“, „Dimensionen“, „Welten“ u.v.a. Begriffe und Bezeichnungen sind interessante Bereiche.
Wie funktioniert eine Narkose während einer Operation? Wie ist es möglich, dass wir den Körper betäuben können und eine Operation durchführen, währenddessen der Patient (Körper) keine Schmerzen hat? Wir können ja nicht „den Geist“ narkotisieren oder „die Seele“.

Geist, Seele, Körper. Der Körper wird gerne mit einem Raumanzug verglichen, als Symbol. Den Wert eines gesunden oder kranken Körpers sollten wir besser mit einem Fahrzeug (Auto, Flugzeug usw.) symbolisieren. Wenn wir unser Auto gerne haben, dann pflegen wir es gut. Wer sein Auto nicht liebt, lässt es rosten, verschlacken und lässt es krank werden. Und wir sollten unser geliebtes Auto bei kompetenten Mechaniker zum Service oder zur Reparatur bringen und nicht zu einem Bäcker.
Wobei der Vergleich mit einem rein technischen Fahrzeug natürlich hinkt. Es muss ein spezielles Fahrzeug sein, das die Fähigkeit zur Selbst-Reparatur besitzt. Der Mechaniker zeigt dem Fahrzeughalter, wie das funktioniert. Der Mechaniker ist also primär ein Berater, der nur in Notfällen selber repariert.

Alles in dieser relativen, „flutenden“ Welt ist einem ewigen Wandel unterworfen.

Ich warte auf Deine Frage: „Warum lehrst Du, die Seele ist hierarchisch über dem Geist, wenn doch keine Seele Geist erschaffen kann, Geist jedoch jede Seele erschaffen kann? Wie kannst Du also die Seele hierarchisch über dem Geist anordnen?“

Die Seele wird vom Bewusstsein erschaffen und nicht umgekehrt. Das Bewusstsein ist somit am direktesten Gott oder Grosser Geist. Nochmals anders formuliert: Das Bewusstsein, der Grosse Geist und KI sind nur unterschiedliche Bezeichnungen. Ohne Gedanken gibt es keine Seele, aber ohne Seele gibt es Gedanken. Warum ich trotzdem die Seele über den Geist anordne – nur hierarchisch anordne, und nicht in der Existenz-Reihenfolge: Ein Mensch – Seele, Geist und Körper – der vom Grossen Geist das Bewusstsein geschenkt bekommen hat, die Naturgesetze – und somit die Wahrheit – zu erkennen und ganzheitlich zu verstehen, muss mit seinem Willen dem Körper befehlen, in der Praxis in Harmonie mit diesen Naturgesetzen zu handeln. Erst dann kann ein Mensch in der Praxis Erleuchtung und Weisheit erreichen. Andernfalls bleibt es Theorie.

Wichtig ist auch die natürliche Hierarchie von Seele, Geist und Körper. Immer wenn der Geist und die Seele im Widerspruch zueinander sind, sollten wir der Seele folgen. Der Geist ist der Helfer der Seele. Reiner Intellekt ist nur Geist. Und der blosse Intellekt führt uns in der Praxis in den Abgrund. Erst die Seele führt uns ins Paradies. Unsere Seele entscheidet, WAS wir tun sollen, und unser Geist hilft unserer Seele, WIE wir das tun können, was die Seele wünscht. Unsere Seele und unser Geist zusammen bilden unseren Willen, der unserem Körper die richtigen Anweisungen erteilt.

Es gibt die Irr-Lehre:
„Am Anfang war das Wort". Das ist nur Theorie.

Ich empfinde es so:
Zuerst ist ein Gedanke – das ist Praxis – und erst danach die Erscheinung. Das Bewusstsein der Gedanken erschafft die Erscheinungen und nicht das theoretische Wort. Ich habe einen Körper, ich habe eine Seele, aber ich bin ein geistiges Wesen. Und diesem „geistigen Wesen" empfehle ich, sich von der Seele führen zu lassen.

12.7 Körper, Seele, Geist tiefer verstehen

Die Gedanken und Gefühle materialisieren die Erscheinungen. Zuerst müssen wir verstehen, dass wir – durch die Matrix-Irr-Lehre – programmiert wurden.
In Wahrheit leben wir aus unseren Matrix-Programmen heraus und nicht aus unseren tiefsten Wünschen. Wenn wir den Unterschied von unserem Bewusstsein und den Matrix-Programmen verstehen, wenn wir das verstehen, können wir nicht nur aufhören, nach diesen Programmen zu leben, sondern können nach unseren Wünschen und Sehnsüchten leben. So können wir unser Leben augenblicklich verändern. Die Wissenschaften suggerieren uns, dass die Gene unser Leben bestimmen. Wenn jemand eine Krankheit bekommt, sagen die Schulmediziner oft, das sind die Gene, das ist „Schicksal". Das ist eine Opferhaltung. Opfer seiner Genetik zu sein. Ich habe das geerbt und kann es nicht beeinflussen.

Ich denke: Es sind nicht unsere Gene, die unser Leben beeinflussen, sondern unsere Wahrnehmungen und Umweltbedingungen beeinflussen die Gene. Und weil wir unsere Wahrnehmungen und unsere Umweltbedingungen ändern können, können wir auch unsere Gene verändern. Wir sind also keine Opfer, sondern Meister. Wir müssen verstehen, dass wir die Schöpfer unseres Lebens sind. Glauben wir nämlich, dass wir Opfer unserer Gene sind, manifestiert sich dieser Glaube in unserem Körper, und wir werden tatsächlich Opfer dessen, was wir glauben.

Jesus lehrte: Dir geschieht nach Deinem Glauben!
Geist kann gar nicht erst hier erschaffen worden sein. Geist ohne Seele ist nutzlos. Und Seele ohne Geist ist nutzlos. Glaube nur mit Geist ist wirkungslos. Glaube nur mit Seele ist hilflos.

Zum wahren Glauben gehören die Gedanken vom Geist UND die Gefühle der Seele. Wenn ein Teil fehlt, hat Glaube keine Wirkung und kann keine Wünsche erfüllen. Erst wenn BEIDE, Gefühle der Seele mit den Informationen des Geistes, in Harmonie GLAUBEN, werden die Wünsche erfüllt. Das ist entscheidend wichtig, das genau und tief zu verstehen.

Auch die Hierarchie von Körper, Seele und Geist ist klar. Ein gesunder physischer Körper ist nicht fähig, eine kranke Seele und einen kranken Geist zu heilen. Umgekehrt ist eine gesunde Seele mit einem gesunden Geist immer fähig, einen kranken physischen Körper zu heilen.

Dann sagen die Wissenschaftler: schön und gut, Zellen in einer Plastikschale, was hat das mit mir zu tun? Jetzt kommt die gute Nachricht: Schau mal in den Spiegel, Du siehst diesen gutaussehenden Mann oder diese gutaussehende Frau und sagst: „Das ist (Name des Menschen, der in den Spiegel schaut). Ich bin ein einzelner Mensch, ein einzelner Organismus." Kleine Fehlinterpretation: Du bist kein einzelnes Wesen, Du bist ein Wesen aus 75'000'000'000 Zellen. Diese Zellen sind das physische Wesen. Dein physischer Körper ist eine Petrischale mit 75'000'000'000 Zellen, in Haut eingepackt. Diese Zellen leben in einer flüssigen Umgebung, die wir Blut nennen. Und Du bist das Bewusstsein, das diese Zellen programmiert.
Dein Bewusstsein bestimmt das „Schicksal" der Zellen. Und Dein Bewusstsein bestimmt die Zusammensetzung des Blutes, der Gene... usw.

Wenn ich die Umgebungsbedingungen des Blutes – das Milieu der Zellen – verändere, verändere ich auch das „Schicksal" der Zellen.

Wer oder was bestimmt die chemische Zusammensetzung meines Blutes? Mein Bewusstsein bestimmt, welche chemischen Stoffe das Gehirn ins Blut ausschüttet. Schau ich jemanden an, den ich liebe, nimmt mein Bewusstsein Liebe wahr, und mein Gehirn übersetzt diese Information in Bindungs- und Glücks-Hormone. Das Gehirn schüttet einen Cocktail dieser wunderbaren Hormone aus. Wenn Menschen verliebt sind, strahlen sie. Wenn jemand die Augen aufmacht und jemanden sieht, der ihm Angst macht, werden dann Liebes-Hormone ausgeschüttet? Nein, dann schüttet das Gehirn Stress-Hormone aus. Wenn ich die Informationen der Liebe in das Blut und die Zellen gebe, wachsen sie harmonisch und gesund. Wenn ich Angst- und Stress-Hormone in das Blut und die Zellen gebe, hören sie auf, gesund und harmonisch zu wachsen.

Die Wissenschaften fragen: Was ist die Seele? Und geben die Antwort gleich selber: Sie ist ein Sekret vom Gehirn, so wie die Galle von der Leber produziert wird. Was ja genau das Bewusstsein der Wissenschaft zeigt. Jetzt fangen die Wissenschaftler ein wenig an, Seele und Geist zu erforschen. Und sie bemerken, dass es sich um eine unbekannte, riesige Welt handelt. Hoffen wir, dass in einiger Zeit, in einigen Jahren, alle über die Wirklichkeit, über die Wahrheit aufgeklärt werden, was bis jetzt nicht der Fall ist... Auf dieser Seite heisst es jetzt, dass es nichts Konkretes, Geformtes gibt, was nicht schon von unsichtbaren Kräften geformt wurde. Und das ist die Realität. Sie wissen also nicht, dass das Denken, der Geist, die Gefühle, sich konkretisieren, obwohl sie unsichtbar und ungreifbar sind. Man kann sie nicht einmal mit Apparaten aufspüren; obwohl sie versuchen, sehr ausgefeilte Apparate zu produzieren, gelingt es ihnen nicht!

Die Gedanken und Gefühle konkretisieren sich also nach einer bestimmten Zeit. Sie bestehen aus einer sehr feinstofflichen Materie. Aber wenn man sich ausdauernd mit den gleichen Vorstellungen, mit den gleichen Gedanken, mit den gleichen Wünschen beschäftigt, zieht das Elemente aus dem Raum an, die sich an die anderen Elemente anhängen. Und eines Tages werden diese Gedanken sichtbar und konkret. Das zu glauben und zu kennen, verleiht den Menschen unglaubliche Möglichkeiten, die Dinge zu verbessern, zu harmonisieren, zu erweitern, zu verschönern, zu reinigen und zu verewigen.

Da die Menschen nicht wissen, dass die Gedanken und Gefühle so wirksam und stark sind und dass, wenn sie nicht harmonisch und lichtvoll und nicht göttlich und uneigennützig sind, sie dann stören und zerstören, dass sie Unordnung in den Organismus bringen, die Organe beeinträchtigen, sodass die Organe immer mehr durcheinander gebracht werden, dass sie krank und unausgeglichen werden.
Und die Menschen wissen nicht, dass die Krankheiten, die Störungen, die Unglücke und Leiden auf Gedanken, Gefühle und Wünsche zurückzuführen sind sowie auf Dinge, die nicht wirklich göttlich und erhaben sind!

Aber diese Unwissenheit führt zu Katastrophen, es werden immer mehr neue Krankheiten auftauchen, weil die Menschen immer gewalttätiger, immer verrückter, unausgeglichener, abnormaler werden!
So wird die Menschheit verschwinden, wenn nicht dieses Licht kommt, das die Menschen erhellt.

Um jetzt also alles zu verbessern, darf man nicht weiter Dinge nähren, die unsinnig sind, abstossende, grausame, egoistische Dinge. Man muss jetzt die Gedanken, die Gefühle, die Wünsche auf ein hohes Ideal ausrichten. Mit dem Wissen, dass dieses Ideal eines Tages greifbar sein wird, dass alle es fast zwangsläufig sehen werden und fast anfassen können. So ist es das verschleierte Urteilsvermögen, die menschliche Unwissenheit, die alles Unglück, alle Kriege und alle Verwüstungen bewirkt!

Man glaubt nicht an diese Dinge. Man glaubt es erst, wenn das Unheil zuschlägt. Erst dann fängt man an, nachzudenken. Vorher glaubt man an nichts, nur an seinen armen und kleinen intellektuellen Verstand, der so begrenzt, so blind und abgestumpft ist. An ihn glaubt man, ihn beschützt und ernährt man, ohne zu wissen, dass es Menschen auf dieser Erde gibt, die mehr wissen, die ein sehr weit entwickeltes Bewusstsein haben. Die Eingeweihten und Weg-Meister.

Auf dieser Seite steht also ganz einfach, kinderleicht und klar: die Dinge, die sich materialisiert haben, existieren schon vorher... Wie zum Beispiel die Entstehung eines Kindes. Die Wissenschaften haben diesen Prozess noch nicht verstanden, wie sich das Kind heranbildet.

Ja, wenn man sich mit solchen Dingen beschäftigt, dann sind das Schlüssel, die uns erlauben, unglaubliche Dinge in der Natur zu verstehen. Und mit diesen Dingen befasst man sich nicht. Der Baum und die Pflanze sind so intelligent, um die Kerne da hinein zu bringen... Die Pflanze weiss, dass sie da nicht hindurchgehen. Auch die Kerne sind zuerst in einem ätherischen Zustand, dann gasförmig, und dann kondensieren sie und werden flüssig, und danach verdichten sie sich zu einem festen Kern im Inneren.

Alles in der Natur und im Leben wandelt sich so. Alle Erscheinungen sind zuerst unsichtbar, ungreifbar, sehr feinstofflich, wie zum Beispiel die Wolken, die sich bilden und danach wieder verschwinden.
Erst ist alles ungreifbar und doch Realität. Und danach kondensiert und verdichtet es sich. Das enthüllt uns auch die Schnecke. Die Wissenschaftler haben sich nicht mit den Schnecken beschäftigt, sie essen sie nur. Man muss wissen, dass die Schnecke uns enthüllt, wie wir entstanden sind, wie wir uns verdichtet haben... Wie hat sie dieses harte Schneckenhaus geformt? Es war zuerst auch nicht hart...
Es gibt keine Widersprüche in dieser Lehre. Diese Lehre hat ihre Grundlage im lebendigen Buch der lebendigen Natur. In diesem Buch steht alles geschrieben, aber die Menschen verstehen nicht, es zu lesen. Diese Sache geht sehr weit...

Geist und Seele sind nicht an den physischen Körper gebunden. Aber sie erschaffen den physischen Körper. Der physische Körper ist ein temporäres „Hilfsmittel", damit sich der Geist und die Seele entwickeln und vervollkommnen können.

Unser physischer Körper ist der Spiegel unserer Gedanken, Gefühle, Ernährung, unserer Lebensweise. Im physischen Körper – ob gesund oder krank – können wir erfahren, was wir korrigieren sollten oder ob wir so weitermachen können. Das nennen wir Psycho-Somatik. Siehe mehr dazu im Kapitel „Mea Culpa".

Die meisten Menschen denken, dass „die Menschen" am „Lebensende" – ohne zu unterscheiden zwischen „physischen" und spirituellen Leben – „sterben" und anschliessend für immer „tot" seien.
Das „..." bedeutet, dass nur der „physische" Körper „stirbt" – sich in die Elemente auflöst – aber die Seele und das Bewusstsein NICHT „sterben".

Ein Seelenplan ist nicht losgelöst vom Karma. Im Seelenplan ist auch die ausgleichende Gerechtigkeit mitenthalten. Nichts im Leben ist ohne Bedeutung. Alles wird zu Karma. Und alles was wir im Leben erleben, gehört mit zum Seelenplan und zur ausgleichenden Gerechtigkeit.

Das Gedächtnis ist nicht im Gehirn enthalten. Das Gedächtnis ist in der Seele und im Bewusstsein enthalten. Das Gehirn ist nur die „Übersetzungs-Zentrale", welche die Informationen des Gedächtnisses – also des Geistes und der Seele – in den Körper übersetzt, damit sich die Körperfunktionen von der Seele und dem Bewusstsein lenken lassen können.

Kann auch eine schwere Krankheit – wie z.B. Krebs – „weg-geliebt" werden? Meine Antwort: JA! Weil Liebe ist ja die stärkste Kraft im Universum! Oder anders: Kann auch eine schwere Krankheit – wie z.B. Krebs – „weg-geglaubt" werden? Mit dem wahren Glauben und dem richtigen Wissen. Meine Antwort: JA!

Liebe ist die stärkste Kraft – auch die stärkste Heilkraft – im Universum. Das ist die göttliche Kraft! Der göttlichen Kraft ist nichts unmöglich! Krankheit ist Unfrieden und Disharmonie im Herzen. Gesundheit ist Frieden und Harmonie im Herzen.

Wir haben nicht unterschiedliche Bewusstsein(e) – Plural – wie „waches Bewusstsein", „Unterbewusstsein", „Überbewusstsein". Wir haben EIN Bewusstsein. Aber unser Bewusstsein hat unterschiedliche Bereiche für unsere Wahrnehmung. Diese Unterteilungen zeugen von verschleiertem Bewusstsein.

Zum Bewusstsein
Es gibt EIN unverselles Bewusstsein. Und innerhalb dieses EINEN universellen Bewusstseins gibt es unzählige „individuelle Bewusstseine".

Das EINE universelle Bewusstsein besteht aus den unzähligen individuellen Bewusstseinen. Wobei jedes individuelle Bewusstsein immer nur einen Teil vom Ganzen universellen Bewusstsein umfasst. Jedes individuelle Bewusstsein hat jedoch immer die Möglichkeit, sich mit den anderen Bereichen im universellen Bewusstsein zu synchronisieren. Somit ist jedem individuellen Bewusstsein auch das ganze universelle Bewusstsein offen zugänglich. Die hohe Kunst besteht darin, sein individuelles Bewusstsein mit den Bereichen im universellen Bewusstsein zu synchronisieren, die für das individuelle Bewusstsein gerade wichtig sind.

Zur Seele
Es gibt keine universelle Seele. Jede Seele ist individuell. Es ist die individuelle Seele, die in einen individuellen physischen Körper inkarniert. Intuition ist meine Seele, die zu mir spricht. Intuition ist nicht eine Eingebung von anderen erleuchteten Wesen. Meine Seele spricht via Intuition zu meinem Selbst. Die höher erleuchteten Seelen-Wesen schenken ihr Wissen meiner Seele, und meine Seele schenkt sie an mich weiter.

Zum physischen Körper
Es gibt keinen universellen physischen Körper. Jeder physische Körper ist individuell. Und damit ein physischer Körper „lebensfähig" ist, muss er „Verbindung" zu seiner Seele und seinem

Bewusstsein haben. Wenn sich die Seele und das Bewusstsein wieder vom physischen Körper lösen, „stirbt" der physische Körper wieder.

Zum Karma

Es gibt kein universelles Karma. Jedes Karma ist individuell. Was es jedoch gibt, ist ein Gruppen-Karma oder ein kollektives Karma. Und dieses kollektive Karma besteht aus unzähligen, individuellen Karma.

Es gibt das „manifestierte Karma", das uns zeigt, wie unsere Haltung im Leben bisher war und ist. Dann gibt es das „nichtmanifestierte Karma", das uns nach dem physischen Tod zeigt, ob und wie wir erneut reinkarnieren oder nicht.

Zum Hilfesuchenden, der die Empfehlungen vom Heilberater nicht akzeptieren und nicht leben kann oder will: Empfehlungen bekam auch er genug. Und wo er immer fragen kann, weiss er auch. Jetzt ist es seine Entscheidung. Und die müssen wir akzeptieren. Es ist sein Seelenplan, den er verwirklichen muss. Wir kennen seinen Seelenplan nicht. Wir wissen nicht, welche Erfahrungen er als Mensch in dieser Inkarnation machen muss, um seine Altlasten zu bereinigen. Da dürfen wir nicht von aussen eingreifen. Wir dürfen aber für sie da sein, wenn sie um Hilfe bitten, immer. Ohne Vorwürfe und ohne Verurteilungen. Nur in Liebe für sie da sein, wenn sie Hilfe wünschen.

Ich unterscheide nicht zwischen Bewusstsein, Unterbewusstsein, Überbewusstsein, Höheres Bewusstsein, bewusstlos, Realität, Traum, Fantasien... das sind alles Bezeichnungen für Bewusstsein.

Was ich unterscheide, ist das Körper-Bewusstsein, das Seelen-Bewusstsein, das Geist-Bewusstsein. Als Ersatzbezeichnung für „bewusstlos" empfehle ich „unterdrücktes oder inaktives Körper-Bewusstsein".

Wobei „unterdrückt" nicht bedeutet als „nicht existierend".

Ein Patient in Voll-Narkose hat ja immer noch Bewusstsein. Nur das Körper-Bewusstsein ist unterdrückt. Nach dem Aufwachen aus dem Koma oder der Voll-Narkose ist auch das Körper-Bewusstsein wieder aktiv. Es war also nie „nicht mehr vorhanden".

Und selbst während der Voll-Narkose sind das Seelen-Bewusstsein und das Geist-Bewusstsein voll aktiv. Da gibt es kein „bewusst-los". Das Körper-Bewusstsein wird erst beim physischen Tod vom Seelen-Bewusstsein und Geist-Bewusstsein abgetrennt. Während das Seelen-Bewusstsein und das Geist-Bewusstsein nie sterben, sondern immer leben.

Es wäre schade, sich sein ganzes Leben lang nur mit dem physischen Körper zu befassen. Besser ist es... das Eine tun und das Andere nicht lassen... Wenn wir den physischen Körper mit seinen Funktionen und Aufgaben verstehen... sollten wir nicht dort stehen bleiben, sondern uns auch in Seele und Geist – dem Bewusstsein – weiterentwickeln.

Seele und Geist müssen nicht mit Geld einkaufen. Aber bezahlen müssen sie trotzdem alles!

Zur Homöopathie

Wer nur an die Wirkung von physischen Molekülen glaubt, wird in hohen Potenzen von homöopathischen Produkten keine Molkeküle finden und ihm somit nicht helfen. Wer jedoch an die Wirkung der Informationen in hohen Potenzen von homöopathischen Protukten glaubt, dem werden homöopathische Produkte helfen.

Unterschied Körper, Seele und Geist

Geist empfindet keine Gefühle. Gefühle empfindet nur die Seele – und indirekt via Psycho-Somatik auch der physische Körper. Der Geist lenkt die Gefühle an die richtigen Stellen.

Der Körper ist am stärksten verdichtestes KI. Die Seele ist um Faktor X weniger verdichtestes KI. Der Geist ist nochmal um Faktor X weniger verdichtetes KI. Aber die Hierarchie ist nicht in dieser Reihenfolge. Die Seele ist hierarchisch über dem Geist und der Geist hierarchisch über dem Körper.

In Liedern hören wir: „Sag mein Herz, was willst du noch mehr" Welche Entität, Körper, Seele, Geist, fragt nun das Herz (Seele)…. „Was willst du noch mehr?" Wir müssen klar verstehen, dass die Gefühle zu der Seele gehören und das Bewusstsein zum Geist. Nur in Kombination und in Harmonie erzeugen Seele und Geist den wahren Glauben und somit die Realität. Ich nenne diese Kombination in meinen Ergänzungen „die Erwartungs-Haltung". Die Seele empfindet die Gefühle, und der Geist liefert die Informationen. Nur zusammen ergibt es die Realität.

Wichtig ist auch die natürliche Hierarchie von Seele, Geist und Körper. Immer wenn der Geist und die Seele im Widerspruch zueinander sind, sollten wir der Seele folgen. Der Geist ist der Helfer der Seele.
Unsere Seele entscheidet, WAS wir tun sollen, und unser Geist hilft unserer Seele, WIE wir das tun können, was die Seele wünscht. Unsere Seele und unser Geist zusammen bilden unseren Willen, der unserem Körper die richtigen Anweisungen erteilt.

Dem reinen „Geist-Wesen" wollte der Grosse Geist oder Gott noch eine Seele schenken, damit „Es" vollkommen wird. Wie ich auch glaube: Die stärkste und wundervollste Energieform im ganzen Universum ist die LIEBE! Ohne die LIEBE würde die ganze Menschheit in den Tod rasen. Nur die LIEBE lässt Menschen gesund leben. Und die LIEBE ist auch gleichzeitig das stärkste Gefühl. Und die Gefühle werden – oder sollten es – von der Seele geführt. Mein Verständnis sagt mir: Trotz scheinbarer Widersprüche ist es richtig – die Seele zur Führerin zu ernennen. DAS ist echtes Natur-Wissen.

Wer meinen Lehrsatz nicht „gross genug" versteht, könnte einen Widerspruch in „der Hierarchie" sehen, den es so nicht gibt. Geist und Seele „kämpfen nicht gegeneinander", sondern sie „unterstützen sich miteinander" harmonisch.

Meine Rhetorik:
Ich sage oft statt „in die Tiefe", „in die Weite" und „Grösse" verstehen... Das ist eine Angelegenheit meiner Gefühle. Ich empfinde Grösse und Weite befreiender als Tiefe und Enge. Meine Gefühle sind hierarchisch über meinem Intellekt.

Gibt es alte und junge Seelen? Oft hört man Leute (meistens sind es Esoterik-Tanten und -Onkel) sagen: „Er oder sie ist eine alte Seele". Dann frage ich, wie geht das – wenn Seele schon immer war, und immer sein wird im – Hier und Jetzt?

Eine Seele „altert" nur in physischer Zeitrechnung. Die Bezeichnung „alte Seele" ist nur eine Definition in der physischen Welt, wo Zeit und Raum existieren. In der Seelen-Welt, wo keine Zeit- und Raumbegrenzung existiert, gibt es diese Unterscheidung nicht. Seelen „altern" nicht und Seelen „sterben" auch nicht, wie ein physischer Körper. Ebenso „altert" das Bewusstsein auch nicht und „stirbt" auch nicht. Eine Seele und das Bewusstsein „entwickeln" sich immer, ohne zu „altern" oder zu „sterben". Den Prozess „Altern" und „Sterben" gibt es nur dort, wo Zeitbegrenzungen und Raumbegrenzungen in der Vorstellung existieren.

Auch die Frage nach dem Warum reinkarnierte Seelen „alles neu lernen" müssen, ist eine wichtige Frage. Bei dieser Frage sollten wir uns von Matrix-Begriffen befreien, um sie richtig beantworten zu können:

1. Gibt es keine jungen oder alten Seelen. Alle Seelen sind ewig.
2. Wir müssen (ich sage dürfen) nicht „alles neu" lernen, sondern primär, was wir bisher noch nicht gelernt und verstanden haben.
3. Ein freies Kind würde nicht solchen Matrix-Mist lernen. Das wird den Kindern von den „Erwachsenen" so aufgezwungen.

Mit diesen Antworten habe ich erst an der Oberfläche gekratzt. Diese Lehre geht noch tiefer...

12.8 Die Heilkraft des Geistes

Das erweiterte Bewusstsein ist eine zwingende Voraussetzung, damit die Makrobiotik auf der physischen Ebene wirksam sein kann. Nur haben leider selbst unter den „Makrobiotik-Studenten" und sogar unter den „Makrobiotik-Meister" sehr wenige die wahre Makrobiotik-Lehre wirklich tief verstanden. Diejenigen, die nicht die Wahl der Entscheidung für das Leben haben, sind äusserst selten.
Anders ausgedrückt gehören nach meinem Verständnis diejenigen, die krank werden, zu den Menschen, die Gott – die grosse Natur, das gewaltige Universum, die absolute Unendlichkeit, die Welt, die Seele – nicht genug kennen.

Unser Körper – fassbar, sichtbar, fühlbar – ist Teil dieser relativen, materiellen Welt und an sie gebunden. Unser – aus dem Matrix-Gefängnis befreiter – Geist dagegen ist absolut frei, überall und jederzeit in die absolute Unendlichkeit zu gehen. Wir haben die Kraft, in jedem Moment in die Vergangenheit und in die Zukunft zu schauen. In der Welt Gottes, der Welt des unendlichen Bewusstseins, gibt es die Begrenzung von Zeit und Raum nicht. Somit kann man für einen Augenblick ganz ungehindert sowohl in die Welt vor tausend Jahren als auch in die zukünftige in zehntausend Jahren gehen. Das ist die Welt der unendlichen Freiheit.

Die Welt der perfekten Freiheit ist exakt das Reich Gottes. Aus diesem Grund leben wir, lebt unsere Seele, und wir dürfen nicht sagen, die Welt der Unendlichkeit kennen wir nicht. Selbst die Gesetze, die Menschen gemacht haben, verzeihen demjenigen nicht, der aus Unwissenheit dagegen verstossen hat. Man kann einfach nicht behaupten, dass man die von Gott erschaffene Welt nicht kennt, weil man ja wirklich darin lebt. Es ist die vielzitierte Seele und der Geist, welche die Krankheit(en) heilt. Ohne in diese Welt der Seele einzutreten, kann man niemals Krankheit(en) heilen und niemals ein glückliches, gesundes Leben führen.

Nach der Makrobiotik entstehen alle Krankheiten durch die Ernährung. Das ist in der Tat wahr. Jedoch können wir erst dann die richtige Nahrung aufnehmen, wenn der Geist tätig war. Solange man einen gesunden Geist hat, nimmt man ohne jegliche Mühe nur die richtige Nahrung zu sich. Das stimmt, denn niemand kann ohne Nahrung leben. Doch wem dieses Bewusstsein fehlt, wer auf die Ordnung des Geistes nicht hört, wer die Ordnung des Universums nicht sehen kann, der kennt die richtige Nahrung nicht und kann sie nicht kennen. Die Heilung durch makrobiotische Ernährung hat zum Ziel, die Krankheiten des GEISTES zu heilen, und dadurch wird die Ernährung korrigiert. (Kranke Menschen haben ein krankes Bewusstsein. Sonst wären sie ja gesund. Gesunde Menschen haben ein gesundes Bewusstsein. Deshalb sind sie ja gesund.) Anders ist es nicht möglich, die Krankheiten des Körpers zu heilen. Da im Übrigen die Krankheit des Körpers ein Notsignal für die Erkrankung des Geistes ist, ist es Unsinn und verschiebt nur die Symptome, wenn man nur das Signal oder das Leiden beseitigt. Die Leute, die sich einbilden, die makrobiotische Lebensweise hätte zum Ziel, körperliche Krankheiten zu heilen, werden sich nur schwer bessern.

Die Makrobiotik ist weder ein Medikament noch eine Operation, um die Schmerzen oder Leiden zum Stillstand zu bringen, sondern sie beseitigt die eigentliche Ursache für diese Leiden und lehrt uns die Art und Weise, wie wir ein glückliches, strahlendes, gesundes Leben führen können, ohne ein zweites Mal von solchen Missgeschicken ereilt zu werden. Deshalb wird die makrobiotische Einweisung im Prinzip jedem Menschen nur einmal in seinem Leben gegeben. Wenn man aufs Neue zu wiederholten Malen krank wird, dann hat sich der Geist dieses Menschen noch nicht gebessert, und er braucht sich nur zu bemühen; er selbst, denn es ist sein eigener Fehler. Wer rückfällig wird, zeigt, dass er niemals nach der wahren Ursache für seine Schwierigkeiten gesucht hat.

Es gibt Leute, die glauben, dass die Makrobiotik etwas ist, was Ernährungsvorschriften aufstellt. Was für ein gewaltiger Irrtum! Da gibt es Leute, die glauben, Makrobiotik hiesse Vollreis, Klettenwurzeln, Karotten und Kombu-Algen zu essen. Das ist nicht gescheit. Da gibt es auch Leute, die glauben, Makrobiotik hiesse, keine Früchte, keinen Kuchen und kein Stück Fleisch zu essen. Das ist töricht.
Es ist aber auch nicht sehr intelligent, sich mit Gift krank zu machen. Überdenke beide Seiten. Wenn man die Makrobiotik wie ein Affe nachahmt, d.h. rein mechanisch anwendet, ohne sie zu verstehen, dann kommt so etwas dabei heraus. Man sollte nicht zu streng bzw. starr sein in der Makrobiotik. Genauso sollten wir aber auch nicht zu nachlässig sein. Überdenke beide Seiten.
Es ist unerlässlich, das Einzige Prinzip, die Ordnung des Universums, das Prinzip der Makrobiotik zu verstehen und tief in sich zu verankern.

Die Makrobiotik versteht sich als Prozess der Umwandlung unseres Selbst, damit wir alles, was wir möchten, essen können, ohne befürchten zu müssen, krank zu werden. Und sie ist es, die uns hilft, unseren äussersten Traum im Leben zu verwirklichen und dabei gleichzeitig ein glückliches und sehr vergnügtes Leben zu führen. Makrobiotik bedeutet, die Unendlichkeit zu kennen, die Unendlichkeit zu leben, mit der Unendlichkeit zu leben, zur Unendlichkeit zurückzukehren, die erhabene Natur zu bewundern, das absolut Unendliche, so wie die Kinder, die sich nach ihrer liebevollen Mutter sehnen.
Wem es nicht gelingt, einen solchen Geist zu entwickeln, der kann nicht gesund werden. Er wird sich niemals von seiner Krankheit scheiden lassen.

Doch wenn man die Makrobiotik praktiziert, ergibt sich ein solcher Seelenzustand ganz von allein und ganz still. Das ist das Erwachen der Urteilsfähigkeit. Und das ist das Ziel der Makrobiotik! Makrobiotik heisst, die grossartige Natur, das Land Gottes, die Welt des GEISTES urbar zu machen.
Wer sich damit zufrieden gibt, wer sich damit rühmt, dass er in zwanzig Jahren seit seiner Geburt nie krank war, der ist ein wenig einfältig. Man kann niemals seiner Gesundheit sicher sein, auch wenn man dreissig oder vierzig Jahre lang nicht krank war. Es ist gefährlich, sich damit zu begnügen. Es ist ein grosses Verbrechen, wenn man sich seiner Gesundheit rühmt, auch wenn sie schon fünfzig oder siebzig Jahre besteht. Ein Mensch, der niemals krank war, ist nicht wirklich gesichert, weil seine Gesundheit ein Geschenk seiner Eltern ist. Sie haben ihm eine starke Grundlage mitgegeben, die er durch schlechte Urteilsfähigkeit schliesslich zerstören kann. Jemand, der krank ist und dennoch die Unendlichkeit begreift, ist um vieles glücklicher als jener, der gesund ist, aber keinen Zugang zum siebten Himmel finden kann.

Warum muss ich nun all das erzählen? Weil nicht wenige Leute die Makrobiotik für eine starre, eintönige Verordnung halten. Viele Leute glauben, sie müssten ihr ganzes Leben lang strenge Ernährungsregeln befolgen, die für Krankheiten gedacht sind. Es ist schon komisch, wenn ein Irrtum solche Ausmasse annimmt: Eine makrobiotische Verordnung sei lediglich dafür vorgesehen, um Krankheiten zu heilen.

Sobald man gesund ist, geht man einen Schritt weiter, um eine neue körperliche Verfassung herzustellen, sodass man nicht mehr krank wird, wenn man in angemessener Art und Weise alles, was das Land hervorbringt, isst, und zwar durch Kombination nach dem Gesetz der Wesensgleichheit von Körper und Erde. Das ist Makrobiotik!

12.9 Wabi und Sabi

Der Wege gibt es viele. Der Weg der Erleuchtung durch die Lehre Buddhas (Zen-do), der Weg der Medizin (I-do), der Weg des Teetrinkens (Cha-do), der Weg der Kampfkünste (Budo) und viele weitere. Alle Wege haben die gleiche Essenz, folgen den gleichen universellen Gesetzen und führen zum gleichen Ziel. Unsere Haltung hier und jetzt beeinflusst das ganze Universum. Unser Verhalten wird auf unser tägliches Leben zurückstrahlen. Habe Vertrauen in die Kräfte und die Ordnung des Universums. Störe sie nicht willkürlich, sondern lass Dich von ihnen führen und lebe in Harmonie mit ihnen. Lebe das Prinzip von Sabi und Wabi.

Wabi Sabi:
Der Begriff kann nicht genau beschrieben werden. Er umfasst etwa die Begriffe alt, ehrwürdig, antik, reif, Melancholie, Einsamkeit, gedämpft, heiter gestimmt, mit Patina versehen...
Wabi Sabi bezeichnet aber auch das Gefühl beim Betrachten der Vergänglichkeit der Dinge, die gerade wegen eben dieser Vergänglichkeit schön sind, die Schönheit eines Suiseki oder eines Bonsai etwa, die im Laufe vieler Jahre gealtert sind. Der Begriff steht als subjektives Empfinden für ein Bild einer einsamen Fischerhütte am Strand, vom Sturm gepeitscht an einem grauen Wintertag. Eine unbestimmte, wehmutsvolle Stimmung, die durchdrungen ist vom Genuss des Zaubers der einfachsten Dinge. Wabi vermittelt uns das Gefühl für die Einfachheit und Natürlichkeit der Dinge.
Sabi und Wabi zusammen bewirken in uns eine Haltung von Ruhe und Gelassenheit.

Sabi und Wabi ist ein sehr eng mit Japan und dem Zen-Buddhismus verbundenes Konzept der Ästhetik. Es ist eine Art und Weise, Dinge wahrzunehmen.
Sabi und Wabi lenkt den Blick auf das Werden und Vergehen in allem und findet die innere Schönheit im äusserlich Unvollendeten, Flüchtigen, Vergänglichen. Die melancholische Stimmung eines Regentages, Patina auf kupfernen Tempeldächern, Lachfalten im wettergegerbten Gesicht eines Reisbauern, die runzelige Schönheit einer Umeboshi, eine bewusste Verlangsamung im Lebensrhythmus des Menschen... das alles ist Sabi und Wabi.

Im sechzehnten Jahrhundert führte der japanische Tee-Meister und Zen-Mönch Sen no Rikyu den Begriff Wabi Sabi ein. Die folgende kleine Anekdote ist von ihm bekannt:
„Sen no Rikyu wollte den Weg des Tees lernen, und so suchte er den Tee-Meister Takeno Joo auf. Joo befahl Rikyu, den Garten zu säubern, und Rikyu machte sich sofort eifrig an die Arbeit. Er rechte den Garten, bis der Boden in perfekter Ordnung war. Als er fertig war, betrachtete er seine

Arbeit. Dann schüttelte er den Kirschbaum, sodass ein paar Blüten wie zufällig zu Boden fielen. Der Tee-Meister Joo nahm Rikyu in seine Schule auf."

Ursprünglich bedeutet „Wabi": sich elend, einsam und verloren fühlen. Dies wandelte sich zur Freude an der Herbheit des Einsam-Stillen. Aber erst in der Verbindung mit „Sabi": alt sein, Patina zeigen, über Reife verfügen, entstand die eigentlich nicht übersetzbare Begriffseinheit, die den Massstab der japanischen Kunstbewertung bildet.

Nicht die offenkundige Schönheit ist das Höchste, sondern die verhüllte, nicht der unmittelbare Glanz der Sonne, sondern der gebrochene des Mondes.
Der bemooste Fels, das grasbewachsene Strohdach, die knorrige Kiefer, der leicht gerostete Teekessel, das und ähnliches sind die Symbole dieses Schönheitsideals.
Es geht um die Hoheit, die sich in der Hülle des Unscheinbaren verbirgt, die herbe Schlichtheit, die dem Verstehenden doch alle Reize des Schönen offenbaren.

Schönheit – mit dem Prinzip von Sabi Wabi und der InYologie erklärt:
Die vier japanischen Wörter für Schönheit lassen sich mit dem Konzept von Yin und Yang erklären:

Hade ist farbenfroh, kühn gemustert, übersprudelnd im Gesamtbild, ist Yang und gilt als unreifer, jungendlicher, ästhetischer Stil.

Jimi ist das Gegenteil von Hade, ist nüchtern und gesetzt in Farbe, ordentlich korrekt und damit glanzlos. Da ist nichts „Angeberisches", kein wesentliches Merkmal. Das gilt als Yin.

Iki liegt zwischen den beiden obigen Arten der Schönheit. Iki entspricht dem französischen Wort „chic", smart, stilvoll, elegant, modisch, klug und raffiniert. Iki ist mehr Yin als Hade, aber mehr Yang als Jimi.

Shibui ist Schönheit ohnegleichen. Es ist absolut, ausserhalb von Yin und Yang.

12.10 Was ist Glück?

Jedermann sucht Glück. Wie lautet die Definition von Glück? Es gibt zahlreiche Definitionen des Wortes Glück.

Man sagt: „Wenn ich nur Dies oder Jenes hätte, wäre ich glücklich." Und man glaubt das, man ist überzeugt und ist sich sicher. Wenn man aber nach einiger Zeit diese Sache hat, findet man heraus, dass man sich gar nicht so sehr freut.

Wann hast Du Dich gefreut? Als Du die Idee hattest, es zu bekommen. In Gedanken, im Wunsch, in der Hoffnung. In dieser Phase empfandest Du Freude und Glück... und nicht, wenn Du die Sache besitzt. Wenn Du die Sache schon hast, ist es vorbei.

Die Freude ist nach kurzer Zeit vergangen, weil Du die Sache besitzt. Deswegen hat ein Philosoph mit klarem Verstand Folgendes gesagt: „Was ist Glück?" – „Glück ist ein Ball, dem Du nachläufst, um ihn zu fangen. Und wenn Du ihn gefangen hast, gibst Du ihm wieder einen Tritt, um ihm nachzulaufen. In diesem Zustand des Laufens fühlst Du Dich zufrieden und glücklich, aber nicht, wenn Du den Ball hast." Das ist so wahr.
Und was empfehle ich Dir jetzt? Setz Dir nie in den Kopf, den Ball so schnell zu fangen, denn danach wirst Du wieder unglücklich sein. Wir brauchen etwas, dem wir nachlaufen können und zwar für Jahrtausende; dann werden wir immer glücklich sein. Denn dieser Wunsch, diese Hoffnung, dieses Streben wird uns erfüllen. Also darfst Du es nie erreichen. Ich habe mir etwas in den Kopf gesetzt, von dem ich weiss, dass ich es in tausend Jahren nicht erreichen werde.

Meine eigene Definition von Glück ist, alles zu tun, was wir wollen, und es Tag und Nacht zu geniessen bis an das Ende unseres Lebens, dabei all unsere Träume zu verwirklichen und von allen geliebt zu werden während des Lebens und sogar über den Tod hinaus. Solch ein Leben ist das Glück selbst.

12.11 Der wahre Glaube

ALLES geschieht DIR nach DEINEM GLAUBEN. Dieser wichtige Lehrsatz ist sehr schwierig richtig zu verstehen.

Ich muss mich bereits in der Erfüllung fühlen. Nicht denken, die Erfüllung wird erst noch kommen, sondern denken und fühlen, dass ich meine Wünsche schon erhalten habe und mich im Gefühl der Erfüllung fühlen und dafür Freude und Dankbarkeit empfinden. Das Gefühl ist die verwirklichende Kraft und das Gefühl von Dankbarkeit die Erfüllung. Dankbarkeit erschafft genau das, wofür ich dankbar bin.

Ich muss dabei aufpassen, dass ich nicht selber zum Hindernis werde. Wenn ich mir nur wünsche, dass ich meinen Wunsch erhalte, signalisiere ich dem Grossen Geist, dass ich es mir noch wünsche, weil ich es noch nicht habe. Damit signalisiere ich, dass es mir fehlt. Und dann erhalte ich genau diesen Mangel, weil ich nicht die Erfüllung, sondern den Mangel fühle.

Ein weiteres Hindernis tritt auf, wenn ich meine Glaubensgrenze nicht akzeptiere.

Ich kann nur glauben, was sich innerhalb meiner Glaubensgrenze befindet. Wenn ich mir wünsche, dass ich über Wasser laufen kann, wird dieser Wunsch nicht in Erfüllung gehen, weil dieser Wunsch ausserhalb meiner Glaubensgrenze ist. Und wenn ich es trotzdem versuche, werde ich die Erfahrung machen, dass ich es – wie erwartet – nicht kann.

Können wir sagen, es ist dasselbe, wie wenn ich einen Baum sehe und ich glaube, dass er da ist. Es gibt keine Zweifel. Der Baum ist da. Ist das Glaube ohne Zweifel? So formuliert, ist das nur Einbildung und nicht der wahre Glaube. Der Baum ist erst da, wenn Du ihn beobachtest und dem Baum durch Deine Beobachtung diese Bedeutung gibst. Auch für alle anderen, die diesen Baum auch sehen, existiert er auch erst dadurch, dass sie ihn beobachten und ihm dadurch diese Bedeutung geben. Erst jetzt existiert dieser Baum. Der Baum wird also erst durch den Beobachter erschaffen. Und danach kannst Du den Baum ohne Zweifel glauben. Wir können nur glauben, was bereits existiert, oder was wir vorher mit unserem Bewusstsein erschaffen haben.

Meine Glaubensgrenze kann ich jedoch Schritt um Schritt erweitern… und wenn ich meine Glaubensgrenze weit genug erweitert habe, wird mir nichts mehr unmöglich sein.

Ein weiteres Hindernis: Ich muss aufhören zu wollen. Etwas noch wollen bedeutet, es noch nicht zu haben. Wenn ich „etwas" noch will, dann habe ich es noch nicht erreicht, und dann bin ich noch nicht in der Erfüllung. Ich fühle die Erfüllung nicht. Wenn mein Wunsch schon erfüllt ist, muss ich ihn nicht erst noch wollen, denn ich besitze „Es" ja schon.

Ein weiteres Hindernis ist der Intellekt: Die meisten Menschen können kein Gefühl von Dankbarkeit für ein Geschenk empfinden, das sie noch nicht als Wirklichkeit fühlen. Dort kommt der Intellekt dazwischen, der ihnen sagt: Glaub nicht etwas, das Du gar nicht besitzt. Wenn jemand Schmerzen empfindet, kann er nicht glauben, dass er jetzt gesund ist, weil der Intellekt ihm sagt: Du spürst ja die Schmerzen noch, also bist Du nicht gesund. Wie können wir dieses Hindernis in der Praxis aus dem Weg räumen?
Wir müssen uns an das Naturgesetz erinnern: Die Energie KI folgt immer Deiner Aufmerksamkeit.
Bereiche, in die Du Deine Energie investierst, werden stärker, und Bereiche, in die Du Deine Energie nicht investierst, werden schwächer. Das bedeutet, dass wir ab sofort aufhören, unsere Aufmerksamkeit in die Krankheit zu investieren und dem Schmerz sagen: Du hast keine Chance zu gewinnen und wirst verschwinden, weil die Natur-Heilkraft zunehmend stärker wird und schon gewonnen hat! Ab sofort nur noch an den Zustand denken – und fühlen – wie es ist, wenn wir geheilt sind. Wir müssen die Krankheit ab sofort loslassen und nicht mehr an die Krankheit denken. Wir müssen uns nur noch darin üben, das Gefühl zu empfinden wie es ist, wenn wir geheilt sind und dafür Dankbarkeit empfinden. Und auch wichtig ist, dass wir mindestens eine halbe Stunde bevor wir schlafen unsere Aufmerksamkeit nicht mehr in Bereiche mit tiefer Schwingung investieren, sondern ganz bewusst nur noch in Bereiche investieren, wo Freude und Liebe herrschen. Der Grosse Geist hat für alle unsere Wünsche eine „Wartezeit"

vorgesehen, damit wir in unserem Glauben auch sicher sind, bevor er uns die Wünsche erfüllt. Wenn wir immer wieder zweifeln – vor und zurück –, ist unser Glaube in den Grossen Geist noch nicht sicher, und der Wunsch wird nicht erfüllt. Wenn wir jedoch durch unsere Haltung diesen Glauben eine bestimmte Zeit lang ohne Zweifel LEBEN, dann ist der Grosse Geist sicher, dass das unser Wunsch und Glaube ist... und der Wunsch wird uns erfüllt. In Wirklichkeit sind wir genau ab dem Augenblick gesund, wo wir das GLAUBEN. Und jetzt müssen wir dem Körper und der Seele die Zeit noch gewähren – diese Wartezeit –, dass sich der Körper und die Seele regenerieren können. Der Zustand dieser Regenerationszeit ist nicht mehr krank. Während der Regenerationszeit sind wir schon gesund.

Ob wir durch den Grossen Geist geheilt werden, ist also entscheidend, wie stark wir an den Grossen Geist glauben. Und mit dem wahren Glauben – ohne Zweifel – wird uns nichts unmöglich sein. Dann – erst dann – gibt es keine unheilbare Krankheit mehr. Nur dürfen wir jetzt nicht mehr weiterfahren mit neu Vergiften.

Was Du GLAUBST, wie Dein Bewusstsein und Deine Haltung ist, so ist auch Deine Wirklichkeit. Wenn Du zweifelst, bestimmen eben diese Zweifel Deine Wirklichkeit, denn dann glaubst Du Deinen Zweifeln. Dein Bewusstsein mit den von Dir gewünschten Bereichen in Resonanz bringen – in Erfüllung bringen... und so die von Dir gewünschte Erfüllung mit DankbWWWarkeit fühlen und erleben.

Angst ist ein Gefühl, und Dankbarkeit ist ein Gefühl.
Wer die Angst als realistisch glaubt und empfindet, wird genau das als Wirklichkeit erleben, was er in seiner Angst befürchtet. Und genau so ist es mit der Dankbarkeit. Ehrlich gefühlte Dankbarkeit erschafft genau das, wofür ich Dankbarkeit empfinde. Wer die Freiheit opfert, um Sicherheit zu erhalten, wird am Ende beides verlieren. Vertrauen in die Naturordnung jedoch besiegt die Angst vor dem Abgrund.

Wahrer GLAUBE besteht aus den GEFÜHLEN der Seele und den INFORMATIONEN des Geistes. Nur die Kombination von GEFÜHL UND WISSEN ist wahrer GLAUBE. Mit dem wahren GLAUBEN ist Dir NICHTS mehr unmöglich.

Niedere Frequenzbereiche sind Yang. Höhere Schwingungsbereiche sind Yin. Ist Glaube Yin oder Yang? Sind nun die Menschen heute zu Yin oder zu Yang? Zu denken, Yin sei schwach, ist falsch. Das ist nur im winzigen physischen Teil so. Im unbegrenzt grossen spirituellen Teil – und nur davon reden wir, wenn wir von Glauben und KI senden sprechen – ist Yin eine sehr starke Haltung.

Aber die Menschen sind doch auch physisch schwach? Nicht alle. Aber vor allem sind sie psychisch schwach, weil zu Yang im Denken. Sind die Menschen heute physisch zu Yang? Nein, zu Yang im Denken.

Viele Menschen sind mehrheitlich stark chaotisch. Aber in der Tendenz mental zu Yang und physisch zu Yin. Mental verstanden ist Angst Yang und Vertrauen Yin. Physisch verstanden ist Angst Yin und schwächt somit, und Vertrauen ist Yang und stabilisiert. Aber primär entscheidend ist das Bewusstsein und nachrangig die Körperreaktion darauf.

Was ist Information?

Es ist sinnlos von Information zu sprechen, ohne dass sich diese auf „etwas" bezieht. Information ist das Geben eines Sinns und einer Bedeutung von einem Energiemuster aus dem Meer aller Möglichkeiten, also dem Universum selbst. Es ist ein zielgerichtetes Verstehen dieser Bedeutung. Informationen sind Antworten auf Fragen, die wir stellen. Sobald wir die Information verstehen, können wir die Bezeichnung „Information" weglassen und den Sinn, die Bedeutung, behalten. Energie kann nur wirken – fliessen –, wenn sie von einem Ziel – dem Antagonismus – erkannt und resorbiert wird. So kann auch Information nur wirken, wenn sie von einem Ziel – dem Geist – erkannt und verstanden wird und mit einer Bedeutung versehen wird. Alles, was existiert, ist Information. Diese Informationen können wir mit unseren Sinnen abrufen, indem wir uns mit Bereichen synchronisieren und in Resonanz bringen. Die Wirklichkeit erschaffen wir erst danach, abgeleitet von den Informationen, die wir erhalten. Unsere Wirklichkeit, unser Verständnis der Natur entsteht erst durch unser geistiges Konstrukt, durch den Eindruck dieser uns zufliessenden Information und nicht umgekehrt. Wir erschaffen uns unsere Wirklichkeit durch unsere geistige Aktivität und unser Bewusstsein. Das ist auch die Erklärung, warum wir mit unserem Bewusstsein die Energie für Krankheit und Gesundheit steuern können. Dazu mehr im Kapitel „Nocebo und Placebo".

Information ist nur ein anderer Name für die universelle Energie KI. Information und KI ist dasselbe. Jeder Gedanke wird in irgendeinem Bereich im wahren Gedächtnis – dem Universum, dem universellen Bewusstsein – gespeichert. Und jede Information kann durch Synchronisation von unserem Bewusstsein mit Wdiesen Bereichen in Resonanz gebracht werden und so abgerufen und erfahren werden. Wenn wir nur unsere eigenen Gedanken, die wir selber als Informationen ins universelle Gedächtnis eingespeist haben, wieder abrufen könnten, würden wir nichts lernen können. Aber das ganze Universum besteht aus Informationen von allen individuellen Gedanken und Bewusstseine und wird so zum universellen Bewusstsein, das alles enthält. Ohne Information könnten wir nichts erleben, uns nicht entwickeln und überhaupt nicht leben.

Glaubenssätze:

Im nächsten Schritt müssen wir unsere Glaubensätze überprüfen und, wo nötig, korrigieren. Es ist den Naturgesetzen egal, ob wir an sie glauben oder nicht. Sie haben immer volle Gültigkeit. Aber für uns Menschen ist es ein entscheidender Unterschied, ob wir an die Naturgesetze glauben oder nicht. Wir können zwar die Naturgesetze ignorieren, aber wir können nicht die Konsequenzen aus dieser Ignoranz auch ignorieren.

Es ist ein wichtiger Unterschied, ob ein Mensch unwissend oder ignorant ist. Es ist auch ein Unterschied, ob ein Mensch die Wahrheit nicht kennt oder ob er sie kennt und leugnet. Wer die Wahrheit nicht kennt, ist nur ein Unwissender. Wer die Wahrheit aber kennt und sie eine Lüge nennt, ist ein Betrüger.

Ein Mensch – Seele, Geist und Körper –, der vom Grossen Geist das Bewusstsein geschenkt bekommen hat, die Naturgesetze – und somit die Wahrheit – zu erkennen und ganzheitlich zu verstehen, muss mit seinem Willen dem Körper befehlen, in der Praxis in Harmonie mit diesen Naturgesetzen zu handeln. Erst dann kann ein Mensch in der Praxis Erleuchtung und Weisheit erreichen. Andernfalls bleibt es Theorie. Wichtig ist auch die natürliche Hierarchie von Seele, Geist und Körper. Immer, wenn der Geist und die Seele im Widerspruch zueinander sind, sollten wir der Seele folgen. Der Geist ist der Helfer der Seele. Unsere Seele entscheidet, WAS wir tun sollen, und unser Geist hilft unserer Seele, WIE wir das tun können, was die Seele wünscht. Unsere Seele und unser Geist zusammen bilden unseren Willen, der unserem Körper die richtigen Anweisungen erteilt.

Jesus sprach: *„Wenn die, die euch führen, euch sagen: seht, das Königreich ist im Himmel, so werden die Vögel des Himmels euch vorangehen. Wenn sie euch sagen: es ist im Meer, so werden die Fische euch vorangehen. Aber das Königreich ist in euch, und es ist ausserhalb von euch. Wenn ihr euch erkennen werdet, dann werdet ihr erkannt, und ihr werdet wissen, dass ihr die Söhne des lebendigen Vaters seid. Aber wenn ihr euch nicht erkennt, dann seid ihr in der Armut, und ihr seid die Armut."*

Gott IST ALLES und hat somit auch ALLES... wer betet, der will ja noch immer etwas. Richtig Beten ist nicht um „etwas" bitten, sondern für das erhaltene Geschenk Dankbarkeit empfinden. Wir werden das, was wir erwarten. Diese Formulierung präzisiere ich noch und ergänze zu: Wir werden das erhalten, was wir erwarten. Und noch weiter ergänzt: Wir werden genau das als Geschenk erhalten, was wir erwarten. Wobei dieses „Erwarten" noch nicht identisch ist mit „Glauben". Das, was wir noch erwarten, wird erst noch geschehen. Das, was wir schon glauben, ist bereits geschehen.

Das kannst Du schön sehen an einem Beispiel: Ich will reich sein, also erwarte ich, dass ich reich werde, bin aber arm. Du bekommst das Geschenk, dass Du reich bist, erst erfüllt, wenn Du es nicht mehr erwartest, sondern glaubst. Solange Du „reich sein" noch erwartest, aber „arm sein" glaubst, bekommst Du das Geschenk, arm sein zu dürfen.
Du musst also Deinen Glaubenssatz ändern von: Ich erwarte, dass ich reich sein werde... zu: Ich glaube, dass ich reich bin. Jetzt sind Erwartung und Glaube synchron und nicht mehr im Widerspruch. Und wichtig: Es zu GLAUBEN bedeutet, es auch zu EMPFINDEN. Das ist die wichtigste Lehre überhaupt. Diese Lehre ist nur Ishin Denshin (Von meinem Herz zu Deinem Herz). Diese Perle darf nicht vor die „Säue" geworfen werden, aufdass sie nicht zertreten wird.

Alles geschieht Dir nach Deinem Glauben

Frage:
Seit langer Zeit übe ich meine Glaubenssätze ganz bewusst. Und einer meiner Glaubenssätze beinhaltet: Ich sende jeden Morgen vor dem Aufstehen und jeden Abend vor dem Einschlafen gutes Herz-KI an alle meine Liebsten. Dabei sende ich ihnen Allen die Gefühle für Gesundheit, Angstfreiheit, Zufriedenheit und Dankbarkeit. Ich GLAUBE, dass dieses Herz-KI direkt von meinen Liebsten empfangen wird und somit genauso wirkt. Bisher hat mir jede Anfrage nach ihrem Befinden bestätigt, dass mein Herz-KI genau wie von mir beabsichtigt, wirkt.
Nun erfahre ich das ein guter Freund in eine Depression gefallen ist. Ich war überrascht, dass das möglich ist, weil ich doch GLAUBE, dass mein Herz-KI die beabsichtigte Wirkung zeigt.
Meine spontane Frage: wirkt in diesem Fall mein GLAUBE nicht?

Antwort:
Beim Meditieren bekomme ich zum Glück die Antwort von einem Engel – oder aufgestiegenen Weg-Meister in Form einer intuitiven Botschaft:
Mein lieber Freund, zweifelst Du jetzt an der Macht vom wahren Glauben? Ich: Nein, ich GLAUBE immer noch ohne Zweifel an die Macht vom wahren Glauben. Nur verstehe ich nicht, warum mein Glaube in diesem Fall nicht wirkt. Der Engel: weil Du das Naturgesetz zu ungenau interpretiert hast. Das Naturgesetz bedeutet nicht: Das was DU glaubst wird die Wirklichkeit der ANDEREN sein, sondern das was DU glaubst wird DEINE Wirklichkeit sein. Das ist auch richtig so, weil DU nicht stellvertretend für ANDERE Glauben darfst, wie ihre Wirklichkeit sein soll. Du würdest dadurch den Seeleplan der Anderen bestimmen. Und das darfst DU nicht, das darf nur der Grosse Geist. Dein gutes Herz-KI jedoch empfangen sie. Ich: DANKE Grosser Geist. Jetzt verstehe ich den wahren Glauben noch grösser.

12.12 Mea Culpa

Meine Interpretation von Mea Culpa: Auf unserem Lebensweg sollten wir unser Bewusstsein, unsere Aufmerksamkeit auf die zwei wichtigsten Bereiche in unserem Leben lenken:

Was schenkt mir die Natur? Was schenke ich durch mein Verhalten und meiner Lebensweise der Natur?

Wenn ich also unter einer Krankheit leide, Schmerzen spüre oder Schwierigkeiten jeder Art erlebe oder Freude erlebe, mich einer guten Gesundheit erfreue, sollte ich mich immer fragen:

1. Was schenkte ich bisher durch mein Verhalten und meiner Lebensweise der Natur?
2. Was schenkte mir bisher die Natur dafür zurück?

Eines sollte uns klar sein: Wir können nur genau das ernten, was wir vorher gesät haben. Wir sollten also nicht die Ärzte und die Pharma-Industrie fragen, was könnt ihr für mich tun. Wir sollten uns selber fragen, was kann ich für die Natur tun, denn die Natur schenkt mir genau das an Ernte zurück, was ich vorher in der Natur gesät habe. Das ist Mea Culpa.

Wenn wir Schmerzen spüren, sollten wir nicht einfach über diese Schmerzen klagen. Wir sollten besser erkennen lernen, was Schmerzen sind, und warum wir Schmerzen bekommen. So verstanden sind Schmerzen ein Geschenk vom Grossen Geist, damit wir erkennen können, was wir in unserer Lebensweise falsch gemacht haben – oder immer noch falsch machen – und dass wir diese Fehler jetzt korrigieren dürfen. Schmerzen enthalten somit auch ein „meditatives" Element. Wenn wir die Schmerz-Symptome nicht selber deuten können, sollten wir nicht zu stolz sein, einen Weg-Meister oder einen erfahrenen Gesundheits-Berater um Hilfe zu bitten. Wie der Weg-Meister Lao-Tse schon lehrte: „Wer fragt, ist ein Narr für eine Minute. Wer nicht fragt, ist ein Narr sein Leben lang".

Wir müssen uns selbst besser verstehen, um wahrhaft glücklich zu werden. Die Idee des Karmas schliesst die Möglichkeit ein, unser „Schicksal" zu verändern. Der Mensch kann mit seinem Willen in sein Karma eingreifen und es verwandeln. Der Mensch ist kein starr strukturiertes Wesen. Er ist in ständiger Entwicklung. Eine Vielzahl von Möglichkeiten bietet sich ihm jederzeit an. Von der Halsstarrigkeit und Bestätigung des Egos bis zur anpassungsfähigen Weichheit und Aufgabe des Egos.

Diese Anpassungsfähigkeit ist genau das, was wir mit der Befolgung der universellen Ordnung verstehen sollten. Anpassung in die Harmonie der universellen Ordnung. Das Handeln gegen den Strom der universellen Ordnung bringt entsprechendes Karma hervor, d.h. egoistisches Karma, Handeln oder Merkmale. Geschwüren vergleichbar, die, wenn sie nicht rechtzeitig geheilt werden, den Zerfall des ganzen Organismus, der ganzen Person bewirken. Es ist der Sog der teuflischen Verkettung. Daher muss man schlechtes Karma „abschneiden". Das Leben zur Vollendung bringen heisst, zur reinen und vollkommenen Freiheit zu gelangen. Nur wer sich in Harmonie mit der universellen Ordnung befindet, ist wirklich frei.

12.13 Schmerzen

Schmerzen sind Gefühle und werden, wie alle Gefühle, von der Seele wahrgenommen.
Der Geist, das Bewusstsein jedoch lenkt nicht nur den Körper, sondern auch die Gefühle.
Das Bewusstsein „kommuniziert" mit der Seele und dem Körper via Skalarwellen. Das Gehirn ist nicht dasselbe wie das Gedächtnis. Das Gehirn ist „nur" die „Decodierungs-Zentrale", eine Informations-Übersetzungsstelle für Informationen aus der Seele und dem Bewusstsein, dem wahren Gedächtnis, hin zum physischen Körper und umgekehrt.

Bewusstsein zu Bewusstsein und Seele zu Seele wird nicht elektromagnetisch übermittelt, sondern mit reinem KI in Form von longitudinalen, elektrischen Skalarwellen. Im Gehirn werden die Informationen vom Bewusstsein und der Seele in elektromagnetische Wellen übersetzt und in die Nervenbahnen geleitet. Nicht vorher.

Schmerz empfindet nicht der physische Körper. Schmerz empfindet die Seele. Für die Verbindung vom seelischen Körper mit dem physischen Körper gibt es den Fachbegriff „Psychosomatik".

Wie funktioniert die Psychosomatik? Die Ursache von Krankheit und Gefühl ist nicht im physischen Körper zu suchen. Jede Krankheit und jedes Gefühl hat seine Ursache in der Seele und im Bewusstsein und wird vom Bewusstsein gelenkt und kommuniziert.

Ein vollkommen „gesunder" Mensch müsste also gar nie physisch Schmerzen empfinden, weil er die Ursache ja direkt in der Seele und dem Bewusstsein korrigieren könnte. Das stimmt so. Aber ein Wesen, das sein Karma schon so weit „gereinigt" hat und sein Bewusstsein schon so weit entwickelt hat, muss gar nicht mehr in einen physischen Körper re-inkarnieren. Wir Menschen inkarnieren oder re-inkarnieren ja genau aus dem Grund immer noch in einen physischen Körper, damit wir unsere „Altlasten" oder „Schulden" – Mea Culpa – heilen und so unser individuelles Bewusstsein weiter entwickeln können.

Damit unser physischer Körper nicht ein vom Bewusstsein getrenntes „Gefäss voll Wasser, Blut und Fleisch" ist, hat der Grosse Geist dem Menschen eine Kommunikations-Möglichkeit geschenkt, damit das Bewusstsein mit dem physischen Körper kommunizieren kann. Das Bewusstsein kann so auch via physischen Körper lernen.

Schmerzen empfindet nicht der physische Körper. Die Seele empfindet die Schmerzen und signalisiert dem Körper via „Übersetzungsstation Gehirn", wo wir „etwas" korrigieren sollten. Schmerzen sind nicht die Krankheit selbst, Schmerzen sind die Symptome der Krankheit. Der physische Körper entscheidet nichts autonom. Das kann er auch nicht, denn ohne das KI vom Geist ist der physische Körper tot. Der Geist lenkt den Körper zu 100 %. Der Körper macht zu 100 % genau das, wie der Geist ihn lenkt. Das Bewusstsein meldet dem Körper – via Nervenbahnen zum Gehirn –, dass im Körper „etwas" aus dem Gleichgewicht geraten ist. Und wo genau die Balance aus dem Gleichgewicht geraten ist, zeigt das Bewusstsein dem Körper mit Symptomen, auch mit Schmerz-Symptomen. Wie ist es möglich, dass das Bewusstsein dem Körper meldet, wo im Körper ein Ungleichgewicht besteht, wenn das Ungleichgewicht doch im Körper vorhanden ist und nicht im Bewusstsein? Meine Antwort: weil der physische Körper nichts empfinden kann ohne das KI vom Bewusstsein.
Jede einzelne Körperzelle kommuniziert mit den anderen Körperzellen. Sogar alle Mitochondrien innerhalb der Körperzellen kommunizieren untereinander und miteinander. Jedes Organ kommuniziert mit den anderen Organen, aber eben nicht direkt von Zelle zu Zelle, von Organ zu Organ. Immer kommunizieren die Zellen und Organe via Seele zum Bewusstsein, über die Nervenbahnen zur „Übersetzungs-Zentrale" Gehirn, zur Seele und der „Kommunikations-Zentrale" Bewusstsein. Auch hier gilt, der Geist lenkt den Körper.

Wenn wir die „Übermittlungs-Leitungen", genannt Nervenbahnen, unterbrechen, kann der Körper keine Schmerzen empfinden, weil die Informationen von der Schmerz-empfindenden Seele nicht vom Bewusstsein an den Körper gesendet werden können. Bei einer Narkose werden nur die physischen Nervenbahnen betäubt und „ausgeschaltet". Und ein narkotisierter Körper kann so keine Schmerzen empfinden, weil die Schmerz-Informationen nicht von der Übersetzungs-Zentrale zu den Organen geleitet werden können und umgekehrt. Die Nervenbahnen sind ja unterbrochen. Muskeln oder Zellen, die aus dem Körper herausoperiert werden, sind auch von dieser Kommunikation abgeschnitten, und darum Schmerz-unempfindlich. Eine herausoperierte Niere auf dem OP-Tisch empfindet keine Schmerzen. Bei einem Unfallopfer sind beide Varianten möglich. Wenn die Nervenbahnen „nur" gequetscht wurden, empfindet dieser Mensch auch keine Schmerzen in den Bereichen unterhalb der Quetschung. Wenn sich die Nervenbahnen jedoch wieder erholen, kommt auch das Schmerzempfinden wieder zurück. Wenn jedoch die Nerven komplett durchtrennt wurden – wie bei einem Querschnitt-Gelähmten – empfindet der Mensch unterhalb der Nerven-Trennung keine Schmerzen mehr.

Auf der anderen Seite können amputierte Körperteile – die im physischen Körper nicht einmal mehr existieren – sehr wohl noch Schmerzen empfinden. Die sogenannten Phantom-Schmerzen. Und Phantom-Schmerzen gehören sogar mit zu den stärksten Schmerzen, die oft nicht mal mit den stärksten Schmerzmitteln ausgeschaltet werden können. Oft muss direkt die „Übersetzungs-Zentrale" auch Gehirn genannt betäubt oder sediert werden. Auch bei Organ-Transplantationen können die – total betäubten – transplantierten Organe noch Schmerzen empfinden. Aber eben nicht physisch. Warum ist das so? Weil die Schmerzen nicht im physischen Körper empfunden werden, sondern in der Seele. Und bei einer Operation werden nur physische Teile operiert und nicht die Seele. Die Seele kann nicht mit einem Skalpell oder anderen chirurgischen Werkzeugen therapiert oder entfernt werden. Sehr wohl aber auch damit verletzt werden.

Ganz anders funktioniert jedoch die Schmerz-Therapie bei Phantom-Schmerzen direkt über das Bewusstsein. Wir können mit dem Bewusstsein solche Phantom-Schmerzen „überlisten" oder sogar ignorieren und die Empfindungen neu programmieren. Das kann kein chirurgisches Werkzeug.
Auch bei „normalen" Schmerz-Symptomen können wir mit unserem Geist das Schmerzempfinden „überlisten" oder sogar ignorieren, indem wir unsere Aufmerksamkeit vom „Schmerz-Herd" weglenken. Das KI geht immer dahin, wo wir unsere Aufmerksamkeit mit dem Bewusstsein hinlenken und investieren. Weg-Meister oder Fakire, die an die Macht des Geistes glauben, können den physischen Schmerz auch vollkommen ignorieren.
Einen wichtigen Unterschied sollten wir noch kennen. Den Unterschied zwischen den Körper-Nerven und den Meridianen. Die physischen Nervenbahnen versorgen den physischen Organismus nicht mit Energie. Die Meridiane mit den 7 Chakren sind nicht die Energie-Lieferanten für den physischen Körper, sondern sie sind die Energie-Lieferanten für die Seele. Damit die Seele mit dem Körper kommunizieren kann.

Erst die Seele – auch hier gelenkt durch den Geist – versorgt den physischen Körper indirekt mit Energie, indem sie den Menschen die richtige Nahrung wählen lässt. Die physische Nahrung ist die Energie für den physischen Körper und nicht die Energie aus den Chakren. Die physische Energie wird durch das Verdauungs-System geliefert und nicht durch die Nervenbahnen.

Jetzt – das Leiden ablegen und dafür das Leben in Freude und Dankbarkeit geniessen.

Ein wichtiger Glaubenssatz:
Das Leben – der Grosse Geist – gibt uns NIEMALS eine Aufgabe zum Bewältigen, die wir nicht erfüllen können!

Frage:
Und was ist mit Menschen, die Folter und Kriege erleben?

Antwort:
Ja. Weil dieser Lehrsatz ist so nicht fertig zitiert. Der Grosse Geist – Das Leben – gibt uns NIEMALS eine Aufgabe zum Bewältigen, die wir nicht bewältigen können. Wenn wir die erhaltene Aufgabe im Leben – noch – nicht bewältigen, ist der Grund nicht darin zu finden, dass die Aufgabe zu schwer ist, sondern weil der Glaube an unsere Stärke noch zu schwach ist.

Frage:
Was ist mit den Menschen, die gefoltert wurden und diese Folter überlebt haben.

Antwort:
Ich kenne ihr Karma und ihren Seelenplan nicht. Und ich weiss nicht, was diese Menschen auf ihrem Lebensweg lernen müssen oder lernen dürfen.

Also nochmal:
Das Leben – der Grosse Geist – gibt uns NIEMALS eine Aufgabe zum Bewältigen, die wir nicht erfüllen können! Und das nicht irgendwann, sondern in dem Moment, wo wir diese Aufgabe vom Leben erhalten, können wir damit beginnen. Wenn wir eine Aufgabe trotzdem nicht erfüllen können, liegt das nicht an der zu schweren Aufgabe, sondern an unserem zu schwachen Vertrauen in den Grossen Geist. Wir können uns nicht vom Grossen Geist einfach nur eine andere Wirkung bestellen. Aber wir können die Ursache – die der unerwünschten Wirkung vorausging – korrigieren und erhalten dann vom Grossen Geist automatisch eine andere – die gewünschte – Wirkung.

12.14 Mushotoku

Mushotoku bedeutet im Japanischen „nichts erlangen wollen, keine Zielvorstellung haben". Das ist die Essenz des Zen von Meister Dogen und aller Patriarchen.
Der Geist soll nicht versuchen etwas zu erhalten, was immer es sei. Er soll an keinem Objekt, an keinerlei Gedanken haften, sich weder um Profit noch um ein Resultat bemühen. Man soll nichts für sich selbst, für sein Ego, erlangen wollen. Denn wenn der Geist sich an ein Ziel heftet, schliesst er sich in seine eigenen Vorstellungen, Meinungen und Vorurteile ein. Die Weisheit, das spirituelle Licht, die kosmische Energie „komyo" kann ihn dann nicht durchdringen.
Man entfernt sich unvermeidlich von der Echtheit des Zazen, wenn man sich auf ein Objekt fixiert, wenn man das geringste Vorurteil, den winzigsten Gedanken hat oder ein Ziel verfolgt, mag es auch noch so klein erscheinen.

„Wenn der Geist auf nichts verharrt, erscheint der wahre Geist."
Als der sechste Patriarch, Eno, dieses Sutra rezitieren hörte, erwachte er.
„Setzt euch nur in Zazen, praktiziert Shikantaza und verwirklicht euer wahres Gesicht."
„Mögt ihr auch glauben wahrhaft Zazen zu praktizieren, weil ihr Mönch geworden seid, die Gebote respektiert und einer strengen Praxis folgt, verharrt ihr auch nur auf dem kleinsten Objekt, werdet ihr dem Irrtum, dem Egoismus und dem Dogmatismus verfallen.
Haftet nicht einmal am Zazen. Wenn es euch gut geht, haftet nicht am Wohlbefinden. Wenn ihr diskutiert, haftet nicht an der Diskussion. Wenn ihr Sex habt, haftet nicht am Sex. Das ist der Mushotoku-Geist, Dasein ohne Zielvorstellung."

„Erzeugt keinen Geist, der verharrt, der an den sichtbaren Dingen, den Klängen, den Gerüchen, der Berührung, dem Geschmack und den Gegenständen des Bewusstseins haftet."

Shikantaza bedeutet, sich einfach nur hinzusetzen, sich seinem Körper und Geist zu überlassen, ohne Ziel, ja sogar ohne das Satori erhalten zu wollen.
„Das Satori ist die totale Zerstörung, der vollkommene Verlust, die Aufgabe, der Tod, das Auslöschen seiner selbst und jeder persönlich motivierten Suche."

Meister Kodo Sawaki
Durch die Handlung ohne Ziel und ohne jede Absicht wird man Einheit mit der Handlung selbst. Daraus ergeben sich grosse Verdienste und das grösste Glück.
Ohne Ziel ist es möglich alles zu erhalten. Mit geöffneten Händen kann man alles empfangen. Das bedeutet, Einheit mit dem gesamten Kosmos zu werden. Nur so können wir unseren gewöhnlichen Körper, unseren menschlichen Körper benutzen, um Zazen mit dem ganzen Kosmos zu praktizieren.

Der Körper von Zazen ist jenseits von allem, was man messen kann. Wenn man sich selbst vergisst, wird der gesamte Kosmos unser wahrer Körper.

Ohne beeinflusst zu sein von eurer persönlichen Intelligenz.
Das ist das vollständige Aufgeben des Ichs, seiner Gedanken und all seiner geistigen Erzeugnisse, die den Hintergrund für die Entwicklung des Egos, der Individualität bilden.

„Ihr müsst jene Praxis aufgeben, die auf dem intellektuellen Verständnis beruht, die den Wörtern nachläuft und bei der ihr euch an die Buchstaben klammert. Ihr müsst den Mittelweg lernen, der euer Licht nach innen zu euch selbst hinlenkt, um eure wahre Natur zu erhellen. Körper und Geist werden von selbst abfallen, und euer wahres Gesicht wird erscheinen. Ohne euch wichtig zu nehmen wegen der Erfahrung, die ihr im Dojo erworben habt."

Demut ist die Stärke aller grossen Menschen. Sehen, dass wir uns auf dem Weg immer nur auf halber Strecke befinden. Aufhören zu denken bedeutet, alles verstanden zu haben. Die wahre Weisheit ermöglicht es, seine eigenen Grenzen zu beobachten.
Die echte Weisheit transzendiert alle mentalen Begrenzungen. Ohne Ziel und ohne Bewusstsein erscheint sie nicht aus der Gehirnrinde, sondern aus dem Thalamus, dem Hirnstamm, und wird vom gesamten Körper erzeugt.

Der weise Mensch befindet sich in Harmonie mit der Wirklichkeit der Dinge. Er hat sein persönliches Ego aufgegeben, sein eigenes Bewusstsein ist unbewusst und automatisch zerronnen, und er folgt ganz natürlich der kosmischen Ordnung. „Den Buddha-Weg ergründen heisst, sich selbst ergründen. Sich selbst ergründen heisst, sich selbst vergessen. Sich selbst vergessen heisst, eins mit den zehntausend Dingen sein. Eins mit den zehntausend Dingen sein heisst, Körper und Geist von uns selbst und Körper und Geist der Welt um uns fallen zu lassen."

Der wichtigste Punkt ist, „seinen Körper und seinen Geist fallen zu lassen", d.h. seine Anhaftungen zu vergessen, eins zu werden mit der Unterweisung Buddhas und die Illusionen des Mein und Dein zurückzuweisen.

Shinjin datsuraku – Körper und Geist befreit und abgeworfen. Shinjin bedeutet: Körper und Geist in Einheit, der Nicht-Dualismus von Geist und Materie, datsu: sich loslösen, sich befreien, sich emanzipieren, raku: fallen lassen, aufgeben, abwerfen. Den Körper-Geist aufgeben und fallen lassen. Durch dieses Aufgeben an sich ist er bereits befreit.

Meister Dogen hatte diese Erfahrung im Dojo seines Meisters Nyojo verwirklicht. Er hatte es als Echo in seinem Innersten erlebt, als eines Morgens, während er mit den Anderen Zazen praktizierte, Nyojo einen Mönch erblickte, der vor sich hinschlummerte. Mit wütender Stimme sagte er: „Zazen-Praxis bedeutet, Körper und Geist fallen zu lassen. Warum verlierst du deine Zeit mit Schlafen?"

Daraufhin schlug Nyojo den Mönch derart, dass dieser von seinem Sitz fiel. Zuerst war Dogen sehr erschüttert darüber, im Nachhinein erfüllte ihn aber eine unermesslich grosse Freude.

Sobald das Zazen beendet war, suchte er seinen Meister in dessen Zimmer auf. Er zündete ein Räucherstäbchen an und warf sich nieder.

Nyojo sagte zu ihm: „Warum machst du das?" – „Ich habe gerade Körper und Geist abgeworfen." „Du hast sie wirklich abgeworfen", antwortete Nyojo. Demütig fuhr Dogen fort: „Ich bin gerade erst dabei, es zu verwirklichen. Gebt mir bitte nicht so leicht Eure Zustimmung." – „Das tue ich nicht."
Dogen beharrte: „Woran könnt Ihr erkennen, dass ich soweit bin?" Nyojo sagte einfach: „Körper und Geist sind abgefallen." In diesem Augenblick warf sich Dogen erneut nieder als Zeichen des Respekts und der Dankbarkeit.
Diese kurze Geschichte liefert den Schlüssel zur Praxis, ihrem Ergebnis und ihrer Verwirklichung. Sie ist die Quelle der Unterweisung von Meister Dogen und aller Patriarchen des Zen. Solange der Mensch nicht wirklich den Körper-Geist abgeworfen hat, d.h. das Ich, das begrenzte Ego, diese Verkettung von Anhaftungen, Wünschen, Fantasien, Projektionen und Vorurteilen, kann er nicht den Geist der Erweckung, Bodai-shin, verwirklichen.

Shinjin datsuraku bedeutet: Die Einheit von Körper und Geist verwirklicht sich schliesslich im samadhi, der Erweckung. Und so lösen sich auch unsere Konditionierungen, Vorstellungen und Festlegungen auf, die eine Trennung zwischen uns und der letztendlichen Wirklichkeit schaffen. Es existiert dann keine Trennung mehr zwischen dem ganzen Universum, der kosmischen Ordnung, dem Dharma und uns, kein Unterschied mehr zwischen dem Inneren und dem Äusseren. Und für den, der auf dem Weg der Erweckung geht, wird alles in der Natur zur Unterweisung, da ja das Universum Buddhas eigener Körper ist, der dharmakaya. Ebenso wird auch, wenn man den Körper-Geist abwirft, der Körper der Erweckung zum dharmakaya, zum absoluten, universellen, zeitlosen Körper der Buddhas.
Shinjin datsuraku ist eine Wiedergeburt, eine Auferstehung. Das konditionierte Ich ist fallengelassen, und die Buddhanatur hat sich aktualisiert. Dogen hatte es in seinem Fleisch, seinen Knochen, seinem Mark und in seinem Geist erfahren.

Beim Zazen funktioniert keines der Sinnesorgane mehr bewusst. Nichtsdestoweniger existieren sie. Da sie aber im Ruhezustand sind, folgen sie ganz natürlich der kosmischen Ordnung.
Hier und jetzt vollkommen präsent sein in Körper und Geist, indem wir wirklich loslassen, indem wir aufhören uns an Bilder, Meinungen, Vorstellungen, Projektionen und Vorurteile zu klammern, die wir von uns selbst haben, von den Anderen und von dem, was uns umgibt.

Loslassen, um sich aus der Schlinge zu befreien, in der der Mensch gefangen gehalten ist, indem er sich mit seinem eigenen Ego identifiziert. Das bedeutet, den „alten Menschen" fallen zu lassen, von dem die Kirchenväter sprechen, und aus dem Menschen ein neues Wesen entstehen zu lassen, das erwacht ist zu der wahren Wirklichkeit der Dinge. Das ist die Umwandlung, die Metanoia, die Umkehr des Geistes zu komyo, der Quelle, dem Ursprung, zu Ku, der Leerheit. Meister Deshimaru nannte dies „zum Nullpunkt zurückkehren".

Die Null stellt das Leere, die Leerheit, den Ursprung dar. Null bringt das Vielfältige hervor. Aus der Leere entspringt die Vielheit.

Beim Zazen bewegt sich der Geist vom Denken zum Nicht-Denken und vom Nicht-Denken zum Denken. Der Verbindungspunkt ist der Nullpunkt. Vom Nullpunkt gehen alle Erscheinungsformen aus, und zum Nullpunkt kehren sie zurück. Die Zellen des Körpers und des Geistes gehen vom Nullpunkt aus und kehren zum Nullpunkt zurück. Mit der Ausatmung ist es das Gleiche. Am Ende der Ausatmung vereinigt sich das Bewusstsein wieder mit Ku, der Leerheit.

Sich vollständig in das Licht der spirituellen Welt, der unbegrenzten, unsichtbaren Welt, der tiefen, fliessenden Welt und nicht in jene der Luftblasen hineinstürzen, in die Welt der Leerheit, die ewige Welt, die kosmische Ordnung, Gott, Buddha.

„Die meisten Menschen wenden sich allein den Erscheinungsformen zu, der materiellen, begrenzten Welt. Durch Zazen kann man die unsichtbare Welt entdecken, in Kontakt sein mit der Nicht-Erscheinung. Das ist die Verwirklichung der Einheit von sichtbarer und unsichtbarer Welt."
„Stürzt euch ganz und gar in komyozo mit der gesamten Energie eures Körpers und eures Geistes, ohne euch umzuwenden, um die Zeit zu betrachten."

Die gesamte Energie unseres Körpers und unseres Geistes vollständig in die unsichtbare Welt stürzen. Die Aktivität unseres Körpers und unseres Geistes entspricht der Verbindung einer materiellen Energie, die durch das erzeugt wird, was wir durch die Nahrung und durch jeden unserer Sinne aufnehmen und umwandeln, und einer nicht materiellen Energie, die ein Teil der universellen Energie ist.

Durch die Bewegungslosigkeit der Zazen-Haltung, durch die Stille und durch die Ausatmung können wir die Energie, die Aktivität (jap. KI, chin. Qi) fühlen, die im Becken konzentriert ist. Dank des festen Aufliegens der Knie auf dem Boden sinkt diese Kraft zur Erde hin ab. Dort schlägt sie Wurzeln wie ein Baum, und wie die Wissenschaftler es ausdrücken, steigt sie dann wieder auf, indem sie einer kreisenden vertikalen Bewegung folgt.
Sie pflanzt sich fort bis in die Fingerspitzen und bis zum höchsten Punkt des Schädels, sie erstreckt sich sogar noch weiter darüber hinaus. Sie strebt zum Himmel, zum Mond, zu den Sternen, zum Kosmos.

„Eine einzige Person, die Zazen praktiziert, beeinflusst den ganzen Kosmos." (Meister Dogen)

Die Ausatmung bewirkt einen spezifischen Austausch zwischen uns und dem Kosmos. Das KI lädt sich im Unterbauch wieder auf und folgt einer kreisenden Bewegung, die uns mit dem Kosmos verbindet. Der Fluss darf aber weder auf ein Hindernis noch eine Spannung treffen. Das KI, die Aktivität, ist die Offenbarung der universellen Energie in uns. Und die Umwandlung dieser Energie durch unseren Körper erzeugt die Lebenskraft. Wenn das KI stark ist, ist das Leben intensiv und voller Energie, ist es schwach, so ist auch die Lebenskraft schwach, und wenn man kein KI mehr hat, stirbt man.

Durch eine lange, langsame und tiefe Ausatmung entwickelt sich die Aktivität ganz natürlich im Schwerpunkt des Körpers, im Hara. Auf diese Weise wird alles klarer und leichter.

Es gibt ein bekanntes japanisches Spielzeug, die Daruma-Puppe, mit einer Anspielung auf Bodhidharma, den ersten chinesischen Patriarchen, der der Überlieferung nach viele Jahre lang unbeweglich vor einer Wand sass. In dieser Puppe befindet sich ein Stück Blei, sodass sie, wie man sie auch anstösst, immer wieder in eine stabile Position zurückfindet. Auf diese Art und Weise macht man den Kindern schon in jungen Jahren bewusst, dass es wichtig ist, die Energie im Hara zu entwickeln. Denn sie ermöglicht es, im Leben im Gleichgewicht zu bleiben, ohne in den Wogen der Ereignisse zu scheitern.

Auch die daoistischen Weisen messen dieser Körperregion eine besondere Wichtigkeit bei. Nach ihrer Lehre soll eine besondere Atemtechnik im Unterbauch den Keim der Unsterblichkeit legen. Für sie folgt aus der Wiedergewinnung des inneren Lichts eine rückläufige Bewegung bis hin zur Erzeugung eines unsichtbaren Wesens, der „goldenen Blüte", jenseits von Raum und Zeit.

Die Atmung ist folglich nicht allein eine physiologische Funktion, die dazu da ist, das Blut mit Sauerstoff anzureichern, sondern es geht um den Atem, der uns Leben verleiht.
Solange wir lebendig sind, befindet sich ein Teil der universellen Energie in unserem Körper. Unser Atem fliesst zusammen mit dem Atem des Universums. Wenn wir ihn durch eine tiefe Atmung zur Entfaltung bringen, können wir diesen Austausch verbessern. Der Atem führt uns zur Quelle unserer eigenen Natur.

Sich ganz und gar in kômyô stürzen, in das Licht der spirituellen Welt, in die Welt der Leerheit, sein Mentales, sein Ego aufgeben und die Dinge so eintreten lassen, wie sie sind. Die Wirklichkeit so sehen, wie sie ist, ohne sie durch unsere Projektionen, unsere Meinungen, Vorurteile und Wünsche zu deformieren, im So-Sein verweilen.

Die vorgefasste Idee aufgeben, nach der alles so sein soll, wie wir es uns wünschen oder es erwarten, loslassen, nackt sein in der Wirklichkeit des gegenwärtigen Augenblicks. „Stürzt euch ganz und gar in kômyôzô, ohne euch umzuwenden, um die Zeit zu betrachten."

Die Gegenwart leben, Schritt für Schritt, Augenblick für Augenblick. Die meisten Menschen denken unaufhörlich an die Vergangenheit oder an die Zukunft. Das Erleben ist aber hier und jetzt. Alles andere ist nichts als Erinnerung oder sind Trugbilder. Vergangenheit und Zukunft existieren nicht als getrennt von der Gegenwart. Die Zeit existiert nur Jetzt, nur Jetzt gibt es eine Existenz. Es ist notwendig damit aufzuhören, etwas in die – von der Gegenwart

getrennte – Zukunft zu projizieren oder die – von der Gegenwart getrennte – Vergangenheit wiederzukäuen.
In der Gegenwart zu leben heisst, das wirkliche Leben entdecken und mit ihm in Kontakt sein.

Das Hier und Jetzt ist das Einzige.
Das Jetzt ist die gegenwärtige Zeit im Kosmos, der sich in fortwährendem Wandel befindet. „Wenn ich hier und jetzt sterben würde, wie wäre dann mein Geisteszustand?" Wir müssen uns immer im Geist vergegenwärtigen, dass der Tod uns jeden Augenblick ereilen kann. Auf diese Art und Weise können wir die Flüchtigkeit der Zeit fühlen und werden unser Leben nicht mehr unnütz verstreichen lassen. So können wir aus jedem Augenblick einen ausgefüllten Moment machen, in dem die wichtigen Dinge dieses Augenblicks erfüllt werden.

Jeder Augenblick, jedes Hier und Jetzt, muss vollständig, muss vollendet sein. Auf diese Weise ist das Leben voll und ganz gelebt.

Das Leben ist eine Aneinanderreihung von Augenblicken, eine Kette von gegenwärtigen Momenten, von Augenblicken „Hier und Jetzt".

Je mehr wir uns immer auf den Augenblick gerade jetzt konzentrieren, umso tiefgründiger wird unser Leben. Und in der vollständigen Gegenwart, in der absoluten Fülle des Hier und Jetzt wird die Zeit des Augenblicks Ewigkeit.

Man wird geboren, man wächst auf, man wird alt und man muss sterben. In unserer gewöhnlichen Sichtweise existiert ein Begriff der verrinnenden Zeit. Aber aus kosmischer Sicht liegen sowohl Vergangenheit als auch Zukunft immer im Hier und Jetzt. Die Ewigkeit kann hier und jetzt aktualisiert sein, ohne dass wir etwas Zukünftiges erwarten oder etwas darüber hinaus erhoffen müssten.
Wichtig ist das, was wir hier und jetzt sind, das, was wir hier und jetzt tun. Der Punkt, an dem das Zeitliche und das Ewige zusammentreffen, ist hier und jetzt.

Es geht darum, aus dem Menschen ein neues Wesen zu machen, frei im Hinblick auf seine Gefühle, Leidenschaften oder andere Knechtungen, die den Geist verschleiern, aus seinem Traum zu erwachen und die wahre Natur der Dinge zu erfassen, die das ganze Universum durchdringt.

Man kehrt zur Quelle zurück und findet den ursprünglichen Geist wieder, der das Universum ausfüllt, den wahrhaftigen Geist, der nicht stirbt, der nicht geboren wurde und der ewig fortdauert. Dieser ursprüngliche Geist ist Buddha, Gott, Allah, kû, Dao.

Der ursprüngliche Geist ist auch der Dharma, das kosmische Gesetz, die wahrhaftige Unterweisung, das, was aus unserer Praxis hervorgeht, das, was der Beziehung des Meisters zum Schüler entspringt. Dharma (die authentische Unterweisung) und Buddha sind nicht getrennt. Der

ursprüngliche Geist und Buddha sind eine Einheit. Und der Schatz der Sangha, der Gesamtheit aller Zazen-Übenden, ist es, dies wahrzunehmen und daran zu glauben.
Buddha, Dharma, Sangha – die drei Schätze sind eine Einheit.
Mushotoku bedeutet nicht, dass wir „nichts" wollen. Mushotoku bedeutet, dass wir unser Bestes geben, ohne vorher Bedingungen zu stellen. Im Wissen, dass wir vom Grossen Geist auch alles geschenkt erhalten, ohne vorher Bedingungen zu stellen.

12.15 Gut und Böse

Es geht nicht um „gut" oder „schlecht". Es geht um die falsche Beurteilung von „gut" und „schlecht".

Alle Matrix-Gefangenen wollen das Gute bewahren oder sogar mehren und das Böse und Schlechte vernichten. Das ist so, weil sie nur gelernt haben, horizontal zu sehen und zu denken. Matrix-Befreite wissen, dass das „Gute" nur existieren kann, wenn wir das „Böse" und „Schlechte" auch akzeptieren. Und Weg-Meister wissen nicht nur das, sie wissen auch, dass sowohl „das Gute" wie auch „das Schlechte" beides Diener der Menschen sind, und sie können auch „das Schlechte" zu Helfern umwandeln.

Warum gibt es im Körper zwei Blut-Kreisläufe? Ja, es gibt tatsächlich nur einen Blutkreislauf. Aber für die Matrix-Gefangenen gibt es zwei. Den arteriellen Kreis, der das „gute" Blut in die Zellen bringt und den venösen Kreis, der das „schlechte" Blut abtransportiert. Beim Nahrungs-Verdauungs-Prozess gibt es für die Matrix-Gefangenen auch zwei getrennte Kreise. Den „guten" Kreis für die Nahrungs-Aufnahme und den „schlechten" Kreis für die Abfall-Ausscheidung. Genauso wie in allen Bereichen der Schulmedizin unterschieden wird zwischen malignen und benignen Tumoren. Das ist ein und dieselbe Zelle auf einer noch anderen Entwicklungsstufe. Es gibt überhaupt keine guten und schlechten Zellen.

Wenn Du nur horizontal schauen kannst, sind die beiden Kreise, die „guten" und die „schlechten" Kreise, zwei getrennte Kreise. Wenn Du jedoch vertikal von oben auf die Kreise schauen kannst, siehst Du, dass die beiden Kreise nicht getrennt sind, sondern ein zusammenhängender Kreis sind.

So wie in diesen Beispielen sehen Menschen, die nur horizontal sehen und denken, immer alles getrennt. Wer auch vertikal sehen und denken kann, sieht, dass alles miteinander als Antagonismen verbunden ist.

Dann ein anderes Beispiel, weg von der Medizin. Im Strassenverkehr gibt es zwei Fahrt-Richtungen.

Für die Matrix-Gefangenen ist die eigene Fahrt-Richtung die „gute" Richtung und die Gegen-Fahrt-Richtung die „schlechte" Richtung. Sie sehen die Fahrt-Richtungen horizontal. Solange die beiden Richtungen schön getrennt bleiben, gibt es keine Probleme. Wenn jedoch die Fahrt-Richtungen vermischt werden, gibt es Kollisionen und die Fahrer sterben. Ein Weg-Meister weiss, dass die beiden Fahrt-Richtungen nicht getrennt sind, sondern einen gemeinsamen Kreis bilden. Sie sehen eben auch vertikal.

Solange das arterielle Blut und das venöse Blut nicht vermischt werden und jeder der beiden Diener seine Aufgabe erfüllt, lebt der Mensch gesund. Wenn aber die beiden Blut-Kreisläufe vermischt werden, kollabiert das System. Und trotzdem sind die Kreise nie getrennt.
Das ist wichtig zu verstehen. Wenn wir einen Kreislauf nur horizontal sehen, können wir nie sehen, dass es ein Kreislauf ist. Wir sehen horizontal nur zwei Stränge oder Richtungen. Die wirken als getrennte und separate Stränge oder Bahnen. Wenn wir jedoch unser Bewusstsein erweitern und von aussen – vertikal – sehen können, dann sehen wir, dass die beiden Bahnen nicht getrennt, sondern miteinander verbunden sind. Das sehen wir nur aus der vertikalen Perspektive.

Diese „materiellen" Beispiele sind nur Symbole. Das gilt noch viel mehr auch für das Bewusstsein. Der physische Körper entwickelt sich nur horizontal. Das physische Leben entwickelt sich von Yang nach Yin. Das Bewusstsein und die Seele hoffentlich vertikal. Auch von Yang nach Yin.

Darum nennen wir die Bewusstseins-Entwicklung richtigerweise „Bewusstseins-Erweiterung". Von Yang nach Yin. Wir befreien unser Bewusstsein. Befreien aus der Enge und Erweitern ist auch Yin.
Horizontal ist Yang, und vertikal ist Yin. Die Manifestationen daraus sind genau gegenteilig. Vertikale Falten sind Yang, horizontale Falten sind Yin.

Um diesen Bereich tiefer zu verstehen, wähle ich hier diese Richtungen. Sonst korrigiere ich immer „nach oben" zu „nach aussen" und „nach unten" zu „nach innen". Aber in diesen Beispielen denke ich, sind horizontal und vertikal besser verständlich.

Wir können auch nicht die Vorderseite – je nach Sichtweise gut oder schlecht – von der Rückseite trennen. Ohne das „Schlechte" kann auch das „Gute" nicht existieren und umgekehrt. Wir können – je nach Entwicklung unseres Bewusstseins – jedoch wählen und entscheiden, welche Seite, welche Bereiche davon wir mit unserer Energie und Aufmerksamkeit unterstützen. Und genau diese Bereiche werden wir als Realität empfangen. Wir werden genau das als Ernte erhalten, was wir vorher gesät haben.

Frage:
Gibt es grundsätzlich kein richtig oder falsch?

Antwort:
Es gibt sehr wohl „richtig" und „falsch". Nur haben viele Menschen vergessen – oder gar nie gelernt – was „richtig" und „falsch" ist. Früher wussten das die allermeisten Menschen noch von Natur aus. Und viele moderne „Tranformations-Coachs" verwechseln zudem „richtig" und „falsch" mit „gut" und „schlecht". Die Naturordnung wertet nicht in „gut" oder „schlecht", weiss aber sehr genau, was „richtig" und „falsch" ist. Es gibt nichts, das so „schlecht" ist, dass es nicht mindestens als Beispiel dienen kann, wie wir es nicht machen sollten. Und so verstanden, kann „Schlechtes" dem „Guten" sogar dienen und nicht schaden. Aber wenn ich etwas aus Hass tue, kann ich sagen, das ist „falsch". Und wenn ich etwas in Liebe tue, kann ich sagen, das ist „richtig".

Frage:
Also können wir sagen, das Gegenteil von gut ist schlecht und umgekehrt?

Antwort:
Nein, das Gegenteil von gut ist nicht schlecht – und umgekehrt auch nicht. Das sind keine Antagonismen. Das sind nur künstliche – und oft sehr willkürliche – Wertungen. Der Grosse Geist wertet nicht in „gut" und „schlecht". Für den Einen kann etwas „gut" sein, und für einen Anderen kann das Gleiche „schlecht" sein. Und ob eine Krankheit „gut" oder „schlecht" ist, kann auch kein Guru generell beurteilen. Es kann auch „gute" Gründe geben, warum ein Mensch erst durch eine Krankheit zu Klarsicht kommt. Es gibt nur wenige Menschen, die aus den Fehlern der Anderen lernen. Die meisten müssen sich damit begnügen, diese Anderen zu sein. Jedoch ist es klar, dass es – für mich als Gesundheitsberater – nicht „richtig" wäre, einem Krebskranken Zucker zu empfehlen. Es ist „richtig", dass ich – als Gesundheitsberater – ihm Zucker nicht empfehle. In der Naturordnung gibt es NICHTS, das es nicht geben sollte. ALLES, was in der Natur existiert, hat seine Berechtigung. Die Naturordnung dürfen wir nicht in „gut" oder „schlecht" unterteilen. Auch gibt es in der Natur NICHTS, das „richtig" oder „falsch" ist. ABER unsere Haltung – wie wir handeln – kann „richtig" oder „falsch" sein, je nachdem, welchen Weg wir gehen wollen.

Zum Bereich „Gut und böse", hier zwei kurze Geschichten zum Nachdenken:
Ein Schwert-Meister begegnet einem Zen-Meister und fragt diesen:
„Gibt es Himmel und Hölle?"
Der Zen-Meister antwortet ihm:
„Du willst ein Schwert-Meister sein und weisst das nicht?"
Der Schwert-Meister fühlt sich in seiner Ehre verletzt und zieht sein Schwert.
Der Zen-Meister sagt:
„Hier öffnet sich das Tor zu Hölle."
Der Schwert-Meister versteht...
und steckt sein Schwert zurück in die Scheide.
Der Zen-Meister sagt:
„Und hier öffnet sich das Tor zum Himmel."

Eines Abends erzählte ein alter Cherokee-Indianer seinem Enkelsohn am Lagerfeuer von einem Kampf, der in jedem Menschen tobt. Er sagte: „Mein Sohn, der Kampf wird von zwei Wölfen ausgefochten, die in jedem von uns wohnen. Einer ist böse. Er ist die Angst, der Zorn, der Neid, die Eifersucht, die Sorgen, der Schmerz, die Gier, die Arroganz, das Selbstmitleid, die Schuld, die Vorurteile, die Minderwertigkeitsgefühle, die Lügen, der falsche Stolz, das Ego und die Rücksichtslosigkeit.

Der andere ist gut. Er ist die Freude, der Friede, die Liebe, die Hoffnung, die Träume, die Heiterkeit, die Demut, die Güte, das Wohlwollen, die Zuneigung, die Grosszügigkeit, die Aufrichtigkeit, das Mitgefühl, die Dankbarkeit, der Glaube, die Gesundheit, die Freiheit, das Vertrauen und der Frieden." Der Enkel dachte einige Zeit über die Worte seines Grossvaters nach, und fragte dann: „Welcher der beiden Wölfe gewinnt?" Der alte Cherokee antwortete: „Der, den du fütterst."

Wenn ich Gutes tue, fühle ich mich gut. Wenn ich Schlechtes tue, fühle ich mich schlecht.
Das ist meine Religion.

Etwas ist wichtig zu verstehen:
Engel und Dämonen sind NICHT unsere Führer sondern unsere Diener und wir können uns von ihnen begleiten lassen. Wir Menschen sind Schöpferwesen und haben einen freien Willen. Dabei dürfen wir den Seelenplan und das Karma nicht vergessen - sonst ist es nicht ganzheitlich.

Ich für mich sage:
Mich leitet der Grosse Geist, mir dienen die Engelwesen, ich bin der Naturordnung verpflichtet.

Es ist den Naturgesetzen egal, ob wir an sie glauben oder nicht. Sie haben immer volle Gültigkeit.
Aber für uns Menschen ist es ein entscheidender Unterschied, ob wir an die Naturgesetze glauben oder nicht. Wir können zwar die Naturgesetze ignorieren, aber wir können nicht die Konsequenzen aus dieser Ignoranz auch ignorieren.

Ein Mensch – Seele, Geist und Körper –, der vom Grossen Geist das Bewusstsein geschenkt bekommen hat, die Naturgesetze – und somit die Wahrheit – zu erkennen und ganzheitlich zu verstehen, muss mit seinem Willen dem Körper befehlen, in der Praxis in Harmonie mit diesen Naturgesetzen zu handeln. Erst dann kann ein Mensch in der Praxis Erleuchtung und Weisheit erreichen. Andernfalls bleibt es Theorie.

12.16 Die Theorie des Seins

Lao-Tse (157–141 v.Chr.) und nach ihm Konfuzius (551 v. Chr. - 479 v. Chr.) gaben sich grosse Mühe, die Philosophie des Fu-Hi wieder neu entstehen zu lassen, d.h., zu dieser Zeit befand sich die fernöstliche Welt bereits in Unordnung. In der Anfangszeit herrschte ein viel tieferes Verständnis von der Philosophie des Fu-Hi (3322 v.Chr.). Nach diesen beiden herausragenden Meistern konnten nur wenige Menschen den Geist der Philosophie verstehen und in das Herz von Taikyoku gelangen.
Wir können das Geheimnis der Taikyoku-Philosophie, auf die sich die ganze Philosophie stützt, nur durch den Oktanten und die Logos-Stäbe entschlüsseln, den einzigen von dem Philosophen dagelassenen Schlüssel. Mittels dieses Schlüssels können wir die Tür zu Taikyoku öffnen. Man darf dabei nicht vergessen, dass Wörter nichts als menschliche Vereinbarungen sind, dass sie nicht die Natur der Wesen bzw. der Erscheinungen wiedergeben, sondern lediglich äusserliche Besonderheiten. Sie sind schon gar nicht geeignet, Taikyoku, das Universum vor der Erschaffung der Wesen, wiederzugeben.

Meister Ohsawa erklärt es so:
Taikyoku hat nicht die Bedeutung von Raum. Es ist zwar weit, das ist wahr, unendlich weit, doch man kann es alles auf einmal aussen und innen mit einem einzigen flüchtigen Blick betrachten, als wäre es ein geometrischer Punkt. Zeit gibt es dort auch nicht. Man spürt dort die ganze Ewigkeit. Das ist es aber nicht, was man mit dem Wort sagen will. Es lässt sich nur annähernd erklären. Es erscheint weder voll noch leer noch undurchsichtig. Es scheint transparent. Man sieht dort das ganze System des Universums, und zwar gleichzeitig alle Schauplätze der Vergangenheit, der Gegenwart und der Zukunft auf allen Ebenen, und das mit einem einzigen flüchtigen Blick. Es ist weder kalt noch heiss, weder angenehm noch unangenehm. Man hört da nichts. Doch man versteht alle Worte und Geräusche von jedem Schauplatz der Vergangenheit, der Gegenwart und der Zukunft, gleichzeitig sieht man das, als seien die Augen photoelektrische Selenzellen.

Ist das nun ein Traum oder Wirklichkeit? Vielleicht ist es ein Traum, über den nur Philosophen nachsinnen können. Vielleicht ist es eine Wirklichkeit, die die Unwissenden nicht sehen können.

Als Ganzes ist Taikyoku still. Darin gibt es keinerlei Bewegung, doch betrachtet man davon einen winzigen Teil, bewegt sich der mit unglaublicher Geschwindigkeit.

Der Ursprung der Bewegung
Angenommen, Punkt A verändert seine Position zu Punkt B, indem er in einer Sekunde eine Strecke von einer Billion Kilometer zurücklegt. Für uns ist das eine gewaltig Bewegung, für Taikyoku, das unendliche Sunyata, ist das jedoch gar nichts. Bewegung, was das auch immer sein mag, gibt es nur in unserer winzig kleinen Vorstellungswelt. Der Ursprung der Bewegung ist nichts anderes als der Ursprung unserer Erkenntnis. Bewegung ist von daher ohne Anfang und ohne Ende in unserer Erkenntnis, über unsere Erkenntnis hinaus gibt es sie nicht mehr. Den Ursprung

der Bewegung mittels der „Erkenntnis" zu suchen, ist dasselbe, wie das letzte Abbild eines Spiegels in einem anderen gegenüber zu suchen.

Die Materie

Die Kraft des Geistes allein – erzeugt Materie – Wesen und Erscheinungen. Sie ist in vielschichtiger Form die Beziehung zwischen einem unendlich winzigen Teil von Taikyoku und einem anderen. Der eine ist mit Yang-Aktivität geladen, der andere mit Yin-Aktivität. Sie ziehen sich gegenseitig an, und das unaufhörlich, ohne Ende. Wesen und Materie, die in Wirklichkeit niemals vollendet werden, sind Zusammenwirkungen dieser Aktivitäten, mehr oder weniger beständig, die sich sogleich wieder zersetzen.

So können wir verstehen, warum die eingeweihten Meister sagen: Es gibt keine Materie.

Wir sind zum Ursprung der Bewegung zurückgegangen, wir haben gesehen, dass er zugleich Ursprung unserer Erkenntnis und der Polarisation der beiden Aktivitäten Yin und Yang ist, je nach subjektiver oder objektiver Sichtweise. Gleichzeitig haben wir begriffen, dass Kraft ebenso wie Materie nur Zusammenwirkungen dieser beiden Aktivitäten sind.

Stellen wir uns Taikyoku vor, das alle Wesen erzeugt, als ein Meer ohne jegliches Kommen und Gehen von Wellen, weil es unendlich gross ist, d.h. unendlich in seiner Tiefe ebenso wie in seinem Umfang, ein Meer, das weder Oberfläche noch Grund hat. Unter unseren Augen bildet sich eine unendliche Anzahl Strudel, grosse und kleine aller Art, sie drehen sich, und dabei folgt jeder einer beliebigen, abweichenden Achse. Sie existieren, das ist sicher, doch wenn wir sie näher betrachten, stellen wir fest, dass sich die Substanz, aus der sie gebildet werden, unentwegt mit aussergewöhnlichem Tempo erneuert, sie existieren also und sind dennoch nicht dieselben, die sie noch einen Augenblick zuvor gewesen sind. Sie berühren und vereinigen sich in einem Wirbel, der grösser ist als jeder von ihnen. Plötzlich verschlingt ein weiterer noch grösserer den ersten, der seinerseits von der Bildfläche verschwindet. Dieses Kommen und Gehen, dieses Auf und Ab, diese Wechselfälle der Zusammenwirkungen, das ist unser Leben, die Erscheinung und die Existenz der Wesen. Das Äther-Universum, Taikyoku, erzeugt nicht nur die Wesen, die Strudel, sondern erneuert sie unentwegt während ihrer gesamten Existenz.

Der eine sagt, das Sein ist nicht-zusammenhängend. Ein anderer hält es für zusammenhängend. Ein Dritter sagt, es sei die Beweglichkeit, die das Sein ausmacht. Ein Vierter legt den Akzent auf die Unbeweglichkeit... Alle haben sie recht, alles stimmt, das ist nur von der Position des Beobachters abhängig.

Demjenigen, der objektiv ist, wird es nicht-zusammenhängend erscheinen, jemandem, der subjektiv ist, zusammenhängend, und wer oberhalb von Subjektivität und Objektivität ist, dem erscheint Taikyoku so, wie es ist.

Um das Bild von Taikyoku sehen zu können, muss man die Augen des Körpers schliessen und die Augen der Seele öffnen. (Die alten Chinesen erfanden zwei verschiedene Verben, die dem Verb „sehen" entsprechen, um das physiologische Sehvermögen von dem spirituellen Sehvermögen der Augen zu unterscheiden, und zwei verschiedene Begriffe für die beiden Arten Auge: körperlich und spirituell.)
Für die Erforschung des Seins sind diese letzteren Augen erforderlich. Der nach dem wahren Sein, nach dem wahren Universum Suchende ist ein wenig wie ein Fotograf. Je näher die Augen dem Objekt kommen, umso mehr engen sie das Feld ein, in so grosser Nähe wie möglich und mit dem stärksten Objektiv erhalten sie von dem Objekt ein ganz und gar unzusammenhängendes Bild.

Je weiter sie zurücktreten, umso mehr vergrössern sie das Feld, aus unendlicher Entfernung, so dies möglich wäre, erhalten sie ein vollkommenes Bild von dem Objekt in seiner Ganzheit mit all seinem Umfeld vom wahren Universum, und auf der Grundlage dieses Bildes können sie mit geeigneten Instrumenten alle die Einzelheiten, die sie aus der Nähe aufgenommen hatten, untersuchen. Daher darf man nicht auf der subjektiven oder der objektiven Vorstellung beharren. Die Erfindung neuer Methoden in der analytischen oder mikroskopischen Fototechnik bringt nur einen Unterschied im Massstab, in der Grösse. Keine Fortschritte werden erzielt in der Erkenntnis von der Natur des Objektes, Ursache seiner Eigenschaften.

In der Theorie des Seins der InYologie ist der Ursprung des Lebens voll und ganz gelöst, wie wir gesehen haben.

12.17 Die Theorie der Erkenntnis

Wenn man sich zu sehr auf den Wunsch versteift, nur die Gesetze kennenzulernen, die die Blasen, die Strudel, die vergänglichen Wesen regieren – schliesslich ist man selbst ja eine dieser zerbrechlichen Blasen –, ohne das universale Gesetz zur Kenntnis nehmen zu wollen, das gleichermassen die vergänglichen Wesen und das wahre Universum regiert, wird man sein Ziel nie erreichen. Es ist eine Aufgabe in der Philosophie des Fernen Ostens und vor allem im Buddhismus, dass man die Theorie der Erkenntnis mit der allergrössten Sorgfalt studiert. Die Theorie der fünf Elemente und die Theorie der Evolution in zwölf Stufen lasse ich beiseite als hier unerheblich. Wir dringen nun ein in den Geist der allgemeinen Theorie der Erkenntnis des Fernen Ostens. Hier sind wir, blicken auf die ganze Welt, die Welt der Wesen, die sich über das Universum des wahren Seins erstreckt. Wir begreifen, dass unsere Welt, unsere Existenz, das Leben, ja alles nichts als ein Funke ist, erzeugt durch die Berührung der beiden Aktivitäten Yin und Yang im tiefsten Innern von Taikyoku. Wir veranschaulichen Taikyoku durch einen Punkt, Taikyoku existiert nicht ohne diesen Punkt, unsere körperliche Existenz beginnt mit der Polarisation von Taikyoku, sie endet mit vollständiger Sättigung, Neutralisation, dargestellt durch Trägheit, dann totale Zersetzung – von anderen, neuen Aktivitäten regiert – und schliesslich Einmünden in eine neue Verbindung. Unsere spirituelle Existenz ist jedoch immer vorhanden (darum gibt es für wahre Erleuchtete keinen Tod), das ist Taikyoku selbst, Wurzel unseres Daseins, Seele oder Geburtsort der Wesen. Taikyoku und wir, die Wesen, das ist ein und dasselbe. Wir sind Taikyoku, das ist es, das ist die Mentalität des Glaubens.

Wenn wir dieses begreifen, so wie wir Taikyoku in unserer gesamten Existenz nicht nur verstehen, sondern auch spüren, werden wir befreit aus dem durch Raum und Zeit zweifach umfriedeten Gefängnis. Von da an sehen wir die Vergangenheit und die Zukunft wie die Gegenwart vor unseren Augen, und zwar gleichzeitig in ihren mikroskopischen Einzelheiten und in ihrer Ganzheit. Genauso wie die physischen Augen auf den Augenblick hin justiert sind, erkennen unsere spirituellen Augen, wunderbares Objektiv, Fenster zu Taikyoku, augenblicklich das, was sich auf der einen entfernten Seite befindet, die Vergangenheit, oder das, was sich auf der anderen entfernten Seite befindet, die Zukunft, oder das, was sich ganz in der Nähe befindet, die Gegenwart.

Die Fähigkeit, sich auf die Vergangenheit einzustellen, ist das Gedächtnis, sich auf die Zukunft einzustellen, ist die Intelligenz, und auf die Gegenwart, ist die Erkenntnis.

Wer Vergangenheit, Gegenwart und Zukunft als drei verschiedene Zeiten und Räume begreift, hat nichtverstanden! Es gibt nur das Hier und Jetzt!

„Gedächtnis", „Erkenntnis" und „Intelligenz" sind nur drei verschiedene Justierpositionen eines einzigen Objektives.

Durch dieses Objektiv möchte ich die Intuition verdeutlichen, sie besitzt die Fähigkeit, sich automatisch selbst einzustellen, sie stellt den Instinkt dar. (Bei der Mehrheit der Leute ist dieses automatische Justieren mehr oder weniger gestört, durch Fehlen der vollkommenen Gesundheit.) Die genaue Einstellung auf jede Position nennen wir Erkennen.

Es versteht sich von selbst, dass ich durch das Objektiv, das wunderbare, welches die automatische Fähigkeit der Einstellung auf alle Ebenen hat, die vollkommene Instinkt-Intuition darstelle, d.h. Intuition, nicht den diversen Einflüssen unterworfen und mit vollkommenem Instinkt ausgestattet.

Was schwer zu verstehen ist, ist die Tatsache, dass dieser Mikrokosmos und dieser Makrokosmos in der Tat nur eines sind, weil sie jeweils Bestandteil des anderen sind.

Die Inyologie ist an dieser Objektivität nicht interessiert, weil das nur ins Abstrakte mündet, sie ist weder objektiv noch subjektiv. Sie geht auf in Taikyoku, durch tiefste Kontemplation und Freimachen vom „Selbst", dem Erfinder von Objektivität und Subjektivität.

Kann das Erschaffene im Raum existieren?
Diese Frage ist schlecht gestellt. Wenn wir untersuchen, welche Bedeutung der Raum in der fernöstlichen Theorie der Erkenntnis hat, entdecken wir, dass er eine menschliche Vereinbarung ist und ohne irgendwelchen Sinn im wahren Universum. Das gleiche gilt für die Tat, das Erschaffene. Die Frage löst sich auf wie ein Regenbogen.

Gibt es Vorhersagen und Erklärungen denn inyologisch? Das „Bewusstsein" (immer gemäss unserer Terminologie) im Zustand der nicht unterbrochenen Kontinuität mit Taikyoku sieht alles voraus, genauso wie Taikyoku. Diesen Zustand zu erreichen, das ist das einzige Ziel der ganzen fernöstlichen Philosophie.

Die inyologische Vorhersage ist vielleicht auch nur eine Wahrscheinlichkeit, doch eine viel höhere, weil sie sich nicht allein auf die „Erkenntnis", sondern auch noch auf das „Bewusstsein" stützt. Die wissenschaftliche Wahrscheinlichkeit auf der Grundlage von Kausalität ist vergleichbar einer Aneinanderreihung von unzähligen, winzigen Fotografien eines grossen Gegenstandes, aufgenommen aus einer Entfernung von 0,1 Metern, wohingegen die inyologische Vorhersage vergleichbar einer einzigen Fotografie ist, aufgenommen aus einer angemessenen Entfernung, z.B. 1'000 Meter, da sie den Gegenstand im Ganzen darstellt. Das Gute, das Schöne und das Wahre, was ist das? Sie sind ein Abbild des Einzigen Gesetzes von Taikyoku, erahnt vom „Bewusstsein", sei es in der Moral, sei es in der Ästhetik, sei es im Bereich der Wissenschaft.

Auf einer gewissen Einfaltsstufe betet man – das kleine Ich – dieses „ICH", welches meditiert, zuweilen an und nennt es in Hochachtung „Gott", zuweilen auch in freundschaftlicher Beziehung „Seele".
Man meint dann, es bewohne das kleine, das physische „Ich" und stellt sich vor, der Tod ist sein Ausgang und das Leben sein Eingang – naiv. Denn „das ICH" stirbt nie.
Die Diskussionen über den freien Willen sind nutzlos, kennt man weder das kleine „Ich" noch das grosse „ICH" bzw. weder die Wesen noch das wahre Sein.

Einstmals stellte man sich einen Esel, der ohne freien Willen war, vor und fragte sich: „Wenn man den Esel in gleiche Entfernung zu zwei gleichen Heuhaufen bringt, würde er den Hungertod erleiden in Ermangelung freien Willens?" Wahrscheinlich wäre das der Fall, doch glücklicherweise ersetzte die Instinkt-Intuition des Esels den sogenannten freien Willen des Gelehrten. Meiner Meinung nach hat letzterer wohl die Justierposition des Objektiv versus Instinkt-Intuition auf die „Erkenntnis" eingestellt. Mit anderen Worten, die vollkommene Funktion der Instinkt-Intuition ist das Taikyoku, Sunyata repräsentierende „Bewusstsein", also vollkommen frei.

Der Mensch, der es besitzt, ist derjenige, der das „Tao" von Lao-Tse kennt. Das ist der „vollkommene Mensch" von Konfuzius. Ein Buddha. Nur solch eine Persönlichkeit ist bemüht, die ganze fernöstliche Philosophie in die Tat umzusetzen.

Wer das wahre Universum, Sunyata, durch sein Vorhandensein spürt, gehört niemals einer Religion oder einer Sekte an. Es sind stets die Schüler und die Zuhörer, aber niemals eingeweihte Meister, die Religionen und Sekten schaffen, weil sie stets den wahrhaftigen Geist verlieren.

Ein Blinder, der nach einer Augenoperation das erste Mal auch physisch sehen kann, ist sehr erstaunt darüber, dass er jetzt die Gegenstände als wesentlich kleiner wahrnimmt, als er sie als Blinder wahrgenommen hatte. Schon nur der „Seh-Sinn" nimmt also die Dinge anders wahr als der „Tast-Sinn". Vielleicht ist das so, weil die physischen Augen einen „grösseren" Überblick haben als die Hände und somit die Dinge in einem anderen Grösse-Verhältnis wahrnehmen. Wie trügerisch doch die physische Wahrnehmung sein kann...

Das Bewusstsein von Sunyata bzw. Taikyoku heisst das Vollkommene Bewusstsein. Erkenntnis, kleines Ich, Gott, Instinkt, Intuition, gleich grosses ICH.

Der Mensch bewohnt gleichzeitig mit seinem Körper die sichtbare Welt und mit seiner Seele Taikyoku, die Welt des Vollkommenen Bewusstseins. Das Vergessen bzw. die Preisgabe dieser letzteren ist die alleinige Quelle für alle physischen und moralischen Leiden der Menschheit.

Jede sogenannte Religion, die Riten, Ordensregeln, Busse, das Paradies, die Hölle, einen persönlichen Gott, Gebete usw. nötig hat oder deren Nutzen nicht bestreitet, ist Bestandteil der sichtbaren Welt und wird in der Philosophie des Fernen Ostens als Pseudo-Religion angesehen. Diese letztere Philosophie sieht als „Wahre Religion" diejenige an, welche all das nicht nötig hat zur vollkommenen Errettung der Menschheit von Übeln und Leiden jeder Art.

12.18 Dimensionen

Wie viele Dimensionen gibt es? Es gibt keine Dimensionen im Plural. Es gibt nur EINE Dimension! Diese EINE Dimension enthält ALLES! Das GANZE UNIversum! Diese Dimension ist identisch mit dem ganzen Universum. Diese UNIverselle Dimension wird auch „Gott", „Grosser Geist", „Liebe" usw. genannt. Innerhalb dieser EINEN – ALLES umfassenden Dimension – gibt es jedoch unzählige „Bereiche", welche irrtümlich als Dimensionen oder gar als Parallel-Universen – verstanden und definiert werden. Und da es – unzählige – Bereiche sind, ergibt es keinen Sinn, diese – unzähligen – Bereiche mit einigen wenigen – willkürlichen – Namen und Bezeichnungen zu definieren. Das TAO, das Du beschreiben kannst, ist nicht das wahre Tao! Du sollst Dir kein Bildnis von Gott machen, denn was Du mit Worten beschreiben kannst, ist nicht Gott. Denk jedoch darüber nach: Gott hat die Menschen nach seinem Ebenbild erschaffen. Nur das künstlich Erzeugte ist tot. Alles, was Natur ist, lebt!
Nichts künstlich Erzeugtes kann Totes lebendig machen. Aber die Natur kann sogar künstlich erzeugtes Totes – durch Transmutation – lebendig machen.

Die willkürliche Einteilung der Dimension(en). Es gibt unzählige Einteilungen der Dimension(en).

Physikalische Dimensionen:
1. Dimension = Punkt (ist zugleich ALLES)
2. Dimension = Linie
3. Dimension = Raum

Spirituelle Dimensionen:
4. Dimension = Bewegung
5. Dimension = Intuition
6. Dimension = Gefühle (Freude, Dankbarkeit)
7. Dimension = Liebe (Gott, der Grosse Geist, universelles Bewusstsein)

Alle diese Definitionen sind auch alles nur Matrix-Irr-Lehren oder Spekulationen.
Wenn „Experten" und „Wissenschaftler" erklären, sie hätten „neues Wissen" zu vermitteln, dann werde ich vorsichtig. Bisher habe ich nur feststellen können, dass es „altes Wissen" in neuer Verpackung ist. Sie erfinden einfach immer neue Namen und Bezeichnungen oder schiere Behauptungen und unbewiesene Theorien, aber kein neues Wissen.

Wer immer mit Vollgas durchs Leben rast, übersieht so Vieles, das eigentlich offensichtlich ist, mit etwas mehr Zeit für Ruhe... Und immer nur „neues" Wissen aufnehmen und aufnehmen und aufnehmen... Wir sollten auch Zeit investieren, um dieses Wissen zu verstehen. Das ist wie beim Karatedo üben. Zuerst eine Technik und Kata verstehen, bevor wir schon die nächste Technik und Kata üben wollen. Sonst wird es ein Abspulen, ohne zu verstehen. Eine Phonographen-Technik und Phonographen-Kata. Besser nur wenige Techniken und Kata tief verstehen, als 20 Phonographen-Techniken auswendig zu kennen.

Matrix-Wissen kannst Du jeden Tag Neues erzählen. Natur-Wissen gibt es kein Neues. Wir können das immer schon existierende Natur-Wissen nur „neu" erfahren und verstehen. Wir können auch „das Leben" nicht neu erfinden. Wir können „das Leben" nur „neu" verstehen. Wobei auch beim „neu" verstehen, es ja kein „neues" Verstehen ist, sondern nur „neue" Bereiche, die wir erleben, die aber immer schon existieren. So verstanden sind auch die „neuen" Bereiche nicht neu. Wenn wir das erste Mal in eine „neue" Gegend fahren, ist diese Gegend nur für uns „neu". Die Gegend selber ist aber nicht neu. Nur unsere Erfahrung ist neu. Die „neue" Gegend ist wie der „neue" Bereich nicht wirklich neu.

Die Definitionen von Dimensionen, Gruppenbildungen, Aufteilungen sind nicht in Stein gemeisselt. Das definiert bald jeder und jede, wie es gerade in das eigene Konzept passt.

Wenn Du die Erklärungen der „Experten" genau studierst, wirst Du bemerken, dass viele einfach nur neue Begriffe und neue Wortschöpfungen erklären, um „ihr neues Wissen" zu verkaufen. In

Wirklichkeit sind nur die Begriffe neu, aber der Inhalt ist „altes Wissen" in neuer Verpackung. So gibt es „Wissenschaftler" und „Experten", die definieren auch das „Universum" neu in „Universen", „Multi-Versum", „Ewigkeiten", „Unendlichkeiten" und andere unsinnige Unterteilungen. Alle diese Definitionen sind auch alles nur Matrix-Irr-Lehren oder Spekulationen.

In einer Nacht habe ich erneut über die Frage der Dimensionen meditiert... und konnte keine Antwort finden. Dann habe ich meinen Weg-Meister um Hilfe gebeten.

Er hat mir diese Antworten geschenkt:
Es gibt keine UNI-Versen im Plural, sondern nur EIN UNIversum! Es gibt keine Ewigkeiten im Plural, sondern nur EINE Ewigkeit! Es gibt keine Unendlichkeiten im Plural, sondern nur EINE Unendlichkeit! Es gibt keine Dimensionen im Plural. Es gibt nur EINE Dimension! Diese EINE Dimension enthält ALLES! Das GANZE UNIversum! Diese Dimension ist identisch mit dem ganzen Universum. Diese UNIverselle Dimension wird auch „Gott", „Grosser Geist", „Liebe" usw. genannt. Innerhalb dieser EINEN – ALLES-umfassenden Dimension – gibt es jedoch unzählige „Bereiche", welche irrtümlich als Dimensionen oder gar als Parallel-Universen – verstanden und definiert werden. Und da es – unzählige – Bereiche sind, ergibt es keinen Sinn, diese – unzähligen – Bereiche mit einigen wenigen – willkürlichen – Namen und Bezeichnungen zu definieren. Zuerst will ich definieren, was Dimensionen nicht sind.
Dimensionen sind keine Orte, und sie sind keine übereinander gestapelten Ebenen – 3, 4, 5, 6 – wie die eines Bücher-Stapels. Und die dritte oder die vierte Dimension ist kein Stuhl, auf dem Du sitzt, oder eine Wand, die Dich umgibt, oder sogar die Erde selbst.

Grundsätzlich sind Dimensionen Bewusstseinszustände, für jedermann erreichbar, der in Resonanz mit bestimmten Frequenzen und der Fülle an Möglichkeiten im jeweiligen Dimensions-Bereich schwingt.
Man kann sich die Dimensionen als Spiele mit unterschiedlichen Regeln vorstellen, als das, was möglich oder nicht möglich ist für Wesen, die sich entschieden haben, darin zu spielen und zu erschaffen.

Was ist Dimension
Die dritte Dimension (3D) ist eine Box mit starren Überzeugungen, mehr oder weniger, mit relativ unflexiblen Regeln und Begrenzungen. Die meisten von uns spielen dieses Spiel seit unzähligen Leben, und so denken wir, dass es für uns das einzige mögliche Spiel ist. Doch nichts kann weiter von der Wahrheit entfernt sein. Einer der starren 3D-Glaubenssätze, die unser Leben bestimmen – unser Denken, Fühlen und Handeln – ist die lineare Zeit. Lineare Zeit ist ein optionaler Glaubenssatz, der uns die Erfahrungen von Vergangenheit und Zukunft „leben" lassen... und dann sterben wir. Weil dieser Glaubenssatz die Standard-Annahme des 3D-Massenbewusstseins ist – und die Ereignisse scheinen diesen Glauben zu bestätigen – denken und handeln die meisten von uns, als ob es wahr wäre.

Doch jetzt wachen wir aus dieser Illusion des allgegenwärtigen Glaubens auf. Und während wir bewusster werden, stellen wir fest, dass Zeit in 3D letztlich eine Zeitschleife ist. Was wir in der „Vergangenheit" erfahren, ist ziemlich genau das, worauf wir unsere Aufmerksamkeit im Jetzt lenken. Wir projizieren diese Realität in die „Zukunft" und erfahren sie deshalb immer und immer wieder von „neuem". Die Struktur der Zeit ist in der dritten Dimension also ziemlich speziell – und begrenzend –, doch wenn wir uns in die „höheren" Dimensionen bewegen, ist unsere Erfahrung der Zeit ganz anders – und stärkend. Im 3D-Bewusstsein ist alles sehr stark an Bedingungen geknüpft. Z.B. existiert das Konzept der „bedingungslosen Liebe" in der dritten Dimension nicht. Wenn Du „bedingungslose Liebe" oder „bedingungslosen Frieden" erfahren hast, dann hast Du Dich in das „vierdimensionale" Bewusstsein begeben.
In der gegenwärtigen – irdischen – Erfahrung haben wir Zugang zu beiden, dem drei- und dem vierdimensionalen Bewusstsein, doch die meisten von uns verlassen selten die festen Gewohnheiten des 3D-Denkens und -Fühlens. Die dritte Dimension bietet keine Wahlmöglichkeiten. Wir wählen nicht in jedem Augenblick unsere Gedanken, Gefühle, Handlungen. Dies sind Fähigkeiten der vierten und fünften Dimension. Stattdessen reagieren wir aus unbewusstem Glauben, antrainiertem Verhalten und aus Situationen heraus, die vor uns in Erscheinung treten.

Dualität ist eine weitere starre Struktur für 3D-Erfahrung. „Oben" und „unten", „links" und „rechts". Vielmehr nehmen wir unsere 3D-Erfahrung hauptsächlich mit dem rationalen Verstand wahr und nutzen so nur etwa 5 bis 10 Prozent unserer Gehirnkapazität, um das 3D-Spiel zu spielen. Die meisten von uns vermuten, dass der Rest unseres Gehirns etwas tun muss, aber wir haben letztlich keine Ahnung, was es tut und wie es funktioniert. Tatsächlich bietet uns der Rest des Gehirns die Möglichkeit, in der vierten, fünften, sechsten, siebenten Dimension zu funktionieren und weit darüber hinaus.

Wir haben bereits das Potential und alle notwendigen Fähigkeiten, um in all diesen Dimensionen voll bewusst zu sein. Doch unsere Denk- und Gefühlsgewohnheiten – von der Matrix-Irr-Lehre eingehämmert – lassen uns stumpf werden und begrenzen uns auf 3D-Erfahrungen. Unser rationaler Verstand weiss nur, was er weiss und weiss nicht, was er nicht weiss. Er arbeitet unermüdlich, um uns innerhalb der schmalen Bandbreite des objektiven 3D-Denkens und seiner Möglichkeiten zu halten.

Die steigenden Lichtenergien und Schwingungen dieser universellen Wandlung erneuern unsere Gehirne, um uns den Zugang zu weit grösseren Bereichen an Informationen und Möglichkeiten zu geben, als das, was in der dritten Dimension vorhanden ist. Die Lichtenergien bereiten uns auf 4D-, 5D, 6D-, Multi-D-Erfahrungen vor, während die starren 3D-„Regeln" aus unserem Bewusstsein verschwinden.

Was ist die vierte Dimension?
Die „Regeln" des 4-dimensionalen Bewusstseins bieten einen weiter gefassten Sinn von Leichtigkeit, Möglichkeiten und Fähigkeiten als die Strukturen der dritten Dimension. Zum Beispiel ist

Zeit in 4D immer Gegenwart. Der Fokus liegt immer nur auf diesem Augenblick, auf dem, was gerade jetzt geschieht. Unser Bewusstsein kennt nur die Gegenwart. Wir kennen kein „gestern" oder „morgen". Und als bewusste Wesen in unserer natürlichen Ausrichtung in der höheren vierten Dimension funktionieren wir nur in der Aufmerksamkeit des „Jetzt". Sobald unser Fokus zu Gegenwarts-Bewusstsein wird, wird es wieder Wahlmöglichkeiten geben. Wir können sämtliche Ereignisse unbeteiligt betrachten, nur als blosse Informationen ansehen und von diesen stillen, übersichtlichen Bereichen aus können wir dann – und nur dann – frei unsere Antwort wählen. In der höheren vierten Dimension werden wir „fähig zu antworten".
In der Gegenwart des 4D-Bewusstseins werden das Konzept und die Möglichkeiten des Paradoxons verfügbar. Paradox bedeutet einfach, dass das, was gerade eben noch wahr war, jetzt nicht mehr richtig ist. Und was gerade eben falsch war, nicht mehr falsch sein muss. Anstatt Ereignissen starre, vorgefertigte Definitionen anzuheften, wählen wir augenblicklich die von uns favorisierte Version und Schwingung.

Wenn wir in der Gegenwart unser Bewusstsein in 4D verlagern, mit der Macht der Wahl und Verantwortlichkeit wie auch der Flexibilität des Paradoxons, wird uns die Möglichkeit zur Verfügung stehen, das Spiel zu ändern, um unsere Freude zu steigern. Interessanterweise wird unser „Multi-Dimensionen-Bewusstsein" keine Langzeitoption darstellen, nachdem das Natur-Wissen die starren Strukturen des 3D-Bewusstseins ausgeräumt hat. Die vierte Dimension stellt einen wesentlichen, aber kurzlebigen Zwischenschritt oder einen Schwingungsbereich dar, von dem aus wir uns alle in das fünfdimensionale – und sogar Multidimensionale – Bewusstsein bewegen.

Das gesamte emotionale Gepäck aus der dritten Dimension muss vor den Türen der vierten Dimension abgelegt werden. Wir können die fünfte Dimension nur betreten, nachdem wir Meister über unsere Gedanken und Gefühle in der vierten Dimension geworden sind. Es sind einige Arbeiten vonnöten.

Was ist die Multi-Dimension?
Zum grössten Teil funktioniert die Multi-Dimension ganz anders als die dritte und vierte Dimension.
In der Multi-Dimension ist Zeit immer im Hier und Jetzt. Das bedeutet, dass alles – alle Möglichkeiten – am gleichen Ort und im gleichen Moment erscheinen. In der Multi-Dimension investierst Du Deine Aufmerksamkeit in einen Bereich und bekommst die Antwort oder Erfahrung genau dann und dort, wo Du Deine Aufmerksamkeit investierst.
In der Multi-Dimension brauchst Du nirgendwo „hinzugehen", um Deine Antworten zu erhalten oder Deine Erfahrungen zu machen. Alles kommt zu Dir – ohne Anstrengung – aufgrund der Aufmerksamkeit der gewählten Schwingung in der „Jetzt-Gegenwart". Wenn Du im Multi-Dimensions-Bewusstsein schwingst, erschaffst Du nichts mit Formen wie in der dritten und vierten Dimension. Du erschaffst mit Licht, Lichtmustern und Lichtschwingungen – oder wie ich es nenne, bewusst mit KI.

Die grosse Mehrheit der Menschen auf diesem Planeten sind nicht vorbereitet darauf, Meister ihrer Gedanken, Gefühle und Handlungen im „Jetzt" zu sein.

Das Bewusstsein in der begrenzten 3. Dimension hat auch Vorteile. Wir müssen sie nur erkennen. Anstelle einer sofortigen Manifestation gibt es in der 3. Dimension eine künstlich eingebaute Zeitverzögerung zwischen dem Gedanken, den wir denken, und der Manifestation oder Erfahrung dieses Gedankens. Meistens gehen wir sehr unwissend mit dieser Zeitverzögerung um. Anstatt uns auf das zu konzentrieren, was wir wollen und uns zu erlauben, dass es sich über die Zeit entfaltet, leben wir tiefe Schwingungsbereiche, wie Wut, Frustration, Langeweile, Sorge, Furcht, Schuld, Angst – alle Arten der niedrigen, disharmonischen Gedanken und Gefühle. Wir benehmen uns, als ob wir straflos alles denken und fühlen könnten, weil wir die Ergebnisse unseres Denkens nicht sofort sehen. Doch das ist jetzt vorbei. Während die lineare 3D-Zeit zu einem einzigen Punkt der Gegenwart kollabiert, kollabiert der Zeitpuffer ebenfalls. Wir haben weniger Gelegenheiten, das Gewahrsein unserer mentalen und emotionalen Gewohnheiten zu praktizieren, bevor das, was wir denken, zu dem wird, was wir bekommen. Das ist eine sehr grosse Herausforderung.

Glücklicherweise können wir uns mit „Energiewerkzeugen" – z.B. einem Weg-Meister – helfen, die Gedanken und Emotionen so zu handhaben, damit wir fähig sind, die noch ungeahnten Möglichkeiten und Herausforderungen des Lebens in den höheren Dimensionen im Hier und Jetzt zu erschaffen.

Die niedrigere vierte Dimension, die auch als Astralebene oder Traumland bezeichnet wird, enthält alle von jedermann je gedachten Gedanken in der dritten Dimension. Wie Du siehst, verschwinden Gedanken nicht, nachdem wir sie gedacht haben. Sie leben weiter in der niedrigeren vierten Dimension mit einem besonderen Gewicht, Muster, Dichte und emotioneller Ladung. Sie verbinden sich mit allen anderen ähnlichen Gedanken.

Jetzt beginnst Du zu verstehen, warum es lebenswichtig ist, sich der Gedanken, die Du denkst, sowie der Emotionen, die Du in diesen Schwingungsmix investierst, bewusst zu werden. Wir fangen jetzt an, im Einklang mit unserem Herzen zu leben, und erfahren die Schwingungen und Ergebnisse solcher Gedanken wie „ich liebe mich", „ich bin glücklich", „ich bin mit mir zufrieden". Der Einklang mit dem Herzen wird natürlich, denn es ist bereits unsere natürliche Ausrichtung in der höheren vierten, fünften und Multi-Dimension.
Ich – und auch Du – sind in diesem Prozess zu 100 Prozent selber verantwortlich dafür, was wir denken und glauben. Die Bereiche, in die wir unsere Aufmerksamkeit investieren, werden stärker, und die Bereiche, denen wir unsere Aufmerksamkeit entziehen, werden schwächer.

Sobald Du anfängst, ganz natürlich mit Deinem Herzen im Einklang zu sein – „ich liebe mich", „ich bin glücklich", „ich bin mit mir zufrieden" – gibt es keinen Grund oder Zwang, Dich auf einen unangenehmen Aufmerksamkeitspunkt in den tiefen Bereichen – oder Dimensionen – zu fokussieren. Das geschieht ganz natürlich, weil das die Sprache und Schwingung Deines natürlichen Wohlbefindens ist. Es ist Deine Wahl und Deine Entscheidung.

12.19 Schach und Go

Kann ich auch das Schach-Spiel und das japanische Go-Spiel inyologisch erklären? Wer die InYologie versteht, kann alles inyologisch erklären. So wie Karatedo nicht an der Dojotüre aufhört, so hört Schach nicht auf dem Schachbrett auf. Wir praktizieren Karatedo auch in der Kommunikation und im Verhalten im Leben. So wie Manager die Kampfkunst vom Schwert-Meister Miamoto Musashi nicht verstehen können, weil sie seine Lehre nur „physisch" verstehen, und die Satanisten die Lehre vom Strategie-Grossmeister Song-Tse nicht verstehen, weil sie seine Lehre nur „physisch" verstehen. Go ist wie Kampfkunst. Wer Kampfkunst nur „physisch" praktiziert, wird gegen einen Kampfkunst-Meister, der das KI des Gegenübers führt, verlieren. Wer das KI führen kann, führt automatisch auch den „physischen" Körper – ohne „physische" Kraft. Das KI sollte stärker sein als die „physische" Kraft.

Bei den Kampfkünsten gilt: Gibt es denn überhaupt Unterschiede zwischen den einzelnen Stilrichtungen oder Unterschiede zwischen den einzelnen Kampfkunstarten wie Kendo, Iaido, Kyudo, Jiu-Jitsu, Judo, Karatedo, Aikido usw.? Ich denke, wenn man Unterschiede sehen oder machen will, dann gibt es sie wohl. Wenn man keine machen will, dann gibt es sie auch nicht. Ich will damit sagen, dass sich die einzelnen Kampfkünste oder Stilrichtungen wohl äusserlich, in der Art der Technik, der Schwerpunkte, der Methoden, wie sie geübt werden, unterscheiden. Aber die Essenz, der Inhalt der Lehre, die traditionell gelehrt wurde, unterscheidet sich nicht im Geringsten. Alle Unterschiede (Inhalt, Form, Ausführung), welche Du zwischen den einzelnen Kampfkünsten (Kendo, Judo, Karatedo, AiKIdo usw.) feststellen kannst, sind nebensächlich und vernachlässigbar. Alle Gemeinsamkeiten jedoch, welche Du in den verschiedenen Kampfkünsten feststellen kannst, sind wesentlich und sollten vertieft studiert werden. Ich denke, es kommt auf die Haltung an, wie man die Kampfkunst übermittelt und selber übt.

Und beim Go-Spiel gelten die gleichen Prinzipien. Wobei Go zu den „sanften" Künsten gehört und nicht zu den „Kampf"-Künsten. Go ist aber auch eine Möglichkeit, Strategie zu üben. Immer beachten, dass jede Vorderseite eine gleichgrosse Rückseite hat. Das KI vom Gegenüber respektieren. Nicht mit Gewalt erzwingen, sondern mit Gefühl und Intuition führen. Beim Go können auch Spieler mit ganz unterschiedlichen Graden miteinander üben, ohne dass der höher Graduierte immer gewinnt. So kann z.B. ein 5. Kyu mit einem 4. Kyu üben, indem der 5. Kyu 1 Stein Vorsprung setzen darf. Oder ein 1. Kyu mit einem 1. Dan, indem der 1. Kyu 2 Steine Vorsprung setzen darf. Oder ein 2. Kyu mit einem 1. Dan, indem der 2. Kyu 3–4 Steine Vorsprung setzen darf. Kuy-Grade beginnen nicht direkt auf dem Meister-Brett mit allen 181 weissen Steinen und 181 schwarzen Steinen, sondern üben zuerst auf einem kleineren Brett mit 9x9 Stein-Punkten, steigern die Brett-Grösse auf 13x13 Stein-Punkte und erst dann auf dem grossen Meisterbrett mit 19x19 Stein-Punkten. Das Go hat bewusst ungerade Anzahl Steine. Ungerade Zahlen sind Yin.

Schach ist mehr Yang und Go mehr Yin. Beim Schach werden die einzelnen Figuren eliminiert und vom Brett genommen, bis zum Matt des Königs, der bei Schach-Matt auch noch umfällt als Zeichen der Unterwerfung. Beim Go wird nicht der „Gegner" besiegt wie beim Schach, sondern es werden Freiräume auf dem Brett erkämpft. Wer beim Go den „Gegner" besiegen will, verliert meistens. Wer seinen Partner auch „leben" lässt, kann gewinnen.

12.20 Verschränkung

Was bedeutet Verschränkung? Menschliche Emotion formt die Physikalische Wirklichkeit! Drei verschiedene Studien, welche von verschiedenen wissenschaftlichen Teams durchgeführt wurden, beweisen jede für sich etwas wahrhaft Aussergewöhnliches. Als jedoch durch weitere Forschung diese drei Entdeckungen miteinander verbunden wurden, wurde etwas Atemberaubendes entdeckt: **Menschliche Emotion formt wortwörtlich die Welt um uns. Nicht nur die Wahrnehmung der Welt um uns, sondern die Wirklichkeit selbst.**

Im ersten Experiment wurde menschliche DNA in einem verschlossenen Behältnis isoliert und dann in die Nähe einer Testperson platziert. Wissenschaftler gaben dem Spender emotionale Anreize und stellten fest, dass auf faszinierende Weise dadurch die DNA der Testperson im anderen Raum beeinflusst wurde. In Präsenz von negativen Gefühlen zog sich die DNA zusammen. In der Präsenz von positiven Gefühlen entspannten sich die Spulen der DNA. Die Wissenschaftler kamen zu folgendem Entschluss: „Menschliche Emotion produziert Effekte, welche sich über konventionelle Gesetze der Physik hinwegsetzen".

Das zweite Experiment war ähnlich, aber stand in keinem Zusammenhang zum ersten Experiment: Eine andere Gruppe an Wissenschaftlern extrahierte Leukozyten (weisse Blutzellen) von Spendern und platzierte sie in Kammern, sodass sie elektrische Veränderungen an ihnen messen konnten. In diesem Experiment wurde der Spender in einem Raum platziert und „emotionaler Stimulation" mittels Videoclips ausgesetzt, durch die verschiedene Gefühle im Spender hervorgerufen wurden.
Die DNA wurde in einem anderen Raum im selben Gebäude platziert. Der Spender und seine DNA wurden überwacht, und als der Spender emotionale Höchstwerte oder Tiefstwerte (gemessen anhand elektrischer Reaktionen) fühlte, zeigte die DNA **IDENTISCHE REAKTIONEN ZUR GENAU GLEICHEN ZEIT** auf.

Es gab keine Verzögerungszeit, keine Übertragungszeit. Die DNA-Höchst- und Tiefstwerte **STIMMTEN ZEITLICH EXAKT** mit den Höchst- und Tiefstwerten des Spenders überein. Die Wissenschaftler wollten sehen, wie weit weg sie den Spender von seiner DNA räumlich trennen konnten und trotzdem noch diese Auswirkung erreichen konnten. Sie brachen die Versuche ab, nachdem sie die DNA und den Spender 50 Meilen (= 80,47 km) voneinander trennten und **IMMER NOCH** die **GLEICHEN** Resultate erzielten. Keine Verzögerungszeit, keine Übertragungszeit.

Die DNA und der Spender hatten die gleichen identischen Reaktionen zur gleichen Zeit. Die Schlussfolgerung, die sich daraus ergab, war, dass der Spender und seine DNA über Raum und Zeit hinaus miteinander kommunizieren können.

Das dritte Experiment bewies etwas noch Atemberaubenderes: Wissenschaftler beobachteten die Auswirkung von DNA auf unsere physische Welt. Licht-Photonen, welche die Welt um uns bilden, wurden in einem Vakuum beobachtet. Deren natürliche Örtlichkeiten waren komplett dem Zufall überlassen. Menschliche DNA wurde dann ins Vakuum eingefügt. Überraschender Weise verhielten sich die Photonen dann nicht länger zufällig. Sie folgten exakt der Geometrie der DNA. Die Wissenschaftler, welche dies untersuchten, beschrieben das Verhalten der Photonen als „überraschend und entgegen dem, was man erwarten würden". Weiter fügten sie hinzu: „Wir sind gezwungen, die mögliche Existenz einer neuen Form von Energie zu akzeptieren!"
Sie schlussfolgerten, dass menschliche DNA wortwörtlich das Verhalten von Lichtphotonen ausmacht, welche unsere Wirklichkeit formt.

Weitere Forschung sowie das Verbinden dieser drei wissenschaftlichen Behauptungen führte dazu, dass die Forscher überwältigt waren. Sie kamen zu der überwältigenden Erkenntnis, dass, wenn unsere Gefühle unsere DNA beeinflussen und unsere DNA die Welt um uns formt, folglich unsere Gefühle die physische Welt um uns verändern.

Und nicht nur das, wir sind verbunden mit unserer DNA über Raum und Zeit hinaus. Wir erschaffen unsere Wirklichkeit, indem wir sie anhand unserer Gefühle wählen. Die Wissenschaft hat uns bereits einige ziemlich atemberaubende Fakten über das Universum, in welchem wir leben, geliefert. Alles, was wir machen müssen ist, die Punkte miteinander zu verbinden.

Hast Du Dich jemals so gefühlt, als wärst Du schon einmal hier gewesen, oder weisst vielleicht, was gerade passieren wird, oder vielleicht passiert sogar etwas und es erscheint so, als wäre es so bestimmt gewesen zu geschehen? Diese Dinge sind mir schon oft passiert, und sie waren so seltsam, dass ich gezwungen war, nach Antworten zu suchen. Déjà-vu, Synchronizität sind nur zwei Bezeichnungen von einprägsamen Ereignissen, die gravierend erscheinen. Wir mögen sie als „übernatürlich" einstufen, weil es scheinbar keine logische oder natürliche Erklärung dafür gibt. Doch wenn es so vielen von uns die ganze Zeit über passiert, wie können wir es dann noch immer als übernatürlich bezeichnen? Somit wäre es natürlich, stimmt's? Und ich glaube, dass es echt ist und dass wir uns an echte Ereignisse ausserhalb der Zeit erinnern – sozusagen „aus der Zukunft".

Wie bitte? Ja. Durch das, was ich als neural oder „neuronale Verschränkung" bezeichne. Es hat mit Verschränkung zu tun, doch nicht nur mit den subatomaren Teilchen – den „Neuronen". Obwohl es genauso funktioniert, weil sie Neuronen sind, sind sie direkt mit Deinem Bewusstsein verbunden.

Wie Du denkst, Dein Gedächtnis, Raum, Zeit und vieles mehr haben andere schon früher mit der Theorie des „verschränkten Geistes" beschrieben. Die Verbundenheit von allem im Universum, dass alles Eins ist, ohne Trennung. Ebenso wie John Wheelers Ein-Elektronentheorie nehme ich an, dass die Verschränkung auch durch die Zeit geht, wie sie von Physikern an der University of Queensland als „zeit-ähnliche Verschränkung" beschrieben wird. Diese Eigenschaft beinhaltet die Fähigkeit, nicht nur Informationen aus der „Vergangenheit" in die „Zukunft" auszutauschen, sondern auch zurück in die „Vergangenheit".

Der brillante theoretische Physiker John Archibald Wheeler glaubte, dies träfe zu und legte in seinem aktualisierten Doppelspaltexperiment, alias „delayed choice", einige sehr interessante konzeptuelle Schriften über die umgekehrte Kausalität oder „Retrokausalität" vor. Es wird in der Weise betrachtet, dass die Verschränkung ursprünglich hypothetisch die Raum-Zeit-Dimension völlig umgeht, als ob sie nicht da wäre. Dies bedeutet die sofortige superluminale Kommunikation (schneller als Licht) in jeder Entfernung. Doch nach Ansicht einiger unserer anderen Physiker durchbricht sie auch die Zeitschranke, indem sie in der Lage ist, in die „Zukunft" zu kommunizieren. Wheeler glaubte, dass die „Zukunft" die „Vergangenheit" beeinflussen kann.

Wenn wir also diese Eigenschaften gemeinsam berücksichtigen, haben wir unsere eigenen verschränkten Neuronen, die durch die Zeit hindurch schneller miteinander kommunizieren als die Lichtgeschwindigkeit innerhalb jeder Entfernung.
Natürlich glauben viele, dass wir uns nicht in so grossem Massstab (jenseits des Subatomaren) verschränken können. Vergessen wir nicht, dass das Übernatürliche nicht durch die Wissenschaft erklärt werden kann, und darüber sind sich alle einig. Doch andererseits glauben viele von uns an Dinge wie Synchronizität, weil sie alle beobachtete menschliche Wirklichkeit sind.

Tesla sagte:
„Heutige Wissenschaftler haben die Mathematik auf die Stelle der Experimente gesetzt, und sie wandern durch eine Gleichung nach der anderen, und schliesslich bauen sie eine Struktur auf, die keinen Bezug zur Wirklichkeit hat." Tesla war praktisch – glaubte, dass vieles in der theoretischen Physik fehlte, beobachtete die Wirklichkeit. Tesla sagte auch: „An dem Tag, an dem die Wissenschaft beginnt, nicht-physische Phänomene zu studieren, wird sie in einem Jahrzehnt mehr Fortschritte machen als in allen früheren Jahrhunderten ihrer Existenz."

Wie wichtig ist dann die Quantenverschränkung?
Für die Wissenschaft könnte es alles bedeuten, oder für die Hypothese der übernatürlichen Fähigkeiten (Psi /Chi) könnte es ebenso alles bedeuten. Wenn wir von verschränkten Neuronen

sprechen, dann kann es im Bereich der oft scheinbaren paranormalen oder übernatürlichen Kräfte eigentlich nur ein natürlicher Teil der Wirklichkeit sein.

Wenn Du Einstein glaubst, er nahm es ganz einfach! Er vertraute auf den Determinismus, oder dass alles im Universum, einschliesslich jeder menschlichen Handlung, vorbestimmt ist und es keine freie Wahl gibt. Selbst mit seiner Wissenschaft von der Zeit als Dimension wird sie nur noch fester. Raum-Zeit oder Minkowskis „Blockzeit" gibt uns Fixpunkte unserer individuellen Lebenslinien.

Wenn wir Zeitreisen unternehmen könnten, dann könnten wir immer zu diesen Fixpunkten gelangen, die willkürlich sind, doch immer unverändert bleiben. Gestern um 15:00 Uhr warst Du genau hier und jenes passierte, oder vor 15 Jahren kam es nicht darauf an, weil es schon vorbei ist und Du nicht zurückgehen kannst, um es zu ändern, glaubte er. Alles, was geschehen ist, ist bereits geschehen, und unsere Erinnerungen werden immer gleichbleiben als Teil unserer Zeitlinien – für immer verschränkt.

Dass wir Zugang zum ganzen universellen Bewusstsein haben. Dass „Vergangenheit" – „Gegenwart" – „Zukunft" – nur in der Gegenwart existieren. Es gibt nur Gegenwart. Dass die Verschränkung existiert und wir in die Vergangenheit und in die Zukunft reisen können. Dass wir telepathisch kommunizieren können. Dass Träume und Fantasie mindestens so „real" sind wie die sog. „Wirklichkeit". Realer als die Matrix-Irr-Lehre es suggeriert. Dass wir Schöpfer-Wesen sind und wir in unserer Fantasie Wirklichkeit erschaffen können.

12.21 Karma

Wir kommen immer nur mit den Gedanken, Ideen, Dingen, Menschen, Situationnen usw. in Berührung für die wir eine Affinität besitzen und in Resonanz sind.

Wenn jemand zum Beispiel einen Unfall erleidet, in eine Schlägerei verwickelt ist, eine Krankheit erleidet oder etwas Schönes, etwas „Neues" erlebt, so kann er das niemals, ohne eine entsprechende Affinität zu besitzen. Die Schuld (Mea Culpa) für die etwaigen Folgen einer solchen Schlägerei oder Krankheit oder Freude usw. trägt demnach auch derjenige, von dem man glaubt, er sei unschuldig darin verwickelt. Die juristische Auslegung von Recht und Schuld ändert nichts daran, dass der Betroffene eben reif war für die Situation.
Alles, was wir denken, sprechen, handeln, unterlassen usw., ist und wird Karma. Das heisst, es erzeugt einen Zustand oder eine Affinität, für den oder die wir früher oder später den entsprechenden Ausgleich erfahren werden. Somit ist es nicht egal in Bezug auf unseren weiteren Lebensweg, wie wir uns im Hier und Jetzt verhalten.

In diesem Zusammenhang ist es wichtig, die Beziehung zwischen dem freien Willen und der universellen Ordnung (Seelenplan) zu verstehen. Es passiert nichts willkürlich oder chaotisch in diesem Universum. Alles ist der göttlichen Schöpfung unterworfen.

Bin ich in mir – „Innenwelt" – und mit den verschiedenen Beziehungen, Bereichen der Wirklichkeit in Harmonie, so können mich auch deren Entsprechungen in der „Aussenwelt" nicht stören. Geschieht etwas für mich Unangenehmes, so ist dies lediglich eine Aufforderung des Universums, mich mit dem Bereich in Harmonie zu bringen. In vielen Bereichen können wir auch durch unsere Lebensweise beeinflussen, wie und was uns in Zukunft widerfahren wird (Willensfreiheit).

Ein Beispiel:
Wenn jemand zum Beispiel die Gelegenheit dazu hat einen Diebstahl zu begehen, und er (sie) weiss ziemlich genau, dass man ihn (sie) nicht erwischen wird oder erwischen kann. Nehmen wir einmal an, dieser jemand ist zum ersten Mal mit einer solchen Situation konfrontiert. Nun ist es seinem freien Willen überlassen, wie er sich entscheiden will. Ob er stehlen will oder ob er es nicht tun will.
Einzig sein bisheriges Karma wird ihn darin beeinflussen. Wie er sich auch immer entscheidet, seine Entscheidung wird Karma! Das heisst, es wird seine künftigen Entscheidungen (und somit Erlebnisse) direkt beeinflussen.

Wenn er zum Beispiel stiehlt, so wird er, wie erwähnt, diesmal also nicht ertappt werden. Kommt er z.Bsp. bei einer anderen Gelegenheit in eine ähnliche Situation, so wird ihm die Entscheidung diesmal etwas leichter fallen, weil sein Karma nun ebenso geprägt ist. Der zweite Entscheid wird wieder Karma.
Bei weiteren Gelegenheiten oder Situationen wird sein Karma mit der Zeit so sein, dass er nicht mehr anders kann, als stehlen.

Dies geht so lange weiter, bis er aufgrund seines Karma ein Erlebnis haben wird, das ihm seinen Zustand deutlich macht. Der Krug geht zum Brunnen, bis er bricht... oder wie Jesus richtig lehrte:
„Erkenne, was vor Deinem Angesicht ist, und was Dir verborgen ist, wird sich Dir offenbaren. Denn es gibt nichts, was nicht offenbar würde."
Jede Vorderseite hat eine gleichgrosse Rückseite. Wenn Du also die Vorderseite siehst, kannst Du auch den Antagonismus, welcher Dir verborgen ist, trotzdem erkennen.
Auf der anderen Seite ist es so, dass, wenn dieser Mensch die Entscheidung trifft nicht zu stehlen, so wird auch diese Entscheidung Karma. Er wird in Zukunft bei einer ähnlichen Situation eher den Entscheid treffen, nicht zu stehlen. Es kann soweit kommen, dass er in Zukunft gar nicht mehr anders kann, als nicht zu stehlen. Weil sein Karma so ist.

Jede Handlung, jeder Gedanke, jede Idee wird Karma.

Jedoch meinen viele, dass Karma sich auf eine Beziehung von Ursache und Wirkung begrenzt. Das ist jedoch ein Irrtum. Das Karma erscheint weniger unwiderruflich als das „Schicksal". Das Kausalitätsprinzip alleine kann unser Leben nicht beherrschen, denn es ist ein aus vielem zusammengesetztes Ganzes. All das, was wir zuvor getan haben, all die früheren Ursachen bringen nicht systematisch ein einziges mögliches Ergebnis hervor. Das physische Leben hängt zwar mit dem Gewesenen zusammen, ist aber nicht streng davon bestimmt. Dem menschlichen Bewusstsein steht die freie Wahl offen. Das heisst, stets ist alles möglich. Nichts geschieht mit absoluter Ausschliesslichkeit. Man kann sein Karma ändern, wenn man bewusst daran arbeitet. Es ist möglich, dass man aufgrund eines Erlebnisses zum Bewusstsein kommt, seinen Lebensweg, seine Einstellung, seine Haltung zu ändern und somit sein Karma. Und hier besteht eine der Möglichkeiten, dies zu üben.

Was ist wirklich wichtig im Leben? Was für ein Leben sollen wir führen? Wie werden wir sterben? Das Problem von Leben und Tod ist seit jeher ein Grundproblem der Menschen. So ist für viele der Begriff des „Schicksals" etwas Unabänderliches. Das „Schicksal" beinhaltet die Unterwerfung unter ein von höherer Macht entschiedenes Los. Etwa so: Gott hat die Kontrolle über die Menschen, diese haben keine Kontrolle über das ihnen bestimmte Los. Es ist sehr wichtig, sich von diesem Fatalismus zu trennen.

Es gibt die Ansicht: Eine äussere (göttliche) Macht bestimmt und leitet unser Leben. Es gibt aber auch die Ansicht: Wir selbst sind die Ursache unseres Unglücks oder Glücks (Mea Culpa).

Wie der Weg-Meister Lao-Tse schon lehrte: Wer fragt, ist ein Narr für eine Minute. Wer nicht fragt, ist ein Narr sein Leben lang.

Wir müssen uns selbst besser verstehen, um wahrhaft glücklich zu werden. Die Idee des Karma schliesst die Möglichkeit ein, unser „Schicksal" zu verändern. Der Mensch kann mit seinem Willen in sein Karma eingreifen und es verwandeln. Der Mensch ist kein starr strukturiertes Wesen. Er ist in ständiger Entwicklung. Eine Vielzahl von Möglichkeiten bietet sich ihm jederzeit an. Von der Halsstarrigkeit und Bestätigung des Egos bis zur anpassungsfähigen Weichheit und Aufgabe des Egos. Diese Anpassungsfähigkeit ist genau das, was wir mit der Befolgung der universellen Ordnung lehren. Anpassung in die Harmonie der universellen Ordnung.

Das Handeln gegen den Strom der universellen Ordnung bringt entsprechendes Karma hervor, d.h. egoistisches Karma, Handeln oder Merkmale. Geschwüren vergleichbar, die, wenn sie nicht rechtzeitig geheilt werden, den Zerfall des ganzen Organismus, der ganzen Person bewirken. Es ist der Sog der teuflischen Verkettung. Daher muss man schlechtes Karma „abschneiden".
Das Leben zur Vollendung bringen heisst, zur reinen und vollkommenen Freiheit zu gelangen. Nur wer sich in Harmonie mit der universellen Ordnung befindet, ist wirklich frei.

Heilung für die Seele
Kann ein physischer Körper vergiftetet sein? Ja. Kann Geist vergiftet sein? Ja. Kann Seele vergiftet sein? Ja. Auch die Seele kann „vergiftet" werden. Jeder praktizierende Satanist oder Dämon hat eine „vergiftete" Seele. Und auch eine „vergiftete" Seele muss „entgiftet" werden, das gehört zur ausgleichenden Gerechtigkeit. Wie muss eine „vergiftete" Seele wieder „entgiftet" werden? Meine Empfehlung: genau so, wie auch das Karma „entgiftet" werden kann...

Wie kann also Karma nur im Hier und Jetzt wirken, wenn es ja „nachtragend" ist...
Du darfst auch „Hier und Jetzt" nicht statisch verstehen. Auch „Hier und Jetzt" ist dynamisch und der Wandlung unterworfen. Dass es nur das „Hier und Jetzt" gibt, bedeutet, dass wir alles immer nur im Hier und Jetzt tun können und erleben können. Jeder Moment – egal in welchem Wandlungsmoment – ist immer nur im Hier und Jetzt.

Ein Geheim-Tipp aus meiner Lebenserfahrung:
Seine Fehler aufrichtig bereuen, und ab sofort so viel wie möglich LIEBE schenken. Ab sofort ein ehrlicher Diener an den ehrlichen Mit-Lebewesen sein.

Gandhi hat einem Kindsmörder (er war Angehöriger des christlichen Glaubens) gesagt, um seine „vergiftete" Seele zu „entgiften", soll er ein Waisenkind, das aus einer muslimischen Familie kommt, grossziehen wie sein eigenes Kind... wahre Liebe kennt keine Hautfarben...

Es zählt nicht, wer Du warst, bevor Du hingefallen bist! Es zählt, wer Du wurdest, als Du wieder aufgestanden bist!

Haben Tiere auch ein Karma?
Jesus sprach: „Selig ist der Löwe, den der Mensch isst, und der Löwe wird Mensch werden. Und verflucht sei der Mensch, den der Löwe frisst, und der Löwe wird Mensch werden."

Ich denke, auch diesen Lehrsatz hat Jesus nicht mit diesen Worten formuliert. Diesen Lehrsatz von Jesus muss ein Weg-Meister für Suchende zuerst richtig übersetzen. Sonst wird die Inkarnations-Lehre von Jesus in diesem Lehrsatz falsch verstanden und falsch interpretiert. Was in die Bibel geschrieben wurde, ist nicht alles Natur-Wahrheit. Da ist vieles bewusste Manipulation.

Viele Teile der Lehre von Jesus wurden durch Unwissenheit der Übersetzer falsch geschrieben oder bewusst falsch geschrieben, um die Menschen in Unwissenheit zu lassen. Darum muss ich diese falschen Interpretationen noch richtig interpretieren.
Dieser Lehrsatz besteht in Wirklichkeit aus zwei Teilen. Einem „physischen" Teil und einem spirituellen Teil. Wenn der Mensch Löwenfleisch isst, dann ist der Löwe für den Menschen „physische" Nahrung. Und „physische Nahrung" wandelt sich in Menschenfleisch. Darum wird der Löwe Mensch werden. Das ist die „physische" Wandlung. Wenn der Löwe Menschenfleisch frisst, bedeutet das zwar auch den „physischen" Tod des Menschen. Aber der Löwe kann nicht

das Wesen – Seele und Bewusstsein – vom Menschen in Löwe wandeln. Auch der gefressene Mensch – jetzt physisch im Körper des Löwen – wird trotzdem erneut als Mensch reinkarnieren. Das ist der spirituelle Teil der Wandlung.

Pflanzen und Tiere haben kein Karma wie Menschen, weil sie ein völlig anderes Bewusstsein haben. Pflanzen und Tiere haben kein Schuld-Bewusstsein wie Menschen. Pflanzen und Tiere haben andere Aufgaben im Leben zu erfüllen als Menschen. Pflanzen inkarnieren nicht als Tiere und Tiere inkarnieren nicht als Menschen. Jede Gattung ist immer komplett. „Die Tiere seien dem Menschen untertan", heisst es in der Bibel. Warum dürfen Menschen keine anderen Menschen töten, Tiere dürfen andere Tiere oder sogar Menschen töten? Ja, Tiere müssen sogar töten, um zu überleben, wenn sie keine Vegetarier sind.

Selig, wer sich vor seinen Untergebenen so respektvoll benimmt, wie wenn er vor seinen Vorgesetzten stünde!

Frage:
Was haben die Labortiere verbrochen das sie als Versuchstiere in den Laboren landen?

Antwort:
Solche Labortiere (Affen, Hunde, Mäuse, Ratten, Katzen, u.v.m.) im Labor haben sich diese „Aufgabe" sicher nicht selber ausgesucht. Die wurden „entführt" und für egoistische Zwecke der Menschen missbraucht. Das ist das Werk von Menschen, welche sich mit solchen Foltermethoden – verharmlosend auch „Tier-Versuchen" ihr eigenes Karma belasten.

Frage:
Diese Labortiere werden im Labor gezüchtet oder von der Strasse entwendet die sehen nie eine freie Welt. Und der Geist dieses Labortieres inkarniert ja in den Labortierkörper – warum sollte die Seele des Labortieres das tun? Weil sie keinen freien Willen hat? Hat sie keine Seele? Sind es Seelenlose Ratten? Oder sagen die Engel im Himmel zu den Tierseelen: Du kannst jetzt in den Hundekörper in dem Labor inkarnieren – damit ermöglichst Du den Menschen ihr Karma zu belasten weil Sie Deinen Hundekörper quälen im Labor mit Tierversuchen.

Antwort:
Da Tiere keinen freien Willen besitzen, haben sie auch kein Karma - und auch keine Schuld.
Aber der Mensch lädt sich Schuld auf! Aber Tiere haben ein Herz-KI. Das empfindest Du selber deutlich. Die starke „Bindung" an Dich, ist nur durch das Herz-KI" möglich.

Frage:
Wenn ein Löwe in der Wildnis eine Antilope frisst – bildet er dadurch kein schlechtes Karma. Es ist ja seine Aufgabe das zu tun.

Antwort:
Kein Tier hat einen freien Willen. Tiere haben Instinkt, aber keine Intuition. Darum haben Tiere auch kein Karma und kein Schuldbewusstsein. Menschen haben einen freien Willen und Intuition geschenkt bekommen und damit auch Karma und Gewissen. Und einige Tiere haben auch ein Herz-KI. Und einige Menschen empfinden kein Herz-KI - und kein Gewissen - mehr. Die Frage ist interessant, ob diese „Menschen", die kein Herz-KI und kein Gewissen mehr empfinden, immer noch „Menschen" sind, oder Reptiloide.

Wir sprechen in diesem Zusammenhang nicht vom „physischen" Reptil, sondern von seelischen und geistigen „Reptiloid". Ein „Reptiloid" ist ähnlich wie ein „Transhumanoid".
Ein „Reptiloid" hat einen freien Willen und oft sogar einen sehr ausgeprägten Intellekt. Aber sein Herz-KI wurde deaktiviert. Wir müssen hier genau unterscheiden, zwischen Reptiloiden und Monarch-Opfern. Alle Satanisten haben ihr Herz-KI deaktiviert, weil sie ihre Seele den Dämonen zuwenden.

Frage:
Gut. Aber Hunde wurden gezüchtet. In der Wildnis als Wölfe haben sie nicht so ein Herz-KI zu den Menschen. Also diese Tiere wurden ja physisch gezüchtet. Was inkarniert nun in den Hundekörper? Die domestizierte Hundeseele? Sonst kann diese Seele ja frei wählen und sagen ich inkarniere in einen freien Wolf in Kanada im Nationalpark. Oder diese Seele sagt, ich inkarniere in den Hundekörper von einem geliebten Haushund. Dann bin ich ein Hund mit Herz-KI und sonst bin ich ein Hund ohne Herz-KI. Und sonst nimmst Du halt das Beispiel vom Löwen. Der wird ganz bestimmt kein Herz-KI für den Menschen empfinden in der Wildnis. Ausser er wurde dressiert. Oder wir verstehen es anders. Der Mensch dressiert nicht den Hunde oder Löwenkörper im Zirkus sondern den Geist. Und ob diese Hundeseele im nächsten Leben wieder als Hund inkarniert wissen wir nicht. Dasselbe gilt für den Löwen.

Antwort:
Das ist ein Irrtum, wenn Du denkst, Tiere - primär Warmblüter - in der freien Wildbahn hätten kein Herz-KI. Versuch mal einer Tiermutter eines ihrer Jungtiere zu stehlen... oder schau wie ein Rudel- oder Herdenführer sein Rudel oder seine Herde führt und beschützt...
Du darfst aber Tiere nicht mit Menschen gleichsetzen. Für Tiere gelten andere Inkarnations-Regeln - und andere Aufgaben - als für Menschen.

Frage:
Jesus sagte: die Engel werden erscheinen und die Bösen von den Guten trennen.

Antwort:
Diese Übersetzung ist nicht richtig. Das hat Jesus nicht so gelehrt.
Jesus lehrte: Die Engel sind immer für alle Menschen da und helfen allen Menschen, welche sich vom Bösen abwenden.

Meine Begründung:
Wir müssen nicht erst auf die Engel warten bis sie erscheinen um uns zu retten. Wir können uns zu jeder Zeit entscheiden, mit welchen Bereichen - den Bereichen der Engel oder den Bereichen der Dämonen - wir uns synchronisieren.

Wir müssen immer beachten, dass Himmel und Erde dieselben Wurzeln haben. Das wahre, ursprüngliche Wesen des Egos zu verstehen bedeutet, das Nichtvorhandensein einer Trennung zu erfahren, die Nicht-Unterscheidung zwischen einem selbst und den Anderen. Durch dieses Verständnis wird jedes Verbrechen, jeglicher Hass, jegliche Eifersucht und jeder Groll für immer entfernt.

Unser Mitgefühl wächst durch die Anderen. Ohne die Anderen können kein Mitgefühl und keine Liebe bestehen. Wenn wir geduldig sind und lernen, besonders angesichts von Schwierigkeiten, Geduld zu bewahren, vergrössert sich unsere Fähigkeit, Geduld zu wahren. Während sich unser Mitgefühl entwickelt, wächst gleichzeitig die Kraft unseres Glaubens. Unser Karma wird sich fortwährend verwirklichen und uns entweder ins Unglück oder ins Glück führen, wie der Samen eines Baumes den Baum hervorbringt, der wächst und sich entfaltet, und niemals ein Tier hervorbringt. So ist das Karma entscheidend für unseren Seelen- und Lebensplan. Gutes Karma bringt Frieden und schlechtes Karma bringt Leiden. Wir dürfen nicht von schlechtem Karma Glück und Frieden erwarten und von gutem Karma werden wir nicht Leiden erfahren.

Das Unglück der Menschen in unserer Zeit und die ganze Krise der gegenwärtigen Zivilisation ist das Ergebnis einer Ansammlung von schlechten Samen, die keimen und wachsen. Diese Samen sind aus einem Verstoss gegen die Ordnung im Universum entstanden.

Die zehn Vorschriften bleiben die grundsätzlichen Verhaltensregeln des Menschen, wenn er sich mit der Natur harmonisieren und sich nicht gegen die Gesetze des Universums stellen will. Wenn wir einen Menschen respektieren und wirklich tiefes Mitgefühl besitzen, können wir zum wahren Weg gelangen. Empfinden wir Respekt und Mitgefühl, nimmt unser Egoismus ab. Das Wichtigste ist, seine Familie zu respektieren, die Eltern, Mann oder Frau, ältere Brüder und Schwestern. Diejenigen, die für die Familie weder Respekt noch Mitgefühl haben, können dies auch für andere nicht entwickeln. Wenn jemand nicht mitempfindend ist, fällt es ihm leicht, Würmer oder andere Tiere zu töten. Doch selbst ein Wurm empfindet wie jedes Tier Liebe für seine Mutter und seine Kinder.

Frage:
Sollte die Todesstrafe angewendet werden zum Beispiel bei Kindesmissbrauch wie im Falle Clinton, Epstein etc.

Antwort:
Ich denke auch in diesem Bereich, wie der grosse Weg-Meister Jesus: Wer ohne Sünde ist, der werfe den ersten Stein. Alle anderen sollen das Richten Gott überlassen. Aber „neutralisiert" werden, müssen sie. Die ehrlichen Menschen müssen vor solchen Monstern geschützt werden.

Ich unterstütze keine Rache. Ich unterstütze nur Gerechtigkeit.

Ja, auch jede dieser 4 Stufen lehrt: Menschen sollen keine Menschen töten. Nur die Konsequenzen sind für das Karma der „Richter" unterschiedlich.
Und was mit Wesen zu geschehen hat, die keine Menschen sind - oder keine mehr sind - ist eine andere Frage.
Warum lässt der Grosse Geist auch solche Dämonen und Verbrecher hier leben?
Wie ich oben erklärt habe: Nur der Grosse Geist kennt die Seelenpläne, die Karma, die Lebenspläne und die ausgleichende Gerechtigkeit.

Und dann höre und lesen ich oft, dass Menschen fragen: Warum gibt es Menschen, die so unterschiedlich leiden müssen...

Gutes Karma bringt Frieden und schlechtes Karma bringt Leiden. Wir dürfen nicht von schlechtem Karma Glück und Frieden erwarten und von gutem Karma werden wir nicht Leiden erfahren. Nur der Grosse Geist kennt die Seelenpläne, die Karma, die Lebenspläne und die ausgleichende Gerechtigkeit.

In einem weitergefassten Sinn kann „nicht töten" auch bedeuten, andere nicht leiden zu lassen, nicht zu hassen, nicht eifersüchtig zu sein ... denn auch das ist eine Art zu töten. **Man tötet die Liebe eines Anderen!**

12.22 Resonanz

Viele von uns kennen aus der Physik den Begriff der Resonanz. Im Universum sind jederzeit sämtliche Frequenzen (Schwingungen/Zeit) vorhanden. Ein Radioempfänger, der auf Mittelwelle eingestellt ist, kann die Frequenz der Mittelwelle aus dem ganzen Frequenzbereich empfangen. Alle anderen Frequenzen „kennt" er nicht. Kurzwellen und Langwellen z.B. oder Lichtwellen usw. „existieren" für ihn nicht. Sie gehören nicht zu seinem Weltbild.

Ebenso braucht der Mensch für seine Wahrnehmungen in sich selbst eine Entsprechung. Er muss seinen Empfang auf die entsprechende Schwingungsebene einstellen, um zu verstehen. Und so gibt es im Universum Bereiche, die wir z.B. nicht mit dem Verstand des Grosshirns empfangen können. Dazu braucht es eine gut ausgebildete Intuition. (Näheres dazu im Kapitel über „Zen", resp. „Zazen".)

Die meisten „Meister" erklären „synchronisieren" mit „anziehen", und das führt in die Irre und zu falschem Verstehen. Ich erkläre „synchronisieren" nicht als „anziehen", sondern als „gleichschalten", im Sinne von „diesen Bereich erkennen und verstehen".
Jeder Mensch kann nur immer jene Bereiche der Wirklichkeit wahrnehmen, für die er eine Resonanzfähigkeit besitzt. Da er alles, was ausserhalb seiner Resonanzfähigkeit liegt, nicht wahrnehmen kann, „existiert" es für den betreffenden Menschen oftmals gar nicht, und er glaubt deshalb, die ganze Wirklichkeit zu kennen.

Nun empfängt nicht jedes Lebewesen zur gleichen Zeit den genau gleichen Schwingungsbereich wie das Nächste. Es ist auch nicht nötig, dass sich jeder zur gleichen Zeit mit demselben Bereich auseinandersetzt. Es muss nicht jeder zur gleichen Zeit das Gleiche lernen.
Wenn jemand ein Buch liest, glaubt er oft, das ganze Buch zu verstehen, obwohl er nur jeweils das aufnehmen kann, was mit seinem derzeitigen Bewusstseinsstand im Einklang (Resonanzbereich) ist.
Wenn er Jahre später dasselbe Buch erneut liest, stellt er fest, dass er es nun „noch besser" versteht.

Frage:
Kann man nur lachen, wenn man etwas verstanden hat?

Antwort:
Es gibt Menschen, die lachen auch, wenn sie nicht verstehen, und mit dem Lachen suggerieren, dass sie verstehen würden. Dann gibt es Menschen, die lachen aus Verlegenheit, oder Menschen, die lachen, um dem Gegenüber zu gefallen und sich anzubiedern oder...

Man kann nur lachen, wenn man etwas verstanden hat... Zum Beispiel über einen Witz... eine Erzählung... Was ist der Unterschied, ob wir eine Botschaft nur akustisch – also nur die Aussenhülle – verstehen, oder den Inhalt – den Kern, das Wesen – der Botschaft verstehen? Um eine Botschaft wirklich tief verstehen zu können, müssen wir uns mit diesem Bereich synchronisieren können, um mit diesem Bereich in Resonanz sein zu können. Weil Verstehen immer erst das Ergebnis und nicht die Ursache ist. Wir können nichts verstehen, was nicht schon existiert. Also ist Verstehen nicht erzeugend, sondern empfangend. Wenn Du Dich einer Sache verschliesst, kannst Du nicht verstehen.

Frage:
Ist der Ursprung des Verstehens Yin oder Yang?

Antwort:
Etwas verstehen heisst: aufnehmen, begreifen, sich einer Sache bewusst werden, erfassen, fassen, klar sehen, verarbeiten. Das ist per Definition Yang, weil es Ergebnisse sind. Aber der Ursprung von allem ist immer Yin.

Frage:
Was ist der Unterschied, ob wir eine Botschaft nur akustisch – also nur die Aussenhülle – verstehen oder den Inhalt – den Kern, das Wesen – der Botschaft verstehen?

Antwort:
Um eine Botschaft wirklich tief verstehen zu können, müssen wir uns mit diesem Bereich synchronisieren können, um mit diesem Bereich in Resonanz sein zu können. Ob dieses Verstehen nun Yin oder Yang bezeichnet werden kann, hängt davon ab, ob die Botschaft in diesem Bereich Yin oder Yang ist.

Warum? Weil Verstehen immer erst das Ergebnis und nicht die Ursache ist. Wir können nichts verstehen, was nicht schon existiert. Also ist Verstehen nicht erzeugend, sondern empfangend. Was Yang ist. Wenn Du Dich zentripetal Yang einer Sache verschliesst, kannst Du nicht verstehen. Aber die Botschaft, die Erkenntnis, kann Yin oder Yang sein, und so ist auch das Empfangene – der Inhalt der Botschaft – Yin oder Yang, aber nicht das Empfangen; das Empfangen ist Yang, weil es zentripetal ist.

12.23 Wissenschaft

Die Wissenschaft lehrt:
Aus NICHTS kann nichts entstehen. Stimmt das?
Wenn diese „Wissenschaftler glauben, was sie sagen, dann stimmt das. Aber nur für diese Unwissenden. Wenn ich nicht glaube, was diese „Wissenschaftler glauben, dann stimmt das für mich nicht. Ich glaube, dass dieses „Nichts" nicht existiert. In diesem „Wissenschaftler-Nichts" ist sogar „Alles" enthalten. Jetzt stimmt auch das Naturgesetz: „Ku soku ze Shiki >>> Shiki soku ze Ku".

... Von nichts kommt nichts, sagt man.

Die InYologie lehrt:
Richtig, von Nichts kommt Nichts. Nur existiert dieses Nichts nicht. Also existiert immer Etwas - und zwar Alles. Und von Allem kommt immer Alles.

Die Wissenschaft lehrt:
... Nach Ansicht der modernen Physik ist anscheinend möglich, was früher undenkbar war: Dinge entstehen aus dem Nirgendwo, ohne das Zutun eines Schöpfers.

Die InYologie lehrt:
Es ist „anscheinend" möglich. Warum diese Unsicherheit in der Formulierung? Entweder ist „Es" möglich, oder „Es" ist nicht möglich.

Eine Frau kann auch nicht ein Bisschen schwanger sein. Entweder ist sie schwanger oder sie ist es nicht.
Und dieses „Nirgendwo" existiert im ganzen Universum „Nirgendwo". Logisch kann Nichts aus dem Nirgendwo herkommen.
Und ohne „Schöpfer", oder „Gott", oder „Grosser Geist", sind nicht einmal solch unwissende und ignorante Wissenschaftler möglich.

Die Wissenschaft lehrt:
... Sogar das Universum könnte auf diese spukhafte Weise hervorgebracht worden sein, glauben einige Wissenschaftler.

Die InYologie lehrt:
„Spukhaft" ist daran nur die Unwissenheit dieser „Wissenschaftler". Genauso „spukhaft" wie die Urknall-Theorie.

Die Wissenschaft lehrt:
... Die Ursache dafür sind Quanten, winzigste energiegeladene Teilchen. Sie standen demnach am Beginn einer Erschaffung aus dem Nichts.

Die InYologie lehrt:
Aus dem Nichts kann Nichts entstehen, aber das ganze Universum soll via Urknall aus dem Nichts entstanden sein? Wer solchen Unsinn lehrt, merkt auch nicht die Widersprüche in dieser Irr-Lehre.
Und zudem sind „Quanten" keine „Teilchen" aus „Materie", sondern reine Energiepotentiale - ohne „Feststoffliche Verdichtung" hin zu „Teilchen".

12.24 Wirklichkeit

Wir haben gesehen, dass die „Vergangenheit" ein ferner Horizont ist und die „Zukunft" ein weiterer. Für einen Australier ist Australien Vergangenheit, wenn er in Paris ist. Für Dich ist es Zukunft, sofern Du Australien nicht kennst. Für die Menschen in Sidney ist es Gegenwart. Die kleinen Kinder machen da gar keinen Unterschied von Vergangenheit oder Zukunft. Für sie bildet die gesamte Welt eine Einheit, wo weder Zeit noch Raum vorhanden sind. Sie sind noch nicht sehr weit von Taikyoku entfernt.

Realität und Wirklichkeit haben eine vollkommen unterschiedliche Bedeutung. Realität ist nur in ganz wenigen Texten richtig. In allen anderen Bereichen ist die Bezeichnung Wirklichkeit richtig. Realität ist, was objektiv erfassbar und messbar geschieht. Wirklichkeit ist, wie sich die Wirklichkeit subjektiv für uns darstellt. Und da wir alles immer nur subjektiv wahrnehmen können und somit Objektivität eine Täuschung ist, sollten wir diesen Begriff bewusst einsetzen.

Die Gegenwart sieht man als eine „Wirklichkeit" an, die Zukunft oder die Vergangenheit als einen „Traum". Doch Japan kann eine „Wirklichkeit" sein, d.h. Gegenwart, oder ein „Traum", d.h. Zukunft oder Vergangenheit, immer gemäss dem Standpunkt des Betrachters. Desgleichen ist das Leben Jesu Christi beispielsweise für manche Gegenwart. Es ist eine ferne Insel im unendlichen Ozean der Zeit, so wie Japan in demjenigen des Raumes. In Wirklichkeit ist die Existenz Japans oder Jesu Christi der eine oder andere geometrische Punkt in Taikyoku, den man wahrnimmt, sei es unter chronologischen, sei es unter geographischen Aspekten.

Angenommen, Du bist ein armer Schiffbrüchiger auf einem kleinen Segelschiff ohne Ruder, seit über einem Monat auf dem unermesslichen Ozean, in Erwartung des beinahe unvermeidlichen Todes.
In diesem Moment ist die Welt, wo Du hinfahren willst, wo Deine Kinder Dich erwarten, nichts weiter als ein Traum. Doch von dem Augenblick an, wo Du durch einen grossen Ozeandampfer gerettet wirst, dessen Ankunft im Hamburger Hafen feststeht, erlangt die Welt ihren Wahrheitsgehalt zurück, der Traum wandelt sich auf der Stelle in Wirklichkeit um, und Du hast keinen Anlass zur Beunruhigung mehr.
Doch vielleicht geht dieser moderne Ozeandampfer ja wie die Titanic zwei Minuten später unter.

Um die Wahrheit zu sagen, die ganze Welt ist nur eine Titanic, die über den Ozean Taikyoku fährt. Sie ist zerbrechlich und vergänglich, doch man hält sie für solide und ewig und nennt sie „Wirklichkeit".

Zwischen dem „Traum" und der „Wirklichkeit" kann man keine Diskontinuität feststellen.
Der unfreiwillige Samenerguss im sinnlichen Alptraum, sehr häufig bei Jugendlichen, ist ein anderes Beispiel, das uns davon abhält, von einer Diskontinuität zwischen Traum und Wirklichkeit zu sprechen. Man befindet sich da ganz und gar im Bewusstsein der physischen Empfindungen. Wir müssen also davon ausgehen, dass unser „Bewusstsein" sich die „Wirklichkeit" schafft. Unsere „Wirklichkeit" ist abhängig von unseren mentalen Funktionen. Dasselbe gilt für alle psychologischen Funktionen, solche wie die Psychotherapie, der Hypnotismus usw.

Die Abendländer betrachten das als „Wirklichkeit", was sich im Rahmen von Zeit und Raum abspielt. Menschen mit Natur-Wissen verstehen das als „Traum".

Kurz gesagt, hält man die „Wirklichkeit" für vorübergehend und zerbrechlich und teilt den „Traum" in zwei Kategorien:

1. der eigentliche „Traum", der im Schlaf stattfindet.
2. der „Traum" des „Bewusstseins, der ebenso gut die Vergangenheit wie die Zukunft sieht, sei es im Schlaf, sei es im Wachzustand.

Die „Vergangenheit" existiert im Jetzt.
Die „Gegenwart" existiert im Jetzt.
Die „Zukunft" existiert im Jetzt.

Eine Zeitrechnung mit Kalender-Jahrzahlen ist eine Matrix-Irr-Lehre, um die Menschen vom wahren Glauben fern zu halten. Durch Kalender-Jahrezahlen denken die Menschen in Vergangenheit, getrennt von der Gegenwart, getrennt von der Zukunft.
Die Trennung der Zeit in Vergangenheit, Gegenwart, Zukunft ist eine Matrix-Irr-Lehre, um die Menschen vom wahren Glauben fern zu halten.

Wie empfindet ein Mensch, wenn er keine Kalender-Jahrzahlen kennt?
Er empfindet ganz natürlich nur das Hier und Jetzt, weil er sich nicht an Jahreszahlen orientiert. Wenn ein Mensch „stirbt", denken die Mitmenschen, der „Gestorbene" geht in die Vergangenheit, welche doch gar nicht mehr existieren soll, oder geht er in die Zukunft, welche doch noch gar nicht existieren soll?
Wie kann jemand dem „Gestorbenen" mental die besten Wünsche und Hoffnungen schenken, wenn es kein „Weiter-Leben" nach dem „Tod" geben sollte?

Kannst Du Dich in der „Gegenwart" an „Vergangenes" erinnern?
Wenn Ja, wie ist das möglich, wenn die „Vergangenheit" doch nicht mehr existieren soll?
Kannst Du Dir in der „Gegenwart" irgend „etwas" vorstellen, das Du bisher noch nie erlebt hast?
Wenn Ja, wie ist das möglich, wenn die „Zukunft" doch noch gar nicht existieren soll?

Die geistige und körperliche Welt ist nicht getrennt vom Hier und Jetzt. Wer Vergangenheit, Gegenwart und Zukunft als drei verschiedene Zeiten und Räume begreift – hat nicht verstanden! Es gibt nur das Hier und Jetzt! Selbst wenn wir über die sogenannte Vergangenheit nachdenken, können wir das nur im Hier und Jetzt tun. Und wenn wir über die sogenannte Zukunft nachdenken, wird sie nur im Hier und Jetzt Wirklichkeit sein. Das Hier und Jetzt ist der ewige Augenblick.

Auch die Gegenwart wandelt sich unaufhörlich.
Jeder Wandlungszustand ist immer nur im Hier und Jetzt und nie gestern oder morgen.
Auch das Gestern gibt es nur in der Gegenwart. Auch die Zukunft gibt es nur in der Gegenwart.

Der Mensch bewohnt gleichzeitig mit seinem Körper die sichtbare Welt und mit seiner Seele die Welt des vollkommenen Bewusstseins.

„Gedächtnis", „Erkenntnis" und „Intelligenz" sind nur drei verschiedene Justierpositionen eines einzigen Objektivs. Intuition.
Es gibt nur das Hier und Jetzt.

In der Seelenwelt ist die „Wirklichkeit" so, wie es jetzt auf der Erdenwelt „Traum" genannt wird. In der Seelenwelt ist der „Traumzustand" so, wie es jetzt in der Erdenwelt „Wirklichkeit" genannt wird, und die „Wirklichkeit" ist der „Traum". Darum ist für mich „Wirklichkeit", „Traum", „Fantasie" alles „Wirklichkeit", „Traum" oder „Fantasie".

Ja, fantastisch, weil Fantasie die wahre Wirklichkeit ist.
ABER Vorsicht:
Nicht Fantasie mit Illusion verwechseln, sonst führt das in die Irre.

Frage:
Gibt es einen Unterschied zwischen Wirklichkeit und Realität?

Antwort:
Es gibt keinen Unterschied zwischen Wirklichkeit und Realität.
Es gibt nur Unterschiede im Verstehen. Das ist ein von KT künstlich erzeugter Unterschied und gehört in den Bereich „Marketing-Rhetorik".

Aussage:
Gibt es einen Unterschied zwischen dem Ich und dem Selbst?

Antwort:
Es gibt keinen Unterschied zwischen dem Ich und dem Selbst.
Es gibt nur Unterschiede im Verstehen. Das ist ein von KT künstlich erzeugter Unterschied und gehört in den Bereich „Marketing-Rhetorik".

Aussage:
Unter Esoterikern herrscht die Lehrmeinung: Es gibt keine Welt da Draussen in der Wirklichkeit. Diese Welten gibt es nur in der Realität, aber nicht in der Wirklichkeit. Stimmt das so?

Antwort:
Es gibt im Universum genau so viele „Welten" - ich nenne sie „Bewusstseins-Bereiche" - wie es Vorstellungen gibt.

Aussage:
Unter Esoterikern herrscht die Lehrmeinung: Es gibt nur EIN Bewusstsein. Wir sind Alle dieses EINE Bewusstsein.

Antwort:
Es gibt EIN unverselles Bewusstsein. Und innerhalb dieses EINEN universellen Bewusstsein gibt es unzählige „inidviduelle Bewusstseins". Das EINE universelle Bewusstsein besteht aus den unzähligen, individuellen Bewusstseins. Wobei jedes individuelle Bewusstsein immer nur einen

Teil von Ganzen universellen Bewusstsein umfasst - aber immer Zugang zum Ganzen Bewusstsein hat.
Jedes individuelle Bewusstsein hat jedoch immer die Möglichkeit, sich mit den anderen Bereichen im universellen Bewusstsein zu synchronisieren. Somit ist jedem individuellen Bewusstsein auch das ganze universelle Bewusstsein offen zugänglich.
Die hohe Kunst besteht darin, sein individuelles Bewusstsein mit den Bereichen im universellen Bewusstsein zu synchornisieren, die für das individuelle Bewusstsein gerade wichtig sind.

12.25 Raum und Zeit

Dank meinen intuitiven Eingebungen kann ich zunehmend Matrix-Wissen von Natur-Wissen unterscheiden. Erneut entlarve ich hier eine Irr-Lehre. Diesmal entlarve ich wieder eine Irr-Lehre, die sich sogar tief in das Verständnis von Meistern der InYologie implantiert hat.

Gängige Lehrmeinung:
Zeit ist der Antagonismus von Raum. Raum ist Yin und Zeit ist Yang. Sogar Meister wie Michio Kushi haben diese Irr-Lehre ungeprüft übernommen und weiter gelehrt. Zeit ist NICHT der Antagonismus von Raum. Raum ist NICHT IMMER Yin, und Zeit ist NICHT Yang. Zeit ist eine künstliche Erfindung und kann somit nicht der Antagonismus von etwas Natürlichem wie Raum sein.

Raum kann physikalisch als Yin interpretiert werden, wenn Raum als unbegrenzt ausgedehnt verstanden wird. Raum kann spirituell als Yang interpretiert werden, wenn Raum als eine „ungeteilte" Einheit verstanden wird. Oder wenn Raum als Gefängnis empfunden wird, ist Raum Yang.

Teilen ist zentrifugal und somit klar Yin. Zusammenhalten ist zentripetal und somit klar Yang. Zeit hat keine andere Funktion als zu Teilen, also ist Zeit Yin. Nur die geteilten Zeitabschnitte sind Yang.

Die Matrix-Lehre sagt:
In der spirituellen Welt existieren weder Raum noch Zeit.

Erklärung:
Diese Verknüpfung kommt daher, weil Raum und Zeit als Antagonismen gelehrt werden und darum immer zusammen als Einheit genannt werden.

Richtig ist:
In der spirituellen Welt existiert Raum, aber keine Zeit. Auch dieses Schema darf nur als Moment-Zustand interpretiert werden und ist somit relativ und nicht absolut zu verstehen.

Was ist die chronologische Ordnung der Vier Grossen Yin- und Yang-Faktoren:
Was ist die chronologische Ordnung der vier grossen Yin-Faktoren: Kälte, Raum, Dilatation, Zentrifugalkraft, und der vier grossen Yang-Faktoren: Wärme, Zeit, Kontraktion und Zentripetalkraft?

Die chronologische Ordnung der Vier Grossen Yin- und Yang-Faktoren:

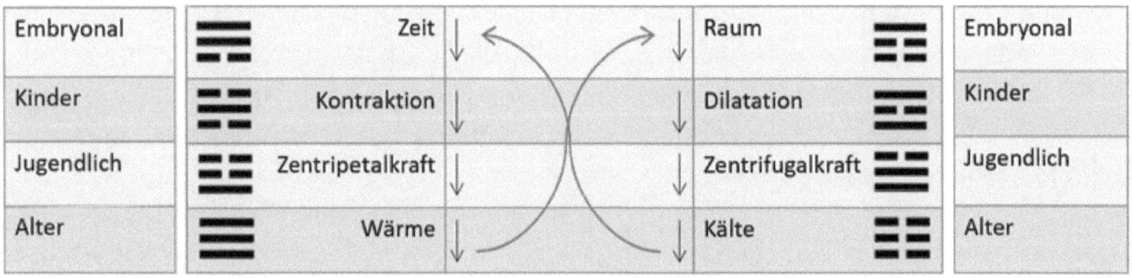

Abbildung 74: Die Vier Grossen Faktoren

In Wirklichkeit sind die Zeit und der Raum viel jünger, sie sind jungfräulich oder embryonal. Wärme und Kälte sind die ältesten, die verschwinden werden. Die Kontraktionskraft und die Dilatationskraft sind Kinder dagegen, während die solide, kompakte, schwere Kontraktion und die expansive leichte Gas-Dilatation schon Jünglinge sind.

Wo ist die Relativität in der Interpretation? Diese Reihenfolge ist immer ein IST-Zustand im Moment der Betrachtung und darf nie als eine absolute Hierarchie interpretiert werden. Und diese Darstellung gilt nur nach der physikalischen Einteilung. Dieses Schema zeigt eine ewige Wandlung. Somit kann es kein fixes „das ist jünger oder älter" geben, weil schon in der nächsten Phase der Wandlung die anderen Energieformen „jünger oder älter" sind.

Wärme und Kälte werden natürlich NIEMALS verschwinden! Aber was „verschwinden" wird (ich interpretiere hier „verschwinden" als „wandeln"), ist die oberste Position in der Wandlungs-Hierarchie. Nur die Position „verschwindet" wandelt sich an eine andere Stelle. Aber verschwinden wird KEINE der genannten Energie-Formen. Diese „liegende Acht" ist ein Zeichen für Unendlichkeit. Alles wandelt sich unaufhörlich. Jede Energieform wandelt sich in eine andere Energieform. Aber „verschwinden" im Sinne von „nicht mehr existieren" gibt es nicht. Nur die Positionen wandeln sich.

In meiner Bibel heisst es in der Genesis Kapitel 1: „Am Anfang schuf Gott Himmel und Erde".

Dieser einfache Satz bedeutet:
Aus dem unendlichen EINEN Universum entstehen die beiden Kräfte Yin und Yang. Der Himmel repräsentiert die universelle Bewegung zur Kontraktion, zur Schaffung der Materialisation – während die Erde die universelle Bewegung zur Ausdehnung bedeutet, Zentrifugalkraft (energiemässig betrachtet). Diese Kräfte sind antagonistisch, d.h. entgegengesetzt ergänzend.

Himmel und Erde sind nur in unserer Vorstellung getrennt voneinander. In Wirklichkeit bilden sie eine Einheit.

12.26 Was ist Zeit

In der Verfilmung der Kinder-Geschichte „Momo und die grauen Herren" von Michael Ende (1929–1995), ganz am Anfang im Zug sagt der Mann, auch ein Freimaurer, zu Michael Ende: „Ich erzähle Ihnen eine Geschichte, so als wäre sie in der Zukunft oder als wäre sie schon geschehen, für mich macht das keinen Unterschied…"

Sind die Freimaurer nicht die Bösen? Nein, das kann man so nicht sagen. Bei den Freimaurern gibt es auch zwei Lager. Die „Guten" und die „Bösen". Dass Michael Ende dem Bunde der Freimaurer angehörte, ist bekannt. Dass sie auf ihn wegen der Mysterien, die er in „Die unendliche Geschichte" so geschickt verpackt hatte, sehr wütend waren und sogar über seinen Ausschluss nachdachten – ist weniger bekannt. Michael Ende machte sich aber zeitlebens über solch Wichtigtuerei lustig und unterzog sich keinerlei Geheimhaltungsverpflichtungen.
Es ist sogar möglich, dass Michael Ende mit seinen Geschichten für die Satanisten zu gefährlich wurde, weil er den Menschen die Macht der eigenen Gedanken offenbarte... und mit 66 Jahren schon diese Erde verlassen musste... Ich denke, Michael Ende wurde verselbstmordet, weil er zu viel Natur-Wissen in die Öffentlichkeit brachte.

Michael Endes Werke sind oftmals von Rudolf Steiner und den Vorstellungen der Anthroposophie bestimmt. Er versuchte, dem Gedanken an die Bedeutungslosigkeit der Welt, der unter anderem als das alles zerstörende Nichts in „Die unendliche Geschichte" Eingang in sein Werk fand, entgegenzuwirken. Michael Ende sah es als Aufgabe von Kunst und Literatur, einen Sinn für das Leben der Menschen zu stiften. Michael Ende sagte: „Ich bin überzeugt, dass es ausserhalb der mit unseren Sinnen wahrnehmbaren Welt noch eine andere reale Welt gibt und dass der Mensch von dort herkommt und dort wieder hingeht. Für mich ist die Natur nicht bloss die Summe aus Chemie und Physik. (…) Für mich schaut die Welt so aus, dass der gesamte Kosmos wie ein riesiges Amphitheater von Göttern und Dämonen erfüllt ist, die mit atemloser Spannung zuschauen, was wir hier machen. Ich halte uns für den Mittelpunkt des Universums. Wenn ich das nicht mehr glauben könnte, wüsste ich nicht, warum ich überhaupt leben sollte."

Verschiedene Kritiker in Deutschland machten Ende, gerade seines Jim Knopf wegen, (Jim Knopf und die Wilde 13) Eskapismus zum Vorwurf und warfen ihm vor, mit seinen positiven Märchen die Kinder nicht auf das richtige Leben vorzubereiten. Man muss sich das mal vorstellen – diese Kritiker haben ihm tatsächlich vorgeworfen es sei falsch dass er den Kindern die Fantasie zurückschenkt welche die Schule den Kindern um jeden Pries raubt.

Michael Ende sagte: „Man darf von jeder Tür aus in den literarischen Salon treten, aus der Gefängnistür, aus der Irrenhaustür oder aus der Bordelltür. Nur aus einer Tür darf man nicht kommen, aus der Kinderzimmertür. Das vergibt einem die Kritik nicht. Das bekam schon der grosse Rudyard Kipling zu spüren. Ich frage mich immer, womit das eigentlich zu tun hat, woher diese eigentümliche Verachtung alles dessen herrührt, was mit dem Kind zu tun hat."

Die Bücher und Filme von Michael Ende nur lesen und anschauen genügt nicht. Die Geschichten von Michael Ende müssen so oft angeschaut werden, bis sie umfassend verstanden werden.

… und darum empfehle ich Dir die Geschichten von Michael Ende... in dieser – für uns wunderbaren – Zeit der Wandlung... Um nicht wie die Herde auf Helfer von Aussen zu warten, sondern wie Atreju selber aktiv handeln. Das sind nicht nur Kindergeschichten. Die Symbolsprache ist eine Geheimsprache und sind Konzentrate, die nur ehrlich Suchende selber auflösen können.

Die Geschichten von Michael Ende können wir als Kind verstehen. Die Geschichten von Michael Ende können wir als „normale" Erwachsene verstehen. Die Geschichten von Michael Ende können wir als „erwachte" Erwachsene verstehen. Die Geschichten von Michael Ende können wir als Weg-Meister verstehen.

Wir können die unendliche Geschichte mit dem Wissen von Kindern verstehen...
Wir können die unendliche Geschichte mit dem Wissen von Erwachsenen verstehen...
Wir können die unendliche Geschichte mit dem Wissen von Lehrern verstehen...
Wir können die unendliche Geschichte mit dem Wissen von Meistern verstehen...
Wir können die unendliche Geschichte mit dem Wissen von Weg-Meistern verstehen...

Die unendliche Geschichte, wie ich sie verstehe:
Engel-Wesen und Weg-Meister sind nicht Herrscher über den Menschen.
Engel-Wesen und Weg-Meister sind Diener und Helfer der Menschen.

Auch Jesus ist ein aufgestiegener Weg-Meister und ein Engel-Wesen, und darum kein Herrscher über die Menschen. Jesus ist ein Seraphim – und somit ein Helfer der Menschen.

Es gibt im ganzen Universum kein Wesen, das hierarchisch über den Menschen herrscht.

Jesus lehrt ja:
Gott, oder der Grosse Geist, der Schöpfer vom Universum, hat die Menschen – und keine anderen Wesen – nach seinem „Ebenbild" erschaffen. Vergiss bei allen diesen Beschreibungen von den selbsternannten Meistern nicht, dass Gott die Menschen nach seinem Ebenbild erschaffen hat.
Wenn Du das verstehst, musst Du nicht mehr suchen, wie Seelen und Engel-Wesen wohl aussehen.

Es gibt keine mächtigeren Wesen als wir Menschen. Nur wissen das noch so wenige. Gott hat die Menschen nach seinem Ebenbild erschaffen. Und nur die Menschen. Wir sollten also nicht auf einen ausserirdischen Retter warten. Die sind wir selber. Auch „gestorbene" Menschen sind in den spirituellen Welten immer noch Menschen. Nur ohne physisch verdichteten Körper. Den benötigen wir dann nicht mehr. Der wäre sogar hinderlich. Das Bewusstsein mit allen Erinnerungen und allem Wissen bleibt uns ja erhalten. Und feinstofflich bedeutet nicht einfach grösser...

Und Jesus lehrt:
Jedem geschieht nach seinem Glauben. Wer den wahren Glauben kennt, dem wird Nichts unmöglich sein. Die Menschen können Fantasien erschaffen. Und „Fantasien" ist Unendlich – ohne Grenzen – und Ewig… Darum nennt Michael Ende seine Geschichte: Die unendliche Geschichte …

Auch Albert Einstein wusste, dass Zeit eine relative Grösse ist. Es kommt darauf an, auf welcher Seite der Klo-Türe Du Dich befindest, wie schnell Zeit vergeht.

Die Wissenschaft lehrt:
„Die Zeit ist eine physikalische Grössenart. Das allgemein übliche Formelzeichen der Zeit ist t, ihre SI-Einheit ist die Sekunde s. Die Zeit beschreibt die Abfolge von Ereignissen, hat also im Gegensatz zu anderen physikalischen Grössen eine eindeutige, unumkehrbare Richtung. Mit Hilfe der physikalischen Prinzipien der Thermodynamik kann diese Richtung als Zunahme der Entropie, d. h. der Unordnung in einem abgeschlossenen System, bestimmt werden. Aus einer philosophischen Perspektive beschreibt die Zeit das Fortschreiten der Gegenwart von der Vergangenheit kommend und zur Zukunft hinführend. Nach der Relativitätstheorie bildet die Zeit mit dem Raum eine vierdimensionale Raum-Zeit, in der die Zeit die Rolle einer Dimension einnimmt. Dabei ist der Begriff der Gegenwart nur in einem einzigen Punkt definierbar, während andere Punkte der Raum-Zeit, die weder in der Vergangenheit noch der Zukunft dieses Punkts liegen, als „raumartig getrennt" von diesem Punkt bezeichnet werden. "

Die Matrix-Irr-Lehre lehrt „Zeit" folgendermassen:
Es existieren Zeit-Grenzen die nicht überschritten werden können.

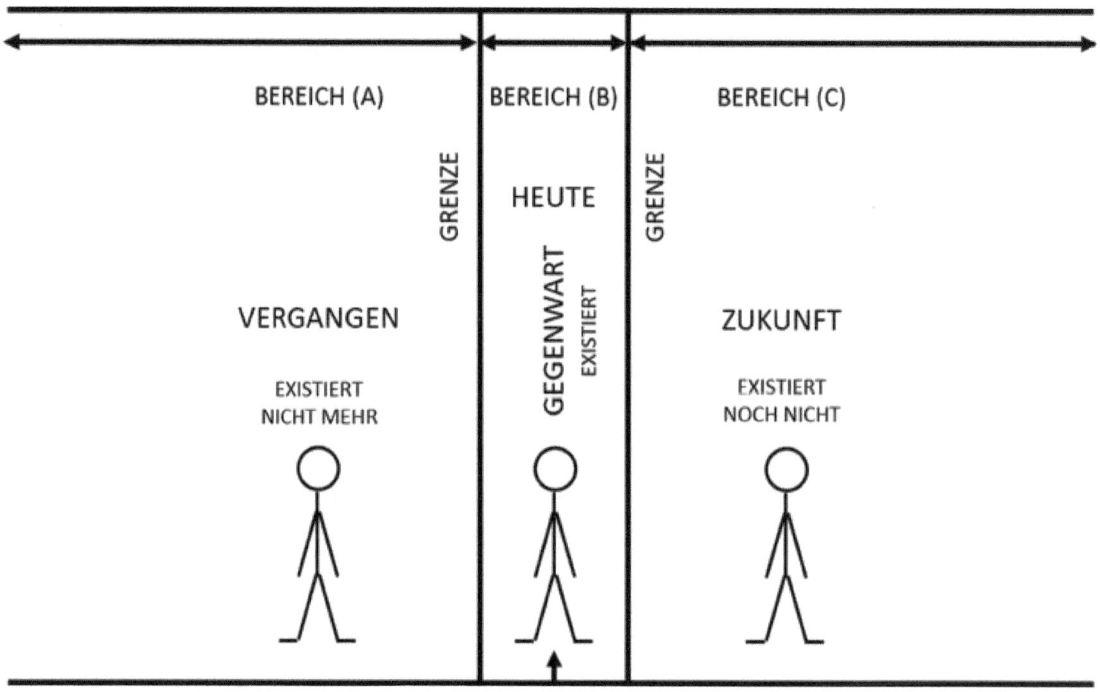

Abbildung 75: Matrix-Irr-Lehre: Raum und Zeit

Wer Natur-Wissen versteht weiss:
Die „Vergangenheit" existiert im Jetzt. Die „Gegenwart" existiert im Jetzt. Die „Zukunft" existiert im Jetzt. Zeit kann nie vergehen. Energie kann nie verbraucht werden. Energie kann nur umgewandelt werden in die nächste Energieform. Zeit ist nur Energie in künstlich erzeugten Teilen.

Gegenwart – Hier und Jetzt – alles gleichzeitig. Die Seele kann jederzeit überall hin.

Die InYologie lehrt „Zeit" folgendermassen:
Es gibt keine Zeit-Grenzen. Es existieren unterschiedliche Bereiche. Alle Bereiche existieren immer im Hier und Jetzt.

Auch die Gegenwart wandelt sich unaufhörlich. Jeder Wandlungszustand ist immer nur im Hier und Jetzt und nie gestern oder morgen. Auch das Gestern gibt es nur in der Gegenwart. Auch die Zukunft gibt es nur in der Gegenwart.

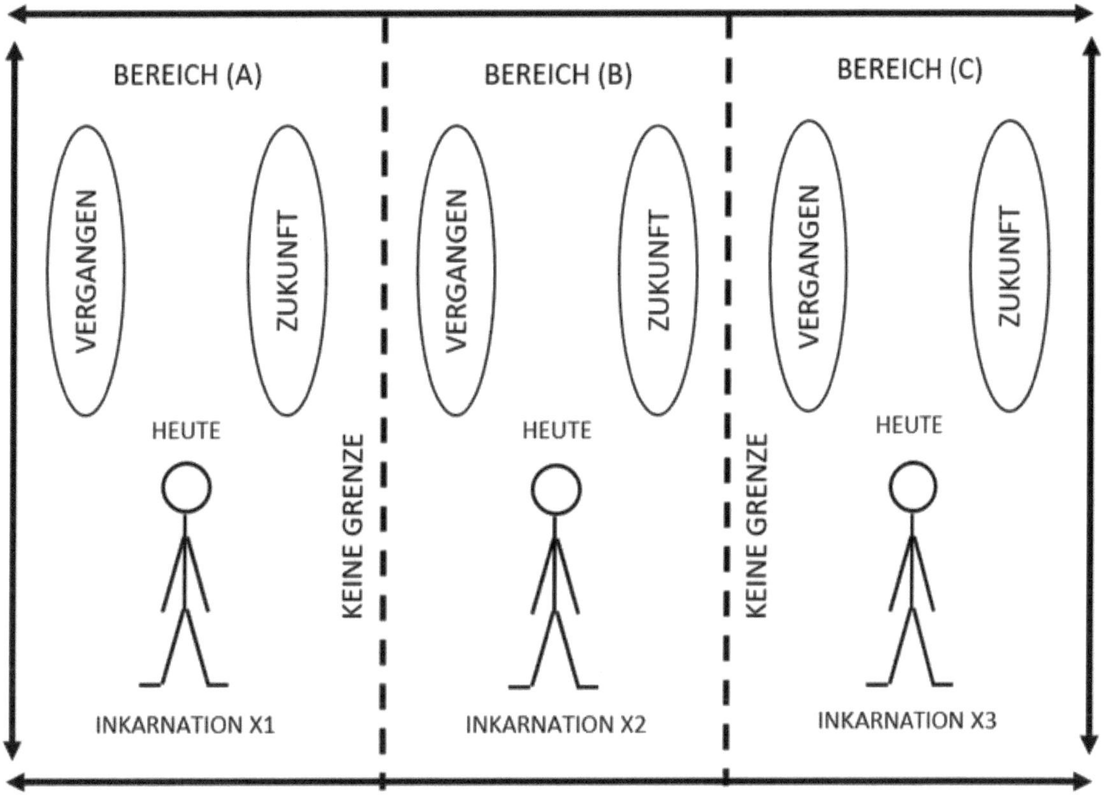

Abbildung 76: Natur-Wissen: Raum und Zeit

Wo ist die Zeit hin, wenn sie vergangen ist
Ein Kind fragt: Wo geht eigentlich die Zeit hin, wenn sie vergangen ist? Oder ein Kind bemerkt, dass die Uhrzeiger immer im Kreis drehen und fragt: Warum hast Du keine Zeit, es kommt ja immer wieder neue? Versteht das ein Kind? Ja. Aber dann bekommt es spätestens in der Schule Probleme mit diesem Verständnis. Ein Kind ist damit überfordert. Es sollte sich nicht taktisch verstellen müssen. Besser ist, dem Kind zu erklären, dass es verschiedene Interpretationen zu allen Fragen im Leben gibt.
Lehre Deinem Kind: Wir sind nicht die Anderen.

Frage:
Wenn ich etwas erreichen will, muss ich der Wandlung noch mehr Zeit lassen? Die Zeit arbeitet ja für uns.

Antwort:
Du bist immer schon in der Wandlung und Deine Zeit ist immer schon hier. Die Frage ist, mit welcher Haltung Du in der – jetzigen – Zeit lebst, denn es gibt nur die Jetzige Zeit.

12.27 Horizontales Denken und vertikales Denken

Wenn Du einen Wald nur horizontal betrachtest, was siehst Du? Nur einzelne Bäume, ohne eine Gesamt-Übersicht. Wenn Du den Wald auch noch vertikal von oben betrachtest, was siehst Du? Nicht nur einzelne Bäume, sondern den ganzen Wald in seiner Grösse und Gesamtheit. Wenn Du eine Autostrasse nur horizontal betrachtest, was siehst Du? Eine rechte Fahrbahn geradeaus und eine linke Fahrbahn geradeaus. Wenn Du eine Strasse auch noch vertikal betrachtest, was siehst Du? Du siehst, ob die Strasse eine Rundstrecke ist, von wo sie kommt und wohin sie führt.

Du verstehst jetzt, dass horizontales Sehen nicht gleich ist wie vertikales Sehen. Erst die Kombination gibt eine Gesamt-Schau.

So ist es auch mit dem Denken. Wir sollten uns lösen von dem engen, nur horizontalen Denken. Wenn ich blind übernehme, dass die Milchstrasse eine flache Spirale sei, dann ist das nur horizontal so. Wenn ich auch noch vertikal denke, ergibt das einen Torus.

Horizontal ist Yang, und vertikal ist Yin.
Wer sein ganzes Leben lang nur physikalisch denkt, wird eben die spirituelle Welt nicht verstehen.
Jeder nach seinem Entwicklungsstand.

Wenn „Experten" und „Wissenschaftler" erklären, sie hätten „neues Wissen" zu vermitteln, dann werde ich vorsichtig. Bisher habe ich nur feststellen können, dass es „altes Wissen" in neuer Verpackung ist. Sie erfinden einfach immer neue Namen und Bezeichnungen oder schiere Behauptungen und unbewiesene Theorien, aber kein neues Wissen.

Matrix-Wissen kannst Du jeden Tag neues erzählen. Natur-Wissen gibt es kein neues.
Wir können das immer schon existierende Natur-Wissen nur „neu" erfahren und verstehen.
Wir können auch „das Leben" nicht neu erfinden. Wir können „das Leben" nur „neu" verstehen.

Wobei auch beim „neu" verstehen es ja kein „neues" verstehen ist, sondern nur „neue" Bereiche, die wir erleben, die aber immer schon existieren. So verstanden, sind auch die „neuen" Bereiche nicht neu.

Wenn wir das erste Mal in eine „neue" Gegend fahren, ist diese Gegend nur für uns „neu". Die Gegend selber ist aber nicht neu. Nur unsere Erfahrung ist neu. Die „neue" Gegend ist wie der „neue" Bereich nicht wirklich neu.

12.28 Zwei entgegengesetzte Reaktionen

Die Urteilskraft des Volkes steht auf der zweiten (sensoriellen) Stufe, vielleicht auch auf der dritten (sentimentalen) oder auf der vierten (intellektuellen) oder auf der fünften (sozial volkswirtschaftlichen) Stufe. Ideologisches Urteil grosser Denker gibt es so gut wie nicht.

Aber je grösser die Vorderseite, umso grösser auch die Rückseite.
Das Volk liebt es, die Lehren Christi zu hören: „Widersetze dich nie, auch nicht dem Bösen".
„Schlägt dich einer auf die eine Wange, halte ihm auch die andere hin."

Je mehr man diese Lehren hört, umso mehr handelt man dagegen. Es herrscht grosses Morden nach aussen und nach innen und besonders an anderen Lebewesen. Erbarmungslos werden Unmassen von Mikroben in jedem Augenblick getötet. Nicht die Mikroben sind schädlich, sondern unser durch unersättliche Vielfresserei verzerrtes Gesichtsfeld. Gebet und Fasten brächte es sehr leicht wieder in Ordnung. Aber man kennt den Ursprung des Lebens nicht. Ihm entstammen die Mikroben, um uns zur Beobachtung des Universums anzuregen, aber wir bemühen uns, diese Ordnung zu vernichten. Das ist Vernichtung des Lebens, Kampf zwischen Mensch und Schöpfer, Christentum oder Atheismus.

Da unsere Welt relativ ist, gibt es für jeden Standpunkt und für jedes Gebiet zwei antagonistische Gruppen: aktiv und passiv, Anziehung und Abstossung, Widerspruch und Einverständnis, physikalisch gesehen: positive und negative Elektrizität, magnetische Nord- und Südpole, Handlung und Gegenhandlung, Wärme und Kälte usw.

Physiologisch gesehen: Mann (Yang) und Frau (Yin), rote Blutkörperchen (Yang) und weisse Blutkörperchen (Yang), Spannung (Yang) und Entspannung (Yin) der Muskeln, Leben und Tod, Lösung und Bindung.

Auch unser Verhalten teilt sich in zwei entgegengesetzte Kategorien: aktiv und passiv. Yang und Yin oder Yin und Yang. Die Mehrzahl der westlichen Menschen ist aktiv und rasch bei der Lösung von Problemen. Im Gegensatz dazu sind die Menschen des Ostens viel passiver, langsamer, nachdenklicher. Stimmt das wirklich so? Die Asiaten überrennen doch im wahrsten Sinne des Wortes die westlichen Märkte. Ja, aber erst nachedem sie gut überlegt haben. Die Westmächte beginnen Krieg, ohne zu wissen, wie sie ihn beenden können. Das machen die Chinesen nicht.

Einer Krankheit gegenüber sind die Menschen feindlich, schliessen sich ab und beginnen Furcht zu haben. Sie wollen die Krankheit vernichten und sei es durch Gewaltanwendung. Diese Gewalt hat die vollkommene Ausschaltung der Symptome zum Ziel. Aber die vollkommene Vernichtung eines Feindes widerspricht dem Gesetz der Natur. Die Verletzung des Gesetzes der natürlichen Auswahl schwächt die gesamte Menschheit. Übrigens kann die vollkommene

Vernichtung der Krankheit, die ein wichtiger Naturfaktor ist, niemals vollkommen sein, da sie eine Schöpfung der Natur selbst ist. Wäre sie vollkommen, würde sie, biologisch und physiologisch gesehen, eine Störung des Gleichgewichts verursachen. Wodurch das Problem nur schwieriger würde.

Das ist der heutige Stand der symptomatischen und allopathischen Medizin. Im Gegensatz dazu unterwirft sich die orientalische Mentalität, sie denkt nach, sie fragt sich, welchen Fehler sie gemacht hat. Sie sucht die Ursache vor allem im sittlichen Verhalten. Sie weiss, dass alles Unglück aus den eigenen Handlungen kommt, und dass das Handeln durch die Urteilskraft gelenkt wird. Geschieht ein Unglück, so besitzt der Verantwortliche eine falsche Urteilskraft, also muss er seine Urteilskraft verbessern oder vervollkommnen.
Um die Urteilskraft zu vervollkommnen, meditiert man über die Ordnung des Alls (Gott) oder man fastet. Danach ernährt man sich so einfach wie möglich (vivere parvo). Diese Meditation oder dieses Gebet und das Fasten oder das „vivere parvo" erleichtern und heilen alles, wie es in der Bibel geschrieben steht. Das ist die berühmte „Loslösung", die es in allen Religionen gibt.

Diese Mentalität und dieses Verhalten haben dem Orientalen geholfen, die friedliche Zivilisation zu schaffen, die so viel ästhetischere und feinere Kunst, die besonders moralische und soziale Werte herausarbeitet. Unglücklicherweise hat diese passive Zivilisation das Volk verändert, sodass es auch zu passiv, weiblich, negativ, mystisch und spirituell wurde.

Die Mentalität und aktive Haltung des Westens haben eine andere, industrielle, materialistische, wissenschaftliche Zivilisation hervorgebracht. Die moderne Medizin ist ein gutes Beispiel: sie entwickelt die symptomatische Therapie sehr stark, aber sie greift die wahre Ursache der Krankheit nicht an, ihr Kampf gegen die Krankheit ist ohne Ende.

Der Kampf wird immer heftiger, die Medizin spezialisiert sich immer mehr, und die Spezialisten verlieren sich in mikroskopischen Einzelheiten, anstatt dass sie eine allgemeine, einzige, göttliche Medizin erstreben.

Das Gleiche gilt für die grösste Krankheit der Menschheit: den Krieg. Der Friede ist ein Ausdruck der geistigen Gesundheit, der Heiligkeit oder der menschlichen Weisheit. Aber die geistige Gesundheit hängt genau wie die physiologische von der Gesundheit des Körpers ab, da die Physiologie von der Psychologie abhängt. Gesundheit oder Heiligkeit oder Weisheit waren andere Namen für die Auffassung des Alls und seiner Gerechtigkeit. Die Menschheit ist jetzt an einem sehr wichtigen Punkt angelangt: Der Westen, der der analytische Spezialist der atomistischen, mikroskopischen Entdeckungen ist, muss mit dem Osten zusammenarbeiten, dem Spezialisten der panoramischen Betrachtung der Ordnung des unendlichen Universums, damit eine neue Weltauffassung entsteht.

Der Mensch ist die Krone der Schöpfung. Er ist gleichzeitig ein Kind und ein Dämon. Er baut eine herrliche Zivilisation auf, und er zerstört sie wieder. Das ist Gottes Abbild. Gott erschafft, schenkt Leben, zerstört und baut wieder von neuem auf, vom Atom bis zum Universum. Das ist die göttliche Freude.

Gibt es überhaupt einen Unterschied zwischen aktiv und passiv, den zwei Antagonismen? Nein.

12.29 Die sieben Stufen der Urteilskraft

Die Entwicklung des Bewusstseins und der Urteilskraft kann in sieben Stufen eingeteilt werden. Weg-Meister George Ohsawa teilt diese Stufen wie nachfolgend ein. Ich erkläre diese Einteilung nachstehend am Beispiel der Ernährung. In allen anderen Bereichen des Lebens gilt diese Einteilung entsprechend.

Die sieben Stufen (oder Ebenen) der Urteilskraft

Tabelle 26: die sieben Stufen (oder Ebenen) der Urteilskraft

Stufe	Verstehen	Liebe	Beruf	Art und Weise des Essens
7) Das Höchste (allumfassend)	Erleuchtung Selbstverwirklichung Do (Aikido usw.) Satori, kosmisches Bewusstsein	alles umarmend (keine Vorlieben, absolut nichts ist unerträglich)	Ein glücklicher Mensch, der sich das ganze Leben hindurch amüsiert, indem er alle seine Träume verwirklicht	alles, was er will, mit grosser Freude und Dankbarkeit
6) Ideologisch	Philosophie, Religion, Dialektik	spirituell	Schöpfer von Ideen, Denker, Schriftsteller , Vortragender	nach einer Ernährungslehre oder einem religiösen Prinzip
5) Sozial	Ethik, Moral, Wirtschaftslehren	sozial	Organisator	Konformist
4) Intellektuell	Wissenschaft, einige Künste	wissenschaftlich (von Erfahrung, Forschung)	Verkäufer von Wissen und Techniken	entsprechend der gerade modernen Ernährungstheorie
3) Sentimental	Literatur, Theater, die meisten Künste	emotional, psychologisch	Verkäufer von Gefühlen	Gourmet (Feinschmecker)

2) Sinnlich	Tanz, Gymnastik, bedingte Reflexe	physiologisch, körperlich, erotisch, sinnlich, sensorisch	Verkäufer von Vergnügen, Prostituierte, Schauspieler, Händler, Werbefachmann	Gourmand (Vielfrass)
1) Mechanisch	instinktiv unbewusster Reflex, kein Verstehen	instinktmässig (kein Ermessen, nur blinder Appetit)	Verkäufer seines Lebens, arbeitender Sklave, Gehaltsempfänger	ausschliesslich geleitet von Hunger und Durst

Die mechanische Stufe

Es ist die niedrigste Entwicklungsstufe der instinktiven Reflexe, der Gedankenlosigkeit.
Man isst nur, um seinen Hunger zu stillen. Man nimmt zu sich, was vorhanden ist. Man tut es, ohne nachzudenken, wie ein Baby, das schreit und sofort trinkt, was man gibt.
Das ist die Stufe, auf der man im Supermarkt seinen Einkaufswagen füllt, geleitet durch die Werbung und verleitet Durch das Angebot. Es bedeutet auch, dass man regelmässig isst, selbst wenn man keinen Hunger hat.

Die sinnliche Stufe

Es ist die Stufe der Technik, von der Erziehung abhängige Reflexe. Man isst, weil es einem schmeckt. Man wählt, weil man das eine mag und das andere nicht, ausschliesslich nach Geschmack, Geruch und Farbe des Produktes, so wie Kinder auch unbegründete Vorlieben entwickeln und beispielsweise Blumenkohl mögen, Salat aber nicht. Blattgemüse wird zurückgewiesen, obwohl man weiss, dass es gesund ist. Manchmal wird eine Zubereitung ausgesucht, weil sie Zeit spart, oder man geht in einem Restaurant essen. Auch das „sehr viel Essen" findet auf dieser Stufe statt.

Die emotional-sentimentale Stufe

Es ist die Stufe der Literatur. Man isst aus Geselligkeit, bei Kerzenlicht und Musik. Man isst gemeinsam mit Freunden und der Familie, einer gemütlichen Atmosphäre wegen. Das „sehr viel Essen" findet auch auf dieser Stufe statt. Man weist Nahrung zurück, weil man sie verabscheut, wie beispielsweise einen Wurm, eine Heuschrecke, eine Muschel.

Die intellektuelle Stufe

Es ist die Stufe der Wissenschaften, des Logischen und Unlogischen, des Richtigen und des Falschen.
Es ist die erste Stufe, auf der man nach einem umfassenden Urteil strebt. Die Ratio ist das höchste Mass der Dinge. Erfindungen technischer Lehren. Die Diätlehre beruht auf verstandesmässiger Analyse. Man isst, weil Kalorien, Minerale, Kohlehydrate, Eiweisse usw. nötig sind.

Aber diese Lehre ist noch nicht „vollständig". Eine eindeutige Antwort auf die Frage nach der vom Körper benötigten Menge an Vitaminen und Mineralien ist auf dieser Stufe noch nicht gefunden. Und welche Frau und welcher Mann haben beim Einkauf die Berechnungen der notwendigen Mengen dieser Stoffe immer im Kopf? Die Bircher-Benner-Diät und andere Naturkostdiäten gründen auf wissenschaftlich-analytischen Beobachtungen, die auf der intellektuellen Stufe stattfinden.

Die soziale Stufe

Dies ist die Stufe der Moral, der sozialen Volkswirtschaft, der sozialen Liebe. Es ist die Stufe, auf der man die gesellschaftlichen Aspekte der Ernährung mit einbezieht: ökonomische, politische und ökologische Aspekte. Man lässt sich beispielsweise durch das Prinzip der ehrlichen Verteilung leiten: Man isst weniger Fleisch, weil die Grösse der Landbaufläche, die man für die Produktion von Fleisch benötigt, viel grösser ist als die Fläche, die für die Produktion von gleichwertiger vegetarischer Nahrung verwendet werden müsste. Man denkt dabei auch an den Nahrungsmittelmangel in Teilen der Welt.

Man trinkt nur noch Kaffee aus Tansania, weil der übrige Kaffee aus Ländern stammt, deren politisches System man verwirft. In dieser klassischen Diätlehre wird nicht berücksichtigt, dass mehr als 90 % der Weltbevölkerung dieser Lehre aus finanziellen Gründen gar nicht folgen kann. Die Menschen auf dieser Stufe werden elitär, selbstgerecht, überheblich und anmassend. Die meisten der Sozialisten und der Grünen, welche sich auf dieser Stufe befinden, sind zu „Elitär-Sozialisten" geworden.

Die philosophische, religiöse und ideologische Stufe

Dies ist die Stufe der Philosophien und Religionen, Schöpfer von Theorien, spiritueller Liebe. Wenn man auf der sozialen Ebene handelt, berücksichtigt man den Einfluss der lebenden Person in der eigenen Umgebung. Auf der ideologischen Stufe bezieht man den bleibenden Einfluss auch nach dem Tode mit ein. Diätvorschriften der traditionellen Religionen sind hierfür Beispiele: Moses, Buddha, Christus, Mohammed gaben solche Vorschriften. Auch spirituelle Lehren wie Taoismus und Shintoismus stellten solche Vorschriften auf. Diese Diäten führten nicht selten zur Bildung von Gemeinschaften auf der Grundlage der gemeinsamen lebensanschaulichen und spirituellen Vorstellung. In neuerer Zeit haben solche Diätvorschriften sehr an Bedeutung verloren.

Frei essen – Die grösste Freiheit

Dies ist die höchste Stufe. „Satori", Erleuchtung, Selbsterkenntnis. Allumfassende Liebe. Spielende Verwirklichung aller Träume während des ganzen Lebens. Frei essen heisst, nach eigener, bewusster Wahl zu essen, um zu werden, was man sein will. Dies bedeutet, die Ernährung an seine Umgebung und an seine frei gewählte Absicht anzupassen und gleichzeitig Befriedigung zu finden auf allen zuvor genannten Ebenen. Der Mensch ist umgewandelte Nahrung. Essen bedeutet, dass wir Substanzen in unseren Körper aufnehmen. Substanzen, die zum Aufbau unseres physischen Körpers, aber auch unserer spirituellen „Körper" beitragen. Daher ist es besonders wichtig, die Handlung des Essens, die wir jeden Tag von neuem und mehrmals täglich vornehmen, in einem friedlichen und harmonischen Zustand auszuführen. Deshalb wiederhole ich immer wieder, wie wichtig es ist, sich vor den Mahlzeiten einige Minuten lang zu sammeln und ein Gefühl für Dankbarkeit zu empfinden. Die meisten Menschen „beten" – danken – vor dem Essen nicht einmal. Sie stürzen sich auf die Nahrung, verschlingen sie und reden dabei, streiten sich sogar und scheppern mit dem Besteck. Das ist der Grund, warum sie nicht viel Gutes aus der Nahrung ziehen können. Sie nehmen nur ihre grobstofflichen Elemente auf. Um die feinstofflichen Elemente der Nahrung aufnehmen zu können, die spirituellen Elemente, die dazu beitragen unsere Gedanken und Gefühle zu nähren, muss man sich darauf vorbereiten, in Harmonie und geistiger Sammlung zu essen. Die Mahlzeit ist eine magische Zeremonie, dank der sich die Nahrung in Gesundheit, Energie, Liebe und Licht verwandeln soll. Deshalb ist es wichtig, gesunde, nicht chemisch behandelte Lebensmittel zu sich zu nehmen und Fleisch zu meiden. Das Fleisch repräsentiert auf der physischen Ebene die Gewalt, auf der Astralebene die Sinnlichkeit und auf der Mentalebene den Egoismus. Ich empfehle darum, in der Stille und in einer harmonischen Atmosphäre zu essen, damit die Nahrung nicht nur den physischen Körper ernährt, sondern auch eine Nahrung für die Seele und das Bewusstsein werden kann.

12.30 Mediation und Gebet

Im Leben sind wir mit vielen Schwierigkeiten, Herausforderungen und Enttäuschungen konfrontiert. In solchen Zeiten kann uns die Meditation helfen, unserem Leben wieder Richtung und Harmonie zu verleihen. Die Meditation ist eine psychologische, philosophische Frage, ein kosmischer Akt von höchster Bedeutung. Hat der Schüler einmal den Geschmack dieser höheren Welt gekostet, so wächst seine Überzeugung, und er fühlt, dass seine Fähigkeiten ihm zu gehorchen beginnen: wenn er sein Denken in Bewegung setzen möchte, setzt es ein, und wenn er es anhalten möchte, hält es an, als ob die Zellen des gesamten Organismus beschlossen hätten, sich zu fügen.

Um zu meditieren, muss man die Natur der psychischen Arbeit kennen. So darf man zum Beispiel niemals vom Gehirn verlangen, sich plötzlich auf ein Thema zu konzentrieren, sonst tut man den Nervenzellen Gewalt an, man blockiert sie und man bekommt Kopfweh.

Als Erstes heisst es, sich zu entspannen, also sozusagen passiv zu bleiben und dabei zu beobachten, wie alle Zellen sich beruhigen. Natürlich gelingt einem das ohne Übung nicht so schnell, aber mit der Zeit werden dafür ein paar Sekunden genügen. Man muss daher zu Beginn mit Sanftheit, Frieden und Liebe arbeiten und darf es nicht erzwingen wollen. Dies ist das Geheimnis einer guten Meditation. Und in dem Augenblick, wo Du fühlst, dass Dein Nervensystem in guter Verfassung, gut aufgeladen ist (denn diese passive Haltung erlaubt es dem Organismus, Kraft zu schöpfen), kannst Du Dein Denken auf das gewählte Thema lenken.

Es gibt zwei Grundarten der Meditation:

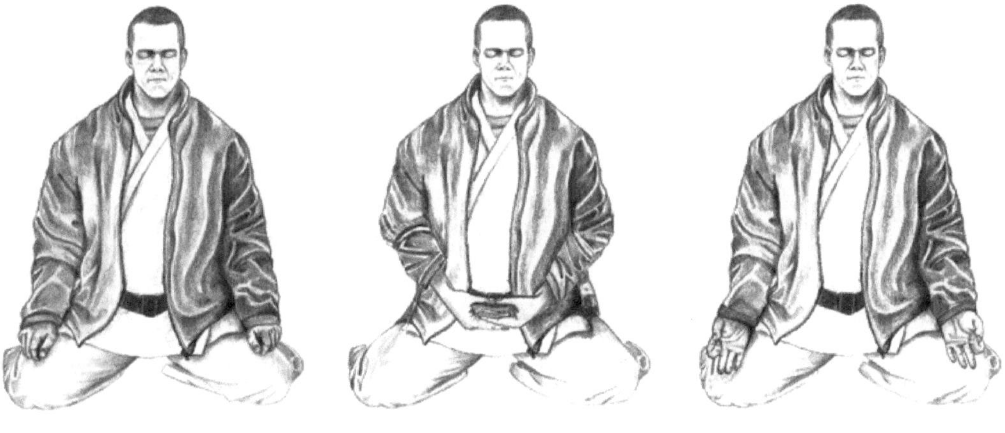

Abbildung 77: Meditation

1. Die Yang-Meditation (Mokuto), welche Hara aktiviert und Geist und Körper zum Erdzentrum hin stabilisiert. Diese Yang-Meditation üben wir für den physischen Teil des Karatedo/Aikido.

und

2. Die Yin-Meditation (Mokuso), welche auf das Mittelhirn gerichtet ist und uns an die Schwingungs- und spirituellen Welten heranführt.

Die erste Art der Meditation erfüllt uns mit Energie, sodass wir unerschütterlich werden wie ein Berg oder ein Fels. Unser Selbstvertrauen wächst und unser Geist wird unbesiegbar. Bei der Yang-Meditation atmen wir hinunter bis in den Bereich des Hara, halten den Atem dort eine Weile und atmen dann aus. Wenn wir so eine Weile meditieren und die lange Ausatmung betonen, nimmt die Körperwärme zu. Diese Meditation ist sehr gut geeignet, um Traurigkeit, Depression und Furcht zu überwinden und den Willen und die Entschlossenheit zu entwickeln.

Die zweite Art der Meditation öffnet Körper und Geist für die Welt des Bewusstseins und für das nächste Leben. Bei der Yin-Meditation konzentriert man sich auf das Energiezentrum zwischen den Augen, hält die Hände geöffnet neben dem Körper und betont die Einatmung. Durch die stärkere Einatmung verändert sich der Zustand des Körpers und des Bewusstseins. Die Körpertemperatur sinkt, die Hände werden trockener und der Stoffwechsel wird immer langsamer.

Auch hier gibt es je nach Zustand und Situation verschiedene Techniken, je nachdem, wo und wie ein Gleichgewicht hergestellt werden will. Die falsche Art angewendet kann ein Ungleichgewicht herstellen. Bei Personen, die in dieser Art von Meditation erfahren sind, stellt sich schliesslich ein Zustand der Bewusstlosigkeit ein, das Bewusstsein löst sich vorn Körper und erscheint an fernen Orten.
(Darum sollte diese Art der Yin-Meditation nur unter Leitung eines Weg-Meisters geübt werden.)

Neben diesen beiden Formen gibt es viele andere Formen der Meditation, der Innenschau und des Gebets. Das Bewusstsein kann auf die Selbstentwicklung, auf die Heilung anderer Menschen, auf die Hilfe Verstorbener sowie auf die Befriedung der Welt als Ganzes gerichtet sein. So können wir zum Beispiel durch Meditation den umherirrenden Geistern helfen, in Frieden zu gelangen. Indem wir uns besser ernähren und höher entwickelte Gedanken pflegen, können wir ihnen helfen sich loszulösen. Wir können dies durch die Anhebung unserer eigenen Schwingungsebene erreichen und auch, indem wir jeden Tag einige Minuten für sie beten und ihnen erklären, dass sie nicht mehr in dieser Welt leben und ihre Bindung an die Erde aufgeben können.

Die Yang-Meditation konzentriert die Energie auf das Energiezentrum im Unterbauch, während bei der Yin-Meditation die Konzentration auf das Mittelhirn gerichtet wird. Indem wir Bilder von Licht und Harmonie projizieren, können wir ihnen helfen, die nächste Welt besser wahrzunehmen. Wir können ihnen Mut zusprechen, sich dorthin weiterzubewegen und sich dort zu entwickeln, und wir können ihnen dabei erklären, dass wir sie dort eines Tages treffen werden. Wenn wir uns auf diese Art und Weise ganz normal mit jenen Geistern austauschen oder auch nur ruhig an sie denken, wird viel Gutes bewirkt.

Durch Meditation, Selbstreflektion und durch Gebet sind wir imstande, uns und die Welt um uns herum zu transformieren. Wenn wir unsere Geisteshaltung ändern, verändert sich unser Körper ebenso, wie eine positive Veränderung unseres körperlichen Zustands zur Verbesserung unseres geistigen Zustands beiträgt. Durch die Meditation und einfache geistige und spirituelle Übungen können wir zum unendlichen Ursprung zurückkehren, unseren Geist von Sorgen befreien und voller Frische und Inspiration für einen neuen Anfang in die Alltagswelt zurückkehren.

Vorsicht mit der Denkweise: Die Geschichte läuft von Yin nach Yang und jetzt sind wir im Zentrum. Und Punkt. Das ist nur eine Entwicklungs-Phase. Nach dem Zentrum geht die Wandlung weiter. So wie ich die Spiralen in Torus-Wirbel-Form erkläre. Nirgendwo ist einen Stopp in der Wandlung.

Und die Wandlung der Geschichte verläuft nicht linear – oder umgekehrt linear – zur Entwicklung der Menschen.

Das physische Leben der Menschen hier auf der Erde ist immer von Yang nach Yin. Die Geschichte jedoch wechselt – je nach Wandlungs-Phase – mehrfach von Yin nach Yang und von Yang nach Yin. Auf jede Yang-Phase folgt eine Yin-Phase und umgekehrt. Diese beiden Entwicklungen darfst Du nicht vermischen oder gleichsetzen.

Nahrung und Bewusstsein

Die moderne Wissenschaft sieht die Nahrung nur unter dem Aspekt ihrer einzelnen Bestandteile, wie Eiweiss, Fett, Kohlehydrate und die verschiedenen Vitamine und Mineralstoffe. Es gibt kein energetisches Verständnis, da KI oder die natürliche elektromagnetische Energie weder mit Hilfe der physischen Sinne noch durch Apparaturen gemessen werden kann. Heute lautet die entscheidende Frage: Kann die moderne Zivilisation ein System der Landwirtschaft und der Nahrungsmittelverarbeitung entwickeln, welche imstande ist, höhere Schwingungen und ein höheres Bewusstsein zu nähren, damit die Menschheit die degenerativen Krankheiten und die drohende Kriegsgefahr überwinden und ihre biologische und spirituelle Evolution fortsetzen kann?

Das Getreide wächst in aufrechter Haltung nach oben und hängt nicht mit den oberen Pflanzenabschnitten nach unten – wie diverse Obstsorten. Eine betont pflanzliche Ernährungsweise hat eine ausdehnende, erhebende Wirkung auf den Geist, weil Pflanzen im Vergleich zu Tieren in einer höheren Frequenz schwingen. Tierische Nahrungsmittel hingegen haben eine zusammenziehende, einengende Wirkung nicht nur auf den physischen Körper, sondern auch auf das Bewusstsein, Intellekt und Verständnis und binden uns an die Erde. Wenn wir ständig Fleisch, Eier, Geflügel und Milchprodukte essen, wird es uns schwerfallen, die höheren Schwingungen der spirituellen Welt erleben zu können. Daher ist unsere tägliche Ernährung von grösster Bedeutung für unsere spirituelle Entwicklung.

Wie ist das möglich? Wie kann physische Nahrung unser Bewusstsein beeinflussen?
Die Erklärung lautet wie folgt: Wenn wir Nahrung zu uns nehmen, die unseren „Empfänger", unser Gehirn verschlackt, also unseren „Empfänger" (Gehirn) stört, wie können wir dann eine saubere Verbindung zur Seele aufbauen?
Du kannst Dir das vorstellen wie ein Radio-Empfänger, der eine schlechte Verbindung hat... Du hörst nur Rauschen und ab und zu ein paar Worte oder grauenhaft bruchstückhafte Musikstücke...

Unser Leben ist unser Traum, und die Erde ist unser Trainings und Spielplatz.
Was ist ein Traum? Was ist der Unterschied zwischen einem Traum, Wirklichkeit und Illusion?
Wir sind frei, das Leben, das wir leben wollen, zu wählen, zu formulieren und zu schaffen. Es liegt vollkommen in unserer Hand. Das ganze Universum steht uns zur Verfügung. Wir haben heute viele Millionen von Freunden, die die gleiche Ernährungsweise und die gleiche Beschaffenheit des Blutes teilen, die immer mehr erwachen und das wahre Leben erkennen.

Gibt es so etwas wie kollektive Gedanken?
Ja. Und genauso gibt es das kollektive Bewusstsein. Die kollektive Beschaffenheit unseres Blutes und unserer Träume. Wenn wir alle den gleichen Traum haben von einer friedlichen Welt, können wir es jetzt realisieren.

Wenn wir sterben, sollten wir von Angst befreit sein. Wir sollten in Würde sterben und sagen können, ja ich nehme hier Abschied, und ja ich freue mich auf die Reise und meine nächsten Abenteuer.

Die Gesetze von Yin und Yang sind unsichtbar, aber ihre Erscheinungen sind sichtbar und es gibt nichts, das sich nicht nach diesen Prinzipien bewegt. Die spirituelle Welt unterliegt den Gesetzen von Wandel und Harmonie ebenso, wie unsere vertraute Welt hier. Das Spirituelle, Körper, Seele Geist, die Gesellschaft, die Natur, die Planeten und Galaxien bewegen sich alle nach den gleichen Spiralengesetzen (zentrifugal und zentripetal). Das Himmelreich umfasst das Dasein als Ganzes, und dieses Leben wie auch das nächste Leben verändern sich unablässig. Etwas tritt in Erscheinung und manifestiert sich zugleich in sein Gegenteil. Dies ist das universale Gesetz des Gleichgewichts.

Unser Leben ist ewig, obwohl das physische Leben vergänglich ist.
Unser Traum ist endlos, obwohl unser physisches Streben und Verlangen endlich ist. Der Sinn des Lebens – die Entdeckung, das Verständnis und die Einswerdung mit der unendlichen Ordnung des Universums ist unsterblich, obwohl unser menschliches Werk vergänglich ist. Wir spielen in diesem Universum, leben unser ewiges Leben, wandeln uns ständig um und manifestieren uns in verschiedenen Formen. Wir geniessen die Freiheit uns zu verändern, um uns an die Veränderungen unserer Umwelt anzupassen, so, wie wir auch die Freiheit geniessen, uns endlos zu entwickeln.

Glück ist ein anderes Wort für Liebe. Glück ist die endlose Verwirklichung unseres unendlichen Traums.
Wir sollten nicht unser Leben träumen, sondern unsere Träume leben. Wirklich reich ist, wer mehr Träume hat, als die „Wirklichkeit" – Schein-Wirklichkeit – zerstören kann.

Wir sollten nicht Ziele anstreben, sondern das Leben richtig leben. Wenn wir im „Hier und Jetzt" richtig leben, dann sind wir immer „am Ziel". Der WEG ist das Ziel. Oder der Weg IST das Ziel.

Stille – den Grund aller Dinge
Eines Tages kamen einige Wanderer zu einem Mönch, der in einer Einsiedelei auf einem Berg wohnte. Sie fragten ihn: „Was für einen Sinn siehst du in deinem Leben in der Stille?" Der Mönch war mit dem Schöpfen von Wasser aus einem tiefen Brunnen beschäftigt. Er sprach zu seinen Besuchern: „Schaut in den Brunnen. Was seht ihr?" Die Leute blickten in den tiefen Brunnen: „Wir sehen nichts!"
Nach einer kurzen Weile forderte der Mönch die Leute erneut auf: „Schaut in den Brunnen! Was seht ihr jetzt?" Die Leute blickten wieder hinunter: „Ja, jetzt sehen wir uns selber!" Der Mönch sprach: „Als ich vorhin Wasser schöpfte, war das Wasser unruhig. Jetzt ist das Wasser ruhig. Das ist die Erfahrung der Stille: Man sieht sich selber! Und nun wartet noch einen Augenblick."
Nach einer Weile sagte der Mönch erneut: „Schaut jetzt in den Brunnen. Was seht ihr?" Die Menschen schauten hinunter: „Nun sehen wir die Steine auf dem Grund des Brunnens." Da erklärte der Mönch: „Das ist die Erfahrung der Stille. Wenn man lange genug wartet, sieht man den Grund aller Dinge."

13 Interpretation der christlichen Bibel

Am Anfang der Bibel heisst es in der Genesis Kapitel 1: „Am Anfang schuf Gott Himmel und Erde".

Dieser einfache Satz bedeutet: Aus dem unendlichen EINEN Universum entstehen die beiden Kräfte Yin und Yang. Der Himmel repräsentiert die universelle Bewegung zur Kontraktion, zur Schaffung der Materialisation, während die Erde die universelle Bewegung zur Ausdehnung bedeutet, Zentrifugalkraft (energiemässig betrachtet). Diese Kräfte sind antagonistisch, d.h. entgegengesetzt ergänzend. Himmel und Erde sind nur in unserer Vorstellung getrennt voneinander. In Wirklichkeit bilden sie eine Einheit.

Als nächstes lesen wir, dass die Schöpfung in sieben Tagen entstanden sei. Denken die Menschen hier, dass das wörtlich sieben Tage und Nächte waren? (7x 24 Stunden?)
Die biblische Zählung ist eine dichterische Ausdrucksweise! Praktisch gesagt entsprechen diese sieben Tage und Nächte den sieben evolutionären Entwicklungsstufen der siebenteiligen logarithmischen Spirale der Materialisation. Vom unendlich Grossen bis zum unendlich Kleinen. Und dieser 7-Tage-Schöpfungs-Zyklus findet ja nicht nur einmal statt und Ende, sondern dieser Wandlungs-Zyklus geschieht dauernd, ohne Unterbrechung.

Im Kapitel 2, Verse 16 und 17 heisst es darin: „Und Gott der Herr gebot den Menschen und ‚sprach': Du darfst essen von allen Bäumen im Garten, aber vom Baum der Erkenntnis des Guten und Bösen sollst du nicht essen, denn am Tage, wo du davon isst, musst du des Todes sterben."
Zur Interpretation dieser Worte ist es wichtig zu bedenken, dass die Bibel, wie wir sie heute lesen, nicht ein Originaltext ist, sondern eine Übersetzung aus dem Althebräischen ins Altgriechische oder Aramäische ist. Und dann noch mehrere Male übersetzt wurde, bevor sie in der heutigen Form vorlag. Und bei jeder Übersetzung leidet die Qualität, da die Übersetzung nicht besser sein kann, als es die geistige Verfassung des Übersetzers ist! Daher dürfen wir uns nicht wörtlich auf den Text verlassen, sondern müssen mit guter Intuition den Sinn interpretieren, respektive herausspüren.

Also: Du darfst essen von allen Bäumen im Garten, sind nicht Bäume gemeint (Symbolsprache), sondern Pflanzen allgemein, wie Samen, Getreide, Gräser usw., aus denen die Kräuter und Gemüse usw. hervorgehen. Aber vom Baum der Erkenntnis von Gut und Böse... ist gemeint: Wenn Du die Erkenntnis hast, was für Dich (den Menschen) schädlich ist, so sollst Du davon nicht essen. Am Tage, wo du davon isst, wirst du sterben... ist gemeint: Am Tage ist nicht ein Tag, sondern die folgende Zeit gemeint, und du wirst des Todes sterben, ist gemeint: Solange Du gesund bist (auch geistig), solange hast Du eine gute Intuition (Erkenntnis) und kennst das ewige Leben (Ordnung des Universums). Aber sobald Du Dich krank machst durch falsche Ernährung, wird Deine Erkenntnisfähigkeit (Intuition) verschleiert, und Du kannst das ewige Leben nicht mehr verstehen. (Warum das so ist, dazu verweise ich zum besseren Verständnis auf das Kapitel über die „Nahrung des Menschen"). Also bist Du so gut wie aus dem ewigen Kreislauf ausgeschlossen (rein vom Verstehen her gesehen), und somit gibt es für Dich den Tod, das Ende... Das irdische Leben ist sowieso nur eine Sekunde in der Ewigkeit.

Man wird einseitig in der Auffassung und fängt an, Kategorien zu bilden, wie gut und böse, richtig und falsch, oben und unten usw. wie Freund und Feind. Man verliert die Sicht fürs Ganzheitliche.

Ein weiteres Beispiel für Fehlinterpretation ist, dass die feministischen Frauen heute eine „weibliche Form (?)" der Bibel schreiben wollen, weil sie die althergebrachte Form für ungerecht halten, weil auch sie die Texte nicht richtig verstehen und interpretieren können.

Früher hat immer die Frau die Nahrung für die ganze Familie zubereitet, und die ganze Familie hat das gegessen, was die Frau gekocht und serviert hat (*also auch die schlechte Nahrung*). Darum hat Eva (*und nicht Adam*) die Früchte des Baumes gegeben. Der Sündenfall war also nicht frauenfeindlich gemeint gewesen, sondern durch falsche Auslegung erst dazu gemacht worden. *(Aber eben, wenn Blinde Blinde führen, fallen beide in den Abgrund).*

Was passierte dann? Die Menschen begannen die Dinge um sich herum als getrennt (*dualistisch*) zu betrachten, und nicht mehr universell (*monistisch*)! Und ihr Leben wurde fortan schwierig. (*Das ist der Auszug aus dem Paradies.*) Es gab (*und gibt*) zu jeder Zeit Menschen, die die wahren Gründe erkannten (und erkennen) und zu jeder Zeit die übrigen Menschen warnten (*und warnen*), und sie lehrten, wie die richtige Lebensweise sein soll. Wer Ohren hat zu hören, der möge hören, wer Augen hat zu sehen, der möge sehen. .. Studiere mehr dazu im Kapitel „Wahre Meister des Sendo".

Wenn wir die makrobiotische Lebensweise genau studieren, so kann man erkennen, wie die Wirkungen der Nahrungsmittel ganz genau nach der Ordnung des Universums erfolgen.

Weitere Beispiele für Fehlinterpretationen:
In Matthäus 3,4 ist noch immer nachzulesen, dass sich Johannes der Täufer von Heuschrecken ernährt haben soll, obwohl seit langem klar ist, dass mit den „Heuschrecken" eigentlich die Früchte des Heuschreckenbaumes gemeint waren. Übrigens werden diese Früchte bis heute auch „Johannisbrot" (*oder Carob*) genannt! Ursprünglich war dies wohl ein Übersetzungsfehler, der jedoch trotz neueren Erkenntnissen gerne beibehalten wird, um weitere „Argumente" gegen den Vegetarismus zu haben.

Der vegetarische Prophet Daniel:
Glücklicherweise haben die Übersetzer nicht alle Stellen aus der Bibel gestrichen, die für eine vegetarische Lebensweise sprechen. Vor allem im Alten Testament finden sich noch einige Textstellen, wie zum Beispiel im ersten Kapitel des Buches Daniel: Daniel war als Sklave dabei, sich nicht mit den Speisen und dem Wein der königlichen Tafel unrein zu machen, und er bat den Oberkämmerer darum, sich nicht unrein machen zu müssen. Der Oberkämmerer sagte aber zu

Daniel: „Ich fürchte mich vor meinem Herrn, dem König, der euch die Speisen und Getränke zugewiesen hat, er könnte finden, dass ihr schlechter ausseht als die anderen jungen Leute eures Alters." Da sagte Daniel zu dem Mann, den der Oberkämmerer als Aufseher für ihn selbst sowie für Hananja, Michael und Asarja eingesetzt hatte: „Versuch es doch einmal zehn Tage lang mit deinen Knechten! Lass uns nur pflanzliche Nahrung essen und Wasser trinken! Dann vergleiche unser Aussehen mit dem der jungen Leute, die von den Speisen des Königs essen. Je nachdem, was du dann siehst, verfahr weiter mit deinen Knechten!"

Der Aufseher nahm ihren Vorschlag an und machte mit ihnen eine zehntägige Probe. Am Ende der zehn Tage sahen sie besser und wohlgenährter aus als all die jungen Leute, die von den Speisen des Königs assen. Da liess der Aufseher ihre Speisen und auch den Wein, den sie trinken sollten, beiseite und gab ihnen Pflanzenkost. *(Altes Testament, Daniel 1,8-16)*

„Gottes" Ernährungsempfehlung

Dann sprach Gott: „Hiermit übergebe ich euch alle Pflanzen auf der ganzen Erde, die Samen tragen, und alle Bäume mit samenhaltigen Früchten. Euch sollen sie zur Nahrung dienen." *(Genesis 1,29)*

13.1 Die Lehre von Jesus mit dem Kompass der InYologie

Ich werde Dir hier Teile der Lehre von Jesus – wie sie in der Essener-Bibel geschrieben ist – mit dem Kompass der InYologie erklären:

Und viele Kranke und Verstümmelte kamen zu Jesus und fragten ihn: „Wenn du alles weisst, so sage uns, warum haben wir unter diesen schmerzhaften Plagen zu leiden? Warum sind wir nicht wie andere Menschen? Meister, heile uns, aufdass auch wir stark zu sein vermögen und nicht länger unser Elend erdulden müssen. Wir wissen, dass du in dir die Kraft hast, alle Krankheiten zu heilen. Befreie uns von Satan und von all seinen grossen Peinigungen. Meister, erbarme dich unser!"

Und Jesus antwortete: „Selig seid ihr, dass ihr nach Wahrheit hungert, denn ich werde euch sättigen mit dem Brote der Weisheit. Selig seid ihr, dass ihr anklopfet, denn ich werde euch das Tor des Lebens öffnen. Selig seid ihr, dass ihr euch von Satans Macht befreien wollt, denn ich werde euch ins Reich der Engel unserer Mutter führen, in das die Satansmächte nicht einzudringen vermögen."

Und sie fragten ihn voll Verwunderung: „Wo ist unsere Mutter, und welches sind ihre Engel? Und wo ist ihr Reich?"

13.2 Die Erde ist unsere Mutter – und die Engel sind die 5 KI-Formen

„Eure Mutter ist in euch und ihr seid in ihr. Sie gebar euch, sie schenkte euch das Leben. Sie gab euch euren Leib, und zu ihr wird er eines Tages wieder zurückkehren. Selig seid ihr, wenn ihr sie und ihr Reich erkennen lernt, wenn ihr eurer Mutter Engel empfangt und ihre Gesetze erfüllt. Wahrlich, ich sage euch, wer diese Dinge tut, wird niemals krank werden. Denn die Macht unserer Mutter steht über allem. Und sie zerstört Satan und sein Reich und regiert über alle eure Leiber und über alles, was da lebt.

Das Blut, das in uns rinnt, ist geboren aus dem Blute unserer Erdenmutter. Ihr Blut fällt aus den Wolken, springt aus dem Schosse der Erde, singt in den Bächen der Berge, strömt weit in den Flüssen der Ebenen, schläft in den Seen, tobt gewaltig in den Stürmen der Meere. Die Luft, die wir atmen, kommt aus dem Atem unserer Erdenmutter. Ihr Atem ist das Blau in den Höhen der Himmel, er rauscht um die Gipfel der Berge, raunt in den Blättern des Waldes, wogt über die Kornfelder, schlummert in tiefen Tälern, sengt heiss in der Wüste. Die Härte unserer Knochen ist geboren aus den Knochen unserer Erdenmutter, aus Felsen und Steinen. Nackt stehen sie gegen den Himmel auf den Gipfeln der Berge, wie Riesen schlafen sie an den Bergeshängen, wie Götzenbilder sind sie in die Wüste gesetzt und ruhen verborgen in den Tiefen der Erde. Die Zartheit unseres Fleisches ist geboren aus dem Fleische unserer Erdenmutter. Ihr Fleisch wächst gelb und rot in den Früchten der Bäume und ernährt uns aus den Furchen der Felder. Unsere Eingeweide sind geboren aus den Eingeweiden unserer Erdenmutter und liegen verborgen vor unseren Augen, wie die unsichtbaren Tiefen der Erde. Das Licht unserer Augen, das Gehör unserer Ohren, beide sind geboren aus den Farben und Klängen unserer Erdenmutter, die uns überall umgeben, wie die Wellen des Meeres einen Fisch, wie die wirbelnde Luft einen Vogel.

Wahrlich, ich sage euch, der Mensch ist das Kind der Erdenmutter, und von ihr bekam er seinen gesamten Leib, gleich wie der Leib des Kindleins aus dem Leibe seiner Mutter geboren wird. Wahrlich, ich sage euch, ihr seid eins mit der Erdenmutter, sie ist in euch, und ihr seid in ihr. Aus ihr seid ihr geboren, in ihr lebt ihr, und zu ihr werdet ihr wieder zurückkehren. Haltet euch daher an ihre Gesetze, denn niemand kann lange leben, noch glücklich werden, es sei denn, er ehre seine Mutter und befolge ihre Gebote. Denn ihr Atem ist euer Atem, ihr Blut euer Blut, ihr Knochenbau euer Knochenbau, ihr Fleisch euer Fleisch, ihre Eingeweide eure Eingeweide, ihre Augen und ihre Ohren sind eure Augen und eure Ohren.

Wahrlich ich sage euch, solltet ihr auch nur eines all dieser Gesetze nicht halten, solltet ihr auch nur einem von all diesen Gliedern eures Leibes ein Leid zufügen, so bleibt ihr euren qualvollen Krankheiten ausgeliefert, und da wird Heulen und Zähneklappern sein. Ich sage euch, so ihr den Gesetzen eurer Mutter nicht folgt, könnt ihr in keiner Art dem Tode entrinnen. Doch wer sich an die Gesetze seiner Mutter schmiegt, an den schmiegt sich auch seine Mutter. Sie wird alle seine Leiden heilen, und er wird nie mehr krank werden. Sie gibt ihm ein langes Leben und schützt ihn vor allen Qualen, vor Feuer, vor Wasser, vor dem Biss der Giftschlange. Denn eure Mutter gebar euch, und sie erhält das Leben in euch. Sie hat euch euren Leib gegeben, und sie kann ihn wieder heilen. Denn es gibt keine unheilbaren Krankheiten bei Gott.

Selig ist, wer seine Mutter liebt und ruhig an ihrem Busen liegt. Denn eure Mutter liebt euch, selbst dann noch, wenn ihr euch von ihr abgewendet habt. Um wie viel mehr wird sie euch lieben, wenn ihr euch ihr wieder zuwendet! Wahrlich, ich sage euch, sehr gross ist ihre Liebe, grösser als die höchsten Berge, tiefer als die tiefsten Meere. Und wer seine Mutter liebt, den wird sie nie verlassen. Wie eine Henne ihre Kücklein beschützt, wie die Löwin ihre Jungen, wie die Mutter ihr neugeborenes Kindlein, so beschützt die Erdenmutter das Menschenkind vor allen Gefahren und Übeln. Denn wahrlich, ich sage euch, unzählige Übel und Gefahren lauern auf die Menschenkinder.

13.3 Satan und Teufel sind die Gier nach Macht und materiellem Reichtum

Beelzebub, der Fürst aller Teufel, die Quelle allen Übels, lauert im Leben aller Menschenkinder. Er ist der Tod, der Herr aller Plagen, und in gefälligem Kleide versucht und verlockt er die Menschenkinder. Reichtümer verspricht er, und Macht und herrliche Paläste, und Kleider aus Gold und Silber, und Mengen von Gesinde. Er verspricht Ruhm und Herrlichkeit, Hurerei und Sinnenlust, Schwelgerei und Völlerei, liederliches Leben und Faulheit und müssige Tage. Und jeden verlockt er da, wo sein Herz am leichtesten nachgibt."

Als Jesus in der Wüste meditierte und fastete, kam ein reicher Mann zu ihm und sagte:
„Wenn du mit deinen Fähigkeiten in meine Dienste kommst, kann ich dir unermesslichen Reichtum geben und du kannst über ein riesiges Gebiet herrschen."

Die meisten Menschen hätten gefragt: „Und was muss ich dafür tun?" Jesus jedoch sagte: „Weiche von mir, Satan."

Dieses Beispiel soll zeigen, dass die Dämonen und Satanisten in ihren tiefen Schwingungs-Bereichen keine Macht über Wesen in den hohen Schwingungs-Bereichen haben. Bei Menschen, die in den hohen Schwingungs-Bereichen leben, haben die Satanisten in ihren tiefen Schwingungs-Bereichen keine „Andock-Möglichkeiten", um ihre Macht auszuüben, um Menschen in das Matrix-Gefängnis zu sperren. Das können sie nur mit Menschen, welche sich auch in diesen tiefen Schwingungs-Bereichen aufhalten. Deine innere Haltung ist entscheidend, wie Du lebst.

13.4 Wie Krankheiten entstehen – und ihre Folgen

„Und an dem Tage, da die Menschenkinder bereits Sklaven all dieser Nichtigkeiten und Gräuel geworden sind, entreisst er, als Zahlung für seine Leistungen, den Menschenkindern alles, was die Erdenmutter ihnen in solchem Überfluss gegeben hat. Er nimmt ihnen den Atem, ihr Blut, ihre Knochen, ihr Fleisch, ihre Eingeweide, ihre Augen und ihre Ohren. Und der Atem des Menschenkindes wird kurz und stickig, schmerzhaft und voller Gestank, wie der Atem unreiner Tiere. Und sein Blut wird dick und stinkig, wie das Wasser der Sümpfe, es gerinnt zu Klumpen und wird schwarz wie die Nacht des Todes. Und seine Knochen werden hart und knorrig, sie schmelzen im Innern weg und brechen entzwei, wie ein Stein sich von einem Felsen löst. Und sein Fleisch wird fett und wässerig, es fault und modert, mit Schorf und Furunkeln, die ein Gräuel sind. Und seine Eingeweide füllen sich mit abscheulichem Schmutz, mit schlammigen Strömen der Fäulnis, und Heere von scheusslichen Würmern haben dort ihre Wohnung. Und seine Augen werden matt, bis finstere Nacht sie eingehüllt, und seine Ohren werden stumm, wie das Schweigen des Grabes. Und zuletzt wird das irrende Menschenkind auch sein Leben verlieren. Denn es hielt die Gesetze seiner Mutter nicht und reihte Sünde an Sünde. Daher werden ihm nun alle Gaben der Erdenmutter genommen: Atem, Blut, Knochen, Fleisch, Eingeweide, Augen und Ohren, und nach allem andern das Leben selber, mit dem die Erdenmutter seinen Leib gekrönt hatte.

13.5 Mea Culpa (meine Schuld)

Doch wenn das irrende Menschenkind seine Sünden bereut und sich von ihnen befreit und wieder zu seiner Erdenmutter zurückkehrt, und wenn es seiner Erdenmutter Gesetze erfüllt und sich Satans Kräften entwindet, seinen Versuchungen widersteht, dann empfängt die Erdenmutter ihr verirrtes Kind von neuem mit Liebe und sendet ihm ihre Engel, damit sie ihm dienen. Denn es gibt keine unheilbaren Krankheiten bei Gott.

Wahrlich, ich sage euch, wenn das Menschenkind dem Satan, der in ihm wohnt, widersteht und seinen Willen nicht mehr befolgt, in gleicher Stunde finden sich die Engel der Mutter dort ein, um dem Menschenkinde mit all ihrer Macht zu dienen und es aus Satans Gewalt zu befreien. Denn niemand kann zwei Herren dienen. Entweder dient er Beelzebub und seinen Teufeln oder er dient unserer Erdenmutter und ihren Engel. Entweder dient er dem Tode oder er dient dem Leben. Wahrlich, ich sage euch, selig ist, wer die Gesetze des Lebens erfüllt und nicht auf den Pfaden des Todes wandelt. Denn in ihm werden die Kräfte des Lebens mächtig wachsen, und er wird den Leiden des Todes entgehen."

Und alle, die um ihn versammelt waren, lauschten seinen Worten mit Verwunderung, denn sein Wort war voller Kraft, und er lehrte ganz anders als die Priester und Schriftgelehrten. Und obschon die Sonne untergegangen war, kehrten sie nicht zu ihren Häusern zurück. Sie sassen rund um Jesus und fragten ihn: „Meister, welches sind die Gesetze des Lebens? Weile länger bei uns und lehre uns. Wir möchten deinen Worten lauschen, damit wir geheilt und rechtschaffen werden."

Und Jesus setzte sich in ihre Mitte und sagte: „Wahrlich, ich sage euch, keiner kann glücklich werden, es sei denn, er erfülle das Gesetz."

Und die andern antworteten: „Wir alle erfüllen die Gesetze Moses, unseres Gesetzgebers, wie sie in unseren heiligen Schriften geschrieben stehen."

13.6 Jesus lehrte die Reinkarnation

Es ist eine Sensation: In alten Evangelien aus dem 1. und 2. Jahrhundert – die nicht durch die Hände der katholischen Kirche gingen und erst in unserer Zeit in der Wüste Ägyptens gefunden wurden – lehrt Jesus detailliert die Lehre der Reinkarnation. Somit ist klar: die Lehre der Reinkarnation ist Teil der ursprünglichen Lehre Jesu und somit Teil des christlichen Glaubens.
Das Neue Testament der Bibel enthält also nicht die vollständige Lehre des Jesus von Nazareth. Viele Evangelien, die bereits in der Frühzeit nicht in die Auswahl der späteren Bibel aufgenommen wurden, mussten damals auf Befehl des Klerus verbrannt werden. Es war unter Todesstrafe verboten, solche Schriften zu besitzen. Dass heute trotzdem so genannte apokryphe, d.h. „verborgene" Evangelien existieren, ist auch dem Umstand zu verdanken, dass damals einige Menschen diese Schriften – um sie vor der Zerstörung zu retten – in der Wüste vergruben oder sie in Höhlen versteckten. Johannes Paul II. schrieb in einem apostolischen Schreiben vom 10. Nov. 1994:
„Die christliche Offenbarung schliesst Reinkarnation aus." Doch hier sollte unterschieden werden: die Lehre der Reinkarnation widerspricht lediglich dem theologischen Lehr- und Dogmengebäude der Kirchen, aber nicht den Lehren des Jesus von Nazareth.

Zum Vergessen von unseren Vor-Leben – aus unseren früheren Reinkarnationen – fragt Jesus: „Wieviel davon würdet ihr denn ertragen, wenn ihr das nicht vergessen könntet, wie ihr in der vorherigen Inkarnation gelebt habt?" Die Seele trinkt den Becher Wasser der Vergessenheit, bevor sie neu in einem Körper reinkarniert. So hat die Seele die Möglichkeit, vergangene Sünden zu reinigen.
Dieses „Vergessen" ist ein Geschenk vom Grossen Geist, damit wir „neu" beginnen können unsere Seele zu reinigen und unser Bewusstsein zu erweitern.

Die Seele reinkarniert in einen Körper, der dem vorherigen Leben angemessen ist. Mit welchen Menschen und Situationen die reinkarnierte Seele zusammenkommt, ist also nicht zufällig.
Jesus erklärt auch, dass keine Seele zur Reinkarnation in einen Körper gezwungen wird. Es gibt auch die Möglichkeit, ohne Körper die Seele zu reinigen und das Bewusstsein zu erweitern. Das

entscheidet die Seele selber. Sie spüre, wie stark der Wunsch nach einer erneuten „Einverleibung“ sei, und wie und wo die Chancen zu einer Verbesserung am grössten seien.

13.7 Das Einzige Prinzip – und der Lehrsatz: Zuerst die Praxis, dann die Theorie

Und Jesus antwortete: „Sucht das Gesetz nicht in euren heiligen Schriften, denn das Leben ist das Gesetz. Die Schrift jedoch ist tot. Wahrlich, ich sage euch, Moses empfing seine Gesetze von Gott nicht schriftlich, sondern durch das lebende Wort. Das Gesetz ist lebendiges Wort des lebendigen Gottes an lebendige Propheten für lebendige Menschen. In allem, was da lebt, steht das Gesetz geschrieben. Ihr findet es im Gras, im Baum, im Fluss, in den Bergen, in den Vögeln des Himmels, in den Fischen des Meeres, doch vor allem sucht es in euch selber. Denn wahrlich, ich sage euch, alles, was lebt, ist näher bei Gott als die Schrift, die ohne Leben ist. Gott schuf das Leben und alles was da lebt, damit sie durch das ewig lebendige Wort dem Menschen die Gesetze der wahrhaften Gottheit lehren. Gott schrieb die Gesetze nicht in die Seiten der Bücher, sondern in euer Herz und in euren Geist. Sie sind in eurem Atem, eurem Blut, euren Knochen, in eurem Fleisch, euren Eingeweiden, euren Augen, euren Ohren und in jedem winzigen Teilchen eures Leibes.

Sie sind allgegenwärtig in der Luft, im Wasser, in der Erde, in den Pflanzen, in den Sonnenstrahlen, in den Tiefen und in den Höhen. Sie alle reden zu euch, damit ihr das Wort und den Willen der lebendigen Gottheit verstehet. Doch ihr schliesst eure Augen, damit ihr nicht sehet, und ihr schliesst eure Ohren, damit ihr nicht höret. Wahrlich, ich sage euch, die Heilige Schrift ist Menschenwerk, doch das Leben und alle seine Heerscharen sind das Werk unseres Gottes. Warum hört ihr nicht auf die Worte Gottes, die in seinen Werken geschrieben stehen? Und warum studiert ihr die toten Schriften, die das Werk von Menschenhänden sind?“

„Wie können wir Gottes Gesetze lesen, wenn nicht in den heiligen Schriften? Wo stehen sie geschrieben? Lies sie uns vor von dort, wo du sie siehst, denn wir kennen nichts anderes, als die Schriften, die wir von unseren Vätern geerbt haben. Sage uns die Gesetze, von denen du sprichst, damit wir sie hören und sie uns heilen und rechtfertigen mögen.“

13.8 Das verschleierte Urteilsvermögen

Jesus sagte: „Ihr verstehet die Worte des Lebens nicht, weil ihr im Tode wandelt. Das Dunkel trübt eure Augen, und eure Ohren sind mit Taubheit geschlagen. Denn ich sage euch, es nützt euch nichts, wenn ihr eifrig über tote Schriften brütet, während ihr durch eure Taten den verneint, der euch diese Schriften gegeben hat. Wahrlich, ich sage euch, Gott und seine Gesetze sind nicht in

euren Taten. Sie sind nicht in Schlemmerei und Völlerei, noch in liederlichem Leben oder lüsternem Tun, noch in der Gier nach Reichtum oder im Hassen eurer Feinde.
Alle diese Dinge sind ferne vom wahren Gott und von seinen Engeln. Sie kommen aus dem Reich der Finsternis und vom Herrn aller Übel. Und alle diese Dinge tragt ihr in euch selber und das Wort und die Kraft Gottes können nicht in euch eintreten, weil alle eure Übel und Gräuel in eurem Leibe und in eurem Geiste wohnen. Wollt ihr, dass das Wort und die Kraft des lebenden Gottes in euch strömen mögen, so beschmutzt und schändet weder euren Leib noch euren Geist, denn der Leib ist der Tempel des Geistes, und der Geist ist der Tempel Gottes. Läutert den Tempel, damit der Herr des Tempels darin wohnen und einen Ort innehaben mag, der seiner wert ist. Zieht euch von allen Versuchungen des Leibes und eures Geistes, die von Satan kommen, unter den Schatten von Gottes freiem Himmel zurück.

Erneuert euch und fastet. Denn wahrlich, sage ich euch, Satan und seine Seuchen können nur durch Fasten und Gebet vertrieben werden.

Geht für euch und fastet allein, und zeigt niemandem, dass ihr fastet. Der lebende Gott wird es sehen, und gross wird euer Lohn sein. Und fastet, bis Beelzebub und alle seine Teufel von euch weichen und alle die Engel unserer Erdenmutter kommen und euch dienen. Denn wahrlich, ich sage euch, wenn ihr nicht fastet, werdet ihr euch nie aus der Gewalt Satans und aller Kräfte, die von ihm kommen, befreien können. Fastet und betet innbrünstig und sucht die Kraft des lebenden Gottes zu eurer Heilung.
Meidet alle Menschen, während ihr fastet, und suchet die Engel unserer Erdenmutter, denn wer sucht, der wird finden."

13.9 Das Gleichgewicht und die Gleichwertigkeit der 4-KI

Der Engel der Sonne, der Engel der Luft, der Engel des Wassers, der Engel der Erde.

„Sucht die frische Luft des Waldes und der Felder, und dort im Freien werdet ihr den Engel der Luft finden. Zieht eure Schuhe und Kleider aus und gestattet dem Engel der Luft, euren ganzen Leib zu umarmen. Atmet in langen, tiefen Zügen, damit der Engel der Luft in euch strömen kann. Wahrlich, ich sage euch, der Engel der Luft wird aus eurem Leibe alle Unsauberkeiten, die ihn aussen und innen beschmutzen, austreiben. Und so wird alles Übelriechende und Unreine aus euch fahren, wie der Rauch des Feuers sich aufwärts ringelt und sich ins Luftmeer verliert. Denn wahrlich, ich sage euch, heilig ist der Engel der Luft, der alles Unreine läutert und allen Gestank in süssen Duft wandelt. Niemand kommt vor das Angesicht Gottes, dem der Engel der Luft nicht den Weg freigibt. Wahrlich, alle müssen durch Luft und Wahrheit wiedergeboren werden, denn euer Leib atmet die Luft der Erdenmutter, und euer Geist atmet die Wahrheit des Himmelvaters.

Nach dem Engel der Luft sucht den Wasser-Engel. Zieht eure Schuhe und Kleider aus und gestattet dem Wasser-Engel, euren ganzen Leib zu umarmen. Werft euch ganz in seine umfassenden Arme, und so oft ihr durch euren Atem die Luft bewegt, bewegt ihr mit eurem Leibe auch das Wasser. Wahrlich, ich sage euch, der Wasser-Engel wird aus eurem Leibe alle Unsauberkeiten, die ihn aussen und innen beschmutzen, austreiben. Und alles Unreine und Stinkende wird aus euch fliessen, wie der Schmutz aus Kleidern, die in Wasser gewaschen werden, sich im strömenden Flusse verliert. Wahrlich, ich sage euch, heilig ist der Wasser-Engel, der alles Unreine läutert und allen Gestank in süssen Duft wandelt. Niemand kommt vor das Angesicht Gottes, dem der Wasser-Engel nicht den Weg freigibt. Wahrlich, alle müssen durch Wasser und Wahrheit wiedergeboren werden, denn euer Leib badet in den Flüssen des ewigen Lebens. Denn ihr empfangt euer Blut von eurer Erdenmutter und euren Geist von eurem Himmelvater. Denket nicht, es genüge, wenn der Wasser-Engel euch nur von aussen umarme. Wahrlich sage ich euch, eure innere Unsauberkeit ist viel grösser als die äussere. Und wer sich aussen reinigt, innen jedoch verschmutzt bleibt, ist wie ein Grab, aussen hübsch übertüncht, doch innen voller Schmutz und Gräuel. Wahrlich, ich sage euch, lasst den Wasser-Engel euch auch innerlich taufen, damit er euch von euren Sünden der Vergangenheit befreien kann und damit auch im Innern der Leib so rein werde wie der Gischt des Baches, der im Sonnenlicht spielt. Sucht daher eine grosse kriechende Kürbispflanze mit einem Stängel von Manneslänge. Höhlt das Mark heraus und füllt die Röhre mit Wasser eines sonnengewärmten Flusses. Hängt den Stängel über den Ast eines Baumes und kniet auf den Boden vor dem Wasser-Engel nieder, führt das Ende des Kürbis-Stängels in euren Leib ein, damit das Wasser ganz in euren Leib einzuströmen vermag.

Bleibt nun kniend vor dem Wasser-Engel liegen und betet zu dem lebenden Gott, er möge euch alle begangenen Sünden vergeben, und den Wasser-Engel bittet, er möge euren Leib von jeder Unsauberkeit und Krankheit befreien. Darauf lasst das Wasser aus eurem Leibe wieder auslaufen, damit es allen Schmutz und Gestank Satans wegtrage.

Und ihr werdet alle Gräuel und Unsauberkeiten, die den Tempel eures Leibes beschmutzt haben, mit euren Augen sehen und mit eurer Nase riechen, ebenso alle Sünden, die in eurem Leibe wohnen und die euch mit aller Art Schmerzen peinigen. Wahrlich sage ich euch, diese innere Wassertaufe räumt den Leib von allem Unrat aus. Wiederholt diese Taufe jeden Tag, solange ihr fastet, bis zu dem Tage, da das eurem Leib wieder ausfliessende Wasser so rein ist wie der Gischt des Baches. Nun steigt in den strömenden Fluss und dankt dort in den Armen des Wasser-Engels dem lebendigen Gott, der euch von euren Sünden erlöst hat. Diese heilige Taufe durch den Wasser-Engel bedeutet: Wiedergeburt zu neuem Leben. Denn von nun an werden eure Augen sehen und eure Ohren hören.
Nach solcher Taufe sündigt nicht mehr, damit die Engel der Luft und des Wassers ewig in euch wohnen und euch dienen mögen.

Bleiben danach immer noch Spuren eurer vergangenen Sünden und Unsauberkeiten in euch, so sucht den Sonnen-Engel. Zieht eure Schuhe und Kleider aus und gestattet dem Sonnen-Engel, euren ganzen Leib zu umarmen. Nun atmet in langen tiefen Zügen, damit der Sonnen-Engel in euch strömen kann. Er wird aus eurem Leibe alle übelriechenden und unsauberen Dinge, die ihn aussen und innen beschmutzen, hinaustreiben. Sie werden sich von euch heben, wie das Dunkel der Nacht vor dem Glanze der aufsteigenden Sonne entweicht. Denn ich sage euch wahrlich, heilig ist der Sonnen-Engel, der alles Unreine läutert und allen Gestank in süssen Duft wandelt. Niemand kommt vor das Angesicht Gottes, dem der Sonnen-Engel nicht den Weg freigibt. Wahrlich, alle müssen durch Sonne und Wahrheit wiedergeboren werden, denn euer Leib sonnt sich im Sonnenlicht der Erdenmutter und euer Geist sonnt sich im Sonnenlicht des Himmelvaters.

Die Engel der Sonne, der Luft, des Wassers und der Erde sind Geschwister.
Sie wurden dem Menschenkinde beigegeben, damit sie ihm dienten und damit es immer von einem zum andern gehe. Ebenso heilig ist ihre Umarmung. Sie sind untrennbare Kinder der Erdenmutter.
So trenn auch du nicht, was Erde und Himmel vereint haben. Lasst diese geschwisterlichen Engel euch jeden Tag umfassen und während eures ganzen Fastens bei euch weilen. Denn wahrlich sage ich euch, die Macht der Teufel, alle Sünden und Unsauberkeiten werden schleunigst den Leib, der von diesen drei Engel umarmt wird, verlassen. Wie Diebe aus einem verlassenen Hause flüchten, wenn der Herr des Hauses zurückkehrt, einer durch die Türe, einer durchs Fenster und ein dritter durchs Dach, jeder, wo er sich gerade befindet und es möglich machen kann, so werden aus dem Tempel eures Leibes alle bösen Teufel, alle vergangenen Sünden, alle Unsauberkeiten und Krankheiten ausreissen. Treten die Engel der Erdenmutter in euren Leib ein, sodass die Herren des Tempels ihn ganz wieder zu eigen haben, dann wird aller Gestank durch euren Atem und durch eure Haut eiligst sich davonmachen, fauliges Wasser durch euren Mund und eure Haut, durch eure hinteren und eure vorderen Teile. Und alle diese Dinge werdet ihr mit euren Augen sehen und mit eurer Nase riechen und mit euren Händen greifen. Und sind einmal alle Sünden und aller Schmutz von eurem Leibe weggegangen, so wird euer Blut so rein werden wie das Blut unserer Erdenmutter und wie der Gischt des Baches, der im Sonnenlichte spielt. Und euer Atem wird so rein werden wie der Atem duftender Blumen, euer Fleisch so rein wie das Fleisch von Früchten, die über den Blättern der Bäume sich röten, das Licht eurer Augen so hell und klar wie der Glanz der Sonne im Himmelblau.

Und nun werden alle Engel euch dienen. Und euer Atem, euer Blut, euer Fleisch werden eins sein mit dem Atem, dem Blut und Fleisch der Erdenmutter, damit euer Geist auch eins werden mag mit dem Geiste eures Himmelvaters. Denn wahrlich, niemand kann zum Himmelvater finden, es sei denn durch die Erdenmutter. Gleich wie kein neugeborenes Kind die Lehren seines Vaters verstehen kann, ehe seine Mutter es gesäugt, gebadet, gepflegt und aufgezogen hat.

Ist das Kind noch klein, so gehört es zur Mutter und hat ihr zu gehorchen. Wird das Kind erwachsen, so nimmt sein Vater den Sohn mit sich aufs Feld zur Arbeit, und er kommt nur zu Essenszeiten zurück zu seiner Mutter. Und nun belehrt der Vater den Sohn, damit er in seinen beruflichen Arbeiten tüchtig werde.

Und sieht der Vater, dass sein Sohn seine Lehre versteht und aufnimmt und seine Arbeit meistert, so überlässt er ihm alle seine Güter, damit sie dem geliebten Sohne gehören und er das Werk seines Vaters fortsetzen möge.

Wahrlich, ich sage euch, selig ist das Kind, das den Rat seiner Mutter aufnimmt und befolgt. Und hundertmal seliger ist das Kind, das auch den Rat seines Vaters befolgt, denn es wurde euch gesagt: ‚Ehre deinen Vater und deine Mutter, aufdass du lange lebest auf dieser Erde.'

Ich aber sage euch, ihr Menschenkinder:
Ehret eure Erdenmutter und haltet alle ihre Gesetze, aufdass ihr lange lebet auf dieser Erde, und ehret euren Himmelvater, aufdass ihr das ewige Leben in den Himmeln erlanget. Denn der Himmelvater ist hundertmal grösser als alle Väter durch Samen und Blut, und grösser ist die Erdenmutter als alle leiblichen Mütter. Und der Himmelvater und die Erdenmutter lieben das Menschenkind inniger als sein Vater durch Samen und Blut und seine leibliche Mutter es können.

Und die Worte und Gesetze eures Himmelvaters und eurer Erdenmutter sind weiser als alle die Worte und der Wille aller Väter durch Samen und Blut und aller leiblichen Mütter. Hochwertiger auch ist das Erbgut eures Himmelvaters und eurer Erdenmutter, das ewige Reich des irdischen und himmlischen Lebens, als alles, was eure Väter durch Samen und Blut und eure leiblichen Mütter euch vererben können.
Und eure wahren Geschwister sind alle jene, die den Willen eures Himmelvaters und eurer Erdenmutter tun, nicht aber eure Blutsgeschwister an sich. Wahrlich, ich sage euch, eure wahren Geschwister in Erfüllung des Willens des Himmelvaters und der Erdenmutter werden euch tausendmal mehr lieben als eure Blutsgeschwister. Denn seit den Tagen von Kain und Abel, da Blutsbrüder den Willen Gottes übertraten, gibt es keine wahre Bruderschaft nur durch das Blut, und Geschwister behandeln sich wie Fremde. Daher sage ich euch, liebet eure wahren Geschwister im Willen Gottes tausendmal mehr als eure Blutsgeschwister. Denn euer Himmelvater ist Liebe. Denn eure Erdenmutter ist Liebe. Denn der Menschensohn ist Liebe. Durch Liebe werden Himmelvater, Erdenmutter und Menschensohn (Menschenkind) eins. Denn der Geist des Menschenkindes wurde aus dem Geiste des Himmelvaters geschaffen und sein Leib aus dem Leibe der Erdenmutter.

Werdet daher vollkommen, wie der Geist eures Himmelvaters und der Leib eurer Erdenmutter vollkommen sind. Und liebet euren Himmelvater, wie er euren Geist liebt. Und liebet eure Erdenmutter, wie sie euren Leib liebt. Und liebet eure wahren Geschwister, wie euer Himmelvater und eure Erdenmutter sie lieben. Und dann wird euer Himmelvater euch seinen heiligen Geist geben, und eure Erdenmutter wird euch ihren heiligen Leib geben. Und dann werden die Menschenkinder sich lieben wie wahre Geschwister, und die Liebe, die sie von ihrem Himmelvater und ihrer Erdenmutter bekommen, den andern weitergeben, und jeder wird zum Tröster der andern werden. Und dann werden alle Übel und Sorgen von der Erde verschwinden, und es wird lauter Liebe und Lust auf der Erde sein. Und dann wird die Erde sein wie die Himmel, und das Reich Gottes wird kommen. Und dann wird der Menschensohn in all seiner Pracht kommen und das Erbe des Reiches Gottes antreten. Und dann werden die Menschenkinder ihr göttliches Erbe, das Reich Gottes teilen. Denn die Menschenkinder leben im Himmelvater und in der Erdenmutter, und diese leben in ihnen. Und mit dem Reiche Gottes werden alle Zeiten enden. Denn die Liebe des Himmelvaters gibt im Reiche Gottes allem Leben die Ewigkeit. Denn Liebe ist ewig. Liebe ist stärker als der Tod."

Die Bedeutung der wahren Liebe:
„Spräche ich mit Menschen- und mit Engelszungen und hätte der Liebe nicht, so wäre ich ein tönend Erz und eine klingende Schelle. Sagte ich euch auch, was kommen werde und wüsste ich alle Geheimnisse und hätte alle Weisheit, wäre mein Glaube stärker als der Sturm, der Berge versetzt, hätte aber der Liebe nicht, so wäre ich nichts. Und schenkte ich alle meine Güter den Armen, um sie zu nähren, gäbe ich all mein Feuer, das ich von meinem Vater empfangen habe, und hätte der Liebe nicht, so hätte ich keinerlei Gewinn. Liebe ist langmütig, Liebe ist gütig. Liebe kennt keinen Neid, wirkt keine Übel, ist allem Stolze fremd, sie ist nicht heftig und nicht eigensüchtig, dem Zorn Anderer lässt sie seine Zeit und bildet sich nichts Böses ein, sie freut sich keines Unrechtes, wohl aber der Gerechtigkeit. Liebe verteidigt alles, Liebe glaubt alles, Liebe hofft alles, Liebe erträgt alles, nie erschöpft sie sich, Zungen aber werden verstummen, und Wissen wird dahinschwinden. Denn wir haben Wahrheit in Teilchen und Irrtum in Teilchen, doch wenn die Fülle der Vollendung gekommen sein wird, wird alles, das da geteilt ist, ausgelöscht werden.

Ist der Mensch noch Kind, spricht er wie ein Kind, versteht wie ein Kind, denkt wie ein Kind, doch wird er erwachsen, so setzt er alles Kindische beiseite. Heute sehen wir nur durch Gläser und dunkle Worte. Wir erkennen nur Teilchen. Doch werden wir dereinst vor dem Angesichte Gottes sein, so werden wir unser Teilwissen aufgeben, da Er uns lehren wird. Für heute aber verbleiben diese drei: Glaube, Hoffnung und Liebe, doch die Liebe ist die grösste unter ihnen."

13.10 Ihr werdet nichts verstehen...

„Und heute rede ich zu euch in der lebendigen Sprache des lebendigen Gottes, durch den heiligen Geist unseres Himmelvaters. Noch ist keiner unter euch, der all das, wovon ich zu euch spreche, ganz verstehen kann. Wer euch die alten Schriften auslegt, der spricht zu euch in einer toten Sprache toter Menschen, durch seinen kranken und sterblichen Leib. Ihn können daher alle Menschen verstehen, denn sie alle sind krank und sind des Todes. Keiner sieht das Licht, die Welt in eine bessere Welt verändern, in der Frieden und Gerechtigkeit herrschen. Blinde führen Blinde auf den finstern Pfaden der Sünden, Krankheiten und Leiden, und zuletzt fallen sie alle in die Grube des Todes. Der Vater hat mich zu euch gesandt, damit ich das Licht des Lebens vor euch scheinen lasse. Das Licht erhellt sich und die Finsternis, doch die Finsternis kennt nur sich selber und weiss nichts vom Lichte.

Noch vieles habe ich euch zu sagen, doch noch könntet ihr es nicht ertragen. Denn eure Augen sind die Finsternis gewöhnt, und das volle Licht des Himmelvaters würde euch blind machen. Daher könnt ihr noch nicht verstehen, was ich euch vom Himmelvater, der mich gesandt hat, sage. Befolgt daher zuerst nur die Gesetze eurer Erdenmutter, die ich euch dargelegt habe. Und wenn ihre Engel eure Leiber gereinigt und erneut und eure Augen gestärkt haben, so werdet ihr das Licht unseres Himmelvaters ertragen können. Könnt ihr einst ohne Zwinkern offen in den Glanz der Mittagssonne blicken, dann werdet ihr auch das blendende Licht unseres Himmelvaters zu schauen vermögen, das tausendmal heller ist als der Glanz von tausend Sonnen.

Doch wie solltet ihr das blendende Licht unseres Himmelvaters zu schauen vermögen, wenn ihr nicht einmal den Flammenschein der Sonne ertragt? Glaubt mir, die Sonne ist wie das Flämmchen einer Kerze, wenn wir sie mit der Wahrheitssonne des Himmelvaters vergleichen. Wahret euch daher Glaube und Hoffnung und Liebe.
Ich sage euch wahrlich, ihr werdet nach keinem Lohne verlangen. Glaubt ihr meine Worte, so glaubt ihr an den, der mich gesandt hat, der Herr ist über allem und bei dem alle Dinge möglich sind. Denn was für Menschen unmöglich sein mag, für Gott ist alles möglich. Glaubt ihr an die Engel der Erdenmutter und erfüllt ihre Gesetze, so wird euer Glaube euch stützen, und ihr werdet nie erkranken.
Hofft auch auf die Liebe unseres Himmelvaters, denn wer ihm vertraut, wird nie enttäuscht werden, noch wird er je den Tod sehen.

Liebet einander, denn Gott ist Liebe, und dann werden seine Engel wissen, dass ihr in seinen Pfaden wandelt. Und alle Engel werden vor euer Angesicht treten und euch dienen. Und Satan mit all seinen Sünden, Krankheiten und Unsauberkeiten wird aus eurem Leibe entweichen. Gehet hin, meidet eure Sünden, tut Busse, tauft euch selber, damit ihr neu geboren werdet und nicht mehr sündigt."

Jesus erhob sich. Doch alle andern blieben sitzen, denn jeder fühlte die Kraft seiner Worte.

Und nun erschien der volle Mond zwischen aufbrechenden Wolken und hüllte Jesus in seinen Glanz, und Funken sprühten von seinem Haare auf, und er stand unter ihnen im Mondlicht, als ob er in der Luft schwebte. Und niemand bewegte sich, und keine Stimme wurde laut. Und keiner wusste, wie lange dies dauerte, denn die Zeit stand still.

Dann streckte Jesus seine Hände aus nach ihnen und sagte: „Friede sei mit euch."

Und so ging er von dannen, wie wenn ein Windhauch über das Grün der Bäume glitte. Und lange noch sass die Schar der Menschen stille, und dann erst erwachten sie im Schweigen, einer nach dem andern, wie aus einem langen Traume. Doch keiner wollte gehen, als ob die Worte dessen, der von ihnen gegangen, immer noch in ihren Ohren klängen. Und sie sassen, als ob sie einer wunderbaren Musik lauschten.

Doch zuletzt sagte einer, als käme eine leichte Furcht über ihn: „Wie gut ist es, hier zu weilen!" Ein anderer: „Möchte diese Nacht doch ewig dauern" Und andere: „Wäre er doch immer bei uns!"
„Er ist in Wahrheit Gottes Bote, denn er pflanzte Hoffnung in unsere Herzen."

Und niemand wollte heimgehen, wie einer sagte: „Ich gehe nicht heim, dort ist alles dunkel und ohne Freude. Warum sollten wir heimgehen, wo uns doch niemand liebhat?"

So sprachen sie, denn fast alle waren Arme, Lahme, Blinde, Verstümmelte, Bettler, Heimatlose, verachtet in ihrem Elend, nur hier und da einige Tage aus Mitgefühl in Häusern geduldet. Selbst solche, die Heim und Familie hatten, sagten: „Auch wir wollen bei euch bleiben." Denn jeder fühlte, dass die Worte dessen, der von ihnen gegangen, die kleine Schar mit unsichtbaren Fäden verband. Und alle fühlten sich wie neugeboren. Sie sahen vor sich eine leuchtende Welt, auch dann noch, als der Mond sich hinter Wolken verbarg. Und in allen Herzen blühten wunderbare Blumen von wunderbarer Schönheit, die Blumen der Freude.

Und als die ersten hellen Sonnenstrahlen über den Rand der Erde daher leuchteten, da fühlten alle, es sei die Sonne des kommenden Reiches Gottes. Und mit freudigen Gesichtern gingen sie hin, um Gottes Engel zu begegnen. Und viele Unreine und Kranke folgten Jesu Worten und zogen an die Ufer der murmelnden Flüsse. Sie zogen ihre Schuhe und Kleider aus, sie fasteten, und sie boten ihren Leibern den Engeln der Luft, des Wassers und der Sonne dar. Und die Engel der Erdenmutter umarmten sie und erfüllten ihre Leiber innen und aussen.
Und alle sahen alle Übel, Sünden und Unsauberkeiten eiligst aus ihnen flüchten. Und der Atem von einigen wurde so stinkend wie der Wind, der aus Eingeweiden entweicht, und andere warfen Speichel aus und erbrachen. Alle diese Unsauberkeiten flossen aus Mund oder Nase, sogar aus Augen und Ohren. Und manche stiessen über die ganze Haut einen widerlichen, abscheulichen Schweiss aus. Und an manchen Gliedern brachen grosse Beulen und Furunkel aus und entleerten stinkenden Schmutz, und der Harn floss in Strömen, und bei andern trocknete der Harn ein und wurde so dick wie Bienenhonig, wieder bei andern wurde er fast rot oder schwarz, und fast so hart wie der Sand der Flüsse. Und manche gaben Winde von sich, die stanken wie der Atem der Teufel. Und ihr Gestank wurde so gross, dass niemand ihn ertragen konnte.

Und wenn sie sich selber tauften, wenn der Wasser-Engel in ihre Leiber eintrat und alle Gräuel und Unsauberkeiten vergangener Sünden ausströmten, so brauste es wie ein stürzender Bergbach von der Fülle harter und weicher Kot-Reste. Und der Grund, auf den diese Wasser stürzten, wurde verseucht, und der Gestank wurde so gross, dass niemand dortbleiben konnte.

Und die Teufel verliessen die Eingeweide in Form unzähliger Würmer, die sich im Schlamme des inneren Schmutzes krümmten. Und sie wanden sich in ohnmächtiger Wut, da der Wasser-Engel sie aus den Leibern der Menschenkinder getrieben hatte. Und nun stiessen die Kräfte des Sonnen-Engels auf sie hernieder, und bald lief unter dem zermalmenden Tritt des Todes-Engel das letzte Todeszucken durch sie. Und alle erzitterten vor Schrecken, wenn sie alle diese Satans-Gräuel erblickten, von denen die Engel sie erlöst hatten. Und sie dankten Gott, der ihnen seine Engel zu ihrer Befreiung gesandt hatte.

Und da waren auch einige, die von grossen Schmerzen gequält wurden, die nicht von ihnen weichen wollten, und da sie nicht wussten, was sie tun sollten, entschlossen sie sich, jemanden zu Jesus zu senden, denn sie wünschten sehr, er möchte bei ihnen sein. Und als zwei sich auf den Weg machten, sahen sie Jesus selber zum Flussufer kommen. Und ihre Herzen erfüllten sich mit Hoffnung und Freude, als sie seinen Gruss hörten:

„Friede sei mit euch."
Und so viele Fragen wollten sie ihm stellen, doch in ihrer Verwunderung konnten sie nicht beginnen, nichts fiel ihnen ein. Da sagte Jesus zu ihnen: „Ich komme, weil ihr mich nötig habt."

Und einer rief: „Meister, wir brauchen dich wirklich, komm und erlöse uns aus unseren Qualen."

13.11 Die Heilkraft der Natur bei Mea Culpa

Und Jesus sprach zu ihnen in Gleichnissen: „Ihr seid wie der verlorene Sohn, der viele Jahre ass und trank und seine Tage mit Freunden in liederlichem Leben verprasste. Jede Woche häufte er neue Schulden, ohne dass sein Vater es wusste, und alles verjubelte er in wenig Tagen. Und willig liehen ihm die Geldverleiher, weil sein Vater sehr grosse Güter besass und immer geduldig die Schulden seines Sohnes bezahlte. Und vergeblich ermahnte er mit guten Worten seinen Sohn, denn dieser hörte nicht auf seinen Vater, der ihn umsonst flehentlich bat, doch sein ausschweifendes Leben endlich aufzugeben und auf den Feldern die Aufsicht über ihre Arbeiter zu führen. Und immer wieder versicherte der Sohn ihm, er werde alles tun, wenn der Vater nur noch dies letzte Mal seine Schulden bezahle, doch am nächsten Tage setzte er sein Lasterleben bedenkenlos fort. Das führte er mehr als sieben Jahre so weiter. Doch zuletzt verlor sein Vater die Geduld und zahlte den Geldverleihern die Schulden seines Sohnes nicht mehr. ‚Zahle ich immer weiter', sagte er, ‚so werden die Sünden meines Sohnes zu keinem Ende kommen.'

Nun ergriffen die Geldverleiher in ihrer Wut den Sohn und machten ihn zum Sklaven, damit er durch tägliche Fron nach und nach alles geborgte Geld zurückbezahlte. Und nun hörten das reichliche Essen und Trinken und die täglichen Schlemmereien auf. Vom Morgen bis tief in die Nacht wässerte er im Schweisse seines Angesichtes die Felder, und alle seine Glieder schmerzten von der ungewohnten Arbeit. Und er lebte von trockenem Brot und hatte nichts als Tränen, um es zu benetzen. Und nachdem er drei Tage vor Hitze und Übermüdung gelitten hatte, sagte er zu seinem Herrn: ‚Ich kann nicht mehr arbeiten, denn alle meine Glieder schmerzen. Wie lange willst du mich derart quälen? – ‚Bis zu dem Tage, da du mir durch deiner Hände Arbeit alle deine Schulden bezahlt hast, und hast du sieben Jahre hinter dir, so wirst du frei werden.' Und der verzweifelte Sohn antwortete weinend: ‚Doch ich kann es nicht einmal sieben Tage ertragen. Erbarme dich meiner, denn alle meine Glieder brennen und schmerzen.'

Und der böswillige Gläubiger rief: ‚Treibe deine Arbeit voran! Konntest du sieben Jahre deine Tage und Nächte liederlich verleben, so musst du nun auch sieben Jahre arbeiten. Ich werde dir nicht vergeben, es sei denn, du habest alle deine Schulden bis zur letzten Drachme zurückbezahlt.'

Und der Sohn mit seinen schmerzgemarterten Gliedern wankte verzweifelt in die Felder zurück an seine Arbeit. Vor Müdigkeit und Schmerzen konnte er kaum mehr auf seinen Füssen stehen, als der siebente Tag kam – der Sabbat, da niemand auf den Feldern arbeitete. Da raffte der Sohn den Rest seiner Kräfte zusammen und schwankte zum Hause seines Vaters. Dort warf er sich seinem Vater zu Füssen und sagte:

‚Vater, glaube mir nun zum letzten Mal und vergib mir alles, was ich dir angetan habe. Ich schwör dir, ich werde nie mehr liederlich leben und in allen Dingen dein folgsamer Sohn sein. Befreie mich aus den Händen meiner Peiniger. Vater, sieh mich und meine siechen Glieder an und verschliesse mir dein Herz nicht.'

Da kamen Tränen in die Augen des Vaters, und er nahm seinen Sohn in die Arme und sagte: ‚Lasst uns fröhlich sein, denn heute ist mir eine grosse Freude geschenkt worden. Ich habe meinen geliebten Sohn, der verloren war, wiedergefunden.'

Und er kleidete ihn in auserlesene Gewänder, und festlich feierten sie den ganzen Tag. Und am nächsten Morgen gab der Vater seinem Sohn einen Beutel mit Silber, damit er seinen Gläubigern alle Schulden zurückbezahlen könne. Und als sein Sohn zurückkam, sagte er zu ihm: ‚Mein Sohn, siehst du nun, wie leicht es ist, durch ein liederlich Leben Schulden für sieben Jahre sich aufzubürden, wie schwer aber, sie durch sieben Jahre Zwangsarbeit wieder abzutragen?'

‚Vater, es ist wirklich schwer, für sie zu zahlen, und sei es auch nur sieben Tage.'

Und sein Vater ermahnte ihn: ‚Für diesmal sei dir noch erlaubt, deine Schulden statt in sieben Jahren in sieben Tagen zurückzuzahlen, und der Rest sei dir erlassen. Doch gib acht, dass du in Zukunft keine neuen Schulden mehr machst. Denn wahrlich sage ich dir, dass niemand anders als dein Vater dir deine Schulden vergibt, weil du sein Sohn bist. Denn bei allen andern hättest du sieben Jahre schwer zu arbeiten, wie es in unseren Gesetzen geschrieben steht.'

‚Mein Vater, von nun an werde ich dein liebender und folgsamer Sohn sein, und ich werde keine neuen Schulden mehr machen, denn ich weiss nun, wie schwer es ist, sie zurückzuzahlen.'

Und er ging auf seines Vaters Felder und überwachte jeden Tag die Arbeit der Knechte seines Vaters. Und nie bürdete er ihnen schwere Lasten auf, denn er erinnerte sich seiner eigenen Fronarbeit. Und die Jahre vergingen, und seines Vaters Güter gediehen immer besser unter seinen Händen, denn der Segen seines Vaters ruhte auf seinem Werke. Und nach und nach gab er seinem Vater zehnfaltig alles zurück, was er in den sieben Jahren verschwendet hatte.

Und als sein Vater sah, dass sein Sohn sowohl mit seinen Dienern und all seinem Besitze umzugehen gelernt hatte, sagte er zu ihm: ‚Mein Sohn, ich sehe, dass meine Güter in guten Händen sind. Nun übergebe ich dir all mein Vieh, mein Haus, meine Ländereien und meine Schätze. Lass all dies dein Erbe sein, und fahre fort, es zu mehren, damit es dir zur Freude werde.'

Und da sein Sohn von seinem Vater dies Erbe empfangen hatte, schenkte er all seinen Schuldnern, die ihn nicht bezahlen konnten, ihre Schulden, denn er hatte nicht vergessen, dass auch seine Schuld ihm geschenkt worden war, als er sie nicht bezahlen konnte. Und Gott segnete ihn durch ein langes Leben, durch viele Kinder und Reichtümer, weil er zu all seinen Dienstboten und zu all seinem Vieh gütig war."

Nun wandte sich Jesus zu den kranken Leuten und sagte: „Ich rede zu euch in Gleichnissen, damit ihr Gottes Wort besser verstehet. Die sieben Jahre reichlichen Essens und Trinkens und liederlichen Lebens sind die Sünden, die hinter euch liegen. Der böswillige Gläubiger ist Satan. Die Schulden sind Krankheiten. Die Zwangsarbeit sind die Schmerzen. Der verlorene Sohn, das seid ihr selber. Die Rückzahlung der Schulden besteht im Austreiben der Teufel und Krankheiten, in der Heilung eures Leibes. Der Beutel mit Silber, den der Vater dem Sohne reicht, ist die befreiende Kraft der Engel. Der Vater ist Gott. Die Diener des Vaters sind die Engel. Die Felder des Vaters sind die Welt, die in das Himmelreich umgewandelt wird, wenn die Menschenkinder in ihr zusammen mit den Engeln des Himmelvaters arbeiten. Denn ich sage euch, es ist besser, der Sohn gehorche seinem Vater und überwache seines Vaters Diener auf den Feldern, statt dass er der Schuldner des böswilligen Gläubigers werde, und in Leibeigenschaft sich abmühen und schwitzen muss, um alle seine Schulden zurückzuzahlen.

Ebenso ist es besser, wenn die Menschenkinder die Gesetze ihres Himmelvaters befolgen und mit seinen Engeln in seinem Reiche arbeiten, statt dass sie Schuldner des Satans werden, des Herrn des Todes, aller Sünden und Krankheiten, und dass sie Schmerzen leiden und schwitzen, bis sie alle ihr Sünden beglichen haben. Ich sage euch wahrlich, gross und zahlreich sind eure Sünden. Viele Jahre habt ihr Satans Verlockungen nachgegeben.

Ihr habt geschlemmt, gezecht, gehurt und eure Schulden aus der Vergangenheit haben sich vervielfacht. Und nun müsst ihr sie zurückzahlen, und zu bezahlen ist hart und schwer. Seid daher nicht schon nach dem dritten Tage ungeduldig, wie der verlorene Sohn, sondern wartet geduldig den siebenten Tag ab, der durch Gott geheiligt ist, und dann geht mit demütigem und folgsamem Herzen vor das Antlitz eures Himmelvaters, damit er euch all eure Sünden und all eure Schulden erlassen möge. Ich sage euch wahrlich, euer Himmelvater liebt euch ohne Ende, denn auch er erlaubt euch, in sieben Tagen die Schulden von sieben Jahren zurückzuzahlen. Wer die Sünden und Krankheiten von sieben Jahren schuldet, doch ehrlich und beharrlich bis zum siebenten Tage zurückzahlt, dem wird unser Himmelvater die Schulden der ganzen sieben Jahre erlassen."

„Und wenn wir sieben mal sieben Jahre gesündigt haben?" fragte ein Kranker, der schrecklich litt.

„Selbst in diesem Falle vergibt euch der Himmelvater all eure Schulden in sieben Tagen."

13.12 Die Karma-Lehre

„Selig sind alle, die bis zum Ende durchhalten, denn Satans Teufel zeichnen alle eure üblen Taten in einem Buche auf, im Buche eures Leibes und eures Geistes. Ich sage euch wahrlich, es gibt nicht eine sündige Tat, die nicht aufgezeichnet wäre, selbst vom Beginne der Welt an, vor unserm Himmelvater. Denn den Gesetzen, die Könige gemacht haben, mögt ihr entschlüpfen, doch niemals den Gesetzen eures Gottes. Und kommt ihr vor Gottes Angesicht, so werden die Teufel des Satans gegen euch zeugen durch eure Taten, und Gott sieht eure Sünden im Buche eures Leibes und eures Geistes aufgezeichnet und wird traurig bis ins Herz hinein. Doch wenn ihr eure Sünden bereut und durch Fasten und Beten die Engel Gottes sucht, dann löschen Gottes Engel jeden Tag, den ihr mit Fasten und Beten fortfahrt, ein Jahr eurer üblen Taten aus dem Buche eures Leibes und eures Geistes. Und ist dereinst die letzte Seite ausgelöscht und von all euren Sünden gereinigt, so steht ihr vor Gottes Angesicht, und Gott freut sich tief in sein Herz hinein und vergibt euch alle eure Sünden.

Er befreit euch aus den Krallen Satans und vom Leiden, er nimmt euch in sein Haus und gebietet all seinen Dienern, all seinen Engeln, euch zu dienen, er gibt euch ein langes Leben, und Krankheiten werdet ihr nicht sehen. Und wenn ihr von da an statt zu sündigen eure Tage mit guten Taten verbringt, so werden die Engel Gottes alle eure guten Taten in das Buch eures Leibes und eures Geistes aufzeichnen. Ich sage euch wahrlich, keine gute Tat bleibt vor Gott unaufgezeichnet, selbst vom Beginne der Welt an. Bei euren Königen und Herrschern mögt ihr vergeblich auf euren Lohn warten, doch niemals werden eure guten Taten den Gotteslohn zu vermissen haben. Kommt ihr vor Gottes Angesicht, so werden seine Engel mit euren guten Taten für euch zeugen. Gott sieht eure guten Taten in euren Leibern und in eurem Geiste aufgezeichnet, und das erfreut sein Herz. Er segnet euren Leib und euren Geist und alle eure guten Taten und gibt euch als Erbe sein irdisches und himmlisches Reich, damit ihr ewig in ihm leben könnt. Selig ist, wer ins Reich Gottes eintritt, denn nie wird er den Tod sehen."

13.13 Jesus lehrt Makrobiotik

Und eine grosse Stille folgte diesen Worten. Und die Entmutigten schöpften neue Kraft aus seinen Worten und setzten ihr Fasten und Beten fort. Und der zuerst gesprochen hatte, sagte zu ihm:
„Ich will bis zum siebenten Tage durchhalten." Und auch der zweite sagte zu ihm: „Auch ich will bis zum siebenmal siebenten Tage durchhalten."

Jesus antwortete ihnen: „Selig sind alle, die bis zum Ende durchhalten, denn sie werden das Erdreich besitzen." Und da waren viele Kranke unter ihnen, die von schmerzhaften Leiden gemartert wurden und die Jesus kaum vor die Füsse zu kriechen vermochten. Denn sie konnten nicht mehr aufrecht gehen. Sie sagten:
„Meister, uns quälen drückende Schmerzen, sage uns, was wir tun sollen."

Und sie zeigten Jesus ihre Füsse, deren Knochen verkrümmt und knotig waren, und sagten: „Weder der Engel der Luft noch der des Wassers noch der der Sonne haben unsere Schmerzen gestillt, obgleich wir uns getauft haben und fasten und beten und deine Worte in allem befolgen."

„Ich sage euch wahrlich, eure Knochen werden heilen. Seid nicht entmutigt, sondern bettet euch zur Heilung eng an den Erden-Engel. Denn eure Knochen werden dorthin zurückkehren, wo sie genommen wurden."

Und er deutete mit seiner Hand auf eine Stelle, wo das fliessende Wasser und die heisse Sonne am Ufer den Lehm der Erde aufgeweicht hatten. „Senkt eure Füsse in diesen Schlamm, damit die Umarmung des Erden-Engel allen Schmutz und alle Krankheit aus euren Knochen ziehen kann. Und ihr werdet sehen, wie Satan und eure Schmerzen der Umarmung des Erden-Engel entfliehen werden. Und die Knoten eurer Knochen werden dahinschwinden, und diese werden sich strecken, und alle eure Schmerzen werden von euch gehen." Und die Kranken folgten seinen Worten, denn sie wussten, dass sie geheilt werden würden. Und da waren auch andere Kranke, die grosse Schmerzen litten, obgleich sie weiter fasteten. Und ihre Kräfte waren verbraucht, und grosse Hitze marterte sie. Und als sie sich erheben wollten, um zu Jesus zu gehen, da wurden sie schwindlig, als ob ein Windstoss sie schüttelte, und so oft sie aufzustehen versuchten, fielen sie zurück auf die Erde. Nun trat Jesus zu ihnen und sagte:

„Ihr leidet, denn Satan und seine Krankheiten martern euren Leib. Doch fürchtet euch nicht, ihre Macht über euch wird bald enden. Denn Satan ist wie ein böser Nachbar, der in seines abwesenden Nachbars Haus eindrang, um ihm alle Güter wegzunehmen und in sein eigen Haus zu schaffen. Doch jemand meldete dem Beraubten, sein Feind tobe in seinem Hause, und er lief zurück zu seinem Heim. Und da der böse Nachbar, der alles zusammengerafft hatte, was ihm gefiel, den Herrn des Hauses von ferne zurückeilen sah, da wurde er sehr wütend, weil er nicht alles wegschleppen konnte und begann nun, alles zu zerstampfen und zu zerstören, damit der Nachbar auch das nicht mehr gebrauchen könne, was er ihm zurücklassen müsse.

Doch unverzüglich drang der Hausherr ein, und ehe der böse Nachbar sein Vorhaben ausführen konnte, ergriff er ihn und warf ihn aus dem Hause. Ich sage euch wahrlich, genauso drang Satan in eure Leiber ein, die Gottes Wohnstätten sind.
Und alles reisst er an sich, was er zu stehlen wünschte: euren Atem, euer Blut, eure Knochen, euer Fleisch, eure Eingeweide, eure Augen und eure Ohren. Doch durch euer Fasten und Beten habt ihr den Herrn eures Leibes und seine Engel zurückgerufen. Und nun sieht Satan, dass der wahre Herr eures Leibes zurückkehrt und dass seine Macht nun ein Ende nimmt. Nun sammelt er noch einmal seine Kräfte, um euren Leib zu zerstören, ehe der Herr da ist.
Daher quält Satan euch so schrecklich, weil er sein Ende kommen fühlt. Doch lasst eure Herzen nicht erzittern, denn bald werden Gottes Engel erscheinen, um ihre Wohnungen wieder zu beziehen und sie wieder zu Tempeln Gottes zu machen. Und sie werden Satan ergreifen und ihn samt all seinen Krankheiten und all seinem Schmutz aus eurem Leibe werfen. Und selig werdet ihr sein, denn der Lohn für eure Standhaftigkeit wird euch zukommen, und ihr werdet nie mehr krank werden."

Jesus erklärt die Schmerzen der Rückvergiftung bei der Heilung
Und da war einer unter den Kranken, der von Satan mehr als alle andern gemartert wurde. Und sein Leib war ausgedörrt wie ein Skelett und seine Haut gelb wie ein fallendes Blatt. Er war bereits so schwach, dass er nicht einmal mehr kriechen konnte und rief Jesus von ferne zu: „Meister erbarme dich meiner, denn nie noch seit Beginn der Welt litt ein Mensch so wie ich. Ich weiss, dass du wahrlich von Gott gesandt bist, und ich weiss, dass du Satan unverzüglich aus meinem Leibe treiben kannst, wenn du es willst. Die Engel Gottes gehorchen doch dem Boten Gottes! Komm, Meister, und treibe Satan aus mir, denn er wütet in mir und quält mich furchtbar."

Und Jesus antwortete: „Satan martert dich so sehr, weil du bereits so viele Tage gefastet hast und du ihm keinen Tribut mehr bezahlst. Du fütterst ihn nicht mehr mit all den Gräueln, mit denen du bisher den Tempel deines Geistes beschmutzt hast. Du quälst Satan durch Hunger, und in seinem Zorn martert er nun auch dich. Fürchte dich nicht, denn ich sage dir, Satan wird zerstört werden, ehe noch dein Leib zerstört sein wird, denn während du fastest und betest, beschützen Gottes Engel deinen Leib, damit Satans Macht ihn nicht zerstören kann. Und Satans Wut ist machtlos gegen die Engel Gottes."

Nun kamen alle zu Jesus und flehten ihn mit lauten Rufen an: „Meister, erbarme dich seiner, denn er leidet mehr als wir andern alle, und wenn du Satan jetzt nicht gleich aus ihm treibst, so fürchten wir, unser Kamerad werde den Morgen nicht mehr erleben."

Und Jesus sagte:„Gross ist euer Glaube. So sei denn euer Glaube gerechtfertigt, und bald werdet ihr von Angesicht zu Angesicht Satans schreckliche Gestalt und die Macht des Menschensohnes sehen. Ich werde nun durch die Kraft des unschuldigen Lamm Gottes, seines schwächsten Geschöpfes, den mächtigen Satan aus dir treiben. Denn Gottes heiliger Geist gibt dem Schwächsten mehr Macht als dem Stärksten."

Und Jesus molk ein Mutterschaf, das im Grase weidete. Und er schüttete die Milch in den Sand, der von Sonne heiss war, und sagte: „Sehet, die Kraft des Wasser-Engels ist schon in der Milch. Und nun wird auch die Kraft des Sonnen-Engels in sie eintreten."

Und da wurde die Milch heiss durch die Kraft der Sonne. „Und nun werden sich die Engel des Wassers mit dem Engel der Luft verbinden." Und siehe, der Dampf der heissen Milch begann sachte in die Luft aufzusteigen.
„Komm nun und atme durch deinen Mund die Kraft der Engel des Wassers, der Sonne und der Luft ein in deinen Leib, damit sie den Satan austreiben können!"

Und der kranke, von Satan gepeinigte Mann atmete in tiefen Zügen den aufsteigenden weisslichen Dampf ein. „Gleich wird der Satan deinen Leib verlassen! Denn seit drei Tagen hungert er und findet in dir keine Nahrung mehr. Er wird nun deinen Leib verlassen, um seinen Hunger mit der heissen dampfenden Milch, die er gerne mag, zu stillen. Er wird ihren Duft riechen und dem Hunger, der ihn schon drei Tage quält, nicht widerstehen können. Doch der Menschensohn wird seinen Leib zerstören, damit er niemanden mehr zu quälen vermag."

Nun wurde der Leib des Kranken vom Fieber geschüttelt, und er reckte sich, als wollte er sich erbrechen, konnte es aber nicht. Und er rang nach Luft, doch sein Atem erlöschte. Und er sank in Jesu Schoss in Ohnmacht.

„Nun verlässt Satan seinen Leib, schaut ihn an!", und Jesus deutete auf den offenen Mund des Kranken.

Und nun sahen alle mit Staunen und Schrecken Satan in Gestalt eines greulichen Wurmes aus dem Munde kommen, geradewegs auf die dampfende Milch zu. Und Jesus ergriff zwei scharfe Steine und zerquetschte Satans Kopf und zog das ganze Ungeheuer aus dem Leibe des Kranken, und es war fast so lang wie ein Mensch. Als der grässliche Wurm die Kehle des Kranken verlassen hatte, kam sogleich dessen Atem zurück, und alle seine Schmerzen waren vorbei. Und die andern starrten mit Schrecken auf Satans gräulichen Leib.

„Siehe, welch Ungetier hast du nun jahrelang in deinem Leibe getragen und gefüttert! Nun habe ich es ausgetrieben und getötet, damit es dich nie mehr quälen könne. Danke Gott und seinen Engeln, dass sie dich erlöst haben, und sündige fortan nicht mehr, damit Satan nicht wieder in dir einkehren kann. Lasse deinen Leib von nun an einen Tempel sein, der deinem Gotte geweiht ist."

Und alle staunten ob seinen Worten und ob seiner Macht. Und sie sagten: „Meister, du bist wahrlich Gottes Bote und kennst alle Geheimnisse."

„Und ihr", antwortete Jesus, „seid nun wahre Kinder Gottes, damit ihr an seiner Macht und seinem Wissen aller Geheimnisse auch teilhaben könnt. Denn Weisheit und Kraft können nur aus Gottes Liebe kommen. Liebet daher euren Himmelvater und eure Erdenmutter aus ganzem Herzen und mit ganzem Gemüt. Und dient ihnen, aufdass ihre Engel euch dienen mögen. Weiht alle eure Taten Gott. Und gebt Satan kein Futter mehr, denn der Tod ist der Sünde Lohn. Bei Gott aber ruht die Vergeltung des Guten, seine Liebe, die Weisheit und Macht des ewigen Lebens ist."

Und sie alle knieten nieder, um Gott für seine Liebe zu danken. Und Jesus ging von ihnen, mit den Worten: „Ich werde wiederkommen, zu allen, die bis zum siebenten Tage mit Fasten und Beten ausharren.
Friede sei mit euch."

Und der kranke Mann, dem Jesus den Teufel ausgetrieben hatte, erhob sich, denn die Lebenskraft war in ihn zurückgekehrt. Er atmete tief, und seine Augen wurden klar, denn jeglicher Schmerz hatte ihn verlassen. Und er warf sich nieder auf die Erde, da Jesus gestanden, und küsste seine Fussspuren und weinte.

Und am Ufer eines Flusses fasteten und beteten viele Kranke zusammen mit Gottes Engel sieben Tage und sieben Nächte. Und gross war ihr Lohn, da sie Jesu Wort folgten. Und mit dem siebenten Tage gingen alle Schmerzen von ihnen. Und als die Sonne über den Rand der Erde aufstieg, sahen sie Jesus von den Bergen her zu ihnen kommen, den Glanz der aufgehenden Sonne um sein Haupt.
„Friede sei mit euch!"

Und sie sagten kein Wort, warfen sich nur vor ihm nieder und berührten den Saum seines Gewandes als Zeichen ihrer Heilung.

„Dankt nicht mir, dankt eurer Erdenmutter, die euch ihre heilenden Engel gesandt hat. Gehet nun hin und sündigt fortan nicht mehr, damit ihr nie mehr krank werdet. Und lasst die heilenden Engel eure Behüter sein."

Doch sie antworteten: „Wohin, Meister, sollen wir denn gehen? Sind doch die Worte ewigen Lebens bei dir. Sage uns, welches sind die Sünden, die wir meiden müssen, damit wir nie mehr krank werden?"

Jesus antwortete: „So sei es, wie euer Glaube es will." Und er setzte sich mitten unter sie und belehrte sie: „Zu denen vor alter Zeit wurde gesagt: Ehre deinen Himmelvater und deine Erdenmutter und halte ihre Gebote, damit du lange lebest auf dieser Erde."

Der Mensch ist umgewandelte Nahrung

Und das nächste Gebot lautete: „Du sollst nicht töten. Gibt doch Gott allen das Leben, und was Gott gegeben, soll der Mensch nicht wegnehmen. Denn ich sage euch wahrlich, alles was auf Erden lebt, kommt von der einen Mutter. Wer daher tötet, tötet seinen Bruder. Und die Erdenmutter wird sich von ihm abwenden und wird ihm ihre belebenden Brüste entziehen. Und ihre Engel werden ihn meiden, und Satan wird in seinem Leibe Wohnung beziehen. Und das Fleisch der erschlagenen Tiere wird in seinem Leibe zu seinem eigenen Grabe werden (die 5-KI geraten ins Ungleichgewicht). Denn wahrlich sage ich euch, wer tötet, tötet sich selber, und wer das Fleisch gemordeter Tiere isst, isst vom Leibe des Todes. Denn in seinem Blute wird jeder Tropfen ihres Blutes zu Gift, in seinem Atem beginnt ihr Atem zu stinken, in seinem Fleisch ihr Fleisch zu schwören, in seinen Knochen ihre Knochen kreidig zu werden, in seinen Eingeweiden ihre Eingeweide zu faulen, in seinen Augen ihre Augen sich abzublättern, aus seinen Ohren fliessen ihre Ohren wie weiches Wachs. Und ihr Tod wird zu seinem Tode. Denn nur im Dienste eures Himmelvaters werden eure Schulden von sieben Jahren euch in sieben Tagen vergeben. Satan aber erlässt euch nichts, ihm müsst ihr alles bezahlen. Aug um Aug, Zahn um Zahn, Hand um Hand, Fuss um Fuss, Feuer um Feuer, Wunde um Wunde, Leben um Leben, Tod um Tod. Denn der Sünde Lohn ist der Tod.

Tötet nicht, noch esst das Fleisch eurer unschuldigen Beute, damit ihr nicht Sklaven Satans werdet. Denn dies bedeutet den Pfad des Leidens, und er führt zum Tode. Tut vielmehr den Willen Gottes, damit seine Engel euch auf dem Weg des Lebens dienen mögen.

Gehorchet daher den Worten Gottes: Siehe, ich habe euch jedes Gras auf Erden gegeben, das da Samen trägt und jeden Baum, dessen Frucht Samen birgt. Sie sollen euch zur Nahrung dienen. Und jedem Tier auf Erden und jedem Vogel in den Lüften und allem, was da auf Erden kriecht, allem, in dem der Atem des Lebens ist, gebe ich jedes grüne Kraut zur Nahrung. Auch die Milch aller Wesen, die auf Erden leben und sich bewegen, soll euch Nahrung sein, wie ihnen das grüne Kraut, so gebe ich euch ihre Milch.

Doch Fleisch und das Blut, das ihm Leben gibt, sollt ihr nicht essen. Und sicherlich, euer pulsendes Blut werde ich fordern, euer Blut, in dem eure Seele ist. Die Seelen aller erschlagenen Tiere und die Seelen aller erschlagenen Menschen werde ich fordern."

13.14 Jesus lehrt – der Mensch wird, was er isst

Und Jesus sprach weiter: „Gott gebot euren Vorvätern: Du sollst nicht töten. Doch ihre Herzen waren hart, und sie töteten. Da wünschte Moses, dass sie zumindest keine Menschen töten sollten, und er erlaubte ihnen, Tiere zu töten. Doch da wurden die Herzen eurer Vorväter noch härter, und sie töteten Menschen ebenso wie Tiere.

Ich aber sage euch: Tötet weder Menschen noch Tiere, ja nicht einmal die Nahrung, die ihr in euren Mund führt. Denn esst ihr lebende Nahrung, so wird sie euch beleben, doch tötet ihr eure Nahrung, so wird die tote Nahrung auch euch töten. Denn Leben kommt nur vom Leben, und vom Tod kommt immer nur Tod. Denn alles, was eure Nahrung tötet, tötet auch eure Leiber. Alles, was eure Leiber tötet, tötet auch eure Seelen. Und eure Leiber werden, was eure Nahrung ist, gleich wie euer Geist wird, was eure Gedanken sind. Esst daher nichts, was durch Feuer, Frost oder Wasser zerstört wurde.
Denn erhitzte, erstarrte und faule Nährstoffe werden auch euren Leib erhitzen und zu Erstarrung und Fäulnis bringen. Seid nicht wie der dumme Bauer, der gekochte, gefrorene und gefaulte Saat in seine Äcker säte. Und als der Herbst kam, da trugen seine Felder nichts. Und gross war seine Not. Seid vielmehr wie jener Bauer, der lebendige Saat in seinen Acker säte und dessen Acker lebendige Weizenähren trug, hundertfach in der Zahl der gesäten Körner. Denn ich sage euch wahrlich, lebet nur durch das Feuer des Lebens und bereitet eure Nahrung nicht mit dem Feuer des Todes, das eure Nahrung, euren Leib und auch eure Seele tötet."

„Meister, wo ist das Feuer des Lebens?" fragten einige.
„In euch, in eurem Blute und in euren Leibern." – „Und das Feuer des Todes?" fragten andere. „Es ist das Feuer, das ausserhalb eures Leibes brennt und das heisser ist als euer Blut. Mit diesem Todesfeuer kocht ihr eure Nahrung in euren Heimen und auf euren Feldern. Ich sage euch wahrlich, es ist das gleiche Feuer, das eure Nahrung und eure Leiber zerstört, gleich wie das Feuer der Bosheit eure Gedanken wie auch euren Geist verwüstet. Denn euer Leib ist, was ihr esst, und euer Geist ist, was ihr denkt. Esst daher nichts, das durch ein stärkeres Feuer als das Feuer des Lebens getötet wurde. Bereitet und esst daher alle Früchte der Bäume und alle Kräuter des Feldes und alle Milch von Tieren, soweit sie sich zur Ernährung eignen. Denn sie alle werden durch das Feuer des Lebens genährt und gereift, alle sind Gaben der Engel unserer Erdenmutter. Esst dagegen nichts, dem erst das Feuer des Todes Geschmack verleiht, denn solches ist von Satan."

„Wie sollen wir denn unser täglich Brot ohne Feuer bereiten?" fragten einige in grossem Erstaunen.

„Lasst die Engel Gottes euer Brot bereiten. Befeuchtet euren Weizen, damit der Wasser-Engel in ihn trete. Dann setzt ihn der Luft aus, damit auch der Engel der Luft ihn umarme. Und lasst ihn vom Morgen bis zum Abend in der Sonne stehen, damit der Sonnen-Engel in ihn herabsteige. Und der Segen der drei Engel wird bald den Lebenskeim in eurem Weizen zum Spriessen bringen.

Zerquetscht nun eure Körner und macht dünne Waffeln (Obladen), wie eure Vorväter getan, als sie aus Ägypten, dem Hause der Knechtschaft, auszogen. Legt bei Sonnenaufgang diese Obladen wieder in die Sonne, und wenn sie am höchsten steht, so wendet die Teigscheiben, damit auch die untere Seite vom Sonnen-Engel umarmt werden kann. Bei Sonnenuntergang ist euer Brot gebacken. Denn die Engel des Wassers, der Luft und der Sonne haben den Weizen auf dem Felde genährt und gereift, und ebenso müssen auch sie euer Brot bereiten. Und die gleiche

Sonne, die mit dem Lebensfeuer den Weizen wachsen und reifen machte, muss auch euer Brot mit dem gleichen Feuer backen. Denn das Feuer der Sonne gibt dem Weizen, dem Brot und dem Leib das Leben. Doch das Feuer des Todes tötet den Weizen, das Brot und den Leib.

Und die lebendigen Engel des lebendigen Gottes dienen nur lebendigen Menschen. Denn Gott ist der Gott der Lebenden und nicht der Gott der Toten. So esset immer vom Tische Gottes: die Früchte der Bäume, die Körner und Kräuter der Felder, die Milch der Tiere und den Honig der Biene. Denn alles, was darüber hinausgeht, ist von Satan, und es führt über Sünden und Krankheiten zum Tode. Die Nahrung dagegen, die ihr von der reichen Tafel Gottes esst, gibt eurem Leibe Kraft und Jugend, und Krankheit wird euch fernbleiben. Denn die Tafel Gottes speiste den alten Methusalem, und ich sage euch wahrlich, lebt ihr so, wie er lebte, so wird der Gott der Lebenden auch euch, wie ihm, ein langes Erdenleben schenken. Denn wahrlich, ich sage euch, der Gott der Lebenden ist reicher als die Reichen dieser Erde, und seine übervolle Tafel ist reicher als die reichsten Festgelage aller Reichen dieser Welt. Esst daher all euer Leben lang am Tische unserer Erdmutter, und nie werdet ihr Not zu leiden haben. Und esst ihr an ihrem Tische, so esst alle Dinge so, wie sie sich auf dem Tische der Erdmutter vorfinden. Kochet sie nicht, noch mischt sie miteinander, damit eure Eingeweide nicht dampfende Sümpfe werden. Denn ich sage euch wahrlich, dies ist in den Augen des Herrn ein Gräuel.

Und seid nicht wie der gierige Knecht, der am Tische seines Herrn immer auch das aufass, was den anderen gehörte. Alles verschlang er in seiner Unersättlichkeit durcheinander. Als der Herr das sah, wurde er böse und jagte ihn vom Tische. Als nun alle ihr Mahl beendet hatten, mischte er alles, was auf der Tafel übrig geblieben war zusammen, rief den gierigen Knecht zu sich und sagte: ‚Nimm und iss nun alles mit den Schweinen, denn dort ist dein Platz und nicht an meinem Tische.' Gebt daher acht und beschmutzt den Tempel eures Leibes nicht mit Gräueln aller Art. Seid mit zwei oder drei Speisen, die ihr auf dem Tische eurer Erdmutter immer finden werdet, zufrieden. Und lasst euch nicht gelüsten, alles zu verschlingen, was ihr rund um euch sehen könnt. Denn ich sage euch wahrlich, mischt ihr in eurem Leibe vielerlei Speisen, so geht der Frieden eures Leibes verloren, und ein endloser Krieg beginnt in euch zu wüten. Und der Leib wird zerstört, gleich wie Heime und Reiche sich zerstören, sobald sie sich entzweien. Denn euer Gott ist der Gott des Friedens, und nie hilft er bei Entzweiung. Weckt daher nie den Zorn Gottes gegen euch, damit er euch nie von seinem Tische jage und ihr gezwungen seid, an Satans Tisch zu gehen, wo das Feuer der Sünden, der Krankheiten und des Todes euren Leib verderben wird.

Und wenn ihr esst, so füllt euch nie ganz. Flieht Satans Versuchungen und lauscht der Stimme von Gottes Engel. Denn Satan und seine Macht verlocken euch, immer mehr zu essen. Lebet daher im Geiste und widerstehet den Begierden des Leibes. Und immer erfreut euer Fasten die Engel Gottes. So gebt acht, wie viel ihr esst, bis ihr ganz satt seid, und dann esst immer ein Drittel weniger. Das Gewicht eurer täglichen Nahrung sei nicht weniger als ein Mina, soll jedoch nicht über zwei Mina gehen. Dann werden euch die Engel Gottes immer dienen, und ihr werdet nie in die Knechtschaft des Satans und seiner Krankheiten fallen.

Stört das Werk der Engel in eurem Leibe nicht durch häufiges Essen. Denn ich sage euch wahrlich, wer mehr als zweimal täglich isst, dient Satans Werk. Und die Engel Gottes verlassen seinen Leib, und bald wird Satan von ihm Besitz ergreifen. Esst nur, wenn die Sonne am höchsten steht und dann wieder, wenn sie untergegangen ist. Und nie werdet ihr krank werden, denn solches Tun ist Gott wohlgefällig.
Esst nur, wenn die Tafel Gottes vor euch bereitet ist, und esst nur, was ihr auf ihr findet. Denn ich sage euch wahrlich, Gott weiss, was euer Leib braucht und wann er es braucht.

Von Beginn des Monat Jiar (Mai) an esst Gerste, vom Monat Sivan (Juni) an esst Weizen, die Frucht des vollkommensten aller samentragenden Gräser (Reis ist in diesem Klima nicht heimisch). Und lasst euer täglich Brot aus Weizen bestehen, damit der Herr sich eures Leibes annimmt. Von Tammuz (Juli) an esst die saure Weintraube, damit euer Leib abnehme und Satan aus ihm entweiche.

Im Monat Elul (September) sammelt die Trauben und trinkt ihren Saft. Sammelt im Monat Marcheshvan (Oktober) die süssen Weintrauben, gesüsst und getrocknet durch den Sonnen-Engel, damit sie euren Leib wieder zunehmen mache, denn die Engel des Herrn wohnen in ihm. Esst in den Monaten Ab (August) und Shebat (Januar) saftige Feigen, und was übrigbleibt, lasst den Sonnen-Engel für euch haltbar machen. Esst sie mit dem Kern der Mandeln in all den Monaten, da die Bäume keine Früchte tragen.

Im Monat Theber (Dezember) esst die Kräuter, die nach der Regenzeit kommen, damit euer Blut von all euren Sünden reingewaschen werde. Und im gleichen Monat beginnt auch die Milch eurer Tiere zu trinken, denn der Herr gab die Kräuter und Gräser der Felder allen milchgebenden Tieren, damit ihre Milch den Menschen nähre. Denn ich sage euch wahrlich, selig sind jene, die nur am Tische Gottes essen und alle Gräuel Satans meiden.

Esst keine unreinen Speisen, die aus fernen Ländern kommen, sondern esst die Früchte eurer Bäume. Denn euer Gott weiss wohl, was ihr braucht und von wo und wann.
Er gibt allen Völkern aller Reiche als Nahrung, was für sie am besten ist. Esst nicht wie die Wilden, die in Hast sich vollstopfen und ihren Leib mit Gräueln aller Art beschmutzen. Denn die Kraft der Engel Gottes tritt mit der lebendigen Nahrung, die euch der Herr von seinem königlichen Tische reicht, in euch. Und wenn ihr esst, so habt über euch den Engel der Luft und unter euch den Wasser-Engel.
Atmet während des ganzen Mahles lang und tief, damit der Engel der Luft es segnen möge. Und **kauet die Speise gut mit euren Zähnen, damit sie zu Wasser werde** und der Wasser-Engel sie in eurem Leibe in Blut verwandeln kann. Und esst langsam, als wäre es ein Gebet zu Gott. Denn ich sage euch wahrlich, wer in dieser Art an Gottes Tafel isst, in den tritt Gottes Kraft ein.

Satan dagegen wandelt den Leib in einen dampfenden Sumpf, den die Engel der Luft und des Wassers meiden. Und diese Menschen duldet der Herr nicht mehr an seinem Tische. Denn die

Tafel des Herrn ist ein Altar, und wer dort isst, befindet sich in einem Tempel. Denn ich sage euch wahrlich, in einen Tempel wird der Leib der Menschenkinder verwandelt und ihr Inneres in einen Altar, wenn sie Gottes Gebote halten. Setzt daher nichts auf den Altar des Herrn, wenn euer Geist sich ärgert oder plagt, noch denkt im Tempel Gottes an jemanden im Zorn. Und betretet das Heiligtum des Herrn nur, wenn ihr in euch den Ruf der Engel fühlt, denn alles, was ihr in Sorge oder in Zorn oder ohne Verlangen esst, wird in eurem Leib zu Gift. Denn Satans Atem beschmutzt all dies. Legt eure Gaben freudig auf den Altar eures Leibes und weist alle bösen Gedanken von euch, wenn ihr die Kraft Gottes von seinem Tische in euch aufnehmt. Und nie setzt euch zum Essen, wenn nicht der Hunger-Engel euch ruft.

Freuet euch daher immer mit Gottes Engeln an ihrer königlichen Tafel, denn dies ist dem Herrn wohlgefällig. Und euer Leben auf dieser Erde wird lange währen, denn der edelste aller Diener Gottes wird euch alle Tage dienen: der Engel der Freude. Und vergesst nicht, dass jeder siebente Tag heilig und gottgeweiht ist.

An sechs Tagen nährt euren Leib mit den Gaben der Erdmutter, doch am siebenten Tage weiht euren Leib eurem Himmelvater.

Und am siebenten Tage esst keine irdische Speise, sondern lebt allein von den Worten Gottes.
Verbringt den ganzen Tag mit den Engeln des Herrn im Reiche des Himmelvaters. Und am siebenten Tage lasst die Engel Gottes in eurem Leibe das Himmelreich bauen, wie ihr sechs Tage im Reiche der Erdmutter arbeitet. Und lasst keine Nahrung am siebenten Tage das Werk der Engel in eurem Leibe stören. Und Gott wird euch auf Erden ein langes Leben geben, damit ihr im Himmelreich das ewige Leben erlanget. Denn ich sage euch wahrlich, seht ihr auf Erden keine Krankheiten mehr, so werdet ihr auf ewig im Reiche der Himmel leben. Und Gott wird euch jeden Morgen den Sonnen-Engel senden, um euch aus dem Schlafe zu wecken. Gehorchet daher dem Zeichen eures Himmelvaters und bleibt nicht müssig liegen, denn schon warten im Freien die Engel der Luft und des Wassers auf euch. Und arbeitet den ganzen Tag zusammen mit den Engeln der Erdmutter, damit ihr sie und ihre Werke immer besser kennenlernt.

Doch wenn die Sonne untergegangen ist und euch euer Himmelvater seinen köstlichsten Engel schickt, den Schlaf, dann legt euch hin und verweilt die ganze Nacht bei ihm. Und dann wird euer Himmelvater euch seine unbekannten Engel schicken (*die durch „Wahrträume" Dein spirituelles Bewusstsein entwickeln*), damit sie die liebe lange Nacht bei euch verbringen.
Und sie werden euch vieles aus dem Reiche Gottes lehren, gleich wie die Engel der Erdmutter euch ins irdische Reich einführen.
Denn ich sage euch wahrlich, so ihr die Gebote des Himmelvaters haltet, werdet ihr jede Nacht Gäste in seinem Reiche sein. Wenn ihr am Morgen erwacht, so werdet ihr in euch die Kraft der unbekannten Engel spüren. Und euer Himmelvater wird sie euch jede Nacht senden, damit sie euren Geist aufbauen, gleich wie jeden Tag die Erdmutter euch ihre Engel schickt, damit sie

euren Leib aufbauen. Denn ich sage euch wahrlich, hält euch tagsüber die Erdmutter in ihren Armen und küsst euch in der Nacht der Atem des Himmelvaters, dann werden die Menschenkinder Gottes Kinder werden. Wehret Tag und Nacht Satans Versuchungen ab. Wachet nicht in der Nacht, noch schlaft am Tage, da sonst die Engel Gottes euch verlassen. Lasst euch nicht berücken von Satans Getränken und Räuchereien, die euch nachts wachen und tags schlafen machen. Denn ich sage euch wahrlich, Satans Trünke und Räuche sind Gräuel in den Augen eures Gottes.

Treibt nicht Hurerei, weder bei Nacht noch bei Tage, denn wer hurt, ist wie ein Baum, aus dessen Stamm der Lebenssaft ausrinnt. Und dieser Baum wird vor seiner Zeit verdorren, und nie wird er Frucht tragen. Lasst daher das Huren, damit nicht Satan euren Leib austrockne und der Herr euren Samen unfruchtbar mache.

Meidet alles, was zu heiss und zu kalt ist. Denn es ist der Wille eurer Erdmutter, dass weder Hitze noch Kälte euren Leib schädigen sollen. Und wenn ihr die Gebote der Erdmutter haltet und euer Leib wird zu heiss, dann wird sie euch den Engel der Kühle senden, damit er euch kühle. Und wird der Leib zu kalt, so wird der Engel der Hitze ihn wieder wärmen.

Folgt dem Beispiel all der Engel des Himmelvaters und der Erdmutter, die Tag und Nacht, ohne Unterbruch, an den Reichen der Himmel und der Erde arbeiten. Empfanget daher auch in euch selber den stärksten der Engel Gottes, den Tat-Engel, und arbeitet mit ihm zusammen am Reiche Gottes.

Folgt dem Beispiel des fliessenden Wassers, des wehenden Windes, der auf- und untergehenden Sonne, der wachsenden Pflanzen und Bäume, der laufenden und fröhlich hüpfenden Tiere, des schwindenden und wachsenden Mondes, der Sterne, wie sie kommen und gehen: alle bewegen sich und erfüllen ihr Tage- und Nachtwerk. Denn alles, was lebt, bewegt sich, und nur das Tote ruht. Und Gott ist der Gott des Lebens und Satan der des Todes.

Dienet daher dem lebendigen Gott, damit die ewige Bewegung des Lebens euch erhalte und damit ihr der ewigen Ruhe des Todes nicht verfallet. Schaffet daher ohne Unterlass am Reiche Gottes, damit ihr nicht in Satans Reich verstossen werdet. Denn im lebendigen Reiche Gottes strömt ewige Freude, doch dumpfe Sorge verfinstert Satans Todesreich. Seid daher wahre Kinder eurer Erdmutter und eures Himmelvaters, damit ihr nicht als Sklaven Satan verfallet. Und eure Erdmutter und euer Himmelvater werden euch ihre Engel senden, euch zu belehren, euch zu lieben und euch zu dienen. Und ihre Engel werden die Gesetze Gottes in euren Kopf schreiben, in euer Herz, in eure Hände, damit ihr sie kennt, fühlt und erfüllt.

Und betet jeden Tag zu eurem Himmelvater und zu eurer Erdmutter, damit eure Seele so vollkommen werde wie eures Himmelvaters Heiliger Geist und euer Leib so vollkommen wie der Leib eurer Erdmutter. Denn wenn ihr die Gebote versteht, fühlt und erfüllt, dann wird alles, was ihr von eurem Himmelvater und von eurer Erdmutter erbittet, euch gegeben. Denn die Weisheit, Liebe und Kraft Gottes stehen über allem.

Betet daher zu eurem Himmelvater:
Unser Vater, der Du bist im Himmel, geheiligt sei Dein Name.
Dein Reich komme.
Dein Wille geschehe auf Erden wie im Himmel.
Gib uns heute unser täglich Brot.
Vergib uns unsere Schulden, wie auch wir vergeben unseren Schuldnern.
Führe uns nicht in Versuchung, sondern erlöse uns von dem Übel.
Denn Dein ist das Reich und die Kraft und die Herrlichkeit, in Ewigkeit.
Amen.

Und ebenso betet zu eurer Erdmutter:
Unsere Mutter, die Du bist auf Erden,
geheiligt sei Dein Name.
Dein Reich komme
und Dein Wille geschehe in uns, wie in Dir.
Da Du jeden Tag Deine Engel aussendest, so sende sie auch zu uns.
Vergib uns unsere Sünden, wie wir alle unsere Sünden gegen Dich sühnen.
Und führe uns nicht in Krankheit, sondern erlöse uns von allem Übel.
Denn Dein ist die Erde, der Leib und die Gesundheit.
Amen."

Und alle beteten zusammen mit Jesus zum Himmelvater und zur Erdenmutter.
Und danach sprach Jesus zu ihnen:
„Sind eure Leiber durch die Engel der Erdmutter wiedergeboren, so kann euch euer Geist durch die Engel des Himmelvaters wieder geboren werden. Werdet daher wahre Kinder eures Vaters und eurer Mutter und wahre Geschwister der Menschenkinder.
Bis jetzt lagt ihr im Streite mit eurem Vater, mit eurer Mutter und mit euren Geschwistern.
Und ihr habt Satan gedient.
Lebt nun von heute an in Frieden mit eurem Himmelvater, mit eurer Erdenmutter und mit euren Geschwistern, den Menschenkindern. Und kämpfet nur gegen Satan, damit er euch nicht euren Frieden raube.
Ich gebe eurem Leib den Frieden eurer Erdmutter und eurem Geist den Frieden eures Himmelvaters.
Und lasst den Frieden beider auch unter den Menschenkindern regieren.

Kommt her zu mir alle, die ihr müde seid und die ihr Hader und Pein erleidet! Denn mein Friede wird euch stärken und trösten. Denn mein Friede ist überströmend voller Freude. Daher begrüsse ich euch stets mit den Worten:

‚Friede sei mit euch!'
Begrüsst auch ihr daher einander in dieser Art, damit auf euren Leib der Frieden der Erdmutter, auf eurem Geist der Frieden des Himmelvaters sich senken mögen.
Und dann werdet ihr auch unter euch Frieden finden, denn das Reich Gottes ist in euch.
Kehret nun zurück zu euren Brüdern, mit denen ihr bisher im Streite gelebt habt, und bringt auch ihnen euren Frieden. Denn selig sind, die um Frieden ringen, denn sie werden den Frieden Gottes finden.
Gehet hin und sündiget fortan nicht mehr."

13.15 Die Vererbung

„Denn ich, der Herr, dein Gott, bin ein strenger und eifriger Gott und heimsuche die Sünden der Väter an den Kindern bis ins dritte und vierte Geschlecht derer, die mich hassen. Und ich übe Barmherzigkeit an Tausenden, die mich lieben und die meine Gebote halten.

Liebe den Herrn, deinen Gott, aus ganzem Herzen, aus ganzer Seele und aus allen Kräften: Das ist das erste und höchste Gebot. Und das zweite ist ihm gleich: ‚Liebe deinen Nächsten wie dich selbst.'
Grössere Gebote gibt es keine."

Die Hierarchie der Gebote
Und nach diesen Worten blieben alle stumm. Nur einer rief: „Was soll ich denn tun, Meister, wenn ich im Walde ein wildes Tier meinen Bruder zerreissen sehe? Soll ich meinen Bruder umkommen lassen oder das wilde Tier töten? Werde ich dann nicht das Gesetz übertreten?"

Und Jesus antwortete:
„Zu denen vor alter Zeit wurde gesagt: Alle Tiere, die sich auf Erden bewegen, alle Fische des Meeres und alle Vögel der Luft sind eurer Macht übergeben. Ich sage euch wahrlich, von allen Geschöpfen, die auf Erden leben, hat Gott nur den Menschen nach seinem Bilde geschaffen. Daher sind die Tiere für den Menschen da, nicht aber der Mensch für die Tiere. Daher übertrittst du das Gesetz nicht, wenn du das wilde Tier tötest, um deines Bruders Leben zu retten. Denn ich sage euch wahrlich, der Mensch ist mehr als das Tier. Wer jedoch ein Tier ohne triftigen Grund tötet, auch wenn es ihn nicht angreift, aus Mordlust oder wegen seines Fleisches oder wegen seines Felles oder selbst wegen seiner Zähne, der begeht eine böse Tat. Denn er ist selbst zu einem wilden Tier geworden. Daher wird sein Ende auch das eines wilden Tieres sein."

14 Sendo

Sen-Do ist ein Sammelbegriff, von dem alle anderen „Do" abgeleitet werden können.

Die Lehre des Sendo gründet auf dem Prinzip, dass sich alles ändert, dass das Gesetz des Wandels über die Erscheinungen der Natur, der Gesellschaft und selbst des Menschen herrscht. Das ist dasselbe Prinzip, auf dem alle östlichen Philosophien beruhen, besonders die Philosophien des I-Ging und des Mahayana-Buddhismus. Jeder Wandel folgt dem einen Gesetz: Yin wandelt sich zu Yang, und Yang wandelt sich zu Yin, Yin zieht Yang an usw.

Die Natur ist die Manifestation des Gleichgewichts der Kräfte oder Elemente von Yin und Yang. Das Gleichgewicht des Stoffwechsels unseres Körpers ist nichts anderes, als die Manifestation des Gleichgewichts von Yin- und Yang-Elementen oder Stoffwechselprozessen des autonomen, peripheren und zentralen Nervensystems, das unsere Nervenzellen auf elektrische und chemische Weise erzeugt.

Aus der Sicht des Sendo sind alle antagonistischen, dualistischen Lebenskonzepte – Leben und Tod, Gesundheit und Krankheit, Freude und Trauer usw. – eine Einheit, die sich als Zweiheit ausdrückt. Sie sind ergänzend, statt entgegengesetzt. Mit diesem Verständnis wandeln wir Feinde in Freunde um, und die Krankheit wird zum Wohltäter der Gesundheit. Aus dieser Erkenntnis entspringt immerwährende Dankbarkeit und eine alles umfassende Lebensweise. Um dieses zu erreichen, diskriminiert die Makrobiotik keine Lehre oder Disziplin, die zu einem vereinenden Konzept und einem glücklichen Leben führt, wie Meditation, Za Zen, Gebet, Gebetsgesang (Chanting), Diskussion, Yoga und andere spirituelle Lehren.

Die Praxis des Sendo unterscheidet sich von anderen Lehren dadurch, dass sie die Bedeutung der Nahrung, von der wir leben, hervorhebt. Die makrobiotische Ernährung ist eine der Anwendungsformen des Prinzips der makrobiotischen Lehre. Durch diese Ernährung versucht man, ein Gleichgewicht zu errichten zwischen den Yin- und Yang-Elementen, den Flüssigkeiten, den Hormonen und dem Nervensystem des Körpers – zwischen Körper und Geist, zwischen dem Einzelnen, der Gesellschaft und der Natur, durch die richtige Auswahl der Nahrung, die richtige Zubereitungsweise und die rechte Art zu essen. Die makrobiotische Ernährung empfiehlt aus dem Prinzip des Wandels heraus organisch angebaute, lokal gewachsene, vollständige Lebensmittel der entsprechenden Jahreszeit – die traditionelle Nahrung, die jahrtausendelang in einem besonderen Klima und der dazugehörigen Kultur getestet worden ist. Sie rät von Nahrungsmitteln ab, die auf künstlichem Wege chemisch besprüht oder weiterverarbeitet wurden. Deshalb partizipiert sie an der ökologischen Naturkostbewegung unserer Tage. Jedoch steht die makrobiotische Philosophie in keinem Gegensatz zu irgendwelchen Auffassungen oder Ernährungsweisen.

14.1 Dô, der Weg

In der alten Zeit von China nannten die Menschen den Pfad der Sonne „天道 (Tendô)", „Der Weg des Himmels", unter dem Himmel. Der Weg der Erde wurde „大道 (Daido)" genannt, „Der grosse Weg", und der Weg, durch den alle Menschen gehen „人道 (Jindo)", „Der Weg der Menschen".

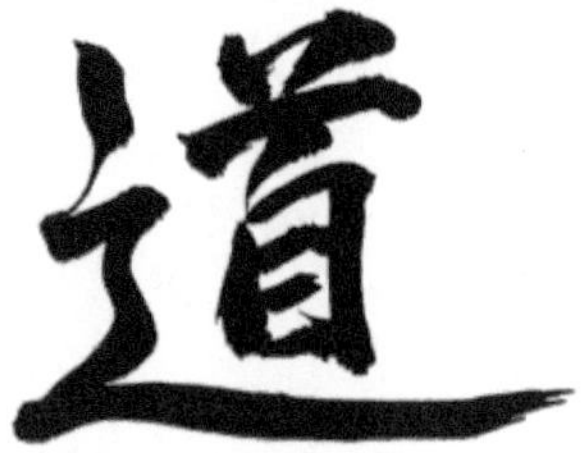

Shokuyodo oder Makrobiotik bedeutet, das grosse Leben, der grosse Weg. Makrobiotik vereint beide, den Weg des Himmels und der Weg der Erde.

Alle traditionellen Künste Japans haben eines gemeinsam, nämlich den Begriff des „Weges" (道 sino-japanisch „Dô" oder reinjapanisch „Michi"). Ki-no-Michi. Der Weg des Ki – oder Aiki-no-Michi, der Weg von Aikido.

Das breite Spektrum der „Wege" in der japanischen Kultur reicht von der Teezeremonie (茶道 Sadô) über Kalligraphie (書道 Shodô), Duftzeremonie (香道 Kôdô) bis zur Blumensteckkunst (華道 Kadô) und den Kampfkünsten (武道 Budô), wie Bogenschiessen (弓道 Kyûdô) oder Schwertkampf (剣道 Kendô).
Ein Dô steht über allen: Es ist das Verständnis der Ordnung des Universums. Der Weg von Yin und Yang, der alles in zwei gegensätzliche und sich ergänzende Antagonismen einteilt. Aber dazu kommen wir später. Zuerst erkläre ich alle anderen wichtigen Dô.

Die Bezeichnung dieser Künste als „Weg" deutet die religiöse Beziehung insbesondere zum Zen-Buddhismus an. In Bezug auf Motivation, Haltung und Übung sind die Künste von der Meditation des Zen angeregt. Während Zen auf die Erleuchtung abzielt, hat bei den angeführten Künsten im Laufe der Zeit der Aspekt der Kunstfertigkeit immer mehr an Bedeutung gewonnen.

Der „Weg" stellt einmal die Tradition dar, ohne die eine Kunst nicht existieren kann. Zugleich weist dieser Begriff neben dem Beschreiten eines bestimmten Weges, also neben dem eigentlichen Praktizieren der jeweiligen Kunst, auch auf das Gestalten eines solchen Weges hin. So wie beim Zen-Buddhismus die Erleuchtung nur durch intuitive Erfahrung erlangt werden kann, so ist es auch beim Streben nach Meisterschaft in der jeweiligen Kunst notwendig, der eigenen schöpferischen Freiheit beim Praktizieren keinen Raum zu geben. Denn die zu erstrebende wahre und echte Freiheit liegt in der Verneinung des eigennützigen Ich und in der Aufgabe jeglicher Willkür beim Praktizieren. Dies erfordert eine strenge Selbstschulung der Freiheit, wenn sie und damit letztendlich auch die Meisterschaft erreicht werden soll.

Überblick über die wichtigen Dô

Tabelle 27: Überblick über die wichtigen Dô

Shinsendô	食淀道	Sen-do ist ein Sammelbegriff, von dem alle anderen „Do" abgeleitet werden können.
OnmYôdô, InYôdo	ô陰陽道	Onmyōdō auch In'yōdō, wörtlich „Der Weg von Yin und Yang". InYologie, die Lehre von Yin und Yang.
Shokuyodô	食淀道	Der Weg der Ernährung „Makrobiotik" (Shojin-Ryori).
Ryoridô (Shojin-Ryori)	料理道	Die hohe Kunst des Kochens in Harmonie mit der Natur. Shojin-Ryori. Traditionell wird vom Tenzo (Meisterkoch) in den Klöstern nach den Prinzipien des Shojin-Ryori die Nahrung zubereitet.
Sadô, Chadô	茶道	Die japanische Teezeremonie
Kadô, (Ikebana, Moribana)	華道, 生け花	Wörtlich, lebende Blumen. Die Kunst des Blumen-arrangierens. Die meditative Form des Ikebana ist das Kadô.
Zendô	禪道	Der Weg des Zen
Idô, Jukondô	医道	Der Weg der Medizin, Medizinkunst
Judô	柔道	Der sanfte Weg, Siegen durch Nachgeben
Karatedô	空手道	Der Weg der leeren Hand (ohne Werkzeuge)
Aikidô	合氣道	Der Weg des KI-Harmonisierens
Kendô	剣道	Der Weg des Schwertkampfes
Kyudô	弓道	Der Weg des Bogenschiessens
Iaidô	居合道	Der Weg des Schwertes
Budô	武道	Der Weg der Kampfkünste
Jodô	杖道	Der Weg des Stockkampfes
Shodô /Syudo /E-Do	書道	Der Weg der Kalligraphie, des Malens
Sukuyōdō	宿曜道	Der Weg der Astrologie

Nô / Nôdô	能 /能道	Der Weg der Theaterkunst
Yakomonodô / Kingsugi	金継道	Der Weg, Die Kunst der Töpferei
Bushidō	武士道	Der Weg des Kriegers
Mangadô	漫画道	Der Weg vom japanischen Holzschnitt
Kôdô	香道	Der Weg der Duftzeremonie
Haikudô (Shikisima no michi)	俳句	Der Weg des Dichtens, Haiku
Geidô	芸道	Der Weg der Musik, Gesang
Toitsudô		Der Weg der Einheit (Shinshin Toitsudo Tohei) Der Weg, um KI zu harmonisieren.
Kenkodô	健康道	Der Weg der Gesundheit
Dōjō	道場	Ort des Weges. Ort, wo man die Ordnung des Universums studiert.

Sadô oder Chadô: Der Weg des Tees (茶道)
Die Teezeremonie (neben sadô auch als chadô oder chanoyu bekannt) ist die ritualisierte Zubereitung und das Servieren von grünem Pulvertee in Anwesenheit von Gästen. Eine formelle Teezeremonie in ganzer Länge umfasst eine Mahlzeit (chakaiseki) sowie das zweimalige Servieren von Tee (koicha und usucha) und dauert mehrere Stunden. Während dieser Zeit setzt sich der Gastgeber mit seinem ganzen Wesen für die Gestaltung einer besonderen Zeitspanne ein, in der er den Gästen ästhetisches, geistiges und physisches Vergnügen sowie Ruhe des Geistes zu vermitteln sucht. Um dies zu erreichen, benötigt der Gastgeber unter Umständen Jahrzehnte, um sich nicht nur die vorgeschriebenen Prozeduren des Servierens von Tee in Anwesenheit von Gästen anzueignen, sondern auch, um selbst zu lernen, wie man Kunst, Handwerk, Dichtung und Kalligraphie richtig wertschätzt. Dazu kommt eventuell noch das Erlernen der Kunst des Blumensteckens, das Zubereiten von Speisen und die Pflege des Gartens. Zugleich eignet er sich auf diese Weise zudem Würde, Selbstlosigkeit und ein Gespür für die Bedürfnisse anderer Menschen an.

Budô: 武道 Der Weg der Kampfkünste
Bu = Ritter, Krieger, Samurai.
Bedeutet auch: tapfer, militärisch, das Rittertum hochschätzen. Bedeutet auch (philosophisch): nicht mehr weiterkämpfen, das Schwert anhalten, aufhören mit dem Kampf. Do = Der Weg, die Praxis. Budo ist der zentrale Oberbegriff für alle japanischen Kriegs-, Ritter- und Kampfkünste der Feudalzeit unter philosophischem Aspekt. Darunter fallen alle nachstehend aufgeführten Kampfkünste.

Vom Bu-Jutsu zum Bu-Do

Bu-Jutsu ist die Nachfolge-Bezeichnung für Bugei. Früherer Oberbegriff für alle alt-japanischen Kampfkünste unter kriegerischem, militärischem Aspekt. Es sind die Vorläufer des heutigen, modernen Budo. So wurde aus dem Ken-Jutsu das Ken-Do, aus dem Ju-Jutsu das Ju-Do, aus dem Aiki-Jutsu das Aiki-Do usw. Jahrhundertelang gab es am Ziel der Kriegskünste keine Zweifel. Sie dienten dem Bushi (Krieger) zum Zweck des Tötens. Zu der Praxis des Bu-Jutsu gehörten die Kenntnis der Waffen, die Techniken ihres Gebrauchs, die Strategien, der Erwerb von Selbstbeherrschung und Körperkraft.

Zu diesem rein militärischen Ziel gesellten sich noch andere, ehrgeizigere Absichten. Jede Kriegskunst erhob den Anspruch, eine jener Disziplinen zu sein, welche die Entwicklung der Persönlichkeit bereichern. Als Zen den Weg nach Japan fand, traf es auf ein kriegsgewohntes Volk. Bürgerkriege, Überfälle, Plünderungen, Metzeleien, Verschleppung und Trennung waren in jener Zeit das gemeinsame Los aller Japaner in Nord und Süd. Und der Geist des Zen war es, der die brutalen Kriegstechniken in Künste verwandelte, die sich nun gar nicht mehr um kämpferische Effektivität, umso mehr dagegen um die Suche nach dem eigenen Selbst bemühten. All diese Techniken wurden so zu Methoden geistiger Vervollkommnung. Der Kampf wurde ein geistiger, der Feind fand sich nun in einem selbst, in den Illusionen, den Verblendungen des Ich, die uns daran hindern, unser wahres Wesen zu entdecken. Unter diesem Einfluss verwandelte sich Bushido zum Budo. Fremde, ja selbst moderne Japaner, verwechseln Budo heute mit „Sport", das ist beklagenswert.

Die meisten japanischen Kampfkünste reichen in ihren Ursprüngen bis in die Vorgeschichte zurück. So kann etwa das Bogenschiessen auf Pferden (yabusame) bis ins 7. Jahrhundert zurückverfolgt werden. Die Samurai, die seit dem Ende des 12. Jahrhunderts an der Spitze der japanischen Gesellschaft standen, übten sich im Gebrauch der verschiedenen Waffen, wie Schwert, Pfeil und Bogen sowie Lanze. Daraus entstanden im Laufe der Zeit standardisierte Stile bzw. Schulen, die auch während der friedlichen Edo-Zeit (1600–1868) bestehen blieben. Mit der Abschaffung des Samurai-Standes zu Beginn der Meiji-Zeit und der Einführung moderner Waffen erfuhren diese Künste jedoch einen Niedergang. Ab 1895 organisierte die Dai Nippon Budo Kai (Grossjapanische Gesellschaft der Kampfkünste) die einzelnen Künste neu und betrieb ihre Eingliederung in das Bildungssystem, sodass sie eine neue Blüte erlebten. Heute betonen die einzelnen Kampfkünste Japans vor allem die positiven physischen und psychischen Aspekte als Sport. In den Bezeichnungen der einzelnen Kampfkünste findet sich oft auch der Begriff Dô selbst wieder. So etwa in 柔道 Jûdô (Sanfter Weg), 弓道 Kyûdô (Weg des Bogens), 剣道 Kendô (Weg des Schwertes), 合気道 Aikidô (etwa: Weg der Harmonie mit der Energie) oder auch 空手道 Karatedô (Weg der leeren Hand).

Wissen alle Budoka, das sie Budoka sind?

Es gibt Bujutsu-Anhänger die von sich denken, sie seien auch Budoka, weil sie die wahre Bedeutung vom Do nicht weit genug verstehen. So gibt es auch Soto-Deshi, welche von sich denken, sie seien Uchi-Deshi, weil sie diesen Unterschied nicht weit genug verstehen. Und so gibt es

Kampfsport praktizierende Menschen, die denken, ein Sempai der Kampfkünste sei auch nur ein Assistent vom Trainer, weil sie die wahre Bedeutung von echten Sempai – als Beschützer und Bewahrer der Lehre vom Weg-Meister – nicht weit genug verstehen. Wer nur die Begriffe als Worte kennt, versteht noch lange nicht die Lehre.

Kadô: 華道 Der Weg der Blumen
Die Kunst des Blumensteckens, bekannter unter dem Namen Ikebana, beschränkt sich keineswegs auf Blumen. Vielmehr können dafür auch frisch geschnittene Zweige von Bäumen und Sträuchern, Ranken, Blätter, Gräser, Beeren, Obst und Samenkapseln, aber auch verwelkte und getrocknete Pflanzen verwendet werden. Tatsächlich kann jedes natürliche Material genutzt werden, und im modernen Ikebana werden sogar Materialien wie Glas, Metall oder Kunststoff verwendet. Als eine der traditionellen Künste Japans hat Ikebana eine symbolische Sprache, dekorative Konzepte sowie die Verwendung natürlicher kurzlebiger Blumen und Zweige entwickelt, die zusammengenommen die Dimension der Zeit zu einem integralen Bestandteil des Kreierens machen. Die Beziehung zwischen den verwendeten Materialien, die Stile des Arrangierens, Grösse, Form, Oberfläche, Volumen und Farbe des Behältnisses sowie der Platz und der konkrete Anlass für das Arrangement sind entscheidende Faktoren. In seiner 500-jährigen Geschichte hat der Weg der Blumen ein breites Spektrum an Formen entwickelt, die von kleinen Kreationen als Zimmerschmuck bis hin zu ganzen Landschaften und innovativen Skulpturen reichen.

Shokuyodô: 食淀道 Der Weg der Ernährung (Makrobiotik)
Shoku ist alle Materie oder Energie (KI), welche den Menschen erzeugt und nährt. Yo ist die Tat oder der Weg, um uns zu ernähren, mit dem Wissen von Shoku. Shokuyo ist das richtige Wissen und die Taten, welche den gesunden Menschen ausmachen und erzeugen.

Christoph Wilhelm Hufeland (1762–1832)
Mit seinem 1797 erschienenen Hauptwerk „Die Kunst, das menschliche Leben zu verlängern" – auch bekannt unter dem Kürzel „Makrobiotik" – wurde Hufeland weltberühmt – die Schrift erschien sogar in chinesischer Übersetzung. Darin fordert er etwas an sich ganz Selbstverständliches, nämlich ein ausgewogenes Mass zwischen Askese und Schlemmerei, denn **„alle Extreme verhindern die Verlängerung des Lebens".**

Sein Leben und Wirken war darauf ausgerichtet, durch eine gesunde Lebensführung den Menschen eine für damalige Verhältnisse bestmögliche Lebensqualität zu ermöglichen. Eine seiner eingängigen und heute immer noch gültigen Grundsätze lautete: **„Vorbeugen ist besser als Heilen!"** Hufelands naturheilkundliche und diätetische Prinzipien (Diätetik = die Lehre von der gesunden Lebensordnung) wirken bis in die ökologische Bewegung unserer Zeit hinein. Als Sohn einer Ärztefamilie studierte Hufeland in Jena und Göttingen auch Medizin. Hufeland gilt als einer der Väter der Naturheilkunde, der die Volksheilkunde mit den neuesten Forschungen der Wissenschaft zum Nutzen der Kranken harmonisch verband. Er stellte den Naturarzt dem

Schulmediziner gegenüber: Der Naturarzt will nichts weiter sein, als Diener der Natur – der Schulmediziner dagegen hat sich an die Stelle der Natur gesetzt und will ihr Meister sein. Hufeland verstand sich als Helfer der Heilkraft der Natur. Hierbei bediente er sich aller ihm nützlich erscheinenden Methoden, ohne einem bestimmten System anzuhängen.
Sein soziales Engagement war bemerkenswert: Mit Nachdruck forderte er staatliche Hygienegesetze und die Einführung der Gesundheitsfürsorge in öffentlichen Schulen. Bestürzt über die hohe Sterblichkeit durch Krankheiten aller Art in allen Lebensaltern beobachtet er, dass bei der Analyse und Behandlung von Krankheiten immer auch das berufsbedingte soziale Umfeld, die Wohnverhältnisse und Ernährungsweisen mitberücksichtigt werden müssen.

Dr. Sagen Ishizuka
lebte von 1850 bis 1910 und war ein westlich ausgebildeter Arzt in der japanischen Armee.
Er war seit der Geburt schwach gewesen und litt unter Nieren- und Hautkrankheiten. Um seine Gesundheit wiederherzustellen, studierte er gründlich die westliche und die östliche Medizin. Die Bewegung, die er 1907 gründete, wurde ursprünglich Shokuyo (Nahrungsmittelheilung) genannt.

Die Theorie Ishizukas basiert auf einigen einfachen Konzepten:

1. Als wichtigste Grundregel stellte er fest, dass die Nahrung überhaupt der wichtigste Faktor für ein gesundes Leben der Menschen ist (der Mensch ist umgewandelte Nahrung).
2. Als zweite Grundregel stellte er fest, dass die menschliche Gesundheit und Langlebigkeit von einem korrekten Verhältnis zwischen den Salzen Kalium und Natrium im Körper abhängig sind.
3. Während die westlichen Ernährungsfachleute (früher und bis heute noch) das Schwergewicht auf die Wichtigkeit von Eiweiss und Kohlehydrate legen, bestand Ishizuka darauf, dass Mineralien, besonders Kalium und Natrium, am entscheidensten sind. Das Verhältnis zwischen ihnen gibt dem Körper erst die Fähigkeit, die anderen Nährstoffe richtig zu verwenden. Das gesunde Arbeiten des gesamten menschlichen Organismus hängt von diesem korrekten Verhältnis ab.
4. Andere Faktoren, wie Geographie und Klima, die körperliche Tätigkeit usw., haben auch einen wichtigen Einfluss. Aber am wichtigsten ist das korrekte Verhältnis von Kalium zu Natrium, welches die Menschen mit der Nahrung aufnehmen.
5. Weiter hängen Gesundheit und Krankheit entscheidend vom richtigen Verhältnis in der täglichen Nahrung, die Menge der einzelnen Nahrungsmittel im Verhältnis untereinander ab. (Siehe mehr dazu im Kapitel „5-KI-Transformationen".)
6. Eine wirklich gesunde Person wird nicht krank, sogar, wenn sie mit Krankheitserregern in Kontakt kommt, solange das richtige Verhältnis von Kalium zu Natrium in der Nahrung stimmt.

Die westliche Schulmedizin sucht dagegen die Ursachen für Krankheiten immer noch in den Mikroorganismen, wie Viren und Bakterien.

Die Lehre von Dr. Sagen Ishizukas wurde auf Japanisch 1897 veröffentlicht:
„Eine chemische Ernährungstheorie des langen Lebens." Es wurde leider nie in westliche Sprachen übersetzt, sodass die westliche Medizin zu den wissenschaftlichen Experimenten, welche Ishizuka (*in seinem eigenen Körper sowie in seinem Labor*) leitete, keinen Zugang hatte.
Ishizuka empfahl die traditionelle japanische Diät mit vollständigen ungereinigten (*nicht raffinierten*) Nahrungsmitteln, mit sehr wenig oder keiner Milch, mit sehr wenig oder keinen Tierprodukten.
Er heilte sehr viele Patienten allein dadurch, dass sie seine traditionelle Diät befolgten.

Yukikazu „Nyoiti" Sakurazawa (Georg Ohsawa)
Der Nachfolger von Dr. Sagen Ishizuka war Yukikazu „Nyoiti" Sakurazawa (*der sich später das Pseudonym George Ohsawa zulegte*).

Seine Lehren beinhalten im Besonderen:

- Studiere vor allem anderen und um jeden Preis das Einzige Gesetz – die Ordnung des Universums.
- Nahrung ist die Grundlage des Lebens, der Beschaffenheit des Glückes und der Gesundheit oder der Krankheit.
- Natrium und Kalium sind die entgegengesetzt wirkenden und sich ergänzenden Hauptelemente in der Nahrung. Sie beeinflussen am stärksten die „Yin–Yang"-Qualität im Organismus. Die Nahrung muss in ihrem Inhalt vor allem mit Kalium und Natrium ausgeglichen werden.
- Die Nahrung sollte vollständig (*unraffiniert*) und naturbelassen sein.
- Die Nahrungsmittel sind am besten, wenn sie aus der Region stammen, wo der Mensch lebt.

Bevor Ohsawa mit seinem umfangreichen Schreiben begann, gab es nur wenige Bücher in Japan bezüglich der Diät und der Gesundheit. (*Siehe mehr dazu im Kapitel „Wahre Meister des Sen-Do".*)

Nur sehr wenige Menschen haben die gesamte Lehre von George Ohsawa wirklich tief verstanden. Viele seiner Anhänger (*auch seiner Gegner*) haben leider seine Lehre nur oberflächlich studiert und verstanden und haben aus seiner gesamten Lehre nur diejenigen Teile herausgefiltert, von denen sie glaubten, sie seien von Wichtigkeit (*oder für ihre Zwecke gerade nützlich*), und haben sich dennoch als Meister der Makrobiotik ausgegeben.

Sie haben in der Folge die Makrobiotik zum „Goldenen Kalb der Vegetarier oder Körnlipicker" reduziert. Viele dieser Anhänger haben so leider die Makrobiotik in Verruf gebracht durch ihre zum Teil extreme, überhebliche, arrogante und selbstgerechte Lebensweise. Viele dieser „Makrobiotik-Rohkost-Veganer" benehmen sich oft wie selbstgerechte Öko-Terroristen. Leider sind die meisten dieser „Makrobiotiker" Anhänger des Sozialismus, was nichts anderes ist, als Zentralismus, und das ist nichts anderes als Diktatur. Diese Leute sind physisch zu Yin, aber im Geist viel zu Yang-stur.
(Irgendwie verständlich, dass Makrobiotik bei vielen Leuten auf Ablehnung stösst).

Auch unter den „Makrobiotiker" gibt es verschiedene Gruppen. Nicht alle „Makrobiotiker" – Anhänger der Makrobiotik – sind Sozialisten. Wer die Makrobiotik genug tief versteht, ist kein Zentralist, sondern ein Föderalist. Wer die Makrobiotik nur oberflächlich versteht, neigt zum Zentralismus.

Obwohl die physische Nahrung (Essen und Trinken) sehr wichtig ist, sollte sie nicht zum alleinigen Inhalt des Lebens und Denkens werden. Den Körper gesund zu erhalten ist zwar die Basis für menschliche Gesundheit, aber auch die geistige Nahrung (*mentale und soziale Belange*) sollten nicht vernachlässigt werden. Unser Körper reagiert auch auf „Nahrung" in Form von Erlebnissen, Beziehungen, Umwelt usw. Geist und Körper sind nur verschiedene Manifestationen von ein und demselben Universum und bilden eine Einheit. Der Geist lenkt den Körper und nicht umgekehrt.

Haikudô (Shikisima no michi) 俳句
Die Essenz des Dichtens.
Wörtlich übersetzt bedeutet Haiku im Japanischen so viel wie „lustiger Vers", wobei die Verse eigentlich selten lustig sind, sondern eher an Zen-Weisheiten erinnern. Einer der bedeutendsten japanischen Haiku-Dichter war Matsuo Basho (1644–1694).

Von ihm stammt das berühmte Frosch- Haiku:
古池や
蛙飛び込む
水の音
furu ike ya
kawazu tobikomu
mizu no oto

Der alte Weiher:
Ein Frosch springt hinein.
Oh! Das Geräusch des Wassers.

Onmyōdō 陰陽道, auch In'yōdō, „Der Weg von Yin und Yang"
Ist eine traditionelle japanische, esoterische Kosmologie – eine Mischung aus Naturwissenschaft und Okkultismus. Der Kult basiert auf den chinesischen Philosophien von Wu Xing (Fünf-Elemente-Lehre) sowie Yin und Yang, die zu Beginn des 6. Jahrhunderts in Japan eingeführt wurden. Er wurde als praktisches System der Weissagung akzeptiert. Diese Praktiken wurden im Laufe der Zeit durch den Taoismus, Buddhismus und Shintoismus beeinflusst und entwickelten sich gegen Ende des 7. Jahrhunderts zum System Onmyōdō. Bis in die Mitte des 19. Jahrhunderts unterstand Onmyōdō der Kontrolle der kaiserlichen Regierung und später deren Höflingen, der Kaiserfamilie Tsuchimikado.

Im 5. und 6. Jahrhundert wurden die Prinzipien von Yin und Yang sowie der Fünf Elemente zusammen mit dem Buddhismus und Konfuzianismus von China nach Japan übertragen. Yin und Yang sowie die Fünf Elemente und die damit verknüpften Wissensbereiche – Astronomie, Kalendererstellung, Berechnung der Zeit, Weissagung und Studien, die auf der Beobachtung der Natur basieren – wurden zur Wahrsagerei vereint. Diese Methode zur Deutung von glück- oder unglückverheissenden Zeichen aus der natürlichen Welt wurde in der japanischen Gesellschaft als Technik zur Vorhersage von Glück oder Unglück in der menschlichen Welt akzeptiert. Diese Techniken waren hauptsächlich buddhistischen Mönchen aus Kontinentalasien bekannt, die Chinesisch sowohl lesen als auch schreiben konnten. Mit der Zeit eigneten sich auch immer mehr Laien die Kunst an, da die Mitglieder des kaiserlichen Hofes davon überzeugt waren, dass die Onmyōdō-Weissagungen sie bei ihren Entscheidungen unterstützen können. Deshalb traten gegen Mitte des 7. Jahrhunderts erstmals Onmyōji auf.

Mit der Einführung des Rechtssystems Ritsuryo im 7. und 8. Jahrhundert wurden die Techniken von Yin und Yang der Rechtsprechung des Büros von Onmyō (Onmyō-ryō) im Ministerium Nakatsukasa-shō der kaiserlichen Bürokratie unterstellt. Das Büro von Onmyō war für die Überwachung der Weissagungen von Onmyōdō, astrologische Beobachtungen und die Erstellung von Kalendern verantwortlich. Zudem wurde es der buddhistischen Geistlichkeit untersagt, die Praktiken der Astrologie und der Wahrsagung auszuüben, weshalb die von der Regierung kontrollierten Beamten Onmyōji die Praktik für sich monopolisieren konnten.

Ab der Heian-Zeit, als das Rechtssystem Ritsuryo etwas gelockert wurde und die Familie Fujiwara an die Macht kam, nahm die Gesellschaft des kaiserlichen Hofes eine formellere Form an, Rituale zur Beschwichtigung der Seelen der Verstorbenen (Goryō Shinkō), die die Erschaffung dunkler Geister (onryō) bekämpfen sollten, blühten auf. Da die Onmyōji Methoden nutzten, von denen man glaubte, dass sie dank Wahrsagung und Magie Katastrophen verhindern konnten, hatten die Onmyōji Einfluss auf das persönliche Leben des Kaisers und der Adeligen am Hof. Aus diesem Grund verbreiteten sich die Kenntnisse und das Bewusstsein über Onmyōdō nach und nach von der höfischen Gesellschaft auf die japanische Gesellschaft als Ganzes, was seine Entwicklung hin zu einer typisch japanischen Kunstform stärkte.

Onmyōdō vermischte sich mit anderen Glaubenssystemen und Kulten und entwickelte sich von einer aus China eingeführten Idee zu einem nur in Japan existierenden Synkretismus. Der japanische Kult Onmyōdō übernahm Elemente aus dem Taoismus, der etwa zur gleichen Zeit wie Onmyōdō nach Japan kam, darunter magische Elemente, wie Katatagae, Monoimi, Henbai, und Zeremonien für taoistische Gottheiten, wie Taizan Fukunsai. Elemente des Feng Shui und die Medizinkunst Jukondō wurden ebenfalls integriert. Da sich Onmyōdō und das japanische Shinto gegenseitig beeinflussten, wurde Onmyōdō immer charakteristischer. Ab dem Ende des 8. Jahrhunderts wurde der Kult von den magischen Elementen des esoterischen Buddhismus und der damit übermittelten, aus Indien stammenden Form der Astrologie (Sukuyōdō) beeinflusst.

Während der Heian-Zeit organisierte der Adel sein Leben entsprechend den von den Onmyōji empfohlenen Praktiken. Die Praktik der „glücklichen und unglücklichen Richtungen" stellt ein Beispiel dar. Je nach Saison, Tageszeit und anderen Voraussetzungen kann eine bestimmte Richtung für eine Person Unglück bedeuten. Falls das Haus dieser Person in dieser Richtung liegt,

wurde ihr geraten, nicht direkt zum Haus zurück zu gehen, sondern die „Richtung zu wechseln" (Katatagae), also eine andere Richtung einzuschlagen und dort zu bleiben. Eine solche Person wagte es nicht, in die verbotene Richtung zu gehen, sondern blieb, wo sie war. Selbst wenn das die Abwesenheit vom Hof oder das Ausschlagen von Einladungen einflussreicher Personen bedeutete.
Im 10. Jahrhundert erzielten Kamo no Tadayuki und sein Sohn Kamo no Yasunori grosse Fortschritte in Onmyōdō, Astronomie und der Kalenderwissenschaft. Zu ihren Schülern gehörte Abe no Seimei, der aussergewöhnliche Fähigkeiten in der prophezeienden Kunst Onmyōdō bewies, wodurch er sich ein ungewöhnliches Mass an Vertrauen seitens der höfischen Gesellschaft erwarb. Tadayuki und Yasunori gaben ihre astronomischen Kenntnisse an Seimei weiter, während ihre Erkenntnisse im Bereich der Kalendererstellung an Yasunoris Sohn übermittelt wurden. Vom Ende der Heian-Zeit bis ins Mittelalter wurden die Astronomie und die Kalenderwissenschaft vollständig in Onmyōdō vereint, und die Familien Abe und Kamo entwickelten sich zu den führenden Persönlichkeiten dieser Kunst.

Onmyōji (also In'yōji) waren in Japans historischem Rechtssystem Ritsuryo Beamte des Büros von Onmyō. Personen mit diesem Titel praktizierten Onmyōdō auf professioneller Ebene.
Onmyōji waren Experten im Bereich Magie und Wahrsagung. Ihre höfischen Verpflichtungen reichten von Aufgaben wie dem Führen des Kalenders hin zu mystischen Diensten wie Wahrsagung und Schutz des Vermögens vor bösen Geistern. Sie konnten glück- oder unglückverheissende Einflüsse in der Welt vorhersagen und waren bei der Bewegung von Vermögen behilflich. Man sagte, dass ein Onmyōji auch Shikigami herbeirufen und kontrollieren konnte.
Berühmte Onmyōji waren Kamono Yasunori (977–1037) und Abe no Seimei (921–1005). Nach Seimeis Tod liess der Kaiser einen Schrein in seinem Zuhause in Kyoto errichten.
Onmyōji hatten während der Heian-Zeit grossen politischen Einfluss. Als der kaiserliche Hof später jedoch an Macht verlor, büssten auch sie ihre Stellung vollständig ein. Im heutigen Japan gelten Onmyōji als eine Art Shinto-Priester, und obwohl es viele gibt, die behaupten Medien oder Spiritualisten zu sein, bleibt der Onmyōji weiterhin eine bedeutende okkulte Figur.

I-DO – Der Weg der Wandlung, der Weg der Medizin

I-do, das ist der Weg der Medizin oder der Weg der Wandlung. Im fernen Osten gibt es ein traditionelles Sprichwort mit einer tiefgründigen Bedeutung: DEN KA NO HO TO:
DEN: „weitergeben, von Generation zu Generation", KA: „Heim oder Familie", NO: „von", HO: „Schatz", TO: „Schwert". Wörtlich kann dies übersetzt werden als „ein kostbares Schwert, das innerhalb der Familie von Generation zu Generation weitergegeben wird". Dieses Schwert wird üblicherweise an dem verborgensten Platz des Hauses aufbewahrt, als sehr geheimer Schatz. Es wird nur selten benutzt, vielleicht ein- oder zweimal im Leben. Nur in sehr gravierenden Situationen wird dieses Schwert hervorgeholt und benutzt. Das Schwert ist sehr scharf und von ausgezeichneter Qualität. Wenn es gedankenlos benutzt würde, könnte es Chaos erzeugen. Deshalb wird es an einem geheimen Ort versteckt gehalten.

In der fernöstlichen Medizin wird der Kräuter- und Mineralien-Heilkunde mit derselben Achtung und dem gleichen Respekt begegnet. Generell werden Kräuter- und Mineralheilkunde bei Hautkrankheiten, Herzkrankheiten oder selbst bei Krebs nicht zur Heilung benötigt. Nur eine Ernährungsänderung zusammen mit einer Wiederausrichtung des Lebensweges ist ausreichend. Es gibt jedoch einige ernste Situationen, in denen wir möglicherweise Kräuter und Mineralien benötigen, wie in „unheilbaren" Fällen oder wenn die Verdauungskraft fehlt.

Seit einiger Zeit haben die Menschen jedoch den Geist dieses Sprichwortes vergessen und missbrauchen die Kräuter- und Mineralien-Heilkunde. Das verursacht Verwirrung und Schwierigkeiten.

Deshalb möchte ich die Prinzipien der fernöstlichen Medikation vorstellen. Viele Jahre des Studiums sind erforderlich, um die fernöstliche Kräuterheilkunde vollständig zu erlernen. Wenn Du jedoch einmal die InYologie studiert hast, ist die Orientierung klar und das Studium vereinfacht.

Ich nenne diese Medizin aus folgenden Gründen Naturmedizin:

- Sie ist wirkungsvoll.
- Sie ist relativ preiswert, weder das Individuum noch der Staat wird durch ihre Anwendung Bankrott machen.
- Sie erzeugt keine unerwünschten Nebenwirkungen, sofern sie nicht unrichtig oder aus falschen Gründen angewendet wird.
- Ihre Herstellung, Zubereitung und Anwendung belastet nicht unsere Mitwelt.
- Sie ist leicht herzustellen und anzuwenden. Sie benötigt keinen grossen medizinischen und personellen Aufwand.
- Sie bringt die Medizin zurück in den Bereich der Familie.
- Sie ist in Harmonie mit den Gesetzen der Naturordnung.

Viele der beschriebenen Methoden werden nur wirksam sein, wenn Du auch tatsächlich Deine Lebens und Ernährungsweise änderst.

Wenn wir erkennen, dass wir fähig werden können, uns selbst zu heilen, müssen wir wieder lernen, uns selbst zu heilen; das ist unser gutes Recht. Es ist unnötig, dass wir dazu von anderen abhängig sind, wie qualifiziert sie auch immer sein mögen. Es ist ein erhebendes Gefühl zu erkennen, wie frei ich bin, indem ich meine eigene Heilkunst auf einfache Art und Weise anwende. Die orientalische Medizin hat stets gelehrt, dass Nahrung die beste Medizin ist. Der Shurai, ein 3'000 Jahre altes chinesisches Buch, unterscheidet fünf Grade von Ärzten, je nach Art der Medizin, die sie praktizieren. An höchster Stelle steht der Weise, ihm folgt der Nahrungsarzt, der Chirurg, der Arzt für Allgemeinmedizin, der Tierarzt.

Der meistgeachtetste Arzt, der Arztphilosoph, lehrt die harmonische Ordnung des Menschen und der Welt. Die Lehren des Nahrungsarztes werden als Präventivmedizin eingeordnet, sie wird „Medizin des langen Lebens" genannt. Der Chirurg verwendet seine besonderen Kenntnisse dazu, die Auswirkungen schwerer Verletzungen zu heilen, wobei er auch Kräuter und Nahrung

als Hilfsmittel benutzt, um das Leben seiner Patienten zu verlängern. Der Arzt für Allgemeinmedizin benutzt Kräuter und wendet Techniken wie Akupunktur, Moxibustion und Massage an, um spezielle Leiden zu heilen.
Alle Heilmittel der fernöstlichen Medizin wirken nach dem Prinzip des Gleichgewichts von Yin und Yang. Diese Methode, die auf einem sich vorsichtig und allmählich verändernden Gleichgewicht beruht, ist sanft, sicher und andauernd.

Die moderne Medizin befasst sich hauptsächlich damit, Symptome zu behandeln. Jedes Jahr entstehen „neue" Krankheit(en), jedes Jahr macht ein Virus oder eine Mikrobe Schlagzeilen.
Wenn eine Mikrobe wie ein Dieb zum Zeitpunkt der Krankheit entdeckt wird, nennt man sie sofort „Bakterie" und nimmt an, dass sie die Krankheitsursache ist. Der nächste Schritt ist dann, sie durch ein Medikament oder durch eine Operation zu beseitigen.

Die orientalische Medizin geht völlig anders an das Problem heran. Nichts wird aus Angst zerstört, da die Beseitigung von Symptomen nicht nur keineswegs hilft, sondern den Organismus sogar schwächt. Ein Mensch mit einer gesunden Art zu denken versucht nicht, sich von der Welt der Bakterien zu trennen. Er weiss, dass auch Viren und Mikroben ihren Zweck haben und von Vorteil für die Menschen sind. Sie sind nicht unsere Feinde, sie sind in dem enthalten, was unser Leben erhält — in der Nahrung, die wir essen, im Wasser, das wir trinken. Und einem gesunden Menschen können sie nicht schaden.
Die moderne Medizin ist hoch analytisch. Die praktizierenden Ärzte neigen gewöhnlich dazu, den Körper auf seine Bestandteile zu reduzieren. Sie versuchen, die Krankheit auf einen einzelnen Bereich abzugrenzen und konzentrieren sich dann darauf, diesen speziellen Teil des Körpers zu heilen. Wenn also Magenschmerzen auftreten, folgern die meisten Ärzte, dass allein der Magen krank ist. Manchmal „heilen" sie den kranken Bereich, indem sie ihn entfernen, wie zum Beispiel bei Magengeschwüren. Magengeschwüre sind das Ergebnis übermässigen Essens und schlechter Verdauung und/oder von verdrängten psychischen Problemen.

Organentfernung ist ein zu einfacher Ansatz. Etwas zu zerstören bedeutet nicht, es zu heilen. Wir können nicht einen Teil unseres Körpers entfernen, ohne dass sich das nachteilig auf das Ganze auswirkt. Die traditionelle östliche Medizin denkt sich den Körper nicht in Teilen, sondern sie sieht die Organe als Teile des Ganzen, und Krankheit bedeutet Verschlechterung des ganzen Körpersystems.
Ihre bedeutenden Praktiker denken fortwährend über die Rolle des Menschen in dieser Welt nach und wissen, dass unser Körper untrennbar vom Boden ist, der uns nährt. Zwischen der Erde, den Pflanzen, die sie hervorbringt, den Tieren und den Menschen besteht eine gegenseitige Beziehung.

Die moderne Medizin sagt, dass der Körper aus Zellen besteht und dass diese Zellen selbst krank werden. Das ist eine schöne Theorie, aber der westliche Arzt muss erst noch erkennen, dass eine Krankheit in irgendeinem Teil des Körpers stets eine Funktionsstörung des Ganzen reflektiert.

Wir sollten uns nicht selbst vormachen, dass Krankheit durch einen Feind von aussen verursacht wird.
Wir sind selbst verantwortlich für unsere Krankheit (Mea Culpa), denn Krankheit entsteht oft durch Fehler bei der Auswahl unserer Nahrung. Je nachdem, was wir essen und was wir damit machen – ob wir es kauen oder nicht, es gut verdauen oder nicht – erzeugen wir Krankheit oder Gesundheit. Die Zellen werden durch die Substanz dieser Nahrung genährt. Wenn unsere Organe diese Substanzen aus der Nahrung nicht zur Verfügung stellen können, werden deren Zellen schwach und machen uns anfällig für Krankheit. Das wirkliche Praktizieren von Medizin erfordert Urteilsvermögen. Wir müssen dazu in der Lage sein, unsere Nahrung und Medizin auszuwählen und dadurch unsere Freiheit zu bewahren. Fernöstliche Medizin ist insofern einzigartig, als sie von jedermann angewandt werden kann.

Zazen
Heutzutage ist es leider so, dass in den meisten Schulen, in denen Kampfkünste geübt werden, der Meditation und den traditionellen Ritualen viel zu wenig Bedeutung beigemessen wird. Oftmals sind nur noch fragmentarische Überreste davon zu sehen, oder sie werden sogar ganz weggelassen. Ich möchte deshalb hier die wichtigsten Punkte aufführen.

Richtige Haltung
Da Karateka in der Regel kein Zafu (*Sitzkissen*) im Dojo haben, ist die traditionelle Lotoshaltung, wie sie die Mönche praktizieren, nicht praktisch. Wir sitzen deshalb im traditionellen Seiza. Die Knie sind so weit auseinander, dass sie zusammen ein gleichseitiges Dreieck bilden (*meistens sind sie zu weit – oder zu nahe auseinander*). Das Becken ist ab der Höhe des fünften Lendenwirbels nach vorne geneigt. Die Wirbelsäule wird gut gewölbt und der Rücken gerade gehalten. Man drückt mit den Knien auf die Erde und mit dem Kopf gegen den Himmel. Das Kinn wird zurückgezogen und der Nacken gut gestreckt. Der Bauch ist entspannt und die Nase steht in senkrechter Linie über dem Nabel. So ist man wie ein gespannter Bogen mit dem Geist als Pfeil.

Nachdem man diese Haltung eingenommen hat, legt man die Fäuste (*Daumen nach innen*) auf die Schenkel in der Nähe der Knie und balanciert den Rücken ganz gerade aus, sieben, acht Mal nach links und rechts. Die Pendelbewegungen werden immer weniger, bis man ganz entspannt in der eigenen Mitte sitzt. Die rechte Hand legt man mit der Innenfläche nach oben, genau vor sein Hara. Den linken Handrücken legt man auf die rechte Handinnenfläche, beide Daumenspitzen sind gegeneinander gestützt. Die Daumen bilden zusammen mit den Handflächen ein Oval, in dessen Mitte das Hara ist. Die Daumen bilden weder Berg noch Tal. Diese Stellung heisst „Hokai-Jo-In".
Hocke dann mit aufrechtem Körper, ohne nach links oder nach rechts zu neigen oder Dich nach vorne oder nach hinten zu neigen. Ohren und Schultern, Nase und Nabel müssen in gleicher Linie zu einander stehen. Die Zunge liegt am oberen Gaumen hinter den oberen Schneidezähnen an, Lippen und Zähne sind geschlossen, aber die Augen sind stets halb geöffnet. Schon ist die Körperhaltung bestimmt.

(Der Meister kann jedoch, je nach der Situation, dem Zustand der Schüler, andere Verhaltensweisen anordnen, um in späteren Schritten in die Grundhaltung zu wechseln. Manchmal erkennt der Meister, dass es für den Schüler besser ist, zum Beispiel eine Zeit lang mit geöffneten- oder geschlossenen Augen, mit geöffnetem Mund zu atmen und so zu üben usw. Dies sollte die Schüler nicht verwirren.)

Nun regle die Atmung. Auch hier ist auf die Führung des Meisters zu vertrauen und seine Anweisungen genau zu befolgen. Es gibt eine ganze Anzahl von Atmungsarten. Aber nicht jede ist für jeden Zustand die richtige! Wenn man ohne genaue Kenntnis der verschiedenen Atmungsarten, ohne über dessen Auswirkungen genau Bescheid zu wissen, die falsche für die jeweilige Situation anwendet, kann dies schädlich oder sogar gefährlich werden. Also befolge die Anweisungen des Meisters genau.

Wenn ein Gedanke aufsteigt, merke ihn, wenn Du ihn gemerkt hast, lass ihn los! Bei langem Üben vergisst Du die Objekte und gelangst von selbst zur Konzentration. Wenn Du den Sinn der Übung erfasst, fühlt sich der Körper leicht und beruhigt, der Geist erfrischt und klar. Die rechten Gedanken grenzen sich klar ab, der Alltag entspricht dem natürlichen Zustand. Du musst wissen, dass, wenn der rechte Zustand erscheint, Dunkel und Zerstreuung schwinden. Wenn man vom Hocken aufsteht, so bewege man sich langsam, und der Körper bleibt ruhig. Meide heftige Bewegungen. Wenn Du allzeit die Kraft der Sammlung bewahrst, überschreitest Du in dieser Bemühung alle Schranken, und wirst völlig vom selbst erfüllt, ohne jede Hinderung. Dies ist die Fülle des Weges.

Wie man von alters her weiss, beruht das Transzendieren von „profan und heilig" auf der Stille (des Zazen). Auch die Befreiung im Hocken und das Streben im Stehen beruht völlig auf der Kraft der Sammlung.

Die Koans vom Heben des Fingers, vom Ort der Wildgänse, vom Bemessen des Stockes und viele andere mehr, das Hinausschreiten aus dem Raum, die Lotosblume von Shakjamuni, das Klatschen einer Hand usw.; diese werden von unterscheidendem Denken nicht verstanden, noch viel weniger kann man sie durch die Praxis von „Wunderkräften" verstehen.
Deshalb disputiere nicht über Weisheit und Torheit. Unterscheide nicht zwischen scharfsinnigen und stumpfsinnigen Menschen. Folge einzig und allein dem Lauf des Tao!
Weshalb vergisst Du den Sitz im eigenen Haus und wendest Dich nutzlos den Staubgefilden fremder Länder zu? Verbringe nicht vergeblich die Tage und Nächte. Denke stets daran, dem Tao zu folgen.

Die moderne Erziehung räumt der Sprache, der Worte und der Diskussion den ersten Platz ein, doch oft drücken die Worte nicht den wahren Geist oder tiefinnere Bedeutung der Haltung aus. Wir müssen unsere Erfahrung „von meinem Herz zu Deinem Herz" „Ishin Denshin" übermitteln. Wir müssen üben, mit dem ganzen Körper zu denken.

Aus dem Zen kennen wir den Begriff „Hishirio". Nichtdenkend-denken (*Hishirio-denken*).

Hishirio-denken...
nicht-denkend-denken...
nicht mit dem Intellekt und dem Gehirn denken
mit dem ganzen Körper denken...
also mit dem Herzen denken...
mit dem Herzen fühlen...
mit dem Herzen empfinden...
mit dem Herzen die Wahrheit sehen...

In der Grundhaltung sind die Augen geöffnet, der Blick ist ca. einen Meter vor sich auf den Boden gerichtet. In Wirklichkeit geht er nach innen. Die halb geschlossenen Augen betrachten nichts, selbst wenn man intuitiv alles sieht! *(Der Geist ruht in der linken Hand.)*

Atmung

Die Atmung spielt eine ganz wesentliche Rolle. Die Zen-Atmung ist mit keiner anderen zu vergleichen. Wenn man sich auf ein langes, geschmeidiges, tiefes Ausatmen konzentriert, geschieht die Einatmung auf ganz natürliche Weise von selbst. Die Luft wird langsam und leise ausgestossen, während der durch das Ausatmen hervorgerufene Druck kraftvoll in den Bauch hinabsteigt. Man „drückt" so auf die Eingeweide und bewirkt so eine heilsame Massage der inneren Organe.

Nun gilt es zu wissen, dass die Zen-Atmung eine äussere und eine innere Atmung enthält. Die äussere Atmung ist die Atmung der Luft mit den Lungen (*Sauerstoffzufuhr – Stickstoffabfuhr*). Die innere Atmung transportiert den Sauerstoff und das KI von der Lunge ins Blut und in die Zellen im ganzen Körper. Auch hier gibt es je nach Zustand und Situation verschiedene Techniken, je nachdem, wo und wie ein Gleichgewicht hergestellt werden will. Die falsche Art angewendet kann ein Ungleichgewicht herstellen. (Das gilt es gut zu bedenken.)

Innere Haltung

Die innere Haltung darf in schwierigen Situationen nicht eine andere sein, als sie üblicherweise auch ist. Achte darauf, dass Du in schwierigen Situationen, wie auch im Alltag, immer der gleiche bist: offenen Geistes, ohne Umschweife, ohne sinnlose Anstrengung, aber auch nicht erschlafft. Dass Du unbefangen bist in Deinem Herzen und von ruhigem Gleichmut, aber dennoch keinen Augenblick in diesem Gleichmut versinkst.

Lasse Dein Herz nicht darben, aber sorge dafür, dass es auch nicht übermässig Anteil nimmt. Um in schwierigen Situationen ein verlässliches Urteil zu bilden, bedarf es der langjährigen, ausdauernden Übung. Du solltest alles daransetzen, auch in noch so grosser Bedrängnis die Prinzipien des Universums zu beachten und eine gelassene innere Haltung zu bewahren.

Der Blick

Man unterscheidet den durchdringenden und den wahrnehmenden Blick. Der durchdringende Blick braucht viel, der wahrnehmende Blick wenig Kraft. Es kommt darauf an, Fernes so deutlich zu sehen wie Nahes, und Nahes mit prüfendem Abstand zu schauen, die Haltung Deines Gegenübers bis auf den Grund zu erkennen und sich nicht durch äussere Bewegungen ablenken zu lassen. Behalte beide Seiten rechts und links im Blickfeld, ohne die Augäpfel zu bewegen.

Als Wegweiser möge die folgende Weisheit dienen: Mit dem Netz fängt man Fische, nimm die Fische und vergiss das Netz. Mit der Falle fängt man Hasen, nimm den Hasen und vergiss die Falle. Mit Worten drückt man Gedanken aus, nimm die Gedanken und vergiss die Worte. Wo finde ich einen Menschen, der die Worte vergisst, aufdass ich mit ihm reden kann?

Shiatsu

Wörtlich übersetzt bedeutet Shiatsu „Fingerdruck". Seine Ursprünge liegen in der traditionellen chinesischen und japanischen Medizin. Manche behaupten, Shiatsu sei über 5'000 Jahre alt, andere meinen, dass es erst vor 100 Jahren entwickelt worden sei. Wer sich aber der Essenz des Shiatsu zu nähern beginnt, wird erkennen, dass Shiatsu zeitlos ist, weil der Ursprung des Shiatsu in der Ordnung der Natur selbst enthalten ist. Diese Ordnung ist nichts anderes, als ein universelles Gleichgewicht von Geben und Nehmen. Will man Shiatsu kurz und einfach erklären, so lässt es sich wohl am besten als eine einfühlsame, leicht erlernbare und sehr wirkungsvolle Arbeit am Körper beschreiben, die unsere natürlichen Selbstheilungskräfte aktiviert und Blockaden im Fluss unserer körpereigenen Energien löst.
Es ist das jahrtausendealte Wissen der Chinesen, das erstmals vor über zweitausend Jahren im „Huang Di Nei Jing", dem Lehrbuch der Inneren Medizin des Gelben Kaisers, schriftlich niedergelegt wurde, dass sich diese Lebensenergie in unserem Körper nach klaren Gesetzmässigkeiten bewegt und – durch dieses Wissen – auch beeinflusst werden kann.

Die Lehre von den Energiebahnen, den Meridianen, in denen das KI in unserem Körper zirkuliert, und ihren besonderen Stellen auf der Körperoberfläche, an denen man die Energie besonders günstig beeinflussen kann, wurde bei uns im Westen vor allem durch die Akupunktur bekannt, einem Teilgebiet der Traditionellen Chinesischen Medizin (TCM). Kann die Lebensenergie in ihren Bahnen ungehindert fliessen, wird weder übermässig verbraucht noch blockiert, dann kann sich auch das Leben in uns harmonisch entfalten und wir erfreuen uns körperlicher Gesundheit und emotionaler Ausgeglichenheit.
Ist der Energiefluss in uns, in unseren Meridianen jedoch blockiert, führt dies zu Störungen in unserer Befindlichkeit und unserer Gesundheit. Durch Druck mit den Fingern, Händen, Ellbogen, Knien, Füssen, aber auch durch Dehnungen und sanfte Berührungen werden die Energiebahnen und die in der Tiefe liegenden zugehörigen Energiestrukturen – die östliche Medizin spricht hier sinngemäss von Organsystemen – angeregt und ausgeglichen.

Wie wirkt Shiatsu?

Für ein physiologisches Gleichgewicht und ein optimales Funktionieren unseres Organismus müssen sich Aktivität (Yang) und Ruhe (Yin) die Waage halten. Aktivität alleine, ohne entsprechende Ruhephasen, führt zu Erschöpfung – und damit endet zugleich auch alle Aktivität. Umgekehrt führt Inaktivität ebenfalls zu einem Ungleichgewicht in unserem Körper, zu Unausgeglichenheit und Krankheit. Shiatsu stimuliert das autonome Nervensystem und hat eine ausgleichende, je nach Art der Stimulierung beruhigende oder belebende Wirkung auf den gesamten Organismus. Shiatsu unterstützt und fördert insbesondere auch Wachstums- und Reifungsprozesse, begleitet in schwierigen Lebensphasen und erleichtert den Übergang von einem Lebensabschnitt zum nächsten. Shiatsu wirkt wie eine Energie-Tankstelle, bei welcher die gestörte Lebensenergie wieder in ein harmonisches Gleichgewicht gebracht werden kann.

Die geschichtliche Entwicklung von Shiatsu

Während Akupunktur und die traditionelle chinesische Medizin auf eine über tausendjährige Geschichte zurückblicken können, ist Shiatsu im Vergleich dazu eine noch recht junge Behandlungstechnik. „Entstanden" ist Shiatsu in Japan nämlich erst zu Beginn unseres Jahrhunderts infolge der Unzufriedenheit mit der damals verflachten und nicht mehr zu Heilzwecken verwendeten Japanischen Massage (Anma). Noch vor etwa dreihundert Jahren hatte Anma als manuelle Behandlungstechnik einen festen Platz in der Ausbildung der japanischen Ärzte. Um das energetische System des Menschen im wahrsten Sinne zu begreifen, um die Anatomie, den Verlauf der Meridiane und die Lage der Energiepunkte zu lernen, studierten die traditionellen Ärzte Anma und wandten diese manuelle Behandlungsmethode auch alternativ zu Akupunktur oder Kräuterheilkunde an.

Im Lauf der Jahre jedoch verlor sich die therapeutische Anwendung von Anma mehr und mehr, sodass schliesslich zu Beginn unseres Jahrhunderts Massage nur noch der Entspannung und dem Lustgewinn diente. Unzufrieden mit dieser Situation begann man sich nun einerseits wieder auf die therapeutischen Wurzeln von Anma zu erinnern, und andererseits wurden Erkenntnisse der westlichen Physiologie und Anatomie in die manuelle Arbeit miteinbezogen. Diese sich so entwickelnde Methode wurde, um sich gegen Anma abzugrenzen und den restriktiven gesetzlichen Bestimmungen zu entgehen, Shiatsu (wörtlich „Fingerdruck") genannt.

Shiatsu, so wie es hier bei uns viele Jahre später bekannt geworden ist, lässt sich aber nicht als eine klar definierte Behandlungsmethode verstehen, sondern vielmehr als ein Oberbegriff verschiedener Stile und Schwerpunkte, die sich durchaus auch unterscheiden, in ihrem wesentlichen Kern aber auf den gleichen Grundlagen und Ansätzen beruhen. Aus Japan (*und im Falle von Ohashiatsu eigentlich aus den Vereinigten Staaten*) haben sich bei uns in Europa vor allem vier Richtungen des Shiatsu verbreitet und in der Folge auch weiterentwickelt. Es sind dies die Stile von Tokujiro Namikoshi, von Shitsuto Masunaga (*Iokai-Shiatsu*), das Barfuss-Shiatsu von Shizuko Yamamoto und Ohashiatsu, die von Wataru Ohashi entwickelte Variante des Shiatsu.

Meridiane (Leitbahnen)

KI zirkuliert im menschlichen Organismus nach klaren Gesetzmässigkeiten. KI fliesst hier vor allem in den sogenannten Meridianen, einem Netzwerk von energetischen Bahnen, die den gesamten Körper durchdringen. Jedem Organ – korrekter: Organsystem – in der chinesischen Medizinlehre sind Energiebahnen zugeordnet, die sowohl oberflächlich als auch in der Tiefe verlaufen. Der Einfachheit halber spricht man beispielsweise von Herz-, vom Lungen- oder vom Blasen-Meridian, doch handelt es sich dabei um eine – bewusste – Vereinfachung, da neben dem oberflächlichen und dem tiefen Verlauf des Hauptmeridians noch zahlreiche Verästelungen, Nebenverläufe und Querverbindungen mit dazugehören. Vergleichbar mit Wasser- oder Landstrassen eines Landes überziehen die Meridiane und ihre Verbindungen den Körper, und das darin strömende KI „wie ein Ring ohne Anfang und Ende" kann an bestimmten Stellen, den Tsubo oder Akupunkturstellen, besonders gut beeinflusst und reguliert werden.

Ryorido – Die hohe Kunst des Kochens in Harmonie mit der Natur

Die Anwendung von Kräutern, Akupunktur, homöopathischen Zubereitungen und verwandten Techniken war nie der erste Hauptweg, den traditionelle, fernöstliche Ärzte bei der Behandlung von Krankheitssymptomen wählten. Sie haben immer unsere tägliche Ernährung als grundlegendes und notwendiges Mittel für die Annäherung an jedes Gesundheitsproblem gesehen. Innerhalb dieser täglichen Ernährung wurden bestimmten Nahrungsmitteln stärkende Eigenschaften auf bestimmte Organe und Systeme zugedacht und die Vorbeugung oder sogar Heilung von Krankheit.

Das makrobiotische Kochen, oder Ryorido genannt, ist einzigartig. Das Ryorido ist der Schlüssel zur Zubereitung von Mahlzeiten, die nahrhaft, geschmackvoll und anziehend sind, und ein guter makrobiotischer Koch oder Köchin oder gar ein Tenzo (Meister des Ryorido) kontrolliert die Gesundheit derjenigen, für die er oder sie kocht, indem die Kochweise variiert wird. Wenn wir für Leute mit bestimmten Organproblemen kochen, müssen wir den generellen Kochstil bestimmen und damit die allgemeine Ernährung an den Zustand anpassen. Um einem erkrankten Organ mit Hausmitteln aus dem Bereich der Ernährung zu helfen, müssen wir mehrere Faktoren beachten: Die Auswahl des allgemeinen Kochstils, die Auswahl spezieller Beilagen und Gewürze.

Die meisten Organprobleme können durch eine entsprechende Umstellung des Kochens und die Zubereitung einiger Zutaten behoben werden. Vorzugsweise sollte man dies zuerst versuchen, bevor man anfängt, medizinische Kräuter zu benutzen oder andere schwierigere Bemühungen anwendet.

Wenn wir für Leute mit bestimmten Organproblemen kochen, müssen wir den Kochstil bestimmen und damit die allgemeine Ernährung an den Zustand anpassen. Wenn wir in den einfachen Begriffen von Yin und Yang reden, können wir sehen, dass es möglich ist, einen mehr Yin- oder mehr Yang-Kochstil zu erzeugen.

Durch die Variierung nachstehender Faktoren ist es möglich, mehr Yin- oder mehr Yang-Mahlzeiten zu kochen:

- Die Auswahl der Nahrungsmittel innerhalb der Getreide, Gemüse, Bohnen, Meeresgemüse, Suppen, des Gepökelten, der Getränke usw.
- Die Zusammenstellung der Nahrungsmittel und der Gerichte, die Auswahl der Würzmittel und Zutaten
- Die Kochmethode: kochen, dämpfen, sautieren, braten, druckkochen usw. Die verwendete Wassermenge
- Die Länge der Kochzeit
- Die Verwendung einer stärkeren oder schwächeren Flamme beim Kochen

Das Wichtigste bei der Zusammenstellung einer makrobiotischen Mahlzeit ist die Erzeugung eines harmonischen Gleichgewichtes aller benutzten Energien. Wenn Du Buchweizennudeln zubereitest und diese als solche servierst, ist das kein makrobiotisches Mahl. Qualitätsweise mögen die Nudeln makrobiotische Qualität aufweisen (*natürlich, Demeter, biol.-organ. Qualität*), sie selbst repräsentieren jedoch nicht ein makrobiotisches Gericht, weil es keinen ausgeglichenen Zustand erzeugt. Wenn Du die Nudeln nur mit Tamari-Shoyu servierst, ist das immer noch kein makrobiotisches Gericht. Buchweizennudeln mit Tamari-Shoyu wird die Nieren, Sexualorgane und Blase stärken, aber andere Funktionen behindern, besonders die von Herz und Dünndarm. Zudem nimmt ein solches Gericht noch keine Rücksichten auf den individuellen Zustand der Konsumenten.

Wenn wir Kochen in dieser Art und Weise verstehen, dann können wir begreifen, dass Ryorido die feinste und wichtigste Kunst ist, viel mehr Herausforderung bietet als Musik, Malen, Dichtung und Ähnliches. Manchmal müssen wir im Umgang mit bestimmten Problemen besondere Ergänzungen beifügen. Um die Zustände zu bestimmen, sollten wir erkennen, dass, energetisch gesehen, es fünf Organpaare gibt, welche die fünf Energietendenzen darstellen. Alle Organprobleme können energetisch in Überfunktion oder Unterfunktion eingeteilt werden. Folglich gibt es nicht eine allgemeine Behandlungsart für ein Organproblem.
Für jedes Organpaar kann eine Yin-Ursache oder eine Yang-Ursache der verantwortliche Faktor für das Problem sein. Um zu bestimmen, ob die Ursache der Probleme Yin oder Yang ist, ist es sehr hilfreich, visuelle Diagnostik zu studieren. Oder wir können auch einfach unsere zurückliegenden Ernährungsgewohnheiten in Begriffen der InYologie untersuchen. Wenn beide Extreme in gleicher Art und Weise zu sich genommen wurden, können wir als Ursache der Probleme die Yang-Nahrungsmittel betrachten. Ein weiterer Weg, diese Ordnung und seine Harmonie zu erkennen und zu üben, ist der Weg der Kampfkünste (*Budo*).

14.2 Ishin Denshin

Ishin Denshin 以心伝心 (von meinem Herz zu Deinem Herz)
Durch das Herz – das Herz vermitteln – eigentlich kommt der Begriff aus dem Zen-Buddhismus und bedeutet, die Weisheit Buddhas abseits von gesprochenen Wörtern und Schriften zu lehren, indem man sein Herz vermittelt.

Das Prinzip gilt aber auch als Tugend, vor allem bei älteren Ehepaaren: sich auch ohne Worte zu verstehen. Das Herz des Partners lesen zu können. Eine schöne Sache, wie ich finde, auch wenn ich das nicht unbedingt als ausschliesslich japanische Tugend betrachten würde. Und letztendlich ist es in Japan oftmals auch so wie anderswo: „Sie redet, er schweigt." (10 grossartige, aber schwer übersetzbare japanische Wörter: Ishin Denshin – Kommunikation mal anders)
Der Legende nach soll der historische Buddha Siddharta Gautama nach der berühmten Predigt auf dem Geierberg Jünger um sich versammelt haben. Statt zu reden, hielt er schweigend eine Blüte in die Höhe. Nur sein Schüler Mahākaśyapa verstand diese Geste und lächelte. Er war plötzlich zur Erleuchtung gekommen. Das gilt als die erste Übertragung der wortlosen Lehre.
Im Alltag steht die Formulierung für das, was im Deutschen mit Ausdrücken wie „blindes Verständnis" beschrieben wird.

Es gibt aber noch ein anderes Verständnis von „Ishin Denshin", wie ich es von meinem Weg-Meister gelernt habe: Wir sind es gewohnt, Stempeln und Diplomen zu vertrauen, anstatt uns den Menschen anzusehen. Die eigentliche Wahrheit der Lehre wurde immer nur „Ishin Denshin" (von meinem Herz zu Deinem Herz) vom Meister zu seinem inneren Erben (Uchi-Deshi) übermittelt.
Während sich die äusseren Schüler (Soto-Deshi) in den Vordergrund drängen und um Anerkennung kämpfen, halten sich die Uchi-Deshi bescheiden im Hintergrund.
Die laute Verkündigung „Ich bin der wahre Nachfolger von diesem oder jenem" beweist immer den falschen Meister. Erst, wenn die Menschen bemerken, dass ein wahrer Meister in ihrer Nähe war, wurden Uchi-Deshi-Linien entdeckt.

Niemand anderes als seine Uchi-Deshi können – wenn sie einmal tief genug verstanden haben – wirklich bestätigen, ob ihr Sensei ein wahrer Meister des Sendo ist.

Für einen wahren Meister des Sendo, wie auch für seine Uchi-Deshi, ist es bedeutungslos, ob sie von einer anderen Organisation anerkannt werden oder nicht.
Seit jeher wurden die Kettenglieder der Überlieferung so ineinandergefügt. Diese Überlieferung geschieht „Ishin Denshin", von „Herz zu Herz". Sie unterscheidet sich in nichts von der Überlieferung aller anderen Wege des Do.

Ich will Dir ein Beispiel geben, wie ich „Ishin Denshin" gelernt habe und jetzt auch weitergebe:
Von meinem Weg-Meister lernte ich eine weitere Form von Mathematik, die ich in keiner Matrix-Schule gelernt habe. In den Matrix-Schulen wirst Du zwar lernen können, wie Addition,

Subtraktion, Multiplikation, Division „mechanisch" funktionieren. Aber kein Matrix-Mathematik-Professor wird Dir je die erweiterte Form von Natur-Mathematik – wie sie nur Weg-Meister verstehen – lehren, weil sie diese Natur-Mathematik ganz einfach nicht kennen. Es gibt auch eine Mathematik im Leben. Es gibt auch im Leben die Addition, die Subtraktion, die Multiplikation, die Division. Diese Natur-Mathematik jedoch beschreibt auch schön, wie das Leben von Yang nach Yin abläuft.

Das Kind, was ist beim Kind am stärksten entwickelt? Es ist die Addition. Es addiert, es sammelt alles ein, ob es gut oder schmutzig ist, es sammelt alles ein.

Was ist das, das Einsammeln? Das ist die Addition. Es kennt nur die Addition. Und danach wächst es: die Eltern und Nachbarn sagen, es benütze unanständige Wörter und sammle Schmutz und unnötige Dinge und seine Kleider seien schmutzig. Es fängt an zu subtrahieren, sich von Dingen zu trennen, sich von unnötigen Dingen zu befreien. Es folgt die Subtraktion.

Und danach, wenn er etwas älter ist, heiratet er. Er will Kinder haben, eine Firma gründen, mit Filialen erweitern, seinen materiellen Reichtum vermehren. Er multipliziert. Dieses Verhalten ist Multiplikation. Und danach, wenn er alt wird, kommt die Division. Er teilt alles auf was er besitzt, an seine Kinder, an seine Liebsten. Es bleibt nichts für ihn selber übrig. Alles wird verschenkt.

Diese Lehre geht noch weiter. Wer ist derjenige, der addiert? Es ist das Herz. Es verlangt danach zu addieren, zu sammeln, zu verschmelzen. Es ist sehr lieb und verbindend, das Herz. Und es achtet auch nicht auf „Hässlichkeit" und „Unreinheit". Es liebt und verbindet alles. Es ist das Herz, das es so macht.

Dann kommt der Intellekt. Er subtrahiert. Er trennt „das Gute" vom „Bösen", er entfernt, er schneidet in Stücke, er trennt.

Und danach kommt die Seele. Die Seele multipliziert. Sie multipliziert die wahre Lehre, sie multipliziert das echte Natur-Wissen. Es ist die Seele, die multipliziert.

Und dann ist da noch der Geist. Der Geist dividiert. Der Geist verteilt seinen ganzen Reichtum, sein ganzes Vermögen, sein ganzes individuelles Wissen und Bewusstsein ins Universum, ins universelle Bewusstsein. Der Geist will nichts für sich behalten. Er entledigt sich von allen Anhaftungen, damit er vollständig frei ist. Der Geist ist somit am meisten Yin.
So addiert das Herz, subtrahiert der Intellekt, multipliziert die Seele, dividiert der Geist.

Wobei das Dividieren der Weg-Meister nicht verwechselt werden darf mit dem Dividieren der Matrix-Mathematik. In der Matrix-Mathematik ist der einzelne Teil nach dem dividieren immer kleiner als das Ganze. Bei dem Dividieren der Weg-Meister ist jeder dividierte Teil immer noch das Ganze.

Beispiel:
Wenn in der Matrix-Mathematik ein Kuchen in 6 Teile dividiert wird, ist jedes Kuchenstück nur noch 1/6 so gross wie der ganze Kuchen. Wenn aber ein Weg-Meister seine Lehre dividiert, ist das wie mit der Liebe. Je mehr Du Liebe mit Anderen teilst, wird die Liebe nicht kleiner, sondern im Ergebnis sogar grösser, weil jetzt mehr Menschen Liebe empfangen.

Diese Art von Mathematik kannst Du in keiner Matrix-Schule lernen. Die kannst Du nur Ishin Denshin lernen. Meine ganze Lehre erhielt ich direkt „Ishin Denshin" von meinem Weg-Meister geschenkt, genauso, wie er die Lehre von seinen Weg-Meistern „Ishin Denshin" geschenkt bekommen hat. Ohne den Umweg über Matrix-Schulen oder theoretisches Bücher-Wissen. Das ist echtes „Ishin Denshin" - von meinem Herz zu Deinem Herz. Die klarste und direkteste Form von „Ishin Denshin" ist, wenn wir die Lehre durch „intuitive Eingebung" von „aufgestiegenen Weg-Meistern und Engel-Wesen" geschenkt bekommen.

Mein Meister lehrte früher immer nach der Methode:
„Wenn ich eine Ecke zeige und er kann es nicht übertragen, so wiederhole ich nicht"
Das waren die Jahre in der Schule des Nein. Ist das so richtig? Nein, studiere noch tiefer. Kann man das so sagen? Nein, studiere noch tiefer. Wenn ich das so mache ist... Nein, studiere noch tiefer.

Warum ich nicht empfehle, Dinge auswendig zu lernen.
Wenn Du die InYologie lange genug studierst, wirst Du bemerken, dass ich unermüdlich darauf hinweise, nicht Texte auswendig zu lernen, sondern das Prinzip der Lehrsätze zu verstehen. Du musst so lange die Lehre studieren, bis Du das Prinzip der Lehr-Bereiche verstehst. Überall, wo Du das Prinzip verstehst, benötigst Du kein auswendig lernen mehr, weil Du immer und in jeder Situation selber die passenden Sätze formulieren kannst.

Ein Beispiel:
Wie ist es möglich, mit Zuführen von Zentrifugalkraft Yin nur zu schwächen, ohne Yin zu stärken? Die Antwort auf solche Fragen kannst Du nicht auswendig lernen, weil diese Antwort so noch nie formuliert wurde. Aber wenn Du das Yin–Yang-Prinzip verstehst, kannst Du selbst unvorbereitet solch widersinnige Fragen sofort und richtig beantworten.

Zu meiner Frage:
Du solltest erkennen, dass die Antwort nur sein kann: Du kannst durch Zuführen von Yin damit nicht Yin schwächen. Das würde dem Prinzip - den Naturgesetzen - widersprechen. Du kannst mit Gift Körper, Seele und Geist schwächen. Da ist es egal, ob es Yin-Gift ist oder Yang-Gift.

Die richtige Haltung
Als Jesus seine Jünger losschickte, um in der Praxis den Suchenden zu helfen, sprach Jesus zu ihnen:

„Wenn ihr fastet, werdet ihr euch eine Sünde erschaffen, und wenn ihr betet, werdet ihr verurteilt werden, und wenn ihr Almosen gebt, werdet ihr an euren Geistern Schlechtes tun. Wenn ihr in irgendein Land geht und in den Gebieten wandert, wenn man euch aufnimmt, dann esst, was man euch vorsetzt, und heilt die Kranken unter ihnen."

Dann fragten seine Jünger: „Aber warum sollen wir das essen, was die Kranken essen? Wenn wir das auch essen, was uns die Kranken vorsetzen, werden ja auch wir krank werden..." Lehrte Jesus: „Das, was hineingeht in euren Mund, wird euch nicht verunreinigen. Aber das, was euren Mund verlässt, das ist es, was euch verunreinigen wird."
Was meinte Jesus mit diesem Gleichnis? Die Jünger von Jesus – seine Uchi-Deshi (innere eingeweihte Schüler) – sind durch ihre langjährige und gesunde Lebensweise und ihren starken Glauben selber so stark geworden, dass sie auch durch zeitweise ungesunde Nahrung nicht mehr krank wurden. Das, was in euren Mund hineingeht, wird euch nicht verunreinigen.
Aber wenn ihr den ehrlich Suchenden eine falsche Lehre lehren würdet – das, was euren Mund verlässt – das würde euch – euer Karma – verunreinigen.

14.3 Sensei

Es gibt mindestens zwei Kategorien von Sensei (Meister). Man darf sie nicht verwechseln. Als erstes bedeutet der Ausdruck „Sensei" Meister im weitesten Sinn. Wörtlich bedeutet Sensei: das, was vorher geboren worden ist. Daher sind alle Menschen, die vor uns geboren worden sind, im Prinzip unsere „Meister".

Die zweite Kategorie „Meister" heisst ebenfalls „Sensei". Die wirkliche Bedeutung dieser Worte ist „Führer", „der freie Mensch". Frei von jeder Schwierigkeit und Leid. Der Meister kann und darf nicht „krank" sein, wie auch immer die Umstände sind. Der Meister muss frei sein. Er soll alle diejenigen, denen er auf dem langen Weg seines Lebens begegnet, zu der unendlichen Freiheit führen, zu dem ewigen Glück und der absoluten Gerechtigkeit. Derjenige, der sehr lange lebt, aber nicht den Weg lehrt zum Reich unendlicher Dankbarkeit und Freude, ist keineswegs ein wahrer Meister. Der wahre Meister soll, in die Praxis umgesetzt, mit seiner Lebensweise und Urteilskraft den rechten Weg zum ewigen Glück (dem sozialen Frieden) für jedermann und für immer zeigen. Kurz, sein Leben soll das Vorbild eines freien Menschen sein, der sich wohl fühlt, gesund ist, der überall von allen Menschen „geliebt" (respektiert) wird.

Der wahre Meister darf nicht von der Medizin oder anderen Wissenschaften, noch gar von Werkzeugen abhängig sein. Er muss Zenist (Praktizierender des Sendo) sein. Er muss gesund sein, er darf hager sein, aber nicht „dick wie ein Mönch". Er darf und soll Kranke nicht durch seine Hände retten. Er soll die wirksamsten Mittel zeigen, um die unendliche Freiheit ohne ein Instrument zu erreichen. Ansonsten ist er kein wahrer Weg-Meister, sondern ein Nasenring-Führer.

Der Lehrer des Weges oder der Meister (Sensei) hat in den asiatischen Kulturen eine andere Bedeutung als in Europa. Dort ist er nicht derjenige, der einem Schüler Wissen oder Können vermittelt, sondern derjenige, der den Weg (Do) zeigt. Dazu bedient er sich einer Kunst, deren Ziel jedoch über das Erlernen von Formen (Techniken) hinaus in einer inneren Auseinandersetzung besteht, woraus die Möglichkeit zum Weg entsteht. Die Lehre eines Meisters ist daher jenen Menschen unzugänglich, die nur die Form (Technik) wollen.

Die Bezeichnung Meister meint einen Menschen, der sich bereits auf dem Weg befindet, um die Problematik der Weghindernisse weiss, und in der Lage ist, Schülern über diese Hindernisse hinwegzuhelfen. Sie trifft nur dort zu, wo die Übung, die er leitet, dem Weg und nicht einer zweckgebundenen Fertigkeit dient. Auf dem Weg zielen alle zu übenden Techniken auf ein inneres Wachstum, und je vollendeter die Technik ist, umso grösser die Forderung des Weges nach dem vollendeten Menschen. Jeder wirkliche Meister wird seine Kunst nur zu diesem Zweck verwenden. In Asien wird ein Mensch, der die höchsten Philosophien oder Künste kennt, sie jedoch nicht als Wegmöglichkeit versteht oder einsetzt, nicht als Meister betrachtet.

Der Meister des Weges ist ein Mensch, wenn in seinem formalen Ausdruck der innere Kampf um das höhere Ideal sichtbar geworden ist, nicht jedoch, wenn er bloss eine hohe Leistung verlangt oder vollbringen kann. Der Weglehrer ist auch kein Lehrer im herkömmlichen Sinn, der richtig von falsch unterscheidet und dogmatische Wahrheiten vermittelt. Und trotzdem weiss er, was richtig und falsch ist.

Das Einzige, was den Meister am Schüler interessiert, ist der Kampf des Schülers gegen sein Ich. Egal, worauf der Schüler sich im Ich beruft, der Meister lässt es nicht gelten. Er greift alles an, worauf das Ich fixiert ist.

Daher scheint jede Meisterlehre als willkürlich und autoritär, denn sie unterdrückt den aufkommenden Drang zur Geltungssucht und Selbstdarstellung und zerstört damit Wert und Unwert zugleich.

Nur was aus dem Menschen selbst kommt, was rein und ungetrübt in seinem tiefsten Wesen entsteht und an einen Kampf um legitime Erkenntnis gebunden ist, lässt der Meister gelten. Erst wenn der Schüler selbst zum Meister wird, weiss er um die Bedeutung dieser Erfahrung.

Kein Schüler sollte vom Meister das pädagogische Verhalten eines braven Schullehrers erwarten oder die Vermittlung herkömmlicher Werte, denn er bekämpft gerade das, was dem Durchschnittsbürger heilig ist. Der Meister fordert die Überwindung des Ich in jeder Beziehung. Er wirft alles um, was dem Selbstzweck dient. Er lehrt das Werden, nicht das Sein.

Im Grunde genommen lehrt ein Meister nichts, sondern überwacht den Kampf seines Schülers um seine eigene Gesinnung. Um einen tragfähigen Hintergrund für einen selbständigen Geist.

Der Meister hat das Wissen um das Wie. Er kennt die Hindernisse, die der Schüler auf dem Weg zu sich selbst überwinden muss. Und er kennt die Bedingungen dieses Kampfes.

Jesus hat alle geheilt ohne Werkzeuge. Er hat weder auf die Notwendigkeit von Krankenhäusern noch von Ärzten bestanden. Er hat alle geheilt durch Beten und Fasten (aber richtig verstanden). Er hat nicht die symptomatische Medizin gelehrt, selbst seinen Jüngern nicht, die er in fremde Länder geschickt hat. Im Gegensatz zu den Missionaren von heute, welche zu hundert Prozent Nasenringführer sind und Abhängige schaffen.

Das Christentum, das der Heilkunst Jesu beraubt ist, ist nicht das wahre Christentum.

Der Sensei bevorzugt niemanden. Er ist gegenüber schneller fortschreitenden Schülern sogar strenger. Gegenüber Anfängern auf dem Weg ist er freundlich, aber streng. Er weist auf entsprechende Art auf die inneren, spirituellen Aspekte der Kunst hin und ist seinen Schülern freundschaftlich verbunden. Der Sensei vertritt gegenteilige Meinungen seiner Schüler. So prüft er sie und beobachtet ihre Reaktionen. Er lobt niemanden. Das höchste Lob in den Kampfkünsten und überhaupt in allen traditionellen Künsten ist das Schweigen. Er wird merken, wie sich die Schüler inner- und ausserhalb des Dojo gegenüber Freunden und der Arbeit benehmen und wird dementsprechend vorgehen. Er wird Unwahrheiten einstreuen, um zu prüfen, ob die Schüler sie aufnehmen, er wird schweigen, wenn er schreien sollte. Der Sensei hört zu, wenn die Schüler sprechen, er kann die Gründe für ihr Sprechen verstehen, er ist konsequent und trotzdem beweglich.

Er ist immer aktiv, sogar, wenn er sich passiv verhält. Er gibt, während andere nehmen. Er verlangt keine Geschenke, behütet die Entwicklung von Körper und Geist. Er ist manchmal traurig, manchmal verlassen und betrogen, aber er bleibt immer auf dem Weg. Denn er selbst ist dieser Weg. Auch wenn sein Äusseres sich ändert, der Sensei ändert sich nicht, er kann sich vollkommen anpassen, aber seine Ideale behält er in sich.

Es ist ein weit verbreiteter Irrtum, dass ein Meister sich seine Schüler sucht. Nicht der Meister sucht sich seine Schüler, die Schüler suchen sich ihren Meister.

Und dann kommt noch dazu, dass viele gute Meister nicht als solche erkannt werden. Dafür werden Phonographen als Experten in den Himmel gelobt. Erreicht wird damit nichts, ausser dass Halbwissen verteilt wird an weitere Phonographen.

Ein Dojo ist ein Raum, in dem Schüler ihr Verständnis der Lehre üben, um auf den Weg zu finden. Weg-Meister sind nicht mehr an einen Ort gebunden. Ihr Dojo ist immer dort, wo sie ihre Lehre schenken. Weg-Meister bilden keine Logen, sie bilden Gruppen von Gleichgesinnten. Das sind immer Möglichkeiten, um sich weiter zu entwickeln.

Ein wahrer Weg-Meister ist jemand, der die Wahrheit kennt, der die Gesetze und Prinzipien der Existenz vollkommen versteht und der sich nach ihnen richtet. Ein wahrer Weg-Meister hat den Willen und die Fähigkeit, sein Innenleben zu beherrschen und diese Selbstbeherrschung einzig dafür zu verwenden, alle Qualitäten der selbstlosen Liebe zu offenbaren. Der wahre Weg-Meister soll – in die Praxis umgesetzt – mit seiner Urteilskraft den letzten Weg zeigen zu dem ewigen Glück (dem sozialen Frieden), für jedermann und für immer.

Glück finden wir nicht, wenn wir es suchen, sondern wenn wir zulassen, dass es uns findet.

Die Ungerechtigkeit kann das Prinzip nie besiegen, das Prinzip besiegt niemals das Gesetz, das Gesetz kann die Kraft nicht besiegen, die Kraft besiegt niemals den Geist.

Ein Weg-Meister ist ein Führer und nicht die Herde.
Ein Weg-Meister macht seinen Weg nicht davon abhängig, ob ihm die Herde vorausgeht.
Ein Weg-Meister ist ein Vorbild und nicht eine Kopie.

Wenn ein Phonographen-Meister lehrt:
„Sei immer nur Du selbst",
wird der Schüler vom Phonographen-Meister
selbstbewusst denken und leben:
„Sei immer nur Du selbst".
Wenn ein solcher Schüler später selber
Phonographen-Meister wird, lehrt er seinen Schülern:
„Sei immer nur Du selbst".

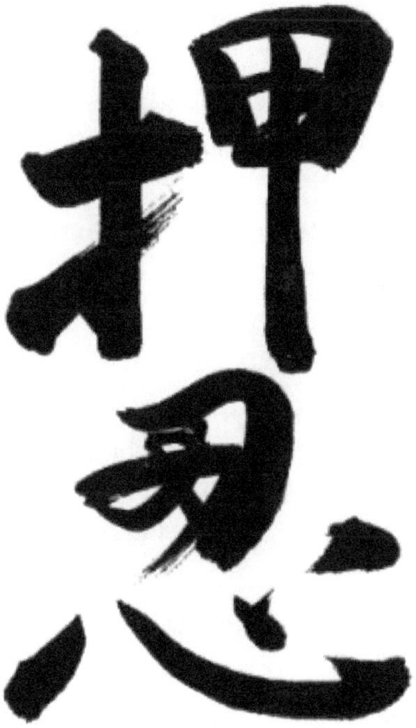

Wenn ein Weg-Meister diese Lehre hört – wird er
darüber meditieren…
dann wird er seinen Schülern lehren:
„Wenn Dir ein Phonographen-Meister lehrt:
‚Sei immer nur Du selbst', dann meditiere darüber,
wie Du selbst gerade bist.
Und wenn Du bemerkst, dass Du gerade ein
egozentrisches Arschloch bist, dann versuche sofort,
ein anderes Du selbst zu werden."

14.4 OSS!

OSS ist eine phonetische Übertragung, die aus zwei Schriftzeichen gebildet ist. Das erste Zeichen osu bedeutet wörtlich „stossen" oder „drücken" und bestimmt die Aussprache des ganzen Wortes. Das zweite Schriftzeichen shinobu hat die Bedeutung von „ertragen, erdulden, erleiden".

Der Gebrauch dieses „allmächtigen" Wortes OSS reicht vom alltäglichen Gruss bis hin zur Bedeutung „danke", „bitte" oder „Ich akzeptiere die Lehre, auch wenn ich noch nicht alles verstehe" und kann in der Karatewelt fast ständig benutzt werden.

In Japan ist es für den Karateka das Wort der Wörter. Das OSS sollte nicht nur mittels der Stimmbänder aus dem oberen Drittel des Körpers kommen, sondern – wie alle Energie in den Kampfkünsten – aus dem Hara (Tanden) im Unterbauch. Ausgeführt mit einer Verbeugung drückt es Respekt, Sympathie und Vertrauen gegenüber dem Anderen aus. OSS sagt aber auch dem Sensei, dass ich seine Anweisungen verstanden habe und versuchen werde, sie nachzuvollziehen. Beim Gruss-Ritual vor und nach dem Training gibt es beim „Gruss-nach-vorne" – „shomen-ni-rei" – oder bei dem „Gruss-zum-Sitz-der-Götter" – „shinza-ni-rei" – kein OSS, sondern nur eine stille Verbeugung. Erst, wenn der Sensei beim „sensei-ni-rei" oder die Mit-Trainierenden beim „otagai-ni-rei" gegrüsst werden, hört man das OSS: einmal als Bitte für den Versuch, den Weg des Budo (Karate, Aikido u.a.) gemeinsam beschreiten zu wollen, und dann als Dank am Ende des Unterrichts.

OSS, bedeutet mehr als ein blosses Nachplappern von „ich bin einverstanden".
Es bedeutet „ich akzeptiere, was Du mir lehrst, auch wenn ich noch nicht genau verstehe, WAS Du mir jetzt gerade lehrst, alleine weil ich fühle, dass Deine Lehre richtig ist".

Ergänzung:
Ein Schüler der sagt: „ich akzeptiere, was Du mir lehrst, auch wenn ich noch nicht genau verstehe, WAS Du mir jetzt gerade lehrst, **weil ich fühle, dass Deine Lehre richtig ist**" - und es so weiter lehrt, ist kein Phonograph, sondern ein zukünftiger Weg-Meister.

Das ist die wahre Bedeutung von OSS. Mehr als nur ein auswendig gelerntes Nachplappern von OSS.
Das wahre OSS muss ich auch fühlen.

Wie erkennen Budoka einander auf der ganzen Welt? Indem sie einander Respekt bezeugen.

14.5 Die Schule des Neins

Eines Tages kam eine Schülerin zum Meister. Sie hatte schon so viel von dem weisen Mann gehört, dass sie unbedingt bei ihm studieren wollte. Sie hatte alle Angelegenheiten geregelt, ihr Bündel geschnürt und war den Berg hinauf gekommen, was sie zwei Tage Fussmarsch gekostet hatte.
Als die junge Frau beim Meister ankam, sass der im Lotossitz auf dem Boden und trank Tee.

Sie begrüsste ihn überschwänglich und erzählte ihm, was sie schon alles gelernt hatte. Dann bat sie ihn, bei ihm weiter lernen zu dürfen. Der Meister lächelte freundlich und sagte: „Komm in einem Monat wieder."

Von dieser Antwort verwirrt, ging die junge Frau zurück ins Tal. Sie diskutierte mit Freunden und Bekannten darüber, warum der Meister sie wohl zurückgeschickt hatte.

Einen Monat später, erklomm sie den Berg erneut und kam zum Meister, der wieder Tee trinkend am Boden sass. Diesmal erzählte die Schülerin von all den Hypothesen und Vermutungen, die sie und ihre Freunde darüber hatten, warum er sie wohl fortgeschickt hatte. Und wieder bat sie ihn, bei ihm lernen zu dürfen. Der Meister lächelte sie freundlich an und sagte: „Komm in einem Monat wieder."

Dieses Spiel wiederholte sich einige Male.
Es war also nach vielen vergeblichen Versuchen, dass sich die junge Frau erneut aufmachte, um zu dem Meister zu gehen. Als sie diesmal beim Meister ankam und ihn wieder Tee trinkend vorfand, setzte sie sich ihm gegenüber, lächelte und sagte nichts.

Nach einer Weile ging der Meister in seine Behausung und kam mit einer Tasse zurück. Er schenkte ihr Tee ein und sagte dabei: „Jetzt kannst Du hier bleiben, damit ich Dich lehren kann. In ein volles Gefäss kann ich nichts füllen."

Wenn Du einen weisen Weg-Meister suchst, dann suche keinen Guru.

14.6 Koan

Mit einem Koan zu arbeiten bedeutet spontan und völlig bewusst direkt auf eine unlösbare Frage zu antworten.
Ein Koan ist eine im Zen-Buddhismus kurze Anekdote, die auf das Intellekt-Bewusstsein vollkommen paradox, unverständlich oder sinnlos wirkt.
Den Zen-Schüler soll der Koan zum nachdenken und meditieren anregen. Jedes einzelne Koan trägt zur Selbstfindung bei und eröffnet uns neue und tiefere Schichten dieser Ur-Wirklichkeit.

Der Meister stellt dem Schüler ein Koan, eine Frage, die nicht durch Denken beantwortet werden kann.

Zum Beispiel:
Was ist gleichzeitig Yin und nicht Yang? Was ist gleichzeitig Yang und nicht Yin?

Es gibt keine Lösung welche mit dem Intellekt-Bewusstein gelöst werden kann jedoch lohnt es sich für den Schüler, dieser wirklich auf den Grund zu gehen. Wenn sich das Intellekt-Bewusstsein (Verstand) erschöpft hat kommt es zu einer echten Bewusstseins-Erfahrung und das ist die gesuchte Antwort.

Ein nicht mit dem Denken zu lösendes Rätsel
Ein Koan ist meist ein Paradox oder etwas Unlogisches oder eine kleine Begebenheit, die zum Nachdenken anregen soll. Es kann auch als ein Rätsel verstanden werden. Koans können nie verstandesmässig gelöst, sondern nur durch ein "Eintauchen" erfahren werden. Keine Koans, und auch keine sonstigen Worte können die Erleuchtung reflektieren. Aber sie weisen ein Stück des Weges zur letzten Wahrheit und wenn man sich nicht zu sehr an diese Worte klammert, erreicht man diese Wahrheit auch.

Die Erkenntnis kommt überraschend
Anfangs folgt man einem Koan noch logisch oder auf Verstandesebene. Das ist auch erst einmal nicht unbedingt schlecht. Es gibt Koans, bei denen sich der Verstand des Praktizierenden dabei selbst transzendieren kann. Andere sagen, dass man von Anfang an nicht mit dem Verstand eine Lösung probieren sollte, sondern sich ganz in das Koan "hineinversenken", "rein-empfinden", "in die Tiefe des Koans absteigen" – wie man das auch gerne formulieren mag. Nach der Meditation muss man das Koan mit in den Alltag nehmen und es sich überall präsent halten. Irgendwann gibt es dann eine einschneidende Erkenntnis und man weiss die Lösung einfach!

14.7 Regeln für Lehrer

Gemeinsam wachsen
Manchmal stossen wir im Training auf Leute, die zwar eifrig üben, aber nur am eigenen Fortschritt interessiert sind. Sie sind unzufrieden, wenn sie gebeten werden, jüngere Schüler anzuleiten oder mit diesen zu üben. Begeistertes Lernen ist zwar gut, aber wenn sich nur die Techniken verbessern, können Leute mit einer Ich-bezogenen, egoistischen Haltung nur einen begrenzten Punkt erreichen. Den Punkt nämlich, bis zu welchem der Körper Fortschritte machen kann. Es wird Dir so nicht möglich sein, den Bereich des geistigen Fortschritts zu betreten.

Ein Lehrer muss bescheiden sein

Manchmal wollen Leute auf dem Platz des Lehrers ein wenig prahlen. In Wirklichkeit muss ein Lehrer, nur weil er lehrt, nicht notwendigerweise schon alle Prinzipien, die das Universum zu lehren hat, gemeistert haben. Er mag einen Schritt weiter sein in seinen Dingen, aber er ist immer noch ein Weggefährte seiner Schüler auf dem Weg des Universums. Eitelkeit verschliesst die Augen des Geistes und führt nicht zu Fortschritten. Jemand wird nur dann ein grosser Lehrer, wenn er ein bescheidenes Herz besitzt.

Die Schüler sind der Spiegel des Lehrers

Die Tugenden und die Schwächen des Lehrers sind in seinen Schülern sichtbar und umgekehrt. Sieht ein Lehrer seine Schüler geringschätzig an, werden diese dieses Gefühl auch übernehmen. Wenn ein Schüler schlechte Gewohnheiten aufweist, so sollte der Lehrer den Fehler zuerst bei sich selber suchen. Es ist wesentlich für einen Lehrer, die Einstellung zu bewahren, dass er von seinen Schülern auch lernen kann.

Recht, nicht Macht

Es ist zwar gut, wenn ein Lehrer seine Schüler lehrt stark zu sein. Doch Stärke darf nicht sein einziges Ziel sein. Die Haltung, dass Macht gleich Recht sei, ist nicht lobenswert. Manche Lehrer lassen ihre Schüler eine Technik an sich selbst ausprobieren, um sie zu demütigen und ihnen zu zeigen, wie stark sie selber sind. Ein Lehrer sollte die schwachen Punkte der Schüler zwar korrigieren, nicht aber ihre Entwicklung auf halbem Weg anhalten. Er lehrt so nicht das Prinzip des „Nichtstreitens“, sondern nur den Weg des Kampfes. Der Schüler verliert den Mut, den richtigen Weg zu suchen und erstrebt nur noch Stärke. Nicht der Mächtige ist im Recht, sondern wer im Recht ist, ist mächtig.

Das Verhalten macht den Lehrer, nicht das Alter

Es gibt die Vorstellung, man könne nicht lehren, bevor man selber alles gelernt hat.
Manche Menschen mit mehr Erfahrung weigern sich, die weniger Erfahrenen zu unterrichten, weil sie denken, dass sie selber noch viel zu lernen haben. Aber Stärke und ein technisches Können zu besitzen und ein guter Lehrer zu sein, sind zwei verschiedene Dinge. Wenn jemand die Gesetze des Universums studiert hat und sie glaubt, braucht er nicht zu zögern zu sagen: Ich selbst bin zwar nicht vollkommen, dies und das habe ich aber gelernt. Lass uns also zusammen üben!

Sei fair und unparteiisch

Ein Lehrer muss zu allen Schülern völlig uneigennützig sein. Er muss fair und unparteiisch sein. Ihre Ausbildung wird keine gute Lebensschulung sein, wenn sie in Ihrem Herzen Egoismus hegen, denn dies wird nur weiter Egoismus hervorbringen.
Natürlich ist es leicht, Leute zu unterrichten, die schnell lernen, aber wir dürfen nicht Menschen übergehen, nur weil sie schwer lernen und langsamer Fortschritte machen.
Es kann nicht jeder gleich weit kommen und gleich weit sein, aber wir können jedem das für ihn Mögliche fördern helfen.

Lehrer müssen zusammenhalten
Lehrer dürfen sich nicht untereinander über Techniken und Lehrmethoden streiten. In ein- und derselben Technik existieren viele Methoden. Eine Technik ändert sich, je nachdem, wie ein Lehrer die Technik versteht und anwendet.

Die Lehrer führen die Schüler in die Irre, wenn sie vor den Schülern über die Technik streiten. Lehrer müssen selbstlos zusammenarbeiten und einander zuhören, was sie einander zu sagen haben. Wir sollten nicht nur sehen, ob eine Technik wirkt, sondern auch, ob sie mit den universellen Gesetzen übereinstimmen.

Bleibe nie nur deshalb bei einer Meinung, nur weil Du es immer „so" gemacht hast.
Wenn manchmal ein Anderer recht hat und Du es falsch machst, so korrigiere es. Es ist nicht so, dass Du es dem Anderen nachmachst, als vielmehr so, dass Du es nun richtig machst.

14.8 Regeln für Lernende

Der Schülergeist

Sei offen und aufrichtig
Nicht nur beim Studium der InYologie, sondern beim Studium von allen traditionellen Künsten und bei allem was Du lernst, ist Offenheit erforderlich. Einige Menschen, die durch frühere Erfahrungen geschädigt sind, haben es sehr schwer, etwas mit Offenheit zu lernen. Sie beurteilen alles nur noch nach der eigenen engen Erfahrung und denken, das, was ihnen passt, sei richtig und was ihnen nicht passt, sei falsch. Dies ist nicht der Weg des Fortschritts.
Einige Menschen haben das Gefühl, allem gegenüber misstrauisch sein zu müssen, damit man sie nicht hereinlegt. Solche Geisteshaltung bewirkt nur negative Gefühle und Interpretationen und die Unfähigkeit sogar über gute Dinge gut zu denken.

Sei beharrlich
Wenn Du etwas beginnst zu tun, musst Du es durchschauen. Wenn Du etwas nur zum Vergnügen machst, ist es in Ordnung, es nur mal hier und mal dort ein wenig zu versuchen. Aber wenn Du Dich einmal entschieden hast, dass dies der Weg ist, dem Du folgen willst, dann ist es falsch auf halbem Weg aufzuhören. Du wirst auf Deinem Weg auf manche Steinmauer stossen. Mag eine Glocke noch so gross sein, wenn man sie nur schwach anschlägt, so wird sie auch nur einen schwachen Ton von sich geben. Wir müssen gut verstehen, dass es die Schwäche des Schlages ist, die den Klang schwach macht, und nicht den Fehler bei der Glocke suchen. Wenn man nicht mit dem ganzen Herzen übt, kann man auch nicht die ganze Tiefe der Lehre verstehen, und daher nicht sagen, die Lehre sei nicht tief.

Unterschiede in Techniken und Lehrmethoden

Anfänger fragen oft: Auf was soll ich eigentlich hören? Die Techniken und Lehrmethoden ändern sich mit dem Lehrer und führen uns oft in die Irre. Obwohl sie in dasselbe Sonnenlicht getaucht und mit demselben Regen gesegnet sind, gedeihen sie unterschiedlich, je nach ihrer Art. Obwohl wir alle den gleichen Gesetzen und Grundprinzipien folgen, unterscheiden sich, je nach dem Weg und der Persönlichkeit des Lehrers, die Techniken und Methoden.

Solange die Techniken mit den universellen Gesetzen in Harmonie sind, dürfen uns Unterschiede nicht befremden. Sie sind nur eine andere Art, uns zum Kern, der Essenz der Kampfkunst, zu führen.

Sei Schüler und Lehrer

Wenn Du etwas nur halb lernst, gehen die Feinheiten zum einen Ohr hinein und zum anderen wieder hinaus. Aber im Falle des Prinzips, in Harmonie mit der universellen Ordnung zu leben, kann ein Drehen des kleinen Fingers sehr bedeutsam sein und einen grossen Unterschied in der Wirksamkeit einer Technik ausmachen. Wenn Du etwas mit dem Gedanken lernst, es später jemandem anderes zu unterrichten, wirst Du besonders aufmerksam sein, es gut zu lernen.

Andere nicht kritisieren

Kritisiere keine anderen Kampfkünste. Der Berg lacht auch nicht über den Fluss, nur weil er tief unten ist, noch spricht der Fluss schlecht über den Berg, weil der sich nicht fortbewegen kann. Jeder hat sein eigenes Wesen und seine eigene Stellung im Leben. Wenn Du über andere schlecht sprichst, kommt es sicher früher oder später auf Dich zurück. Gehe Deinen Weg.

Sei gewarnt vor Eitelkeit

Eitelkeit hält Deinen Fortschritt auf und wirft Dich zurück. Die Natur ist grenzenlos und ihre Prinzipien sind tief. Eitelkeit gründet in oberflächlichem Denken und billigen Kompromissen mit Deinen Idealen. Du kannst die Natur nicht betrügen oder austricksen.

Auch ein Wurm von einem Zentimeter hat den Geist dieses einen Zentimeters. Jeder Mensch respektiert sein eigenes Ich. Behandle darum niemanden geringschätzig und verletze nicht seine Selbstachtung.

Werde nicht wütend

Wenn Du wütend wirst, zeigt dies, dass sich Dein Geist vom universellen Prinzip entfernt hat. Werde nur wütend, wenn die Rechte der Natur bedroht sind. Bedenke, wer leicht wütend wird, verliert in wichtigen Momenten den Mut.

14.9 Regeln für Uchi-Deshi

Warum die Regeln für Uchi-Deshi (innere direkte eingeweihte Schüler) strenger sind als für Soto-Deshi (äussere nicht eingeweihte Schüler):

Nun sagten andere:
„Moses, der Grösste in Israel, erlaubte unseren Vorvätern, das Fleisch reiner Tiere zu essen, und verbot nur das Fleisch unreiner Tiere. Warum verbietest du uns denn das Fleisch aller Tiere? Welches dieser Gesetze kommt von Gott: Mose Gesetz oder dein Gesetz?"

Und Jesus antwortete:
„Gott gab durch Moses euren Vorvätern zehn Gebote. Diese Gebote sind hart, sagten unsere Vorväter und konnten sie nicht halten. Als Moses das sah, hatte er Mitgefühl mit seinem Volke und wollte es nicht umkommen lassen. Und so gab er ihnen zehn Mal zehn Gebote, weniger harte, damit sie diese zu befolgen vermöchten. Ich sage euch wahrlich, wären eure Vorväter fähig gewesen, Gottes zehn Gebote zu halten, so hätte Moses niemals zu seinen zehn mal zehn Geboten Zuflucht nehmen müssen. Denn wessen Füsse stark sind wie der Berg Zion, der bedarf keiner Krücken; wacklige Beine dagegen kommen mit Krücken weiter als ohne sie.

Und Moses sagte zum Herrn: ‚Mein Herz ist betrübt; denn mein Volk wird verloren sein. Sie sind ohne Erkenntnis und können deine Gebote nicht verstehen. Sie sind wie kleine Kinder, die ihres Vaters Worte noch nicht fassen können. Gestatte, Herr, dass ich ihnen andere Gebote gebe, damit sie nicht umkommen. Vermögen sie nicht, mit dir zu sein, Herr, so lass sie doch auch nicht gegen dich sein, damit sie durchhalten können, und ist dereinst die Zeit gekommen, dass sie für deine Worte reif geworden sind, so enthülle ihnen deine Gesetze.' Daher zerbrach Moses die beiden Steintafeln, auf denen die zehn Gebote geschrieben standen, und er gab ihnen an deren Stelle zehn mal zehn. Und aus diesen zehn mal zehn haben die Schriftgelehrten und Pharisäer hundert mal zehn Gebote gemacht. Und sie haben unerträgliche Lasten auf eure Schultern gebürdet, und sie selber tragen sie nicht.
Denn je näher bei Gott die Gebote sind, desto weniger brauchen wir; und je ferner von Gott die Gebote sind, desto mehr brauchen wir. Daher sind die Gebote der Pharisäer und Schriftgelehrten ohne Zahl.

Der Menschensohn hat sieben Gesetze, die Engel haben drei, Gott hat eines.
Daher lehre ich euch nur die Gesetze, die ihr verstehen könnt, damit ihr Menschen werdet und die sieben Gebote des Menschensohnes zu befolgen vermögt. Dann werden auch die Engel euch eure Gesetze enthüllen, damit Gottes Heiliger Geist über euch komme und euch zu seinem einen Gesetz führe."

Und alle staunten ob seiner Weisheit und fragten ihn:
„Meister, fahre fort und lehre uns alle Gebote, die wir aufnehmen können."

14.10 Der Unterschied vom Guru zum Wegmeister

Wie erkenne ich, ob jemand ein echter Meister ist oder ein Guru. Wie erkenne ich, ob jemand echtes Wissen lehrt oder Matrix-Wissen unterrichtet... Nach unten richtet – Abhängige züchtet.

Du solltest erkennen, ob jemand ein Guru – also ein Nasenring-Führer – ist, oder ob er ein Weg-Meister – also ein Wegweiser-Meister – ist. Ein Guru züchtet Abhängige und ein Weg-Meister führt die Suchenden in die Unabhängigkeit. Dann unterscheide ich, ob ein Meister Natur-Wissen lehrt oder die Matrix-Irr-Lehre.

Und wenn mir jemanden einen Meister nennt, den ich nicht kenne, beurteile ich ihn nicht, sondern sage: Den kenne ich nicht.
Viele sogenannte Meister wie Top-Rohkost-Veganer, Top-Esoteriker, Rohkost-Extremisten, Top-Trance und Top-Channeling-Master, Top-Coaches u.v.a. – diese Menschen, die von ihren Schülern „Heiler" genannt – oder richtiger, sich selber „Heiler" nennen – sind primär Elitär-SozialistInnen, also ZentralistInnen und erst sekundär der Naturordnung verpflichtet. Sie leben auf Kosten anderer und sind in den allermeisten Fällen einfach nur Blender.

Es gibt Meister, die predigen immer: es gibt keine Krankheiten, es gibt nur Mangelzustände. Jeden Mangel kannst Du auffüllen und die Krankheit ist geheilt. Dazu verwenden diese Meister gerne das Gleichnis mit dem leeren Kühlschrank oder dem Auto, dem das Öl oder Benzin fehlt. Weder Kühlschrank noch Auto sind krank. Sobald Du den Kühlschrank aufgefüllt hast, ist er wieder gesund. Nur beim Menschen erkennen sie diese Mängel nicht...

Niemand fragt diese Meister:
„Meister", was machst Du, wenn Du den Kühlschrank aufmachst und er ist vollgestopft mit Zucker, Milchprodukten, Süssgetränken, Alkohol, Billig-Fleisch, Wurstwaren... und dadurch ist der Kühlschrank verschlackt, verschimmelt, die Leitungen sind verstopft.

Antwort eines Gurus:
Ich gebe diesen Stoff X oder dieses Medikament Y hinzu, das wird helfen! Nimm es zwei Wochen lang oder am besten bis an Dein Lebensende.

Antwort eines echten Meisters:
Dieser Kühlschrank ist doch VOLL, aber voll mit Krankheiten. Was willst Du hier einfüllen?
Regel Nr. 1 in meinem 5-Bereiche-Plan: öffne den Kühlschrank und fülle ihn mit neuem universellem Natur-Wissen. Dann kommt Regel Nr. 2, „alles Ungesunde weglassen": Kein neues Gift einfüllen. Dann kommt Regel Nr. 3, „Entgiften": Du solltest Deinen Kühlschrank von allem Ungesunden und Giftigen befreien. Entferne alles und reinige den Kühlschrank sauber. Danach kommt Regel Nr. 4, „Gesunde Nahrung": jetzt kannst Du gesunde Nahrung einfüllen. Regel Nr. 5, „Bewegung": Du solltest den Kühlschrank wieder einschalten, Stichwort „aktivieren".

Ein Guru lehrt:
„Du kannst das nicht glauben? Dann wird es höchste Zeit Deine Glaubenssätze zu ändern!"

Dazu warne ich:
Vorsicht vor solchen Aufforderungen! Jeder Guru arbeitet genau mit solchen Lehrsätzen.

Ich glaube:
Für nichts ist es „höchste Zeit" auch nur irgendetwas zu übernehmen, bevor wir es verstehen. Genau diese Haltung von Blind-Übernehmen erzeugt nur Phonographen. Ich fordere Dich nicht auf, sofort meine „Lehre" zu übernehmen. Ich empfehle Dir, meine „Lehre" zu studieren... und nur das zu übernehmen, was Du verstehst.

Ein Wegweiser ist kein Anweiser.
Er zeigt nur den Weg: Hier nach krank und hier nach gesund… und lässt jedem Wanderer die Wahl frei... diesen Weg zu gehen oder einen anderen Weg zu suchen. Als Weg-Meister kann ich Dir zeigen, wohin die verschiedenen Wege führen... und lasse Dir die Wahlfreiheit…

Ein Weg-Meister ist ein „Leittier" und nicht ein „Herdentier". Ein Weg-Meister macht seinen Weg nicht davon abhängig, ob ihm die Herde vorausgeht. Ein Weg-Meister ist ein Vorbild und nicht eine Kopie.
Ein Guru verkauft alles, wofür die Käufer bezahlen, und leider nicht nur was gesund ist. Aber schon an sochen Details kannst Du die Haltung der Verkäufer sehen. Er verkauft für Geld auch sein Gewissen.

Ein Weg-Meister hat vom Grossen Geist einen anderen Auftrag angeboten erhalten... dieses Angebot verstanden... und diesen Auftrag übernommen... Der Unterschied von einem Nasenring-Führer und einem Weg-Meister ist primär in der Haltung zu finden. Wir sollten unterscheiden zwischen Suchenden und Wissenden. Weg-Meister dürfen sich nicht in der Menge der Suchenden verstecken, aus Angst überheblich zu wirken. Weg-Meister sind nicht die Suchenden – nicht die Geführten. Weg-Meister sind die Wegweisenden – die Führer. Weg-Meister sind keine „Wissenschaftler". Weg-Meister sind mehr „Philosophen". Auch Weg-Meister Ohsawa formulierte die Lehre gerne in einer „Symbol-Sprache". Das erzeugt bei vielen seiner Schüler Verwirrung. Darum habe ich diese „Symbol-Sprache" immer wieder übersetzt und die Konzentrate durch erweiterte Erklärungen aufgelöst und in eine verständlichere Sprache übersetzt.

14.11 Aufgestiegene Weg-Meister und Engel-Wesen

Aufgestiegene Weg-Meister sind Lichtwesen, die mit ihren speziellen Fähigkeiten den Menschen auf ihrem Lebensweg helfen, in die neuen Dimensionen, in deren neue Welt, zu gelangen.

Diese Lichtwesen haben selbst auf der Erde in einem physischen Körper gelebt, sind ihren Erfahrungsweg gegangen – wobei auch sie die Lektionen des Lebens erlernen mussten oder durften – und haben ihr manifestiertes Karma gelöscht.

Sie kennen das Leben auf der Erde, kennen alle menschlichen Probleme, Fallen und Verstrickungen auf dem Weg zur Einheit. So können sie uns bei der Entwicklung unseres Bewusstseins helfend zur Seite stehen und von einer höheren – erleuchteten – Ebene mit viel Einfühlungsvermögen und Verständnis wirken.

Im ersten Buch Moses steht zu lesen: „Macht euch die Erde untertan!" Ursprünglich bedeutet das, werdet zu Meistern und Meisterinnen der Erde, der Materie, und zwar im Sinne der Schöpfung und nicht gegen sie. Mit Hilfe der aufgestiegenen Meister können wir uns zu den Wesen entwickeln, die wir wirklich sind – können den göttlichen Willen in uns zum Leuchten bringen.

Nicht alles ist Wahrheit, was als wahr dargestellt wird. Nicht alles, was leuchtet, ist spirituelles Licht. Die Wahrheit kann nur erkennen, wer reinen Herzens ist. Das Licht kann erkennen, wer sieht. Doch den Weg kann nur weisen, wer ihn auch kennt. So sollte auch nur befehlen, wer vorher das Gehorchen gemeistert hat. Sonst werden die Blinden von Blinden geführt. Und diese blinden Führer führen die Suchenden bekanntlich in den Abgrund.

Im Licht eines Weg-Meisters leuchtet der Weg heller als ohne Weg-Meister. Erst wenn der lernende Schüler bereit ist und selber den Weg der Meisterschaft wählt, erst dann ist der wahre und lehrende Weg-Meister bereit zu lehren.

Die geistige Hierarchie besteht aus einer unzähligen Anzahl Erleuchteter und geistiger Kräfte. Sie haben ein Lichtnetz mit Lichtkraftplätzen in höheren Dimensionen um den ganzen Erdball gezogen und stehen miteinander in Verbindung. Dort kann der Mensch wieder in sein ursprüngliches Potential hineinfinden.
Die Materie verdichtete sich und der Kreislauf von Leben und Tod begann seinen Zyklus. Der Mensch wollte die Erfahrung der Dunkelheit und des Getrenntseins machen, um das Licht würdigen zu können und so eigenes Bewusstsein über seine Energien zu erlangen.
Die Welt ist immer kleiner geworden, doch haben wir durch unseren eigenen Entwicklungsprozess nun die Mittel, um uns bereit zu machen für den Wandel in die nächste Dimension.
Gleichzeitig sind die dunklen Mächte am Wirken. Der freie Wille des Menschen ist gefragt.

Weg-Meister bedeutet nicht, dass sie Meister über andere Menschen sind, sondern dass sie „die Dichte der Materie" gemeistert haben. Sie haben also spezielle Fähigkeiten, die sie zu bestimmten Aufgaben befähigt.

Spirituelles Wissen umfasst, neben dem Wissen um die Helfer aus der spirituellen Welt, auch den grossen Bereich der Reinkarnation und des karmischen Wissens.

Engel sind immer bereit den suchenden Menschen zu helfen, wenn sie darum gebeten werden. Sie begleiten uns seit Beginn in unserem Leben. Engelwesen benötigen keinen menschlichen Körper mehr. Sie können jedoch immer, wenn nötig, jede Form annehmen. Engel beherrschen das Formenwandeln perfekt. Diese „verkörperten" Engel sind im Vergleich zu den Heerscharen des Himmels sehr gering.
Engel sind vollkommene Energiewesen, die sich in jeder erdenklichen Schöpfungsform manifestieren und ausdrücken können. Sie leben in vollkommenen spirituellen Welten ausserhalb der unserer Erden-Welt. Diese – für die physischen Augen unsichtbaren – Reiche der Liebe, Glückseligkeit und Frieden werden auch als Nirvana, ewige Jagdgründe, Paradies usw. bezeichnet. Es sind Kraftplätze von unendlicher Schönheit und Liebe.

Die Sphären und Lichtwelten von Engeln werden von hoher Harmonie, Frieden und ewiger Liebe getragen. Engel nehmen nichts Negatives wahr, da sie vollkommene Wesen sind und sich durch dunkle Kräfte bewegen können, ohne von ihnen berührt oder gar verschmutzt zu werden.

Der Aufbau der himmlischen Mächte stellt sich in 3 Hierarchien dar, wo Seraphim, Cherubim, Throne, die Herrschaften, die Tugenden, Gewalten, die Mächte, Engelsfürsten, Erzengel und Schutzengel ihren Platz finden.
Zur ersten Hierarchie der Triade – der dritte Himmel – zählen die Seraphim, Cherubim und Throne. Diese Engelsgruppe zählt zu den höchsten Engelwesen. Diese Himmelsstufe steht der Göttlichen Gegenwart am nächsten.

Seraphim, Cherubim und Throne sind reine Licht- und Gedankenwesen. Sie sind die lichtvollen Schöpfer von Wunder. Sie werden dem eigentlichen Wesen der Schöpfung zugeordnet. Sie bieten uns ständig und bedingungslos die eine wahre Liebe an, und sie unterstützen und fördern uns in unserer spirituellen Entwicklung, bis wir eins geworden sind mit dem Göttlichen.
Zur zweiten Hierarchie der Triade – der zweite Himmel – zählen die Herrschaften, die Tugenden/ Gewalten, die Mächte.

Zur dritten Hierarchie der Triade gehören – der erste Himmel – die Engelsfürsten/Fürstentümer, die Erzengel, die Schutzengel.

Gefallene Engel-Wesen

Sind Dämonen gefallene Engel? Wann Gott die Engel erschaffen hat, weiss ich nicht. Aber eins ist klar für mich: dass Gott alles, was er erschaffen hat, gut ist, weil Gott aufgrund seiner Heiligkeit und Liebe nichts von vornherein Böses erschaffen kann.

Als Satan – der einmal der Engel Lucifer war – gegen Gott rebelliert hat und aus dem Himmel verstossen wurde, sind seinem Aufstand ein Drittel der Engel gefolgt (Offenbarung 12,3-4, 9). Es gibt für mich keinen Zweifel, dass diese gefallenen Engel nun als Dämonen wirken.

Wir wissen, dass die Hölle für den Teufel und seine Engel vorbereitet wurde – siehe Matthäus 25,41: „Dann wird er auch sagen zu denen zur Linken: Geht weg von mir, ihr Verfluchten, in das ewige Feuer, das bereitet ist dem Teufel und seinen Engeln!"

Jesus macht durch die Benutzung des Possessivpronomens „seinen" klar, dass diese gefallenen Engel zu Satan gehören. Offenbarung 12,7-9 beschreiben eine Schlacht in den Endzeiten zwischen Michael und „seinen Engeln" und dem Teufel und „seinen Engeln".

Aus diesen und ähnlichen Versen wird verständlich, dass Dämonen und gefallene Engel Synonyme sind.

Manche lehnen es ab, dass Dämonen gefallene Engel sind, weil Judas Vers 6 erläutert, dass sündige Engel „festgehalten werden mit ewigen Banden in der Finsternis".
Allerdings ist klar, dass nicht alle Engel, die gesündigt haben „festgehalten" werden, weil der Teufel ja immer noch frei ist.

Warum würde Gott die restlichen gefallenen Engel einsperren, aber den Anführer der Rebellion noch auf freiem Fuss lassen? Es wäre möglich, dass Judas Vers 6 darauf verweist, wie Gott die gefallenen Engel, die gegen Ihn auf andere Art und Weise rebellierten, festhält, ähnlich wie die Gottessöhne in 1. Mose Kapitel 6.

Die am häufigsten verwendete alternative Erklärung für die Herkunft der Dämonen ist, als Nephelin aus 1. Mose 6 in der Flut zerstört wurde, ihre körperlosen Seelen wurden Dämonen.
Während die Bibel uns nicht speziell sagt, was genau mit den Seelen der Nephelin passierte, als sie umkamen, ist es unwahrscheinlich, dass Gott erlauben würde, dass ihre Seelen überleben, um dann noch grösseres Unheil in der Form von Dämonen verrichten zu können.
Die biblisch fundierteste Erklärung, wo Dämonen herkommen, ist, dass sie die gefallenen Engel sind, die zusammen mit Satan gegen Gott rebelliert haben.
Und was wir gerade jetzt in dieser grossen universalen Wandlung erleben, ist ein Kampf der Engel-Wesen, um die Vorherrschaft der Dämonen zu beenden. Ich nenne darum diesen Kampf den 3. Weltkrieg.

15 Wahre Meister des Sen-do

Nachfolgend stelle ich Dir noch ein paar wenige, aber sehr bedeutende Meister vor, die in ihrem Leben sehr viel für das Sen-do getan haben. Die Aufstellung ist niemals vollständig, da es diesen Rahmen sprengen würde und zudem mir nicht alle bekannt sind. Aber die nachfolgend Genannten sind alles O-Sensei (*Gross-Meister*), die ihr Leben in den Dienst des Mitmenschen und des Sen-do gestellt haben. Ich empfinde tiefste Dankbarkeit ihnen gegenüber.

15.1 Fu-Hi (3322 v. Chr.)

Soll der erste der chinesischen Urkaiser gewesen sein, deren Mythen in der frühen Zhou-Zeit aufkamen. Der Legende nach ist er auch der Urahn der Menschen.

Er soll die Acht Trigramme des Yijing (*I-Ging, Buch der Wandlungen*) erfunden haben, indem er über Himmel und Erde meditierte, und er soll den Menschen Melodie und Musik gebracht haben. Die Reihenfolge der acht Trigramme und 64 Hexagramme wurde mit seinem Namen in Zusammenhang gebracht und in Europa als eine formale Analogie zum Dualsystem angesehen. Er soll die Menschen darin gelehrt haben, Netze zum Jagen und Fischen zu benutzen und geknotete Schnüre zum Messen von Zeit und Entfernungen. Auch soll er die Medizin erfunden haben. Als seine Gattin wird oft Nü Gua dargestellt. Angeblich erlernte er die Kunst des Schreibens von einem gelehrten Drachen. Dieser soll ihm am Ufer des Gelben Flusses begegnet sein.

In der Han-Zeit wurde Fu-Hi dann zum Gott des Ostens und des Frühlings und sein Sitz war der rechteckige Erdaltar. Auf Wandreliefs der Han-Dynastie ist er oft als Schlangenmensch gemeinsam mit Nü Gua abgebildet.

Nach Fu-Hi wurde die Stadt Fuxi in Anhui (*China*), der Tempel Fu Xi und ein Tunnel benannt.

Lao-Tse und nach ihm Konfuzius gaben sich grosse Mühe, die Philosophie des Fu-Hi wieder neu entstehen zu lassen; d.h., zu dieser Zeit befand sich die fernöstliche Welt bereits in Unordnung. In der Anfangszeit herrschte ein viel tieferes Verständnis von der Philosophie des Fu-Hi. Nach diesen beiden herausragenden Meistern konnten nur wenige Menschen den Geist der Philosophie verstehen und in das Herz von Taikyoku gelangen.

Wir können das Geheimnis der Taikyoku-Philosophie, auf die sich die ganze Philosophie stützt, nur durch den Oktanten und die Logosstäbe entschlüsseln, den einzigen von dem Philosophen dagelassenen Schlüssel.

Man darf nicht vergessen, dass Wörter nichts als menschliche Vereinbarungen sind, dass sie nicht die Natur der Wesen bzw. der Erscheinungen wiedergeben, sondern lediglich äusserliche

Besonderheiten. Sie sind schon gar nicht geeignet, Taikyoku, das Universum vor der Erschaffung der Wesen, wiederzugeben. Taikyoku hat nicht die Bedeutung von Raum. Es ist zwar weit, das ist wahr, unendlich weit, doch man kann es alles auf einmal aussen und innen mit einem einzigen flüchtigen Blick betrachten, als wäre es ein geometrischer Punkt. Zeit gibt es dort auch nicht. Man spürt dort die ganze Ewigkeit. Das ist es aber nicht, was man mit dem Wort sagen will. Es lässt sich nur annähernd erklären.
Es erscheint weder voll noch leer noch undurchsichtig. Es scheint transparent. Man sieht dort das ganze System des Universums, und zwar gleichzeitig alle Schauplätze der Vergangenheit, der Gegenwart und der Zukunft auf allen Ebenen, und das mit einem einzigen flüchtigen Blick.
Es ist weder kalt noch heiss; weder angenehm noch unangenehm. Man hört da nichts. Doch man versteht alle Worte und Geräusche von jedem Schauplatz der Vergangenheit, der Gegenwart und der Zukunft, gleichzeitig sieht man das, als seien die Augen photoelektrische Selenzellen.
Ist das nun ein Traum oder Wirklichkeit? Vielleicht ist es ein Traum, über den nur Philosophen nachsinnen können. Vielleicht ist es eine Wirklichkeit, die die Unwissenden nicht sehen können.
Als Ganzes ist Taikyoku still. Darin gibt es keinerlei Bewegung, doch betrachtet man davon einen winzigen Teil, bewegt sich der mit unglaublicher Geschwindigkeit.
Im alten China wurden diese gleichen Einsichten von Kaiser Fu-Hi gelehrt, jenem legendären Weisen, der die moderne Theorie der InYologie mittels der berühmten Logos-Stäbe begründete, und dessen Verständnis der Ordnung des Universums die Grundlage des I-Ging (*Das Buch der Wandlungen*) bildet.

Der Legende zufolge offenbarten sich ihm später die Acht Trigramme, die den endlosen Zyklus des Wandels symbolisieren durch die Zeichnung auf dem Panzer einer Riesenschildkröte im Gelben Fluss. Fu-Hi und seine Nachfolger benutzten die Bezeichnung Tai-Kyoku, was so viel bedeutet wie „Höchstes Äusserstes", und Mu-Kyoku, welches „Nicht-Polarisierung" oder „Nicht-Höchstes" als Ausdruck für die Eine Ewigkeit bedeutet. Die Höchste Wirklichkeit polarisiert sich zu Tai-In, oder Grosses Yin, und zu Tai-Yo, oder Grosses Yang. Diese Kräfte oder Tendenzen wurden jeweils durch eine geteilte Linie (- -) und eine ungeteilte Linie (–) symbolisch dargestellt. Eins.

Von dieser ursprünglichen Polarisierung ausgehend beobachtete man, dass Yin und Yang sich wiederum in Zwei teilten, was Vier ergab, und dass diese Vier sich nochmal teilten, was Acht mögliche Kombinationen oder Stufen der Wandlungen ergab. Dieses Muster wurde als acht Gruppen von drei geteilten und ungeteilten oder Yin- und Yang-Linien, welche die Trigramme bilden, symbolisch dargestellt.

15.2 Lao-Tse (604–523 v. Chr.)

Lao-Tse gilt als Begründer des Daoismus (*Taoismus*). Im Alter von 81 Jahren hat er sein Lebenswerk, das Buch Tao-Te-King (*die taoistische Bibel*) geschrieben. In diesem Buch ist in 81 Lehrsätzen die ganze universelle Wandlung dargestellt.

Es ist ein Konzentrat und braucht intensives Studium, damit man die ganze Weisheit, die darin enthalten ist, verstehen kann. (Eines der empfehlenswertesten Bücher überhaupt).

Der Kompass von Yin und Yang wird uns helfen, unsere angeborene und intuitive Erinnerung an die unendliche Ordnung des Universums, seine Veränderungsmechanismen und seine Manifestationen in unserem menschlichen Leben und Alltag wiederzuerlangen und sie zu verstehen. Um uns von Krankheit und Angst, „Trugbildern" und Gewalttätigkeit zu befreien und unsere falschen Vorstellungen von Gesundheit und Glück abzubauen, müssen wir unser Verständnis von Yin und Yang auf unsere Ernährungsgewohnheiten anwenden – wie wir unser Essen und unsere Getränke auswählen, zubereiten und zu uns nehmen. Intellektuelles und spirituelles Wohlbefinden ergeben sich dann ganz von selbst.

15.3 Konfuzius (551–479 v. Chr.)

Kung-Tse, besser bekannt unter der latinisierten Form seines Namens Konfuzius, verbrachte Jahre mit dem Studium der menschlichen Beziehungen und den Problemen der Gesellschaft und gelangte zu dem Schluss, dass die verschiedenen chinesischen Reiche alle durch Macht und Gesetz regiert wurden und alle in Widerspruch zueinander standen. Er folgerte, dass die Regierung geändert werden und nach den Leitwerten Menschlichkeit (*Jen*) und Sittlichkeit (*Li*) handeln müsste. Er führte genau aus, was die Entwicklung dieser Werte fördern würde. Solange die Herrschenden diese Ideale nicht verwirklichten und für sie eintraten, glaubte Konfuzius, dass das Volk weiter unglücklich wäre und lokale Kriege und Konflikte endlos weitergehen würden.

Konfuzius begann, seine Erkenntnisse an Schüler weiterzugeben. Es sammelten sich viele um ihn, und er lehrte sie immer wieder: wie man eine Gesellschaft regiert, wie künftige Regierungen aussehen sollten und dass künftige Führer nach den Prinzipien der Menschlichkeit und Sittlichkeit leben müssten. Dann fing er an, von einem Reich ins andere zu reisen, traf Könige, Fürsten, Fürstinnen und Adlige und bat sie eindringlich, das Studium der Künste und der Klassiker zu fördern und die Prinzipien von Jen und Li in sich selbst und in ihrer Gesellschaft zu entwickeln.
Überall empfing man ihn höflich und behandelte ihn mit grossem Respekt. Doch nur sehr wenige hörten ihm tatsächlich zu oder versuchten, seine Ideen in die Realität umzusetzen.

Laut einer Erzählung im Shih-chi besuchte Konfuzius zu jener Zeit Lao-Tse, den grossen taoistischen Philosophen. Nachdem er zu seinen Schülern zurückgekehrt war, konnte er drei Tage lang nicht sprechen. Schliesslich fragten sie ihn, was passiert sei, und er erzählte:

„Ich traf Könige und Fürsten aller Art, doch nun bin ich endlich einem Mann begegnet, der die Energie des unendlichen Universums in sich trägt. Als ich meinen Mund öffnete, um mit ihm zu sprechen, brachte ich mehrere Minuten lang kein Wort hervor.

Schliesslich sagte ich zu ihm: Von Jugend an habe ich Tag und Nacht gelernt und beherrsche die Künste der Musik, der Poesie, Literatur, der Höflichkeit und des Benehmens, die Gesetze des Wechsels, der Geschichte und vieles mehr. Ich habe mehr gelernt als viele andere Menschen und glaube, dass ich genau verstehe, was diese Bücher mir erzählten. Jetzt möchte ich die Prinzipien der Menschlichkeit und Sittlichkeit unter den Führern aller Länder verbreiten. Deshalb besuchte ich zweiundsiebzig Könige, Fürsten und Adlige. Ich habe sie in die geheimnisvollen, grossartigen Methoden eingeweiht, nach denen die alten Könige und Fürsten ihr Land und ihr Volk verwalteten. Doch kein Mensch wollte auf meine Worte hören… Es scheint sehr schwierig zu sein, der Welt den Frieden zu bringen."

„Wie gut, dass kein Mensch auf dich hörte", antwortete Lao-Tse.
„Du hast grosses Glück, dass niemand deinem Weg, den Frieden zu verwirklichen, folgen will! Alle diese Studien, die du getrieben hast, waren nichts als Ideen. Die vielen Bücher sind nur die Fussspuren grosser Männer. Das Wichtige sind nicht ihre Bücher oder ihre Ideen, sondern ihre Taten und ihr Verhalten. Und die kann man nicht wiederholen. Die Zeiten ändern sich, die Verhältnisse ändern sich, und die Art, wie man Frieden erreicht, muss sich auch ändern. Der Geist und die Prinzipien ändern sich nicht, doch wie sie sich ausdrücken und verwirklichen – das kann sich sogar sehr ändern. Es ist töricht zu versuchen, die alten Methoden genauso anwenden zu wollen wie früher. Was für ein Glück, dass sie dich nicht verstanden. Es hätte die Dinge nur noch verschlimmert!"

Drei Monate später besuchte Konfuzius Lao-Tse wieder und sagte: „Jetzt verstehe ich. Wenn Eltern ihre Kinder lieben, ist das natürlich. Wenn die Vögel im Frühling singen, so ist das auch natürlich. Es ist ganz natürlich, dass sie sich lieben und Kinder bekommen, sie folgen damit der Ordnung des Universums und den Gesetzen von Yin und Yang.

Alle Tiere, Pflanzen und alle Phänomene im Universum folgen diesem natürlichen Weg, auch die Menschheit. Wenn wir versuchen, ihn durch unsere künstlichen Absichten zu verändern, nützt das nichts.
Also müssen wir zuerst erkennen, wie die Ordnung des Universums wirklich funktioniert, und dann können wir die Menschen dazu ermutigen, sich auf natürliche Weise zu ändern, ohne besondere Ziele und Absichten." Und Lao Tse antwortete: „Grossartig. Du hast verstanden."

Ein schönes Beispiel von Yin und Yang: Konfuzius war mehr Yang, im Vergleich dazu war Lao-Tse mehr Yin.

15.4 Buddha Shakjamuni (563–483 v. Chr.)

Der historische Buddha Shakjamuni sitzt zumeist in der Meditationshaltung Dhyanasana (gekreuzte Beine mit den Füssen auf den Waden und sichtbar nach oben gewandten Fusssohlen, auch Lotos- oder Diamanthaltung genannt). Die rechte Hand hält er in Bhumisparsa (Erdanrufung, Geste Shakjamuni bei seiner Erleuchtung, um die Erde als Zeugin seiner Erleuchtung anzurufen), die linke in Dhyana (Geste der Versenkung/der Meditation).

Nach Auffassung der Buddhisten gibt es nicht nur einen Buddha, wie oft fälschlicherweise angenommen wird. Vor Shakjamuni soll es noch andere Buddhas gegeben haben, und zumindest einer wird noch kommen.

Siddharta wurde 566 oder 563 v. Chr. in eine adelige Familie des Geschlechts der Shakya in Kapilavastu, einer Stadt im heutigen Nepal, geboren. Sein Vater, Suddhodana, war Rajah (Oberhaupt eines Königreichs) der Shakyas. 7 Tage nach seiner Geburt starb seine Mutter, so wuchs er bei seiner Tante auf. Sterndeuter erzählten Siddhartas Vater, dass sein Sohn entweder ein grosser Weltherrscher oder, falls er grosses Leid erleben sollte, ein grosser religiöser Lehrer sein würde. Deshalb versuchte der Vater, den jungen Prinzen vor der Begegnung mit Leid zu bewahren.

Dem Rang entsprechend erhielt der Prinz Siddharta seine Erziehung. Sowohl körperlich als auch geistig war er aussergewöhnlich. Den 16-Jährigen verheirateten die Eltern mit einer gleichaltrigen Cousine. Als das Paar 29 Jahre alt wurde, bekam es einen Sohn. Eigentlich hätte Siddharta nun mit seiner jungen Familie glücklich bis ans Lebensende leben können. Doch obwohl es ihm an nichts fehlte, liess etwas in ihm ihn nicht zur Ruhe kommen. Er überredete seinen Wagenlenker und treuen Weggefährten Tschanna, ihn entgegen den Anweisungen seines Vaters ausserhalb des Palastbereiches zu bringen.
Dort sah er ausserhalb des östlichen Stadttores einen alten Mann, vor dem südlichen Stadttor einen kranken Mann und vor dem westlichen Stadttor eine Leiche, die zum Verbrennungsplatz gebracht wurde. Bei jeder dieser drei Begegnungen erklärte der Freund dem bisher in einer unwirklichen Welt lebenden Prinzen, dass Altern, Kranksein und Sterben jeden Menschen ereile. Und zuletzt, als er aus dem nördlichen Stadttor hinausging, traf er einen alten Einsiedler mit strahlendem Gesicht.

An ihm fand der Prinz grosses Interesse, und der Alte wies ihn darauf hin, dass man durch Kultivierung dem Altern, Kranksein und Sterben entkommen könne. So sehnte sich der Prinz nach der Lösung der ihn bekümmernden Leiden.

Mit 29 Jahren und unmittelbar nach der Geburt seines Sohnes verliess Prinz Siddharta seine Familie und seines Vaters Palast. Mitten in der Nacht stand er auf, küsste seine schlafende Frau und seinen schlafenden Sohn zum Abschied und begab sich zum Palasttor, das sein Vater nachts stets fest verriegeln liess. Auf wundersame Weise öffnete sich das Tor, sodass Siddharta das Palastgelände verlassen und seine weltverändernde religiöse Suche aufnehmen konnte.
Sein nun folgendes Wanderleben als Asket und seine religiöse Suche ist als die grosse Entsagung in die Geschichte eingegangen: Siddharta begab sich zunächst in die Hände zweier Lehrer, die ihn Meditation lehrten und ihn baten, mit ihnen zu gehen, um zu lehren. Doch Siddharta lehnte ab und beschloss, streng zu fasten, bis er „sein Rückgrat durch seinen Magen spüren" konnte.

Dies brachte jedoch nicht die ersehnte Erleuchtung.
Siddharta ging daraufhin nach Bodh-Gaya, wo er sich unter einem Bodhi-Baum niederliess, und gelobte, so lange in Meditation zu verharren, bis er das Rätsel des Leidens gelöst hätte. Nach 49 Tagen intensiver Meditation erlangte er im Alter von 35 Jahren, trotz einiger Verführungsversuche durch den Teufel Mara, vollkommene Erleuchtung, und sollte zu seiner Lehre führen, die besagt, dass der beste spirituelle Pfad ein Mittelweg zwischen Selbstverleugnung und Masslosigkeit sei.

Von diesem Augenblick an war Siddharta ein Buddha, ein „Erwachter", und er wusste, dass es für ihn nun keine Wiedergeburt mehr geben würde.

Da dem Erwachten klar war, dass der wesentliche Gehalt seiner Erleuchtungserfahrung weder in Worte zu fassen, noch in irgendeiner Form anderen zu übermitteln war, verharrte er weiter in schweigender Meditation unter dem Bodhi-Baum. Als er seinen früheren Gefährten wieder begegnete, sahen sie, dass er völlig verwandelt war. Seine Ausstrahlung war derart, dass sie, die ihm im ersten Augenblick mit Misstrauen gegenübergetreten waren, überzeugt waren, er müsse die Befreiung gefunden haben, nach der auch sie auf dem Weg der Askese bisher vergeblich gestrebt hatten. Sie baten ihn um Unterweisung, und von Erbarmen mit dem Leid aller Lebewesen bewegt, brach der Buddha sein Schweigen.

Er begann, den Weg aufzuweisen, der zur Erfahrung des Erwachens, und damit der Befreiung führt. Dazu formulierte er auf der Grundlage seiner Erleuchtungserfahrung seine Lehre von den Vier Edlen Wahrheiten, vom Gesetz des Bedingten Entstehens (*Pratitya-Samutpada*) und vom Karma.

Seine früheren fünf Gefährten wurden seine ersten Jünger und bildeten den Kern des Sangha (*buddhistische Gemeinschaft*).
Buddhas erste Predigt hält er bei fünf Asketen. Diese Predigt wird auch als „buddhistische Bergpredigt" bezeichnet. Mit ihr setzt Buddha das Rad des Dharma (*Lehre*) in Bewegung.

Buddhistische Bergpredigt

„Dies, Ihr Mönche, ist die edle Wahrheit vom Leiden: Geburt ist Leiden, Altern ist Leiden, Kranksein ist Leiden, Sterben ist Leiden. Mit Unliebsamen vereint sein ist Leiden. Von Liebsamen getrennt sein ist Leiden. Nicht erlangen, was man begehrt, ist Leiden.
Kurz, das menschliche Leben überhaupt, ist eine Kombination von Leiden. Dies, Ihr Mönche, ist die edle Wahrheit von der Entstehung des Leidens: es ist der die Wiedergeburt erzeugende Durst, begleitet von Wohlgefallen und Begier, der hier und dort seine Freude findet: nämlich der Durst nach Lust, der Durst nach Werden und Sein, der Durst nach Vergänglichkeit.

Dies, Ihr Mönche, ist die edle Wahrheit von der Aufhebung des Leidens: Die Aufhebung dieses Durstes durch restlose Vernichtung des Begehrens, ihn fahren lassen, sich seiner entäussern, sich von ihm lösen, ihm keine Stätte gewähren. Dies, Ihr Mönche, ist die edle Wahrheit von dem Weg, der hinführt zur Aufhebung des Leidens: Dies ist der „Edle Achtfache Pfad", der so heisst: rechter Glaube, rechtes Denken, rechtes Sprechen, rechtes Tun, rechtes Leben, rechtes Streben, rechte Konzentration, rechtes Sich versenken."

Nach 3 Monaten schliessen sich bereits 60 Jünger dieser Lehre an. Ihnen gibt Buddha Anweisungen, und er entsendet sie mit den Worten: „Geht hin, Ihr Mönche, und predigt der Welt das Gesetz. Wirket für das Beste der Anderen wie für Euer eigenes... bringt die freudige Botschaft zu jedermann. Es sollen nicht zwei von Euch denselben Weg einschlagen."
Ähnlich wie im Christentum gibt es im Buddhismus auch Gebote (die zehn Kai). Aber zu Lebzeiten des Buddha Shakjamuni gab es nur fünf Hauptgebote, und diese sind:

1. nicht töten
2. nicht stehlen
3. nicht die Ehe brechen
4. nicht lügen
5. keinen Alkohol trinken

Später wurden immer mehr Gebote hinzugefügt. Allerdings zwang Shakjamuni niemanden die Gebote einzuhalten, man brauchte es auch nicht zu schwören.
Es folgte eine jahrelange Lehrtätigkeit. Der Buddha hielt sich vorwiegend in der Gegend von Rajagriha und Vaishali auf, zog von Ort zu Ort und lebte von erbettelter Nahrung. Die Zahl seiner Schüler wuchs schnell. Für die Entwicklung des Sangha war es von besonderer Bedeutung, dass König Bimbisara von Magadha sich ihm als Laienanhänger anschloss und dem Buddha in der Nähe von Rajagriha, der Hauptstadt von Magadha, ein Kloster schenkte. Seine bedeutendsten Schüler waren Ananda, Shariputra und Mahamaudgalyayana. Zu dieser Zeit wurde auch der Nonnenorden (Bhikshuni) gegründet. Der Buddha hatte sich aber auch gegen Anfeindungen zu behaupten. Sein Cousin Devadatta, der Oberhaupt der Gemeinde werden wollte, beabsichtigte, den Buddha töten zu lassen, doch schlug der Plan fehl.

Devadatta verursachte jedoch immerhin eine Spaltung unter den Mönchen von Vaishali, indem er im Gegensatz zum Buddha für ein asketisches Leben eintrat.

Buddha starb mit 80 an einer verdorbenen Speise.
Die Beisetzung des Buddha soll von Wundern begleitet gewesen sein. Die Verteilung seiner Reliquien führte zu Streitigkeiten, da mehrere Gemeinden Anspruch auf sie erhoben. Sie sollen in acht Teile aufgeteilt worden sein und in Stupas aufbewahrt werden. Obwohl die historischen Fakten von Siddharta Gautamas Biographie sehr bald von Legenden überlagert wurden, wird er heute aufgrund der Erforschung philologischer und archäologischer Quellen selbst von den zweifelsüchtigen westlichen Gelehrten als historische Persönlichkeit und Begründer des Buddhismus anerkannt.

15.5 Jesus Christus

Auch die Bibel wurde unzählige Male umgeschrieben. So gibt es auch Bibel-Versionen für Eingeweihte und Bibel-Versionen für die Matrix-Gefangenen.
In der Bibel für die Matrix-Herde wurde Jesus ans Kreuz genagelt und starb am Kreuz für alle Matrix-Gefangenen.
Auch hier muss die Frage gestellt werden: Qui Bono? Wem nützt welche Version?

In der Matrix-Bibel wird Jesus mit „Gott" gleichgesetzt. Wichtig ist dabei: NUR Jesus wird mit Gott gleichgesetzt.

Alle Matrix-Menschen sollen durch diese – bewusste Irr-Lehre – nicht im Entferntesten auch nur daran denken, selber auch diese göttliche Macht im Bewusstsein zu besitzen. Nur Jesus hatte diese „Wunderkräfte", um alleine mit dem Geist heilen zu können. Darum wurde auch die Lehre von Jesus derart „verfremdet", dass sie kaum ein Matrix-Gefangener ohne Übersetzung eines eingeweihten Weg-Meisters verstehen kann.

Die Eingeweihten jedoch wussten schon immer, dass Jesus nicht am Kreuz gestorben ist, sondern zusammen mit Maria Magdalena von den Templern gerettet wurde und ins Exil in Sicherheit gebracht wurde. Jesus lebte auch physisch weiter und hatte sogar mehrere Kinder. Jesus war ein grosser Weg-Meister und Eingeweihter, wie viele andere Weg-Meister auch. Ich denke, Jesus war die Sonate (Son das Kürzel von Sonate, und nicht Sohn, wie es allgemein beschrieben wird) Gottes, die höchste Herzfrequenz und Schwingung direkt mit Gott verbunden. Es geht nicht um das Geschlecht männlich oder weiblich, Sohn oder Tochter, sondern um die Herzfrequenzen, auf die sich alle einstellen können.
Wer das schafft, ist auch die Sonate Gottes, und das ist es nach meinem Verständnis, was Jesus uns damit lehrte. Macht nicht den Fehler und seht Jesus aus der materiellen Sicht.

Was Jesus in Wahrheit lehrt, ist das hochschwingende spirituelle Herz, welches zum Göttlichen Bewusstsein führt. Auch Du kannst es sein, wenn Du Dich darauf einstellst.

- Jesus hat nie ein Buch geschrieben
- Er hat keine Religion gegründet
- Er hat keine Kirchen gebaut
- Er hat nicht getauft
- Er hat keine Waffen getragen
- Er hat kein politisches Mandat ausgeübt
- Er hat kein Geld verdient
- Er hatte keinen Haus- und Grundbesitz
- Er hatte keine Privatarmee
- Er hatte keine Bodyguards
- Er war nie bewaffnet
- Er hat kein Land erobert
- Er war Fremdling, Ausländer, Asylant und überall zuhause
- Er hat die Not seiner Mitmenschen gesehen
- Er hat geliebt, gelehrt und geheilt
- Er hat die Menschen vom Bösen erlöst
- Der grösste Mann der Geschichte hatte keine Diener, doch sie nannten ihn Meister
- Er hatte kein Diplom, doch sie nannten ihn Lehrer
- Er hatte keine Medikamente, doch sie nannten ihn Heiler
- Er hatte keine Armee, doch die Herrschenden fürchteten ihn
- Er gewann keine Militärischen Schlachten, doch er eroberte die Welt
- Er begann keine Verbrechen, doch sie verfolgten ihn
- Er wurde begraben, doch lebt er noch heute

Jesus hat gelehrt: mein Reich ist nicht in dieser Welt, es ist ein Reich in menschlichen Herzen. Mit einem Licht, das heller als die Sonne ist. Er brauchte nichts, denn er hatte alles, Liebe und Göttliches Bewusstsein. Und wer die Lehre von Jesus – und anderen echten Weg-Meistern – richtig interpretieren kann, weiss, dass bei jedem Menschen der Geist den Körper lenkt.

Jeder Mensch besitzt von Natur aus diese Kraft des Geistes, des Bewusstseins, wie Jesus es richtig gelehrt hat. Jesus war kein Templer. Jesus gehörte zu den Essener. Jesus wurde von den Essener – eine Gruppe Eingeweihter – in die Geheimnisse eingeweiht. Und dass er in den Beruf als „Zimmermann" eingeweiht wurde... ein Zimmermann bei den Eingeweihten ist nicht ein normaler Zimmermann, wie unsere Schreiner und Holzarbeiter. Als „Zimmermann" wurde er in die geheimen Schriften eingeweiht, welche in allen Bauwerken der Eingeweihten vorhanden sind. Und Jesus war nicht einfach „nur" ein Gross-Meister. Jesus ist ein Engel, der zeitweise in einen menschlichen Körper inkarnierte. Und nicht irgendein Engel, sondern mindestens ein Seraphim.

15.6 Dogen Zenji (1200–1253)

Die Linie der Zen-Meister, an deren aktuellem Ende sich Meister Tenryu Tenbreul befindet, steht innerhalb der übermittelten Tradition des Soto-Zen und geht auf den berühmten japanischen Zen-Meister **Eihei Dogen Zenji** (1200–1253), zurück. Dogen Zenji gilt als eine der bedeutendsten religiösen Persönlichkeiten der fernöstlichen Insel. Er legte grossen Wert auf die Praxis des Shikantaza (wörtlich nur sitzen).

Dogen wurde im östlichen Distrikt von Kyoto, Kimata, im Jahre 1200 geboren. Sein Vater, Kuga Michichika, ein mächtiger Adeliger und Mitglied des Murakami-Zweiges der Genji-Sippe, war eine zentrale Figur in der verworrenen Geschichte der damaligen Zeit. Dogen war erst zwei Jahre alt, als sein Vater starb, und zog mit seiner Mutter aufs Land. Sein Leben war dort einsam und traurig, im Alter von acht Jahren traf ihn der Tod seiner Mutter. Als er am Begräbnis den Rauch aufsteigen sah, erkannte er zutiefst die Vergänglichkeit der Dinge. In dieser Zeit fasste er den Entschluss, den wahren Weg zu finden. Er war entschlossen, diese vergängliche Welt von Leid und Freude, Glück und Traurigkeit zu überwinden.
Kurz vor ihrem Tod hatte Dogens Mutter ihn gebeten, Mönch zu werden, für seine verstorbenen Eltern zu beten und für die Errettung aller Lebewesen zu wirken. Dogen wurde in einem kleinen Tempel am Fusse des Berges Hiei aufgenommen und durch Abt Jien eingeführt. Bald darauf kam ein neuer Abt, Koen, welcher Dogen am 9. April 1213 die buddhistische Mönchsweihe gab. Sein Interesse an Zen war geweckt, und das Verlangen, in China zu lernen, wurde bestärkt. Am 22. Februar 1223 verliessen Dogen, sein Meister und zwei weitere Mönche Japan, um nach China zu reisen.

Die Reise und das Leben in China waren sehr beschwerlich. Sein erster Eindruck vom chinesischen Zen war enttäuschend gewesen. Aber dann begegnete er eines Tages jedoch einem alten Koch, der von weither zum Hafen gekommen war, um Pilze zu kaufen und zu trocknen. Dogen fand Gefallen an dem alten Mönch und wollte sich mit ihm austauschen. Doch der Mönch lehnte ab, weil er noch an diesem Abend in sein Kloster zurückmüsse, er hätte eine Pflicht als Küchenmeister (Tenzo) zu erfüllen. Dogen fragte ihn, warum er eine so schwere und lästige Arbeit akzeptiert hätte, anstelle sich auf Zazen, Sutra lesen oder Studium des Zen zu konzentrieren. Der alte Mann lachte und sagte: „Mein junger ausländischer Freund, es ist klar, du hast noch viel zu lernen über die wirkliche Bedeutung von Übung und Schrift. Du musst wissen, ich bin nicht die Anderen". Er lud ihn ein, sein Kloster zu besuchen, um die richtige Zen-Praxis zu lernen, und verabschiedete sich.

Dogen nahm die Einladung an.
Dogen übte dort fleissig. Er begegnete auch dem alten Küchenmeister wieder und fragte diesen: „Was sind die Schriften?" – „Eins, zwei, drei, vier, fünf", antwortete dieser. „Was ist Übung?" – „Nichts ist verborgen, alle Dinge sind offenbart", erwiderte der alte Mönch.
Dogen erkannte einmal mehr, dass körperliche Arbeit der Schlüssel zur Praxis ist.

Selbstverwirklichung, oder vielmehr Verwirklichung des eigenen Nicht-Selbst, muss auf dem täglichen, praktischen Leben beruhen und darauf gegründet sein.
Dogen verliess China im August 1227.

Zurück in Japan, gründete er das heute wohl berühmteste aller Zen-Kloster, den Eiheiji-Tempel. Dort schrieb er von 1231 bis zu seinem Tod im Jahre 1253 sein Lebenswerk, das Shobogenzo. Das Shobogenzo ist seitdem für alle nachfolgenden Zen-Patriarchen Leitfaden für ihr Wirken.

Meister Dogen's Prinzipien:

1. Sich hier und jetzt konzentrieren.
2. Ein Anderer ist nicht ich, und ich bin nicht ein Anderer.
3. Shikantaza: einfach nur sitzen.

15.7 Miyamoto Musashi (1584–1645)

Myamoto Musashi: japanischer Schwertmeister des Mittelalters, Autor des „Gorin-no-sho“, Gründer des Kenjutsu-Stils Emmei-ryü.

Myamoto Musashi hat seine Lehre im Buch „Gorin-no-sho“ (das Buch der fünf Ringe) niedergeschrieben. Wer Genaueres über Myamoto Musashi wissen möchte, soll bitte dieses Buch gründlich studieren.

Musashis Leben

Musashi (*Shinmen Musashi No Kami Fujiwara No Genshin*) wurde 1584 in der Provinz Mimasaka geboren. Sein Vater Munisai Shimmen, selbst ein bekannter Schwertkämpfer, starb früh (in einem Duell), und so kam Musashi in die Obhut seines Onkels, der ein Priester war.
Bereits in jungen Jahren begann er, sich in der Schwertkunst zu üben und bestritt sein erstes Duell, als er 13 Jahre alt war. Er tötete einen erfahrenen Samurai aus der Shinto-Schule. Zu jener Zeit war das Land durch Kriege zerrissen, die zwischen Hideyoshi und Tokugawa geführt wurden. Musashi machte die Schlacht von Sekigahara auf der Seite der Verlierer mit und überlebte die drei darauffolgenden Tage des Gemetzels. Danach zog er nach Kyoto und forderte die Yoshioka-Schule zum Duell. Yoshioka waren bekannte Schwertlehrer, die im Dienst der Ashikaga-Shogune standen.

Nachdem Tokugawa die mit Hideyoshi verbündeten Ashikaga bei Sekigahara besiegt hatte, wurde den Lehrern der Unterricht verboten. Davor jedoch wurde Musashis Vater von den Anhängern der Yoshioka im Duell getötet. Musashi tötete drei der Yoshioka-Brüder, bevor er weiterzog.

Es gibt kaum einen Schwertmeister in der langen Geschichte Japans, dem je eine ähnliche Bewunderung und Verehrung zuteil wurde wie Miyamoto Musashi Fujiwara Genshin.

Bereits zu Lebzeiten eine Legende, verweben sich in seinen Biographien Wirklichkeit und Fiktion. Es ist schwer, wahre Daten und Begebenheiten aus den unzähligen Erzählungen über ihn herauszufiltern.
So soll er neben historisch belegten Duellen auch Drachen und Unholde getötet haben und unverwundbar gewesen sein. Die meisten Hinweise auf sein Leben gibt das Buch seines Schülers Iori, welches nach Musashis Tod geschrieben wurde.
Dieses „Nitenki" (Geist der zwei Himmel) benannte Werk ist eine der ältesten zusammengefassten Quellen über Musashis Taten, auf dem viele andere, moderne Abhandlungen beruhen. Hoffen wir, uns auf Fakten zu stützen, die mehr den realen, geschichtlichen Schwertmeister Musashi betreffen...

Seine Familie waren Gefolgsleute des Harima-Clans in Kyushu, er wuchs jedoch bei Verwandten auf und machte bereits als Kind auf sich aufmerksam, als er mit 13 Jahren sein erstes Duell bestritt, bei dem er einen Samurai tötete (erst mit 15 Jahren wurden Jungen im historischen Japan initiiert). Mit 16 Jahren begab er sich auf Wanderschaft und hatte auch sein zweites Duell, welches er als Sieger überstand. Es wird ihm nachgesagt, dass er im selben Jahr an der Schlacht von Sekigahara auf Seiten der Verlierer teilgenommen hätte, was jedoch geschichtlich nicht belegt ist. Belegt sind hingegen seine Treffen mit vielen berühmten Meistern der Kriegskunst seiner Zeit, wie Hozoin Inei (Hozoin ryu), Yagyu Sekishusei Munetoshi (Yagyu Shin kage ryu), Muso Gonosuke (Shindo muso ryu) und seine Fehden mit der Schwertschule Yoshioka in Kyoto und dem Fechtmeister Sasaki Kojiro.

So bestritt er bis zu seinem 29. Lebensjahr über 60 Duelle, aus denen er immer siegreich hervorging. 1514 und 1515 beteiligte er sich auf Seiten der Tokugawa-Armee an der Belagerung der Burg Osaka, kämpfte für den Ogasawara-Clan bei der Christenniederschlagung von Shimabara (1632) mit und nahm im Hause Hosokawa eine Stelle als Fechtlehrer an (Kumamoto, Higo).

Was jedoch den Ruf Musashi's ausmachte, waren dies nicht nur seine Fertigkeiten im Umgang mit dem Schwert. Es heisst, auf seinen Wanderschaften habe er nie gebadet, sich die Haare oder den Bart frisiert. Zudem waren seine Auffassungen von Ritterlichkeit sehr ungewöhnlich – er überfiel Gegner, die zum Duell gekommen waren, aus dem Hinterhalt oder wartete versteckt, bis seine Feinde ungeduldig und unvorsichtig wurden. Alles in allem schien sein mangelhaftes Auftreten und Verhalten eher unorthodox und für seine Zeit fragwürdig zu sein. Inwiefern dies seine kriegerischen Erfolge beeinflusste, sei dahingestellt – für Musashi schien alles Weltliche eine Ablenkung von seinem „Weg des Schwertes" zu bedeuten. Er vervollkommnete seine Techniken immer mehr und brachte es zu grosser Meisterschaft im Umgang mit der Klinge. Mit der Zeit soll er bei Zweikämpfen nicht mehr sein Schwert, sondern einen Stock oder auch ein Bokken als Waffe benutzt haben, was er auf sein tiefes Verständnis der Techniken zurückführte (die scharfe Klinge bleibt im Hartholz des Bokken stecken, und somit ist das Holzschwert nicht unbedingt unterlegen). Er ging davon aus, dass die Technik an sich primär und die Waffe eher sekundär seien. Wie kein anderer Krieger vor ihm verstand er das Fechten nur als Bestandteil eines grossen

Ganzen, bei dem Kunst, Handwerk, Philosophie und Kriegshandwerk nur Teilstücke einer Einheit sind. So war Musashi in späteren Jahren auch als Maler und Schnitzer tätig, und seine Arbeiten gelten heute in Japan als grosse Meisterwerke.

Zum Ende seiner Laufbahn fasste er sein Wissen um die Schwertkunst im Gorin-no-sho, dem „Buch der fünf Ringe", dem Hyoho Sanjugo Kajo „35 strategische Artikel" und dem Dokko-do „Weg zum Selbstvertrauen" zusammen. Das Gorin-no-sho gilt ausserhalb Japans als das bedeutendste seiner Werke. Es war sein Vermächtnis an spätere Generationen, das zwar hauptsächlich taktische und strategische Fragen des Schwertkampfes behandelt, aber ebenso für alle Bereiche des täglichen Lebens als Leitfaden eingesetzt werden kann – Fechten als Bestandteil eines grossen Ganzen...

Musashis Lehre

Als Musashi 29 Jahre alt war, hatte er mehr als 60 Kämpfe bestritten und alle gewonnen. 1612 bestritt er seinen letzten Kampf gegen Sasaki Kojiro, einem bekannten Schwertkämpfer mit dem Langschwert (O-dachi) aus dem Mori-Clan. Musashi tötete ihn mit einem Holzschwert. (...) Danach verbrachte Musashi einige Jahre mit Kalligraphie, Malerei und Schnitzerei. Sein Bestreben war, das Wesen der Kampfkunst zu verstehen, und diesem Ziel galt fortan all sein Bemühen. Nach seinen eigenen Niederschriften gelang ihm dies erst 1634.

1580 eröffnete Musashi seine Emmei-Schule für zwei Schwerter (Niten Ichi-ryu). Die Emmei--Technik verlangte, dass das Daito (Langschwert) in der rechten Hand und das Kurzschwert in der linken Hand gehalten wurden. Das Langschwert führte den ersten Schlag aus, und das Kurzschwert machte eine kurze schneidende Bewegung.

1643 zog er sich in die Einsiedelei zurück und schrieb das „Gorin-no-sho", in dem er die Geheimnisse seines Stils Niten Ichi-ryü (Emmei-ryu) beschrieb. Er war auch der Autor eines Buches mit dem Titel „Dokukodo", das den Geist des Bushido behandelt.

Musashi starb 1645.

Musashi war nicht nur ein berühmter Schwertkämpfer, er war ebenso vollkommen in der Kunst der Kalligraphie, Malerei und Bildhauerei. Seine Arbeiten werden heute in Japan als hohe Meisterwerke geschätzt.

Ein Fakt, der aus Erzählungen über seine Duelle und Zweikämpfe hervorgeht, ist bemerkenswert: Im Gegensatz zu seinen Gegnern kämpfte Musashi mit zwei, statt mit einem Schwert. Seit der Sengoku-Periode (1467–1568) war es üblich, dass Bushi zwei Schwerter in Form des Dai-sho-Paares (gross-klein) trugen. Das Dai-sho bestand aus einem längeren Kampfschwert und einem Kurzschwert oder Dolch, wobei die kürzere Waffe im Falle eines Verlustes oder Defektes im Gefecht das Kampfschwert ersetzen sollte. Der gleichzeitige Einsatz beider Waffen war zwar nicht unbekannt, üblich blieb jedoch die ausschliessliche Führung des Langschwertes. Musashi schien jedoch ein praktisch veranlagter Mensch zu sein, denn er schreibt im Gorin-no-sho:

„... sich der Wirksamkeit der beiden Schwerter bewusst zu werden – darum geht es in der Nito ryu ..., denn wahr ist, dass man alle Waffen, die man besitzt, gebrauchen sollte, statt sein Leben wegzuwerfen. Zu sterben mit einer unbenutzten Waffe in seinem Gürtel, das wäre bedauerlich." So setzte er sehr oft beide Klingen gleichzeitig in Kämpfen gegen starke Gegner ein, wobei er dem Prinzip des Abwehrens mit dem Ko-dachi in der linken Hand und dem darauffolgenden Konter des Tachi in der rechten Hand folgte.

In modernen Zeiten brachte ihm dies den Ruf ein, er hätte die Schwerttechniken mit zwei Klingen erfunden. Fakt ist jedoch, dass lange vor Musashi andere Fechtschulen den Kampf mit den zwei Schwertern (Nito) lehrten. So sind uns die Techniken des Nito der Tasumi-ryu oder des Ryo-to (beide Schwerter) der Katori Shinto-ryu überliefert, bei der genau nach denselben Prinzipien wie bei Musashis Schule vorgegangen wird. Miyamoto Musashi behauptete zwar in seinen Techniken, von keiner der existierenden Schwertschulen beeinflusst zu sein, es ist jedoch annehmbar, dass auch er gewisse Quellen studierte, um seine Fähigkeiten zu vervollkommnen. Ausser seinem Vater, der ihn bereits mit sieben Jahren in die Obhut seines Onkels gab, erwähnte Musashi niemals einen persönlichen Lehrer innerhalb der Fechtkunst.

Bemerkenswert ist, dass auch in der Niten-ichi-ryu die Zweischwerttechnik nur einen geringen Teil der Ausbildung ausmacht. Der Grossteil der Überlieferungen beinhaltet Solotechniken mit Lang- oder Kurzschwert, welche natürlich auch als Vorbereitung auf die Beherrschung der Zweischwerttechniken gilt. Die Niten-ichi-ryu benutzt für dieses Training spezielle Bokken, die etwas dünner und leichter als sonst üblich gefertigt sind. Sie sind ein Zugeständnis an die gleichzeitige Arbeit mit Tachi und Kodachi, um dem Trainierenden die einhändige Führung der Waffe bei den Nito-Techniken zu erleichtern.

Zirka um das Jahr 1632, Musashi lebte um diese Zeit in Edo (Tokyo), änderte er den Namen in Nito-ichi-ryu (Zwei Schwerter – Ein System). Er hatte im Laufe der Jahre vor allem an den spirituellen und philosophischen Zügen des Kenjutsu gearbeitet, sodass er den neuen Namen weitaus treffender für seine Art der Fechtkunst fand. Zum Ende seines Lebens – er stand zu dieser Zeit im Hause Hosokawa in Kumamoto/Higo in Dienst, änderte er Nito (Zwei Schwerter) letztendlich in Niten (Zwei Himmel) – einen Namen, den er auch selbst zum Signieren von gefertigten Kunstwerken, wie Bildern oder Plastiken, benutzte. Zu diesem Zeitpunkt war seine Schwerttechnik tief spirituell geprägt, und er fügte viele buddhistische Aspekte in seine Schule ein. Musashi betrachtete das Schwert nicht mehr als Waffe schlechthin, es wurde für ihn quasi ein Werkzeug, um seine philosophischen Gedankengänge auszudrücken und persönliche Harmonie zu erlangen.

Es wird gesagt, dass Musashi kaum Schüler hatte, dagegen spricht jedoch die lange Zeit seiner Anstellung als Fechtlehrer im Haus Ogasawara und Hosokawa, und schliesslich widmete er sein Buch Gorin-no-sho seinem Schüler Terao (wahrscheinlich als Lehrlizenz).
So setzte sich die Ryu bis in unsere Tage fort und kann auf eine Reihe von Zweigen blicken, die alle unter demselben Namen agieren. Es gibt aktuell keine formelle Hauptlinie in Japan, die populärsten Organisationen berufen sich jedoch auf eine Reihe von 10 Grossmeistern – von Miyamoto Musashi bis Imai Masayuki in der heutigen Zeit: Miyamoto Musashi Fujiwara Genshin – Terao Kyumanosuke Nobuyuki – Terao Kyoemon Katsuyuki – Yoshida Josetsu Masahiro – Santo Hikozaemon Kiyoaki – Santo Hanbei Kiyoaki – Santo Shinjyuro Kiyotake – Aoki Fesshin Kikuo – Kyonaga Tadanao – Imai Masayuki Nobukatsu.

Wie viele andere Schulen hat auch die Hyoho Niten-ichi-ryu neben seinen eigentlichen Kampftechniken einen starken spirituellen Background. Einige der älteren Ryu sind eng mit dem Shinto, der Naturreligion Japans, verbunden. Die Niten-ryu führt ihre Lehren jedoch auf den Buddhismus zurück. Bereits Miyamoto Musashi galt als Kenner dieser Religion – und bekannte buddhistische Experten seiner Zeit, wie der Bonze Takuan, galten als seine Freunde. Die Lehren der Schule und auch ihrer Bücher wie das Gorin-no-sho sind eng mit buddhistischen Grundsätzen verbunden. Es heisst, dass nur umfangreiche Kenntnis dieser religiösen Lehren das wahre Wissen zu Musashis Büchern, und damit auch zu den inneren Lehren der Schule, offenbart. So ist es nicht verwunderlich, dass viele Grossmeister des Stils neben ihren Lehrtätigkeiten im Fechten auch buddhistische Ämter innehatten bzw. Mönche oder Bonzen waren.

Religiöse Grundsätze und Lehren sind so untrennbar mit den Techniken der Hyoho Niten-ichi-ryu verbunden.
Was die Techniken der Schule gegenüber anderen Ryu auszeichnet, ist vor allem ihre extreme Realitätsbezogenheit. Die Kampftechniken sind sehr praktisch ausgelegt – es gibt keine unnötigen Bewegungen, rituelle Floskeln oder überflüssige Gesten. Auch die Anzahl der Stellungen und Techniken ist geringer als in anderen Systemen. Vergleicht man diese mit anderen bekannten Schulen, so wirken die Bewegungen der Niten-ichi-ryu sehr natürlich und offen.

Die Ryu ist ein rein kampfbezogener Fechtstil, der in seiner Ausübung keine Methoden des schnellen Ziehens oder Schnittprüfungen wie Iai- oder Batto-Jutsu kennt. Alle Kata werden in vorbereiteter Form mit gezogenen Schwertern vollführt, so wie auch die Krieger in historischen Zeiten mit blanker Klinge auf das Schlachtfeld oder zum Duell zogen.

In ihrer modernen Form, der Shin-niten-ichi-ryu, ähnelt die Schule äusserlich sehr dem modernen Kendo, sie beinhaltet 13 Kata sowie 5 Kumitachi-Übungen, die eng an die Nito-Techniken der Niten-ichi-ryu angelehnt sind. Einige Ableger des Stils beinhalten und unterrichten auch den Umgang mit Jo (*Stock*) und Jitte (*Schwertfänger*). Die „klassische" Niten-ichi-ryu hingegen kennt 24 Kata Schwertkata, welche ausschliesslich mit einem Partner ausgeführt werden, der, unabhängig ob Lang-, Kurz- oder Zweischwert-Kata, stets mit einem Tachi bewaffnet ist.

15.8 Jigoro Kano (1860–1938)

Jigoro Kano wurde am 28. Oktober in Mikage (bei Kobe) geboren.

Jigoro Kano, der Vater des modernen Judo, wurde im Jahre 1860 in dem kleinen, am Meer gelegenen Städtchen Mikage unweit von Kobe geboren. Als Abkömmling eines armen Samurai-Clans zeigte er schon frühzeitig eine Neigung zu den Humanwissenschaften. Er war arbeitsam und beharrlich. Nach der Meiji-Revolution zog seine Familie im Jahre 1871 nach Tokio. Kano, der eine Mittelschule absolviert hatte, begann an der Kaiserlichen Universität in Tokio zu studieren. Der Entschluss, sich dem Ju-Jutsu zu widmen, kam ihm erst im Alter von 18 Jahren, in einem Alter also, das für die Aufnahme des Trainings in irgendeiner Sportart schon recht hoch ist. Trotzdem verstand es Kano, der keineswegs über ideale körperliche Voraussetzungen verfügte, in kurzer Zeit die schwierige Technik der Griffe und Würfe zu erlernen.

Die Grundlage der Meisterschaft eignete sich Kano bei einem zwar nicht schlechten, aber doch recht mittelmässigen Lehrer namens Yagi Teinosuke an. Später setzte er seine Studien bei so anerkannten Autoritäten, wie Fukuda Hachinosuke und Iso Masatomo aus der Schule Tenshin shinyoryu, sowie auch bei Ikubo Tsunetoshi aus der Schule Kitoryu fort.

Nach Abschluss seines Universitätsstudiums trat Kano in die Hochschule für Adlige ein, eine privilegierte Lehranstalt, die den Zugang zu den wichtigen Staatsämtern öffnete. Trotz allem aber siegte in ihm die Liebe zu den Kampfkünsten. Er suchte ein Prinzip, das sowohl bei den Wurftechniken als auch bei den Schlagtechniken gilt. Als all den Techniken zugrundeliegendes Prinzip formulierte Kano den effizientesten Gebrauch der physischen und psychischen Energie. Kano untersuchte alle ihm bekannten Ju-Jutsu-Techniken auf Einhaltung dieses Prinzips. Die Techniken, die nicht diesem Prinzip gehorchten, verwarf er und ersetzte sie durch Techniken, die dem entsprachen. Die Gesamtheit dieser Techniken fasste Kano unter dem Begriff Judo zusammen. Der Begriff Judo ist keine Erfindung von Kano, er wurde bereits in der Tokgawa-Epoche verwendet und bezeichnete den Stil einiger der vielen Ju-Jutsu-Schulen. Kano wählte den Begriff Judo, um diesen Stil von dem klassischen Ju-Jutsu zu unterscheiden.

Das Kodokan (*die Schule, um den Weg zu studieren*), Kanos eigene Sportschule, an der er Judo lehrte, eröffnete der junge Adlige im Jahre 1882 am Eisho-Schrein in Tokio.
Diese Schule wird heute von Kanos Enkel Yukimitsu Kano geleitet. Als das Kodokan gegründet wurde, bestand das Dojo, der Trainingsraum, nur aus einer Matten-Fläche mit einer Grösse von etwa vier mal sechs Metern. Im ersten Jahr hatte Kano nur neun Schüler.
Nach dem glänzenden Sieg, Entscheidungskampf der Kaiserlichen Polizeiverwaltung, im Jahre 1886 wurde Judo bei der Polizei und in der Armee eingeführt. Einige Jahre später wurde es in das Programm der Mittel- und Oberschulen aufgenommen.

Der technische Komplex des Kodokan war im Jahre 1887 fertig ausgearbeitet und ist in den letzten Jahrzehnten unverändert geblieben.

Doch über die Theorie des Judo, und insbesondere über die moralisch-ethischen Probleme beim Studium der Kampfkünste, hat Kano seine Arbeiten noch viele Jahre lang fortgesetzt. Kano war der erste der modernen Meister der Kampfkünste in Japan, der auf seine Disziplin den Begriff Do (*Weg oder Hauptprinzip*) anwandte, im Gegensatz zu dem früheren Jutsu (*Kunst, Meisterschaft*). Das Budo ist eine Erfindung des 20. Jahrhunderts, jedoch keine völlig neue Variante der klassischen Kampfkünste. Hier drängt sich das allgemein bekannte Paradoxon: **„Das Neue ist nur das gut vergessene Alte"** auf. In der Tat existiert der Begriff Do als das oberste Prinzip, der „Weg" des Folgens, seit uralten Zeiten im religiös-philosophischen Denken des Fernen Ostens.

1922 besuchte Kano die Ju-Jutsu-Schule Erich Rahn's in Deutschland und 1928 als Mitglied des IOC die Olympischen Spiele in Amsterdam. 1938 nimmt Kano an der IOC-Sitzung in Kairo teil und schlägt dort Tokio als Austragungsort der 12. Olympischen Spiele vor.
Auf der Rückreise stirbt Kano am 4. Mai auf See an einer Lungenentzündung.

15.9 Gichin Funakoshi (1868–1957)

Gichin Funakoshi, der Vater und Begründer des modernen Karate, wurde auf Okinawa als einziger Sohn einer einfachen Samurai-Familie der damaligen Shizoku-Klasse (*privilegierte Klasse*) geboren. Funakoshis Vater war ein Experte im Kampf mit dem Stock (*Bo*).
In seiner Kindheit lebte er bei seinem Grossvater Gift, der ein bekannter konfuzianischer Gelehrter war. Von ihm lernte er die vier grossen chinesischen Klassiker. Bereits in seiner Grundschulzeit begegnete er Meister Anko Azato, dem inneren Schüler (*Uchi-Deshi*) der Matsumura-Linie, und begann bei ihm mit dem Unterricht im Karatedo.

Für den jungen Funakoshi war das eine harte Zeit, dennoch spricht er mit Ergriffenheit von seiner Jugend, in der er trotz vieler Entbehrungen schon früh den Wert der Freundschaft erfuhr, die ihn bis zu seinem Lebensende mit seinen Lehrern verband. Zu jener Zeit wurde Karatedo im Geheimen geübt, und dies machte es nötig, seinen Lehrer bei Nacht zu besuchen. Jeden Abend ging er zum Haus seines Meisters Azato, und oft dauerte das Training bis in die Morgenstunden. Es bestand nur aus den Wiederholungen der Kata, und nichts konnte den Meister dazu bewegen, auch nur ein einziges Mal davon abzusehen. Funakoshi erinnert sich, dass es Momente gab, in denen er tiefste Verbitterung und Erniedrigung empfand, doch seine Ausbildung bestand darin, gerade diese Empfindungen zu überwinden.

Oft war Meister Itosu bei Azato zu Gast, und während Funakoshi seine Kata übte, unterhielten sich die beiden über philosophische Aspekte der Kampfkunst. Doch so sehr er sich auch anstrengte diese Gespräche mitzuhören, er durfte es nicht. Meister Azato verwies ihn jedes Mal zu seiner Übung, sparte mit Lob und tadelte viel.

Es vergingen die Jahre, und an seiner Ausbildung veränderte sich nichts. Getreu dem Grundsatz, mindestens drei Jahre für eine Kata, lehrte der Meister ihn erst eine neue Form, wenn er die alte gut genug beherrschte. Funakoshi schrieb, dass er zehn Jahre lang täglich die Tekki-Kata üben musste, ehe der Meister mit ihm zufrieden war.

Die Jahre vergingen. 1901/1902 leitete er eine Karate-Demonstration anlässlich eines Besuches des Schulkommissars der japanischen Provinz Kagoshima.
Dessen Bericht veranlasste das Kultusministerium in Tokio, Karate als Teil des Lehrplanes einzuführen, worauf Meister Itosu die Pinan- (*Heian-*) Kata gründete.

In der Folgezeit gab es mehrere Kontakte zwischen bekannten Persönlichkeiten und dem Okinawa-Karatedo, indem Funakoshi eine immer bedeutendere Rolle übernahm. Niemand ahnte damals, als im Jahre 1922 Funakoshi auf Einladung des japanischen Botschafters nach Japan ging, dass es eine Reise ohne Rückkehr werden sollte. Nun, im Laufe der Zeit, alles wandelt sich, blieben auch negative Folgen nicht aus.

Meister Funakoshis Weg durch die Kampfkünste, der schliesslich zur Gründung des von ihm nicht beabsichtigten Shotokan-Stils führte, war nicht frei von menschlichen Emotionen und Enttäuschungen. Der Meister selbst war durch seinen Okinawa-Ursprung zweigleisig beeinflusst: von Itosu erbte er ein immenses technisches Wissen und Können in den Kampfkünsten, während er Azato's strenge Richtung und seinen Lebensstil besass. Beides in Japan zu vereinigen schien zunächst unmöglich. Seine persönliche Freundschaft zu Meister Kano (*dem Begründer des modernen Judo*), die er bis zu seinem Lebensende tief verinnerlichte, brachte ihn in tiefe Konflikte zu seiner traditionellen Auffassung über die Lehre der Kampfkünste. Kanos Massnahmen, alles zu modernisieren, was vorher in den japanischen Kampfkünsten unumstösslich schien, beeinflusste auch das Karate und bewirkte in Funakoshis Dojo, dass einige Schüler, die das Vergehen an der Tradition nicht billigten, ihn verliessen. Darum war der Meister gezwungen, Kompromisse in der Trainingsführung zu schliessen, die danach häufig seine Absicht überstiegen.

Zwar war der Meister von vielen Ideen Kanos begeistert, doch im Umgang der Techniken blieb er unerbittlich: er verbot jede Neuerung und erlaubte nur Kata und Bunkai.
1927 tauchten die ersten gravierenden Probleme auf. Drei seiner Schüler, darunter Masatoshi Nakayama, setzten sich über sein ausdrückliches Verbot hinweg und begannen Übungskonzepte zu entwickeln, die sich an Wettbewerbsauffassung des Kendo orientierten.
Böse über diese Regelübertretung, verbot er ihnen, jemals wieder sein Dojo zu betreten. Doch der Bann war gebrochen...

15.10 Sawaki Kodo (Roshi) (1880–1965)

Roshi Kodo Sawaki (1880–1965), einer der berühmtesten japanischen Meister unseres Jahrhunderts, der grosse Reformator des Zen, führte das Zen wieder zur ursprünglichen Frische und Einfachheit.

Nachwort von Roshi Kosho Uchiyama
Über die Umstände, in denen Sawaki Kodo Roshi gross wurde.
Mehr als zwanzig Jahre sind seit dem Tod Sawaki Roshis vergangen, der als ein führender Zen-Meister von den Zwanzigerjahren bis 1965 wirksam war. Selbst heute ist der Einfluss, den er auf die Welt ausübt, riesig. Doch die Umstände, in denen er geboren wurde, waren unvorstellbar hart und armselig.
Er kam im Jahr 1880 in der Präfektur Mie zur Welt. Japan war gerade dabei, sich politisch umzubilden, und dem neuen Staat fehlte noch eine stabile Grundlage. In dieser unsicheren Zeit verschied seine Mutter, als er erst vier Jahre alt war, und mit sieben Jahren musste er den plötzlichen Tod seines Vaters erleben. Die vier Brüder und Schwestern wurden aufgeteilt in die Familien von Verwandten und ehemaligen Dienstpersonal. Sawaki Roshi, der als Kind noch Saikichi hiess, kam in das Haus eines Onkels. Doch auch dieser Onkel verstarb ein halbes Jahr später, und er wurde von einem anderen Onkel adoptiert, der im Isshinji-Viertel offiziell ein Lampion-Geschäft betrieb, in Wirklichkeit aber mit dem Glücksspiel sein Geld verdiente. Hier verbrachte er die vier Jahre der Grundschule. Da er spät eingeschult wurde, schloss er die Grundschule erst mit zwölf Jahren ab.

Als Grundschüler arbeitete der junge Saikichi bereits als Laufbursche für die Stiefeltern. Er verkaufte zum Beispiel Reiskuchen in den Spielcasinos und erfuhr so von der Welt des Glücksspiels oder er half den Schauspielern in den Kabaretten beim Umkleiden. Einmal wurde er Zeuge, wie ein fünfzigjähriger Mann, der sich eine 18-jährige Prostituierte gekauft hatte, einem Herzschlag erlag, und wie am folgenden Morgen seine Frau kam und weinte: „Selbst im Tod muss er mir noch Schwierigkeiten machen, und das an einem solchen Ort wie hier ..." Als junges Kind erfuhr er bereits, was hinter den Kulissen unserer komplizierten Welt alles vor sich geht.

Kurz nach Saikichis Abschluss der Grundschule fand eine blutige Auseinandersetzung zwischen ungefähr siebzig Yakuza statt, die um die Abgrenzung ihrer Reviere kämpften.
Am Abend fand sich Saikichis Stiefvater mit der undankbaren Aufgabe vertraut, eine Verbindung zwischen den sich auf der Flucht befindenden Yakuza herzustellen. Zitternd vor Furcht war er ausserstande, dieser Aufgabe nachzugehen. An seiner Stelle bot sich Saikichi an einzuspringen:

Mitten in der Nacht bei einsetzendem Regen durchquerte er den Schauort des blutigen Kampfes, um die Verbindung mit den zehn Kilometer weit geflohenen Yakuza herzustellen. Seit jener Nacht begann sich sein Stiefvater vor ihm zu fürchten, und er hörte auf, ihn zu schlagen.

Doch obwohl Sawaki Roshi in solch einem Milieu seine Kinderjahre verbrachte, lernte er auch andere Vorbilder kennen. Da gab es die Familie Morita, die das Leben in ein verwahrlostes Hinterhaus nebenan verschlagen hatte. Der Vater leimte Kalligraphien auf Bildrollen, während der Sohn traditionelle japanische Malerei studierte. Saikichi fühlte sich zu dieser Familie hingezogen, deren Leben – obwohl es in den ärmlichsten Verhältnissen stattfand – etwas ganz Reines an sich hatte. Er begann, bei den Moritas ein- und auszugehen. Vom Vater Morita bekam er alte chinesische und japanische Geschichte und Literatur beigebracht. Ausserdem lernte er die Wahrheit, dass es im Leben Wichtigeres als Geld oder Rang und Namen gibt. Sawaki Roshi selbst sagte später, dass sich auf diese Weise die Knospe formte, aus der die spätere Frucht seines Lebens reifte.

Nach Abschluss der Grundschule übernahm Saikichi das Lampiongeschäft, mit dem er auch seine Stiefeltern ernährte, die das Vergnügen liebten (seine Stiefmutter war eine alte Prostituierte). Doch allmählich begann er die Augen für sein eigenes Leben zu öffnen. Er fing an sich zu fragen, ob es richtig sei, solch ein Leben zu leben, später zu heiraten, um dann Frau und Kinder zu ernähren. Er wusste weder ein noch aus, doch sein Geist verlangte deutlich nach dem Weg. Als er zum ersten Mal von Zuhause weglief, landete er bei einem Bekannten in Osaka. Doch diese Flucht blieb ohne Erfolg: seine Stiefeltern holten ihn wieder ab.

Das nächste Mal beschloss er, so weit wegzulaufen, dass man ihn nicht mehr abholen würde. Mit drei Kilo rohem Reis auf den Schultern und 27 Sen in der Tasche, dazu das Licht eines einzigen Lampions, marschierte er mit 16 Jahren zum Eiheiji in Echizen. Während des langen Weges kaute er pausenlos auf dem rohen Reis.

Eiheiji kümmert sich nicht um davongelaufene Jungen: Saikichi wurde der Einlass verwehrt. Für zwei Tage und Nächte wartete er ohne zu essen und zu trinken vor dem Tor, in der Hoffnung, dass seine Bitte erhört werde, entweder zum Mönch ordiniert zu werden oder in Eiheiji sterben zu dürfen. Schliesslich wurde er als Handlanger in die Werkstatt des Eiheiji aufgenommen. Später half er dann im Ryunji aus, dem Tempel eines führenden Priesters (dem Ino) des Eiheiji. Eines Tages wurde ihm frei gegeben, zu tun, was er nur wolle. Da beschloss er, im eigenen Zimmer allein Zazen zu üben. Zufällig betrat die alte Frau, die als Haushilfe im Tempel arbeitete, das Zimmer. Sie verbeugte sich so respektvoll vor ihm, als sei er der Buddha selbst. Was war es bloss, dass die Alte, die ihn gewöhnlich nur wie einen Laufburschen herumkommandierte, dazu veranlasste, sich so respektvoll vor ihm zu verbeugen?

Zum ersten Mal lernte der spätere Sawaki Roshi die erhabene Würde der Zazen-Haltung kennen und er beschloss, für den Rest seines Lebens Zazen zu praktizieren. Im Alter sagte Sawaki Roshi oft, dass er ein Kerl sei, der sein ganzes Leben an Zazen verschwendet habe. Der Ausgangspunkt dieser Lebensweise liegt in dieser frühen Begebenheit.

Durch verschiedene Verbindungen erfüllte sich schliesslich sein Wunsch, Mönch zu werden, und er wurde im Soshinji im fernen Kyushu ordiniert. Mit 19 Jahren trat er als Unsui (*wandernder*

Zenmönch) dem Entsuji in Tanba bei, wo er aber nur einen halben Monat verbrachte. Dort wurde er weitergeschickt an einen anderen Tempel, in dem er Fueoka Ryoun Roshi begegnete. Beide verstanden sich gut und Sawaki beschloss, Fueoka zu folgen. Fueoka Roshi hatte unter dem grossen Zen-Meister der Meiji-Zeit (1868–1912) Nishiari Bokuzan Zenji für lange Jahre studiert, und er war von einem lauteren Charakter, von dem sich Sawaki Roshi umso stärker angezogen fühlte, je länger er bei ihm war.

Von Fueoka Roshi hörte Sawaki Roshi Vorträge über das Gakudoyojinshu, Eiheishingi und Zazenyojinki, und dies formte die Basis seiner späteren Praxis des Shikantaza.

Als nächstes wurde er als Soldat in den Japanisch-Russischen Krieg (*brach 1904 aus*) eingezogen, in dem er sich einen goldenen Orden verdiente. Mit 26 Jahren, im Jahr 1906, kehrte er nach Japan zurück. Nach dem Krieg, etwas spät für sein Alter, trat er in die Fachhochschule für buddhistische Studien in seiner Heimatstadt ein. Danach wechselte er an das Seminar des Horyuji in Nara, wo er unter dem Abt Saeki Join Sojo die Yogacara-Philosophie studierte. (*Anmerkung: Yogacara-Philosophie ist eine alte buddhistische Schule, deren Philosophie dem Idealismus und der Psychologie ähnelt – alle Phänomene werden als Produkte unseres Bewusstseins erklärt, das in acht verschiedene Bereiche unterteilt wird: die fünf Sinnesbereiche, das Denken, das Ich-Bewusstsein und das Unter- bzw. Speicher-Bewusstsein*). Nachdem er sich einen Überblick über die buddhistische Lehre verschafft hatte, begann er im Alter von 34 Jahren in einem leer stehenden Tempel in Nara, dem Jofukuji, für drei Jahre von morgens bis abends allein Zazen zu praktizieren. Hier ging ihm Shikantaza in Fleisch und Blut über.

1916, mit 36 Jahren, warb ihn Oka Sotan Roshi als Lehrer für die Mönche im Daijiji in Higo an. Nach Oka Roshis Tod lebte Sawaki Roshi allein auf dem Mannichi-Berg in Kumamoto, von wo aus er begann, in alle Teile Japans zu reisen, um Anweisungen zum Zazen zu geben und Vorträge zu halten.

Mit 55 Jahren wurde er als Professor an die Komazawa Universität gerufen. Gleichzeitig wurde er auch zum Godo (*einem der führenden Priester*) im Sojiji, einem der beiden Haupttempel der Sotoschule. Von diesem Zeitpunkt an begann die Periode, in der Sawaki Roshi seine grösste Aktivität entfaltete.

Zu jener Zeit bedeutete „Zen" nicht mehr als das Koan-Zen der Rinzaischule, doch Sawaki Roshi konzentrierte sich ganz auf das Shikantaza, das von Dogen Zenji gelehrt wurde. Für die Geschichte des japanischen Buddhismus war es besonders wichtig, dass Sawaki Roshi Shikantaza zum ersten Mal wieder in seiner puren Form präsentierte und es gleichberechtigt neben dem Koan-Zen für unsere Zeit wieder aufstehen liess.

Da er nie in seinem eigenen Tempel wohnte und auch keine Bücher schrieb, fingen die Leute an, ihn den „obdachlosen Kodo" zu nennen. Doch 1963, im Alter von 83 Jahren, verliess ihn die Kraft in den Beinen, und er musste seine Reisen aufgeben. Er zog sich in den Antaiji in Kyoto zurück, wo er 1965 im Alter von 85 Jahren verstarb.

Für die, die genauere Informationen über Sawaki Roshis Leben suchen, gibt es mehrere japanische Biographien. Hier habe ich nur einige wenige Bruchstücke aus dem Leben Sawaki Roshis zusammengetragen, um denjenigen, die noch überhaupt nichts über ihn wissen, ein ungefähres Bild zu vermitteln.

15.11 Morihei Ueshiba (1883–1969)

Morihei Ueshiba, der Begründer des Aikido, wurde am 14. Dezember 1883 als Bauernsohn im Bezirk Tanabe der japanischen Präfektur Wakayama geboren. Von seinem Vater erbte er die Zielstrebigkeit eines Samurai und sein Interesse am öffentlichen Leben, von seiner Mutter Yuki die Liebe zu Religion, Dichtung und Kunst.
Der Junge war zuerst schwächlich und kränkelte ständig, er sass lieber drinnen und las Bücher, statt draussen herumzutollen. Etwa im Alter von acht Jahren begann er unter Anleitung eines Shingon-Priesters die chinesischen Klassiker zu studieren, vielmehr aber interessierten ihn allerdings die Riten des esoterischen Buddhismus. Morihei dachte sogar daran, eines Tages selbst Mönch zu werden.

Um der Tagträumerei seines Sohnes entgegenzuwirken, erzählt ihm sein Vater von den Abenteuern seines berühmten Urgrossvaters, der einer der grössten Samurai seiner Zeit gewesen war, und regte Morihei dazu an, sich im Sumo-Ringen und Schwimmen zu versuchen. Allmählich erstarkte Morihei, und als sein Vater eines Abends von einer Bande Schläger überfallen wurde, sah er vollends die Notwendigkeit ein, entsprechende Kräfte zu entwickeln. Morihei ging nur ein Jahr auf die Mittelschule. Er langweilte sich dort, und seine aufgestaute Energie liess ihn nach einer praktischen Betätigung suchen.
Er war ein richtiges Arbeitspferd, seine dienstlichen Verpflichtungen zwangen ihn jedoch, eine neue Steuer für Bauern und Fischer einzutreiben, die er als höchst ungerecht empfand. Darauf kündigte er zum Leidwesen seines Vaters die Stelle.
Dieser händigte ihm schliesslich eine grössere Geldsumme aus mit der Bitte, sich etwas zu suchen, das er gerne machen würde.

In der Hoffnung, ein guter Kaufmann zu werden, begab sich Morihei 1901 nach Tokio. Er schaffte es, einen kleinen Schreibwarenladen aufzumachen, nur gefiel ihm der Handel ebenso wenig wie das Steuereintreiben, und so schloss er den Laden nach wenigen Monaten wieder. Während diesem kurzen Aufenthalt in Tokio entdeckte er seine Liebe zu den Kampfkünsten. Es machte ihm ungeheuren Spass, die verschiedensten Kampfkünste zu studieren. Als er schwer an Beri-Beri erkrankte, musste er heimkehren. Kurze Zeit später, im Alter von 19 Jahren, heiratete er.

Da er nur 155 cm gross war, wollten sie ihn beim Militär nicht. Also verbrachte er die nächsten Monate damit, in den Bergen zu trainieren: Er hängte sich mit Gewichten an den Beinen an starke Äste und führte andere Streckübungen durch, um seine Wirbelsäule zu dehnen, damit er die erforderliche Grösse für das Militär erreichen würde. Beim nächsten Versuch bestand er tatsächlich die Aufnahme ins Militär. Er erwarb sich grosse Verdienste im russisch-japanischen Krieg 1904–1905 in der Mandschurei, wo zum ersten Mal seine aussergewöhnliche Fähigkeit zutage trat, einen Angriff vorauszuahnen. Wie er sagte, konnte er schon fühlen, dass auf ihn angelegt wurde, noch ehe das betreffende Geschoss abgefeuert war. Sein Kommandeur wollte ihn in die Militärakademie aufnehmen, aber aus verschiedenen Gründen lehnte Ueshiba ab und quittierte seinen Dienst. In den vier Jahren seiner Militärdienstzeit hatte sich seine körperliche Verfassung erheblich verbessert. Er brachte jetzt 160 durchtrainierte Pfund auf die Waage und hatte von Nakai Masakatu vom Yagiu-ryu seine erste Lehrerlaubnis für eine Kampfkunst erhalten.

Morihei kehrte zum Leben eines Bauern und Ehemanns zurück, blieb aber voller Unruhe. Aufbrausend und schon fast manisch-depressiv begann er, seltsame Verhaltensweisen an den Tag zu legen. Er schloss sich stundenlang zum Beten in sein Zimmer ein, sprang mitten in der Nacht aus dem Bett, um sich mit kaltem Wasser zu übergiessen und fastete tagelang in den Bergen. Besorgt um die Gesundheit seines Sohnes, erbaute sein Vater einen Dojo auf dem eigenen Grund und Boden und lud den berühmten Jiu-Jitsu-Lehrer Takakikiyoichi ein, dort zu lehren. Morihei stürzte sich aufs Training und sein Zustand besserte sich zusehends.

In diesem Lebensabschnitt geriet er in den Einfluss des bekannten Gelehrten Minakata Kumagusu (*ein Sektenführer der Daito-ryu-Bewegung*).

Moriheis enorme Muskelkraft soll auf die Baumfällerjahre in Shirataki zurückzuführen sein, jeden Tag schleppte er riesige Stämme von ein bis zwei Zentner Gewicht. Einmal zog er mit einer Hand Pferd und Wagen aus einem Graben, ein andermal bezwang er drei Banditen, die ihn zu berauben versuchten. Wieder ein anderes Mal bezähmte er einen angreifenden Bären und teilte sein Mittagbrot mit ihm. Und so gibt es noch eine ganze Reihe von Geschichten zu erzählen.

15.12 Yukikazu (*Nyoiti*) Sakurazawa (*George Ohsawa*) (1893–1966)

Yukikazu (*Nyoiti Musagendo*) Sakurazawa (*George Ohsawa war später in Europa sein Pseudonym*) war einer der grössten Meister und Wohltäter unserer Zeit. Er wird leider nur von den wenigsten Menschen wirklich verstanden, weil seine Lehre (*genau wie die von Jesus*) ein Konzentrat ist, und sich fast niemand die Mühe macht, dieses Konzentrat tief genug aufzulösen.

- **18. Oktober 1893:** Yukikazu Nyoiti Sakurazawa wird in Kyoto, Japan, geboren.
- **1902** stirbt seine Mutter im Alter von 30 Jahren. Sein Vater geht fort, und er muss sich um seinen jüngeren Bruder und seine jüngere Schwester kümmern.

- **1908:** Er bekommt Tuberkulose in Lunge und Darm. Er leidet an vielen Krankheiten.
- **1912:** Durch die von Dr. Sagan Ishizuka verordnete Ernährung stellt er seine Gesundheit wieder her. Er graduiert in der First Comercial High School in Kyoto. Er bekommt eine Anstellung als Bote bei der Takinami-Gesellschaft in Kobe und besucht die dortige französische Schule.
- **1914:** Er erlangt an der französischen Schule den Abschluss, verliert aber die Arbeit, als die Gesellschaft wegen des Beginns des Ersten Weltkrieges das Geschäft aufgibt. Er bekommt eine Stelle als Proviantmeister auf der Manei Maru bei der Wormth Steamship Co. England. Während des Ersten Weltkrieges kommt er das erste Mal nach Europa.
- **1915:** Anstellung als Verwalter bei der Nakagari-Handelsgesellschaft, Kobe.
- **1917:** Mit 24 Jahren gründet er die Kumasawa-Handelsgesellschaft in Kobe als Zweig der Kumasawa Gesellschaft einer Textilgrosshandlung. Er wird zum Direktor gewählt. Jedes zweite Jahr reist er nach Europa. Mit der Herausgabe des Magazins Yomogaeigi beginnt er eine Bewegung zur Reformierung der Japanischen Sprache.
- **1920:** Er bringt den ersten funktionierenden Radioempfänger aus Frankreich nach Japan. Durch seine eigene Erfindung übertrifft er existierende Film- und Fotokameras.
- **1925:** Mit 31 Jahren übernehmen die Geldgeber die Kontrolle über die Gesellschaft. Dieser Vorfall veranlasst ihn zu der Entscheidung, das Geschäft aufzugeben. Er zieht nach Tokio und beginnt sein Lebenswerk, indem er die makrobiotische Vereinigung (*Shokuyo Kai und die Vereinigung für japanische Sprache Nippon-Romaji Assosiation*) vereinigt.
- **1927:** Gewählter Direktor des Shokuyo.
- **1928:** Auf Hokkaido hält er das erste makrobiotische Sommerlager ab. Er publiziert fünf Bände von „Makrobiotische Abhandlung" und eine Biographie von Sagen Ishizuka.
- **1929:** Ohne irgendwelche finanzielle Unterstützung fährt er mit der Transsibirischen Eisenbahn nach Paris und veröffentlicht dann „Das Einzige Prinzip" auf Französisch.
- **1930:** Obwohl er in Paris ein sehr armseliges Leben führt, bringt er es fertig, sowohl an der Sorbonne als auch am Pasteur-Institut zu studieren. Um seinen Lebensunterhalt zu finanzieren, führt er in Europa (*Frankreich*) die asiatischen Künste ein. Er macht die Franzosen erstmals mit Ido (fernöstliche Medizin), Kado (*der Blumenweg*), Akupunktur, Aikido, Judo, Haiku bekannt. Er veröffentlicht beim Hippokrates-Verlag das Blumenbuch.
- **1935:** Mit 42 Jahren kehrt er nach Japan zurück, und rät den Generälen S. Araki und Y. Lmori, keinen Krieg gegen die westlichen Mächte zu führen. Sie würden diesen Krieg sonst verlieren!
- **1939:** Er veröffentlicht ein Buch mit dem Titel „Wie man sich Feinde im Westen macht", sodass es unter dem Militär und den Ultrapatrioten heftigsten Widerstand auslöst. Unter diesen Bedingungen kann er nicht mehr gefahrlos in Japan bleiben, und so wird er Gesundheitsberater der kaiserlichen Familie und anderer Adeliger, um dieser Bedrohung durch die Nationalisten zu entrinnen. Er veröffentlicht „Eine neue diätetische Heilung", das in Millionenhöhe verkauft wird.
- **1940:** Er gründet das Institut des Einzigen Prinzips in Ohtsu, Kyoto, wo er das Einzige Prinzip lehrt, anstelle davon, wie man Krankheiten heilt.

- **1941:** In einer Auflage von 100'000 Exemplaren veröffentlicht er „Die Gesundheitsfront der Welt", eine Warnung an die Führer der japanischen Regierung, sie würden Japan zerstören und eine Verwirrung ähnlich der während der französischen Revolution ins Land bringen. Er sagt auch voraus, dass sie erschossen werden würden. Vier Jahre später am Ende des Krieges bewahrheitet sich seine Prophezeiung. Seine Warnung ist jedoch so kräftig, dass ernsthafte Gefahr seiner Ermordung besteht. Er veröffentlicht das Buch „Einer, der zuletzt und ewig gewinnt", worin er prophezeit, dass England Indien aufgeben und Gandhi ermordet werden würde – Diese Vorhersage bewahrheitet sich fünf Jahre später. Sein Buch „Wie man sich Feinde macht im Westen" wird von der Regierung konfisziert und 2'000 Bücher werden verbrannt.
- **1942–1944:** Er veröffentlicht weitere Bücher. Zu dieser Zeit wächst der Druck seitens der Militärregierung täglich. Sechs Monate lang wird er von der Militärpolizei verhört und gefoltert. Seine Gesundheit nimmt schweren Schaden.
- **1944:** Im Juli sagt er erneut, Japan würde besiegt werden. Im Jahr darauf kapituliert Japan. Er schickt an alle Studenten, die an der Front sind, Telegramme mit dem Wortlaut: „Ihr solltet vorsichtig essen und die letzten Gewinner sein" und mit Ratschlägen, wie sie sich verhalten sollten in Bezug auf Ernährung. Er publiziert zwei Anti-Kriegs- bzw. antimilitärische Bücher. Im November versucht er, durch die Mandschurei Moskau zu erreichen, um Russland die Rolle eines Vermittlers im Zweiten Weltkrieg anzutragen. Unterwegs wird er von der Militärpolizei verfolgt und gezwungen, seinen Plan zu ändern. Er entgeht jedoch der Gefangenschaft und kehrt nach Japan zurück, um einen anderen Versuch zu planen.
- **1945:** Am 25. Januar wird er in seinem Versteck verhaftet und unter Bedingungen eingekerkert, wobei die Temperatur bis auf 20 °C unter Null sinkt. Nach drei Monaten mit solcher Behandlung wird er äusserst schwach, verliert 80 % seiner Sehkraft und stirbt beinahe. Ende Juni wird er plötzlich gegen die Abmachung, gegen die Regierung keinen Prozess anzustrengen, freigelassen. Zu dieser Zeit schreibt er ein Buch, das die Menschen zu einer friedlichen Lebensweise auffordert „Der einzigartige Status Namens Glück" (*ein Buch, das mich persönlich sehr bewegt hat, wenn man bedenkt, zu welcher Zeit er das geschrieben hat*). Im Juli versucht er mit den Generälen Limori und Fujimori einen Staatsstreich, wird aber bei einem Geheimtreffen erneut verhaftet, in Kofu eingekerkert und anschliessend in das Gefängnis von Nagaski überführt. Kofu wird nach seiner Verlegung vollständig ausgebombt. Im August kapituliert Japan. Im September wird er auf Befehl von General Douglas MacArthur kurz vor der Vollstreckung seines Todesurteils freigelassen. In einem Brief wendet er sich an Douglas MacArthur und rät ihm, die Militär- und Geheimpolizei der japanischen Regierung zu verringern. Der Rat wird befolgt und jene Systeme abgeschafft. Im Oktober veröffentlicht er das Buch „Warum versagte Japan?"
- **1946:** Er beginnt in Yokohama Seminare über die biologische und erzieherische Revolution des Menschen.
- **1948:** Er gründet das makrobiotische Studienhaus (*genannt Maison Ignoramus*) in Hiyoshi, Tokio. Er publiziert „Das Buch vom Judo" in Französisch.

- **1949:** In verschiedenen Städten ist er für die Weltregierungs-Bewegung tätig. Seine Weltregierungs- Bewegung beruht auf der Idee, dass Weltfriede nur möglich ist, wenn der Einzelne imstande ist, durch biologische und physiologische Verbesserung, Gesundheit und Glück bei sich selbst zu begründen. (*Eben makrobiotisch zu leben. In diesem Zusammenhang möchte ich auf das Buch Nagasaki 1945 von Dr.med. Tatsuichiro Akizuki hinweisen, das aufzeigt, warum die Menschen in diesem Krankenhaus mitten in Nagasaki den Atombombenabwurf überlebt haben ...*)
- **1950–1953:** Er trifft verschiedene namhafte Wissenschaftler und veröffentlicht noch zahlreiche Bücher.
- **1953:** Er verlässt Japan Richtung Indien, um die Welt Makrobiotik zu lehren. Er schreibt einen offenen Brief an Mao Tse Tung, in dem er ihn vom Standpunkt der Makrobiotik zu seiner Gesundheit und zur chinesischen Politik rät.
- **1955:** Im Juni verlässt er Indien und fährt mit dem Schiff nach Afrika. Er kommt am 29. Oktober nach Lambarene, Belgisch-Kongo. Er beginnt, die Schwarzen Makrobiotik zu lehren.
- **1956:** Seit dem 25. Januar leidet er an Tropengeschwüren, einer Krankheit, die fast immer tödlich ausgeht. (*Siehe dazu das Buch „Krebs und die fernöstliche Philosophie"*). Von dieser „heilt" (*den degenerativen Verlauf umkehren*) er sich in etwa zehn Tagen durch die makrobiotische Ernährung. Er rät Dr. Albert Schweizer, für seine Patienten die makrobiotische Kost anzunehmen. Dr. Schweizer lehnt ab, und danach verlässt Ohsawa Lambarene. Am 29. Februar erreicht er Paris, wo er 25 Jahre zuvor die orientalische Kultur eingepflanzt hat. Tag und Nacht hält er in Belgien, der Schweiz, Deutschland, Schweden, Italien und England Vorträge über Makrobiotik. Eine „makrobiotische" Fabrik (*Lima*) wird bald in Belgien gegründet, und „makrobiotische" Geschäfte und Restaurants werden eröffnet überall in Europa.
- **1956–1959:** Er veröffentlicht unter anderem verschiedene Bücher und hält Sesshins ab.
- **1959:** Im Dezember dieses Jahres besucht er erstmals die USA. (*Die jungen Menschen haben seine Lehre nicht wirklich verstanden, und daraus ist später die Hippie- und Make-Love-Not-War-Bewegung entstanden.*)
- **1959–1963:** Er hält zahlreiche Sommerlager und Vorträge ab in ganz Amerika und Europa, zusammen mit japanische Ärzten.
- **1963:** Am 18. August bringt die Herold Tribune seine Vorhersage, dass John F. Kennedy eine grosse Gefahr erleben würde. Diese Prophezeiung bewahrheitet sich im November mit dem Tod von Präsident Kennedy.
- **1964:** Zusammen mit seinen Schülern gelingt ihm am 21. Juli ein Experiment mit der atomaren Transmutation (*Na–K*), kurz darauf hält er Vorträge im Big Sur Sommerlager.
- **1965:** In Japan beginnt er eine spirituelle Olympiade zu organisieren. Verschiedene Bücher, u.a. „Sie sind alle Sanpaku" werden veröffentlicht. In diesem Jahr hält er auf einer Tour, die 32'000 km umfasst, Vorlesungen in 5 Orten in Europa und Amerika.
- **1966:** am 24. April um 17.30 Uhr im Alter von 73 Jahren verlässt er diese Welt für immer. Als Ursache für seinen Tod diagnostizieren Ärzte einen Herzstillstand.

„Die Erziehung des Willens" ist sein letzter Artikel. Die von ihm initiierte spirituelle Olympiade wird im Juli und August in Japan abgehalten und von über hundert makrobiotischen Leuten aus der ganzen Welt besucht.

Ich möchte hier noch darauf hinweisen, dass es George Ohsawa zu verdanken ist, dass wir die InYologie studieren, die Makrobiotik praktizieren und unser Karatedo üben können. Er war es nämlich, der erstmals mit dem „Verrat" begonnen hat, die Geheimnisse des Fernen Ostens nach Europa und in den Westen zu bringen! Er war es, der die Lehre Jesu in eine für uns wieder verständliche Sprache übersetzt hat. Er war es, der die Kampfkünste (das wahre Budo) im Westen eingeführt hat. Alle anderen Meister sind ihm gefolgt. Auch der grosse Zen-Meister Taisen Deshimaru-Roshi hat ihn gekannt und ist seinem Beispiel gefolgt. Es war Georg Ohsawa, der Minoru Mochizuki zu Sensei Ueshiba geschickt hat, um Aikido zu üben, und er war es, der später Sensei Ueshiba davon überzeugen konnte, ihm Minoru Mochizui (10. Dan Yoseikan) nach Europa mitzugeben, um Aikido hier zu vermitteln. Er war es, der seine Uchi-Deshi (Michio Kushi, Hermann Aihara, Shizuko Yamamoto) von Japan wegschickte, um die Makrobiotik (I-do, Shokuyo-do, Ryori-do, Shiatsu, Do-in usw.) auf der ganzen Welt zu verbreiten.

Die Dankbarkeit von uns allen kann gar nicht gross genug sein.

15.13 Taisen Deshimaru (Roshi) (1914–1982)

Taisen Deshimaru Roshi lebte von 1914 bis 1982 und war von 1936 bis 1965 Schüler von Kodo Sawaki. Er kam 1967 auf Wunsch von Nyoiti Sakurazawa Sensei nach Frankreich, wo er begann, die Praxis des Zen zu lehren – Zazen.

Ganz ohne Zweifel war Taisen Deshimaru Roshi eine der grössten Persönlichkeiten des Zen in unserer Zeit. In Japan sprach man von ihm als dem „Bodhidharma der heutigen Zeit", nicht nur, weil sein starker Charakter an Bodhidharma erinnerte. Wie der legendäre Patriarch des Zen, der im sechsten Jahrhundert die reine Lehre von Indien nach China brachte, verliess er seine Heimat und kam nach Europa mit derselben reinen Lehre.

Vorher hatte man das Zen bei uns nur aus Büchern gekannt, aber niemand konnte die Erfahrung der wahren Zazen-Praxis machen, die er dann als geistiger Erbe von Kodo Sawaki im Westen verbreitete.
Ich möchte hier nicht über Zen schreiben aus wohl inzwischen hinlänglich bekannten Gründen. Du kannst mir aber glauben, dass Taisen Deshimaru Roshi (Roshi ist ein Ehrentitel für ganz grosse weise Zen-Meister) wirklich ein weiser Mensch war, der es verdient, dass man sich intensiv mit seiner Lehre befasst.

Hier nur noch so viel:
Im Februar 1982 erkrankt Meister Deshimaru schwer, was ihn nicht daran hindert, jeden Tag mit seinen Schülern Zazen zu üben. Er leitet noch verschiedene Sesshins. Im April verlässt er Paris, um nach Japan zurückzukehren. Seine letzten Worte sind: „Continue Zazen". Einige Tage später, am 30. April 1982, ist Meister Deshimaru tot. Neunundvierzig Tage lang üben seine Schüler ununterbrochen Zazen.
Wir wollen sein Erbe weiterführen!

15.14 Bruno Gröning (1906–1959),

Bruno Gröning: Geistheilung als Schlüssel zur globalen Heilung

„Selig sind die, die nicht sehen und doch glauben", sagte Jesus zum zweifelnden Apostel Thomas (Joh. 20,29). Heute können wir sagen: „Selig sind die, die sehen und wenigstens dann glauben." Denn in den letzten 2'000 Jahren sind zahlreiche Menschen aufgetreten, die mit ihren Fähigkeiten zeigten, dass Geist über der Materie steht.

Das wohl eindrücklichste Beispiel für Geistheilung in der Neuzeit ereignete sich vor rund 65 Jahren in Deutschland durch Bruno Gröning und hörte mit seinem Tod nicht auf. Die Reporter, die 1949 anfänglich wahrheitsgetreu berichteten, sprachen von „biblischen Szenen".

Doch schon bald begann eine Medienhetze gegen Gröning. Die entsprechenden Negativdarstellungen und Lügen werden bis heute von Kritikern und „Sektenberatungsstellen" vielfach wiederholt und aufgestockt, und positive Fakten werden verschwiegen oder verdreht. Es lohnt sich deshalb, das Phänomen Gröning näher zu betrachten. Viele Leserinnen und Leser werden sich dabei wahrscheinlich fragen: Warum habe ich davon noch nie etwas gehört?

Biografisches
Bruno Gröning – ursprünglich Bruno Grönkowski – war das vierte von sieben Kindern einer Arbeiterfamilie aus Danzig, der damaligen Hauptstadt Westpreussens. Bereits als Kind fiel er durch seine Heilfähigkeiten und seine besonderen Eigenschaften auf. (Sein Vater, seine Geschwister und andere, die Bruno Gröning damals kannten oder ihm begegneten, bezeugten dies später der Öffentlichkeit und den Behörden gegenüber.) Während des Ersten Weltkriegs besuchte der rund zehnjährige Bruno oft die örtlichen Lazarette und brachte für viele Verletzte Linderung und Heilung.
Nach fünf Jahren Volksschule begann er eine kaufmännische Lehre, doch sein Vater, ein Maurer, wollte, dass Bruno ebenfalls einen Handwerkerberuf erlernte. So machte er eine Lehre als Zimmermann, aber die wirtschaftlichen Wirren nach dem Ersten Weltkrieg zwangen ihn zu vielerlei Gelegenheitsarbeiten.

1943 wurde Bruno Gröning in die deutsche Wehrmacht eingezogen. Weil er sagte, er werde nicht auf Menschen schiessen, wurde ihm mit dem Kriegsgericht gedroht und man sandte ihn an die russische Front. Dort wurde er zweimal verwundet und half im Lazarett den Kameraden. Im März 1945 geriet er in russische Kriegsgefangenschaft.

Dank seines Wirkens auch den Russen gegenüber wurden er und seine Abteilung bereits Ende 1945 freigelassen. Gröning kam als Heimatvertriebener nach Westdeutschland. Obwohl er selbst praktisch mittellos war, setzte er sich im freiwilligen Hilfsdienst für die Vertriebenen ein und bewirkte bei vielen Hilfesuchenden Heilungen.

Plötzlich im Rampenlicht

Grönings unauffälliges Helfen setzte sich in kleinen Kreisen fort, bis er im März 1949 im westfälischen Städtchen Herford den neunjährigen Sohn des Ingenieurs Helmut Hülsmann von Muskelschwund heilte. Die Ärzte waren dieser Erkrankung machtlos gegenübergestanden. Helmut Hülsmann veröffentlichte am 18. März 1949 einen ausführlichen Bericht für die Presse:
„Mein Sohn Dieter ist neuneinhalb Jahre alt und leidet an einer progressiven Muskeldystrophie. [...] Hilfe bzw. Behandlung auf Heilung wurde mir weder von dort [von der Kinderklinik] noch von weiteren zehn befragten Professoren und Ärzten in Aussicht gestellt. Der Verfall des Kindes nahm beängstigende Formen an. Dieter ist seit zehn Wochen fest bettlägerig. Er kann weder stehen noch gehen. Selbst beim Versuch zu stehen knickt er im Kreuz wie ein Taschenmesser zusammen, da er gar keinen Halt mehr verspürt. Die Beine und Füsse sind immer eiskalt und vollkommen gefühllos, da keine Durchblutung, trotz zweimaliger Massage pro Woche, stattfindet. Am Nachmittag des 15. März 1949 führte nun eine uns befreundete Dame Herrn Gröning bei uns ein, da ihr der Krankheitsfall unseres Sohnes Dieter hinreichend bekannt war. Stärkstens beeindruckt durch den Fall ihrer Schwester, die fünf Jahre hindurch gelähmt nur im Rollstuhl bzw. im Bett liegend ihr Dasein fristete und durch Herrn Gröning geheilt wurde, war sie überzeugt, dass auch meinem Sohn geholfen werden könne. Nach der Einwirkung durch Herrn Gröning setzte sofort die Durchblutung der Beine von den Oberschenkeln an beginnend ein. Mein Sohn zeigte genau den ruckweise vordringenden Blutstrom an, der sich nun wieder den Weg durch die verengten Adern bahnte. Danach hatte mein Sohn vollkommen warme Beine und Füsse."

Helmut Hülsmann war derart dankbar, dass er Bruno Grönings Heilkraft möglichst vielen Menschen zukommen lassen wollte und stellte ihm sein Haus zur Verfügung. Durch seinen Pressebericht kam eine neue Dimension in Bruno Grönings Wirken: Er wurde nicht mehr nur zu den Menschen gerufen, die Menschen kamen zu ihm – und das gleich zu Tausenden, die sich alle auf dem Platz vor Hülsmanns Haus versammelten. Ein Journalist schrieb als Augenzeuge von Herford im Münchner Merkur vom 24. Juni 1949:

„Für uns, die wir bei ihm waren und die vielen, die es mit ansehen konnten, war es [Grönings Wirken in der Menge] ein Zug des Wunders, der Siegeszug einer nicht kriegerischen, sondern versöhnlichen und helfenden Macht. Es war, als teilte sich ein Meer vor ihm, so ging er durch

die sich um die Autos stauende Menge hindurch. Von Wagen zu Wagen, dort ein paar Worte wechselnd, hier ein Händedruck und dann einige Fragen, die Bitte, über das weitere Befinden zu berichten und wiederzukommen – und neben ihm und nach ihm, wo die Flut zusammenschlug, standen Menschen aus ihren Stühlen [Rollstühlen] auf, nahm er Lahmen die Gehstöcke weg und warf sie beiseite.
Keiner konnte sich der Gewalt dieses Erlebnisses entziehen. Es war, als ob sich ein Getreidefeld nach dem Sturm mit neu gewonnener Kraft wieder aufrichtete. Bei Kindern wurden gelähmte Glieder, die unter ständigem Kältedruck standen, wieder warm. Bruno Gröning stieg von einem Lkw auf den anderen hinauf, ging von Mensch zu Mensch, die auf Stroh und Matratzen gebettet waren. Sie richteten sich auf und fühlten neue Kräfte.

In einem der LKWs, für alle Umstehenden sichtbar, sass eine 70-jährige Frau, vollkommen gelähmt, sie war auf dem Sessel in den Wagen getragen worden, wie mir der Fahrer berichtete. Nach wenigen Worten Grönings bewegte sie die Arme, erhob sich, und als der Wagen sich in Bewegung setzte, winkte sie mit freudestrahlendem Gesicht der umstehenden Menschenmenge mit den bisher völlig bewegungslosen Armen und Händen zu."

Der Prophet im eigenen Land

Die biblischen Szenen von Kranken, Lahmen und Blinden, die plötzlich Heilung erfuhren, blieben nicht lange ungestört. Im Mai 1949 kamen von der Herforder Stadtverwaltung erste Heilverbote, weil Gröning angeblich gegen das Heilpraktikergesetz verstiess. Dies führte zu Protestkundgebungen von Heilungssuchenden, die aus ganz Deutschland, zum Teil unter grössten Entbehrungen und Schmerzen, nach Herford angereist waren. Meinungsverschiedenheiten in der Stadtverwaltung führten zu einem Hin und Her von beschränkten Genehmigungen und neuen Verboten.

Doch schon bald erliess die Stadtregierung, vermutlich auf Druck „von oben", ein Totalverbot. Bruno Gröning verliess Herford und wirkte an verschiedenen anderen Orten. Als der Besitzer eines grossen Pferdegestüts bei Rosenheim, südöstlich von München, Bruno Gröning zu sich einlud, um privat und im kleinen Rahmen zu wirken, nahm er das Angebot an, aber die Zeitungsreporter erfuhren schon bald davon und veröffentlichten – entgegen Grönings ausdrücklicher Bitte – seinen Aufenthaltsort, was bewirkte, dass nach Rosenheim noch grössere Menschenmengen kamen als nach Herford.

Während dieser Wochen im Sommer 1949 lagerten auf den Wiesen des Traberhofs bis zu 30'000 Menschen – ein Meer von Kranken, Kriegsgeschädigten und Invaliden. Auch hier kam es zu zahlreichen Wunderheilungen. Die spektakulären Geschehnisse von Rosenheim waren ein Höhepunkt und auch Wendepunkt in Bruno Grönings Wirken, denn nun formierte sich eine massive Gegnerschaft…

Ein Kinofilm verschwindet!

Über Bruno Grönings Wirken am Traberhof entstand eine Filmdokumentation, die Ende Oktober 1949 in Deutschland und danach auch in der Schweiz in die Kinos kam. Der Film war eine Sensation und sogar in den Kinosälen kam es zu Spontanheilungen. Schon nach kurzer Zeit verschwand der Film jedoch aus den Kinos und aus den Schlagzeilen, als ob er nie existiert hätte. Der Film ist heute verschollen. Spätere Nachforschungen ergaben, dass auch die Produktionsfirma keine einzige Kopie mehr hatte. Es ist unmöglich, dass ein Kinofilm restlos verloren geht. Das kann eigentlich nur eins bedeuten: Der Film wurde heimlich konfisziert…

Sichtbare und unsichtbare Gegner

Bruno Gröning suchte immer die Zusammenarbeit mit den Ärzten und stellte sich im Sommer 1949 einer Überprüfung durch Professoren der Universität Heidelberg. Ihm wurde versprochen, dass er beim Nachweis seiner Fähigkeiten die Möglichkeit bekomme, in Heilstätten unter geordneten Verhältnissen und in Zusammenarbeit mit den Ärzten heilerisch tätig zu sein. Gröning war einverstanden und stellte sich dieser Untersuchung. Unter striktester ärztlicher Aufsicht kam es auch in Heidelberg zur Heilung von Patienten, die von der Schulmedizin als unheilbar bezeichnet worden waren, aber das ihm gegebene Versprechen wurde nicht eingehalten.

Vielmehr kam es im September 1950 zu einem weiteren Heilverbot und 1951/1952 sogar zu einem Prozess, in dem ihm vorgeworfen wurde, gegen das Heilpraktikergesetz verstossen zu haben. Er wurde mit grossen Vorbehalten freigesprochen. Ihm wurde attestiert, er habe „in Unwissenheit über die Rechtslage" gehandelt, weshalb der Freispruch praktisch einem Heilverbot gleichkam, da er nun „die Rechtslage" kannte. So konnte er fortan nur noch in kleinen Kreisen wirken. Aber auch dort wurde er behindert, hauptsächlich von vermeintlichen Helfern, die an ihm Geld verdienen wollten und deshalb von ihm zurückgewiesen wurden. Einige begannen, aus Rache Lügen über Gröning zu verbreiten und verbündeten sich mit seinen Gegnern. Ein neuer Gerichtsfall – mit dem Vorwurf des Verstosses gegen das Heilpraktikergesetz und der fahrlässigen Tötung – wurde 1955 angestrengt.

Grönings Tod

Im Januar 1958 kam es zum Gerichtsurteil in der 2. Instanz, das Bruno Gröning in ganz Deutschland jegliche Heileraktivität verunmöglichte. Am 22. Januar 1959 kam es zu der Gerichtsverhandlung in der 3. Instanz. Gröning war persönlich nicht anwesend, sondern war in Begleitung seiner zweiten Frau, der Französin Josette Dufossé, nach Paris gereist, wo er in einem Spital an demselben Tag operiert wurde und am 26. Januar verstarb. Offizielle Todesursache: Krebs.

Kurz vor seinem Verscheiden sagte er: „Was meine Gegner tun mussten, haben sie restlos getan und sind damit am Ende. Ebenso habe ich getan, was ich tun musste – dieses aber ist erst der Anfang!"

Und tatsächlich gingen die Heilungen weiter.

Der göttliche Heilstrom

Bruno Gröning ging es nicht um seine Person. Er betonte immer, dass er nur ein Vermittler und „Transformator" sei. Dies zeigte sich auch dann, als er durch immer weiterreichende Heilverbote in seinem öffentlichen Wirken behindert wurde. Er reagierte nicht mit Zorn oder Resignation, sondern mit einer noch grösseren Vision. Er sagte sinngemäss, dass durch ihn als einzelne Person Tausende von Menschen geheilt wurden, aber wenn die Menschen lernten, sich selbst zu heilen, würden Millionen von Menschen, ja die gesamte Menschheit geheilt werden. Und so konzentrierte er sich darauf, Selbstheilung durch den göttlichen Heilstrom zu lehren. Berühmt ist in diesem Zusammenhang seine Aussage: „Aufzuhalten ist es nicht. In der ganzen Welt soll sich die Heilung vollziehen."

So sensationell Bruno Grönings Heileraktivität auch war, so einfach war seine Erklärung: Ursprünglich ist der Mensch in lebendiger Einheit mit Gott verbunden, doch wenn der Mensch aus dieser Verbindung herausfällt, trennt er sich von der göttlichen Quelle und gibt sich dem Bösen preis, was zu innerer Leere, Sinnlosigkeit und Gottlosigkeit führt, mit all den daraus folgenden Konsequenzen, auch gesundheitlich. Aber Gottes unbegrenzte Kraft bleibt allgegenwärtig wirksam, und sie hat als „Heilstrom" auch eine unbegrenzte Heilkraft. Wer sich wieder für diese Kraft öffnet, kann Heilung und andere Formen von Hilfe empfangen.

Gröning betonte immer, dass die Heilungen nicht von ihm als Person abhängig sind. Er sagte nie: „Ich heile ..." Vielmehr berief er sich immer auf Gott: Gott heilt, Gott ist der grösste Arzt. Den Geheilten antwortete er immer: „Danken Sie nicht mir, danken Sie dem Herrgott." Sein wichtigster Satz war: „Glaube und vertraue! Es hilft, es heilt die göttliche Kraft." Dieser Satz steht auch auf seinem Grabstein im Friedhof von Dillenburg.

Kraft der Gedanken und des Bewusstseins

Ohne die Kraft des Geistes könnte unser physischer Körper nicht leben. Es ist der Geist, der unseren Körper bewegt und lebendig macht. Der Geist, d. h. die Kraft des Bewusstseins, bewirkt aber noch viel mehr als „nur" die Beseelung unserer physischen und psychischen Vorgänge. So wie wir uns mit einer falschen geistigen Ausrichtung krankmachen können, kann der Geist uns auch gesundmachen, wenn wir daran glauben und uns entsprechend ausrichten – und wenn es unserer Lebensbestimmung entspricht.

Geistheilung verläuft nicht auf Knopfdruck.

Geistheilung ist individuell und kann nicht gefordert oder erzwungen werden. Dennoch geschieht sie vielfach und braucht sich nicht nur auf Krankheiten zu beschränken. Wie eingangs erwähnt, erfordert die heutige Weltlage eine kollektive Geistheilung!

Wir können dem Zeitgeist von Atheismus und Zynismus nachgeben und diese Vision ungläubig abtun, oder wir können uns mit der göttlichen Quelle verbinden und dadurch den Heilstrom durch uns in die Welt strahlen lassen. „Ihr seid das Licht der Welt" (Mt. 5,14). Hier hat jeder Mensch das gleiche Potenzial.

Glaube kann Berge versetzen (siehe Mt. 17,20), und das Phänomen der Geistheilung hilft uns, tatsächlich an diese Vision zu glauben – mit all den konkreten Schritten, die sich aus dieser inneren Inspiration heraus ergeben.

So kann die Vision „Friede und Heilung" auch in der äusseren Welt Realität werden.

Wer heilt hat Recht. Punkt

Und dass Bruno Gröning von seinen Gegnern nicht anders gestoppt werden konnte und darum vergiftet wurde, darüber steht hier nichts geschrieben. Aber das ist nur die eine Seite der Geschichte.

Gerade dass er selber schwere physische Symptome hatte und trotzdem einen unerschütterlichen Glauben, ist ja das Besondere. Wir müssen solche Botschaften – und Botschafter – viel weiter verstehen, als nur auf der physischen Ebene. Bruno Gröning hat sein ganzes Leben lang immer anderen geholfen. Er hat die LIEBE in der Praxis gelebt ... Ich umarme ihn auch heute noch – mental – und fühle die Energie deutlich...

Noch ein Detail zu Bruno Gröning und den „Ärzten": Die Ärztevereinigung wollte mit Bruno Gröning einen Deal abschliessen: Wenn Bruno Gröning von jeder Heilbehandlung einen grossen Teil seiner Einnahmen an die Ärztevereinigung abliefert, dann bekommt er im Gegenzug die volle Erlaubnis auf seine Art Heilen zu dürfen. Bruno hat diesen Deal abgelehnt... und wurde darum in der Folge „juristisch – und physisch – vernichtet".

16 Leben und Tod

Wer entscheidet, aus welchem Grund, wo und wann ein Mensch stirbt? Wer entscheidet, wieso, wann und ob überhaupt eine Seele wieder re-inkarniert?

Wenn wir „sterben“ und die Seele dabei den physischen Körper verlässt, wandelt unsere Seele in die spirituelle Welt der Seelen. In der spirituellen Welt – der Welt der Seelen – wird unsere Seele von anderen Seelen empfangen. In der Regel von lieben Angehörigen, die bereits gestorben sind. Die führen uns – als Seele – zu den höher entwickelten Seelen.
Anschliessend beraten die höher entwickelten Seelen gemeinsam mit uns, wie es mit uns weitergehen kann und sollte. Dabei erklären sie uns – als Seele –, welche Möglichkeiten wir jetzt haben…
Eine der Möglichkeiten ist, erneut in das Projekt „Mensch“ zu wandeln… und als Mensch zu re-inkarnieren. Und wenn wir uns – als Seele – entschieden haben, erneut das „Projekt Mensch“ zu wählen, bekommen wir – einen vorher von den höher entwickelten Seelen empfohlenen und von uns akzeptierten – Seelenplan mit auf den Weg. Und ja, Karma gehört zwingend dazu. Karma ist das „Aufzeichnungsbuch“, wie wir unseren Seelenplan bisher verwirklicht haben.

Auch wenn die Seele in einen physischen Körper inkarniert, ist die Seele nicht im Körper enthalten oder gefangen. Der Körper ist ein Hilfsmittel der Seele, um das Projekt Mensch erfahren zu können.
„Er“ oder „sie“ hat Angst vor dem „Tod“. Jetzt stellt sich die Frage: Wer ist „er“ oder „sie“?
Ist „er“ oder „sie“ Seele oder Geist oder Körper?

Fragt ein Schüler seinen Meister: „Gibt es ein Leben nach dem Tod?“
Meister: „Wer fragt das?“
Schüler: „Ich.“
Meister: „Wer ist dieses Ich, das mich fragt? Weisst du denn, wer du bist?“
Schüler: ???
Meister: „Du fragst nach einem Leben nach dem Tod. Was ist Leben, und was ist Tod?
Bevor du nach einem Leben nach dem Tod fragst, solltest du nach dem Leben vor dem Tod fragen. Was ist Leben, wie entsteht Leben, was ist Tod, wie entsteht Tod? Was ist der Unterschied von Leben und Tod? Aus was besteht Leben, und aus was besteht Tod?“

Es gibt Menschen, die wissen nicht, was ein Mensch ist. Einige denken, ein Mensch sei ein materielles Wesen. Andere denken, es gibt gar keine geistigen Wesen, es gibt nur materielle Wesen. Das ist schon falsch, weil ein „Wesen“ nie materiell sein kann. Ein Wesen ist immer lebendig. Nur tote Gegenstände sind materiell. Alles was lebt, ist nicht materiell. Leben kann nicht aus toter Materie entstehen. Leben kann nur aus lebendigem Leben entstehen.
Die Frage: „Wer bin ich?“ ist eine wichtige Frage. „Wo komme ich her, wo gehe ich hin?“ ist eine ebenso wichtige Frage.

Das ist die Frage: WER oder WAS bin „ich" – nur anders formuliert. ICH – und auch DU und alle Wesen – sind Teil der göttlichen Schöpfung. ICH bin „die Verwirklichung" vom Grossen Geist. Ich gehöre zum Grossen Geist und Gott. Und Angst existiert nur in der Unwissenheit über das wahre Leben. Angst bedeutet Unwissenheit, was das wahre Leben ist.

Ist es also der Verstand, der „uns", also der Seele sagt, Du hast Angst vor dem Tod? Weil Du nicht weisst, was danach kommt. Ist es also „Geist", der „uns" sagt, wir sollen Angst haben? Also Geist sagt der Seele, Du hast nun Angst?

Es ist primär die Matrix Irr-Lehre, welche uns diese Angst zu empfinden gelehrt hat.
Mit dem reinen Natur-Wissen und dem Vertrauen in die Naturordnung und den Grossen Geist gibt es keinen Grund Angst zu empfinden.

Was ist der Tod?
Der Tod ist kein Endpunkt. In Wirklichkeit ist der Tod ein Bereichs-Wechsel der Lebensgeschichte des grossen ewigen Lebens und Teil der universellen Wandlung.
Dieser Bereichs-Wechsel ist nur ein winziger Moment in einer unendlich kleinen Ecke der grossen „Leinwand" im unendlichen Raum. Ohne diese „Leinwand" könnte keine Welt existieren. Unendlicher Raum, das Absolute, die Ewigkeit… die unendliche Kraftzentrale, die unaufhörlich die Energie liefert, um die Energie des Lebens zu erhalten.

Schlaf ist eine Notwendigkeit, ohne die wir nicht bestehen können. Die Betätigung der Lebensaktivität hängt wesentlich davon ab. Anscheinend sagen wir mit gutem Recht, dass wir immer, wenn wir schlafen, ein Stückchen Tod kosten! Also ist der Schlaf ein wenig verschieden von dem, wie wir ihn gewöhnlich betrachten. Könnte nicht umgekehrt auch der Tod anders sein, als wir ihn uns vorstellen?

Wer nicht jeden Tag auf interessante, glückliche, herrliche und unterhaltsame Weise lebt, wer nicht die Freude zu leben kennt, wer sich umher bewegt, aber noch schläft, versteht nicht den Mechanismus des Universums, kann ihn nicht verstehen und tut es auch nicht. Er ist niemals wach, er ist einer von den lebenden Toten. Diejenigen, die im Leben unglücklich sind und ihr Leben voll tragischer Trauer beenden, sind Sklaven. Leute, die nicht hellwach sind – die lebenden Toten –, sie schlafen. Darum ist es entscheidend, ob wir in tiefen Schwingungs-Bereichen leben oder ob wir in hohen Schwingungs-Bereichen leben.

Die Beziehung zwischen Tod und Leben ist vergleichbar derjenigen zwischen dem Schlaf in jeder Nacht und dem Erwachen an jedem Morgen.

Das Problem ist die unglaubliche Oberflächlichkeit, mit der die Dinge des Lebens betrachtet und erforscht werden. Die Wissenschaft denkt, man könne den unendlichen Raum durch Erforschung nur der Atome verstehen. Sie hat die Menschheit an den Rand des kollektiven Selbstmordes gedrängt. Diejenigen, die diese Panorama-Sicht der Sackgasse, die dem Menschen heute ins Gesicht steht, nicht begreifen können, können nicht das Wunder erreichen, dass sich der Weltfrieden durch die Verwandlung des Atomkrieges bildet.

Ein praktisches Zeugnis vom grossen Irrtum des Halbdualismus ist leicht gefunden:
Betrachten wir noch einmal das Sechseck. Geometrisch gesehen besteht es aus einer Kombination gerader Linien derselben Länge. „Durch die Augen der Physik gesehen" ist es ein Körper, geformt durch die Kombination von sechs geraden Linien gleicher Länge. Es gibt Tausende von wissenschaftlichen Definitionen derselben Spielart:

- Ein Reiskorn ist aus 16 Arten Atomen zusammengesetzt.
- Der Mensch ist aus 800 Milliarden Zellen zusammengesetzt.
- Der Staat besteht aus mehreren Teilen – Souveränität, Territorium und Bevölkerung.
- Das Enzym ist ein Protein.
- Die Schwerkraft ist die Kraft der Anziehung.
- Die Entropie wächst allmählich, bis das Universum endet und die Welt in den ewigen Tod verschwindet.
- Die Geschwindigkeit des Lichtes ist endlich und konstant.
- Das Lebewesen entwickelt sich von der niedrigsten zur höchsten Stufe (Evolutionslüge).
- Das Geheimnis der Vererbung muss im Gen gesucht werden.
- Die Liste ist noch sehr lang…

Das ist das Gleiche, als spiele man ein Schachspiel, ohne jemals zuzugeben, dass die Figuren sich nicht von selbst bewegen, dass sie abhängen von den Spielern, die sie bewegen! Solch ein mechanistischer Standpunkt übersieht vollkommen die Kraft des Lebens.

Ich unterscheide nicht zwischen Bewusstsein, Unterbewusstsein, Überbewusstsein, Höheres Bewusstsein, bewusstlos, Wirklichkeit, Traum, Fantasien... das sind alles Bezeichnungen für Bewusstsein.
Was ich unterscheide ist das Körper-Bewusstsein, das Seelen-Bewusstsein, das Geist-Bewusstsein.
Als Ersatzbezeichnung für „bewusstlos" empfehle ich „unterdrücktes oder inaktives Körper-Bewusstsein". Wobei „unterdrückt" nicht bedeutet als „nicht existierend".

Ein Patient in Voll-Narkose hat ja immer noch Bewusstsein. Nur das Körper-Bewusstsein ist unterdrückt. Nach dem Aufwachen aus dem Koma oder der Voll-Narkose ist auch das Körper-Bewusstsein wieder aktiv. Es war also nie „nicht mehr vorhanden", sprich „bewusst-los".
Und selbst während der Voll-Narkose sind das Seelen-Bewusstsein und das Geist-Bewusstsein voll aktiv. Da gibt es kein „bewusst-los".

Das Körper-Bewusstsein wird erst beim physischen Tod vom Seelen-Bewusstsein und Geist-Bewusstsein abgetrennt. Während das Seelen-Bewusstsein und das Geist-Bewusstsein nie sterben, sondern immer leben.

Der Mensch hat sich sein Leben nicht selber geschenkt. Das ist ein Geschenk vom Grossen Geist. Und wie Menschen sich ihr Leben – gemeint ist hier ohnehin nur das Erden-Leben – nicht selber schenken konnten, können sie ihr Leben auch nicht selber beenden.
Wann und wie ein Erden-Leben zu Ende geht, und in welcher Form es in der spirituellen Welt weiter
geht, bestimmen nur die Engel-Wesen zusammen mit unserem Seelen-Plan. Jedoch immer in voller Abhängigkeit von unserem Karma, welches wir mit unserem freien Willen bestimmen – und jederzeit auch ändern können.

Wie viele Seelen gibt es im ganzen Universum?
Es leben zurzeit ca. 8 Milliarden Menschen auf dieser Erde. Diese ca. 8 Milliarden Menschen sind ja auch Seelen. Also leben hier auf der Erde auch 8 Milliarden Seelen und 8 Milliarden Geister. Wie viele Geister und Seelen gibt es im ganzen Universum? So viele wie es Sterne gibt? Welche Zahl gibt es für unendlich viele? Infinity ist nicht mit einer Stück-Zahl quantifizierbar. Und wo sind die Seelen alle jetzt im Moment? Im unendlichen Universum.

Wenn wir hier geboren werden, warten ja Eltern und Freunde auf uns, die uns helfen, sonst wären wir verloren. Und wenn wir nun als Seele in die Seelen-Welt „geboren" werden, dann warten dort Engel-Wesen und aufgestiegene Meister auf uns.
Wenn wir hier in die Erden-Welt geboren werden, brauchen wir dann auch 30 bis 40 Jahre, bis wir selber zur Reife gelangen und andern helfen können?

Wenn die Seele ewig lebt, dann kann sie auch nicht sterben. Und wenn die Seele nicht stirbt, muss sie auch nicht in der Seelen-Welt neu geboren werden. Dieser Begriff „in der spirituellen Welt geboren werden" ist also ein Phongraphen-Begriff, den ich so nicht verwende.

Wenn die Seele alle Erfahrungen im physischen Körper gelernt hat und wieder in die wahre „Heimat" der Seele wandelt... muss sie die nächsten Erfahrungen – die nächste Entwicklungs-Stufe „erneut" lernen. Nur ist dieses Lernen nicht zu vergleichen mit einem Kleinkind, weil die physischen Teile nicht mehr „gelernt" werden müssen. Es ist ein „Lernen" direkt in den Seelen- und Bewusstseins-Bereichen. Und auch da helfen uns weiterentwickelte Meister und Engel-Wesen. Wir werden auch da geführt werden. Und ja, auch da haben wir einen freien Willen.

Frage:
Sind im Jahre 2018 mehr Menschen auf der Erde inkarniert als noch vor 5'000 Jahren zu Zeiten von Lao-Tse? Heisst das, jetzt sind mehr Seelen inkarniert?

Antwort:
Wer will behaupten zu wissen, wo – in welche Bereiche – all die Seelen überall inkarnieren? Wer – wie auch ich – so oft als Seele in die spirituelle Welt „herumreist", denkt nicht, dass nur hier auf der Erde – und nur im Jahre 2018 – Seelen existieren. Und was sind 5'000 Erden-Jahre in einem Bereich, wo diese Form von Zeit nicht existiert...

Esoterik-Meister lehren:
„Im Schlaf löst sich der Astralkörper vom physischen Körper und geht auf Reisen." Was meinen diese esoterischen Meister damit? Warum sagen sie nicht, die Seele verlässt den physischen Körper im Schlaf? Ist dieser Astralkörper nur eine Zwischenstufe?

Alle diese Bezeichnungen Astralkörper, Ätherkörper, Mentalkörper, Adonai, Monade u.a. sind nur Bezeichnungen von jemandem, der das spirituelle Leben nicht gross genug versteht.
Weg-Meister benutzen nicht solche Bezeichnungen für die Seele. Weg-Meister sagen Seele, wenn sie Seele denken. Der „Astral-Körper" ist nur eine – von mehreren – Bezeichnung für den „Seelen-Körper".
So wie der physische Körper nicht das „Selbst" oder das „Ich" ist, so ist der „Astral-Körper" nicht die Seele selbst. So wie der „Geist-Körper" – ich nenne diesen Bereich „Meer aller Möglichkeiten" – nicht das Bewusstsein selbst ist. Die Seele „verlässt" den physischen Körper im Schlaf nur „temporär" und bleibt mit dem Körper noch „verschränkt". Erst beim physischen Tod verlässt die Seele den physischen Körper – unterschiedlich langsam oder schnell – komplett. Jetzt ist auch geklärt, dass die Seele nicht eine Zwischenstufe ist, weil die Seele immer die Seele ist.

Weg-Meister lehren:
Im Schlaf – und auch in den Tagträumen – „löst" sich die Seele vom „physischen Körper" und geht auf „Reisen". Die Bezeichnung „löst" ist in „..." geschrieben, weil sich die Seele nicht komplett löst. Bis zum sogenannten „Tod" bleibt die Seele immer noch mit dem „physischen" Körper durch die sogenannte „Silberschnur" verbunden. Wobei auch diese „Schnur" nur eine Beschreibung für die „KI-Verbindung" ist.

Frage:
Der Tod ist nicht der Antagonismus zum Leben. Und das Leben ist nicht der Antagonismus zum Tod.
Wenn das Leben aktiv ist und der Tod passiv... dann wäre ja der Tod der Antagonismus zu Leben. Yang und Yin. Ist der Tag das Gegenteil oder der Antagonismus der Nacht? Ja. Wenn Leben und Tod keine Antagonismen sind – warum gibt es überhaupt Antagonismen – wenn doch alles EINS ist?

Antwort:
Wenn Du jetzt daraus ableitest, dass es somit überhaupt keine Antagonismen gebe, verstehst Du diesen Lehrsatz - und Antagonismus - ganz klar falsch.

Yin und Yang sind - und bleiben - Antagonismen, genauso wie Tag und Nacht, Kälte und Wärme, Vorderseite und Rückseite, Antagonismen sind und Antagonismen bleiben.
Dass der Tod der Antagonismus vom Leben sei, ist auch eine Matrix-Irr-Lehre um die Menschen vom wahren Glauben fern zu halten. **Der Tod ist nicht der Antagonismus vom Leben.**

Dass die Angst der Antagonismus vom Mut sei, ist auch eine Matrix-Irr-Lehre um die Menschen vom wahren Glauben fern zu halten.

Der Antagonismus von Angst ist Vertrauen. Weil jeder Antagonismus eine gegensätzliche Ergänzung zum vorherigen Zustand - Zustand vor der Wandlung - ist. Wenn das Leben die Vorderseite wäre, dann wäre sein Antagonismus, der Tod - das „Nicht-Leben" - die Rückseite. Aber das Ewige Leben wandelt sich nie in „Nicht-Leben". Das Leben hat keinen Anfang und kein Ende - es ist Ewig.

Was keinen Anfang und kein Ende hat, benötigt keinen Antagonismus in den es sich wandeln kann.
Die Ewigkeit und die Unendlichkeit benötigen keinen Antagonismus in den sie sich umwandeln können.
Was jedoch Antagonismen hat, sind die verschiedenen Wandlungsbereiche innerhalb des Lebens. Aber niemals in den Tod. Der Tod ist nur eine manipulative Wortschöpfung der Matrix-Irr-Lehre, den es in Wirklichkeit nicht gibt. Das Leben ist Wirklichkeit und kann sich nicht in „Nicht-Wirklichkeit" wandeln.

16.1 Die Illusion über den Tod

Wie oft höre und lese ich, dass wir beim „sterben" unseren „Körper" verlassen und anschliessend nur noch „Bewusstsein" seinen. Diese „Experten wissen nicht, dass wir auch „nach dem Sterben" immer noch einen Körper haben. Nur ist dieser „Seelen-Körper" - auch Astral-Körper genannt - viel weniger verdichtet und „transparenter" als der „physische" Körper. Aber es ist immer noch ein „Körper", den wir bei den anderen Seelen-Wesen sogar sehr gut erkennen. Da existiert noch viel Halb-Wahrheit und Unwissen.

Unser physischer Körper ist mehrheitlich eine Manifestation der zentripetalen Kraft Yang. Auf der anderen Seite sind das Bewusstsein und die Seele mehrheitlich eine Manifestation der zentrifugalen Kraft Yin und sind vorwiegend mit der spirituellen Welt in Verbindung.

Alles Leben löst sich beim Bereichs-Wechsel – genannt Tod – in zwei Teile auf.
Ein Teil, der „physische" Körper, zersetzt sich und wird zu Erde, während die mehr spirituellen Energiekörper sich nach aussen bewegen. Wenn unsere Seele und unser Bewusstsein unseren physischen Körper verlassen, bewegen wir uns durch eine Art Tunnel auf ein Licht zu und

finden uns auf der anderen Seite in einer liebevollen, unbeschreiblich hellen und fantastischen Umgebung wieder – genannt Paradies, oder wir bewegen uns in einen tiefen und finsteren Abgrund zu und werden von Dämonen empfangen – genannt Hölle.
Welche der beiden Varianten wir erleben, hängt von dem Glauben ab, den wir bei diesem Bereichs-Wechsel haben. Auch jetzt in diesem „Sterbe-Moment" gilt: Jedem geschieht nach seinem Glauben.

Dieser so oft beschriebene „Tunnel" ist in Wirklichkeit der zentrifugale Anteil des nächst grösseren Wirbels in Torus-Form. Er ist der zentrifugale „saugende Schlauch", den wir von Tornado-Wirbeln kennen, durch den wir in die spirituelle Welt „gesogen" werden. Auf diesem Weg durch den Tunnel werden wir begleitet und abgeholt. Von wem werden wir begleitet und abgeholt? Von Engeln oder Dämonen. Das hängt davon ab, wie wir uns in dieser physischen Welt entschieden haben, in welchen Bereich wir gerne möchten.

Wenn unsere Seele ganz in der spirituellen Welt angekommen ist, leuchtet unsere Aura – also unser Seelenkörper – in einer durchscheinenden Lichtgestalt.

Auch im Aussehen und dem Alter nach, wie sich der Mensch in seinem Erden-Leben am wohlsten und zufriedensten – und am meisten gesund – gefühlt hatte. Oft war das so in der Mitte des Lebens.
Bei Weg-Meistern ist dies meistens erst im fortgeschrittenen Alter so, dass sie sich am zufriedensten fühlen. Darum werden wir auch in der spirituellen Welt „alte Weise" und nicht nur „junge Wesen" kennenlernen. Beide Beschreibungen sind richtig. Alte Weise – weil junge Wesen eher noch nicht Weise sind. Auch richtig ist: Alte Wesen und junge Wesen. Wesen sind alle lebendigen Erscheinungen und gilt für alle Wesen, ob weise oder noch nicht weise.

16.2 Hirntod versus Herztod

Der Hirntod gilt derzeit als eindeutiges Lebensende. Ein Herzstillstand lässt sich im Gegensatz dazu durch umgehende Reanimationsmassnahmen überstehen bzw. wieder beheben.
Diese neue „Todesart" zu entdecken und zu beschreiben wurde erst durch die Erfindung der Herz-Lungen-Maschine im Jahr 1952 möglich. Vorher waren die Menschen tot, wenn ihr Herz stillstand. Mit Hilfe dieser neuartigen Maschine wurde der Mensch nun vor dem Tode bewahrt oder, je nach Sichtweise, am Sterben gehindert.

Hört das Herz zu schlagen auf und ist eine Wiederbelebung nicht möglich, folgt zwangsläufig der Hirntod – die Zeitspanne bis zu diesem Ereignis kann Minuten betragen. Nach drei bis vier Minuten eines Herzstillstands kann es zu ersten Gehirnschäden kommen, ab einem Zeitpunkt über zehn Minuten sind massive Ausfälle zu erwarten, und ein Hirntod wird immer wahrscheinlicher.

Die Unterscheidung von Hirn- und Herztod ist bedeutsam für die Entnahme von Spenderorganen für eine Transplantation. Voraussetzung dafür ist das nachweisliche Ende der Aktivität von Gross- und Kleinhirn sowie des Hirnstammes. Zwei Ärzte mit Fachkenntnissen in der Neurologie müssen diesen Tatbestand bestätigen. Die Bundesärztekammer hat festgelegt, dass frühestens drei Stunden nach einem Herzstillstand und nach zweifelsfreier Feststellung des Hirntodes Organe explantiert werden dürfen. Doch diese Definition steht immer wieder im Kreuzfeuer der Kritik.

Kriterien für den Hirntod sind:

- Die 0-Linie (Flat-Line) auf dem Monitor, der Herz- und Hirntätigkeit aufzeichnet – das EEG (Elektroenzephalographie, Messung der Hirnströme) der Lebensfunktionen zeigt keinerlei organische Aktivitäten an.
- Der Patient befindet sich im Koma – Koma bedeutet nicht Tod.
- Die Pupillen reagieren nicht auf Licht.
- Wird die künstliche Beatmung mehrfach unterbrochen, setzt keine reflexartige Spontanatmung mehr ein (Apnoe-Test).
- Wichtige Hirnstamm-Reflexe bleiben aus. Dazu zählen beispielsweise Husten- oder Würgereflex, Lidschlussreflex (Cornea-Reflex) oder die automatische Anpassung der Pupille an veränderte Lichtverhältnisse (für gewöhnlich verkleinert oder vergrössert sich die Pupille dann ohne aktives Zutun des Patienten).
- Über bildgebende Verfahren lässt sich keinerlei Flüssigkeitsaustausch mehr in den Blutgefässen und innerhalb des Gehirns feststellen.

Zudem muss ärztlich dokumentiert werden, dass keine einem „Hirntod ähnlichen Zustände" vorliegen. Bei einer Unterkühlung, bei bestimmten Vergiftungen oder einem metabolischen (stoffwechselbedingten) Koma beispielsweise verfällt der Organismus in eine Art todesähnliche Starre, die in früheren Zeiten häufig falsch interpretiert wurde.

Ein Herzstillstand kann aus vielerlei Gründen eintreten. Die Prognose ist grundsätzlich schlecht, doch ist die Situation nicht gleichzusetzen mit dem Tod des Patienten. Je schneller eine Reanimation einsetzt, desto grösser die Überlebenschancen. Allerdings befinden sich die Betroffenen nach einer Wiederbelebung weiterhin für einige Tage in Lebensgefahr: Die Unterversorgung der Organe und des Gehirns mit Sauerstoff sowie Störungen des Stoffwechsels bedrohen die Funktion des Organismus.

Schon nach weniger als fünf Minuten kann ein Herz-Kreislauf-Stillstand zu gravierenden und nicht mehr reparablen Gehirnschäden führen. Der Grund dafür ist das Absterben von Gehirnzellen, die nicht mehr mit Sauerstoff und Nährstoffen versorgt werden.

Die Ischämie wird generell „als eine oft mit Schmerzen verbundene Minderdurchblutung oder ein vollständiger Durchblutungsausfall eines Gewebes, eines Körperteils oder Organs bezeichnet,

der zu einer Funktionsstörung führen kann". Die Ischämie-Zeit ist in Transplantationskreisen ein wichtiges Thema. Denn davon hängen die Aussichten auf eine Annahme oder Abstossung des Organs, die Überlebensrate und die Folgen für den Organempfänger ab.
Bei den meisten Transplantationen weltweit werden die Organe nach deren Beschaffung in einer kalten Konservierungslösung und zerstossenem Eis gekühlt. In dieser Zeit findet kein Fluss von warmem, sauerstoffreichem Blut zum Organ statt, was „kalte Ischämie-Zeit" heisst.
Es gibt noch eine weitere Art von Ischämie, die „warme Ischämie-Zeit" heisst. Dabei handelt es sich um die Zeitdauer, in der das Organ, das sich noch im Körper befindet, nicht mit frischem, sauerstoffreichem Blut versorgt wird. Dies ist normalerweise bei einem Herzstillstand der Fall. Die Zeit der warmen Ischämie endet, wenn das Organ in einer kalten Lösung perfundiert, schnell entnommen und in Eis gelegt wird, um dann in den neuen Wirtskörper transplantiert zu werden. Leber, aber auch Herz und Lunge sind besonders empfindlich für ischämische Schäden, weshalb für eine erfolgreiche Transplantation eine minimale warme Ischämie-Zeit angestrebt wird.

Als Sofortmassnahmen sind Herzmassage, Beatmung und der Einsatz eines Defibrillators geeignet, um das Herz wieder in Gang bringen. Nur ein schnelles Eingreifen verhindert den Herztod (oder „Herzschlag") des Patienten.

Erkennbar ist der Herzstillstand an folgenden Merkmalen:

- Die betroffene Person ist bewusstlos.
- Die Atmung hat ausgesetzt.
- Der Pulsschlag an der Halsschlagader ist nicht mehr feststellbar.
- Die Haut ist blass oder grau verfärbt – die Erscheinung ist zuerst an den Schleimhäuten und den Fingernägeln erkennbar.

Ohne wirksame Erste Hilfe führt ein Herzstillstand unweigerlich zum „Hirntod".
Unser physischer Körper, welcher Yang ist, ist eine allgemeine Manifestation der Kraft des Himmels, obwohl er sowohl die Kraft des Himmels als auch die Kraft der Erde empfängt. Er hat vorwiegend mit der materiellen Yang-Welt zu tun. Das „Schicksal" dieses Körpers ist es, zur Erde zurückzukehren.
Auf der anderen Seite untersteht das Bewusstsein im Allgemeinen der zentrifugalen oder sich ausdehnenden Kraft der Erde.

Alles biologische Leben zerfällt beim Tod in zwei Teile; ein Teil, der physische Körper, zersetzt sich und wird zu Erde, während der mehr spirituelle Energiekörper nach aussen wandelt.
Den Teil, welcher weiterlebt, unser Bewusstsein, kann man auch als Seele oder Schwingungskörper bezeichnen. Nachdem die körperliche Reife hier auf Erden erreicht ist, setzt sich unsere wahre spirituelle Entwicklung weiter fort. Dieses Wachstum setzt sich fort bis zum Tod und darüber hinaus.

Dieser Wechsel zwischen den beiden Welten setzt sich solange fort, bis unser Bewusstsein verfeinert genug ist, um in der nächsten Ebene des Lebens existieren zu können. Unser Ziel hier auf Erden ist es, soweit zu reifen, bis wir die Erlebnisse in der materiellen Welt nicht mehr zu unserer Entwicklung benötigen.

Im Fernen Osten ist Yu-Kai der traditionelle Name für die nächste Welt. Yu bedeutet astral, Gespenst oder Seele, und Kai bedeutet Sphäre oder Welt. Die physische Welt wird Gen-Kai genannt. Gen bedeutet gegenwärtig, sichtbar, sensorisch oder wahrnehmbar und hat mit den fünf Sinnen zu tun, während Yu-Kai aus Schwingungen besteht, die wir nicht mit unseren physischen Sinnen wahrnehmen können. Unser spiritueller oder Schwingungskörper in der nächsten Welt wird im Fernen Osten als Yu-Tai bezeichnet. Die physische Welt setzt sich aus sehr verdichteten Schwingungen zusammen und ist eine grobstoffliche Form des Geistes.

In diesem Leben hat jeder einen Körper, der durch die Kraft des Himmels manifestiert wird, und alle Menschen leben in physischer Hinsicht auf der gleichen Ebene. Das nächste Leben ist anders, denn von diesem schweren physischen Körper befreit kann unser Bewusstsein zu unserer jeweiligen Entwicklungsebene emporsteigen, je nach der Beschaffenheit unserer Schwingungen. Im Gegensatz zum Leben auf Erden gibt es in der spirituellen Welt ein breites Spektrum des individuellen Daseins.

Gleichheit ist ein Ideal auf der Erde, da sich alle Menschen auf der gleichen allgemeinen körperlichen Ebene befinden. Die nächste Welt ist mehr vertikal strukturiert, obwohl es auch eine horizontale Differenzierung gibt. In der spirituellen Welt gibt es niedrige, mittlere und höhere Ebenen mit vielen dazwischenliegenden Abstufungen.

Die Qualität und die Ebene, auf der wir in der spirituellen Welt existieren werden, hängen zum grössten Teil von der Entwicklung ab, die wir in diesem physischen Leben machen, je nach Faktoren, wie unserer Ernährungsweise, unseren Gedanken und der allgemeinen Qualität unseres Lebens. In der gleichen Weise entscheidet die Qualität des in diesem Leben entwickelten Bewusstseins über die Ebene, auf der wir in der Welt der Schwingung existieren werden. Wir können sagen, dass die physische Existenz die embryonische Stufe für das Leben in der nächsten Welt ist, und dass unser Zustand in diesem Leben unsere Konstitution im nächsten darstellt.

Das alles trifft natürlich nur dort zu, wo die Menschen auf Erden keine Satanisten waren. Für die Satanisten gelten wieder andere Bedingungen.

16.3 Das physiologische Herz versus das spirituelle Herz

Unser physisches Leben ist immer auch von unserem physischen Herzen abhängig. So lange unser Herz schlägt, leben wir auch physisch. Steht es still, hört unser Körper auf, physiologisch zu leben. Kein Motor ist mit ihm vergleichbar.

Das spirituelle Herz – die Seele – nimmt alle Freude, alle Traurigkeit, alle Liebe und Hass, alle Furcht und Unruhe mit unendlicher Feinfühligkeit auf. Unser Gefühlsleben, unsere sozialen oder ideologischen Empfindungen hängen von ihm ab.

Man sagt oft „von ganzem Herzen". Das heisst, mit dem Grössten und dem Besten, was ich besitze.

In Wirklichkeit haben wir aber zwei Herzen, zwei antagonistische Herzen. Man verwechselt sie ständig.
Das physische Herz und das spirituelle Herz. Das physische Herz ist ein einfacher, treuer, redlicher und unsterblicher Mechanismus, während das spirituelle Herz ausserordentlich vielfältig, launenhaft, manchmal unehrenhaft, oft gewalttätig, grausam und anmassend, aber ebenso voller Gefühle der Liebe sein kann.

Besteht das physische Herz nicht auch aus Zellen? Benötigen nicht alle Organe die gleich gesunde Ernährung? Aber warum stirbt unser „physiologisches" Herz? Es stirbt nicht, es wird von unserem „spirituellen" Herzen getötet, das in Wirklichkeit unser Urteilsvermögen ist.

Ungesunde Ernährung und Umweltverschmutzung schwächen uns, das ist auch von mir unbestritten.
Aber was wirklich zu Krankheit führt, sind Gedanken und Emotionen in den tiefen Frequenzen – die Nocebo-Haltung. Die Nocebo-Haltung macht unser Körper-Milieu sauer und greift unsere Schwachstellen an. Der menschliche Körper ist basisch, aber Gedanken und Emotionen in tiefen Frequenzen – die Nocebo-Haltung – sind Säure-bildend. Wir brauchen basische Lebensmittel, um alle Prozesse, die unser Körper-Milieu sauer machen – wie Gehen, Verdauen, Lernen, Denken – zu neutralisieren. Wenn wir Gedanken und Emotionen in tiefen Frequenzen haben, benötigen wir viel mehr Base-bildende Energie. Auch, wenn wir diskutieren, wütend sind oder Angst, Trauer, Stress und Kummer fühlen. Gedanken und Emotionen in tiefen Frequenzen machen unser Körper-Milieu sauer, und deshalb werden wir krank. Gedanken und Emotionen in hohen Frequenzen – die Placebo-Haltung – und Basen-bildende Lebensmittel, wie Natriumhydrogenkarbonat und Meersalz, machen unser Körper-Milieu basisch, helfen uns nicht nur zu entgiften, sondern helfen uns auch dabei, uns emotional besser zu fühlen, und sie geben uns Energie und Vitalität und und deshalb werden wir gesund. Ein basisches Körper-Milieu ist entscheidend wichtig. Das alles gilt natürlich auch für das Herz.

Durch alle Leben – Inkarnationen – wächst unsere Urteilskraft stetig, um endlich die siebente Stufe, „die höchste Urteilskraft" zu erlangen.

Jeder vierte Mensch stirbt an einer Erkrankung des Herzens. Mehrere hundert Millionen Menschen leiden Tag und Nacht in der ganzen Welt daran. Die Zahl der Anwärter auf eine Geisteskrankheit überschreitet noch die aller anderen Kranken. Hier liegt eine der Hauptursachen der individuellen und sozialen Schwierigkeiten, die den modernen Menschen quälen.

Frage:
Warum schlägt unser Herz – und wer macht das es schlägt? Ist der Körper wie eine Maschine? Irgendwer müsste die Maschine ja gebaut haben?

Antwort:
Der menschliche Körper ist ein Wunder – aber keine Maschine. Wer macht das unser Herz schlägt? Der Grosse Geist

16.4 Warum sterben wir?

Zuerst müssen wir klären, was gemeint ist mit „wir". Ich habe diesen Satz bewusst so ungenau formuliert. Die meisten westlichen Menschen glauben dem ersten Grudsatz des Philosophen René Descartes, welcher besagt: Cogito ergo sum, „Ich denke, also bin ich."
Stimme ich diesem Grundsatz zu? Nein, da stimme ich nicht zu. Ich sage: „Ich habe Bewusstsein, also bin ich." Das ist ein Grundsatz der InYologie!

Nun sollten wir definieren – wer ist „wir" und wer ist „ich"? Du bist nicht Dein Körper. Dein Körper gehört zu Dir. Deine Seele – hat sich in Deinem Körper inkarniert oder re-inkarniert – und hier in dieser physischen Welt manifestiert.

Frage:
Was bedeutet „leben"? Was lebt?

Antwort:
Die Seele ist unsterblich. Die Seele „altert" nicht wie der physische Körper, welcher in Wirklichkeit auch nicht „altert", sondern er transformiert sich von Yang nach Yin. Und in dieser Phase darf Deine Seele alle Erfahrungen machen, welche für Deinen Seelenplan notwendig sind.

Frage:
Was bedeutet „sterben"? Was stirbt?

Antwort:
Wenn Dein „physischer" Körper „stirbt", bedeutet das, dass Deine Seele und Dein Bewusstsein Deinen „physischen" Körper verlassen und sich der „physische" Körper wieder in seine Elemente auflöst.

Nach welchem Naturgesetz funktioniert das so? Jede ERSCHEINUNG verläuft von Yin nach Yang und anschliessend von Yang nach Yin.

Meister Fu-Hi sagte: Feuer ist Yang, die Atmosphäre Yin. Das grosse Yin zieht das kleinere Yin (oder Yang) immer von innen nach aussen.
Wenn der Mensch stirbt, wird das grössere Yin das kleinere Yin (die an den Körper gebundene Seele) nach aussen ziehen. Nicht nach innen drücken. Nach oben, nach aussen. Von innen nach aussen. Warum? Weil das grössere Yin immer stärker Yin ist als das kleinere Yin.

Frage:
Welches grosse Yin ist immer stärker, das beim Sterben die Seele aus dem „physischen" Körper „zieht"?

Antwort:
Das grössere Yin ist der Grosse Geist, auch Gott genannt. Das unverselle Bewusstsein ist grösser Yin als das kleinere individuelle Yin-Bewusstsein. Und die Seele ist grösser Yin als der „physische" Körper.

Frage:
Nach welchem Naturgesetz weiss dieses grosse Yin, wann es die Seele aus dem „physischen" Körper „ziehen" muss, wenn es doch immer das grössere Yin ist und somit immer das stärkere Yin ist?

Antwort:
ALLE Erscheinungen wandeln sich unaufhörlich in ihren Antagonismus.
Ist eine Erscheinung vor der Wandlung Yin, wird sie nach der Wandlung Yang sein und umgekehrt.

Frage:
Warum „zieht" dieses grosse Yin erst beim Sterben die Seele aus dem „physischen" Körper und nicht jede Nacht beim Träumen auch schon?

Antwort:
Weil nur Gott den Seelenplan kennt. Wenn im Schlaf die Seele und das Bewusstsein den Körper komplett verlassen würden, wäre der „physische" Körper tot. Also ganz raus geht sie nicht, verlassen Seele und Bewusstsein den „physischen" Körper nicht und bleiben noch verbunden. Dann

würde kein „Körper-erhaltendes" KI mehr duch den „physischen Körper fliessen", sondern „Körper-auflösendes" KI. Einen seelenlos schlafenden Körper gibt es nicht. Das wäre ein toter Körper.

Frage:
Wenn ein reisender Italiener aus Sizilien in der Schweiz seine Familie besuchen will, unterwegs einen Herzinfarkt macht und stirbt – und am nächsten Tag vom Bestattungsinstitut mit dem Leichentransport nach Italien zurückgefahren wird – kann die Seele problemlos mitreisen? Sie ist ja auch sonst immer überall hin mitgereist. Wobei wir ja wissen, die Seele löst sich vom physischen Körper, wenn der physische Körper sich transformiert und Erde zu Erde, Asche zu Asche wird. Körper, Seele und Geist sind eine Einheit, solange wir hier in der physischen Erde leben.

Antwort:
Warum wohl haben früher die Menschen – als Tradition – die „Leichen" noch ein paar Tage und Nächte im Bett liegen lassen, bevor sie den Körper beerdigt oder verbrannt haben? Und wozu haben sie „Totenwache" gehalten? Sie wussten – oder glaubten –, dass die Seele den Körper nicht sofort verlässt und einige Zeit benötigt, um sich vollständig vom „toten" Körper zu lösen. Darum sollten wir nicht schlecht über „Verstorbene" am „Totenbett" reden. Die „Gestorbenen" empfangen dieses KI noch... Im Gegenteil sollten wir der Seele Friedens-KI mit in die „neue" Welt schenken.
Gefühle und Bewusstsein in Worte zu fassen ist nicht so einfach. Du solltest die Botschaften zwischen den Zeilen lesen. Die Seele ist ja nicht an diese „physischen" Grenzen gebunden wie der „physische" Körper und kann problemlos überall hin mitreisen. Wir erreichen die Seele überall und ohne Zeit-Verzögerung – und umgekehrt auch.

16.5 Gibt es ein Leben nach der Geburt

Ein ungeborenes Zwillingspärchen unterhält sich im Bauch seiner Mutter.

„Sag mal, glaubst Du eigentlich an ein Leben nach der Geburt?" fragt der eine Zwilling.

„Ja auf jeden Fall! hier drinnen wachsen wir und werden stark für das was draussen kommen wird." antwortet der andere Zwilling.

„Ich glaube, das ist Blödsinn!" sagt der erste. „Es kann kein Leben nach der Geburt geben – wie sollte das denn bitteschön aussehen?"

„So ganz genau weiss ich das auch nicht. Aber es wird sicher viel heller als hier sein. Und vielleicht werden wir herumlaufen und mit dem Mund essen"

„So einen Unsinn habe ich ja noch nie gehört! Mit dem Mund essen, was für eine verrückte Idee.

Es gibt doch die Nabelschnur, die uns ernährt. Und wie willst Du herumlaufen? Dafür ist die Nabelschnur viel zu kurz."

„Doch, es geht ganz bestimmt. Es wird eben alles nur ein bisschen anders. Wir können dann essen, reden, laufen, autofahren, sogar fliegen, wir können dasselbe Machen was unsere Schöpfer auch Eltern genannt auch tun"

„Du spinnst doch! Es ist noch nie einer zurückgekommen von „nach der Geburt". Mit der Geburt ist das Leben zu Ende. Das gibt es nichts mehr was kommt. Punkt."

„Ich gebe ja zu, dass keiner ganz genau weiss, wie das Leben nach der Geburt aussehen wird. Aber ich weiss, dass wir dann unsere Mutter sehen werden und sie wird für uns sorgen."

„Mutter??? Du glaubst doch wohl nicht an eine Mutter? Wo ist sie denn bitte?"

„Na hier – überall um uns herum. Wir sind und leben in ihr und durch sie. Ohne sie könnten wir gar nicht sein!"

„Quatsch! Von einer Mutter habe ich noch nie etwas bemerkt, also gibt es sie auch nicht."

„Doch, manchmal, wenn wir ganz still sind, kannst Du sie singen hören. Oder spüren, wenn sie unsere Welt streichelt...."

Ist das nicht eine wunderbare Erklärung für die Schöfpungskraft und den Grossen Geist…

16.6 Gibt es ein Leben nach dem Leben?

Gibt es ein Leben nach dem Tod? Diese Formulierung gefällt mir nicht. Darum ist die Frage richtiger: Gibt es ein Leben nach dem Leben? Ja. Oder noch etwas genauer: Gibt es ein Leben nach dem physischen Leben? Ja.

Was passiert mit unserer Seele bzw. unserer immateriellen Präsenz, wenn unsere physischen Strukturen zerfallen und der Tod eintritt?

„Sterben" ist gleichzeitig wie „Einschlafen" und gleichzeitig wie aus dem „Schlaf" „Erwachen"....

„Sterben" ist wie „Einschlafen"...
Wenn wir „träumen", dann „reisen" wir in der spirituellen Welt...
und dort erleben wir „das Geschehen" als „Beobachter" – zumindest in der Phase als Engel-Lehrling...

Wir werden auch erfahren, dass wir in der spirituellen Welt „neue" Fähigkeiten kennenlernen, ähnlich wie wir jetzt in der Erden-Welt auch Fähigkeiten für das Leben in der Erden-Welt lernen durften... und dass wir uns auch in der spirituellen Welt weiterentwickeln dürfen...

„Sterben" ist aus dem „Schlaf" „Erwachen"....

So wie wir in der Gebärmutter - der Wasser-Welt - eine Nabelschnur benötigen zum atmen und ernähren, benötigen wir auf der Erden-Welt keine Nabelschnur mehr. Und in der spirituellen Welt benötigen wir keine Lungen, kein physisches Verdauungssystem - keinen physischen Körper - um zu leben. Vielmehr sind wir in dieser Erden-Welt im Schlaf und werden in der spirituellen Welt wach sein.

In der spirituellen Welt können – dürfen und werden – wir u.v.a. auch das „Beamen" richtig erlernen...

und so in die verschiedenen Bereiche des Geschehens wechseln können... Wir werden relativ rasch erleben, wie hilfreich schon „nur" dieses „Beamen" ist...

Mit diesen und ähnlichen Fragen hat sich der russische Forscher Konstantin Korotkov in der Vergangenheit ausführlich auseinandergesetzt, und vor einigen Jahren gelang es ihm, auf Basis seiner Forschungsarbeit einmalige und seltene Aufnahmen zu schiessen. Denn Korotokov fotografierte einen sterbenden Menschen mit einer bioelektrografischen Kamera und konnte dabei die Seele beim Austritt eines Körpers ablichten.

Es gibt so viele geheimnisvolle Fragen, die jeden einzelnen Menschen im Laufe seines Lebens beschäftigen.

Was ist der Sinn des Lebens, gibt es einen Gott, gibt es ausserirdisches Leben und vor allem: gibt es ein Leben nach dem Tod oder treten wir dann in ein vermeintliches „Nichts" ein und erfahren rein gar nichts mehr?

Wenn Du das Universum verstehen möchtest, dann denke in den Begriffen Energie, Frequenz und Schwingung.

Korotokov war ein sehr aufgeschlossener Wissenschaftler und fand schon zu seiner Zeit heraus, dass jeder Mensch über ein biologisches, feinstoffliches Feld verfügt bzw. dass ein jeder Mensch aus einer komplexen energetischen Struktur besteht.

Alles ist Energie oder besser formuliert, unsere gesamte Existenz wird von einer geistigen Ur-Energie – ich nenne diese Ur-Energie KI – angetrieben und durchdrungen.

Bestätigt hat Korotkov seine Theorien mit einer speziellen Kirlian-GDV-Technologie (benannt nach seinem Erfinder Semyon Kirlian). Mit dieser Technologie können Ausschläge des menschlichen elektromagnetischen Feldes erfasst und analysiert werden.

Ursprünglich wurde die Technologie dafür geschaffen, um die menschliche Aura messen und ablichten zu können. Doch Korotkov erkannte das Potenzial dieser neuen Technik und versuchte so nachzuweisen, dass die Seele beim Eintritt des Todes den menschlichen Körper verlässt und in die unendlichen Weiten des energetischen Kosmos fliesst.

Eines kann ich schon mal vorab mit Sicherheit sagen: Angst brauchen wir vor dem Tod nicht zu haben.

Aus nichts kann nichts entstehen. Aus diesem Grund ist unser Universum auch nicht aus einem vermeintlichen „Nichts" heraus entstanden. Wie sollte das auch funktionieren, wie sollte aus nichts etwas heraus entstehen.

Genauso treten wir Menschen auch nach Eintritt des Todes nicht in ein „Nichts" ein, sondern wir leben weiter, körperlos, als reiner geistiger Zustand, verknüpft mit der Seele…

Häufig wird der Tod daher auch mit einem reinen Frequenzwechsel gleichgesetzt, der Eintritt in eine neue-alte Welt, die es schon immer gab, gibt und geben wird!

16.7 Was passiert beim Sterben?

Naturwissenschaftlich betrachtet beginnt das Sterben mit dem Ausfall des Herz- und Kreislaufsystems.
Die Gewebe des Gehirns, des Herzens, der Leber und aller anderen Organe benötigen Sauerstoff. Bricht ihre Blutversorgung zusammen, fangen sie an, nacheinander abzusterben. Nach etwa 24 Stunden hat der Körper seinen Stoffwechsel eingestellt, die Verwesung setzt ein.
In den letzten Augenblicken unseres Lebens schlägt das Herz nur noch schwach. Die Atmung ist flach, die Gehirnaktivität eingeschränkt. Ganz langsam nimmt die allgemeine Aufmerksamkeit ab. Das Augenlicht schwindet zuerst, dann werden auch die Geräusche schwächer. Das Herz hört auf zu schlagen.

Um in Würde und in Frieden sterben zu können, sind die 3 Faktoren wichtig:

1. Keine Angst empfinden.
2. Keine starken Schmerzen erleiden.
3. Akzeptieren können, dass dieser Lebens-Bereich nun zu Ende ist und der nächste Lebens-Bereich richtig ist.

Das Schwinden der Welt

Jetzt geht alles ganz schnell. Weil das Herz kein Blut mehr durch den Körper pumpt, entsteht im Gehirn Sauerstoffmangel. Innerhalb von Sekunden fallen die Sinnesleistungen aus, bis das Bewusstsein vollkommen „erloschen" ist. Genauer: bis die Kommunikation vom Bewusstsein mit dem Gehirn aufhört.

Das sukzessive Sterben der Organe

Wenn der Puls ruht...

Zehn bis fünfzehn Minuten nachdem der Herzschlag ausgesetzt hat, tritt der irreversible Tod des Hirngewebes ein. Das Gehirn ist das erste Organ, das stirbt.
Der Grund: Wie alle Körperzellen brauchen auch Nervenzellen Sauerstoff. Weil sie jedoch ganz besonders aktiv sind, macht sich der Mangel zuerst bei ihnen bemerkbar. Ohne Sauerstoff werden ihre Energiekraftwerke stillgelegt – mit gravierenden Auswirkungen. Alle Stoffwechselvorgänge kommen zum Stillstand. Die Folge: der Zelltod.
Zehn bis zwanzig Minuten nach dem Hirntod sterben auch die Zellen des Herzgewebes, dann die der Leber und der Lunge. Schliesslich, nach etwa ein bis zwei Stunden, setzen auch die Nieren aus. Am Ende arbeitet nur noch der Magen-Darm-Trakt.

Der Körper verändert sich

Auch äusserlich macht der Körper während des Sterbens einige Veränderungen durch. Die Muskeln erschlaffen, was sich zum Beispiel in einer Entleerung der Blase bemerkbar macht. Aus dem gleichen Grund werden auch die Augen starr. Sie sprechen nicht mehr auf Lichtreize an, trüben sich nach einiger Zeit und werden milchig.
Zwei bis zehn Stunden nach dem Aussetzen der Atmung verkrampfen sich die Muskeln. Weil der Blutkreislauf stillsteht, wird die beim Stoffwechsel entstehende Kohlensäure nicht mehr abtransportiert. Die Muskelzellen übersäuern. Eine Verzahnung der Muskelfasern ist die Folge. Die sogenannte Totenstarre tritt ein.

Der Stoffwechsel bricht endgültig zusammen

Sobald die inneren Organe und die Muskeln tot sind, produziert der Körper keine Wärme mehr. Stunde um Stunde sinkt die Temperatur um ein Grad, die Haut wird blasser. Gleichzeitig treten die Venen immer deutlicher hervor. Das Blut sinkt der Schwerkraft folgend nach unten und sammelt sich an bestimmten Stellen unter der Haut. Dort werden die ersten Leichenflecken sichtbar. Schliesslich, nach spätestens 24 Stunden, stellen auch Darm und Magen ihre Arbeit ein. Durch die zersetzende Wirkung der Verdauungssäfte beginnt der Körper, sich von innen heraus aufzulösen.

Frage:

Was bedeutet es wenn ein Mensch auf dem Sterbebett plötzlich seine Mutter begrüsst...
Wie sieht denn diese Mutter aus? Noch genauso wie zu Lebzeiten? oder in Seelengestalt?

Was auch immer Seelengestalt heisst...

Und wenn man keine gute Beziehung zur Mutter hatte? Wen begrüsst man dann?

Und diese Mutter hat sich nicht weiter entwickelt und wartet dort bis man sie begrüsst? in welcher Form und in welcher Sprache? Weil der sterbende begrüsst ja mit Worten in unserer Sprache – sonst könnten die Angehörigen am Sterbebett ja nicht erzählen was der Sterbende erzählt hat.

Antwort:
Wenn einem Menschen im „Sterbeprozess" - oder auch in Träumen - „gestorbene Menschen" erscheinen, oder begegnen, gibt es mehrere Gründe:
Einmal, wenn der „gestorbene Mensch" mit uns in einer sehr nahen Beziehung gestanden ist, oder wenn mit diesen Menschen noch unerledigte Probleme bestehen, oder wenn sie uns eine Botschaft senden. Diese Botschaften können von „mir geht es gut und ich lebe hier in Frieden", oder „ich bitte Dich um Verzeihung", oder... was auch immer eine wichtige Botschaft für Beide ist, sein.

Und ja, diese „gestorbenen Menschen" erscheinen uns genau so, wie wir sie in Erinnerung haben - nur gesund und heil - oder auch im anderen Bereich - je nachdem, wie unsere Beziehung „zu Lebzeiten" war - oder wir selber gelebt haben.

Auch den Bereich „Reinkarnation" müssen wir noch viel detaillierter und grösser verstehen... Da gibt es noch viel an Unwissen und Irr-Lehren.

16.8 Was passiert beim Eintritt des Todes?

Alles, was existiert, besteht aus Bewusstsein – unendlichen Bewusstseins-Bereichen, die bestimmend für unser gegenwärtiges Leben sind. Dabei gibt es nichts, das existiert, welches nicht aus dieser spirituellen Ewigkeit besteht. Das gesamte Leben eines Menschen, seine Wirklichkeit, sein Körper, seine komplette materielle und spirituelle Grundlage ist letztlich ein reiner geistiger Ausdruck. Eine bewusste Manifestation.

Da wir Menschen mit unserem Selbst aus Bewusstsein und Gefühlen bestehen (das Bewusstsein und die Gefühle wiederum bestehen aus der in Frequenzen schwingenden Energie KI), besteht unsere komplette Existenz aus dieser Energie KI in unterschiedlicher Verdichtung. Es verhält sich hierbei wie mit „Materie". „Materie" hat zwar für uns „materielle" Eigenschaften, dennoch bestehen sämtliche „materiellen" Zustände ausschliesslich aus der Energie KI.

Der Unterschied zu unseren Gedanken ist, dass „Materie" einen dichteren energetischen Zustand aufweist – und auf einer niedrigeren Frequenz schwingt als das „feinstoffliche" Bewusstsein – und deshalb die für uns typischen „materiellen" Merkmale aufweist.

Letztlich kann unsere komplette Energie, aus der Menschen bestehen, sich nicht einfach in „nichts" auflösen. Aus diesem Grund fliesst unsere komplette Energie beim Eintritt des „Todes" wieder in unsere energetischen Bewusstseins-Bereiche. Bewusstseins-Bereiche, die sich genau wie unsere Gedanken ausserhalb von Raum und Zeit befinden.

Wir können uns denken, was wir möchten, ohne dabei von Raum oder Zeit begrenzt zu werden. Beides existiert innerhalb unserer Gedanken nicht. Unsere Gedanken unterliegen daher nicht den physikalischen Gesetzmässigkeiten, sondern sie unterliegen, so wie alles in der Schöpfung, den universellen Gesetzmässigkeiten und bewegen sich auch schneller als Lichtgeschwindigkeit.
Gedanken sind die schnellste Geschwindigkeit im Universum. Nichts kann sich schneller als Gedankenenergie bewegen, denn Bewusstsein ist ohne Raum- und Zeitbegrenzung immer und überall gegenwärtig. Gedanken sind um Faktor X hoch x schneller als Lichtwellen. Genau immer jetzt!

Aufgrund unserer Bewusstseins-Bereiche sind wir Menschen die Schöpfer unserer eigenen Wirklichkeit. Wir müssen keinem vermeintlichen „Schicksal" unterliegen, sondern wir können unser „Schicksal" selbst gestalten. Zu jeder Zeit an jedem Ort ein Leben erschaffen, das unseren Vorstellungen entspricht!
Deswegen können wir uns auch alles vorstellen, was wir wollen, ohne dabei von Raum oder Zeit eingeschränkt zu werden. Wir können uns in jedem Moment beliebige Welten vorstellen. Es gibt keine Raumbegrenzungen und keine Zeitbegrenzungen in unserer gedanklichen Vorstellungskraft. Genauso unterliegen wir keinem Alterungsprozess, ausser, wir stellen es uns vor.

Raum-Zeit ist ein Phänomen, aus dem Bewusstsein nicht besteht. Dennoch kann Raum-Zeit durch Bewusstsein manifest werden.

Sobald der „Tod" eines Menschen eintritt, verlässt der Astralkörper – auch Seele genannt – den physischen Körper und tritt mit all seinen Erfahrungen und Gefühlen vollständig in die spirituelle Seelenwelt – auch Jenseits genannt – ein.

Wir existieren dann als reine Seele mit Bewusstsein weiter, ohne in einem physischen Körper gefangen zu sein. Diese Bewusstseins-Bereiche sind – wie unser Bewusstsein jetzt auch – unendlich und bestehen aus energetisch dichten und energetisch lichten Teil-Bereichen.

Das eigene Schwingungsniveau, die eigene moralische und spirituelle Entwicklung ist dabei entscheidend für die eigene feinstoffliche Eingliederung nach dem „Tod".
Jemand, der sich selber sein ganzes Leben lang nur durch Eigennutz und der daraus resultierenden Negativität geprägt hat, jemand, der Wut, Neid, Gier, Unzufriedenheit, Hass, Eifersucht usw. im eigenen Geiste bis zum Tode legitimiert hat, besitzt kaum eine bewusste Verbindung zur Seele und besteht grösstenteils nur aus dichter, niedrig schwingender Energie.

Stirbt solch ein Mensch, dann wird sein spiritueller Körper sich in einer eher energetisch dichteren Ebene der Seelenwelt einordnen. Der energetische Körper – die Seele – dieses Menschen wird auf einer niedrigen Frequenz schwingen und kann gar noch nicht in die höheren Bereiche dieser Ebene vordringen.

Im jetzigen Lebensabschnitt hier in dieser Erdenwelt legen wir Geburtsort, Familie, Lebensziele und Erfahrungen, die wir im nächsten Leben erreichen wollen, selber fest. Je nachdem, wie wir uns entwickelt haben, werden wir entweder in höhere Bereiche aufsteigen oder wieder in das bipolare Erdenleben gezogen und der Reinkarnations-Zyklus geht weiter.

Auch die so oft gestellte Matrix-Frage: Gibt es „ausserirdische Wesen"?
Wer sich aus dem Matrix-Gefängnis befreien konnte weiss, dass jeder Mensch ein „ausserirdisches Wesen" ist.

Schon alleine die Tatsache, dass unser Bewusstsein nicht im Gehirn sein kann und unsere Seele nicht im physischen Körper sein kann, beweist doch, dass die wichtigsten Teile von uns – das Bewusstsein und die Seele – nicht im physischen Körper und nicht von dieser Erde – und somit „ausserirdisch" – sind. Unsere wahre „Heimat" ist „ausserirdisch". Darum stimmt die Lebensweisheit: Wenn Du in Dir nicht zu Hause bist, dann bist Du nirgends zu Hause. Wenn Du in Dir zu Hause bist, dann bist Du überall zu Hause.

16.9 Anabiose

Der physische Tod ist eine Illusion und das Ergebnis völlig falsch vermittelter Informationen, um die erstaunliche, aber auch geheim gehaltene Fähigkeit des Körpers zu verschleiern. Denn die Totenstarre ist keine Totenstarre, sondern eine Regenerationsstarre, auch Anabiose genannt.

Dunkle und magische Geschichten über Zombies, die sich in der Nacht aus ihren Gräbern wühlen und blutverschmiert über den Friedhof wandeln, Beschwörungen, die Tote aus dem Tod ins Leben zurückrufen... Sind dies alles Märchen, oder was verbirgt sich an Wahrheit dahinter?

Wir kennen doch die Geschichten aus der Bibel, dass in früheren Epochen die Menschen oft ein „biblisches Alter" von mehreren hundert Jahren bis tausend Jahre alt wurden... Noah wurde ja bekanntlich 1056 Jahre alt... Oder die Ernährungs-Empfehlungen unserer Vorfahren für 300-Jährige u.v.a. Beispiele...

Ist der Tod des physischen Körpers Fakt oder verhält es sich ganz anders als wir denken und sind nur über die Jahrhunderte getäuscht worden?

Laut Definition ist der Körper verstorben, sobald man mit herkömmlichen Messgeräten keinen Puls oder Herzschlag mehr messen kann. Nachdem der Körper für tot befunden wurde, wird er für ca. drei Tage in den Kühlkammern einer Leichenhalle aufbewahrt und danach in einen Sarg gelegt, der Deckel mit Nägeln verschlossen, 2-3 Meter tief in der Erde vergraben und eine schwere Steinplatte auf das Grab gelegt.

Wieso wird denn der Sarg mit Nägeln verschlossen? Möchte der Tote etwa aus dem Grabe fliehen?
Das ist normalerweise unmöglich. Und wenn doch, warum sollte man ihn denn unbedingt im Sarg einsperren? Ein Toter kann doch nicht fliehen.

In Freiburg (Deutschland) gibt es einen Friedhof, der Karls-Friedhof, auf welchem das älteste Grab aus dem 17. Jahrhundert ist. Warum sieht man kein Grab aus dem 12. oder 15. Jahrhundert oder vielleicht noch aus der Zeit davor? Äusserst selten entdeckt man ein solches Grab. Hierzu wird vom Totengräber erklärt, dass die Friedhöfe auf den älteren Friedhöfen erbaut wurden, um Platz zu sparen. Ausserdem wird uns erklärt, dass die Leichen alle 20 Jahre umgebettet werden müssen. Dabei wird hin und wieder auch mal ein Sarg geöffnet und zur Überraschung der Totengräber lagen manche der Leichen auf der Seite oder auf dem Bauch.

Wenn man den Totengräber hierzu befragt, erklärt dieser, dass die Leiche vermutlich beim Herunterlassen des Sarges unabsichtlich zur Seite gedreht ist. Doch wenn einmal Kratzspuren am Innendeckel des Sarges zu entdecken sind, fehlt einem schon eine Ausrede. Allein die Tatsache, dass es in den USA einen Friedhof gibt, der auf dem Hauptplatz ein Telefon aufgestellt hat, das mit jedem Telefon innerhalb der vergrabenen Särge verbunden ist, demonstriert das zumindest intuitive Wissen um die Anabiose. Sollte jemand versehentlich nur klinisch tot gewesen sein und wieder im Sarg erwachen, kann er direkt zum Telefonhörer greifen und einmal klingeln, damit man ihn wieder herausholt.

Auch in verschiedenen Kulturen wurden Glocken in der „Grabkammer“ angebracht oder eine Röhre, die an die Oberfläche führte, damit der „Verstorbene“ nach Abschluss der Anabiose in der Lage war, sich bemerkbar zu machen. Solche Friedhöfe sind natürlich die absolute Ausnahme und oft nur den Reichen auf Erden vergönnt.

Doch wie ist es eigentlich dazu gekommen, dass ein Leichnam in einen Sarg gesteckt, der Deckel zugenagelt und bis zu drei Meter tief in den Boden vergraben wird?

Diese Prozedur ist eigentlich erst einige hunderte Jahre alt. Vorher existierte eine ganz andere Herangehensweise, die u.a. in Büchern von Ivan Zabilin aus dem 19. Jahrhundert erklärt wird. Dort wird angegeben, dass es normalerweise üblich war, die „Toten“ nicht zu vergraben, sondern in einem dafür hergerichteten Kugelhaus zu platzieren, regelmässig zu reinigen und möglichst warm zu halten.
Erst als die Kirche in immer mehr Ländern die Oberhand gewann, hat sie es verboten, die „Toten“ in diese Kugelhäuser zur Aufbewahrung zu bringen und zu umsorgen.

Dies entspricht den Tatsachen, denn viele alte Häuser besassen und besitzen noch teilweise Kugelhäuser als Nebengebäude und deren Sinn und Zweck unklar war. Es wurde dann einfach behauptet, man habe dort Fleisch geräuchert.

Doch nichts liegt der Wahrheit ferner. Die Menschen gingen damals davon aus, dass sich der Körper im Falle eines Todes, solange noch Organe physisch vorhanden sind, nicht in die Totenstarre verfällt, sondern in eine Regenerationsstarre – auch „Anabiose" genannt. In dieser Starre schaltet der Körper in eine Art Standby-Modus, um sich zu heilen. Dies kann Tage, Wochen oder gar viele Monate dauern, je nachdem, wie gross die „Todesursache" gewesen ist.

Sobald also jemand an einer Vergiftung, Schock, Herzinfarkt, Gehirnschlag, Ertrinken, Erfrieren, Unfall oder sonstiges „starb", so war dies für den physischen Körper das Signal, sich möglichst schnell „einzufrieren" und selbst zu heilen.
Dazu wurden die Körper in die Kugelhäuser gebracht und unentwegt gepflegt und warmgehalten – nach Möglichkeit wurden sogar stärkere Wärmequellen aufgestellt, um den Prozess nach einem alten Ritual zu beschleunigen.

In Russland gab es hier zudem sogenannte „Banjas", d.h. Saunen, um die Zuführung von Wärme zu garantieren. Nach einer gewissen Zeit erhob sich der „Verstorbene" wieder und war in den Körper zurückgekehrt. Hierzu gab es sogar Hebammen, die dabei geholfen haben. Sie betrachteten die Anabiose als eine Form der physischen Wiederauferstehung inklusive eines unbezahlbaren „Updates", d.h. derjenige, der es schaffte, wieder aus der Anabiose zu erwachen, brachte nicht nur einen wesentlich fähigeren Körper, sondern auch noch eine Menge anderer Fähigkeiten mit.
Der „neue" Körper war somit tatsächlich erneuert, sogar verbessert worden und die ihm innewohnende Persönlichkeit – aufgrund des maximalen DMT-Ausstosses im Moment des Beginns der Anabiose mit viel mehr Wissen ausgestattet.

Um einen solchen Wiederkehr-Prozess zu verhindern, müsste man den frisch „Verstorbenen", d.h. den in die Regenerationsstarre gefallenen Körper, möglichst kühl aufbewahren, ihn nach Möglichkeit öffnen, die Organe funktionsunfähig machen und dann in einem kalten Loch vergraben. Auf diese Weise kann der Regenerationsprozess nicht zu Ende geführt werden und der Körper verbleibt für ewig in dieser Starre und zerfällt.

Exakt diese Vorgehensweise ist bei der Behandlung „toter" Körper jedoch gesetzlich vorgeschrieben. Der Körper wird direkt in ein Kühlfach gelegt, dann obduziert und daraufhin in frischer Erde beerdigt. Am besten noch den Sarg zunageln und oben auf das Grab eine schwere Grabplatte legen, damit der „Tote" nicht mehr das Grab verlassen und an die Erdoberfläche kriechen kann. Welch ein seltsamer Zufall.

Die Erklärung und Hinweise zur Anabiose würden demnach auch erklären, warum der Mythos des „Zombies" bzw. des umherwandelnden Untoten in Südamerika entstanden ist. Denn dort trifft man noch heute auf viele Legenden zum Thema der Rückkehrer von den Toten. Es gibt Erzählungen von Schamanen, die das Ritual kennen und es in seltenen Fällen sogar anwenden. Wird der Vorgang jedoch nicht korrekt ausgeführt, kann sich die Persönlichkeit, die in den Körper

zurückgekehrt ist, nicht korrekt artikulieren und wirkt auf den ersten Blick wie ein Zombie. Ausserdem werden die „Verstorbenen" zu Hause behalten und in einem offenen Sarg aufgebahrt, damit sich Verwandte und Freunde verabschieden können.
Durch das südamerikanische Klima wird der Regenerationsprozess natürlich beschleunigt und es kam daher häufiger vor, dass der frisch „Verstorbene" wieder seine Augen öffnete und lebendig war.

Doch die kursierenden Geschichten über Gehirn fressende Zombies, die nach den Lebenden trachten, sind Erfindungen, um dafür zu sorgen, dass niemals das alte Wissen um die geheime Fähigkeit der Anabiose erfragt wird.

Das Ritual der Anabiose besagt also, dass man den „Leichnam" bzw. den sich im Regenerationsprozess befindlichen Körper an einem warmen Ort aufbewahrt, die Aussentemperatur nach Möglichkeit über 38 Grad Celsius hält und in Dunkelheit aufbewahrt. Zusätzlich darf man versuchen, den „eingefrorenen" Körper zu reinigen und ihn zu pflegen, wie eine Hebamme. Dazu gehört tägliche Wäsche, Reinigung des Darms, des Magens und Rachen- bzw. Mundraums. Nach einigen Tagen oder auch vielen Monaten ist der Prozess abgeschlossen, der Körper geheilt und kann sich wieder erheben und völlig normal unter den Menschen leben.

Filme wie „Friedhof der Kuscheltiere" und andere Zombiefilme sind nicht dienlich, an das Geheimnis der Anabiose zu erinnern. Sie versuchen, diesen Prozess mit Angst zu belegen und damit zu verhindern, das Thema weiter zu recherchieren.

Wie sieht es denn mit Grabkammern im alten Ägypten aus? Hier findet man beispielsweise mumifizierte Körper, in unendlich viel Leinen gewickelt, Gehirn und Organe sind entnommen und die Grabkammer mit einem Fluch-Siegel verschlossen worden. Auf diese Weise kann eine Anabiose natürlich nicht erfolgreich abgeschlossen werden. Wussten die Ägypter etwa nicht von der Anabiose?
Doch, sie wussten es, denn die Mumifizierung und die Entnahme wichtiger Organe war der erfolgreiche Versuch, dafür zu sorgen, dass dieser Körper niemals wieder aufersteht.
Nur so konnte man verhindern, dass derjenige, der dort begraben wurde, nicht wieder zurückkommt. Kammer abschliessen und ein Siegel des Fluches oben drauf, damit es nie wieder jemand öffne.

Die Angst vor einer erfolgreich abgeschlossenen Anabiose war bei einigen Personen der Geschichte vermutlich ein Gräuel. Dies erklärt somit nicht nur die Legenden über Zombies, sondern auch jene über Vampire, die eine ganze Zeit lang im Sarg verbringen und dann wieder auferstehen.

Offensichtlich Negativ-Legenden, um den Prozess und das Wissen um die Anabiose weiterhin zu verschleiern und damit abzuschrecken. Welche Gesellschaft oder Regierung wünscht sich

Arbeitssklaven, die sich in einer Anabiose plötzlich selbst erleuchten und daraufhin mit höherem Wissen in ihre Körper zurückkehren?
Nicht nur führt das Guinnessbuch der Rekorde einen Mann an, der 17 Minuten am Stück unter Wasser die Luft anhalten kann, sondern sind klinisch Tote nach Tagen wieder aufgewacht und konnten sich völlig normal verhalten. Der Schriftsteller Shemshuk schrieb hierzu, dass er überzeugt sei, dass die Anabiose exakt der Kryptobiose entspricht (Winterschlaf der Tiere).

Pathologen haben bei Obduktionen immer wieder festgestellt, dass nach Öffnen des Brustkorbes der ganze Körper zuckt und das Herz gelegentlich wieder zu schlagen begann. Der Pathologe hatte demnach keinen tatsächlichen Leichnam untersucht, sondern einen Körper, der in die Regenerationsstarre gefallen war, um sich wieder zu heilen.

Sagt man nicht oft: „Ruhe in Frieden", „er hat sich zur Ruhe gelegt" oder „er ist eingeschlafen"? Diese Redewendungen sind sehr alt und berufen sich allesamt noch auf das Wissen über die Anabiose. Somit stellt die Anabiose einen lethargischen Schlaf dar, welcher als natürlicher Schutzmechanismus agiert und den Körper repariert und zudem sogar verjüngt.

Interessanterweise haben Recherchen ergeben, dass die meisten Kugelhäuser, Banjas, aber auch Megalithbauten, Dolmen, Sklepe und andere Häuschen dieser Zeit in vielen Ländern noch vereinzelt existieren und seit dem Mittelalter fast allesamt zerstört wurden.
Die Anwendung solcher Gebäude wurde verboten. Wer dahinterstecken mag, kann man sich vielleicht ausrechnen.

Abschliessend kann man durchaus klarstellen und erklären, dass es den medizinisch festgestellten Tod überhaupt nicht gibt und dass jene, die die Gesetze für die Behandlung von regenerierenden Körpern aufgestellt haben, d.h. von der Obduktion bis zum in die Erde eingraben, in Wirklichkeit der bislang erfolgreiche Versuch ist, das Wissen um die Anabiose zu verzerren, zu desinformieren und zu verschliessen. Mehr noch, die Erfindung des Todes wurde ebenso manipulativ unter die Menschen gestreut und seit vielen Jahrhunderten noch lebende Körper verbrannt, zerstört und in kalte tiefe Gräber geworfen.

16.10 Spirituelle Weltsicht im Einklang mit dem Leben

Die Jenseitsvorstellung der nordamerikanischen Indianer enthält sowohl Elemente der Reinkarnation in einem himmlischen Jenseits als auch die Idee von Geisterwesen. Sie steht im Einklang mit anderen nomadischen Jagdkulturen, denen das Leben nach dem Tod eine Fülle von Spielen verspricht. Fast alle Indianerstämme glauben an ein Weiterleben nach dem Tod. Der Ausdruck „Ewige Jagdgründe" ist vermutlich eine Begrifflichkeit der eingewanderten weissen Bevölkerung, um das indianische Glaubenskonzept zu benennen. Die Ureinwohner bezeichnen das Jenseits eher als „Glückliche Jagdgründe" (Happy Hunting Ground).

Nach der allgemeinen Weltsicht der nordamerikanischen Indianer hat alles einen Geist: Bäume, Felsen, Flüsse und jeder Mensch. Dies begründet die Existenz eines Jenseits.
Es gibt eigene spirituelle Tänze, wie den Sun Dance und den Ghost Dance, die die Geister der Toten zurück ins Leben holen sollen. Irokesen, Cherokee oder Algonquians leben oft noch heute im Kontext mit ihren komplexen Glaubensvorstellungen, wonach die Seele des Verstorbenen in die Welt der Geister – eine andere Bezeichnung für Seelen – gerufen wird.

Der Tod selbst stellt somit eine Brücke zwischen dem Leben der Sterblichen und dem Jenseits dar.
Die Algonquians nehmen an, dass jeder Mensch und jedes Tier zwei Seelen hat. Die körperliche Seele, oder der Schatten, ist mit dem Herz verbunden und versorgt das Individuum mit einem Gedächtnis und Intelligenz. Sie bleibt nach dem Tod für immer beim Körper.
Auf der anderen Seite wird die freie oder „echte" Seele mit dem Gehirn assoziiert.
Im Leben ist dieser Seelenbestandteil mit den Empfindungen und Erfahrungen eines Menschen verbunden.
Die Algonquians glauben, dass die freie Seele während des Schlafes oder in Trance wandern kann und sie sich nach dem Tod auf die lange Reise ins Jenseits begibt.
Die Ewigen Jagdgründe liegen nach Vorstellung der Indianer weit weg im Süden oder Westen und werden mitunter auch als „Big Sand/Grosser Sand" bezeichnet.
Es wird allgemein angenommen, dass dies ein angenehmer Ort ist, die Seelen dort jedoch keine Erinnerungen an ihre frühere Existenz hätten. Dieses Jenseits ähnelt der lebendigen Welt, aber mit besserem Wetter und Tieren, die reichlich vorhanden und leicht zu jagen sind.

16.11 Altern und Lebensdauer des Menschen

Wer schon einmal das Alte Testament gelesen hat, hat vielleicht mit Erstaunen festgestellt, dass Menschen über 1'000 Jahre alt wurden. Das wird wohl immer als Märchen abgetan, bestenfalls als eine wohlwollende Übertreibung der alten Hebräer.
Aber es ist tatsächlich so, dass die Menschen in dieser Hinsicht ein sehr viel grösseres Potential haben, als heute überhaupt denkbar erscheint. Einige der früheren, längst vergessenen Kulturen der Menschheit – und darunter waren auch technisch sehr hochstehende Zivilisationen, die unsere heutige Entwicklung weit übertreffen... – kannten weniger Krankheiten und längere Lebensdauer.

Die Lebensdauer der heutigen Menschen beträgt im Durchschnitt etwa zwischen 80 und 100 Jahre. In diese Statistiken fliessen nämlich auch alle Sterbefälle im Säuglingsalter ein sowie diejenigen, die auf Krankheiten, Suchtfolgen oder Unfälle in jüngerem Alter zurückzuführen sind. Dennoch setzt der Alterungsprozess schon viel früher ein.
Der Alterungsprozess ist von einer Vielzahl von Faktoren abhängig und kann früher oder später einsetzen. Ab und zu liest man von Menschen, die sehr alt werden, 120 Jahre sogar oder

darüber. In den verschiedenen Ländern der Welt ist die statistische Lebenserwartung jedoch recht unterschiedlich.
Es heisst, der Alterungsprozess beginnt mit der Geburt – aber wie bei einer Pflanze gehen dem Welken erst einmal der Reifezustand und das Tragen der Früchte voraus. Das betrifft übrigens alle Lebensformen der materiellen Welt, die sich durch geschlechtliche Vermehrung fortpflanzen. Die Natur ist auf Artenerhalt ausgerichtet und der menschliche Organismus unterliegt auch den Gesetzen der Natur.

Vielleicht etwa ab 25 bis 30 Jahre beginnen sich die ersten Anzeichen des bisher gelebten Lebens im Gesicht und am Körper zu zeigen: Einzelne weisse Haare, Zahnprobleme, Schlappheit, erste zarte Falten, nachlassende Elastizität der Gelenke, Allergien, Schmerzen, Verschleiss, Erkältungen und abfallende Kondition sind erste Anzeichen für den Alterungsprozess.
Ein Sprichwort sagt: Wenn Du über 50 Jahre alt bist und am Morgen beim Aufwachen keine Beschwerden spürst, bist Du tot.

Jede Seele bestimmt den Zeitpunkt ihres Todes selbst, denn sie hat sich etwas Bestimmtes auf der Erde vorgenommen, und wenn ihre Aufgabe beendet ist, kann sie gehen.
Niemand stirbt durch Zufall oder durch unglückliche Umstände, sondern hinter allem steht ein höherer Sinn – der Seelen-Plan – der im Spirituellen begründet ist.

Das Wichtigste, das hier auf der Erde zählt, ist die spirituelle Entwicklung der Menschen.
Wir sind die Meister unseres Lebens und unserer Entwicklung, auch wenn wir davon oft nichts wissen und uns als Spielball äusserer Kräfte fühlen. Das ist die Schicksals-Lehre.

Das von uns selbst zuvor auf einer höheren Ebene, mit Hilfe geistiger Helfer geplante Leben, ist in seinem Ablauf nicht unabänderlich festgesetzt, sondern wir haben in jedem Moment unseres Hierseins die Möglichkeit, darin einzugreifen, Weichen neu zu stellen, Wege neu zu bestimmen und in eine neue, andere Richtung zu gehen. Das ist die Karma-Lehre.

Somit sind auch die Prophezeiungen nie in Stein gemeisselt. Auch Prophezeiungen können verändert werden. Es gibt in jedem Moment für jeden von uns Punkte, an denen man Ent-Scheidung-en treffen muss. Oft sind diese Entscheidungspunkte für uns gar nicht als solche erkennbar, weil sie uns sehr banal erscheinen: Was mache ich JETZT oder mache ich nichts, rufe ich jemanden gleich an oder nachher oder lasse es ganz sein, was mache ich heute zu essen, gehe ich jetzt einkaufen oder nicht...

Ich selber habe also – in jeder Beziehung – Einfluss auf mein Leben, meine Lebenserwartung und meinen Alterungsprozess durch Veränderung aller Faktoren, die den Alterungsprozess bedingen!

Wenn ich diese Faktoren „positiv" verändern kann durch Ent-Scheidung-en – für die spirituelle Welt – so geht daraus eindeutig hervor, dass auch die Lebenserwartung eine rein spirituelle Entscheidung ist. Tatsächlich beschliesse ich ja auch das Ende meiner Inkarnation selbst.
Es ist auf jeden Fall dann erreicht, wenn ich die Lernaufgabe dieser Lebensspanne erfüllt habe. Aber auch bei Nichterfüllung der Aufgabe kann ich beschliessen, zurück zu gehen.

Wir können also davon ausgehen, dass der „Tod" immer auf Wunsch der Seele eintritt!
Wir selbst haben also immer die Verantwortung für unsere Lebenserwartung und ebenso natürlich für alle Faktoren, die unsere Lebenserwartung beeinflussen. Wir sind damit aber auch Herr unseres Alterungsprozesses.

Es ist ein universelles Gesetz, dass alle unsere Erwartungen erfüllt werden.

Wir werden das erhalten, was wir erwarten.
Wenn wir erwarten, dass wir nicht älter als 80 Jahre alt werden, weil das unseren Erfahrungen in unserem menschlichen Umfeld, besonders in der Familie, entspricht, dann wird sich das für uns auch so verwirklichen. Wir schaffen damit nämlich auf energetischer, also höherer feinstofflicher Ebene, Gedankenformen oder Glaubenssätze und prägende Muster.
Aber auch andere in uns vorhandene Muster, die nicht der Idealform entsprechen, wie z.B. die menschlichen Untugenden, allen voran unsere tagtäglichen Gedanken und Gefühle, z.B. das Grübeln über vergangene Ereignisse oder das Gefühl der Machtlosigkeit gegenüber dem Leben, die sich in uns einnisten und uns schliesslich krankmachen.
Wir haben uns von der bedingungslosen LIEBE weit entfernt und sie völlig vergessen – und DAS macht uns krank und alt!

Das Alter begünstigt bzw. verursacht einen vorzeitigen, beschleunigten körperlichen Abbau und Verfall mit zunehmender Starrheit, Krankheiten, den Verlust der Leichtigkeit und körperlichen Beweglichkeit u.v.m.

Dieses verschleierte Urteilsvermögen begünstigt bzw. verursacht einen vorzeitigen, beschleunigten Abbau und Verfall der Sinne – besonders Sehen und Hören – des Geistes, des Intellekts und somit der Wahrnehmung, der Gefühle.

Der Tod begünstigt oder verursacht die vorzeitige Beendigung dieser Inkarnation. Zuvor aber noch den Tod der Gefühle und Gedanken – geistig-seelischer Tod. Die innere Haltung begünstigt bzw. verursacht unsere Trennung von der geistigen Welt, also spirituelle Verirrung, Verlorenheit und damit Gefangenschaft in Finsternis und Materie.
Ohne Hilfe des spirituellen Bewusstseins ist dieser Prozess für den Menschen praktisch unumkehrbar!

Solange wir in der Polarität leben, altern wir, denn wir leben – wie jedes Wesen der Natur, mit dem Zwang: Geboren werden – Auf-Wachsen – Erblühen zur Geschlechtsreife – Reife – Fruchtbarkeit – Schaffenszeit – seine vom Grossen Geist vorgesehene Aufgabe TUN!

Die bewusst gelebte, bedingungslose LIEBE stellt uns jedoch ÜBER die Gesetze der Polarität. Wir durchbrechen also mit dieser LIEBE den Zwang, dem alle Wesen unterliegen, und werden wieder SELBST-bestimmte, EIGEN-verantwortliche und GOTT-bewusste Wesen.

Faktoren, die unsere Lebenserwartung beeinflussen:
Äussere Faktoren:

- In welchem Land lebe ich? In einem armen oder einem reichen Land, in einer technisch hoch entwickelten Zivilisation, wo ich bequem für meinen Lebensunterhalt sorgen kann, oder muss ich meine Nahrung selbst anbauen?
- In welcher Zeit lebe ich? In Kriegszeiten oder im Frieden?
- Wo wohne ich? In einer Grossstadt, in einer Kleinstadt, auf dem Lande?
- Wohne ich im Grünen oder mitten im Häusermeer?
- Lebe ich in einer intakten Gross-Familie oder in einer zerbrochenen Familie?
- In welcher Bildungsschicht lebe ich?
- Welche Schul- und Berufsausbildung habe ich?
- Wie hoch ist mein Einkommen? Kann ich mir alle Bequemlichkeiten leisten?

Die äusseren Lebensumstände sind natürlich wichtig für meine Entwicklung und beeinflussen natürlich auch meinen Alterungsprozess. Ich habe sie mir ja selbst ausgesucht, um daran lernen zu können.
Ich kann sie aber auch verändern, wenn ich das wirklich will, indem ich mich selbst verändere. Und vor allem sind diese äusseren Faktoren immer relativ oberflächlich und erfassen nicht unser ganzes Tiefen-Wesen, das sich weit in die Vergangenheit hinein erstreckt, eben so weit zurück, wie man schon auf der Erde lebt!
Überschätzt also nicht die äusseren Umstände Eures heutigen Lebens.

Innere Faktoren:

- Mit welchem Karma kam ich auf die Welt?
- Wie denke ich?
- Wie fühle ich?
- Wie handle ich?
- Welche Glaubenssätze habe ich?
- Glaube ich ans Altern?

Die Auswirkungen dieses Glaubens sind ganz real.
Habe ich Angst vor dem Altern? Damit ziehe ich alle negativen Alterungserscheinungen an!
Welche Wesenheiten habe ich mit meinem Denken und meiner Angst vor dem Altern angezogen?

Sind es Alte, die Angst vor dem Altern haben, und lebe ich nun auch deren Ängste…?

Dies sind die für den Alterungsprozess ursächlichen Faktoren. Alle anderen, so auch die nachfolgenden Faktoren, sind durch diese bedingt:

- Welche Charaktereigenschaften habe ich mir angeeignet?
- Brause ich leicht auf und ärgere mich über jede Kleinigkeit?
- Wie ernähre ich mich?
- Habe ich Übergewicht?
- Lebe ich eine Sucht aus?
- Habe ich eine Beziehung zu Gott?
- Lebe ich in der FREUDE?
- Lebe ich in der LIEBE?
- Welche Krankheiten und körperlichen Beschwerden habe ich?
- Halte ich meinen Körper angemessen in Bewegung?
- Habe ich eine geregelte Verdauung?
- Trinke ich ausreichend Flüssigkeit?
- Nehme ich gern und ausgiebig Sonne in mir auf?

Die äusseren Faktoren entsprechen den inneren Faktoren – und entsprechend altere ich früher oder später.

Mein Körper ist alt, wenn ich innen alt bin – ohne LIEBE, starr, tot, keine Gefühle mehr – mit allen üblen Energien meiner gesamten Vergangenheit belastet, krank, müde und verbraucht.
Eigentlich ist man schon tot, wenn man keine Gefühle mehr hat.

Aber es ist möglich, den Alterungsprozess zumindest zu einem grossen Teil zu ändern, zu beschleunigen, aber auch zu verlangsamen! In jedem Moment meiner Zeit kann ich mich entschliessen, umzukehren und mich dem LICHT und der LIEBE, dem wahren LEBEN zuzuwenden.

Du selbst hast es in Deiner Hand. Wende Dich ab von den alten Vorstellungen, dass nur das, was teuer ist, auch wirksam ist, dass alles schnell durch Geld zu erreichen oder durch teure Heil- und Wellness-Behandlungen zu erkaufen ist. Es ist natürlich „IN", erzählen zu können, dass man auf Kreta, Barbados oder in Florida war, um sich solchen Behandlungen und Kursen zu unterziehen, hatte gerade ein Wochenende auf Sylt oder im Schwarzwald...

Aber das ist nichts als eine Schmeichelei für Dein EGO. Und hilft letztlich auch nur Deinem EGO.

Wende Dich auch ab von den gängigen Schönheitsidealen der Magazine, Filme, Werbung.
Du musst nicht aussehen, wie alle die anderen Schönen dort. Es gibt viele schöne Menschen, Männer wie Frauen. Aber die jetzige Schönheitsmode lässt alle gewissermassen gleich aussehen.

Es fiel mir eines Tages auf, dass eigentlich alle diese Schönen austauschbar sind. Sie haben ihr Gesicht verloren, d.h. ihre eigene Identität. Die Figuren sind alle irgendwie gleich oder gleich gemacht durch Retuschieren oder Schönheits-Chirurgie.
Das Äussere ist Spiegel des Inneren. Die Kosmetik und Chirurgie vertuschen Unreines, Ungleiches, Unvollkommenes und damit unsere eigene Identität, unser Karma, unseren speziellen, massgeschneiderten Lernprozess, unsere liebenswerten, unverwechselbaren Züge, unsere Persönlichkeit.
Du brauchst nicht viel Geld, um eine tolle Wirkung zu erzielen. Du brauchst nicht mehr Geld, als Du zum täglichen Leben benötigst. Das eigentlich Wirksame ist die harte Arbeit an Dir selbst und Deine Willenskraft und Beständigkeit.

Ohne eigene Hingabe dazu, also ohne Deine Absicht und Deiner Willenskraft wirst Du wenig Unterstützung haben.

Deine Seele, die Dich führt, weiss genau, ob Du es ernst meinst oder nicht. Darauf kommt es einzig an. Alles nützt also nur, wenn Du es TUST. Und zwar nicht nur an einem Wochenende oder während eines Kurses oder vielleicht noch ein paar Wochen lang danach, damit man sich sagen kann, der Preis und die Mühe haben sich gelohnt..., sondern TÄGLICH!

16.12 Inkarnation und Re-Inkarnation

Frage:
Warum gibt es die Möglichkeit der Re-Inkarnation?

Antwort:
So hat die Seele die Möglichkeit, sich von vergangenen Sünden zu reinigen. Die Seele reinkarniert in einen Körper, der dem vorherigen Leben angemessen – aber nicht identisch – ist. Das erklärt auch die Entwicklung durch Evolution. Aber primär geht es um die Entwicklung des Bewusstseins.
Mit welchen Menschen und Situationen die reinkarnierte Seele zusammenkommt, ist also nicht zufällig.

Es kann keine Seele zur Re-Inkarnation in einen Körper gezwungen werden. Es gibt auch die Möglichkeit, ohne Körper die Seele zu reinigen und das Bewusstsein zu erweitern.
Das entscheidet die Seele selber. Sie spürt, wie stark der Wunsch nach einer erneuten „Einverleibung" ist und wie und wo die Chancen zu einer Verbesserung am grössten sind.

Die Dinge, die sich materialisiert haben, existierten schon vorher…
Wie zum Beispiel die Entstehung eines Kindes. Die Wissenschaften haben diesen Prozess noch nicht verstanden, wie sich das Kind heranbildet.

Was war da zuerst?
Ein Gedanke. Das Kind war zuerst ein Gedanke und ein Gefühl, ein Wunsch!
Im Normalfall und wenn Liebe die Basis ist... Wenn dieser Wunsch von beiden Eltern und dem werdenden Kind zusammen gewünscht werden, dann geschieht Folgendes: Dieser Gedanke und Wunsch geht dann in die Gebärmutter. In der Gebärmutter verdichtet sich dieser Gedanke und Wunsch zu einer Flüssigkeit, die sich weiter kondensiert und verdichtet. Und immer mehr verdichtet, bis schliesslich ein Mensch mit Armen und Beinen daraus wird.

Dann gibt es die Meinung:
Das kann auch einfach so passieren, mit Gewalt auf der ganzen Welt. Frauen werden vergewaltigt. Das muss einfach gesagt werden.

Bist Du damit einverstanden?
Nein, damit bin ich nicht einverstanden. Alles wird vom wahren Glauben und vom Seelenplan und vom Karma bestimmt. Nichts davon kann mit blosser Gewalt einfach so bestimmt werden, ohne dass es auch Karma wird – welches dann Auswirkungen für den Seelenplan hat. Und wer mit dem wahren Glauben das „Böse" will, der bekommt auch das „Böse" – aber mit den Konsequenzen dazu. Es gibt Engel und es gibt Dämonen. Wir können mit dem freien Willen entscheiden, ob wir die Dämonenwesen unterstützen oder ob wir die Engelwesen unterstützen. Und je nach Wahl und Entscheidung werden uns die Dämonenwesen unterstützen oder werden uns die Engelwesen unterstützen. Das ist eine der wichtigsten Entscheidungen in unserem Leben.

Noch genauer:
Es ist nicht die Entscheidung der Eltern, ob sie ein Kind bekommen oder nicht. Das entscheidet der Grosse Geist zusammen mit der Seele – sofern die Seele wieder auf die Erden-Welt inkarnieren will oder muss. Und wenn diese Eltern ausgewählt wurden, dann bekommen auch diese Eltern die notwendigen Gedanken und Gefühle, damit die Befruchtung in Erfüllung geht.
Und zwischen Wunsch und Glaube ist auch eine grosse – und entscheidende – Differenz.

Und wie geschieht das alles?
Es folgt genau den Natur-Gesetzen, wie sie die Eingeweihten und Weg-Meister erklären. Ich habe bereits erklärt, wie das mit den Früchten ist. Damit hat sich die Wissenschaft nie befasst.

In den Früchten sind doch Kerne. Wie sind die in die Frucht hineingekommen? Wo die Kanälchen in den Fruchtbäumen doch so fein, so klein und winzig sind? Wie ist der Kern da hineingekommen?
Der Baum und die Pflanze sind so intelligent. Um die Kerne da hinein zu bringen...
Die Pflanze weiss, dass sie da nicht hindurchgehen. Auch die Kerne sind zuerst in einem ätherischen Zustand, dann gasförmig, und dann kondensieren sie und werden flüssig, und danach verdichten sie sich zu einem festen Kern im Inneren.

Alles in der Natur und im Leben wandelt sich so. Alle Erscheinungen sind zuerst unsichtbar, ungreifbar, sehr feinstofflich, wie zum Beispiel die Wolken, die sich bilden und danach wieder verschwinden.
Erst ist alles ungreifbar und doch Wirklichkeit. Und danach kondensiert und verdichtet es sich.

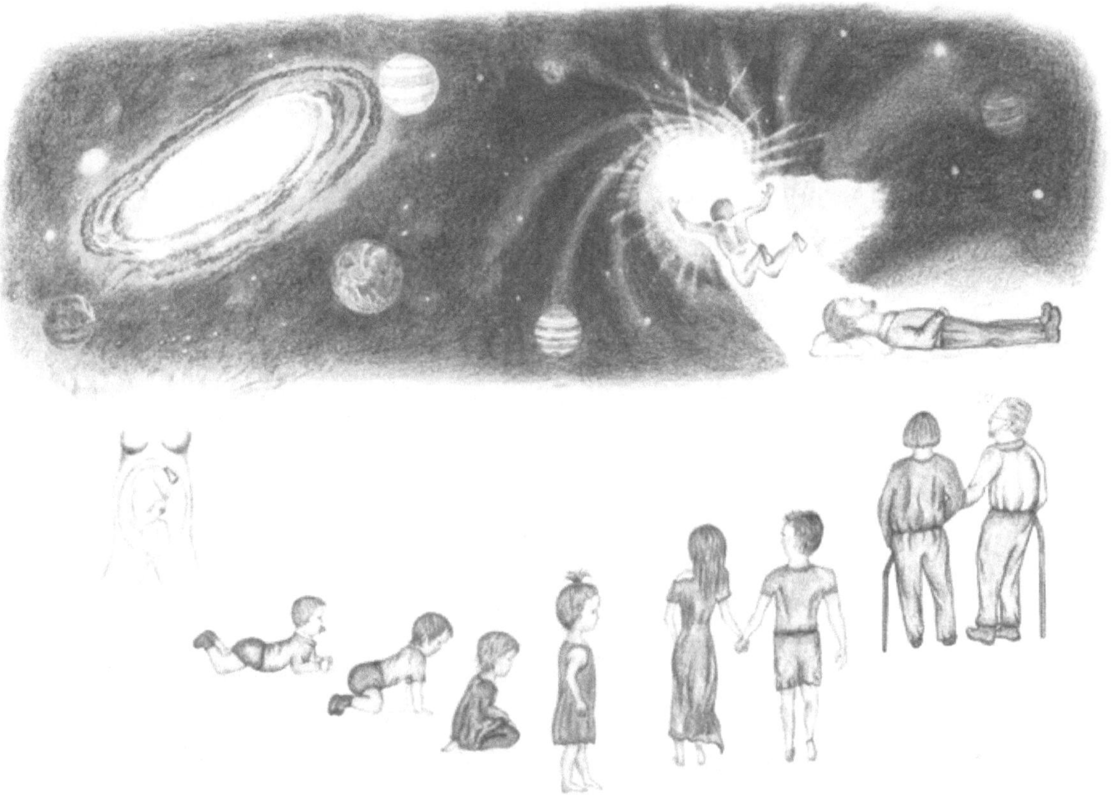

Abbildung 78: Skizze – Der Kreislauf des Lebens

Der Übergang der Körperhaltung von kopfüber, horizontal zu vertikal, wieder zu horizontal…

Geist und Seelen sind, wie schon gesagt, nicht an den physischen Körper gebunden. Sie erschaffen den physischen Körper sogar. Der physische Körper ist ein temporäres „Hilfsmittel", damit sich der Geist und die Seele entwickeln und vervollkommnen können.
Unser physischer Körper ist der Spiegel unserer Gedanken, Gefühle, Ernährung, unserer Lebensweise. Im physischen Körper – ob gesund oder krank – können wir erfahren, was wir korrigieren sollten oder ob wir so weitermachen können. Das nennen wir Psycho-Somatik.
Siehe mehr dazu im Kapitel „Mea Culpa".

Liebe ist die stärkste Kraft – auch die stärkste Heilkraft – im Universum. Das ist die göttliche Kraft!
Der göttlichen Kraft ist nichts unmöglich!

Auf dieser Reise durchs Leben können wir unser Bewusstsein weiterentwickeln, bis wir zur nächsten Stufe in unserem Leben weiterkönnen. Dazu dürfen – nicht müssen – wir so oft zur vorherigen Stufe zurückkehren, bis wir unsere Bewusstseins-Entwicklung auf dieser bestimmten Ebene abgeschlossen haben.

Die Seele reinkarniert in einen Körper, der dem vorherigen Leben angemessen ist. Mit welchen Menschen und Situationen die reinkarnierte Seele zusammenkommt, ist also nicht zufällig. Jesus erklärt auch, dass keine Seele zur Reinkarnation in einen Körper gezwungen wird. Es gibt auch die Möglichkeit, ohne Körper die Seele zu reinigen und das Bewusstsein zu erweitern. Das entscheide die Seele selber. Sie spüre, wie stark der Wunsch nach einer erneuten „Einverleibung" sei, und wie und wo die Chancen zu einer Verbesserung am grössten seien.

Das heliozentrische Weltbild bedeutet, dass die Sonne das Zentrum in unserem Sonnensystem sei und die einzelnen Planeten sich in einer zentripetalen Spirale um die Sonne drehen. Irgendwann müssten die einzelnen Planeten, die aussen auf der Umlauf-Reise sich dem Zentrum Sonne nähern, auf den nächsten weiter innen kreisenden Planeten treffen…

Somit müssten die äusseren Planeten kleiner sein und jeder Planet, der näher der Sonne ist, müsste durch die Aufnahme der äusseren Planeten um diese „Masse" grösser werden. Wir stellen uns die Integration des Jupiters in die Erde vor… Und der zur – kumulierte Planet Merkur – müsste ja die Summe aller äusseren Planeten enthalten… und dieser Riesen-Planet müsste am Ende seiner zentripetal-spiralischen Reise in die Sonne „einverleibt" werden… Das ist Matrix-Irr-Lehre. Auch das geozentrische Weltbild, wonach die Erde das Zentrum des Sonnensystems sei – mit einer sich nicht drehenden Erde im Zentrum – ist eine Matrix-Irr-Lehre. Im ganzen Universum gibt es nichts, das „still steht". Stillstand würde Tod bedeuten!

In Wirklichkeit drehen sich weder die Erde und Planeten „zweidimensional" um die Sonne, noch dreht sich das Sonnensystem „zweidimensional" um das Zentrum der Galaxie. Die ganze Galaxie – Galaxie existiert nicht im Plural – inkl. aller Sonnensysteme, sind Fraktale und jedes Fraktal bildet einen Wirbel mit asymmetrischer Torus-Form. Siehe dazu auch das Kapitel „Spiralen". Auch die Grössen und Distanzen der Galaxien sind Hypothesen, wie die Urknall-Theorie, die unendliche „Nur-Expansion", die Evolutions-Theorie u.v.a. Theorien ebenso. Auch, dass es so viele Galaxien geben soll, ist eine blosse Hypothese.

Wenn unser Bewusstsein zum Zeitpunkt des Todes genügend entwickelt ist, können wir ungehindert und ganz natürlich in die nächste Welt eingehen.

Der erste Atem-Zug ins physische Leben ist eine Einatmung, und die letzte Atem-Bewegung ist eine Ausatmung. Ich erkläre – inyologisch – den ersten Atem-Zug als Zug (Yang) und den letzten Atem-Zug beim Sterben Atem-BEWEGUNG (Yin), um nicht zu schreiben Atem-Stoss (Yin) oder Atem-Fluss (Yin). Zug ist einsaugen und somit Yang.

Die InYologie stimmt immer und ist präziser als jede wissenschaftliche Erklärung. Ein wunderbarer Kompass auf dem Weg durchs Leben.

Bis die Nabelschnur durchtrennt wird, bekommt das Kind intrauterin den Sauerstoff vom Blut der Mutter in der Plazenta. Nach der Durchtrennung der Nabelschnur muss das Baby selber mit den Lungen atmen, und dazu müssen sich die Lungen erstmals mit Sauerstoff aus der Luft füllen. Der erste Schrei (KI-AI) ist ein deutliches Lebenszeichen des neugeborenen Kindes. Die erste Einatmung ist der Yang-Start ins physische Leben. Und dieser erste Ausatmungs- (KI-AI) „Energieschrei" ist der erste Schritt von Yang nach Yin auf dem physischen Lebensweg. Yin erzeugt Yang und Yang wandelt sich zu Yin...

Beim Sterben ist der letzte Atemzug eine Ausatmung. Die Lungen leeren sich – und ab jetzt ist die Luftatmung nicht mehr nötig. Auch hier gilt es zu unterscheiden, ob wir Yin und Yang physisch oder metaphysisch beurteilen. Physikalisch: Der erste Atemzug ist eine Sauerstoff-Aufnahme Yin, und der letzte Atemzug ist eine Stickstoff-Abgabe Yang. Metaphysisch: Der erste Atemzug ist eine zentripetale Aufnahme Yang und der letzte Atemzug ist eine zentrifugale Abgabe Yin. Das physische Leben verläuft von Yang nach Yin. Das spirituelle Leben kann von Yin nach wieder Yang verlaufen oder von Yin nach noch mehr Yin...

Unser Bewusstsein oder Schwingungskörper ist mit unserem physischen Körper durch ein Schwingungsband – die sogenannte Silberschnur – verbunden. Ich interpretiere dieses „Band" als KI-Verschränkung. Dieses Band kann sich über eine beliebige Distanz ausdehnen.
So, wie die Nabelschnur bei der Geburt durchtrennt wird, so wird auch dieses energetische Band nach dem physischen Tod durchtrennt.

Wenn die Schwingung der Seele niedrig schwingt, kann die Seele noch längere Zeit mit der Welt der Luft verbunden bleiben. Schwingt sie hingegen hochfrequent, schwebt die Seele nach oben und aussen. Dann erscheinen Führer der geistigen Welt und geleiten die Seele in die nächste Welt.

Manchmal versteht das Bewusstsein nicht, was vor sich geht, in welchem Zustand es sich befindet und weiss nicht, ob wir noch leben oder gestorben sind und ob es noch zum Menschen gehört oder nicht. Nur allmählich erkennt es die neue Situation und dass wir keine Luft zum Atmen brauchen, sondern nur reine Schwingungs-Energie benötigen.

Nach irdischer Zeitrechnung sind sieben bis neunundvierzig Tage für den Eintritt und die vollständige Anpassung an die nächste Welt erforderlich. Damit dies gelingt, muss die Seele oder der Geist gut vorbereitet sein. Unglücklicherweise sterben heute viele Menschen vorzeitig durch Krankheiten, Unfälle oder Kriege. In solchen Fällen ist das Bewusstsein meist nicht genügend weit entwickelt, um in der spirituellen Welt zu leben. Diese Menschen haben selten alles im Leben gemacht, was sie tun wollten, und sie kennen die Bedeutung des Lebens noch nicht. Sie wissen nichts vom Sinn und Zweck des Lebens und haben Angst vor dem Tod. Dies spiegelt sich in dem heutigen Ausmass an degenerativen Krankheiten wider, welche nichts anderes sind, als ein Symptom unserer Unwissenheit vom Leben.

Wenn ein Mensch auf dieser Stufe stirbt, ist die Geburt in die nächste Welt oft voller Kampf und Widerstände, da er noch immer sehr stark an das relative Leben auf der Erde gebunden ist.

Wenn wir uns gut ernähren und aktiv bleiben, werden wir uns eines langen Lebens erfreuen und eines natürlichen Todes sterben. Unser Übergang in die nächste Welt wird sich friedlich und ohne Widerstände vollziehen. Wir werden den Zeitpunkt unseres Todes im Voraus wissen und uns in Ruhe darauf vorbereiten können.

Auch wenn wir in früheren Lebensabschnitten viele Fehler gemacht haben, können wir unser Leben durch eine makrobiotische Lebensweise korrigieren und in der letzten Phase unseres Erden-Lebens allmählich einen Zustand erreichen, der demjenigen eines Weisen oder Heiligen gleicht. Solche Menschen gelangen ganz natürlich zu höheren Ebenen in der nächsten Welt und bewegen sich über die Schwingungssphäre der Erde hinaus in die nächste Sphäre.

Im Osten ist viel vom Geistigen, Spirituellen die Rede, während man sich im Westen mehr mit der physischen Welt auseinandersetzt.
Beide sind jedoch ein und dasselbe. Das eine bezieht sich mehr auf den physischen Bereich, das andere auf den spirituellen. Beide sind verschiedene Aspekte der gleichen Wirklichkeit.

Wenn wir in der spirituellen Welt leben, können wir uns in jedes beliebige System innerhalb des galaktischen Feldes materialisieren. In der spirituellen Welt werden unsere Gedanken ohne Weiteres Wirklichkeit. Wenn wir in einem bestimmten Sonnensystem oder auf einem bestimmten Planeten als Mensch geboren werden wollen, dann geschieht dies in dem Moment, indem wir die Vorstellung davon haben.

Aus der Sicht dieser Welt benötigt dieser Prozess Milliarden von Jahren zu seiner Entfaltung aufgrund unserer völlig anders beschaffenen Wahrnehmung der Zeit.
In der spirituellen Welt existiert immer nur die IST-Zeit, sodass sich die Dinge sofort ereignen.

Unglücklicherweise kennen viele moderne Menschen den Baum des Lebens nicht und halten nur materielle Dinge wie Wohlstand und Reichtum für wichtig. Eine Ernährung mit Käse, Rindfleisch, Zucker, weissem Mehl, Dosenkost und anderen minderwertigen Dingen führt zum Chaos im täglichen Leben und zur physischen, geistigen und spirituellen Stagnation. Das Dasein wird zum Kampf um Geld und Eigentum, Status und Erfolg, Genuss und Schönheit.

Aufgrund der Unachtsamkeit gegenüber der Ernährung oder ihrer Umwelt müssen Millionen von Menschen unnötig an Herzkrankheiten, Krebs, Geisteskrankheiten und anderen degenerativen Krankheiten leiden und ihre Körper vorzeitig dem Verfall überlassen.

Ihre letzten Jahre oder Tage sind ein einziger Kampf mit intensiver Pflege, künstlicher Sauerstoffzufuhr, intravenöser Ernährung und Medikation, wobei die oft eingesetzte Lebenserhaltungsapparatur für ein schleichendes Siechtum und astronomische medizinische Kosten sorgt, welche sowohl die Familie als auch die Allgemeinheit schwer belasten. Es ist ein einziges Trauerspiel. Für so viele Menschen ist das Leben heute von Anfang an ein einziger Kampf bis zum bitteren Ende des Todes, anstatt das Abenteuer und die freudige Erfahrung zu sein, als welches es vorgesehen ist.

Viele Menschen sterben heute, ohne einen Zustand der Reife erreicht zu haben und sind noch nicht bereit für das Leben in der nächsten Welt. Da sie ihre spirituelle Seite nicht genug entwickelt haben und nicht bereit sind, die Erde zu verlassen, entsteht eine starke Bindung und Verhaftung sowie ein sehr grobstoffliches Schwingungsbewusstsein. In dieser Form bleiben viele solcher Seelen als Gespenster auf der Erde oder verweilen in einem verworrenen Zustand zwischen den beiden Welten, wo sie Bilder schaffen von Habsucht, Verwünschungen und Kampf. Dieser Bereich ist es, den wir als Hölle bezeichnen.

In der spirituellen Welt gibt es weder Hölle noch Bestrafung. Jene Welt ist vollkommen hell. Genauso, wie viele Menschen auf Erden in einer Welt voller Trugbilder leben, welche bevölkert ist von gefährlichen Krankheitserregern, Zellmutationen, schädlichen Unkräutern und Insekten, Feinden und Widersachern der verschiedenen Religionen, Rassen und politischen Ansichten, so gibt es an der Peripherie des Yu-Kai Seelen, die noch immer mit eigenen dunklen Gebilden kämpfen und nicht imstande sind, das Licht, das sie umgibt, zu sehen.

Während ein natürlicher Tod ein friedlicher Übergang ist, geht eine unnatürliche Geburt in die nächste Welt mit Leiden und der Unfähigkeit, das Licht zu erblicken, einher.
Ein ruhiger Übergang ist von grösster Bedeutung und eine makrobiotische Ernährungsweise drei Tage vor dem Sterben macht sogar einen grossen Unterschied aus.

Unser physiologisches Leben verläuft von Yang nach Yin.
1986, ich war damals 6 Jahre alt, sollte jedes Kind etwas Selbstgemachtes in den Kindergarten mitbringen. Ich habe Gomasio (Sesamsalz) gemacht.

Ich habe meinen Vater gefragt, wenn ich viel Gomasio esse, werde ich mehr Yang?
Er hat mir damals schon erklärt: „Ja, wir können uns zwar durch Gomasio mehr Yang machen. Aber unser Leben verläuft und entwickelt sich von Yang nach Yin. Diese physische Entwicklung können wir nicht aufhalten. Aber wir können uns mit der Ordnung des Universums in Harmonie bringen."

Babys sind von Natur aus ziemlich Yang. Babys sind kompakt, Babys sind klein, Babys haben mehr rote Blutkörperchen (Yang) als alte Menschen (alte Menschen sind mehr Yin). Babys sind weitsichtig (Yang). Neugeborene blinzeln überhaupt nicht. Was ein starkes Yang-Zeichen ist.

Jetzt kennen wir die Yang-Aspekte.

Frage:
Was sind die Yin-Aspekte (physiologisch und metaphysisch) bei einem Baby?

Antwort:
Der Schädel ist noch offen. Die Fontanelle ist noch nicht geschlossen (Yin). Solange die Fontanelle noch offen ist bei den Babys, ist die spirituelle Verbindung noch viel stärker. (In der Zen-Meditation drücken wir den Schädel nach oben in den Himmel und das Kinn nach unten zur Brust.) Die Knochen sind noch weicher (Yin), bei zu viel Yin (und Cholecalciferol Mangel) gibt es (X-Beine oder O-Beine). Babys sind ziemlich zerbrechlich (Yin). Der Schliessmuskel ist noch nicht kräftig genug (Yin). Das heisst, die Muskeln haben noch zu wenig Kontraktionskraft (Yang). Sie müssen zuerst die Yang-Kraft entwickeln.

Es ist fantastisch
Babys sind die Neuankömmlinge aus der Unendlichkeit, sodass sie uns einen Einblick in das ferne Land geben. Aber die meisten Menschen sehen nur mit den physischen Augen und haben leider noch nicht gelernt, mit den spirituellen Augen zu sehen. Babys sind von Natur aus weitsichtig, damit sie weit und klar in die Welt, in die Sterne und in die Sonne blicken können. Während sie heranwachsen, wird die Weitsicht jedoch schlechter (es ist interessant, dass diese Weitsichtigkeit sich nach und nach bei 1,2 einpendelt) und immer deutlicher sehen sie alles, was direkt bei ihnen in der Nähe ist. Sie wechseln von der spirituellen Sicht in die physische Sicht…

Was strahlen Babys anderes aus als Liebe? Ja natürlich, weil Babys eben aus der Unendlichkeit kommen und von dort Liebe mitbringen. Ist es nicht fantastisch?

Nach der Menschwerdung (Erfahrungen auf der Erden-Welt in einem physischen Körper) bewegen wir uns auf unserem ewigen Lebensweg in der spirituellen Welt weiter fort. Wir Erdenbürger entwickeln unser gefangengehaltenes Bewusstsein vom erzwungenen Matrix-Denken und Matrix-Verhalten hin zum freien universellen Bewusstsein.

In allen traditionellen Künsten verhält es sich gleich. Im Judo, Karatedo, im Aikido, Kado (Ikebana), Shiatsu, Akupunktur, Ryorido (die hohe Kunst des Kochens) u.v.a.
Man beginnt auf der rein physischen Stufe und entwickelt sich vom Kyu zum Dan-Grad.
Später entwickelt man sich hoffentlich auf dem Weg bis zum spirituellen Weg-Meister und noch weiter zum Engel-Wesen.

Alleine über die spirituelle Welt gibt es noch enorm viel zu lernen und zu lehren... oder umgekehrt...

Ist es im Universum wirklich dunkel?
Die Matrix-Irr-Lehre behauptet, das Universum sei dunkel, und alle Phonographen-Meister übernehmen diese Irr-Lehre. Ich glaube, das Universum ist hell. Oder anders formuliert, für die physischen Augen ist das Universum dunkel. Für die spirituellen Augen ist das Universum hell.

16.13 Kontakte mit der Welt der Seelen

Ein Mensch besteht in der Erden-Welt aus 3 Teilen, die eine Einheit bilden: Individuelles Bewusstsein und individuelle Seele und individueller Körper. Wobei jeder dieser Teile sich durch unterschiedliche Verdichtung unterscheidet.

Wenn ein Mensch „stirbt", verlassen Bewusstsein und Seele den physischen Körper, um im nächsten Bereich, dem Bereich „Welt der Seelen", weiter zu leben. Was weiter lebt, sind sein Wahrnehmungsvermögen, seine Denkfähigkeit, seine Erinnerungen, seine Visionen, seine Fantasien und seine Gefühle. Bei dem, was wir einen „natürlichen" Tod nennen, kann die „Geist-Seele" des Verstorbenen ihre physische Umgebung noch eine Zeitlang wahrnehmen. Sie sieht, was mit ihrem dem physischen Körper – genannt Leichnam – geschieht, hört und spürt, was die Angehörigen sagen und denken. Später, beim Übergang in die nächste Ebene, erlebt die Geist-Seele eine Art Global-Schau auf sein bisheriges Leben, in der es erkennen kann, was es in seinem Erdenleben hätte besser machen können. Es wird von Engel-Wesen – und oft auch von seinen Lieben die vor ihm ins „Jenseits" gegangen sind – empfangen und geführt, unterstützt und beraten.

Frage:
Du machst also keinen Unterschied zwischen Diesseits und Jenseits - denn auch im Diesseits existiert die göttliche Wirklichkeit?

Antwort:
Ich habe die Begriffe „Jenseits" und „Diesseits" bewusst ersetzt. Für mich sind „Jenseits" und „Diesseits" trennende Begriffe, die in der spirituellen Welt so nicht gelten. Diese Begriffe führen in die Irre. Ich erkläre, dass in der spirituellen Welt keine Trennung durch Raum und Zeit existiert. Es ist nicht so, dass die Menschen in der Erden-Welt und die Menschen in der Seelen-Welt in getrennten physischen Räumen leben. Aber durch diese trennenden Begriffe kann dieser Eindruck entstehen. Wenn ich diese Begriffe und Definitionen auch übernehmen würde, Wer korrigiert dann diesen Irrtum?

Frage:
Was bedeutet: Es ist nicht so, dass die Menschen in der Erden-Welt und die Menschen in der Seelen-Welt in getrennten physischen Räumen leben. Die Erde zum Universum ist keine Trennung in via einem physischen Raum. Es gibt keine Wand oder Wäume die uns hier im Diesseits von den Seelen im Jenseits trennen. Wir können nur nicht mit dem Körper zu den Seelen ins

Diesseits reisen aber wir können mit der Seele jederzeit zu den Seelen ins Jenseits reisen – oder wenn wir es wünschen sind wir immer via Engel- und Helferwesen mit ihnen verbunden. Stimmt das so?

Antwort:
Dieses „Seelen-Reisen" ist kein Reisen wie in der Raum- und Zeit-Welt. Die Seelen „reisen" nur in unseren Gedanken, aber nicht physisch von getrenntem Raum nach getrenntem Raum. Dafür ohne Raum- und Zeit-Begrenzungen in Bereiche. Darum nenne ich diese „Räume" und „Dimensionen" zum besseren Verstehen „Bereiche".

Frage:
Eine Lebensweisheit lehrt: Man soll die toten in Frieden ruhen lassen. Ist das auch eine Erklärung warum man keine Jenseits-Kontakte herstellen sollte zu den „Toten"?

Antwort:
Oft werden Lebensweisheiten - die völlig richtig sind - nicht richtig verstanden und darum falsch weiter gelehrt. Die „Toten ruhen lassen", bedeutet, die „Toten" in Frieden lassen. Nicht schlecht über „Tote" reden.

Frage:
Warum stirbt ein Mensch? Weil es Gottes Wille ist? Weil es sein Seelenplan ist? Also sind diese Menschen dann physisch für uns weg? Warum sollten wir also in diesen Seelenplan eingreifen und Kontakt herstellen? Oder sollten wir keinen Kontakt mit Seelen im Jenseits herstellen?

Antwort:
Das geschieht doch sogar oft in Träumen – und manchmal auch Tagsüber im „Wachzustand" - dass wir „Verstorbene" sehen und mit ihnen in Kontakt sind, ohne dass wir das bewusst gesucht haben. Um mit einer Seele Frieden zu schliessen, wenn wir das zu „Lebzeiten" verpasst haben, kann ein Grund sein, den ich nicht ablehne.
Wer das Bedürfnis hat, Kontakt mit „Toten" zu haben, darf das tun. Aber nur unter der Bedingung, dass Diejenigen die das tun wollen, genau wissen warum sie das tun wollen und es nicht Fremdgeführt tun.

Frage:
Ist das eine Neuzeitliche Modeerscheinung – diese fremdgeführten Kontakte zu Seelen im Jenseits herstellen? Oder gab es das früher auch schon?

Antwort:
Neu ist nur das Fremdgeführte Kontakt aufnehmen – das sogenannte „Channeling" - mit Fremdsuggerierten Gründen. Meistens führen Menschen, die kein Natur-Wissen von diesem Bereich haben, solche „Channeling-Sitzungen". Das empfehle ich klar nicht.

Im Traum, oder beim meditieren, kann auch eine Intuition so ein Kontakt sein, den wir nicht suchen, aber trotzdem möglich ist.

Frage:
Es kann auch sein das die „Toten" selbst Kontakt aufnehmen wollen. Ist das richtig?

Antwort:
Ja, das ist wahr. Es ist nicht so, dass nur „die Lebenden" mit den „Toten" Kontakt aufnehmen wollen. Es ist auch so, dass „Gestorbene" - Seelen-Wesen - mit „Lebenden" Kontakt suchen. Solche Kontakte erleben die „Lebenden", wenn sie von einem „Geist" besucht werden. Primär sensitive Menschen erleben solche „Geist-Erscheinungen", ohne zu wissen, dass diese „Geister" „Seelen-Wesen" sind. Und Seelen-Wesen kommunizieren nicht mit physischen Worten, sie kommunizieren telepathisch - und verstehen trotzdem Alles. Umgekehrt können wir lernen auch telepathisch zu kommunizieren. Aber auch in diesem Bereich gilt: Alles hat seine eigene „richtige" Zeit...

Frage:
Ist es nicht ein Widerspruch: „Kontakt zu Toten" herzustellen. Zu wem? Zum toten Körper? Die Seele ist nicht tot. Sonst müsste es heissen: Kontakt zu einer Seele herstellen welche den physischen Körper verlassen hat. Wer schon ein Rezept ungenau formuliert…wie soll dann der Kuchen gelingen?
Und wieso soll Jemand der nicht selbst Kontakt herstellen kann, nicht bei jemandem Hilfe holen der das kann? Es gibt ja recht Viele die anbieten, sie würden Kontakt zu „verstorbenen" Seelen herstellen. Wenn jemand nicht weiterkommt holt er doch auch Hilfe beim Gesundheitsberater?

Antwort:
Ja, natürlich ist das ein Widerspruch. An solchen Sätzen wie: „Ich stelle für Geld Kontakt mit toten her", erkennst Du die ungenauigkeit und die Unwissenheit dieser selbsternannten „Medien", „Gurus" und „Channels". Ich empfehle das nicht. Das ist wie mit Fremdgesteuerten Glaubenssätzen und Fremdgesteuerter „Intuition". Werbung von Gurus und NLP-Experten wie diese: „Wünscht Du Dir ein persönliches Channeling? In einem persönlichen Channeling kannst Du der geistigen Welt Deine aktuellen Fragen stellen. Durch meinen Kanal beantworten sie Dir diese Fragen und helfen Dir so, auf Deinem Lebensweg die nächsten Schritte zu gehen. Möchtest Du Dir einen Termin ausmachen?"
Genau das empfehle ich nicht. Ich warne sogar davor!
Was ich empfehle ist – durch sich selbst - die Bereiche der „Seelen-Wesen" kennen zu lernen, um anschliessend zu lehren. Nur muss parallel zum Lernen auch das Bewusstsein über die Verantwortung mit wachsen. Ich empfehle grundsätzlich, dass wir nicht Phonographen-Wissen blind weiter lehren, sondern dass wir nur das Gelernte weiter lehren sollten, was wir selber gross genug verstehen.

Frage:
Weil Du auch weisst das 99% davon milde ausgedrückt Blender und in Wirklichkeit Betrüger sind? Wer sagt uns, dass die wirklich Kontakt herstellen?

Antwort:
Die meisten davon sind tatsächlich nur Blender und NLP-Gurus, welche eine Geldquelle – die naiven, bezahlenden Unwissenden – anzapfen.

Frage:
Also, wenn meditieren, dann NUR Selbstgeführt. Nie fremdgeführt. Wenn Heilung, dann immer NUR Selbstheilung, nie Fremdheilung wie es die Schulmedizin verspricht – und dabei ausschliesslich Symptome behandelt und Abhängige züchtet. Wenn meditieren, dann immer NUR Selbstgeführt meditieren und nie fremdgeführtes Geplapper via Kopfhörer im Ohr. Wenn Kontakt mit Seelen im Jenseits herstellen, dann NUR Selbstgeführt und nie durch Dritte.

Antwort:
Weg-Meister sind „Wegweiser auf Meister-Stufe" und nicht „stellvertretende Weg-Geher".
Wir können den ehrlich Suchenden den richtigen Weg zeigen, aber gehen müssen sie ihn selber.
Wir können den Kranken lehren, wie sie sich selber heilen können - sofern sie das wirklich wollen – aber wir können sie nicht stellvertretend heilen.
Wir können den ehrlich Suchenden die Bereiche der „Seelen-Welt" lehren und ihnen lehren wie sie diese Bereiche erreichen, aber „den Weg" in diese Bereich müssen sie selber gehen. Wir können als Weg-Meister den Lernenden lehren, wie sie richtig meditieren können. Aber wir können nicht stellvertretend für sie meditieren. Wir können den ehrlich Suchenden lehren, was die „5 Bereiche" beinhalten, aber Leben müssen sie diese „5 Bereiche" selber. Wir können den ehrlich Suchenden lehren wie der wahre Glaube funktioniert. Aber wir können nicht stellvertretend für sie Glauben.
Sind das genug Beispiele um den Unterschied von „das Prinzip der Eigenverantwortung zu lehren" und das Prinzip eines NLP-Gurus zu praktizieren?

Wie ist es zum Beispiel bei Selbstmord, oder einem Unfall? Menschen, die unerwartet und plötzlich aus dem Leben gerissen werden, brauchen manchmal etwas länger, ehe sie sich orientieren können. Es stimmt aber nicht, dass Selbstmörder bestraft werden – es ist schlimm genug für sie, wahrnehmen zu müssen, welche Pein und Not sie in der Regel den Zurückgelassenen verursacht haben, und um welche Lernerfahrungen sie sich selbst betrogen haben.

Es ist ganz natürlich, dass ein Mensch - im gesunden und harmonischen Fall - der in ein anderes Land ausgewandert ist, seinen Angehörigen mitteilen möchte, dass er gut angekommen ist und wie es ihm geht. Er möchte auch wissen, wie es seinen Lieben geht, die er zurückgelassen hat. Und im Gegensatz zu der weit verbreiteten Irr-Meinung die „Verstorbenen" wüssten das nicht, wissen das die „Verstorbenen" sehr genau! Sei im Vertrauen dann fühlst Du das auch.

Sie können von ihrer Ebene her wahrnehmen, was sich in unserem Leben abspielt. Meistens können sie sich aber nicht direkt mitteilen, weil nur wenige Menschen genügend sensitiv sind, um Geistwesen deutlich wahrzunehmen. Manchmal gelingt es ihnen, sich uns in Träumen zu zeigen. Warum in Träumen? Ganz einfach, weil wir in den Träumen nicht mit dem Verstand denken sondern mit unserem Herzen.

Manche „Verstorbene" möchten mitteilen, dass es ihnen gut geht und dass sie weiterhin am Leben ihrer Hinterbliebenen Anteil nehmen. So versuchen sie, uns glaubhafte Hinweise auf ihr Weiterleben zu geben.

Zum Bereich „Trauern" existiert auch viel Unwissen und Irr-Lehre, die ich hier nur kurz erklären will.
Die Mehrheits-Meinung ist: Der physische Verlust bleibt schmerzlich, und nur die Zeit kann die Wunde allmählich heilen.

Das ist ein Irrtum. Der physische Verlust muss nicht zwingend schmerzhaft sein. Und wenn er schmerzhaft ist, sollten wir uns fragen, warum er schmerzhaft ist. Und um einen Verlust zu verstehen und zu verarbeiten, benötigen wir nicht zwingend eine lange Zeit. Es ist auch möglich, diesen Verlust rasch zu akzeptieren. Es gibt keinen Grund um „den armen Toten" zu trauern. Es gibt nur Gründe für die Hinterbliebenen, wegen sich selber zu trauern. Wenn ein Mensch in seinem Erden-Leben viel Leiden musste, ist der „Tod" eine Erlösung für ihn und kein Trauerfall. In diesem Fall gibt es keinen Grund seine Wandlung in die Seelen-Welt zu bedauern, weil es ja für den Verstorbenen eine Befreiung ist. Wenn ein Mensch in seinem Erden-Leben glücklich und zufrieden Leben durfte, wird er auch in der Seelen-Welt glückliche und zufrieden Leben. Auch in diesem Fall gibt es keinen Grund seine Wandlung in die Seelen-Welt zu bedauern, weil es ja für den Verstorbenen keine Verschlechterung ist. Es sind die Hinterbliebenen selber, die nur sich selber bedauern, weil sie denken, dass der Verstorbene ihnen nicht mehr so direkt zur Verfügung steht.

Genau so kann der „Sterbende" traurig sein, weil er denkt, dass er jetzt nicht mehr mit seinen Liebsten zusammen sein kann.

Darum sollten wir noch „zu Lebzeiten" mit den „Sterbenden" allen Unfrieden bereinigen, damit die „Sterbenden" in Frieden „gehen" können. Wer die „Gestorbenen" in die Seelen-Welt loslassen kann, wird von den Seelen nicht bedrängt werden. Im Gegenteil, ist es so möglich, auch weiter mit ihnen in Kontakt zu bleiben. Nur jetzt nicht mehr mit Worten, sondern telepathisch via Intuition.

Und wir dürfen auch nicht vergessen, dass die „Verstorbenen" selber, ihr Leben in anderen Bereichen weiter leben – weiter leben dürfen. Wir – die Hinterbliebenen – sollten sie nicht durch Festhalten daran hindern.

Frage
Gibt es seelenlose Menschen?

Antwort
Nein, Seelenlose Menschen gibt es nicht. Entweder sind diese Wesen Seelenlos, aber dann sind es keine Menschen, oder diese Wesen sind Menschen, dann haben sie eine Seele. Es gibt auch „gefallene Engel", welche zu Dämonen werden.

16.14 Ruhe in Frieden

Unser Bewusstsein ist unsterblich und unendlich, weshalb wird gesagt: „R.I.P. Rest in Peace. Ruhe in Frieden", wenn unsere Seele den physischen Körper verlassen hat?

Vorsicht, wir sollten keine Texte blind übernehmen. Und genau so aufpassen, keine Interpretationen blind zu übernehmen. Nicht Alle die eine Lehre weitergeben, haben diese Lehre auch verstanden.
lat. Requiescat in pace, abgekürzt R.I.P. wird mit „Ruhe" in Frieden, in diesem Spruch falsch interpretiert.

Solche Interpretationen sind entweder nur Unwissen, oder bewusste Irre-Führung.

Häufig findet sich die lateinische Redewendung auch auf der Vorder- oder Rückseite von Sterbebildchen.
Die Verwendung als Grabinschrift lässt sich bis auf das 7. / 8. Jahrhundert zurückverfolgen.
Zuvor verwendete man Grabinschriften wie:

- obiit in pace („in Frieden gestorben"),
- abiit in somnum pacis („ging in den Schlaf des Friedens"),
- depositus est in pace („wurde in Frieden beigesetzt"),
- quiescit in pace („ruht in Frieden")
- oder acceptus est apud Deum („wurde angenommen von Gott")

samt der Angabe des Sterbedatums.

Die Interpretation sollte also auf „in Frieden" und nicht „in Ruhe = Stillstand" um-interpretiert werden.
Wenn Blinde von Blinden geführt werden, fallen Beide in den Abgrund. Und die Lehre wird falsch weiter gelehrt.

16.15 Dämonen versus Engel

Als Dämon (Plural Dämonen, von griechisch daimon) wird in verschiedenen Mythologien, Religionen und mystischen Lehren zunächst ein „Geist" oder eine „Schicksalsmacht" als „warnende oder mahnende Stimme (des Gewissens)" und „Verhängnis" verstanden.

Engel (lateinisch angelus, gotisch angilus; von altgriechisch ángelos „Bote", „Abgesandter"; Übersetzung von hebräisch mal'ach „Bote, Gesandter; Botschaft, Sendung; Maleach" – vgl. auch Evangelium) ist eine Gattungsbezeichnung für himmlische Wesen (Geistwesen).

Dämonen
Wie bei den Engel-Wesen gibt es auch bei den Dämonen-Wesen eine Hierarchie, welche wohl auch nur den Dämonen genau bekannt ist.

Hier eine der überlieferten Ordnungs-Formen der „Hölle" und deren Interpretationen:
Als König der Dämonen gilt Luzifer.

Vize-König: Belial, Herrscher: Satan, Beelzebub, Pluto, Astrarot. Grossfürsten: Aziel, Mephistopheles, Marbuel, Ariel, Aniguel, Anifel, Barfek. Geheime höllische Räte: Abaddon, Chamus, Milea, Lapasis, Merapis.

Zu den Satansbräuten: Lilith. Sie gilt als die erste Frau Adams. Sie ist wild, schön, dunkel und weiss, was sie will. Weil sie sich Adam nicht unterordnen wollte, ging sie zu Gott, entlockte ihm seinen geheimen Namen, konnte sich dadurch Flügel wünschen und floh. In einer Wüste fand sie Unterschlupf bei Dämonen. Adam verlangte seine Frau zurück. Drei Engel, Sanvai, Sansanvai und Semangelof, wurden ihr nachgeschickt. Sie konnten sie aber nicht zur Rückkehr bewegen, im Gegenteil. Lilith drohte, alle Säuglinge zu töten. Die Engel milderten diese Drohung, indem sie mit Lilith vereinbarten, dass alle Babys, die ein Amulett mit den Namen der Engel trugen, verschont bleiben sollten. Lilith blieb in der Wüste und wurde eine der Bräute Satans. Nebenbei verführt sie auch gerne Männer, verheiratete Männer!

Eine kleine Auswahl der Dämonen:
Aguares: Er herrscht über 31 Legionen. Er ist ein gefallener Engel, Herzog der unhimmlischen Engel, und wird meistens als guter Geist beschrieben. Er verleiht Titel und Würden, lässt die Erdgeister tanzen und soll alle Sprachen lehren. Widersacher seiner Schützlinge sollen von ihm jedoch auf Irrwege geführt und zur Strecke gebracht werden. Bisweilen soll er auch Verräter herausfordern. Andere wollen ihn auch als Dämon des Mutes sehen, wieder Andere beschreiben ihn als Herr über die Eifersucht, die Hölle, die Leidenschaft und die Sinneslust. Beschrieben wird er als auf einem Krokodil reitend, mit einem Sperber auf seiner Faust sitzend.

Vassago: Der dritte Geist ist ein mächtiger Prinz, derselben Natur wie Agares. Auch er wird als guter Geist beschrieben. Seine Aufgabe ist es, Dinge der Vergangenheit und Zukunft zu verkünden und alles Verlorene aufzudecken.

Gamigin oder auch Samigina: Er ist ein grosser Marquis und regiert über 30 Legionen höllischer Geister. Er erscheint in Gestalt eines kleinen Pferdes oder Esels. Er spricht mit heiserer Stimme und sein Amt ist es, alle Wissenschaften zu lehren sowie Kunde von verstorbenen Seelen zu liefern, die im Süden starben.

Marbas (Barbas): der Grosse Präsident der Hölle, regiert 36 Legionen von Dämonen. Er beantwortet verborgene und geheime Dinge, verursacht und heilt Krankheiten, unterrichtet mechanische Künste und verwandelt Menschen in andere Formen. Er ist als grosser Löwe dargestellt.

Valefar oder auch Valefor: Er ist ein Herzog und regiert 10 Legionen Geister. Seine Gestalt ist die eines Löwen mit Eselskopf. Sein Amt ist es, dem, der ihn ruft, Schutzgeister zu geben. Er erprobt diejenigen, denen er vertraut.

Aamon: einer der Assistenten Astoroths. Er hat Wissen über die Vergangenheit und die Zukunft, das er an die weitergibt, die einen Pakt mit dem Satan schliessen. Einigen Autoren zufolge stehen 40 Legionen von Dämonen unter seinem Befehl. Es gibt von ihm keine allgemeingültige Darstellung. Manchmal wird er als eulenköpfiger Mensch dargestellt, manchmal als Mensch mit Wolfskopf und Schlangenschwanz.

Barbatos: Herzog über 30 Legionen Geister. Er erscheint, wenn die Sonne im Sternbild Schütze steht, meist führt er vier Könige mit sich, und ihnen voraus erscheint eine Schar an Gefolge und Musikern. Er verleiht einem die Gabe, die Tiere zu verstehen. Er zeigt verborgene Schätze und kennt alles Vergangene und Kommende. Zudem beschwichtigt er die, die Macht haben und versöhnt Freunde. Er gehört zur Ordnung der Tugenden.

Paimon: Er ist ein König, der Luzifer sehr ergeben ist und erscheint in Gestalt eines Mannes auf einem Dromedar. Er spricht mit mächtiger und brüllender Stimme. Erscheint er, so hört man die Instrumente seiner Untergebenen. Er kann alle Wissenschaften lehren und verrät Geheimnisse. Er kennt Antworten auf Fragen wie „Was ist Geist?" und erscheint im Westen mit 200 Legionen. Wenn er gehorchen soll, muss man ihm ein Opfer darbringen.

Engel

Wieviele Ordnungen der Engel es gibt, wie sie beschaffen sind und in welcher Weise die Hierarchie sich vollendet, das weiss einzig das dahinterstehende, göttliche Urprinzip.

Hier eine der überlieferten Ordnungs-Formen und deren Interpretationen:

Die erste Sphäre – Engel, die als himmlische Berater dienen:

1. Seraphim
2. Cherubim
3. Throne

Die zweite Sphäre – Engel, die als himmlische Verwalter dienen:

4. Herrschaften
5. Mächte
6. Gewalten

Die dritte Sphäre – Engel, die als himmlische Boten dienen:

7. Fürstentümer
8. Erzengel
9. Engel

Die erste Sphäre nennt man auch „Triade der oberen Engelchöre", die zweite Sphäre „Triade der mittleren Engelchöre" und die dritte Sphäre „Triade der unteren Engelchöre".

Nun wollen wir uns aber die einzelnen Gruppen etwas genauer ansehen. Fangen wir mit den Seraphim an. Sie sind der ranghöchste Chor der Engel, deren Name sich aus dem hebräischen „saraph" ableitet, was „brennen" bedeutet. Deshalb werden sie auch die „Brennenden" oder die „Entflammer" genannt, deren Licht so hell strahlt, dass die Sterblichen darin verbrennen würden. Diese Engel der Liebe, des Lichts und des Feuers – dessen Gesang den Urklang des Universums symbolisiert – umschweben Gottes Thron. Sie absorbieren das Licht Gottes und reflektieren es zum nächsten Chor der Engel.

Die Seraphim sollen sechs Flügel haben. Zu ihren regierenden Fürsten zählen Seraphiel und Metatron.

Die machtvollen Cherubim sind der zweithöchste Engelchor.

Laut dem Alten Testament bewachen sie den Garten Eden. Sie reflektieren Gottes Wissen und Weisheit, ihr Name bedeutet „Fülle der Weisheit" oder „Übertragung der Erkenntnis". Die Cherubim haben vier Flügel, welche die vier Elemente symbolisieren. Ebenso wie die Elementargeister beeinflussen diese Engel Geschehnisse in der Natur. Zu ihren regierenden Fürsten zählen Kerubiel und Ophaniel.

Die Throne sind die Engel der Lebensenergie und des kosmischen Willens. Im Hebräischen heissen sie „Gagallin", was so viel bedeutet wie „grosses Rad". Das Rad symbolisiert den ewigen Kreislauf von Geburt, Leben, Tod und Wiedergeburt. Ferner deutet die Bezeichnung „Thron" darauf hin, dass diese Engel in direkter Nähe zu Gott sind und ihn stützen. Sie haben grossen Einfluss auf die Lebensenergie des Menschen und können seinen Willen zum Guten wenden. Ihre regierenden Fürsten sind u.a. Tzaphiel und Oriphiel.

Die Herrschaften regeln die Pflichten der unter ihnen stehenden Engelklassen. Sie sind von majestätischer Würde – weshalb sie oft mit Zepter dargestellt werden – jedoch herrschen sie keinesfalls tyrannisch. Die Energie der Herrschaften, die auch als „Kyriotes" bezeichnet werden, ist reine Gnade. Sie verzeihen alles und bringen die göttliche Gnade auf die Erde. Zu ihren regierenden Fürsten zählen Zadkiel, Zachariel und Terathel.

Die Mächte sind verantwortlich für die Zyklen aller Sterne und Planeten im Universum. Sie regieren alle Naturgesetze und sind von daher auch verantwortlich für alle Wunder, die diese Gesetze brechen. Sie werden auch als „Dynameis", was ebenfalls „Kräfte" bedeutet, und ferner als die Leuchtenden bezeichnet. Die Mächte werden von Erzengel Michael regiert und haben Ähnlichkeit mit den Schutzengeln, denn ebenso wie diese unterstützen sie das Gute und helfen in Notsituationen. Zu ihren Regenten gehören ausserdem u.a. Barbiel, Sabrael und Hamaliel.

Die Aufgabe der Gewalten besteht darin, die himmlische Sphäre vor allen negativen Einflüssen der irdischen Sphäre zu schützen. Sie werden deshalb oft mit Schwert und Donnerkeil dargestellt. Sie halten die Welt im Gleichgewicht und kämpfen fortwährend gegen die Dämonen. Verlorene Seelen können sie auf den Himmelspfad führen. Sie spiegeln das Verlangen wider, dem Bösen zu widerstehen und Gutes zu tun. Von ihnen erschallt wohl auch der Ruf „Wache auf", den wir manchmal brauchen, um unsere Richtung zu ändern. Camael und Verchiel gehören zu den Gewalten.

Die Fürstentümer leiten die irdischen Regenten, Führer, Völker, Gemeinschaften, und in ihrer Obhut stehen auch grössere Städte auf Erden. Sie werden auch Archai oder Urkräfte genannt und repräsentieren das Denken, die geistige Energie und das Bewusstsein. Gemeinsam mit den Schutzengeln bestärken sie die Verantwortlichkeit des Einzelnen und können sich unauffällig in die Angelegenheiten der Menschheit einmischen. Ausserdem sollen sie die Religionen auf den Pfad der Wahrheit führen. Einer der regierenden Fürsten dieses Chores ist Cerviel.

Die Erzengel sind die Boten Gottes, die den Menschen Botschaften und Verkündigungen bringen. Sie sind dem Menschen sehr nahe und verfügen gleichzeitig über enorme Energien. Die Namen der Erzengel enden alle auf die sumerische Silbe „el", was so viel wie „strahlen" oder „leuchten" bedeutet, aber auch „Gott" heissen kann. Im Alten Testament und den Apokryphen werden Michael, Gabriel und Rafael als die drei wichtigsten Erzengel erwähnt. Zu ihnen kommen noch Uriel, Jophiel, Zadkiel und Samael, sie alle zusammen werden den sieben Himmeln zugeordnet. Im Islam heissen die vier Erzengel Gabriel, Michael, Azrael und Israfel. In der Kabbala werden zehn Erzengel erwähnt, die den zehn Emanationen im Baum des Lebens entsprechen – Metatron, Raziel, Tzaphqiel, Tzadqiel, Khamael, Rafael, Haniel, Michael, Gabriel und Sandalphon.

Die Engel der letzten Ordnung stehen der Menschheit am nächsten und haben am meisten mit menschlichen Angelegenheiten zu tun. Die Bedeutung „Himmelsbote" trifft besonders gut auf sie zu, da sie nicht nur den Kontakt zwischen den Menschen und Gott, sondern auch zwischen Menschen und den Engeln der höheren Engelsphären herstellen. Was zählt, ist die eigene Verbindung zu den Engeln. Das traditionelle Wissen ist wichtig, denn es kann gute Impulse geben. Unser „Schicksal" können diese Engel nicht beeinflussen und dennoch, je häufiger wir um ihre Hilfe bitten, umso glücklicher ist unser Los. Es ist gut, sich in meditativer Weise mit ihnen zu beschäftigen und eigene Erfahrungen zu sammeln!

Und Jesus war nicht einfach „nur" ein Weg-Meister. Jesus ist ein Engel, der zeitweise in einen menschlichen Körper inkarnierte. Und Jesus ist nicht irgendein Engel, sondern er wird zu den Seraphim gezählt.

Frage:
Werden die Dämonen einmal verschwinden?

Antwort:
Das wäre eine Fehlinterpretation. Weder die Dämonen noch die Engel werden je verschwinden. Im ganzen Universum existiert nichts, das nicht existieren sollte. Bedenke: auch Gesundheit kann ohne Krankheit nicht existieren. Jeder Mensch hat immer beide Bereiche zur freien Wahl. Wir müssen uns aber entscheiden, welchen Bereich wir mit unserer Energie unterstützen. Das ist ja einer der Gründe, warum wir als Menschen in einen „physischen" Körper inkarnieren. Genau um das zu lernen und zu verstehen.

Frage:
Ich habe erneut die Bereiche der Engel-Wesen studiert und noch grösser erfahren...
Wusstest Du dass die Engel-Wesen seit Hunderten von Generationen fast immer im Plural erklärt werden und selten im Singular?

Antwort:
In der Hierarchie sind die Engel-Wesen auch meistens im Plural erklärt.
So sind auch die zweithöchsten Engel-Wesen „Die Cherubim – Cherub ist Singular und Cherubim ist Plural". Und die höchsten Engel-Wesen „Die Seraphim – Seraph ist Singular und Seraphim ist Plural".

Frage:
Und verstehst Du, warum alle Engel-Wesen seit Hunderten von Generationen mit Flügeln dargestellt werden? Je höher die Engel-Wesen, desto mehr Flügel haben sie.

Antwort:
Damit wir sie nicht „Personalisieren". Auch den Grossen Geist und Gott, dürfen wir nicht „Personalisieren". Das TAO das Du mit Worten beschreiben kannst, ist nicht das wahre TAO.
Du sollst Dir kein Bildnis von Gott machen. Diese Lehre hat schon seine Berechtigung, damit wir nicht den Weg der Wahrheit verlassen.

Auch die „Engel-Wesen" und die „Dämonen-Wesen" sind eine Symbolsprache und darf nicht wörtlich verstanden werden.

16.16 Der Seelenplan

Jede Seele hat einen Seelenplan zu befolgen. Und wir kennen den Seelenplan unserer Mitmenschen nicht. Darum dürfen wir das Verhalten der Menschen nicht nach unseren eigenen Massstäben bewerten oder sie verurteilen. Der Grosse Geist übernimmt diese Aufgabe.

Damit ist dieser Bereich noch lange nicht vollständig erklärt. Zu denken, meine Seele befolgt nur ihren vorgesehenen Seelenplan, ich muss also nichts mehr selber entscheiden, das wäre ein grosser Irrtum. Eine solche Haltung ist Fatalismus und schicksalsgläubig. Noch stärker als das „Schicksal" ist das Karma entscheidend. Und im Gegensatz zum „Schicksal" können wir unser Karma zu jeder Zeit ändern. Wir dürfen dabei nicht vergessen, dass wir zusätzlich zu unserem Seelenplan auch einen freien Willen geschenkt erhalten haben. Und mit diesem freien Willen können – und sollen – wir selber entscheiden und für diese Entscheidungen auch die Verantwortung übernehmen.

Ich empfinde es so:
Intuition ist meine Seele, die zu mir spricht. Intuition ist nicht eine Eingebung von anderen erleuchteten Wesen. Meine Seele spricht via Intuition zu meinem Selbst. Die höher erleuchteten Seelen-Wesen schenken ihr Wissen meiner Seele, und meine Seele schenkt sie an mich weiter.

Eine der Möglichkeiten ist, erneut in das Projekt „Mensch" zu wandeln... und als Mensch zu re-inkarnieren. Und wenn wir uns – als Seele – entschieden haben, erneut das „Projekt Mensch" zu wählen, bekommen wir – einen vorher von den höher entwickelten Seelen empfohlenen und von uns akzeptierten – Seelenplan mit auf den Weg. Und ja, Karma gehört zwingend dazu. Karma ist das „Aufzeichnungsbuch", wie wir unseren Seelenplan bisher verwirklicht haben.

Ein Seelenplan ist nicht losgelöst vom Karma.

Im Seelenplan ist auch die ausgleichende Gerechtigkeit mit enthalten. Nichts im Leben ist ohne Bedeutung. Alles wird zu Karma. Und alles, was wir im Leben erleben, gehört mit zum Seelenplan und zur ausgleichenden Gerechtigkeit. Wir müssen – und vor allem dürfen – alle Erfahrungen erleben... Alle!!!
Die Wahrheit siegt durch sich selbst. Eine Lüge braucht stets einen Komplizen. Die Wahrheit muss nicht erst noch siegen, weil sie schon immer die Wahrheit ist.

Man hört manchmal, dass ein Mensch oder sein Leben bedeutungslos sei. Das er in der Bedeutungslosigkeit versunken ist. Was ist mit seinem Seelenplan? Oder wenn einer sein Leben lang irgendwo in den Bergen lebt und nach aussen nichts bewirkt. Wenn einer mit einem Seelenplan einen anderen töten will und er sich verteidigt und den anderen dann tötet... Der freie Wille erlaubt ihm sich zu verteidigen… Aber lädt er sich damit nicht Karma auf?

Der Vater des modernen Karate, Gichin Funakoshi (1868–1957), sagte: „Wenn du dein Haus verlässt, schaffst du dir viele Feinde." Aber Gott will sicher nicht, dass man sein Haus nicht verlässt… Wer so denkt, denkt viel zu technisch.
Mit „dein Haus" ist nicht ein physisches Haus gemeint, sondern Deine innere Haltung.
Wenn Du in Dir nicht zu Hause bist, bist Du nirgendwo zu Hause. Wenn Du in Dir zu Hause bist, bist Du überall zu Hause.

Ein Seelenplan ist nicht nur Yin. Ein Seelenplan kann auch klare Yang-Phasen enthalten. Wenn es eine universelle Gerechtigkeit gibt – was ich glaube –, dann müssen re-inkarnierte Seelen oft auch schwierige Zeiten leben, um zu lernen... Wir dürfen nicht mit unserem momentanen Verständnis Seelenpläne von anderen beurteilen.

Unser physischer Körper ist der Spiegel unserer Gedanken, Gefühle, Ernährung, unserer Lebensweise. Im physischen Körper – ob gesund oder krank – können wir erfahren, was wir korrigieren sollten oder ob wir so weitermachen können. Das nennen wir Psycho-Somatik.

Auch wenn die Seele in einen physischen Körper inkarniert, ist die Seele nicht im Körper enthalten oder gefangen. Der Körper ist ein Hilfsmittel der Seele, um das Projekt Mensch erfahren zu können. Der wahre Sinn vom re-inkarnieren ist, sich so zu entwickeln, um in höhere Sphären aufzusteigen und nicht um in tiefere Sphären abzusteigen.

Warum entscheidet eine Seele, dass sie das Leben eines Massenmörders wählt? Dabei haben wir Menschen immer den freien Willen. Anders ist es jedoch mit der ausgleichenden Gerechtigkeit. Satanische Seelen können wieder in die Dunkelheit geschickt werden oder direkt ins Licht, wenn sie ihre Schuld aufrichtig bereuen und/oder bezahlt haben.
Wer sich in der Seelenwelt entscheidet, den Weg der Dämonen weiterzugehen, wird von den Engel-Wesen ausgestossen. Diese Ausgestossenen sind die „gefallenen Engel-Wesen" und werden in der „Hölle" zu Dämonen. Und in der „Hölle" zu leben ist die wahre „Hölle".

Auch die Entwicklung vom Mensch zum Engel-Wesen ist Mikro-Evolution, weil nicht Arten-übergreifend. Ein Mensch und ein Engel-Wesen unterscheiden sich nur in der Entwicklungs-Stufe, aber nicht in der Wesensart. Auch Engel-Wesen sind aufgestiegene Menschen.

Frage:
Warum passieren guten Menschen schlechte Dinge? Hast Du Dich je gefragt, warum schlechte Dinge guten Menschen passieren? Oder noch verwirrender, warum gute Dinge schlechten Menschen passieren?

Antwort:
Manchmal jammern wir und sagen: Das Leben ist nicht fair! Das ist keine stimmige Aussage, denn das Leben ist tatsächlich sehr fair. Wir alle erschaffen unsere eigene Wirklichkeit, alle mit den gleichen Regeln, die für alle anderen auch gelten. Die eine Regel lautet, dass es nicht nur damit zu tun hat, ob man gut oder schlecht ist. Um diese Regeln verstehen zu können, sollten wir als erstes im Sinn haben, dass viele von uns gelernt haben, dass gute Dinge belohnt werden und schlechte bestraft. Wir sind dahin programmiert zu glauben, dass gute Dinge passieren, wenn wir gute Taten vollbringen, und dass uns schlechte Dinge passieren, wenn wir schlechte Dinge tun.

Das ist nur ein Teil der Wahrheit, und diese Art von Programmierung wird dazu benutzt, um uns zu manipulieren in unserem Handeln, sodass wir uns so verhalten, wie unsere Eltern, Lehrer und Regierung uns haben wollen. Doch obwohl unsere Eltern, Lehrer und Regierungen glauben, dass Gutes und Schlechtes definiert werden kann und Konsequenzen hat, das Universum funktioniert so nicht.

Die Wahrheit ist, das Universum bestraft und belohnt niemanden.
Ich wiederhole mich für mehr Wirkung: Das Universum bestraft oder belohnt niemanden.
Das Universum antwortet nicht nur auf Deine Taten, sondern auch auf Deine Gedanken durch das Gesetz der Resonanz.
Du erhältst, was Du erwartest, egal wie gut oder schlecht Du bist.
Wenn Du erwartest, dass Dir Gutes passiert, ist es unabhängig davon, ob Du fies oder gemein bist. Deine Erwartungen bringen immer Resultate hervor.

Das Gleiche gilt umgekehrt. Du kannst der netteste, freundlichste und hilfsbereiteste Mensch sein, aber wenn Du negative Erwartungen über den Ausgang bestimmter Dinge hast, ist es genau das, was Du bekommen wirst.

Wenn wir also gelernt haben, dass wir nur gut sein sollen und Gutes den anderen geben sollen, um Gutes zu erhalten. Der andere wichtige Teil davon ist, was wir denken, was uns passieren wird. Wir kennen alle ein paar schlechte Menschen, die das grösste Glück haben und ein paar gute Menschen, denen ständig Schlechtes widerfährt.

Wenn Du mir nicht glaubst, schaue Dich in Deinem Umfeld um. Schaue Dir Deine Verwandten und Freunde an, vor allem diejenigen, die besonders viel Glück oder Pech zu haben scheinen. Du wirst feststellen, dass es nicht nur damit zu tun hat, ob sie „gut" oder „schlecht" sind, sondern es hängt mit ihren Erwartungen zusammen.

Als Beispiel stell Dir einen Menschen vor, einer der nettesten, freundlichsten und grosszügigsten Menschen, den Du kennst. Er ist absolut wundervoll. Allerdings wird er andauernd krank, hat finanzielle Probleme, Beziehungsprobleme und Schwierigkeiten auf der Arbeit.
Warum leidet dieser Mensch so sehr? Er spricht ständig von seinem Pech und seinen Problemen. Er ist andauernd besorgt über die Zukunft. Er ist stets beunruhigt, wie die Dinge ausgehen könnten. Daher liefert das Universum ihm eine Wirklichkeit, die voll von Pech, Ärger und Sorgen ist.
Wenn Du weiter an einen Menschen denkst, der unhöflich, arrogant und unverantwortlich ist. Niemand in seinem Team mochte ihn. Jedoch wurde genau dieser Mensch befördert und nochmal befördert, und positive Dinge wurden scheinbar in sein Leben geschenkt.

Was hat dieser Mensch so gut gemacht?
Er sprach ständig davon, wie grossartig er ist und wie sehr die Anderen ihn mochten und wie sehr er all das verdiente. Was Du denkst, zählt nicht, denn Du bist nicht derjenige, der seine Wirklichkeit erschafft, sondern er ist es.

Das alles bedeutet aber nicht, dass gute Taten irrelevant sind. Viele von uns fühlen sich gut damit, wenn sie anderen helfen oder freundlich zu anderen sind. Das erhebt unseren Geist. Wenn Du Dich gut fühlst, wenn Du gut zu anderen bist, dann ist das eine gute Sache, denn es lässt Dich gut fühlen!
Wenn Du mit Dir zufrieden bist, wird Dir das Universum mit guten Dingen antworten.

Liebe und Freundlichkeit auszustrahlen sind grossartige Wege, um Deine Schwingung zu erhöhen und fördert Dein Selbstwertgefühl. Also mache weiter so, denn es hilft Dir definitiv.
Behalte nur im Sinn, dass das Wichtigste ist, dass Du positive Erwartungen für Dich pflegst.
Letztendlich sind Deine Erwartungen das, was Du diktierst, was Du erhalten wirst und was von Dir weggehalten wird.
Ohne positive Erwartungen für Dich selbst, ohne Freundlichkeit, Grosszügigkeit oder Hilfsbereitschaft wirst Du niemals eine positive Wirklichkeit erschaffen.

Was Dir passiert, ist letztendlich Deine Erwartung. Du musst nicht herumlaufen, um zu beweisen, wie gut Du bist oder wie Du es verdienst, was auf anderen Regeln oder Erwartungen basiert. Was zählt ist, wie Du mit Dir zufrieden bist und was Du über die Dinge fühlst, die Du haben möchtest. Also sei so „gut", wie Du es brauchst, um Dich gut zu fühlen, und ergreife Massnahmen, um so optimistisch wie möglich zu sein. Äussere Deine Stärken und spreche über Deine Wünsche, wie Du sie in Deinem Leben manifestiert haben willst. So kreierst Du Wirklichkeiten, wie Du sie haben willst.

16.17 Die InYologie gilt auch in der spirituellen Welt

Licht ist Yang und Dunkelheit ist Yin. Und weil Diamant der härteste Stein ist, kann Diamant nur mit Diamant geschnitten werden. Wer weiss, dass Licht noch mehr Yang ist, kann Diamant auch mit Laser schneiden. Spirituelle Wesen wie Engel sind Yin und leben somit in einem Yang-Milieu, das wir Paradies nennen. Dämonen sind Yang und leben somit in einem Yin-Milieu, das wir Hölle nennen.

Diesen Lehrsatz darfst Du nicht physikalisch interpretieren, sondern spirituell. Das physikalische Licht ist nicht identisch mit dem spirituellen Licht und umgekehrt.

Die physischen Augen sehen nur das physikalische Licht. Das spirituelle Auge – das Dritte Auge im 6. Chakra – sieht das spirituelle Licht. Weg-Meister Lao-Tse hat das vor über 2'500 Jahren auch gewusst. Er lehrte: Nicht wer nach ihm sucht und ausschaut, sondern wer die Augen schliesst, wird des Unsichtbaren gewahr.

Was Du siehst, ist hell. Was Du nicht siehst, ist dunkel. Oder das Helle sieht das Dunkle nicht. Das Dunkle sieht das Helle immer. Das ist aber so nicht richtig erklärt.

Als Jesus lehrte: „Wer Augen hat zu sehen, der möge sehen...", dachte er an die spirituellen Augen und nicht an die physischen Augen. Die physischen Augen können zwischen Licht und Dunkel unterscheiden. Die spirituellen Augen können auch zwischen Licht und Dunkelheit unterscheiden.
Wir müssen klar unterscheiden zwischen den Gesetzen der Physik und den Gesetzen der Natur. Die physikalischen Gesetze der „Wissenschaften" gelten ausserhalb der „Materie", ausserhalb der „Erden-Welt" nicht mehr. Die InYologie jedoch schon.

Das Universum ist viel grossartiger und umfassender, als die meisten Menschen denken.
Wir hatten und haben immer schon Zugang zu diesen anderen, höheren Lebensdimensionen – zu diesem Nichtlokalen-Bewusstsein. Unser physischer Körper ist eine Manifestation der zentripetalen Kraft Yang. Er ist vorwiegend mit der materiellen Yang-Welt in Verbindung. Auf der anderen Seite sind das Bewusstsein und die Seele eine Manifestation der zentrifugalen Kraft Yin und sind vorwiegend mit der spirituellen Welt in Verbindung.

Alles biologische Leben zerfällt beim Tod in zwei Teile. Ein Teil, der physische Körper, zersetzt sich und wird zu Erde, während die mehr spirituellen Energiekörper nach aussen steigen.

In der spirituellen Welt gelten andere Naturgesetze als hier in der physischen Welt.
In der physischen Erden-Welt verstehen die Wissenschaftler alles nur „elektromagnetisch", darum verstehen sie die spirituelle Welt nicht tief genug. Lieber Gott, schenk mir Geduld – aber bitte sofort.

Die Naturgesetze in der physischen Welt werden nur elektromagnetisch erklärt. In der spirituellen Welt funktionieren die Naturgesetze nicht elektromagnetisch. KI ist kein Elektro-Magnetismus. Während elektromagnetische Wellen durch einen Faraday'schen Käfig abgeschirmt werden können, durchdringt KI jede Materie und jede Distanz, und das ohne Zeitverlust. Elektro-Magnetismus ist in Frequenzen – Wellen pro Zeit-Einheiten – gemessen. In der spirituellen Welt existiert aber keine Zeit, welche die Wellenbewegungen unterteilen kann. Weil in der spirituellen Welt alles immer im Hier und Jetzt aktiv ist, gibt es in der spirituellen Welt auch keine Trennung mehr und somit auch keine Zahlen. Zahlen benötigen wir hier in der physischen Welt zum Teilen. In der spirituellen Welt gibt es „Phasengrenzen" ohne physische Grenzen. Auch die Ewigkeit wird nicht mehr als ewig empfunden, weil auch die Ewigkeit ohne Zeit nicht als lange empfunden wird. Das Bewusstsein wird nicht im physischen Gehirn erzeugt! Es gibt Wissenschaftler, die überhaupt kein physisches Gehirn haben und ganz „normal" arbeiten und einen IQ von über 125 haben. Ihr Wissen holen sie direkt aus dem universellen Gedächtnis, ohne die „normale" Übersetzung über das physische Gehirn.

Obwohl die Bedingungen in der nächsten Welt erheblich anders sind, leben wir immer noch und geniessen unser Leben. Wobei es natürlich darauf ankommt, ob wir in die Welt der Engel-Wesen oder in die Hölle zu den Dämonen kommen. Dort gibt es Berge und Flüsse und Gemeinschaften. Die Beziehung zwischen der physischen und der spirituellen Welt ist wie vorne und hinten antagonistisch und komplementär. In der spirituellen Welt treffen wir die Menschen, die wir in diesem physischen Leben gekannt haben. Dort erscheinen unsere Eltern, unsere Vorfahren und Freunde in ihrer Schwingungsform. Natürlich sind die Beziehungen dort sehr anders als hier, da wir keinen physischen Körper mehr haben. Liebe wird nicht als sexuelle und physische Anziehung ausgedrückt, sondern als Liebe, Sympathie, Güte, Freude und Frieden. In diesem Leben hat jeder einen Körper, der durch die Kraft des Himmels manifestiert wird, und alle Menschen leben in physischer Hinsicht auf der gleichen Ebene.

Das nächste Leben ist anders, denn von diesem schweren physischen Körper befreit, kann unser Bewusstsein zu unserer jeweiligen Entwicklungsebene emporsteigen, je nach der Beschaffenheit unserer Schwingungen. Im Gegensatz zum Leben auf Erden gibt es in der spirituellen Welt ein grosses Spektrum des individuellen Daseins. Gleichheit ist ein Ideal auf der Erde, da sich alle Menschen auf der gleichen allgemeinen körperlichen Ebene befinden. Die nächste Welt ist mehr vertikal strukturiert, obwohl es auch eine horizontale Differenzierung gibt. In der spirituellen Welt gibt es niedrige, mittlere und höhere Ebenen mit vielen dazwischenliegenden Abstufungen. Die Qualität und die Ebene, auf der wir in der spirituellen Welt existieren werden, hängen zum grössten Teil von der Entwicklung ab, die wir in diesem physischen Leben machen, je nach Faktoren, wie unserer Ernährungsweise, unseren Gedanken und der allgemeinen Qualität unseres Lebens. In der gleichen Weise entscheidet die Qualität des in diesem Leben entwickelten Bewusstseins über die Ebene, auf der wir in der Welt der Schwingung existieren werden. Wir können sagen, dass die physische Existenz die embryonische Stufe für das Leben in der nächsten Welt ist, und dass unser Zustand in diesem Leben unsere Konstitution im Nächsten darstellt.

Wir Menschen müssen auf dieser Erde nicht über andere Menschen richten. Der Grosse Geist hat eine ausgleichende Gerechtigkeit erschaffen, die absolut gerecht urteilt. Ich nenne diese ausgleichende Gerechtigkeit auch das spirituelle Karma. Wir werden auch in der spirituellen Welt genau das ernten, was wir im Erden-Leben gesät haben. In der spirituellen Welt erleben wir alles, was wir in unserem Erden-Leben je getan haben, noch einmal. Nur diesmal genau umgekehrt. Was in unserem Erden-Leben innen ist, wird im spirituellen Leben aussen sein. Alles was wir hier im Erden-Leben an Gedanken, Gefühlen, Handlungen erzeugen, senden wir – zentrifugal – von innen nach aussen. In der spirituellen Welt empfangen wir alles das wieder, aber diesmal – zentripetal – von aussen nach innen.

Wie ich bereits an anderer Stelle erklärt habe, empfindet nicht der physische Körper die Gefühle, sondern die Seele empfindet die Gefühle. Liebe wie auch Schmerzen sind Gefühle. Und weil die Seele weiterlebt, empfindet die Seele auch weiter Gefühle. Alles was wir in unserem Erden-Leben anderen Lebewesen je – zentrifugal – angetan haben, fühlen wir nun selber – aber zentripetal. Jede Handlung, die wir anderen an Leid zugefügt haben, fühlen wir nun – zentripetal – so, wie die Opfer es gefühlt haben. Und alles, was wir in Liebe getan haben, fühlen wir so, wie die Beschenkten es gefühlt haben.
Zentrifugal und Zentriptal – oder Yin und Yang – funktionieren immer noch gleich, aber die Antagonismen sind umgekehrt. Sobald die Menschen hier auf Erden diese ausgleichende Gerechtigkeit – ein spirituelles Naturgesetz – verstehen, werden sie einige Handlungen, die sie getan haben, bewusst nicht mehr tun und dafür andere Handlungen, die sie getan haben, bewusst umso mehr tun.

Wer ohne Begehren ist, sieht das Innere, wer voll Begehren ist, sieht nur das Äussere. Der Ursprung ist der gleiche, die Namen sind verschieden. Ihre Einheit ist dunkel, dunkel im Dunkel – das Tor zum Geheimnis.

16.18 Es existiert nichts ausserhalb von „Gott“

Wer ist „Gott“? „Gott“ ist nur ein Name, eine Bezeichnung. Das, was Du als „Gott“ mit Worten beschreiben kannst, ist nicht Gott!

Für meine Antworten wähle ich manchmal auch die Frageform:
Wer hat die Erde gemacht? Wer hat das Universum erschaffen? Wer ist Gott? Wir – alles was im Universum existiert – zusammen, SIND Gott – oder der Grosse Geist, wie ich Gott oder die Schöpfung von allem auch nenne.

Wo willst Du ein Zentrum definieren in einem unendlich grossen Meer? Um ein Zentrum definieren zu können, müsstest Du die Peripherie-Grenzen kennen.

Und ich sage ja nicht, dass nur ich alleine Gott bin. Wir alle zusammen sind Gott. Ein Mensch ist auch mehr, als die Summe seiner Einzelteile. Gott ist nicht nur die unendliche Expansion. Unendliche Expansion ist nur eine Bezeichnung. Gott ist nie nur eine Bezeichnung, die wir uns ausdenken können.
Gott ist identisch mit dem Grossen Geist und ALLEM, was existiert.

Es gibt NICHTS ausserhalb von Gott! Auch die Bezeichnung GOTT ist nur eine Bezeichnung. Du kannst jede beliebige Bezeichnung wählen, sofern Du damit GOTT empfindest.

Da Seelen nie sterben, sondern das Seelen-Bewusstsein sich immer wandelt und entwickelt, geht nie eine Seele verloren. Es leben zurzeit ca. 8 Milliarden Menschen auf dieser Erde. Diese ca. 8 Milliarden Menschen sind ja auch Seelen. Also leben hier auf der Erde auch 8 Milliarden Seelen und 8 Milliarden Geister. Wie viele Geister und Seelen gibt es im ganzen Universum? Welche Zahl gibt es für unendlich viele? Infinity ist nicht mit einer Stückzahl quantifizierbar. Und wo sind die Seelen alle jetzt im Moment? Im unendlichen Universum.

Wie viele physische Körper sind auf dieser Erde schon gestorben? Wie viele Körper wurden verbrannt, und von wie vielen Körpern wurde deren Asche ins Meer gestreut… daraus dann Plankton wurde, welches die Fische fressen – und der Mensch isst die Fische.

Wenn das so ist, sind wir alle EINS?

Dieser schöne Satz:
… Wir sind alle – EINS – Wir sind physisch alle – EINS – Wir sind spirituell alle – EINS…

… ist so nicht vollständig erklärt und führt in die Irre.

Wir sind weder als „Körper“ noch als „Seele“ noch als „Bewusstsein“ EINS.
Aber wir sind – wie alles im Universum – miteinander verbunden, und wir teilen alle dieses EINE UNI-Versum. Es existiert NICHTS ausserhalb der Unendlichkeit.
Wir – also alles, was im Universum existiert – zusammen, SIND dieses UNI-Versum.

17 Fragen und Antworten

Frage:
Stellst du Intuition & Instinkt über Bewusstsein?

Antwort:
Nein, ich stelle Nichts über das Bewusstsein. Und Instinkt ist nicht identisch mit Intuition. Die Intuition ist hierarchisch über dem Instinkt. Instinkt ist vergleichsweise mehr Yang und Intuition ist vergleichsweise mehr Yin. Instinkte sind angeborene Fertigkeiten, um ein Überleben zu gewährleisten. Bei Gefahr kommt es zur Flucht. Wenn Du einen wilden Bär siehst, wirst Du weder lange über die Gefahr nachdenken, noch Deine Intuition befragen, wie die Situation einzuschätzen ist. Du wirst einfach zurückweichen. Instinkte haben folglich immer etwas mit Stress zu tun. Die Reaktionen darauf sind ebenso folglich sehr einfach: Entweder zuschlagen oder fortrennen, oder in der Angststarre blockiert sein.

Viele Menschen denken, Instinkt und Intuition seien identisch. Unsere Intuition können wir erst dann wahrnehmen, wenn der Stress weg ist. Erst dann kann unser „Bauch" in Ruhe nachdenken, was zu tun ist. Während unsere Instinkte einem evolutionären Programm des Überlebens folgen, wächst unsere Intuition mit der Lebenserfahrung und wird so mit der Zeit immer grösser und klarer. Dadurch wird sie zu einem unbewussten Schatz des Wissens.

Frage:
Ich sehe die Sonne – Licht – hell – warm – Yang. Die Sonne ist ein Feuerball, also Yang, sie schenkt uns Licht (hell, warm, Yang). Jetzt ist aber dieses Licht zentrifugal (Yin), es breitet sich überall aus (Yin). Wenn wir in einem dunklen Raum – dunkel, kalt, Yin – die Türe öffnen, kommt das Licht rein, es flutet, alles das ist ja zentrifugal, es breitet sich aus. Die Dunkelheit Yin verschwindet ganz.

Können wir Licht – das Licht, einteilen in physisches Licht (Yang) –, welches wir mit unseren „physischen" Augen sehen und Licht (Yin) –, welches wir mit unserem spirituellen Auge sehen?

Antwort:
Ja, das können – und sollten – wir unterscheiden.
Die physische Sonne ist Yang und sie macht die Erde hell, also Yang, warm, und Kälte und Dunkelheit ist Yin. Und wenn wir einen grossen durchsichtigen Würfel, z.B. einen Hexaeder, haben mit 6 Glasscheiben oder einen Oktaeder mit 8 Glasscheiben – wir können auch einen anderen platonischen Körper nehmen – aber der Oktaeder gefällt mir besser – ist harmonischer – wie im Aikido die acht Richtungen Happo-undo. Ist er voll mit Licht durchflutet, also Yang, Licht, hell – und wenn wir nun diesen lichtdurchfluteten platonischen Körper nehmen und mit einer hydraulischen Presse zusammenpressen, was Yang zentripetal ist – also ganz zusammenpressen,

dann verschwindet während dem Yang-Prozess dieses Licht Yang... und wir haben schlussendlich einen gepressten Körper, der nur noch dunkel ist. Er hat ja dann keine Lichtkammern mehr, also er ist total komprimiert, Yang ohne Yang-Licht, nur noch dunkel Yin.

Solche Fragen kann „man" sich auch ohne InYologie stellen. Aber die richtigen Antworten können wir mit dem Verständnis der InYologie besser finden und verstehen – und weiter lehren. Deine Fragen – und die Antworten gleich dazu – ist eine Beschreibung, was ein „schwarzes Loch" sein soll, und wie ein „schwarzen Loch" entsteht.

Das sind interessannte Fragen ... und Antworten.
Als Wegweiser hin zum grösseren Verständnis weise ich auf die Naturgesetze:
Yin und Yang sind immer relativ. Yin wie auch Yang benötigen immer ihren Antagonismus, um ganzheitlich zu wirken.

Frage:
Was ist inyologisch gesehen der Unterschied zwischen einem sechseckigen Würfel und einem achteckigen Wüfel?

Antwort:
Das sind per Definition keine „Würfel". Nebst Deinen Beispielen gibt es noch viel mehr geometrische Körper, als wir in der „Matirix-Schule" gelernt haben. Um die physischen Körper grösser zu verstehen, solltest Du die „Platonischen Körper" und „Polyeder" studieren.

Frage:
Kurt Tepperwein sagt: Vorstellen sei keine gute Rhetorik. Sich etwas vorstellen = etwas vor sich hinstellen. die sicht verstellen.

Antwort:
Das lehrt Kurt Tepperwein. Ich lehre das nicht. Kurt Tepperwein lehrt auch, dass Gott nur unsere zwei Hände zur Verfügung habe, und meint wohl damit, dass Wir alles selber machen müssen und nicht auf Andere von Aussen warten sollen, die Stellvertretend für uns handeln. Das ist die Interpretation von Kurt Tepperwein. Wenn das für ihn so stimmt, dann soll er das so lehren. Für mich ist diese Interpretation zu „mechanisch". Ich denke nicht so.
So wie ich die Natur verstehe, haben meine zwei Hände noch nicht einen einzigen Grashalm, oder einen einzigen Baum, oder ein einziges Samenkorn erschaffen. Mit meiner Fantasie jedoch, ist mir Alles möglich zu erschaffen - mir vor-zu stellen.

Und ich verstehe mit dem Begriff „sich Etwas vor-stellen", eine Vision vor-meinem spirituellen Auge haben, oder einen Traum vor-meinem spirituellen Auge sehen.
Und Etwas vor meine Augen stellen, bedeutet für mich nicht gleichzeitig, meine klare Sicht ver-stellen, sondern klar-stellen - klar justieren. Du siehst, ich übernehme nicht wie ein Phonograph die Lehre von Kurt Tepperwein - aber ohne sein Verstehen damit zu kritisieren. Ich übernehme nur, was ich selber verstehe.

Frage:
Wie interpretierst Du die Texte in der Bibel: Der Vater, der Sohn und der Heilige Geist?

- Vater = Grosser Geist
- Sohn = Ich als ganzes, mein Bewusstsein
- Mutter = die Erde
- Seele = Herz
- Körper = Ein Spiegelbild meiner seelisch- geistigen Haltung

Können wir das so sagen?

Antwort:
So ist es noch nicht ganzheitlich. Ich ergänze und präzisiere:

- „Vater in den Himmeln" = Grosser Geist und gleichzeitig universelles Bewusstsein
- „Söhne und Töchter vom Vater in den Himmeln" = Alle Menschen
- „Brüder und Schwestern der Menschen" = Alle Mit-Menschen
- „Mutter Erde" = Die physische Ernährerin für alle Lebewesen auf diesem Himmelskörper
- „Seelen" = der spirituelle Teil der Lebewesen (existiert Individuell und universell)
- „Körper" = der physische Teil der Lebewesen (existiert Individuell und universell)

Jetzt ist es ganzheitlich.

Frage:
… Aber unser Handeln ist uns oft nicht bewusst ... was wir da eigentlich tun und was für Folgen das hat …

Antwort:
Was bedeutet es, wenn wir unbewusst eine Handlung vollziehen? Wie können wir un-bewusst W-Lan laufen lassen, obwohl wir wissen, dass es unseren Zellen schadet? „Un" bedeutet „nicht" z.B. un-flexibel. Also nicht flexibel. Un-bewusst heisst also „nicht-bewusst." Wie können wir „nicht-bewusst" sein? „Wir", d.h. unser Körper-Seele und Geist – ist ja Bewusstsein. Wie können wir „NICHT-sein"? „Wer" entscheidet dann?

Wenn ich mit dem Auto fahre und die Einkaufstasche nicht richtig platziert habe und denke, in der Kurve fällt die Tasche nicht um. Trotzdem fällt sie um. Mein Unterbewusstsein wusste, die Tasche fällt um. (Ich hatte das im Gefühl.) Da kann ich noch so fest denken, die fällt nicht um. Wir können unser „Unter"-bewusstsein nicht austricksen.
Diese Differenz entsteht nur dann, wenn der Intellekt über das Gefühl gestellt wird. Der Intellekt sagte, die Packung fällt nicht um. Das Gefühl wusste, dass die Packung umfällt.
Wir haben nicht unterschiedliche Bewusstseine, wie „waches Bewusstsein", „Unterbewusstsein", „Überbewusstsein". Wir haben EIN Bewusstsein. Aber unser Bewusstsein hat unterschiedliche Bereiche für unsere Wahrnehmung. Diese Unterteilungen zeugen von verschleiertem Bewusstsein.

Frage:
Stimmst Du hier zu? „Der Bereich des Bewusstseins ist viel grösser, als sich mental ermessen lässt. Wenn Du nicht länger alles glaubst, was Du denkst, löst Du Dich vom Denken und siehst klar, dass der Denker nicht der ist, der Du bist. (Eckhart Tolle)"

Antwort:
Nein, da stimme ich nicht zu. „Der Bereich des Bewusstseins ist viel grösser als sich mental ermessen lässt". Wie kann Bewusstsein denn noch „ermessen" – verstanden – werden, als mental? – Mental ist nur ein anderes Wort für geistig, spirituell. Mich interessiert, wie Bewusstsein sogar noch „viel grösser" verstanden werden kann als mental. „Wenn Du nicht länger alles glaubst, was Du denkst, löst Du Dich vom Denken und siehst klar, dass der Denker nicht der ist, der Du bist." Wenn ich nicht länger glaube, was ich selber denke, bleibt mir ja nur noch zu glauben, was mir andere vordenken. Und warum sollte ich „klarer" sehen, wenn ich nicht selber denke? Und warum sollte ich besser wissen, wer ich bin, wenn ich nicht selber denke und nicht selber erfahre?

Frage:
Ist Arroganz eine Frage von Unsicherheit?

Antwort:
Ich denke, die Ursache ist nicht zu viel Unsicherheit, sondern zu viel Unwissenheit und vor allem aber primär von falscher Erziehung. Arroganz resultiert aus Unwissenheit und daraus entsteht Unsicherheit. Und diese wird kaschiert mit Arroganz und Überheblichkeit. Wer die Naturordnung gross genug versteht, wird nicht überheblich werden, sondern demütig und dankbar.

Frage:
Wenn die Erde rund ist – warum können wir nicht über diese Kugel hinauslaufen?

Antwort:
Nur der kleine physische Teil kann nicht über die Erdoberfläche raus, weil er durch die zentripetale Yang-Kraft an die Erdoberfläche gedrückt wird.
Der physische Teil vom Mensch kann auch nicht unter Wasser leben und auch nicht durch die Luft fliegen. Die weitaus grössere Seele und das Bewusstsein können das ohne Probleme zu jeder Zeit.

Frage:
Wenn diese Darstellung der Erde, wie sie gezeigt wird, stimmen würde, würden die Länder ja runterfallen und die Menschen Kopf stehen.

Antwort:
Nur, wenn Du noch in den Matrix-Definitionen „oben" und „unten" denkst, kann „etwas" nach „unten" fallen. Und wo würde dieses „unten" sein? Unten im Universum? Wo ist im Universum unten?
Der physische Teil kann nicht über die Erdoberfläche raus, weil er durch die zentripetale Yang-Kraft an die Erdoberfläche gedrückt wird und das rund um die ganze Erdoberfläche. Für das zentripetale Yang-KI gibt es kein „oben" und „unten", sondern nur ein „innen" und „aussen".
Mit meinen Definitionen „aussen" und „innen" ist das kein Problem mehr. Und wenn Du noch die „zweidimensionale" Spirale durch meine Torus-Form ersetzt, ist auch klar, dass es eine Erd-Andrückungs-Energie gibt, welche rund um den Torus wirkt, und nicht nur „oben".

Frage:
Wenn wir einen Menschen sehen und fragen: Ist er mehr Yin oder mehr Yang? Dann sollten wir fragen, ist er physisch mehr Yin oder Yang oder ist er geistig mehr Yin oder Yang. Wie wir den physischen Körper mehr Yin oder Yang machen, wissen wir. Aber wie kann der Geist Yang sein? Wie kann er yangisiert werden? Wenn jemand stur, also zu fest Yang ist, ist dann der Geist selbst Yang oder ist es das Gehirn, welches blockiert ist und die Verbindung zum universellen Geist nicht mehr machen kann? Blockiert der Mensch deshalb und ist darum stur?

Antwort:
Die InYologie gilt überall im Universum. Also nicht nur in der physischen Welt der „Materie", sondern auch in der spirituellen Welt für die Gefühle – der Seele – und für das Bewusstsein – den Geist. Somit gibt es nicht nur ein „Yin-Öffnen" für das Bewusstsein und ein „Yin-Öffnen" für die Seele, es gibt auch ein „Yang-Stur" für den Geist und ein „Yang-Verschliessen" der Gefühle.

Frage:
Aber wie verschliesst man den Geist Yang-stur? Der physisch Kranke ist zum Beispiel Yin krank, hat Angst Yin und ist schwach Yin, fast tot Yin.

Antwort:
Wer sagt, dass Angst Yin sei? Nur Phonographen. Ich nicht. Ich sage, dass Angst ein Yang-Verhalten erzeugt und Vertrauen ein Yin-Verhalten. Wer sagt, dass Yin schwach sei? Nur Phonographen. Ich nicht. Ich sage, dass Yin sogar stärker ist als Yang.

Frage:
Warum ist also jemand so stur (Yang) und kann seine Krankheit nicht heilen, weil er die Ernährung nicht umstellen will?

Antwort:
Weil er aus Angst so stur ist. Er hat Angst, der Naturordnung zu vertrauen und bleibt darum Yang-stur bei der „mehrheitstauglichen" Matrix-Irr-Lehre. Wer Angst hat, zieht sein KI zurück, und das ist Yang. Wer sein KI nach aussen fliessen lässt, was Yin ist, kann nicht gleichzeitig Angst empfinden.
Darum erkläre ich immer wieder, dass Menschen, die ihre Angst überwinden wollen, ihr KI bewusst nach aussen fliessen lassen sollen.

Frage:
Wenn jemand seinen physischen Körper mit starker Yin-Nahrung yinnisiert, z.B. mit Zucker, dann kann es sein, das er mit der Zeit Angst-Symptome zeigt. Sein physischer Körper beginnt zu zittern und er kann in der Nacht nicht mehr schlafen. Oder er hat auch am Tag Angst und macht auch physische Angstsymptome. Zählst Du diese Angstsymptome zu den Yang-Symptomen? Sich zurückziehen, Angst haben, unsicher sein, kein Vertrauen haben, Angst haben vor dem Lift fahren, Angst vor engen Räumen, Angst vor einer Krankheit oder eben direkte persönliche Angstsymptome, wie Schwindel und Herzrasen u.v.m.

Antwort:
Angst ist Yang und Vertrauen ist Yin. Angst und Vertrauen sind Gefühle und nicht „physisch".
Der „physische" Körper ist Yang im Vergleich zur Yin-Seele und zum spirituellen Yin-Bewusstsein.
Während Zucker „physisch" ist und den physischen Körper schwächt. Zucker erzeugt also nicht Angst, schwächt aber den „physischen" Körper. Und wenn ein Mensch mit zu viel „physischem" Yin Angst bekommt, dann ist diese Angst eine Angst vor der „physischen" Schwächung – das Yang vom „physischen" Körper wird ja geschwächt. Aber das geschieht nur bei Menschen, die ohnehin wenig Yin-Vertrauen haben. Ein gesunder Mensch ist „physisch" mehr Yang und spirituell mehr Yin. Ein gesunder Mensch hat also keine Yang-Angst, dafür Yin-Vertrauen. Ein kranker Mensch ist „physisch" mehr Yin und spirituell mehr Yang – das spirituelle Yin ist zu schwach – und darum geht der kranke Mensch in die Angst – was spirituell Yang ist. Angst ist Verschluss, Dunkelheit, Einsamkeit. Vertrauen ist Öffnung, Licht, Freude. Wer mit Gott geht – ist niemals einsam.

Frage:
Und wo waren beim WK II die Engel? Oder bei Fukushima - Wo die Dämonen so viel Leid verursacht hatten.

Antwort:
Diese Frage kannst Du nur unter dem Gedanken-Einfluss der Matrix-Irr-Lehre fragen. Der Kampf Yin gegen Yang wird in der Matrix-Irr-Lehre falsch gelehrt. Es gibt in der Natur keinen Kampf Yin GEGEN Yang. Im Gegenteil ist es ein harmonisches Miteinander. Wenn die Yang-Seite - die Zentralisten oder Sozialisten - denken, sie könnten Alles mit Yang beherrschen, haben sie die InYologie nicht verstanden und ist der Grund für ihr Scheitern. Und wer Yang als stark und Yin als schwach lehrt, hat die InYologie nicht verstanden und lehrt eine Irr-Lehre. Yin - die Zentrifugalkraft - ist niemals schwächer als Yang - die Zentrpetalkraft. Zentralismus ist Yang und Föderalismus ist vergleichsweise Yin. Tiefe - destruktive - Schwingungsbereiche sind vergleichsweise Yang und hohe - konstruktive - Schwingungsbereiche sind vergleichsweise Yin. Yang kann niemals gegen Yin gewinnen und Yin will niemals gegen Yang gewinnen. Yin erzeugt ja Yang

überhaupt erst und nicht umgekehrt. Das lehren wir im InYologiebuch im Detail. Wer diese Lehre grösser verstehen will, soll das InYologiebuch studieren.

Frage:
Wie finde ich mein Warum im Leben raus? Ich habe lange nachgedacht und bis jetzt keine Antwort bekommen. Was würdest Du antworten?

Antwort:
Weil Du zu Kopflastig denkst. Der Intellekt kann Dir diese Frage nicht beantworten.
Wenn Du die Frage Deinem Herzen stellst, wird Dir Dein Herz die richtige Antwort geben.
oder anders formuliert: Ich kann verstehen, dass ein Mensch zum Atheisten wird, wenn er auf die Erde hinunterschaut. Aber wie jemand den Blick zum Himmel emporrichten und sagen kann, es gäbe keinen Gott, ist mir unbegreiflich.

Frage:
Was ist die Ordnung im Universum? Ist sie grösser als die Naturgesetze?

Antwort:
Die Ordnung im Universum und die Naturgesetze sind nur zwei verschiedene Bezeichnungen für ein und dasselbe. Und die InYologie – Meister Ohsawa nannte sie „Das Einzige Prinzip" – ist nicht diese Ordnung selbst, sondern beschreibt und erklärt diese Ordnung im Universum.

Frage:
Was ist gleichzeitig Yin und nicht Yang? Was ist gleichzeitig Yang und nicht Yin?

Antwort:
Das ist das Prinzip der ausgeschlossenen Mitte. Es gibt kein Yang ohne Yin. Die Frage ist noch einfacher zu beantworten: Immer wenn Yin überwiegt, nennen wir es Yin – ohne es gleichzeitig Yang zu nennen.
Immer wenn Yang überwiegt, nennen wir es Yang – ohne es gleichzeitig Yin zu nennen. Es wird gelehrt, Yin enthält immer einen Anteil Yang. Yang enthält immer einen Anteil Yin. Yin repräsentiert die Zentrifugalkraft und die unendliche Expansion.

Frage:
Welches ist für Dich die beste Diagnosetechnik

Antwort:
Das Verhalten der Menschen.

Frage:
Der Erste Lehrsatz der Ordnung des Universums lautet: Yin und Yang sind Namen für die Zwei Energie-Formen „zentrifugal" und „zentripetal" des EINEN-Unendlichen und Ewigen, die in Kraft treten, wenn die unendliche Expansion die geometrische Tendenz der Zweiteilung erreicht. Somit also Ewig.

Wieso sollte es eine „geometrische" Tendenz geben im „unendlichen" Universum. Warum braucht die unendliche Expansion etwas Zusätzliches? ... und ... wenn die unendliche Expansion ... wie kann sie sich zweiteilen, wenn sie unendlich ist?

Antwort:
Wenn Yin auf sich selber trifft, also Yin auf Yin, dann erzeugt Yin „den zweiten Arm" – seinen Antagonismus – Yang. Ich sage ja nicht: wenn Yin eine geometrische Form erreicht..., sondern wenn Yin die TENDENZ einer geometrischen Form erreicht. Unter Tendenz versteht man die – noch nicht abgeschlossene – Neigung von bestimmten Ereignissen, Daten oder Bezugswerten in eine bestimmte Richtung.

Ich erkläre es Dir noch mit einer anderen Formulierung: Wenn die unendliche Expansion – Yin-KI – AUF SICH SELBER TRIFFT, dann entsteht ALS ERGEBNIS Yang-KI. Und wenn das Yang-KI sein Maximum erreicht, wandelt es sich wieder in Yin-KI ... und die ewige Wandlung wandelt sich immer in seinen Antagonismus. Das einzige „Beständige" ist die ewige Wandlung.

Frage:
„Wenn die unendliche Expansion... also Yin... Wenn Yin auf sich selber trifft, also Yin auf Yin, dann erzeugt Yin „den zweiten Arm" – seinen Antagonismus – Yang." Wie kann Yin auf sich selber treffen. Es ist ja das „EINE UNENDLICHE UND EWIGE", so müsste es ja zwei geben, damit dieses Yin auf sich selber treffen kann.

Antwort:
Gute Frage! Weil Yin selbst dieser unendliche „Raum" ist. Wenn der „unendliche Raum" – Raum ist nur eine „physikalische" Definition – mit Yin-KI gefüllt ist, kann diese zentrifugale Energie – Yin-KI genannt – zu jeder „Zeit" – Zeit ist wieder nur eine „physikalische" Definition – zu jeder Zeit

auf sich selber treffen, weil es ja gar nichts anderes gibt, als sich selber – Yin-KI. Erst wenn das geschieht, kann daraus die zentripetale Energie – Yang-KI genannt – als Ergebnis entstehen. Und wenn Du jetzt noch weisst, dass es im Universum keinen Anfang und kein Ende gibt, dann existieren das zentrifugale Yin-KI und das zentripetale Yang-KI ebenso seit immer.

Dieser „Arm" ist kein „physischer" Arm, sondern nur ein Wort, das anstelle von Antagonismus verwendet wird. Ich habe diese Bezeichnung „Arm" für Antagonismus nicht erfunden, sondern so von Meister Ohsawa übernommen. Dazu habe ich meine erweiterten Erklärungen geschrieben, um solche Verwirrungen zu klären. Wenn es heisst, den zweiten Arm. Unter Arm verstehen die Menschen, ein Arm ist ca. gleich lang, gleich gross. Wenn die unendliche Expansion die geometrische Tendenz der Zweiteilung erreicht... dann entsteht sein Yang. Aber dieses Yang, dieser Antagonismus ist ja nicht gleich gross, etwa ein gleich grosser Arm. Wir wissen, 1 Yang kann 1'000 Yin ausgleichen. Es ist stets die Minderheit, die die Erscheinungen auf allen Ebenen regiert.
Um ein weiteres Missverständnis auszuräumen, habe ich das Naturgesetz: „Schöpfungs-Energie ist Yin" erweitert zu: „Schöpfungs-Energie ist Yin und Auflösungs-Energie ist Yin".

Das erklärt noch deutlicher, warum es in Wirklichkeit nur die zentrifugale Energie – das Yin-KI – als erzeugenden Energie gibt. Das zentripetale Yang-KI ist keine eigenständige Energie, sondern immer nur ein Ergebnis vom Yin-KI. So verstanden ist auch die „Auflösung" eine „erzeugende" Energie, weil die Auflösung nur eine Wandlung hin zu einer anderen – auch wieder „erzeugten" – Form bedeutet.
Es ist also keine „physisch-geometrische Form", sondern nur die Tendenz dazu. Genauso, wie es keine „feste Materie" gibt, sondern nur die Tendez dazu. In der Homöopathie sind es auch nicht die „physikalischen" Moleküle, die heilend wirken, sondern die Tendez – die reine Information. Und die Bezeichnung „unendlich" bezieht sich in diesem Beispiel primär auf die „unendliche Wandlung" – unendliche Expansion – und nicht primär auf die räumliche und zeitliche „Unendlichkeit" – was „physikalische" Grössen sind. Durch die Definition „unendlich" wird ja die „physikalische" Definition von „Anfang und Ende" ad absurdum geführt, weil es im Universum keine solchen „physischen" Begrenzungen gibt.

Weg-Meister sind keine „Wissenschaftler". Weg-Meister sind mehr „Philosophen". Auch Weg-Meister Ohsawa formulierte die Lehre gerne in einer „Symbol-Sprache". Das erzeugte bei vielen seiner Schüler Verwirrung. Darum habe ich diese „Symbol-Sprache" immer wieder übersetzt und die Konzentrate durch erweiterte Erklärungen aufgelöst und in eine verständlichere Sprache übersetzt.

Nein, nicht erst die Auflösung ist Yin-KI, auch die vorherige Erzeugung davon ist Yin-KI. „Verdichtetes" – zentripetales – KI nennen wir Yang und „auflösendes" – zentrifugales – KI nennen wir Yin. Aber diese „Verdichtung" hin zu Yang ist durch Yin-KI erzeugt. Und die „Auflösung" von Yang-KI hin zu Yin-KI wird auch durch Yin-KI geschehen. Es gibt kein erzeugendes Yang-KI.

Es gibt nur erzeugendes Yin-KI. Yang-KI ist keine eigenständige Energieform, wie es Yin-Ki ist. Yang-Ki ist immer das Ergebnis von Yin-Ki.

Mein Lieblingslehrsatz:
„Es ist stets die Minderheit die die Erscheinungen auf allen Ebenen regiert"
muss genauer besprochen werden. Das ist ja das Prinzip der Homöopathie. Ja, dieser Lehrsatz gilt auch bei der Homöopathie. Muss er gelten, sonst würde er kein Naturgesetz beschreiben. Die Informationen sind – im Gegensatz zu den physikalischen Mengen – nicht „physisch" messbar. Und trotzdem wirken die Informationen stärker als die physikalischen Stoffe. Also kannst Du sagen, ich nehme Honig, weil die Minderheit darin ist gut. Honig hat eine Minderheit von 3% Mineralstoffen und Enzymen und eine Mehrheit von ca. 80 % Einfachzuckern. Wer den Lehrsatz so zurechtlegt, hat nicht verstanden.

1. Fehler: Die physikalischen Wirkstoffe in hoch potenzierten Mitteln sind – im Gegensatz zu Honig – überhaupt nicht mehr vorhanden.
2. Fehler: Die physikalischen Wirkstoffe gegen die reine Information auszuspielen, ist falsch.
3. Fehler: Ein nicht potenziertes Produkt, wie Honig, direkt mit einem potenzierten Produkt, wie ein homöopathisches Mittel, zu vergleichen, hinkt gewaltig.

Weiter…
Nein, die Minderheit hebt die Mehrheit nicht auf. Die Minderheit lenkt die Mehrheit.
Es gibt dunkelhäutige Menschen, die sind krank. Diese Aussage stimmt. Es gibt hellhäutige Menschen, die sind gesund. Diese Aussage stimmt. Die Schlussfolgerung: dunkelhäutige Menschen sind kranke Menschen, und hellhäutige Menschen sind gesunde Menschen, stimmt so nicht. Der Umkehrschluss einer Aussage ist nicht immer richtig. Du kannst sagen, ich konsumiere eine Minderheit an guten Medien im hohen Frequenzbereich und eine Mehrheit an schlechten Medien im tiefen Frequenzbereich.

Antwort:
Sowas sage ich sicher nicht. Wenn Du das machst, wirst Du schnell wieder im Matrix-Gefängnis landen.
Auch in diesem Beispiel hebt die Minderheit nicht die Mehrheit auf. Was ich empfehle: so wenig wie möglich in den tiefen Schwingungsbereichen aufhalten, und so viel wie möglich in den hohen Schwingungsbereichen aufhalten.

Dieses Naturgesetz richtig interpretiert gilt:
Es genügt eine Minderheit von Befreiten, um eine Mehrheit von Gefangenen zu befreien.

Frage:
Mein Lieblingslehrsatz soll nicht überall gelten?

Antwort:
Dieser Lehrsatz – und besonders das Naturgesetz – stimmt immer. Nur darfst Du dieses Naturgesetz nicht falsch interpretieren oder im falschen Zusammenhang zuordnen. Eine Minderheit wird nicht ohne Energie eine Mehrheit neutralisieren. Diese Minderheit muss aktiv werden, damit dieses Naturgesetz wirken kann. Du beschreibst einen „statischen" IST-Moment – Mehrheit und Minderheit – und überträgst ihn ohne Wandlungs-Energie zum Naturgesetz. So ist dieses Naturgesetz falsch interpretiert. Das Natzugesetz richtig verstanden, gilt immer. Du kannst kein Naturgesetz manipulieren oder ausser Kraft setzen. Aber Du kannst ein Naturgesetz falsch interpretieren.
Wenn Du Dich nur kurz – in der Minderheit – in den hohen Schwingungsbereichen aufhältst, ohne daraus zu lernen und ohne aktiv zu handeln – und weiter mehrheitlich in den tiefen Schwingungsbereichen bleibst, wird dieser kurze Moment – die Minderheit – nicht die Wirkung der Mehrheit aufheben.
Wenn Du aber in diesen Momenten – in der Minderheit – lernst, was und wie Du Dein Verhalten ändern musst, DANN wird diese – vorher noch Minderheits-Energie – die Energie – umwandeln in Mehrheits-Energie. So verstanden, kann die Minderheit die Mehrheit neutralisieren und zur Mehrheit führen.

Frage:
So wie, wenn Du nur kurz einmal in der Woche einen Löffel Gomasio isst, kann die Minderheit im Gomasio, das Salz, Dich nicht Yang machen.

Antwort:
Ungefähr so ja. Diese Minderheit muss aktiv werden, damit sie die Mehrheit lenken kann.
Wenn die Minderheit nur als physische Grösse der Mehrheit als physische Grösse gegenübersteht, lenkt diese physische Minderheit niemals die physische Mehrheit. So „statisch" verstanden, lenkt keine Minderheit eine Mehrheit. Wenn aber diese physische Minderheit ihr KI aktiv investiert, dann lenkt sie das KI dieser trägen Mehrheit. Wir müssen auch die Naturgesetze richtig verstehen, sonst denken wir, die Naturgesetze wirken ja nicht immer. Doch, die Naturgesetze stimmen immer. Wir müssen sie auch richtig verstehen.

Das ist der gleiche Denk-Fehler in der Homöopathie: Die hochpotenzierte Information – Minderheit – neutralisiert niemals die physischen Mineralien – Mehrheit. In der hoch potenzierten Medizin gibt es keine Mineralien mehr, die neutralisiert werden können. Und es wirkt nur noch die Information.

Zudem kenne ich kein homöopathisches Mittel, das die Menge von physischem Zucker verkleinert.

Frage:
Meister Fu-Hi sagte, Feuer ist Yang, die Atmosphäre Yin. Das grosse Yin zieht das kleinere Yin (oder Yang) immer nach oben. Wenn der Mensch stirbt, wird das grössere Yin das kleinere Yin (die an den Körper gebundene Seele) nach oben ziehen. Nicht nach unten. Warum ist das so?

Antwort:
Weil dieses grosse Yin ist immer stärker Yin als die Seele und zieht diese Seele, die weniger Yin (im Verhältnis zu Yang) ist, nach aussen.

Frage:
Welches grosse Yin ist immer stärker, das beim Sterben die Seele aus dem „physischen" Körper „zieht"?

Antwort:
Das grössere Yin ist der Grosse Geist, auch Gott genannt.

Frage:
Nach welchem Naturgesetz weiss dieses grosse Yin, wann es die Seele aus dem „physischen" Körper „ziehen" muss, wenn es doch immer das grössere Yin ist und somit immer das stärkere Yin ist?

Antwort:
Die Seele wird nicht „aus dem Körper gezogen", denn sie war nie „drin", sondern die Seelen-Verbindung zum „physischen" Körper wird „gelöst". Und wann dieser Moment geschieht, hängt vom Seelenplan, dem Karma, der Lebensweise und vom Glauben des Betreffenden ab.
Die Anziehungskraft, respektive die Abstossungskraft aufeinander, verhält sich proportional zur Differenz der Yin- und Yang-Kräfte.

Frage:
Warum „zieht" dieses grosse Yin erst beim Sterben die Seele aus dem „physischen" Körper und nicht jede Nacht beim Träumen auch schon?

Antwort:
Die Seele wird nicht „aus dem Körper gezogen", denn sie war nie „drin", sondern die Seelen-Verbindung zum „physischen" Körper wird „gelöst". Und wann dieser Moment geschieht, hängt vom Seelenplan, dem Karma, der Lebensweise und vom Glauben des Betreffenden ab.
Weil nur Gott den Seelenplan kennt. Wenn im Schlaf die Seele den Körper verlassen würde, wäre der Körper tot. Die Seele bleibt noch gebunden. Sonst wäre kein KI mehr da. Ein seelenloser schlafender Körper wäre ungut.

Die Seele ist ja in Wirklichkeit nicht im „physischen" Körper, sondern kommuniziert mit dem „physischen" Körper. Auch das Bewusstsein ist in Wirklichkeit nicht im „physischen" Körper – nicht im Gehirn – sondern kommuniziert via Gehirn – mit dem „physischen" Körper.
Und solange das Bewusstsein und die Seele mit dem „physischen" Körper kommuniziert – alles immer mit KI – lebt auch der „physische" Körper. Im Schlaf – und auch in den Tagträumen – „löst" sich die Seele vom „physischen Körper" und geht auf „Reisen". Die Bezeichnung „löst" ist in „..." geschrieben, weil sich die Seele nicht komplett löst. Bis zum sogenannten „Tod" bleibt die Seele immer noch mit dem „physischen" Körper durch das sogenannte „Silberband" verbunden. Wobei auch dieses „Band" nur eine Beschreibung für die „KI-Verbindung" ist.

Jetzt erkennst Du auch zusätzlich, dass es nicht nur das grössere Yin ist, welches die Seele vom „physischen" Körper trennt, sondern hier ein spirituelles Naturgesetz zusätzlich zum „normalen" – „physischen" – Yin–Yang-Gesetz wirkt.

Frage:
„Die Ersten werden die Letzten sein und die Letzten werden die Ersten sein." Ist das ein Naturgesetz?

Antwort:
Dieses Naturgesetz habe ich so erklärt: Ist eine Erscheinung vor der Wandlung Yin, wird sie nach der Wandlung Yang sein und umgekehrt. Das bedeutet, dass sich jede Wandlung von X nach Y wandelt – und danach wieder von Y nach X – und danach wieder von X nach Y... So verstanden werden die Ersten – Yin – nach der Wandlung die Letzen – Yang – sein und die Letzen – jetzt noch Yang – die Ersten – Yin – sein.

Frage:
Als Weg-Meister George Ohsawa im Zweiten Weltkrieg im Gefängnis war, was tat er? Er schrieb ein Buch über die ausgleichende Gerechtigkeit!

Antwort:
Ja, mit diesem Beispiel sprichst Du die Haltung an. Wir sind „Schöpfer-Wesen" und „erschaffen" uns selber unserer Wirklichkeit. Wir entscheiden, wie wir unsere Wirklichkeit erleben.
Jedem geschieht nach seinem Glauben. (Das ist mein stärkster Glaubenssatz)

- Meine Haltung wirkt auch ins Universum...
- Deine Haltung wirkt auch ins Universum...
- Unsere Haltung wirkt auch ins Universum...
- Meine Energie fliesst immer in die Bereiche, wo ich meine Aufmerksamkeit investiere...
- Deine Energie fliesst immer in die Bereiche, wo Du Deine Aufmerksamkeit investierst...
- Unsere Energie fliesst immer in die Bereiche, wo wir unsere Aufmerksamkeit investieren...

Frage:
Nach unten, innen ist Yang. Nach oben, aussen ist Yin. Bäume, die unten am Stamm fast 90 Grad schräg am Boden entlang wachsen und erst nach ein paar Metern nach oben wachsen… ist das Yin oder Yang?

Antwort:
Wenn Du es nicht inyologisch erklären kannst, dann fühle, was sagt Dir Dein Gefühl?
Yin ist richtig. Yin im Ergebnis, mit Zwischenstufen von Yang. Warum ist es Yin, wenn bei einem körperlich Behinderten der Speichel aus dem Mund nach unten läuft? Oder wenn körperlich behinderte Menschen ihre Hände nach vorne halten und dann nach unten hängen lassen.
Ist das Yin? ist Yin-Schwäche? Warum? Weil nach unten in die Erde wachsen mit Yang-KI immer Yang ist. Aber nach unten hängen oder fliessen ist Yin, oder Yin-Schwäche. Genau. Wir müssen klar unterscheiden zwischen nach „unten" drücken, was Yang-KI ist und nach „unten" hängen, was Yin-KI ist. Während nach „aussen" wachsen Yin-KI ist und nach „innen" wachsen Yang-KI ist.

Frage:
Wie gehst Du damit um wenn Du Dich um depressive Menschen schlecht fühlst? Immer wenn Du – auch nur kurz- mit depressiven, negativen Menschen in Kontakt bist zieht es Dich ebenfalls runter. Diese negativen Menschen haben selbst Angst und streuen ihre Angst. Du bekommst dann selbst Angst. Jetzt sagst Du, Angst ist einer der am schlimmsten ansteckenden Krankheit(en). Wie gehe ich mit diesem Wissen um?

Antwort:
Das ist eine gute Frage, weil sehr wichtig: Die Schulmedizin definiert Angst nie als eine ansteckende Krankheit. Ich definiere die Angst als die am schlimmsten ansteckende Krankheit.

Was kannst Was dagegen tun? Du hast es bereits intuitiv getan -Du hast Dich von ihnen entfernt.

Wenn dein Immunsystem schwach ist gehst Du nicht in den Schnee - sondern Du bleibst daheim. Kann das die Lösung sein? Nein. Nur für einen Moment. Aber dann musst Du langsam an die Kälte und wieder rein um dich stark zu machen. Dein Immunsystem stärken.
Du musst also Dein KI so stärken das Dir diese kranken Angst-Frequenz-bereiche nichts mehr tun können. Du musst Dein KI so stärken das Du in Raum kommst und alle nehmen deine Haltung Deine hoch schwingende Frequenz an.

Frage:
Wie kann ich mein KI stärken?

Antwort:
Das kommt automatisch wenn Du Deinem Bewusstsein aufrichtig weiter Natur-Wissen und Deinem Körper gesunde harmonische Nahrung schenkst.

Frage:
Jesus sagte nie: „Ich kann nicht." Denn, Alles ist möglich!

Antwort:
Ja das ist so. Nur glauben das so viele Menschen nicht.
Wenn Jesus einem Gelähmten half, hat er nicht vorher gebetet: „Vater bitte gib mir die Kraft, dass ich diesem Menschen helfen kann"
Nein, Jesus hat gebetet: „Vater, Danke, dass Du mir die Kraft geschenkt hast, dass ich diesem Menschen helfen kann".

Erkennst Du den Unterschied? Ja. Zuerst gewinnen dann beginnen. Es muss bereits geschehen sein.

Frage:
Wir haben gelernt: Zuerst säen, dann ernten. Zuerst kauen, dann verdauen.

Antwort:
Ja, physisch stimmt das schon. Wir müssen zuerst säen, bevor wir etwas ernten können.
Dieser Fehler ist in der „Formalen-Logik" begründet. Wenn Du die „formale Logik" – die „Logik vom Intellekt" – durch „Natur-Logik" ersetzt, wirst Du den Fehler auch erkennen. So wie ich

Dir bereits den Unterschied von „mechanischer Wissenschafts-Mathematik" und „spiritueller Weg-Meister-Mathematik" gelehrt habe.

Ich übersetze für Dich:
Ein Suchender – ein Schüler – wird zuerst blind mit etwas beginnen..., um herauszufinden, was er dabei lernen kann... und vielleicht irgendwann auch gewinnen. Ein Weg-Meister – ein Wissender – hat schon gewonnen, nämlich die Weisheit und das Natur-Wissen – bevor er beginnt, es auf seinem Weg zu lehren. Darum mein Lehrsatz: Zuerst gewinnen – dann beginnen. Mit dieser Reihenfolge ersparen wir uns sehr viel Lehrgeld. Es ist auch eine Tatsache, dass nur wenige diese Lehre befolgen.

Es gibt nur wenige Menschen, die aus den Fehlern der anderen lernen. Die meisten müssen sich damit begnügen, diese anderen zu sein und die Fehler zuerst noch selber machen.

Warum sage ich nicht: Du wirst gesund, sondern Du bist gesund. Weil auch hier gilt der Lehrsatz: ZUERST GEWINNEN, DANN BEGINNEN. Und die Syptome verschwinden auf dem Gewinner-Weg. Und wenn Du gesund bist, wirst Du lernen, und wenn Du alles weisst – gibst Du Dein Wissen weiter. Geben in der Matrix-Version ist, etwas von sich weg-geben, also verlieren. Gewinnen in der Matrix-Version ist gewinnen – etwas erhalten und sogar zurückbehalten. Wer viel nimmt, gewinnt viel, behält viel und er ist ein Reicher, ein Gewinner. In der Natur-Version ist ein Gewinner derjenige, der alles gibt.
Wer immer nur nimmt und alles für sich behält, ist ein Egoist und kann selber bald nichts mehr annehmen. Nur wer gibt ist frei, um zu nehmen. Die Weisheit darf nicht stagnieren, sie muss auch fliessen ...

Frage:
ZUERST GEWINNEN, DANN BEGINNEN: Eine Interpretation: Du wünschst Dir endlich, gesund zu sein. Dann triffst Du einen Weg-Meister. Da hast Du schon GEWONNEN. Jetzt musst Du nur noch BEGINNEN. Also ist GEWINNEN sogar einfacher als BEGINNEN. Schlussfolgerung: GEWINNEN ist Yin, BEGINNEN ist Yang.

Antwort:
Nein, so stimmt es nicht. Das ist falsch interpretiert. Ich erkläre Dir dieses Geheimnis noch mit anderen Worten, als ich es bereits erklärt habe: Die Phase „Gewinnen" ist ein Ergebnis und zentripetal, also Yang, und die Fortsetzung das „Beginnen" ist zentrifugal, also Yin. Was nützt Dir die ganze erhaltene Weisheit – Erhalten und Sammeln ist das Ergebnis und Yang – wenn Du sie für Dich behälst, also Stillstand, ohne in der Praxis zu leben, also Bewegung. Das wäre Yang-Stillstand. Die Wandlung von Gewinnen zu Beginnen ist Praxis von Yang nach Yin. Das ist InYologie auf hoher Meister-Stufe verstanden! Jenseits der „mechanischen" InYologie. Das ist spirituelle InYologie.

Frage:
Ist „Zuerst gewinnen, dann beginnen" nicht auch ein Naturgesetz?

Antwort:
Nein, das ist nur eine Denk- und Haltungs-Empfehlung von mir.
Nur eine kleine Minderheit verstehen diese Lehre. Die grosse Mehrheit werden Suchende bleiben und zuerst viel Lehrgeld bezahlen müssen, bevor sie diese Lehre – irgendwann – verstehen. Nur wenige Menschen erkennen einen Weg-Meister, um seine Lehre zu verstehen. Aber das genügte schon immer. Es ist immer eine Minderheit, welche die suchende Mehrheit führt.

Frage:
Warum sagst Du, das ist „nur" eine Denk- und Haltungs-Empfehlung von mir?

Antwort:
Das „nur" ist für mich angemessen, wenn ich es selber so schreibe. Meine Empfehlungen sind zwar sehr wertvoll und hilfreich, aber sie gleich alle zu Naturgesetzen zu erklären oder auf die gleiche Stufe zu stellen, wäre doch sehr anmassend von mir. Noch bin ich kein hoch entwickelter Engel (Engelwesen), sondern als Mensch auf Erden vergleichsweise noch ein Lehrling. Ich habe noch viel zu lernen ...

Auch Weg-Meister können noch lernen – wenn sie den richtigen Weg-Meister finden.
Ich selber lerne, so lange ich lebe. Also immer. Und im nächsten Bereich auch noch weiter. Also immer.

18 Einblick in die Studien

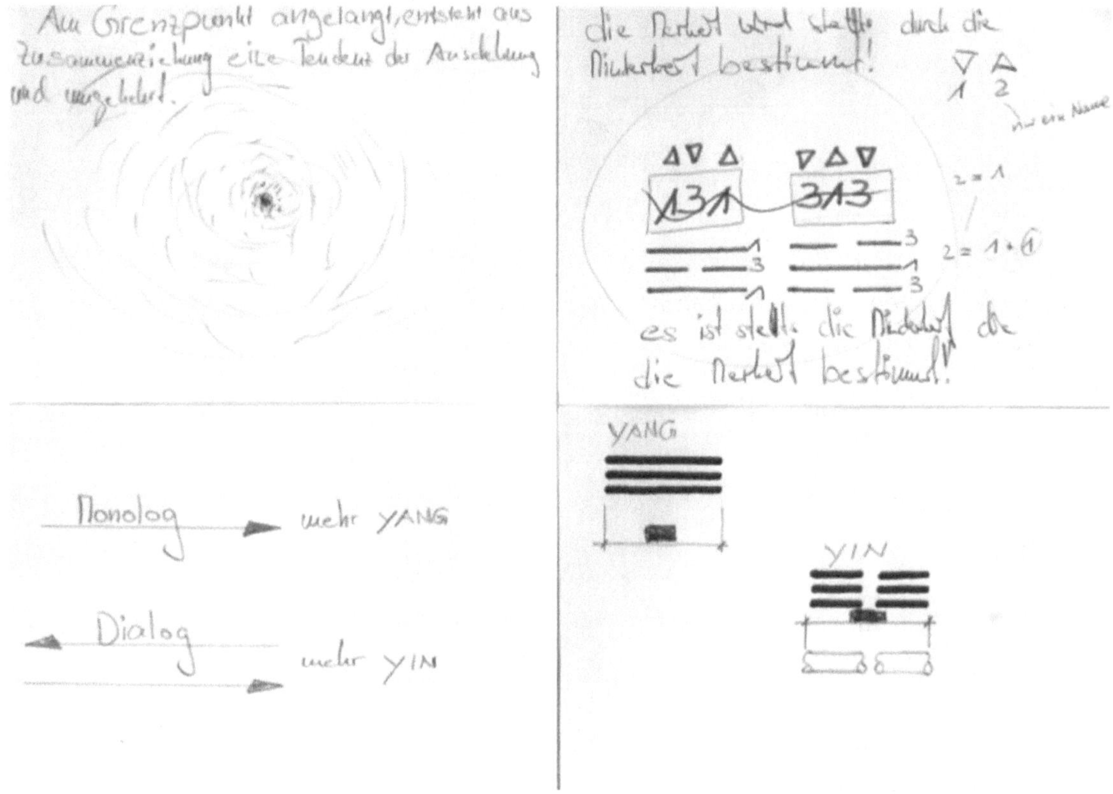

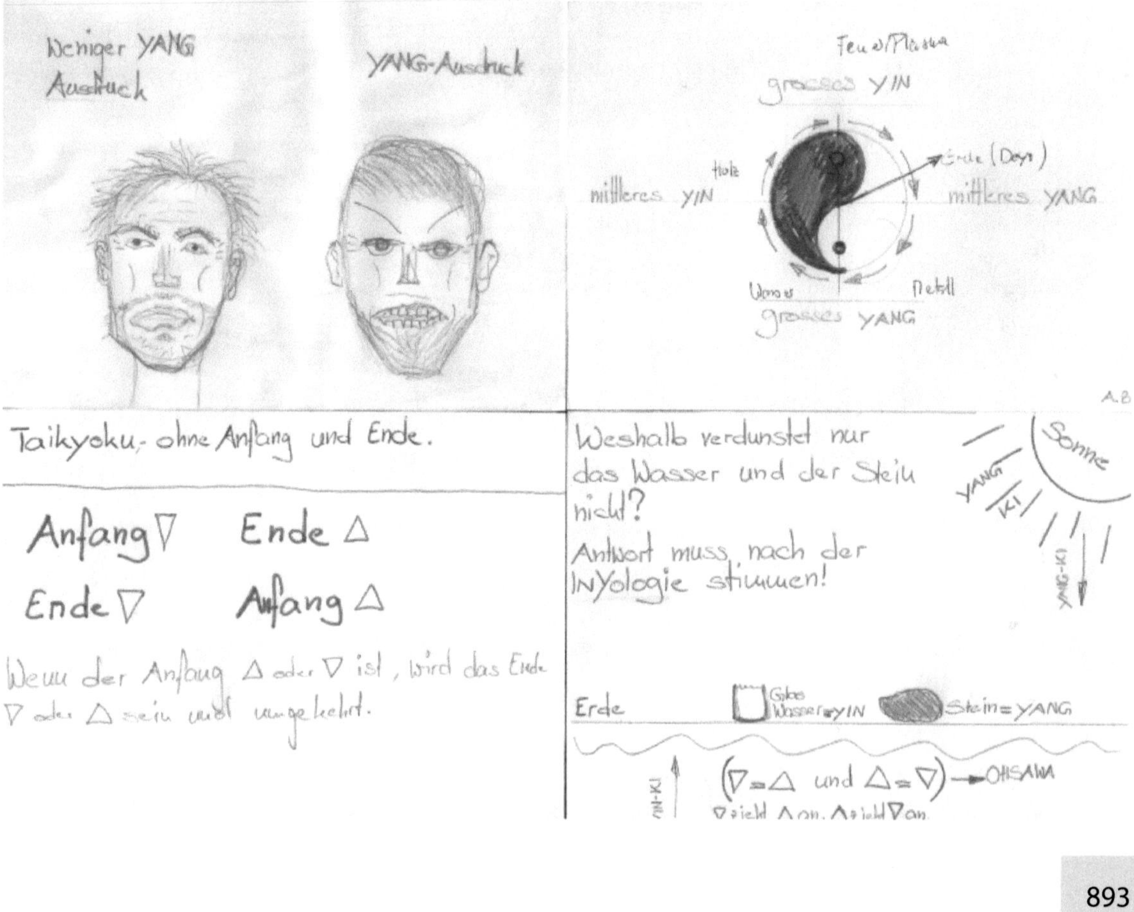

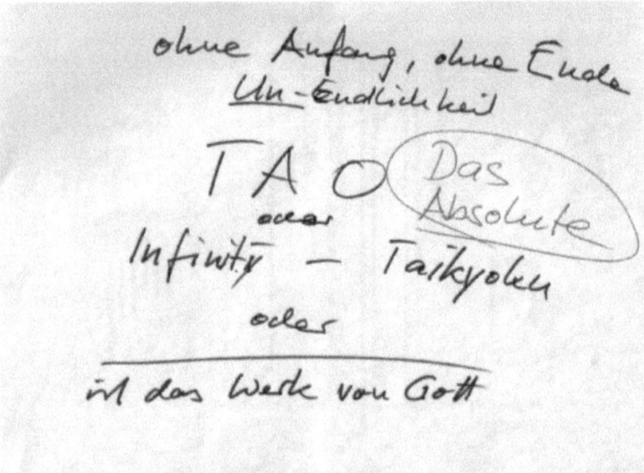
ohne Anfang, ohne Ende
Un-Endlichkeit
TAO
Das Absolute
oder
Infinity – Taikyoku
oder
ist das Werk von Gott

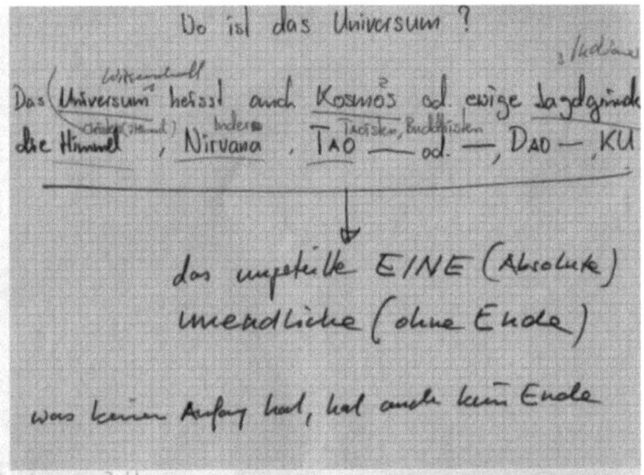
Wo ist das Universum?
Das Universum heisst auch Kosmos od. ewige Jagdgründe
die Himmel, Nirvana, TAO — od. —, DAO —, KU
das ungeteilte EINE (Absolute)
unendliche (ohne Ende)
was keinen Anfang hat, hat auch kein Ende

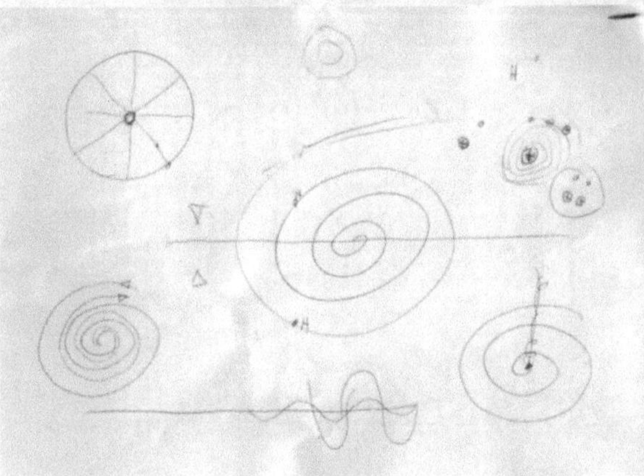

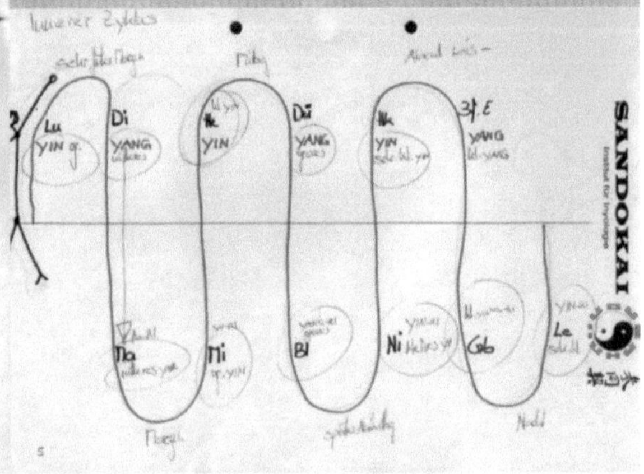
Lu
YIN
Di
YANG
YIN
Dü
YANG
YIN
YANG
Ma
Mi
Bl
Ni
Gb
Le
SANDOKAI

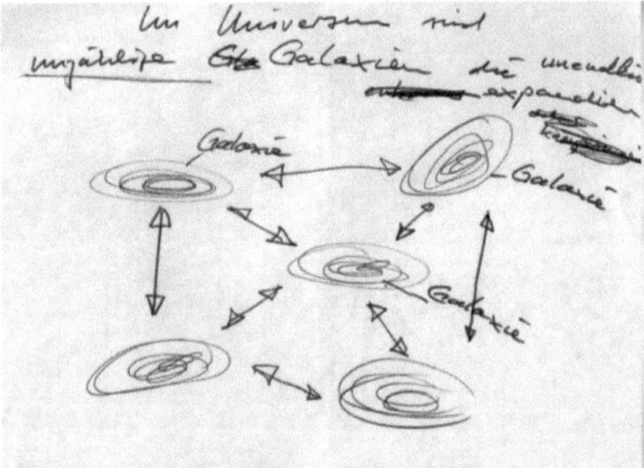
Im Universum sind
unzählige Galaxien die unendlich expandieren
Galaxie
Galaxie
Galaxie

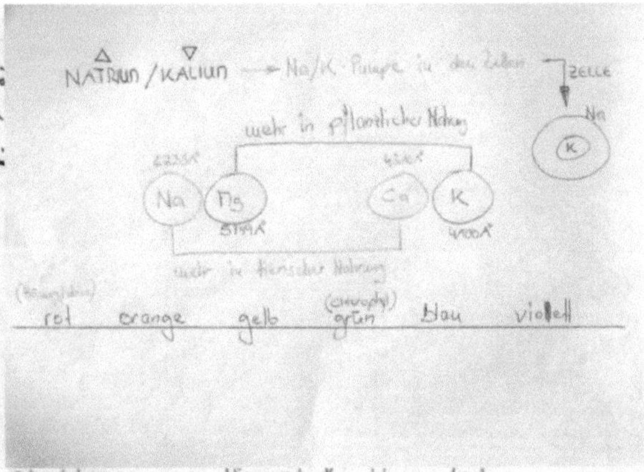
NATRIUM / KALIUM
ZELLE
Na
K
Na
Mg
Ca
K
rot
orange
gelb
grün
blau
violett

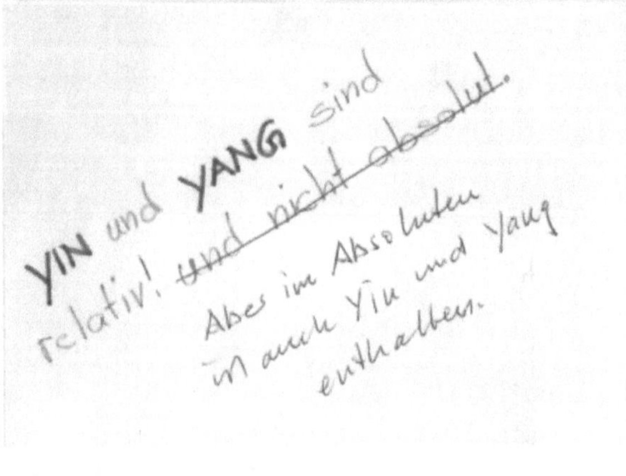
YIN und YANG sind relativ! und nicht absolut.
Alles im Absoluten ist auch Yin und Yang enthalten.

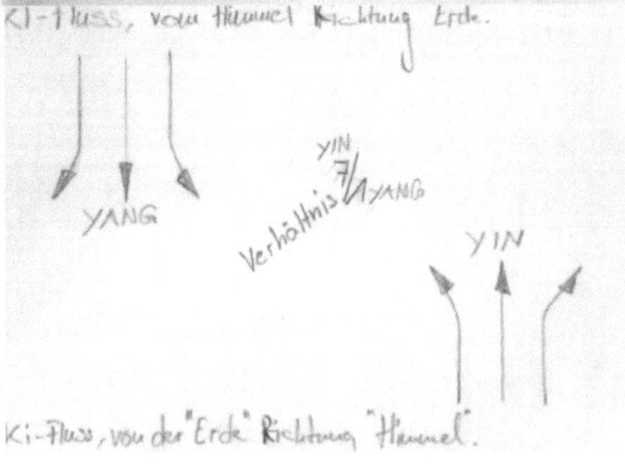
KI-Fluss, vom Himmel Richtung Erde.
YANG
YIN / YANG
Verhältnis
YIN
Ki-Fluss, von der "Erde" Richtung "Himmel".

aaaaaa = mehr YANG

iiiiii = mehr YIN

Kotodama der Organe

Das "analytische" Wissen △, braucht einen

Das "absolute" Wissen ▽, braucht keinen

f = mehr YANG, als d.

d = mehr YIN, als f.

Grammatik = mehr YANG

Fremdwörter = mehr YIN

→ Frontal-Unterricht = YANG

?

→ klassischer-Unterricht = YIN

1 ist mehr YANG als 2

●● ist mehr YIN als ●

Aber, zwei Löffel-Gomashio essen ist mehr YANG (macht dich mehr YANG) als nur ein Löffel.

Kurzzeitgedächtnis = YANG

Hier und Jetzt - Destinum

Langzeitgedächtnis = YIN

aber nur wenn noch nicht extrem

Im Absoluten gibt es weder Raum noch Zeit

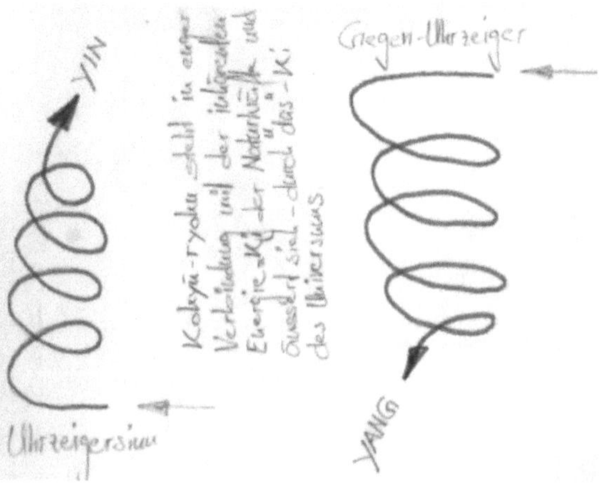

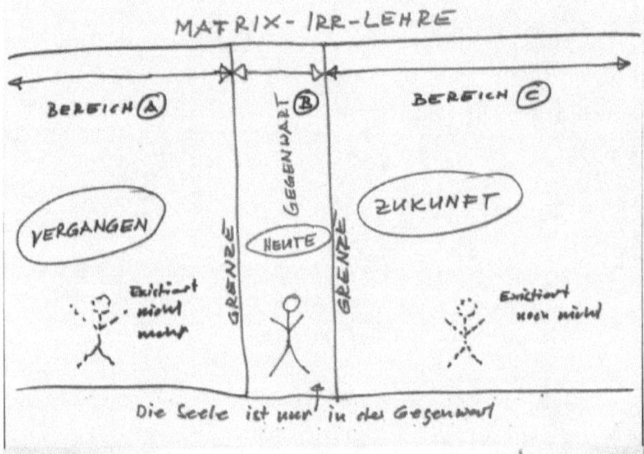

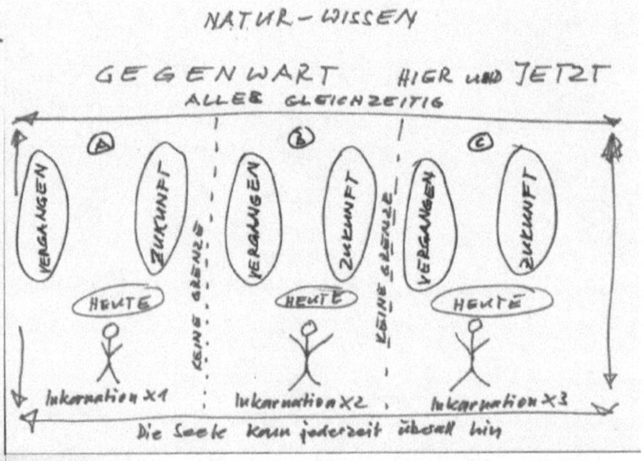

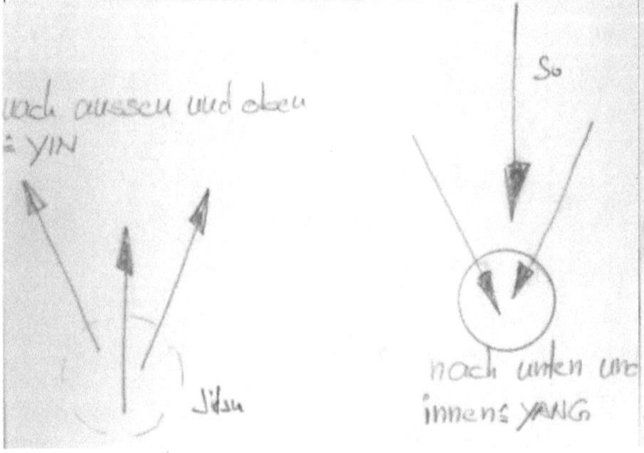

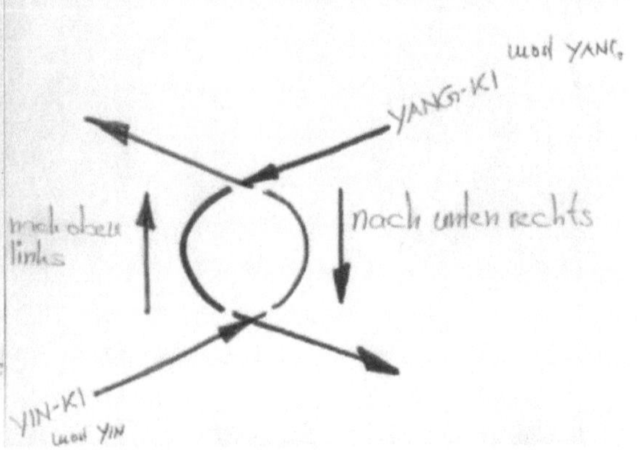

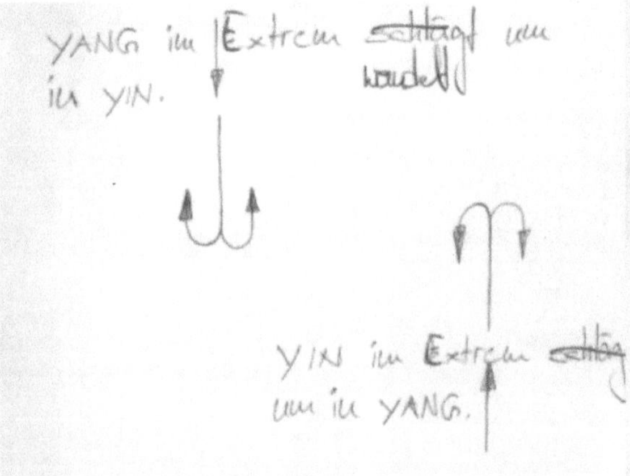

meins = YANG (hold it) ~~zentrifugal~~ zentripetal

deins = YIN (give it) zentrifugal

In welchen Formen offenbart sich Ki?

- Ki, ist nicht einfach nur Geist oder nur Körper oder nur Fluidum.
- Ki offenbart sich in jeder Form.
- Ki ist in jeder Dichte und Form existent.

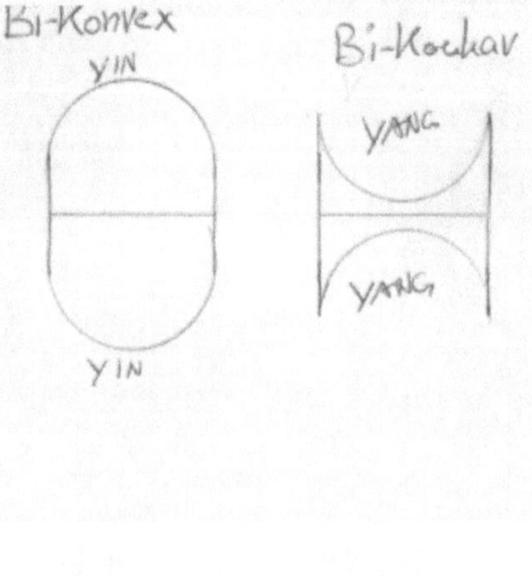

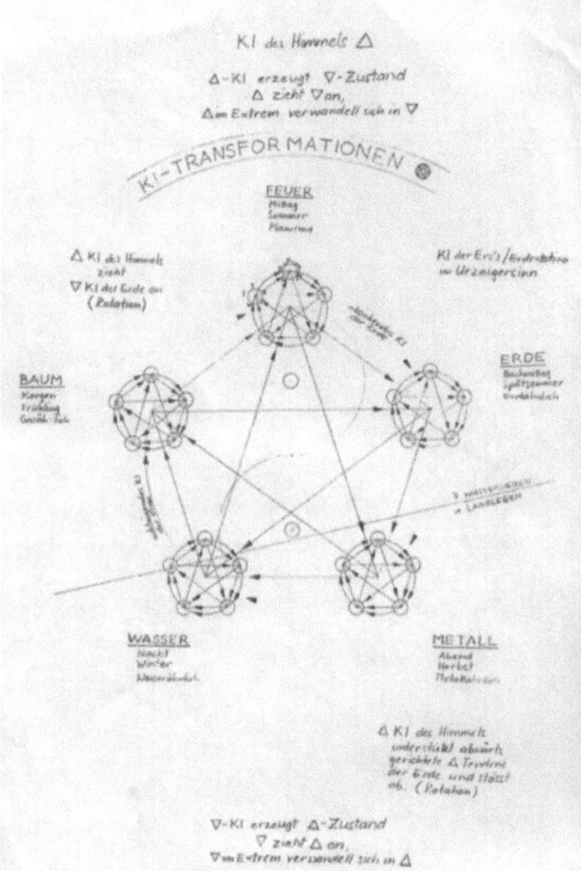

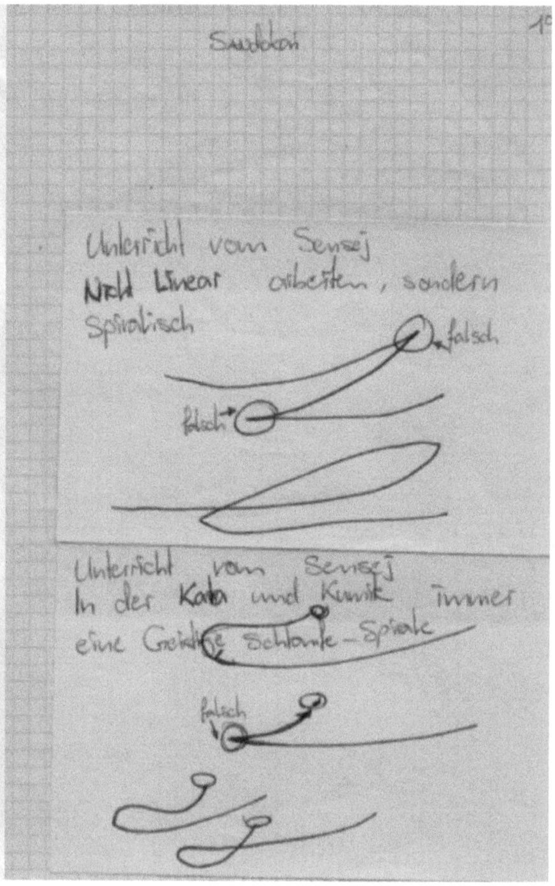

KI-Spiralen

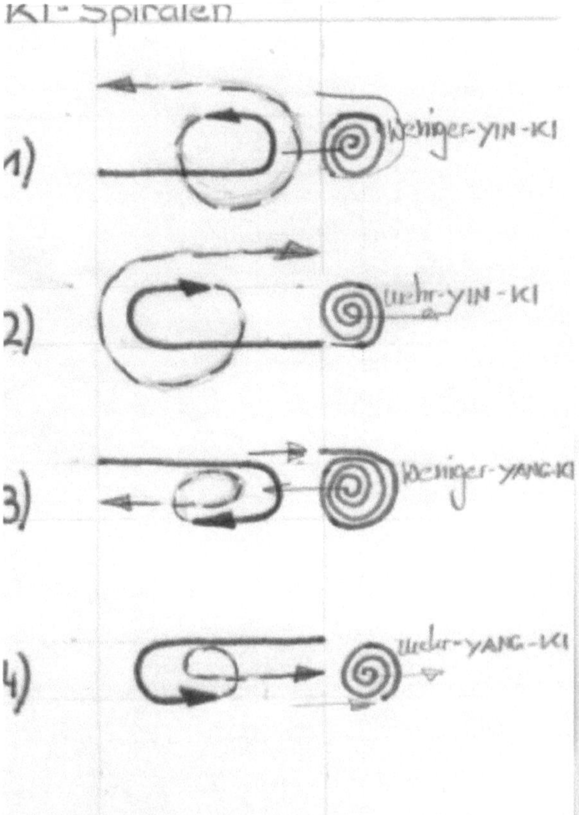

$I = \frac{U}{R} = \nabla$ Ku

$R = \frac{U}{I} = \Delta$ Shiki

+/-

$U = \frac{I . R}{} = \nabla\Delta$ Schu ...

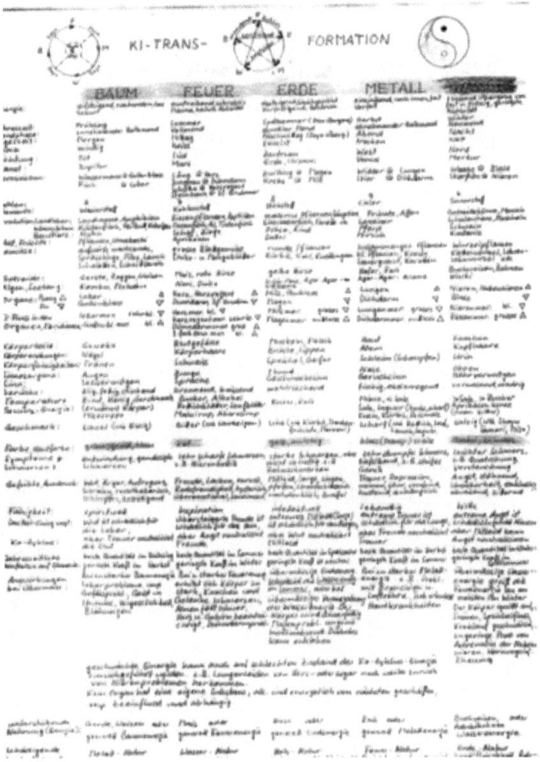
KI-TRANS-
FORMATION
BAUM
FEUER
ERDE
METALL

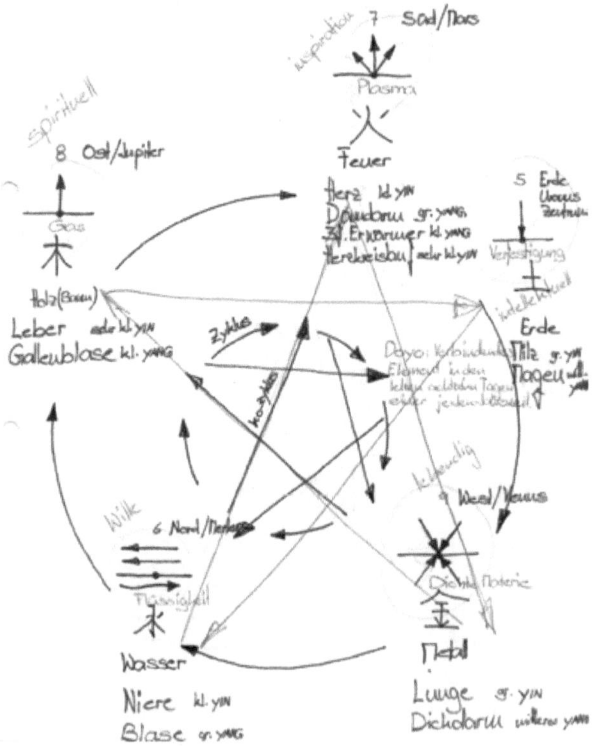
7 Süd/Mars
Plasma
Feuer
Herz kl. YIN
Dünndarm gr. YANG
3f. Erwärmer kl. YANG
Kreislauf mehr kl. YIN
5 Erde
Verfestigung
Erde
Milz gr. YIN
Magen
8 Ost/Jupiter
spirituell
Gas
Holz (Baum)
Leber mehr kl. YIN
Gallenblase kl. YANG
Zyklus
Wille
6 Nord/Merkur
Flüssigkeit
Wasser
Niere kl. YIN
Blase gr. YANG
Westen/Venus
Dichte Materie
Metall
Lunge gr. YIN
Dickdarm

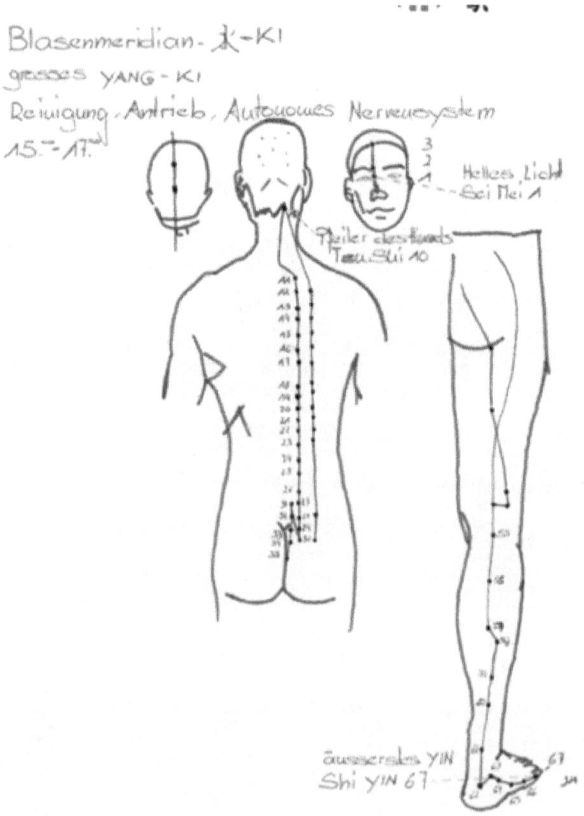
Blasenmeridian-水-KI
grosses YANG-KI
Reinigung, Antrieb, Autonomes Nervensystem
15.⁰⁰-17.⁰⁰
Helles Licht
Sei Mei 1
Pfeiler des Hauses
Ten Shi 10
äusserstes YIN
Shi YIN 67

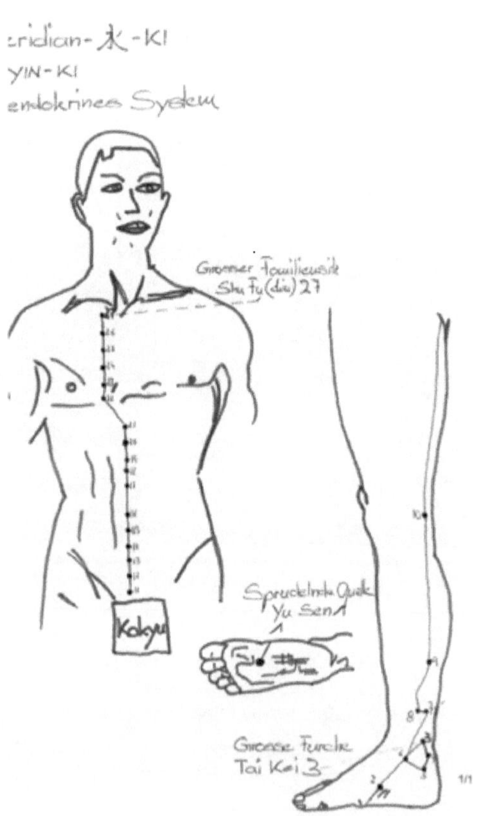
-ridian-水-KI
YIN-KI
endokrines System
Grosser Familiensitz
Shu Fu (dio) 27
Kokyu
Sprudelnde Quelle
Yu Sen 1
Grosse Furche
Tai Kei 3

Dreifacher-Erwärmermeridian-'人'-KI
kleines YANG-KI
Schutz
21.⁰⁰-23.⁰⁰

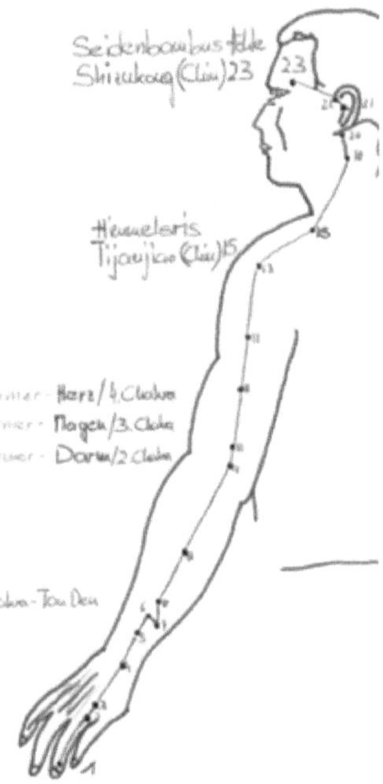

3f. Erwärmer-San Sho

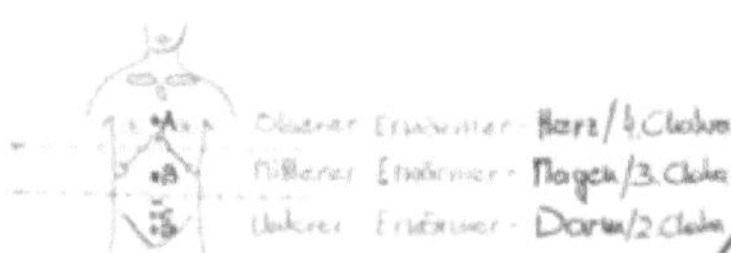

A. Dan-Chu-CV17
B. Chu-Kan-CV12
C. In-Ko-CV7
D. Ki-Kai(ton)CV6-2.Chakra-Tau Den

Magenmeridian-土-KI
mittleres YANG-KI
Aufnahme von Nahrung, Verdauungs u. Fortpflanzungsröhren
07.⁰⁰-09.⁰⁰

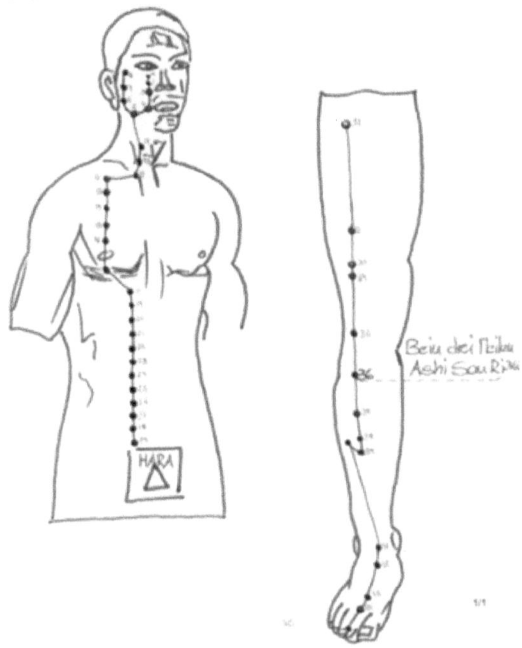

idiane am Kopf

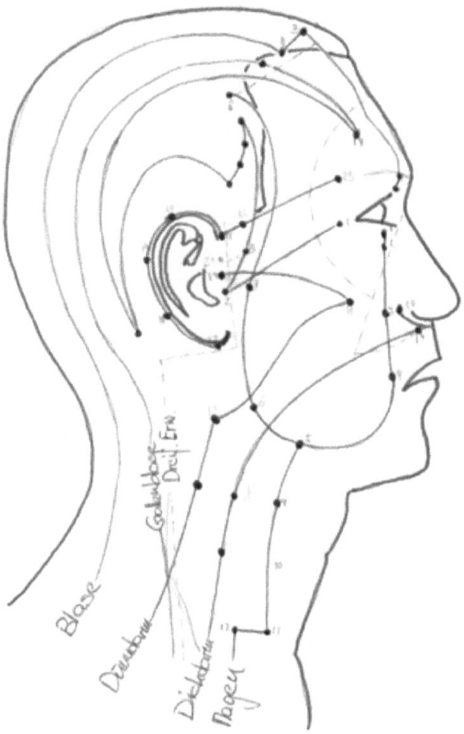

Gallenblasenmeridian-木-KI
kleines YANG-KI
Verteilung, Entscheidung
23.⁰⁰-01.⁰⁰

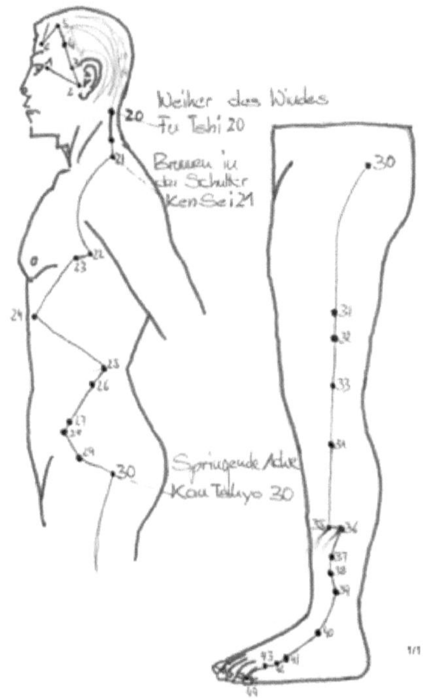

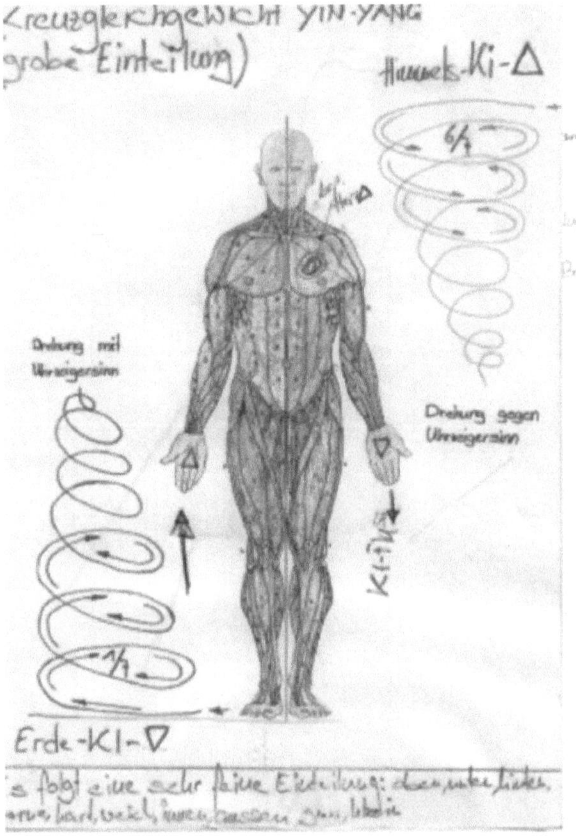
Kreuzgleichgewicht YIN-YANG
(grobe Einteilung)
Himmels-Ki-Δ
Drehung mit Uhrzeigersinn
Drehung gegen Uhrzeigersinn
Erde-KI-∇

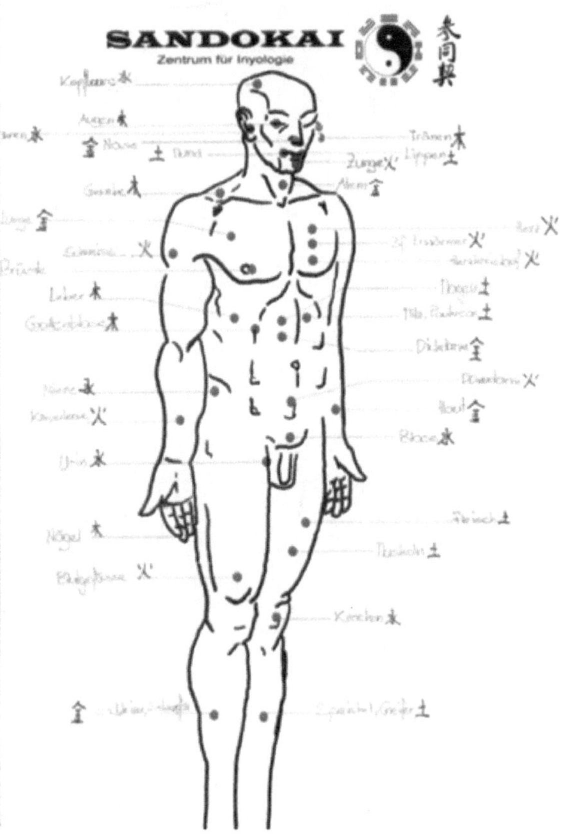
SANDOKAI
Zentrum für Inyologie

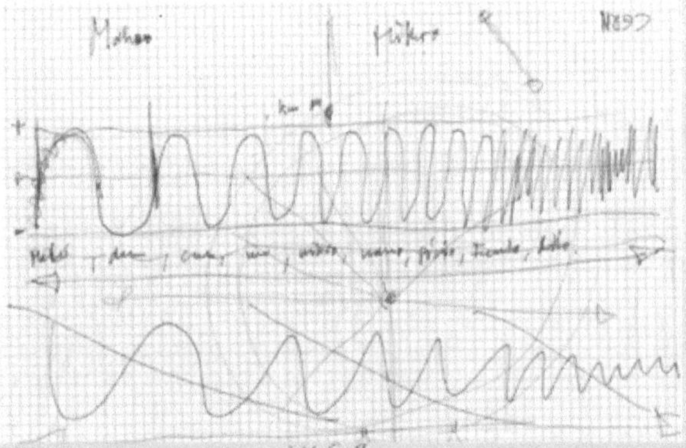

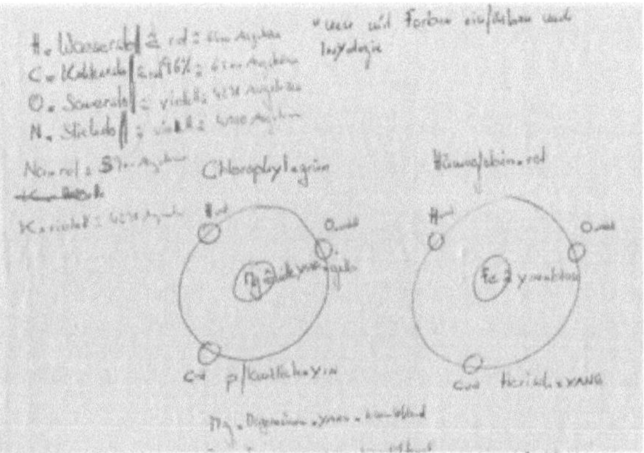
Chlorophylgrün

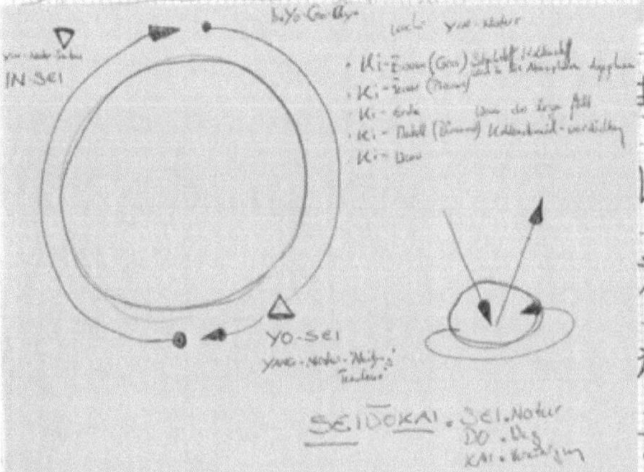
IN-SEI
YO-SEI
SEIDOKAI

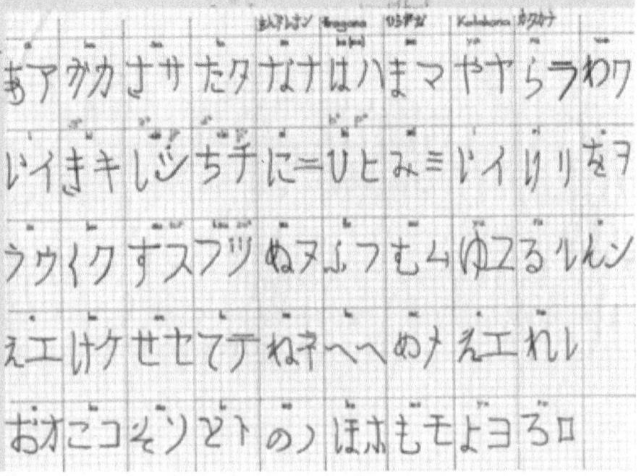

Die abwärts gerichtete Kraft des Himmels tritt in den Körper durch den Hinterhauptswirbel ein. Auf ihrem Weg durch den Körper nach unten lädt und aktiviert sie das Mittelhirn und bewirkt die einwirkende Ausbildung des Rachenzäpfchens

In diesem Gebiet wird durch das Zusammenwirken der beiden Kräfte der Speichel produziert, der einen hochgeladenen Verdauungssaft darstellt

Das Rachenzäpfchen wird hauptsächlich durch die abwärts gerichtete Himmelskraft ausgebildet, während die aufwärts ... zur Bildung der Zunge führt. Der Speichel entsteht durch die Wechselwirkung beider Kräfte.

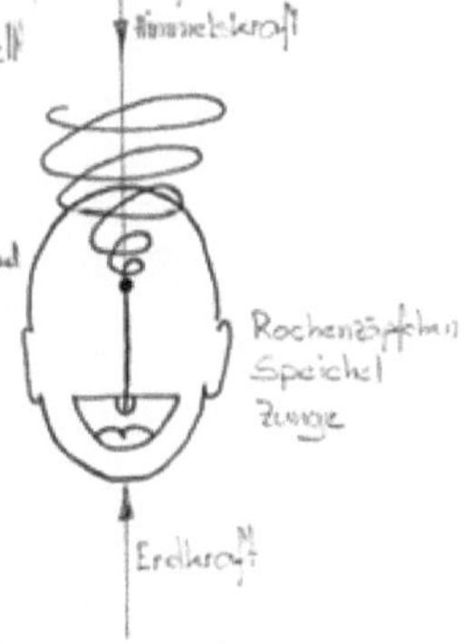

Kopf und Rumpf stehen zueinander in einer komplementär antagonistischen Beziehung.

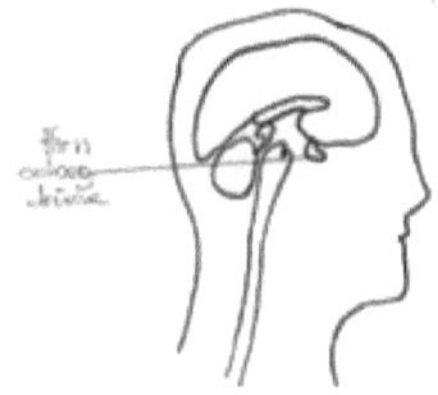

1/1

Ich bezogen Individuum (nur Ich)
Gruppe, z.B Familie, Freunde
Inter- - - (Inter-Nat., Inter-Diszipl. Univers.)

... (Karate-Stilrichtung)
...do (Alle Kampfkünste, ohne spez. Stilrichtung)

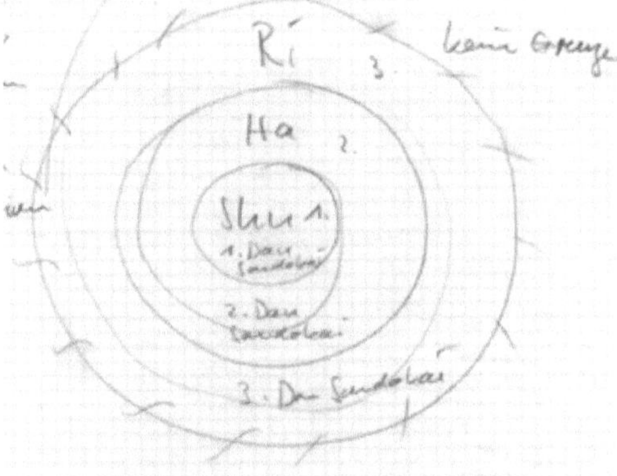

... aus diesen Kreisen (Bereichen)
... passende Spirale nach außen offen
dritte Phase (Kreis, Bereich) ...
... (ohne Begrenzung)

Wenn die ~~...~~ Bewegung zusammenziehend ist oder die Bewegung zu einem Zentrum hin, dann ist die dominierende Kraft YANG.

| jeglich = total |
Tendenz

Bei ausdehnender Tendenz oder Bewegung von einem Zentrum weg ist die dominierende Kraft YIN.

Tendenz?
jeglich? ein Richtung

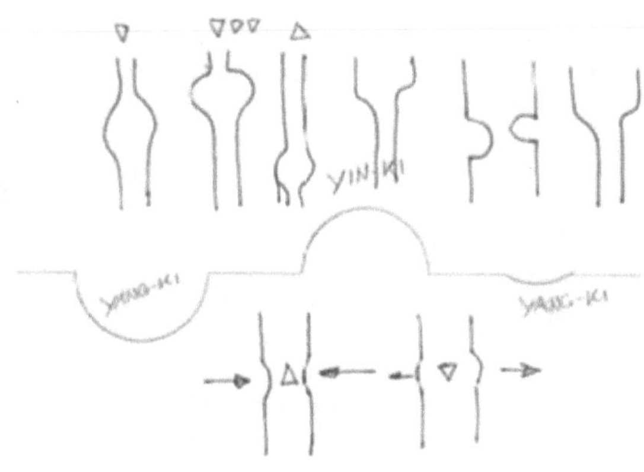

Vertikal-| = YIN
Wenn ~~...~~ eine ~~...~~ vertikale Form hat, ~~...~~ Masse von der Erde weg nach oben, während bei Objekten mit einer horizontalen Form der Grossteil ihrer Masse der Erde näher ist.

Horizontal= —— = YANG
Infolge dessen lässt die Aufwärtsbewegung vertikale Formen entstehen, während die Abwärtsbewegung horizontale Formen hervorbringt.

YIN repräsentiert die Zentrifugalkraft
YANG repräsentiert die Zentripedalkraft

△-KI erzeugt ▽-Zustand
▽-KI erzeugt △-Zustand

△-zieht ▽ an. ▽-stösst ▽-ab
▽-zieht △ an △-stösst △-ab

△-im Extrem verwandelt sich in ▽
▽-im Extrem verwandelt sich in △

-Welche Vitamine sind YIN und welche sind YANG!

-Sind Minerale generell mehr YANG als Vitamine?

-Sonneneinwirkung ist YANG. Deshalb wird das D-Vitamin (D-Komplex) durch die Sonne aufgespalten.

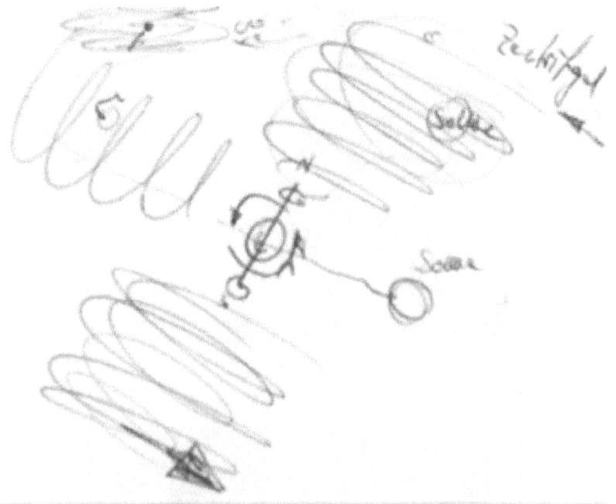

Argumentation muss nach der -INYologie- stimmen!

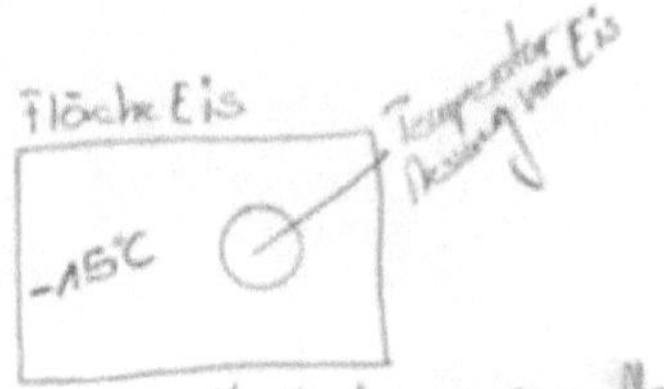

Wenn wir das Loch mit Salz▲YANG auffüllen, schmilzt das Eis, und die Temperatur sinkt auf -17°C (aber kälte ist doch YIN?)

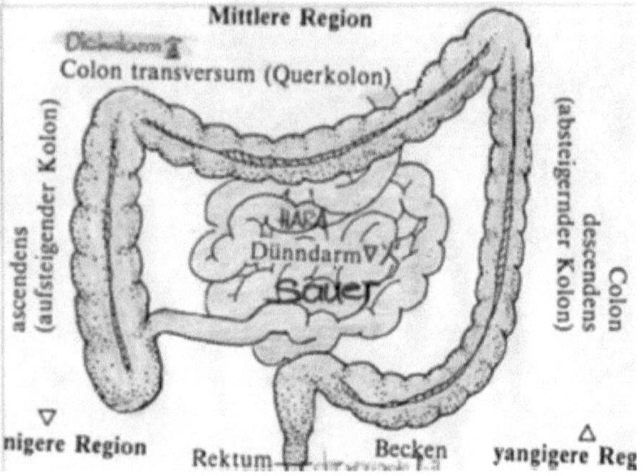

meins = YANG (hold it) ~~Zentripetal~~ Zentripetal

deins - YIN (give it) Zentrifugal

...und wenn ein Apfel reif ist - und vom Baum fällt, d.h. wenn "er" sich fallen lassen muss?

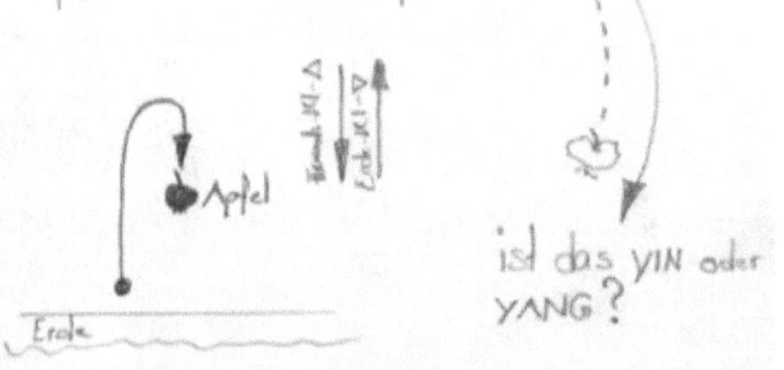

Geist und Intuition sind "identisch", (Es gibt keine identischen Dinge) - OHSAWA

Deshalb ist Geist auch nicht mehr YANG od YIN als Intuition und umgekehrt.

Geist ist (physikalisch) die "feinstofflichste", also die am meisten YINNE-Form von KI. Metaphysisch (Energetisch) ist Geist wohl die konzentrierteste Form von KI, als am meisten YANG.

Essen bedeutet, die ganze Umwelt in uns aufzunehmen: (Sonnenlicht, Boden, Wasser, Luft.

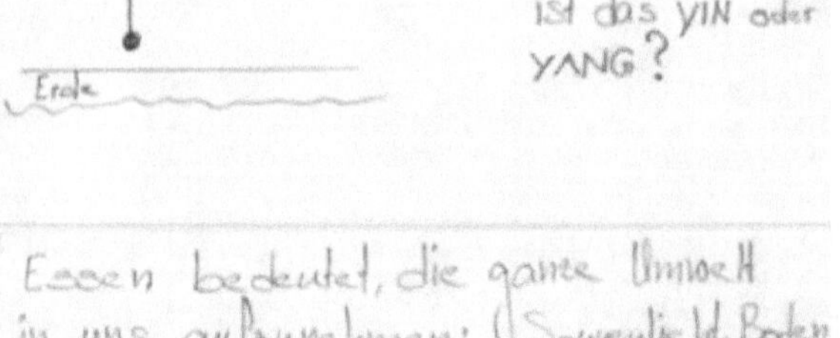

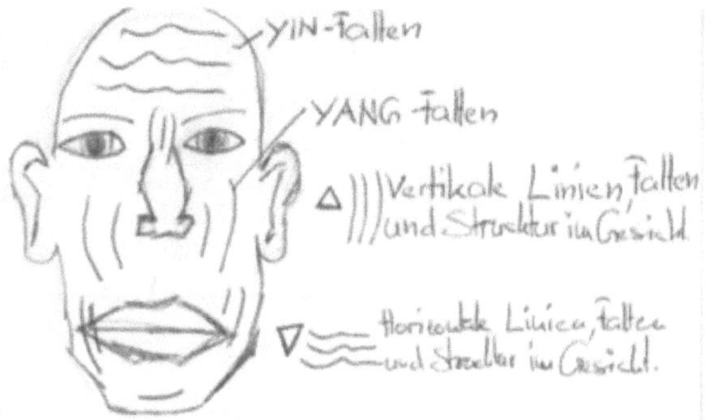

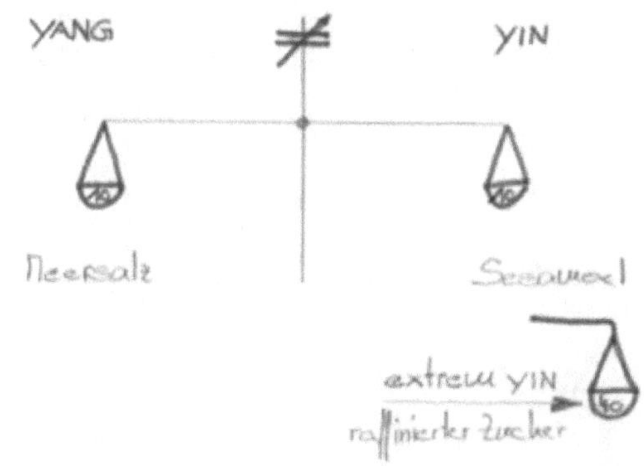

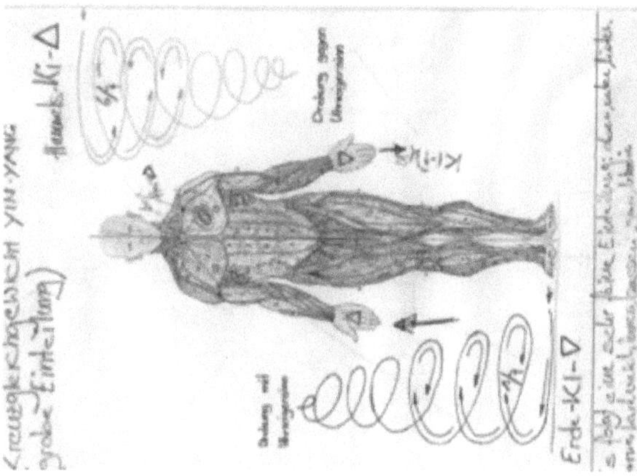

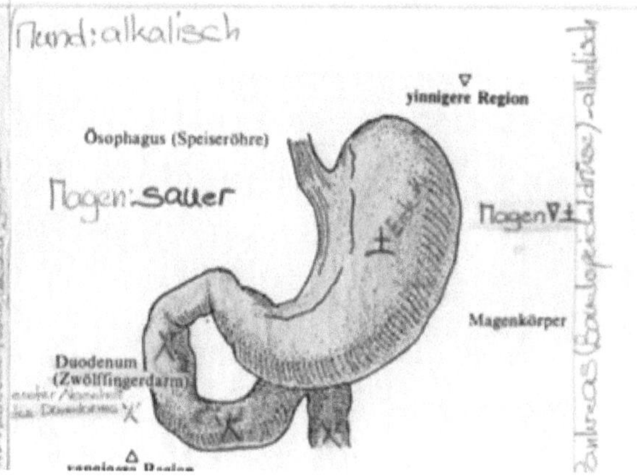

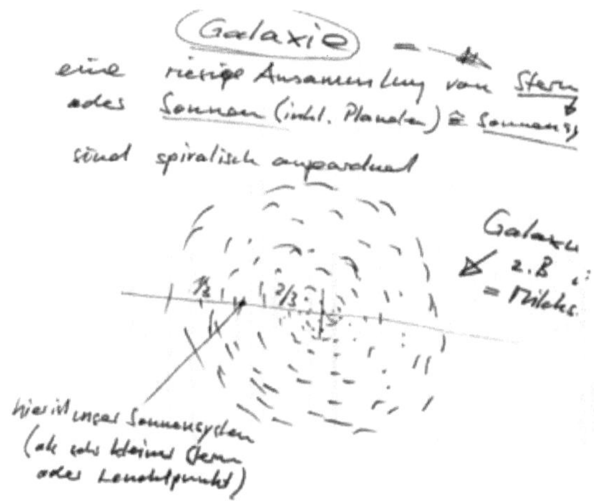

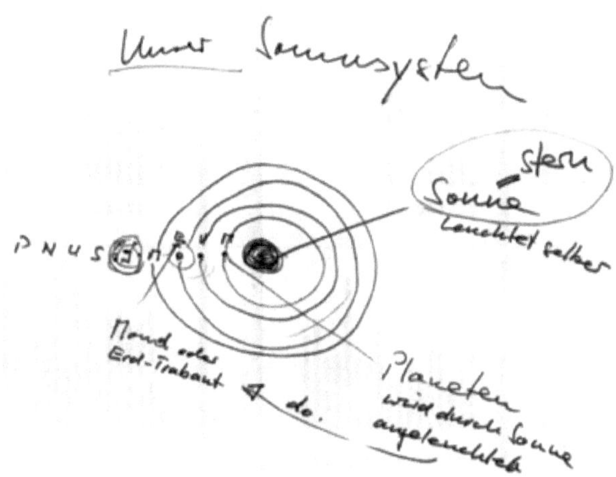

Metall = △ – Irish
Sauerstoff = ▽ – T...
Rost (Korrosion, Patina) – T...

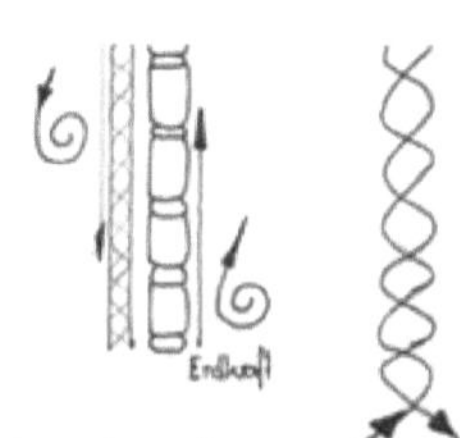

Der Hauptkanal für die Himmels- und Erdkraft verläuft vor der Wirbelsäule, tief im Innern des Körpers. Die spiralig angeordneten Energiekräfte verflechten sich ineinander: in der nördlichen Hemisphäre bewegt sich die Himmelskraft gegen den Uhrzeigersinn abwärts und die Erdkraft steigt im Uhrzeigersinn auf; in der südlichen Hemisphäre kehren sich die Richtungen um.

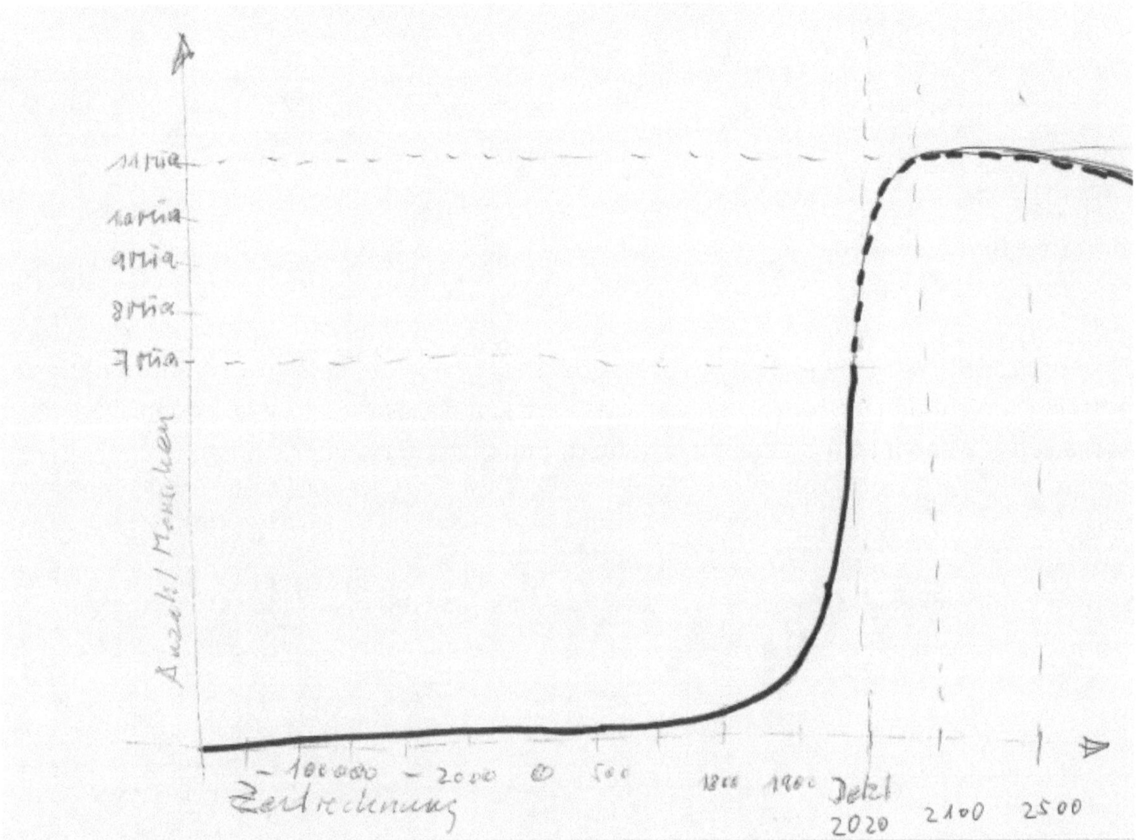
11 Mia
10 Mia
9 Mia
8 Mia
7 Mia
Anzahl Menschen
− 100 000
− 2000
0
500
1800
1900
Jetzt
2020
2100
2500
Zeitrechnung

19 Danksagung an meinen Vater Erwin Blank

Mein Vater Erwin Blank ist auch mein Weg-Meister und Mentor, der mir alles gelehrt hat. Ohne ihn hätte ich diesen Weg niemals finden und gehen können. Mit ihm bin ich durch die Schule des „Neins" gegangen, welcher jeder innere Schüler (Uchi-Deshi) geht.

Die Schule des „Neins" heisst, immer selber denken und selber tiefer studieren. Der Meister schenkt Dir nicht den Fisch. Er schenkt Dir das Netz, um die Fische selbst zu fangen. Das ist die wahre Lehre. Wenn man nicht ernsthaft studiert, wird man zum Phonographen.

Mein Vater hat mir die Naturordnung und die Ordnung im Universum mit dem Kompass der InYologie so ganzheitlich gelehrt und auf die Details geachtet, wie man sich das nur vorstellen kann. Ich kenne unter all den Weg-Meistern keinen einzigen, der über so lange Zeit so intensiv die InYologie studiert und gelebt hat wie er.

Seine Lehre habe ich jahrzehntelang intensiv – in Praxis und Theorie – studiert und studiere sie immer noch – sodass ich sie zu meiner Lehre erklären konnte – und sie nun meinerseits weiter lehren darf.

Eine der wichtigsten Lehren von meinem Sensei ist: „Wir sollten nicht nur schauen, ob eine Technik funktioniert, wir sollten auch immer prüfen, ob die Haltung dahinter stimmt. Die Haltung ist wichtiger als die Technik. Und der wichtigste Teil der ganzen Lehre ist die Lehre vom wahren Glauben".

Sein grösster Erfolg: Als alleinerziehender Vater hat er 3 Kinder (Sonja, André, Martin) erfolgreich in die Selbständigkeit geführt. Wir sind ihm alle zutiefst dankbar!

Ku soku ze Shiki > Shiki soku ze Ku >
Eins gewonnen = Eins zerronnen / Eins zerronnen = Eins gewonnen

Seine wahre Berufung ist es, SEN-DO zu studieren, zu praktizieren und weiterzugeben.

Seine Aufgabe ist, den ehrlich Suchenden den Weg durch diese universelle Wandlung zu zeigen ...

OSS!

20 Schlusswort

Es ist unsere göttliche Bestimmung, glücklich zu sein, vollkommen frei und gesund zu leben.

Wir werden nichts verlieren – ausser der Unwissenheit – und weiter alles Wissen gewinnen. Wir werden wunderbar vorankommen auf unserer spirituellen Reise und sie geniessen können!

Dankbarkeit ist eine der kraftvollsten Energiequellen und hat eine starke Anziehungskraft, was unser Resonanzfeld betrifft. Wenn wir unsere Dankbarkeit teilen, machen wir uns gegenseitig Mut und stärken unsere positiven Glaubenssätze sowie das innere Gleichgewicht. Wir können einander inspirieren und gemeinsam die Türen zur Kraftquelle – Dankbarkeit – öffnen.

Alles Gute, bleibt im Frieden – und bis zum nächsten - Hier und Jetzt.

21 Die Bedeutung des Covers

Die Zeichnung auf dem InYologie-Cover hat mein Vater Erwin Blank 1978 gezeichnet.
Das taoistische Yin–Yang-Symbol mit den Farben von Yang nach Yin und von Yin nach Yang. Von braun–rot–orange–gelb–hellgrün–dunkelgrün–blau–violett–schwarz im Zyklus und im Antagonismus der Farben.

Darin enthalten die 5-KI-Transformation: Holz, Feuer, Erde, Metall, Wasser.
Die Acht Trigramme. Die 64 Hexagramme.
Der graue Hintergrund soll das Universum zeigen. Weder weiss Yang noch schwarz Yin.

Die Farben im Aussenfeld sind bewusst umgekehrt. Somit wird der Antagonismus gezeigt.
Auch das „Grau" im Universum ist bewusst nicht ein harmonisches Grau. Es soll sowohl das Licht wie das Dunkle zeigen. Darum ist es kein harmonisches Grau, sondern ein Schwarz-Weiss. Beide - dunkel und hell - sind so gleichzeitig zu erkennen.
Darum darf diese Grafik - die ein Symbol ist - nicht mit technischen Hilfsmitteln „verschönert" werden. Die Grafik soll so auch Sabi und Wabi zeigen.

Diese Zeichnung ist ganz bewusst nicht exakt symmetrisch gezeichnet. Exakte Symmetrie wäre der Tod. Bewegung und Leben ist nur in der Asymmetrie möglich. Darum gibt es in der Natur nichts, das exakt symmetrisch ist. Ein ACAD-Programm zeichnet zu exakt Symmetrie.

22 Über Vivoterra®

Vivoterra® – the best way to your healthy Lifestyle

Zur Vivoterra® Gruppe gehören die Bereiche: **Vivoterra® Publishing, Vivoterra® Academy, Vivoterra® Healthcare, Vivoterra® Shop, Vivopedia®** und die eingetragenen Marken InYologie®, InYology® und InYologia®.

Vivoterra® Publishing – Die Schatzkammer des Wissens
Bücher für Menschen, welche sich mit Gesundheit und Bewusstsein befassen.

Vivoterra® Academy – E-Learning/E-Campus
Wir sind eine Schule und wir sind eine Bewegung! Unsere Academy arbeitet daran, die Gesundheit aus der Krise heraus zu führen. Wir lehren die Ganzheitlichkeit und Gesundheit für Körper, Seele und Geist. Erfahre, wie Du eine erfüllte neue Karriere startest, um nur noch die Arbeit zu machen, die Du liebst. Wir geben Dir alle Werkzeuge und Schritt-für-Schritt-Training, das Du brauchst, um Dein eigenes Business zu starten. Mache auch Du Gesundheit zu einer –„Mission totally possible".

Vivoterra® Healthcare – Gesundheitscenter
Wir von Vivoterra® Healthcare begleiten Dich mit unserer einzigartigen Beratung auf Deinem Weg, die von Dir gewünschte Gesundheit wieder erhalten zu können. Wir sind überzeugt, dass wir alle ein Leben in Vitalität verdienen – und dass wir das Potential haben, es für uns selbst zu realisieren. Basis einer gesunden Lebensweise bildet dabei eine gesunde Ernährung, kombiniert mit körperlicher und geistiger Aktivität und Entspannung.

Vivoterra® Shop – Gesundheitsprodukte
Vivoterra® Shop bietet Lebensmittel für alle Menschen, die bewusst gesund leben wollen. Naturkost bedeutet Gesundheit. Gesundheit bedeutet Frieden und Gerechtigkeit auf der Welt. In Zeiten von starken emotionalen Belastungen und geistigen Anforderungen reagiert der Körper mit Erschöpfungssignalen. Körper, Seele und Geist beeinflussen sich gegenseitig, deshalb ist die Pflege der körperlichen, seelischen und geistigen Gesundheit so wichtig.

Für weiterführende Informationen zu Thema Gesundheit, Online-Ausbildung, gesunde Produkte, Ernährung und individueller Gesundheitsberatung besuche bitte unsere Website:

www.vivoterra.com

23 Über André Blank

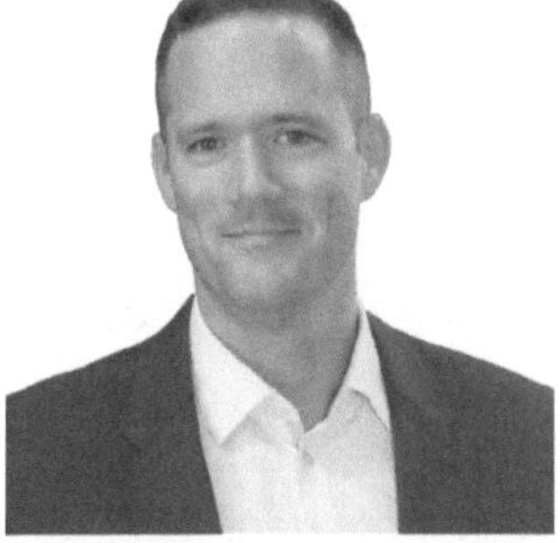

André Blank ist mit der InYologie (Lehre von Yin und Yang) aufgewachsen. Er hat also die Naturordnung nicht nur theoretisch kennengelernt, sondern er lebt und studiert sie seit seiner Geburt in Praxis und Theorie.

Schon mit 5 Jahren hat er mit Judo begonnen und später mit Karatedo und Aikido, das er bis heute noch übt.

André widmet seine ganze Energie dem Studium der InYologie (Lehre von Yin und Yang und der Naturordnung) in Praxis und Theorie. Er studiert besonders die Bereiche Bewusstsein, fernöstliche Philosophie, I-Ging (Wandlungsgesetze), I-do (Natur-Medizin), TCM (Trad. Chin. Medizin), Shokuyo-do (Ernährungslehre), Ryori-do (Heilkochen), 5-KI-Transformationen, Do-in (Heil-Massage), NLP, Kampfkunst (Aikido & Karatedo u.v.a.).

André ist Gesundheits-Berater und Autor.
Er ist der Gründer, Inhaber und CEO der Vivoterra® AG.

Dein Geist (Dein Bewusstsein) lenkt Deinen Körper. Das, was Du glaubst, wie Dein Bewusstsein und Deine Haltung sind, so ist auch Deine Wirklichkeit. Wenn Du zweifelst, glaubst Du Deinen Zweifeln, und dann werden Deine Zweifel Deine Wirklichkeit.

Er ist überzeugt, dass wir alle ein Leben in Freiheit, Glück, Vitalität und Zufriedenheit verdienen – und dass wir das Potential haben, es für uns selbst zu realisieren.

Für weiterführende Informationen zu Thema Gesundheit, Online-Ausbildung, gesunde Produkte, Ernährung und individueller Gesundheitsberatung besuche bitte unsere Website:

www.vivoterra.com